Prof. Dietmar Heimes

Bioresonanz nach Paul Schmidt

Einführung · Geräte · Anwendung

SPURBUCHVERLAG

Prof. Dietmar Heimes

Bioresonanz nach Paul Schmidt

Einführung · Geräte · Anwendung

SPURBUCHVERLAG

Bibliografische Information der Deutschen Bibliothek

Die Deutsche Bibliothek verzeichnet diese Publikation in der Deutschen Nationalbibliografie; detaillierte bibliografische Daten sind im Internet über http://dnb.ddb.de abrufbar.

5. komplett überarbeitete und erweiterte Auflage, 2015

Ausführung: pth-mediaberatung GmbH, Würzburg, www.mediaberatung.de
Titelgestaltung/Satz: Grafik-Studio Anke von Schalscha-Ehrenfeld, Würzburg; Monika Glück (3. Auflage); Caroline Wilhelm (4. und 5. Auflage)

ISBN 978-3-88778-464-5

Inhaltsverzeichnis

1. Widmung

Dieses Buch ist

Paul Schmidt

gewidmet.

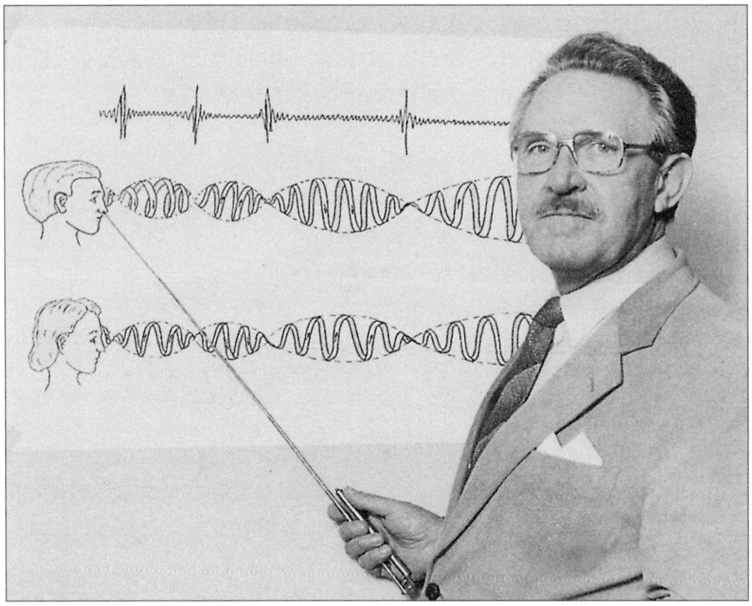

Paul Schmidt bei seinen Ausführungen zum Rotationsverhalten von Schwingungen.

2. Die Motivation für dieses Buch

Es gibt viele Gründe, dieses Buch zu schreiben. Zum einen liegen die letzten Veröffentlichungen von Paul Schmidt, wie z.B. das Buch: *Symphonie der Lebenskräfte* oder das Buch: *Das Biomosaik* über 25 Jahre zurück. Das dort Niedergeschriebene zählt heute zum unentbehrlichen Basiswissen, es kann aber aufgrund vielfältiger Weiterentwicklungen nicht den aktuellen Stand widerspiegeln. Zum anderen existieren viele Einzelveröffentlichungen, die jeweils einen Teilbereich des Verfahrens beschreiben und somit nicht geeignet sind, die Verfahrensphilosophie als Ganzes darzustellen.

Weiterhin ist es aus Gründen einer sicheren Weiterentwicklung sinnvoll, zu einem bestimmten Zeitpunkt einen Status quo festzulegen, womit z.B. Erfahrungen dokumentiert werden und nicht mehr verloren gehen können. Genau mit diesem Problem hatte die Bioresonanz nach Paul Schmidt in den 90-er Jahren zu kämpfen. Als am 02.09.1994 Paul Schmidt starb, gingen mit ihm eine Fülle nicht dokumentierter Erfahrungen, Informationen und Ideen verloren. Die Erarbeitung scheinbar einfacher Zusammenhänge, wie z.B. das Lesen und Anwenden des von ihm entwickelten Steuerplans des menschlichen Körpers, war zu diesem Zeitpunkt nicht mehr möglich und musste von Grund auf neu geschehen.

Eine weitere Motivation für dieses Buch sind die vielen tausend Therapeuten, die für sich und ihre Patienten eine umfassende Dokumentation zur Bioresonanz nach Paul Schmidt benötigen. Es zeigt sich immer wieder, dass Patienten, die mit diesem Verfahren diagnostiziert und harmonisiert wurden, einen schier unstillbaren Wissensdurst entwickeln. Aus diesem Grund und weil sich viele Privatanwender für die Bioresonanz nach Paul Schmidt interessieren, wurde dieses Buch nicht mit medizinischen und technischen Fachbegriffen formuliert, sondern möglichst allgemeinverständlich.

Nicht zuletzt ist dieses Buch auch eine phantastische Möglichkeit, sich bei den vielen Entwicklern und Förderern der Bioresonanz nach Paul Schmidt für ihren unermüdlichen Einsatz im Sinne der Patienten zu bedanken. Ganz besonders seien an dieser Stelle fünf Personen benannt (viele weitere werden folgen): zuerst einmal natürlich ein Dank an Paul Schmidt, den unerschrockenen Zeitgeist und Visionär, ohne dessen Basiserfindungen die Bioresonanz nach Paul Schmidt in der heutigen Form nicht existieren würde. Ebenso seinem Sohn Wolfgang Schmidt, der die Gesamtentwicklung des Verfahrens in hervorragender Weise ausrichtete und der das sich mit der Bioresonanz nach Paul Schmidt beschäftigende Unternehmen Rayonex forschungsorientiert betreibt. Ein besonderer Dank gilt auch meinem Vater Paul Heimes sowie Günter Naujoks und Frank-Volker Theile, die Paul Schmidt seit Jahrzehnten kannten und ihn in den 90-er Jahren mit großem Einsatz und großer Geduld vertraten. Mit ihrem Einsatz sorgten sie dafür, dass es die Rayonex und das gesamte Verfahren überhaupt noch gibt.

Dass die Philosophie und der soziale Gedanke von Paul Schmidt bis heute intensiv gelebt wird, ist weiterhin ein Verdienst der Rayonex-Belegschaft, die am 31.10.2005 in die neuen Firmengebäude in Pyramidenform einziehen konnte. Dort sind nicht nur die Entwicklung, die Fertigung und die Beratung untergebracht, sondern auch ein eigenes Therapiezentrum sowie die Paul-Schmidt-Akademie. Innerhalb dieser Akademie befindet sich unter anderem eine Heilpraktikerschule und eine Schule für baubiologische Messtechniker, die parallel zu den medizinischen Kenntnissen die Anwendung der Bioresonanz nach Paul Schmidt vermittelt. Das Besondere der Pyramiden: Sie wurden nach den Prinzipien der Bioresonanz nach Paul Schmidt errichtet, d.h. Errichtung auf störzonenfreiem Baugrund, so wenig Elektrosmog wie möglich – z.B. durch geerdete Arbeitsplätze –, Vollspektrallicht, Regenwasserrückgewinnung, Nutzung geothermaler Energie, Verwendung natürlicher Baustoffe und vieles mehr.

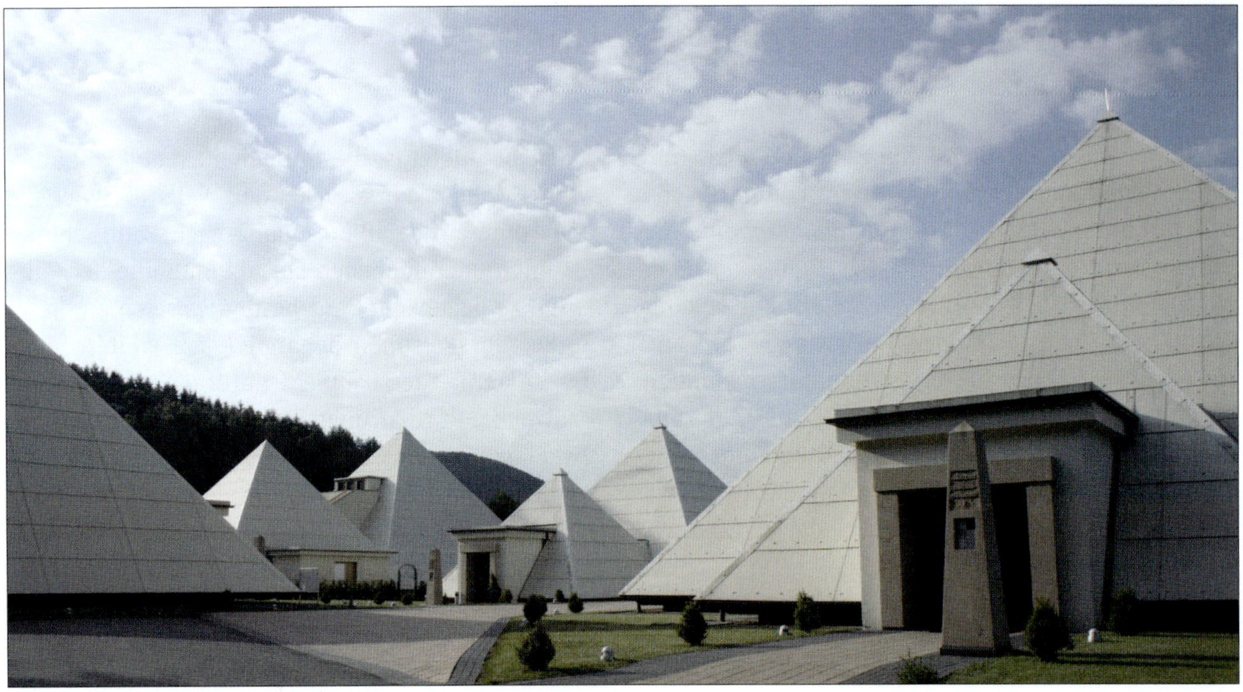

Die Firmengebäude der Rayonex Biomedical GmbH: die Sauerland-Pyramiden.

Die größte Motivation dieses Buch zu schreiben ist es, Menschen bei der Linderung bzw. Heilung ihrer Krankheiten behilflich sein zu können. Es ist einfach eine unbeschreibliche Freude, wenn Anwender von ihren – manchmal unglaublichen – gesundheitlichen Verbesserungen berichten, obwohl sie am Anfang dem ganzen Verfahren gegenüber so skeptisch waren.

In diesem Sinne wünsche ich auch Ihnen die Faszination an der Schwingungsmedizin und an der Bioresonanz nach Paul Schmidt im Besonderen zu erleben.

3. Faszination Schwingungsmedizin

Möchte man die Eindrücke von Personen beschreiben, die zum ersten Mal der Schwingungsmedizin begegnen, so geht die Bandbreite der Meinungen extrem auseinander. Für viele, die bislang streng schulmedizinisch gedacht haben, bricht oft ein Weltbild zusammen. Andere hingegen sind spontan durch die Erfolge überzeugt, getreu dem oft zitierten Leitsatz: Wer heilt, hat recht.

Für diejenigen, die durch eine wissenschaftliche Ausbildung über Jahre geprägt wurden, ist es unglaublich schwer zu akzeptieren, dass neben den anerkannten Ansätzen aus der Physik und der Chemie Strukturen existieren, die derzeit keine Mathematik beschreiben kann. Im Nachhinein betrachtet ist aber gerade diese Skepsis notwendig, den Dingen auf den Grund zu gehen. Es kann daher jedem nur geraten werden, nichts zu akzeptieren, das nicht selbst genügend hinterfragt, und nichts zu verwerfen, das nicht selbst getestet worden ist. Skepsis ist auch deshalb notwendig, weil viele im Bereich der Naturheilkunde fest mit beiden Beinen in den Wolken stehen und grundlegende Prinzipien wissenschaftlichen Arbeitens unberücksichtigt lassen. Wenn die aktuelle Mathematik die Prozesse nicht beschreiben kann und man dennoch in wissenschaftlicher Art und Weise Neuland betreten möchte, so hilft es, sich zu vergegenwärtigen, was wissenschaftliche Arbeit ausmacht:

Wissenschaftliches Arbeiten beinhaltet:

Methodik, Erkenntnisgewinnung

Vorurteilsfreiheit

Wertfreiheit

Verifizierbarkeit, d.h. Nachweis durch Anwendung im Einzelfall

Schaffung von Reproduzierbarem

Möglichkeit zur Kritik

Seit 1976 wurden innerhalb der Bioresonanz nach Paul Schmidt Erkenntnisse gewonnen und diese vorurteils- und wertfrei im Einzelfall sowie in Studien nachgewiesen. Die empirisch, also experimentell gefundenen Zusammenhänge werden im weiteren Verlauf des Buches beschrieben, wodurch nicht nur innerhalb des Verfahrens, sondern für jeden Interessierten Reproduzierbarkeit geschaffen wird. Die Wiederholbarkeit von Ergebnissen ist eine der Gründe für die Faszination an der Schwingungsmedizin, die Faszination an der Bioresonanz nach Paul Schmidt.

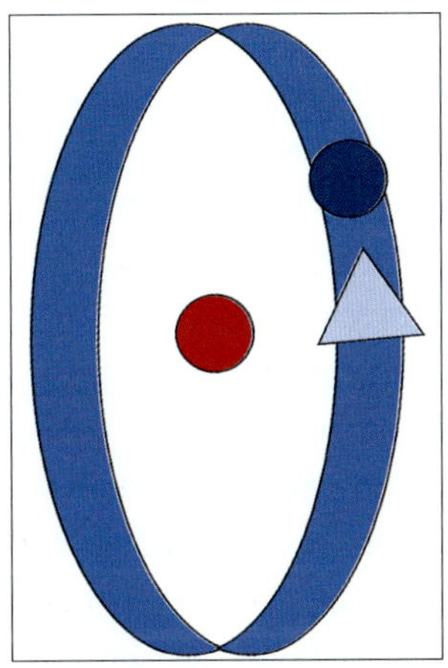

Modellhafte, alte Darstellung eines Wasserstoffatoms mit einem Proton im Kern und einem Elektron in der Hülle.

Kommen wir zurück auf die eingangs erwähnte Feststellung, dass viele Menschen sehr zurückhaltend an Neues herantreten. Diese Einstellung führt dazu, nur das mit unseren Sinnen zu Erfassende auch wirklich anzunehmen und zu akzeptieren. Grundlegende Fragen bleiben dabei unberücksichtigt. So können wir mit unseren Augen nur die Oberfläche von Körpern erkennen; die inneren Strukturen des Körpers bleiben uns verschlossen. Aus diesem Grund macht man sich normalerweise keine weiteren Gedanken darüber, wie sich die Natur organisiert. Glaubte man im Mittelalter noch, jeder Körper bestehe massiv aus dem mit dem Auge Erkannten, so wurde durch die Arbeiten von Bohr und Sommerfeld (1915) klar, dass diese Materie aus kleineren Teilen zusammengesetzt sein musste; das Atommodell wurde zugrunde gelegt.

Unsere Materie besteht nach diesem alten Modell aus Atomen (griechisch, unteilbar). Es ist das kleinste, mit chemischen Mitteln nicht weiter spaltbare Teilchen eines chemischen Elementes. Atome bestehen aus positiv elektrischen Atomkernen (Protonen und Neutronen) und einer elektrisch negativen Hülle (Elektronen). Der Durchmesser eines Atomkerns liegt bei etwa 10^{-12} cm, der Durchmesser der Hülle bei etwa 10^{-8} cm. Der Atomkern ist damit im Durchschnitt 10.000-mal kleiner als der Durchmesser der Atomhülle.

> Stellen Sie sich bitte vor, der Platz zwischen den Atomkernen und den umkreisenden Elektronen wäre nicht vorhanden, das Volumen der Materie würde nur noch ca. 1/10.000stel betragen. Bildhaft würde es bedeuten, dass ein zwei Meter großer Mensch bei gleichem Gewicht gerade einmal 0,2 Millimeter groß wäre. Unsere Erde hätte nur noch einen Umfang von ca. 4 km usw.

Uns muss hierdurch bewusst werden, dass Materie im Kleinsten nicht massiv ist und auch unser Organismus aus Bausteinen besteht, die wiederum sehr viel freien Raum bergen. Dies drängt die Frage auf, woraus denn nun Protonen, Neutronen und Elektronen bestehen. In dem Atommodell von Bohr und Sommerfeld kreisen die Elektronen auf Ellipsenbahnen um den Kern. Dieses Modell kann nicht alle experimentell gefundenen Tatsachen erklären. Die Quantentheorie, eine physikalische Theorie, die die Atome und Moleküle sowie ihre Wechselwirkungen auf der Basis von Elementarteilchen (Quant) beschreibt, fand weitere, bislang widerspruchsfreie Zusammenhänge. Ein Quant ist nach heutiger Definition die Bezeichnung für ein Elementarteilchen, wenn das korpuskulare (teilchenartige) Verhalten und nicht das wellenartige Verhalten im Vordergrund steht. Ausgangspunkt der heutigen Quantentheorie sind die Entdeckungen von Max Planck. Er und viele weitere namhafte Wissenschaftler ergänzten die Entdeckungen um die Quantentheorie, die letztendlich zwei wichtige Ergebnisse lieferte:

1. Man kann nicht für einzelne Elementarteilchen festlegen, was mit ihnen im Laufe der Zeit geschieht.
2. Elementarteilchen treten – und das ist für die Schwingungsmedizin wiederum sehr interessant – in zwei Erscheinungsformen, entweder als Korpuskel (Teilchen) oder als Welle, auf.

Heisenberg war es, der mit seiner Unschärferelation eine mathematische Formulierung dieses Dualismus zwischen Teilchen und Welle fand. Der französische Physiker Luis-Victor Duc de Broglie begründete die Wellentheorie der Materie und zeigte, dass nicht nur Licht, sondern alle Materie Wellencharakter habe. Man nimmt danach weiter an, dass jedes Elementarteilchen einen Spin – also einen eingeprägten Drehimpuls – hat.

Im Jahre 1964 wurde dann von M. Gell-Mann und G. Zweig der Name Quark eingeführt, der beschreibt, woraus Protonen und Neutronen aufgebaut sind. Experimentell wurde festgestellt, dass Protonen und Neutronen aus jeweils drei Quarks zusammengesetzt sind.

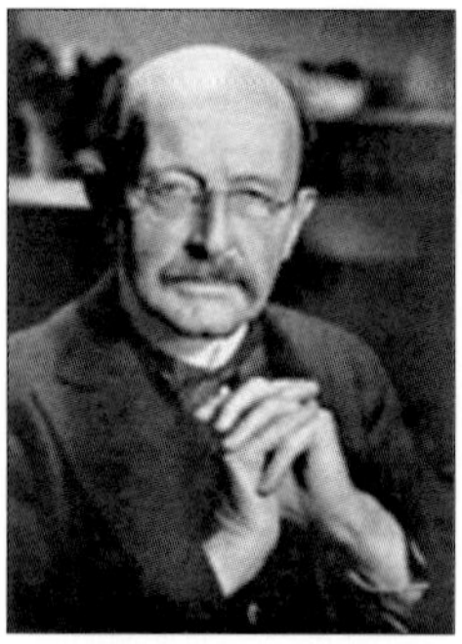

Max Planck.

Kommt man immer weiter zum Kleinsten, treten automatisch Fragen auf, auf die wir keine Antworten mehr finden können. Woraus besteht die Materie und damit letztendlich wir selber? Wer schuf diese Strukturen? Ein höheres Wesen? Gott? Selbst wenn die Strukturen nicht geschaffen wurden und bereits ewig existieren, wann begann dann die Ewigkeit? Und wann endet sie? Fragen, die unbeantwortet bleiben müssen und uns verzweifeln lassen könnten, wenn nicht der Glaube existieren würde.

Als Physiker kommt Max Planck zu einer Erkenntnis, die nicht alle der vorhergehenden Fragen beantwortet, aber ein wichtiger Schritt dorthin ist:

Die Religion beginnt da, wo die Wissenschaft aufhört.

Wenn alles – auch unser Körper – im Kleinsten aus Schwingung zusammengesetzt ist, ist es leicht nachvollziehbar, durch die Gabe von Schwingungen auch entsprechende „Reparaturen" durchführen zu können. Spätestens jetzt wird deutlich, welcher Stellenwert der Schwingungsmedizin zukommt bzw. ihr ganz automatisch in Zukunft zukommen wird. Die Schwingungsmedizin steht also über der molekularen Ebene und damit natürlich auch über der genetischen Ebene. Die Entschlüsselung des Genoms ist technologisch ein Meilenstein, aber realistisch gesehen auch nur ein weiterer Schritt zu der tatsächlich kleinsten Organisationsstruktur, den Schwingungen.

Sollte es in der Zukunft möglich sein, die kleinste Organisationsstruktur des Körpers zu ergänzen, wird selbst eine aus heutiger Sicht so abwegig erscheinende Wiederherstellung einer abgetrennten Gliedmaße denkbar. Man muss allerdings realistisch genug sein und erkennen, dass die dann existierende Schwingungsmedizin völlig anders aussieht als heute und der Weg dorthin noch viel Zeit erfordert. Dennoch ist es genau diese Perspektive, die die Faszination an der Schwingungsmedizin ausmacht.

Betrachten wir kurz die aktuelle Situation. Auch wenn das Ziel die Gesundung des Patienten ist, kennen wir keine Gesundungshäuser, sondern nur Krankenhäuser. Die Patienten sind nicht in Gesundungskassen, sondern in Krankenkassen versichert, werden in Krankenwagen zur Klinik gefahren und von Krankenschwestern gepflegt. In diesem System ist vor allem immer die Krankheit, nicht aber die Gesundheit präsent, wodurch oft symptomorientiert und nicht ursachenorientiert behandelt wird. Selbst das Umfeld in einem Krankenhaus ist oftmals nicht auf Gesundung ausgelegt, obwohl in Studien gezeigt werden konnte, welch positiven Einfluss es auf den Patienten hat, wenn er allein nur vom Krankenhaus aus auf eine grüne Wiese blicken kann.

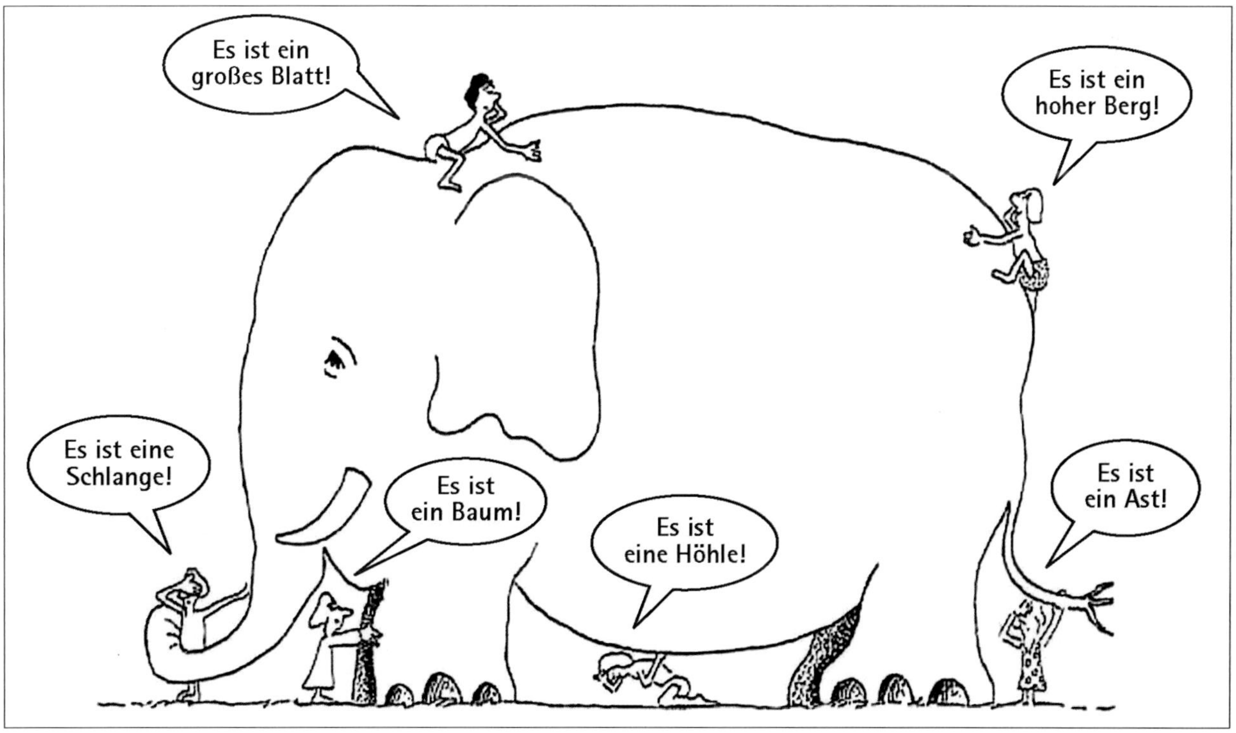
Es ist ein großes Blatt!
Es ist ein hoher Berg!
Es ist eine Schlange!
Es ist ein Baum!
Es ist eine Höhle!
Es ist ein Ast!

Sechs Blinde beschreiben einen Elefanten (alte indische Fabel).

Beim letzten Besuch einer krebskranken Patientin begleiteten wir diese zur Ultraschalluntersuchung. Diese fand im Keller nach fast zweistündiger Wartezeit statt. Neonlicht leuchtete den schmalen Flur aus. An der Wand hingen zwei Bilder, auf einem war ein Kriegerdenkmal und auf dem anderen ein gesunkenes und nun verrottendes Schiff zu erkennen. In solchen Situationen wird einem wieder sehr deutlich, dass wir von einer holistischen, also ganzheitlichen Denkweise weit entfernt sind.

Wer den Organismus nicht in seiner Ganzheitlichkeit betrachtet und die Behandlung nur symptomorientiert auslegt, handelt letztendlich nicht im Sinne des Patienten. Die indische Fabel *Sechs Blinde beschreiben einen Elefanten* visualisiert diesen Zusammenhang sehr nachhaltig und zeigt, dass das Problem nicht neu ist.

Leidtragende dieses Systems sind nicht nur die Patienten, auch für die Ärzte und das Pflegepersonal ist dieser Zustand unhaltbar. Genau festgelegte Behandlungszeiten je „Vorfall" sind aus Abrechnungsgründen die Folge, eine individuelle Behandlung oder eine individuelle Beratung ist praktisch undenkbar. Es werden Patienten mit einer Vielzahl von Medikamenten aus der Klinik entlassen, aber nicht selten ohne eine Beratung, z.B. Ernährungsberatung, die die Lebensumstände positiv verändern könnte.

Die beste Reaktion auf diese Zustände ist, sich gut zu informieren, die eigene Sachkenntnis zu steigern, Ursächlichkeiten zu erkennen, Prävention zu betreiben und Krankheit im Einklang von Körper, Seele und Geist zu behandeln. Der überwiegende Teil aller Erkrankungen ließe sich auf diesem Wege vermeiden. Wer einen holistischen Ansatz pflegen möchte, braucht zur Erkennung der Zusammenhänge ein System, mit dem sowohl getestet als auch harmonisiert werden kann. Innerhalb der Bioresonanz nach Paul Schmidt wurden Strukturen erarbeitet, mit denen Elektrosmog-Belastungen, geologische Belastungen, parasitäre, virale und bakterielle Belastungen oder Belastungen durch Fehlernährung – um nur einige zu nennen – erkannt werden können. Ebenso sanft kann im Weiteren die Bioresonanz nach Paul Schmidt für die Harmonisierung der gefundenen Belastungen eingesetzt werden. Holistische Medizin soll Krankheit vermeiden helfen. Die Bioresonanz nach Paul unterstreicht mit ihren Möglichkeiten diesen faszinierenden wie zukunftsorientierten Ansatz.

4. Grundlagen der Bioresonanz nach Paul Schmidt

4.1 Bioresonanz – was versteht man darunter?

Im täglichen Leben benutzen wir unbewusst Redewendungen, die das Wesen der Bioresonanz exakt beschreiben. So sagt man beispielsweise, dass dieses oder jenes genau auf meiner Wellenlänge ist oder dass man eine gute Resonanz hatte.

Bioresonanz erklärt man am einfachsten an einem Beispiel aus der Natur. Die älteste Form der Bioresonanz ist sicherlich unser Sonnenlicht. Gelangt Sonnenlicht auf unsere Haut, wird diese braun. Der Grund dafür ist aber nicht etwa die Erwärmung der Haut, sonst würden wir z.B. auch in einer Sauna braun. Der Grund hierfür ist der ultraviolette Anteil, der im Sonnenlicht enthalten ist. Ultraviolettes Licht mit einer Wellenlänge von 10 - 400 nm (dies entspricht einer Frequenz von 1.500 - 750 THz) ist also in der Lage, die Pigmentbildung anzuregen. In unserer Haut ist ein Regulationssystem integriert, welches genau bei der Frequenz des Sonnenlichts die Haut pigmentiert, d.h. braun erscheinen lässt. Die Pigmentierung der Haut ist nur eine der Regulationen, die durch das Sonnenlicht ausgelöst werden, so wird beispielsweise auch die Produktion von Vitamin D angeregt.

Es ist leicht verständlich, dass neben dem schmalen Frequenzband des Sonnenlichts auch andere Frequenzen existieren, die wiederum die ihnen eigenen Regulationen auslösen. Paul Schmidt war es, der bereits im Jahre 1976 den Zusammenhang zwischen der Applizierung einer elektromagnetischen Schwingung und deren regulativem Einfluss auf den menschlichen wie tierischen Organismus sowie auf Pflanzen erkannte. Er begründete damit die exogene (von außen einwirkende) Bioresonanz. In diesem Zusammenhang sei auch die endogene Bioresonanz erwähnt, die mit eigenen Schwingungsmustern des Körpers arbeitet. In der Bioresonanz nach Paul Schmidt wird heute sowohl exogen als auch endogen gearbeitet, wobei der exogene Anteil nach wie vor eine übergeordnete Rolle spielt.

Kommen wir zurück auf das Wort Bioresonanz. Das Wort Bioresonanz besteht aus zwei Teilen; zum einen aus Bio, welches die Natürlichkeit des Verfahrens unterstreicht, zum anderen aus dem Wort Resonanz, die immer nur dann eintritt, wenn Objekte mit gleichen Schwingfähigkeiten aufeinandertreffen. Resonanz kann man sehr anschaulich an dem Beispiel einer Stimmgabel erläutern. Stellt man, wie in den beiden Bildern gezeigt, zwei gleiche Stimmgabeln in einem nicht zu großen Abstand voneinander auf und stößt eine von beiden so an, dass sie die charakteristische Schwingung abgibt, wird auch die nicht schwingende

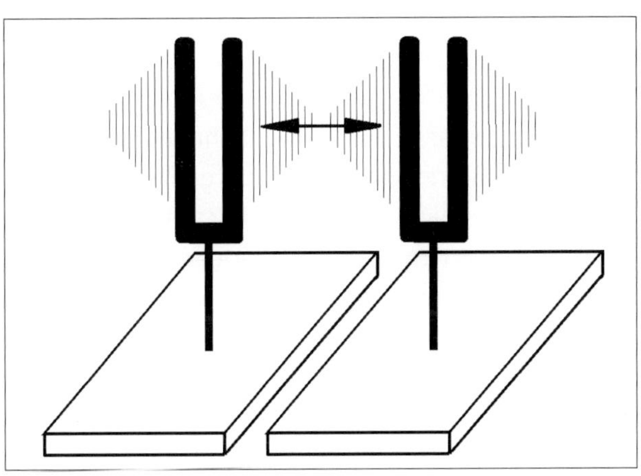

Gleiche Stimmgabeln gehen in Resonanz.

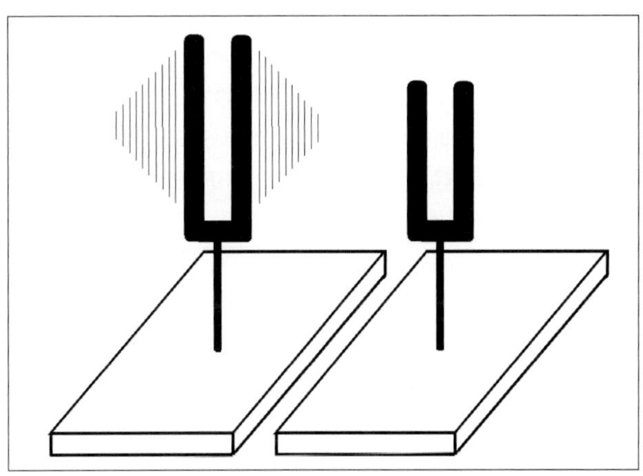

Ungleiche Stimmgabeln gehen nicht in Resonanz.

von der schwingenden angeregt. Als Resultat können letztendlich beide auf der gleichen Frequenz schwingen und geben damit beide auch den gleichen Ton ab. Deshalb bedeutet Resonanz auch Mitschwingen.

Dies funktioniert aber nur dann, wenn zwei gleiche Stimmgabeln voreinanderstehen. Wiederholt man den Versuch mit zwei unterschiedlichen Stimmgabeln, wird die erste schwingende Stimmgabel die zweite nicht anregen können, da die Resonanzfähigkeit nicht gegeben ist. Übertragen wir diesen Fall auf die Bioresonanz, erklärt sich, warum die Bioresonanz nach Paul Schmidt auch die sanfte Bioresonanz genannt wird, weil unter Berücksichtigung des biologischen Fensters praktisch keine Nebenwirkungen entstehen können. Eine „falsche" Frequenz hat keine Resonanzstelle im Organismus und damit keine Wirkung – aber auch keine Regulation zur Folge. Deshalb konzentriert sich die Bioresonanz nach Paul Schmidt auf die Findung und anschließende Applizierung von Frequenzen bzw. Frequenzspektren; bildlich werden damit nicht schwingende Stimmgabeln im Körper wieder aktiviert.

4.2 Das biologische Fenster

Als im letzten Kapitel die Bioresonanz anhand des Sonnenlichts erläutert wurde, dachten viele sicherlich nicht nur an die Bräune, die entsteht, wenn man in der Sonne ist, sondern auch an den eventuell entstehenden Sonnenbrand. Es muss also Kriterien geben, die eingehalten werden müssen, um den Körper zu einer Regulation zu bewegen, ohne ihn zu schädigen. An dem Beispiel des Sonnenlichts können gleich mehrere Kriterien festgelegt werden. Zum einen ist es die Zeit, die die Frequenzen auf den Körper einwirken – eine angemessene Aufenthaltszeit in der Sonne ist der Gesundheit förderlich, sind wir länger in der Sonne, müssen wir uns sogar vor ihr schützen. Zum anderen ist es die Intensität, die entscheidend sein kann. In der Technik spricht man von der sogenannten Amplitude, die eine Schwingung hat. Ist die Sonne schwach, können wir uns ihr lange Zeit aussetzen; ist sie sehr stark, nur wenige Minuten. Weiterhin ist ein entscheidendes Kriterium die Frequenz selber. Filtern wir aus dem Sonnenlicht das Frequenzspektrum des ultravioletten Lichts heraus, so findet keine „Bräunung" statt, es muss also die richtige Frequenz für eine Regulation vorhanden sein.

Zum biologischen Fenster gehört auch noch die richtige Form der applizierten Schwingung. So gibt es beispielsweise harmonische Schwingungen (monochromatisches Licht) oder Rechteckschwingungsformen (Computertechnik) oder Dreiecksschwingungsformen, die man z.B. aus der Reiztherapie kennt. Das letzte Kriterium ist die Rotationseigenschaft der Schwingung, mit der links- bzw. rechtsrotatorische Felder im Organismus stabilisiert oder destabilisiert werden können. So gibt es z.B. zirkular polarisiertes Licht.

Hält man diese Kriterien ein, befindet man sich im biologischen Fenster, und man kann auf den Körper einwirken – positiv wie negativ. Hält man alle Kriterien ein und verändert beispielsweise nur die Schwingungsform, ist man immer noch im biologischen Fenster – aber man destabilisiert damit den Körper. Genau dies ist eines der Hauptprobleme der Mobiltelefone, Schnurlostelefone und der gesamten Wireless-Technik (kabellose Datenverbindung zwischen verschiedenen Komponenten). Sie befindet sich mit den benutzten Frequenzspektren im biologischen Fenster. Hierauf wird detailliert im Kapitel: *Elektrosmog* eingegangen.

Die Bioresonanz nach Paul Schmidt ist deshalb eine sanfte Bioresonanz, weil die genannten Kriterien ausschließlich im Sinne einer Harmonisierung eingesetzt werden. Die zugehörigen Bioresonanzgeräte sind so ausgelegt, dass im schlimmsten Fall keine Regulation eintritt, nicht aber eine Schädigung. Die Erfahrungen der letzten 30 Jahre bestätigen dies sehr eindrucksvoll. Um die genannten Kriterien zu verdeutlichen, wird darauf im Folgenden noch einmal detailliert eingegangen.

4.2.1 Kriterium Frequenz

Die Frequenz beschreibt die Häufigkeit der Schwingungen pro Sekunde. Die Einheit der Frequenz ist Hertz (Hz). Es gelten folgende Zusammenhänge:

1 Hz = 1 Schwingung pro Sekunde
1.000 Hz = 1.000 Schwingungen pro Sekunde = 1 Kilo-Hertz = 1 kHz
1.000 kHz = 1.000.000 Schwingungen pro Sekunde = 1 Mega-Hertz = 1 MHz
1.000 MHz = 1.000.000.000 Schwingungen pro Sekunde = 1 Giga-Hertz = 1 GHz
1.000 GHz = 1.000.000.000.000 Schwingungen pro Sekunde = 1 Tera-Hertz = 1 THz

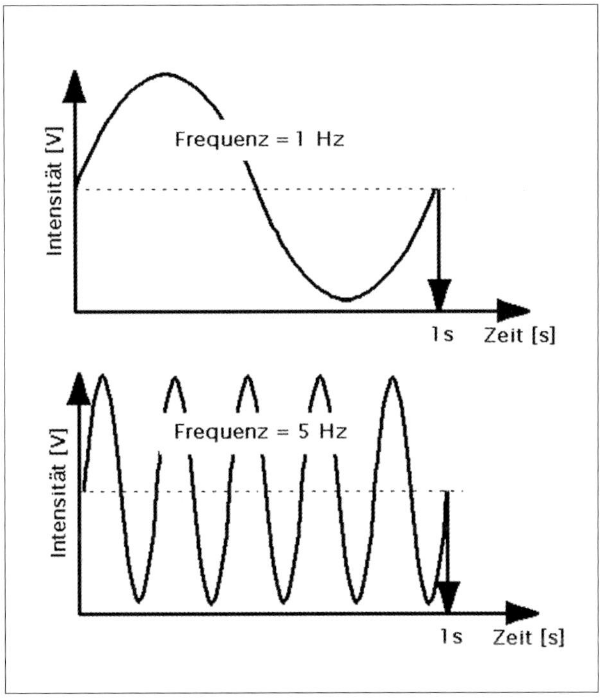

Darstellung einer Frequenz mit einer Schwingung pro Sekunde (1 Hz) und fünf Schwingungen pro Sekunde (5 Hz).

Eine Schwingung, in dem oben dargestellten Fall handelt es sich um eine sinusförmige, harmonische Schwingung, durchläuft immer verschiedene Punkte, den Startpunkt ganz links, dann den Maximalpunkt, den Nullpunkt, den Minimalpunkt und den Ausgangspunkt, welcher der Startpunkt der Folgeschwingung ist. Wenn vom Verlassen des Startpunktes bis zum Erreichen des Endpunktes genau eine Sekunde vergeht, liegt eine Frequenz von 1 Hz vor. Wenn die Schwingung fünfmal in einer Sekunde den Endpunkt durchläuft, liegt eine Frequenz von 5 Hz vor. 1 Gigaherz (GHz) ist nur noch schwer vorstellbar, dann durchläuft die Schwingung eine Milliarde Mal in einer Sekunde den Endpunkt. Das Sonnenlicht liegt im Terahertz-Bereich. Unser Körper reagiert also auf Schwingungen, die in einer Sekunde weit mehr als eine Billion Mal den Nullpunkt durchlaufen. Wenn sich eine Welle im Raum ausbreitet und die Welle wird zu einem festen Zeitpunkt betrachtet, dann nennt man den räumlichen Abstand zwischen zwei Punkten, wo die Welle den gleichen Zustand besitzt, die Wellenlänge.

Der Vollständigkeit halber sei kurz die Lichtwellenlänge erwähnt, die im direkten Zusammenhang mit der Frequenz steht. Die Wellenlänge λ berechnet sich, indem man die Lichtgeschwindigkeit im Vakuum c_0 (2,998 * 10^8 m/s) durch die Frequenz teilt.

Die Frequenz ist in der Bioresonanz nach Paul Schmidt das entscheidende Kriterium, da sie eine variable Größe darstellt. Im Anhang dieses Buches finden sich umfangreiche Listen, worin die Korrelationen zwischen dieser Größe und bestimmten Regulationen dargestellt wird. Die Frequenz bzw. die Frequenzgrundwerte werden mittels der entsprechenden Bioresonanzgeräte computerunterstützt eingestellt. Was sich hinter den Frequenzgrundwerten verbirgt, wird im weiteren Verlauf dieses Kapitels noch genau erläutert.

4.2.2 Kriterium Intensität und Einwirkzeit

Die Intensität einer Schwingung wird normalerweise durch die Amplitude festgelegt, die den Maximalausschlag einer Frequenz angibt.

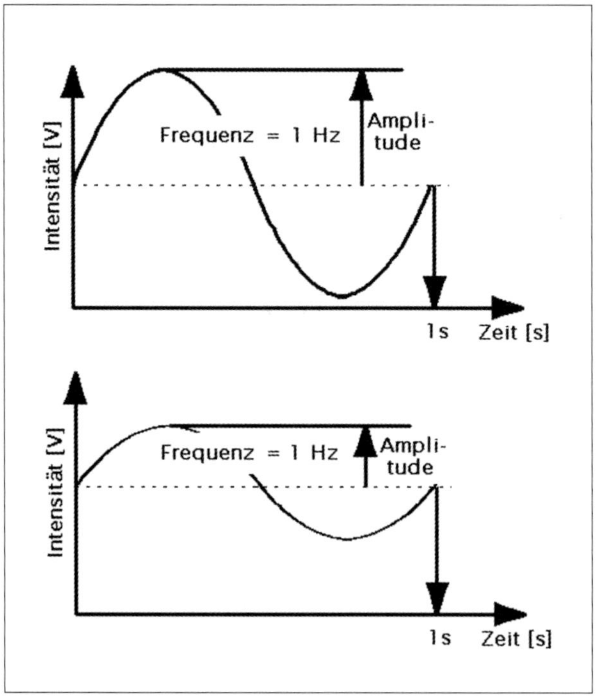

Darstellung einer Schwingung gleicher Frequenz (1 Hz), aber unterschiedlicher Amplitude.

Das obere Bild zeigt eine Schwingung mit der Frequenz 1 Hz und einer bestimmten Amplitude. Das untere Bild zeigt die gleiche Schwingung (Frequenz = 1 Hz), aber nur mit der halben Amplitude.

Sicherlich kennen Sie von Ihrem Radio her die Bezeichnung FM bzw. AM. FM bedeutet Frequenzmodulation. Die Daten, zum Beispiel eines Radioprogramms, werden durch eine extrem schnelle Veränderung der Frequenz übermittelt. Im Gegensatz dazu werden die Daten bei einer Amplitudenmodulation (AM) durch die schnelle Veränderung der Schwingungsintensität übermittelt. Zwischen der Frequenz und der Amplitude gibt es einen interessanten Zusammenhang. Je höher die Frequenz ist, desto weniger groß muss die Intensität der Schwingung sein. Wenn Radiosender zum Beispiel auf der Frequenz 93,5 MHz (WDR 2) eine Leistung von vielen Kilowatt benötigen, um das Programm ins Land zu strahlen, benötigt ein Mobiltelefon, das auf einer Frequenz im Gigaherz-Bereich arbeitet, nur ca. 1 Watt, um den nächsten Handymast zu erreichen. Je höher die Frequenz also ist, desto geringer kann die Intensität (Amplitude) ausfallen, um auf der gleichen Entfernung senden zu können. Dies führte letztendlich dazu, dass die Mobiltelefone hohe Frequenzbereiche nutzen. Aufgrund der benutzten Frequenzen liegen sie damit im biologischen Fenster. Diese Art der Modulation ist für Mensch und Tier aus der Evolution her nicht bekannt. Im Kapitel Elektrosmog wird darauf weiter eingegangen.

Die Intensität der Schwingung kann vom Benutzer der Bioresonanzgeräte nach Paul Schmidt nicht eingestellt werden. Der Grund dafür kommt aus der Praxis selber. Es wurden in der Anfangszeit der Bioresonanz nach Paul Schmidt Geräte hergestellt, deren Intensität verändert werden konnte. Dies führte bei der Harmonisierung der gestörten Felder zu Fehlinterpretationen bezüglich der Harmonisierungszeit. Vielfach erschienen gestörte Felder bereits harmonisiert, die letztendlich aber hätten länger harmonisiert werden müssen. Bildlich kann man es sich so vorstellen, als wenn man ein Stück Stahl härten möchte. Bringt man sehr hohe Temperaturen auf die Oberfläche, erscheint der Stahl schnell glühend, im Inneren sind aber die Temperaturen noch nicht erreicht. Eine gewisse Einwirkzeit ist also unumgänglich.

Die Intensität der Bioresonanzgeräte wurde schließlich durch viele Praxisanwendungen festgelegt. Für den Anwender ist dies sehr angenehm, da bei der Harmonisierung nicht zu viele variable Einstellungen getroffen werden müssen und die Anwendung dadurch sehr einfach wird. Durch die Festlegung der Intensität unterstreicht die Bioresonanz nach Paul Schmidt den sanften Charakter, da ansonsten durch eine falsch gewählte Intensität Überreaktionen entstehen könnten, die so praktisch ausgeschlossen sind.

4.2.3 Kriterium Schwingungsform

Bei gleicher Frequenz kann die Schwingungsform vollkommen anders aussehen.

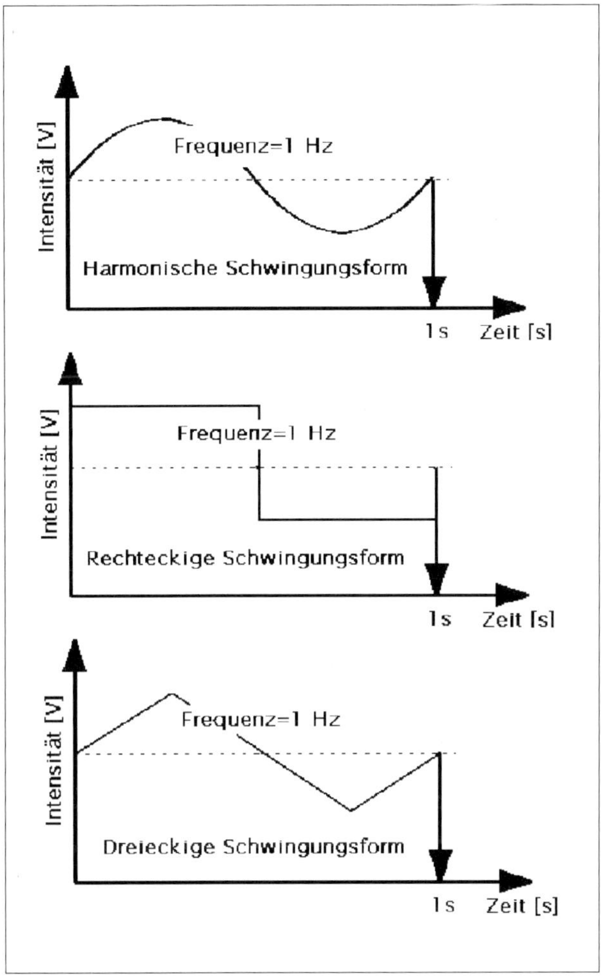

Darstellung verschiedener Schwingungsformen bei gleicher Frequenz (1 Hz).

Die Bilder oben zeigen diesen Zusammenhang. Im oberen Bild wird die in der Natur übliche harmonische Schwingungsform dargestellt. Auch das Sonnenlicht ist eine harmonische Schwingung.

Bei gleicher Frequenz (1 Hz) kann aber zum Beispiel auch eine Rechteckschwingungsform vorliegen. Computer und deren Komponenten arbeiten mit der logischen 1 (obere Linie im mittleren Bild) oder einer logischen 0 (untere Linie im mittleren Bild). Hierdurch werden die Daten des Computers übertragen. Der Körper reagiert auf verschiedene Schwingungsformen extrem unterschiedlich. Die Praxis zeigt, dass für die Harmonisierung von gestörten Feldern die harmonische Schwingungsform am besten geeignet ist.

Prägt man einem Organismus z.B. mit einem Frequenzgenerator eine Frequenz mit einer Rechteckschwingungsform auf, so lässt sich mit der Bioresonanz nach Paul Schmidt zeigen, dass er diese Art „Information" nicht integrieren kann. Vielmehr noch. Auf dieser Frequenz entsteht durch die Rechteckschwingungsform ein energetisches Defizit. Es zeigt, dass es viel Erfahrung bedarf, im biologischen Fenster auf die richtige Art und Weise zu arbeiten. Inakzeptabel sind deshalb auch Geräte, die in einem weiten Frequenzbereich Rechteckschwingungsformen an den Körper heranbringen, z.B. mit dem Ziel, Parasiten, Viren und Bakterien abzutöten. Mehr zu diesem Thema im Kapitel 10.

Eine weitere Schwingungsform ist die Dreieckschwingungsform. Sie wird in der Medizintechnik immer dann eingesetzt, wenn der Körper gereizt bzw. aktiviert werden soll.

Abermals kommen wir damit auf die sanfte Bioresonanz nach Paul Schmidt zurück, die ausschließlich harmonische Schwingungsformen einsetzt und damit ungewollte Nebenwirkungen ausschließt. Die Erfahrung zeigt, dass auch Bakterien, Viren und Parasiten erfolgreich mit harmonischen Schwingungsformen angegangen werden können.

Weiterhin muss man sich bei einer ganzheitlichen Betrachtung des Problems die Frage stellen, warum bakterielle, virale oder parasitäre Belastungen im Organismus Platz finden. Nur die Zerstörung der Pathogenitäten ändert nicht das Milieu, in dem sich die Bakterien, Viren und Parasiten wohl fühlen. Hier muss z.B. der Säure-Basen-Haushalt mit reguliert werden, da diese ein saures Milieu bevorzugen. Mehr dazu in dem dazugehörigen Kapitel 7.4.2 in diesem Buch.

4.2.4 Kriterium Polarität

Es lässt sich zeigen, dass eine zirkular polarisierte (= rotierende) Schwingung eine wesentlich stärkere regulative Kraft besitzt als eine linear polarisierte oder eine unpolare Schwingung. Dabei kann grundsätzlich sowohl die Applikation einer rechtsrotierenden als auch einer linksrotierenden Schwingung sinnvoll sein. Es ist in diesem Zusammenhang unbegründet, einem rechtsrotierenden Feld eine positive und dem linksrotierenden Feld eine negative Wirkung zuzuordnen. Beide Komponenten gehören untrennbar zueinander und ergeben erst gemeinsam eine ausgleichende, harmonisierende Wirkung. Paul Schmidt erkannte bereits in seinen Forschungen das Vorhandensein dieser Polaritäten und deren starke Einflussnahme auf die Harmonisierung. Erst in jüngerer Zeit wurde dieses Thema durch den Polarisator völlig neu akzentuiert. Aus diesem Grund soll an dieser Stelle nur der Vollständigkeit halber die Polarität der Schwingung als wichtiges Kriterium innerhalb des biologischen Fensters erwähnt sein. Die Gesamtzusammenhänge werden im Kapitel 5.3.2.3: *Die Polarisation von Schwingungen* unter Berücksichtigung der Testmethode erläutert.

Mit den Kriterien des biologischen Fensters wurden die Randbedingungen beschrieben, die die Bioresonanz nach Paul Schmidt für eine effektive und zugleich sanfte Harmonisierung einhalten muss. Im nächsten Kapitel wird beschrieben, auf welchem Weg die Einhaltung der Kriterien gefunden wurde.

4.3 Historisches zur Bioresonanz nach Paul Schmidt

Die ersten Untersuchungen führte Paul Schmidt 1976 mit einem Frequenzgenerator durch. Dieses Gerät erlaubte ihm festzustellen, unter welchen Bedingungen der Organismus optimal in Resonanz zu bringen ist und wie die besten Resultate erzielt werden können.

Dabei beobachtete er einen erstaunlichen Zusammenhang, der ihn zu der Entwicklung eines eigenen Resonators, dem Herz heutiger Bioresonanzgeräte nach Paul Schmidt, veranlasste. Er fand heraus, dass Krankheiten, die schulmedizinisch eindeutig diagnostizierbar sind, grundsätzlich mit Frequenzen unter 100 kHz beschrieben werden können, d.h., dass er Frequenzen unter 100 kHz auf den Körper aufprägen musste, um eine Regulation zu initiieren. Als nun diese Frequenz harmonisiert war, beobachtete er nach einiger Zeit eine Resonanz, die nicht etwa, wie man es erwarten würde, doppelt so hoch, sondern 10-fach so hoch war. Konnte er konkret eine Resonanz auf der Frequenz 72,50 kHz feststellen, fand er nach einiger Zeit auf der Frequenz 725,0 kHz eine Resonanz. Dies führte zu der Überlegung, dass Krankheiten schwingungsmäßig einen fest programmierten Weg durchlaufen, bis dass sie körperlich existent werden. Dies beinhaltet aber gleichzeitig die Möglichkeit, eine Erkrankung vor dem eigentlichen Ausbruch erkennen zu können.

Im weiteren Verlauf seiner Untersuchungen bestätigte sich dieser Zusammenhang. Krankheiten beginnen demnach immer in sehr hohen Frequenzbereichen. Wird diese Frequenz nicht entsprechend resoniert, findet sich nach einiger Zeit auf der um den Faktor 10 tieferliegenden Frequenz ebenfalls eine zu harmonisierende Frequenz. Wird wieder nicht harmonisiert, rutscht die Frequenz wieder um den Faktor 10 nach unten. Liegt die Frequenz dann irgendwann unter 100 kHz, ist die Krankheit mit normalen schulmedizinischen Ansätzen diagnostizierbar. Die nächste Abbildung zeigt den zeitlichen Krankheitsverlauf (der sich über Jahre erstrecken kann) in Korrelation mit der Abnahme der Frequenz und der Zunahme der notwendigen Harmonisierungsdauer. Je tiefer die zu harmonisierende Frequenz liegt, desto länger muss sie appliziert werden. Harmonisierungszeiten von mehr als 20 Minuten je Frequenz sind möglich. Sehr hohe Frequenzen können sehr schnell, manchmal in wenigen Sekunden harmonisiert werden. Die Bio-

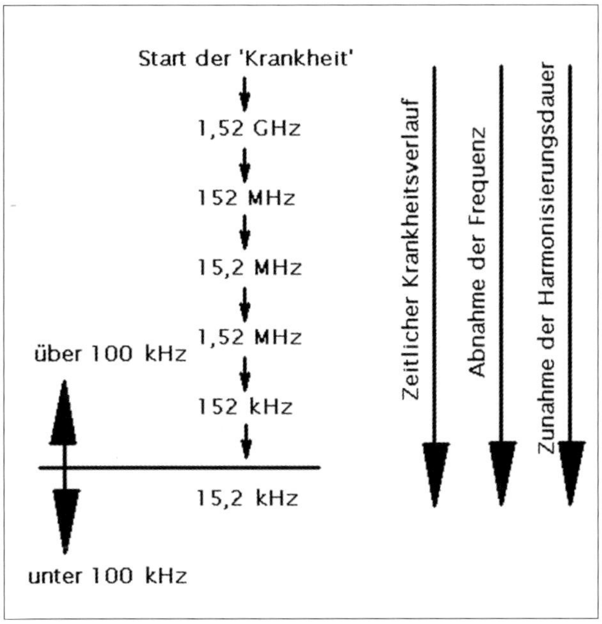

Der beispielhaft an dem Frequenzgrundwert 15,2 dargestellte schwingungsmäßige Verlauf einer Krankheit.

resonanz nach Paul Schmidt ist damit in der Lage, viel früher als eine schulmedizinische Diagnostik Probleme aufzuzeigen; es wird deutlich, wie wichtig eine frühzeitige Erkennung und Harmonisierung ist. Wird regelmäßig eine Harmonisierung durchgeführt, fallen die Resonanzspektren nicht mehr unter die 100-kHz-Grenze, eine phantastische Möglichkeit zur Prävention.

Paul Schmidt führte über viele Jahre die Testungen und die Harmonisierungen mit einem Frequenzgenerator durch. Immer deutlicher wurde dabei, dass sich ein solches Gerät nicht für den privaten wie professionellen Einsatz eignet. Zum einen sind Frequenzgeneratoren, die bis in den Giga-Hertz-Bereich arbeiten, extrem teuer, zum anderen ist die Messung und Dedektion aller Frequenzdekaden sehr zeitaufwendig. Dies veranlasste ihn zur Entwicklung eines eigenständigen Resonanzsystems.

4.4 Das Resonanzsystem

Basierend auf der Erkenntnis, dass der Körper für die Aktivierung bestimmter Regulationen Schwingungen benötigt, die dekadisch (in 10-er-Teilungen) abgestimmt sind, experimentierte Paul Schmidt lange Zeit an Systemen, die genau das leisten können. Die Aufgabe war nur sehr schwer lösbar, da Schwingungen im elektromagnetischen Bereich nicht solchen Gesetzen gehorchen. Normalerweise finden sich Teilungen durch 2, 4, 8, 16 usw. Auf der anderen Seite gibt es in unserem Organismus sehr wohl Zusammenhänge, die im 10-er-Logarithmus angelegt sind. Unser Gehör funktioniert auf dieser Basis. So werden beispielsweise um den Faktor 10 lautere Geräusche nur als doppelt so laut empfunden. Die Aufgabe, die sich Paul Schmidt stellte, war die Entwicklung eines Resonanzmoduls mit Hilfe der Radiästhesie, welches auf einer Einstellung – im folgenden Frequenzgrundwert genannt – auf möglichst vielen Frequenzdekaden mit dem Körper resonieren kann. Der große Vorteil eines solchen Systems ist die gleichzeitige Harmonisierung aller dekadischen Frequenzen, und es müssen dann nicht mehr wie bei einem Frequenzgenerator alle Ebenen einzeln harmonisert werden. Konkret fand er dann ein System, mit dem z.B. auf dem Frequenzgrundwert 15,20 die Frequenzen 152 kHz, 1,52 MHz, 15,2 MHz, 152 MHz usw. auf einmal dem Körper angeboten werden können.

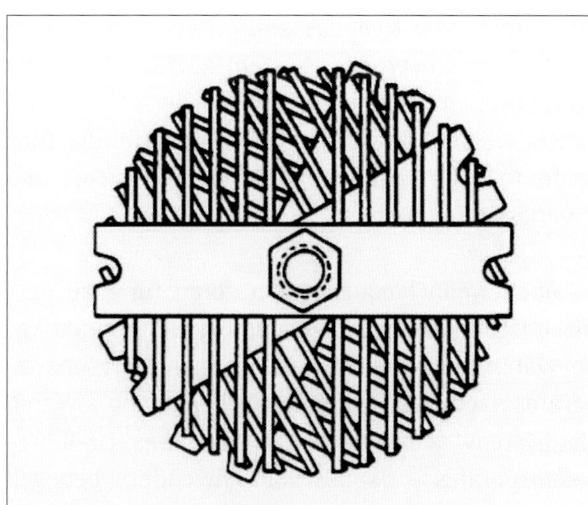

Eine untere feste und mehrere obere bewegliche Stabebenen bilden ein passives Dipolantennensystem; das Resonanzsytem der Bioresonanz nach Paul Schmidt.

Er realisierte dies mit einem passiven Dipolantennensystem; eine schematische Darstellung finden Sie im rechten Bild auf der vorhergehenden Seite. Dieses System besteht aus einer festen und einer beweglichen Stabebene und arbeitet passiv, d.h. ohne die Zuführung einer externen elektrischen Stromquelle, mit dem großen Vorteil, dadurch keine unnötigen Störungen aufzubauen. Abhängig vom Winkel, der zwischen der festen und der beweglichen Stabebene gewählt wird, entsteht die charakteristische Schwingung der Bioresonanz nach Paul Schmidt. Viele werden sicherlich noch die alten Fernsehantennen unter dem Dach oder auf dem Dach kennen, als es noch keine Satellitenanlagen gab. Wenn diese Antennen nicht richtig positioniert waren, konnte kein Bild empfangen werden. In einem solchen Fall musste dann die Antenne entsprechend gedreht werden, um die Frequenz des Fernsehsenders richtig empfangen zu können. Erst wenn die richtige Position erreicht war, stellte sich auch das Bild wieder ein. Ähnlich ist es mit dem Resonanzmodul der Bioresonanz nach Paul Schmidt, erst wenn die richtige Einstellung getroffen ist, kann die entsprechende Schwingung resoniert werden. Aus diesem Grund trugen die älteren Bioresonanzgeräte Skalen, mit deren Hilfe ein Frequenzgrundwert eingestellt werden kann. Im Endeffekt wird dadurch die richtige Winkelstellung zwischen fester und beweglicher Ebene hergestellt. So einfach, wie sich das anhört, so schwierig ist es, ein funktionierendes System aufzubauen. Viele Randbedingungen müssen in der Herstellung beachtet werden, damit ein Resonanzmodul der Bioresonanz nach Paul Schmidt über Jahre sicher und zuverlässig funktioniert.

Auch wenn Frequenzgeneratoren für eine permanente medizinische Anwendung wenig praktikabel waren, zur Entwicklung des ersten Bioresonanzgerätes nach Paul Schmidt – das Sanotron – waren sie bestens geeignet. Mit Hilfe dieses Ur-Bioresonanzgerätes – damals von Anwendern liebevoll als das Wunderkästchen bezeichnet – konnte nun auf einfachste Weise und unter Berücksichtigung des biologischen Fensters Einfluss auf die Regulationsmechanismen des menschlichen Organismus genommen werden. Auf dem Bild erkennt man sehr

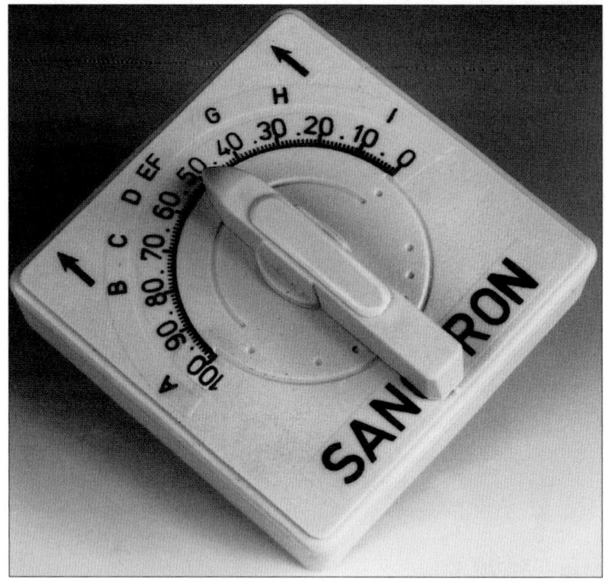

Das erste Bioresonanzgerät nach Paul Schmidt, das Sanotron (1985).

gut den Hebel, der das bewegliche Antennensystem gegen das starre Antennensystem des Sanotron verdreht.

Der Frequenzgrundwert konnte anhand der (noch sehr groben) Skala gewählt werden. Zu der damaligen Zeit lagen zwar nur wenige Frequenzgrundwerte vor, sie erlaubten aber die ersten Tests und Harmonisierungen, so dass darauf aufbauend weiterentwickelt werden konnte. Auch wenn sich die Bioresonanz nach Paul Schmidt in den letzten Jahren in jeder Richtung enorm weiterentwickelt hat, auch die modernsten Bioresonanzgeräte nach Paul Schmidt besitzen nach wie vor das bewährte passive Dipolantennensystem nach dem Vorbild des Sanotron, - nun aber mit computerunterstützter Einstellung.

Die auf den Bioresonanzgeräten einstellbaren Frequenzgrundwerte liegen in einem Bereich von 0 bis 100. Einstellungen zwischen 0 und 10 beschreiben tieferliegende Frequenzbereiche, über 10 bis 100 höherliegende Frequenzen. Da das passive Dipolantennensystem mit Hilfe von Frequenzgeneratoren, die definierte Einzelfrequenzen produzieren, entwickelt wurde, ist es leicht möglich, Frequenzen in Frequenzgrundwerte umzurechnen.

4.5 Umrechnung einer Frequenz auf den Frequenzgrundwert

Zur Umrechnung eines Frequenzwertes in einen Frequenzgrundwert prüft man als Erstes, ob die Frequenz über oder unter 20.000 Hertz (20 kHz) liegt. Liegt sie unter 20.000 Hertz, so ergibt sich ein einstelliger Frequenzgrundwert, liegt sie über 20.000 Hertz, ist der Frequenzgrundwert zweistellig. Die folgende Tabelle erläutert den Zusammenhang:

Frequenz	Frequenzgrundwert	Erläuterung
220 Hertz	2,20	Diese Frequenz liegt unter 20.000 Hertz, wodurch ein Frequenzgrundwert von 2,20 entsteht.
9.850 Hertz	9,85	Auch diese Frequenz liegt unter 20.000 Hertz, wodurch ein Frequenzgrundwert von 9,85 entsteht.
18.500 Hertz	1,85	Diese Frequenz liegt knapp unter 20.000 Hertz, wodurch aber immer noch ein einstelliger Frequenzgrundwert von 1,85 entsteht. Vergleicht man das zweite und dritte Beispiel, liegt die höhere Frequenz auf einem niedrigeren Frequenzgrundwert (9.850 Hz zu 9,85 und 18.500 Hz zu 1,85).
27.250 Hertz	27,25	Diese Frequenz liegt über 20.000 Hertz, wodurch ein zweistelliger Frequenzgrundwert von 27,25 entsteht.
27,25 MHz	27,25	Die umzurechnende Frequenz liegt im Megahertzbereich, also weit höher als 20.000 Hertz, womit ein zweistelliger Frequenzgrundwert von 27,25 entsteht. Das Beispiel erläutert sehr schön den dekadischen Charakter der Bioresonanz nach Paul Schmidt. Sowohl bei der Frequenz 27.250 Hz als auch bei der Frequenz 27,25 MHz liegt der gleiche Frequenzgrundwert von 27,25 vor.

In verschiedenen publizierten Listen werden Frequenzen von Bakterien, Viren und Parasiten dargestellt, die mit dem vorgestellten Schema umgerechnet und benutzt werden können. Wenn beispielsweise für das Bakterium „Bacillus anthrazis" (Sporen) eine Frequenz von 388 kHz angegeben wird, würde der entsprechende Frequenzgrundwert zweistellig 38,80 sein, da die umzurechnende Frequenz größer als 20.000 Hertz ist.

Dadurch, dass auf allen Bioresonanzgeräten nach Paul Schmidt Frequenzgrundwerte eingestellt werden, die die Schwingungsdekaden symbolisieren, findet man in den Auflistungen, Tabellen und auf den Geräten richtigerweise keine Frequenzangaben in Hertz. Aus diesem Grund finden Sie in den weiteren Kapiteln und im Anhang dieses Buches auch ausschließlich Angaben zu Frequenzgrundwerten, wodurch eine sehr einfache Handhabung sichergestellt ist.

4.6 Bioresonanzgeräte nach Paul Schmidt

Es war immer das Bestreben von Paul Schmidt, nicht nur für den professionellen Einsatz – also für den naturheilkundlich orientierten Arzt oder Heilpraktiker – Geräte zu entwickeln, sondern auch für den Privatanwender. Diese Philosophie wurde bis heute bewahrt, weshalb es zwei unterschiedliche Bioresonanzgeräte gibt. Zum einen ist es der Rayocomp PS 10, der für den Einstieg in die Welt der Bioresonanz nach Paul Schmidt sowie für den portablen Einsatz (speziell auch die Veterinärmedizin) entwickelt wurde. Zum anderen steht mit dem Rayocomp PS 1000 polar ein High-Med-Bioresonanzgerät für den professionellen Einsatz in der Praxis zur Verfügung.

Zu Ehren von Paul Schmidt wurden die neueren Geräte mit der Abkürzung PS (für Paul Schmidt) versehen. Im Folgenden werden die Geräte und deren typische Eigenschaften vorgestellt.

4.6.1 Vom Rayometer zum Rayocomp

Die Rayometer-Geräte – im Speziellen der Rayometer PS 10 und der Rayometer Digital – wurden bis zum Jahr 2007 gefertigt. Mehr als 30.000 dieser Geräte wurden produziert. Die Rayometer stellen portable und sehr einfach zu bedienende Geräte dar. Kennzeichnend für diese Geräteklasse ist die manuelle (also per Hand) Einstellung der Frequenzgrundwerte. Der Name Rayometer stammt noch von Paul Schmidt selber, der ähnlich dem Ohmmeter (Widerstandsmessung) oder dem Voltmeter (Spannungsmessung) ein Standard-Messgerät im Bereich der Schwingungsmedizin schaffen wollte. Ray leitet sich aus dem Englischen ab und bedeutet so viel wie Strahlung, die ja bekanntermaßen eine Schwingung darstellt. Rayometer ist daher der Begriff für eine Schwingungsmessung.

Da sich die Einsatzgebiete der Bioresonanz nach Paul Schmidt in den letzten Jahren rasant entwickelten, wurden die Rayometer-Geräte durch die Rayocomp-Geräte abgelöst. Denn gerade wenn mehrere Frequenzgrundwerte, z.B. Harmonisierungsprogramme, also die Zusammenstellung von vielen Frequenzgrundwerten, benötigt werden, ist die manuelle Einstellung zu unpraktisch. Ebenso ist die Unterscheidung, ob es sich um eine starke oder eher um schwächere Resonanz handelt, bei den Rayometern nur mit externem Polarisator möglich. Auch wäre der Einsatz des neuen RAH (Rayonex Analyse- und Harmonisierungssystem) mit den älteren Rayometer-Geräten nicht möglich.

4.6.2 Die Rayocomp-Geräte

Die Anforderungen, die zwischenzeitlich an die Bioresonanzgeräte nach Paul Schmidt gestellt werden, sind immens. Dies beginnt bereits bei der Testung, also der Feststellung, ob ein Frequenzwert hamonisiert werden muss oder nicht. Mussten bei den früheren Rayometer-Geräten die zu testenden Frequenzwerte einzeln eingestellt werden, können sie bei den heutigen Rayocomp-Geräten automatisch bzw. sehr komfortabel per „Klick am Rayotensor" eingestellt werden.

Sollten umfangreiche Harmonisierungen von mehreren hundert Frequenzgrundwerten durchgeführt werden, stießen die Rayometer-Geräte schnell an ihre Leistungsgrenze. Für solche Anwendungen wurde die Klasse der Rayocomp-Geräte entwickelt. Sie sind gekennzeichnet durch eine computerunterstützte Einstellung des Resonanzmoduls. Konkret können ganze Harmonisierungsprogramme, die aus vielen hundert einzelnen Frequenzgrundwerten bestehen können, automatisch eingestellt werden. Ermittelte Resonanzen bzw. Testresultate können abgespeichert und auf Speicherkarten oder sogar direkt im Gerät abgelegt werden und stehen so jederzeit zur Verfügung.

Der in den Geräten integrierte Computer ist ausschließlich für die Ansteuerung und die Einstellung des Resonanzmoduls notwendig, nicht also für die eigentliche Erzeugung der Schwingungen. Die Rayocomp-Geräte untergliedern sich in den Rayocomp PS 10 sowie in den Rayocomp PS 1000 polar.

4.6.2.1 Der Rayocomp PS 10

Der Rayocomp PS 10 ist ein portables, semiprofessionelles Bioresonanzgerät nach Paul Schmidt. Mit diesem Gerät kann ein Frequenzgrundwert und im RAH ein Fequenzspektrum programmgesteuert eingestellt werden. In besonderer Weise wird die Austestung notwendiger Frequenzgrundwerte durch das Gerät erheblich einfacher, da diese per Knopfdruck weitergeschaltet und abgespeichert werden können.

Müssen bei einem Rayometer die getesteten Resonanzwerte manuell – also per Hand – eingestellt werden, so stellt der Rayocomp PS 10 diese nacheinander mit einer frei wählbaren Zeit automatisch ein. Die standardmäßige Genauigkeit der Frequenzgrundwerte liegt bei einem Rayocomp PS 10 bei 0,25 (z.B. 10.00; 10,25). Das Gerät kann über einzelne Module bis zum Profigerät ausgebaut werden. So lässt sich durch Zusatzmodule beispielsweise die Genauigkeit der Frequenzgrundwerte auf 0,05 (z.B. 10,00; 10,05) erhöhen. Ein weiteres Modul integriert 54 abrufbare Harmonisierungsprogramme (siehe Kapitel 12 und das Anhangkapitel 25.9). Als High-Med-Lösung lässt sich im Rayocomp PS 10 auch die heutige Anwendungsform der Bioresonanz nach Paul Schmidt das RAH (Rayonex Analyse- und Harmonisierungssystem) integrieren (Modul 8, 9, 10, 11, 12). Neben dem humanmedizinischen RAH-Modulen (Modul 8, 9, 10, 12) ist zwischenzeitlich auch das veterinärmedizinische RAH Modul (Modul 11) integrierbar. Ab der Softwareversion 43 steht für Fachkreise ebenso das C-Modul (Zell-Modul, Modul 12) zur Verfügung.

Durch das geringe Gewicht (unter 2 kg) ist das Gerät mit dem zugehörigen Koffer portabel, weshalb es von Ärzten und Heilpraktikern für Hausbesuche eingesetzt wird. Sehr häufig steigen auch Rayometer-Anwender auf dieses Gerät um, da hiermit die Bioresonanz nach Paul Schmidt und das RAH intensiver und komfortabler genutzt werden können. Ein weiteres Einsatzgebiet ist die Veterinärmedizin. Hier wird das Gerät im Akkubetrieb direkt in den Ställen am Tier eingesetzt.

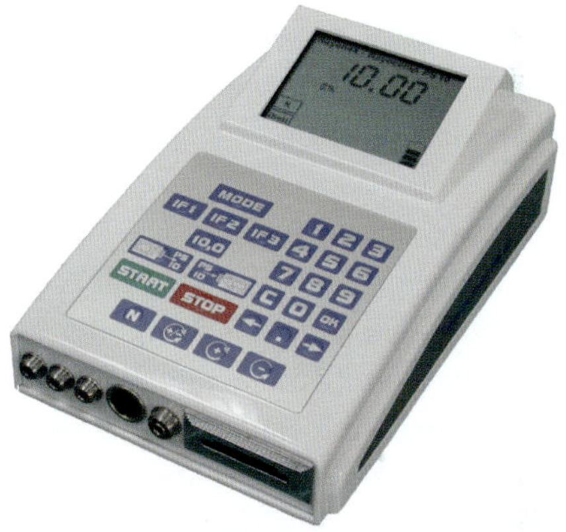

Der Rayocomp PS 10.

Sehr häufig wird der Rayocomp PS 10 inzwischen für Heimtherapien eingesetzt, z.B. wenn der Patient weiter entfernt wohnt. Dann erarbeitet der Therapeut am Rayocomp PS 1000 polar z.B. anhand des eingeschickten Patientenurins das notwendige Therapieprogramm und übermittelt es dem Patienten per E-Mail, telefonisch oder per RAH „Green-Card". Der Patient wiederum stellt im Rayocomp PS 10 die übermittelten Programme ein und harmonisiert sich z.B. nachts, während er schläft. Auf diese Weise erspart sich der Patient viele Wege, Zeit und Kosten. Es sind Therapeuten bekannt, die mehr als 30 Rayocomp PS 10 in ständiger Heimtherapie einsetzen. Dieses Verfahren ist aus dem Grund so attraktiv, weil der Rayocomp PS 10 nicht nur gekauft, sondern auch gemietet werden kann.

4.6.2.2 Der Rayocomp PS 1000 polar

Der Rayocomp PS 1000 polar löste im Juni 2003 den bisherigen Rayocomp PS 1000 plus ab. In dem Nachfolgemodell wurden für eine schnelle und komfortable Testung wie Harmonisierung viele neue Funktionen eingebaut, die per Berührung an dem Monitor ausgewählt werden können. Das Besondere dieses Gerätes ist die Möglichkeit, fünf verschiedene Frequenzgrundwerte zur selben Zeit einstellen zu können. Wenn also zu einem Harmonisierungsprogramm 100 Frequenzgrundwerte gehören und jeder im Durchschnitt mit 30 Sekunden harmonisiert wird, dann dauert die Harmonisierung mit einem Rayocomp PS 10 ca. 50 Minuten, mit einem Rayocomp PS 1000 polar aber nur 10 Minuten. Aus diesem Grund ist der Rayocomp PS 1000 polar das Gerät für den professionellen Einsatz in einer naturheilkundlichen Praxis.

Der modulare Aufbau erlaubt dem Anwender eine auf den jeweiligen Anwendungsfall zugeschnittene Ausstattung. So kann der Anwender beispielsweise ein Modul zur Testung und Harmonisierung von Akupunkturpunkten nutzen. Dabei werden die Meridiane sowie die einzelnen Meridianpunkte auf dem Bildschirm dargestellt und können so getestet und harmonisiert werden.

Das Musik-Modul erlaubt die gleichzeitige Harmonisierung mit dem Resonanzmodul der Bioresonanz nach Paul Schmidt und passender klassischer Musiktitel (zur Zeit 54 verschiedene), die mit speziell abgestimmten Naturgeräuschen untermalt sind. Hierdurch entstehen synergetische Effekte, da auch Musik nichts anderes als eine exogene Bioresonanz sein kann, wenn die Frequenzen, wie in diesem Fall, exakt an die Harmonisierungsprogramme angelehnt wurden.

Ein weiteres Modul ist die integrierte Patientenverwaltung, die es erlaubt, die Testwerte sowie die durchgeführten Harmonisierungen eines Patienten abzuspeichern, wieder aufzurufen und gegebenenfalls Testungen oder Harmonisierungen zu wiederholen. Viele weitere Module sind integrierbar, so z.B. spezielle Zusammenstellungen von Harmonisierungsprogrammen.

Aufgrund des großen Displays läßt sich im Rayocomp PS 1000 polar in besonderer Weise das neue RAH (Rayonex Analyse- und Harmonisierungssystem) betreiben. Gefundene Störungen in Organbereichen lassen sich bildlich auf dem Display darstellen. Ausführliche Informationen zur Verwendung des RAH finden Sie im Kapitel 20 dieses Buches.

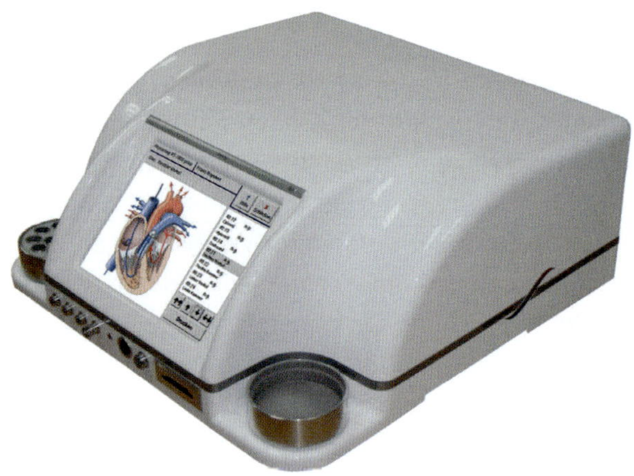

Der Rayocomp PS 1000 polar.

Der Name Rayocomp PS 1000 polar rührt übrigens von dem im Gerät integrierten Polarisator her, der zusätzliche Aussagen zum Grad einer Belastung (schwach oder stark) zulässt und die Integrationsfähigkeit der vom Rayocomp PS 1000 polar kommenden Schwingungen erhöht und damit die Harmonisierung beschleunigt.

4.7 Das Zubehör der Bioresonanzgeräte nach Paul Schmidt

Auf den ersten Blick mag es etwas verwundern, dem Zubehör der Bioresonanzgeräte ein eigenes Unterkapitel zu widmen. Aus mehreren Gründen ist es aber erforderlich, grundsätzliche Zusammenhänge aufzuzeigen.

Innerhalb der Bioresonanz nach Paul Schmidt werden die Frequenzen mittels spezieller Detektoren an den Organismus herangebracht. Hauptsächlich werden dazu Hand- und Fußdetektoren, bzw. Stoffdetektoren verwendet. Vor Jahren wurde von einer Heilpraktikerin ein interessanter Fall aus der Praxis berichtet. Sie stellte fest, dass bei einigen Patienten eine bestimmte Symptomatik nach den Harmonisierungen auftrat, die nicht in den Bereich einer möglichen Erstverschlimmerung einzuordnen war. Mehr durch Zufall stellte sie dann anhand des Bestellbuchs fest, dass ausschließlich die Patienten betroffen waren, die nach einem Patienten mit eben dieser Symptomatik behandelt worden waren. Anscheinend wurde von einem Patienten zum nächsten das energetische Muster übertragen. Letztendlich konnte der Grund für diese Übertragung in den Hand- und Fußdetektoren gefunden werden. Da die Heilpraktikerin noch von einem anderen Gerät die Detektoren hatte, wurden anstelle der empfohlenen welche aus Messing benutzt. Immer schon wurde bei der Entwicklung der Bioresonanzgeräte und des Zubehörs auf die richtigen Materialkombinationen geachtet. Eine solch starke Einflussnahme war aber neu, weshalb unter Berücksichtigung dieser Entdeckung dann in Zusammenarbeit mit Heilpraktikern und Radiästheten nach einem Material für Detektoren gesucht wurde, welches in bester Weise die Frequenzen an den Körper abgibt, ohne jedoch die körpereigenen Frequenzen durch die Berührung in der Hand abzuspeichern. Über ein Jahr dauerten die Untersuchungen, die zum Schluss eine spezielle Metalllegierung als das am besten geeignete Material zeigten. Aus diesem Grund sind heute die gesamten verwendeten Detektoren aus Materialien gefertigt, die den genannten Ansprüchen genügen.

Im Jahr 2008 wurde dann ein Spezialgewebe aus Baumwolle und dünnen Fäden der vorgenannten Metalllegierung entwickelt. Da aus dieser Idee eine Vielzahl von Detektoren, sogenannte Stoffdetektoren entstanden, wird darauf am Ende dieses Kapitels, bzw. dem RAH besonders eingegangen.

Im Wesentlichen kommen folgende Detektoren bzw. folgendes Zubehör zum Einsatz:

Hand-/Fußdetektoren:

Hiermit werden die Frequenzen der Bioresonanzgeräte in den Handkreislauf sowie den Fußkreislauf eingebracht. Die Benutzung der Fußdetektoren geschieht idealerweise barfuß. Sollte man zu kalten Füßen neigen, ist es hilfreich, ein Kissen über die Füße zu legen. Inzwischen werden Hand- und Fußdetektoren allerdings kaum noch verwendet. Es kommen aufgrund der einfacheren Anwendung vier Klettdetektoren an beiden Händen und Füßen zum Einsatz.

Spitzdetektor:

Dieser Detektor kann für das Einbringen der Frequenzen in Meridianpunkte innerhalb der Akupunkturschwingungstherapie verwendet werden. Auch eignet er sich zur punktgenauen Lokalisation von Störfeldern, z.B. von Bakterien, Viren, Parasiten oder Pilzen. Auch Schwermetallbelastungen können so punktgenau getestet werden.

Schutzdetektor:

Dieser Detektor wird speziell bei der Austestung von Allergenen verwendet. Dazu hält die auszutestende Person den Schutzdetektor und berührt mit dessen konkaver Spitze die Glasampulle, in der sich das zu testende Allergen befindet. Durch ein besonderes Verfahren wird sichergestellt, dass die Frequenzen des Allergens nur in den Messkreis hineinlaufen und nicht die körpereigenen Frequenzen der Person auf den Ampulleninhalt geprägt werden, was zukünftige Messungen beeinflussen würde.

Kugeldetektor:

Der Kugeldetektor hat an der Spitze eine im Durchmesser 10 mm große Kugel und kann z.B. für die Harmonisierung von äußeren Narben eingesetzt werden.

Messbecher:

Der Messbecher wird entweder zum Test oder zur Harmonisierung von Einzelsubstanzen oder zur Energetisierung von Speichermedien, wie z.B. Rayotabs, verwendet.

Schutzbecher:

Ähnlich wie der Schutzdetektor sorgt der Schutzbecher z.B. bei der Harmonisierung von Allergenen dafür, dass die körpereigenen sowie die vom Bioresonanzgerät kommenden Schwingungen nicht auf die Allergene in den Glasampullen geprägt werden. Beim Überschwingen von hochpotenzierten Homöopathika schützt dieser Becher den energetisch empfindlichen Inhalt der Ampullen.

Stoffdetektoren:

Wie bereits erwähnt, besteht das Spezialgewebe aus Baumwolle und dünnen Fäden einer Edelstahllegierung. Aus diesem Gewebe, welches zudem waschbar ist, wurden die verschiedensten Detektoren entwickelt, z.B. für den Thoraxbereich, eine Kopfhaube, ein Füßling, ein Spannbettlaken für die nächtliche Harmonisierung, eine große Decke, ein Kopfkissen, aber auch Detektoren für Pferde und Hunde.

Zu den am häufigsten verwendeten Detektoren gehören zwischenzeitlich das Spannbettlaken und die Klettdetektoren. Die in verschiedenen Längen erhältlichen Klettdetektoren können z.B. um die Hand-/Fußgelenke geklettet werden (mit einer Länge von 30 cm), womit man während der Harmonisierung z.B. ein Buch lesen kann und nicht die Handdetektoren halten muss. Der 70 cm lange Klettdetektor wird oftmals dann verwendet, wenn spezielle Harmonisierungen im Hals-/Kopfbereich durchgeführt werden.

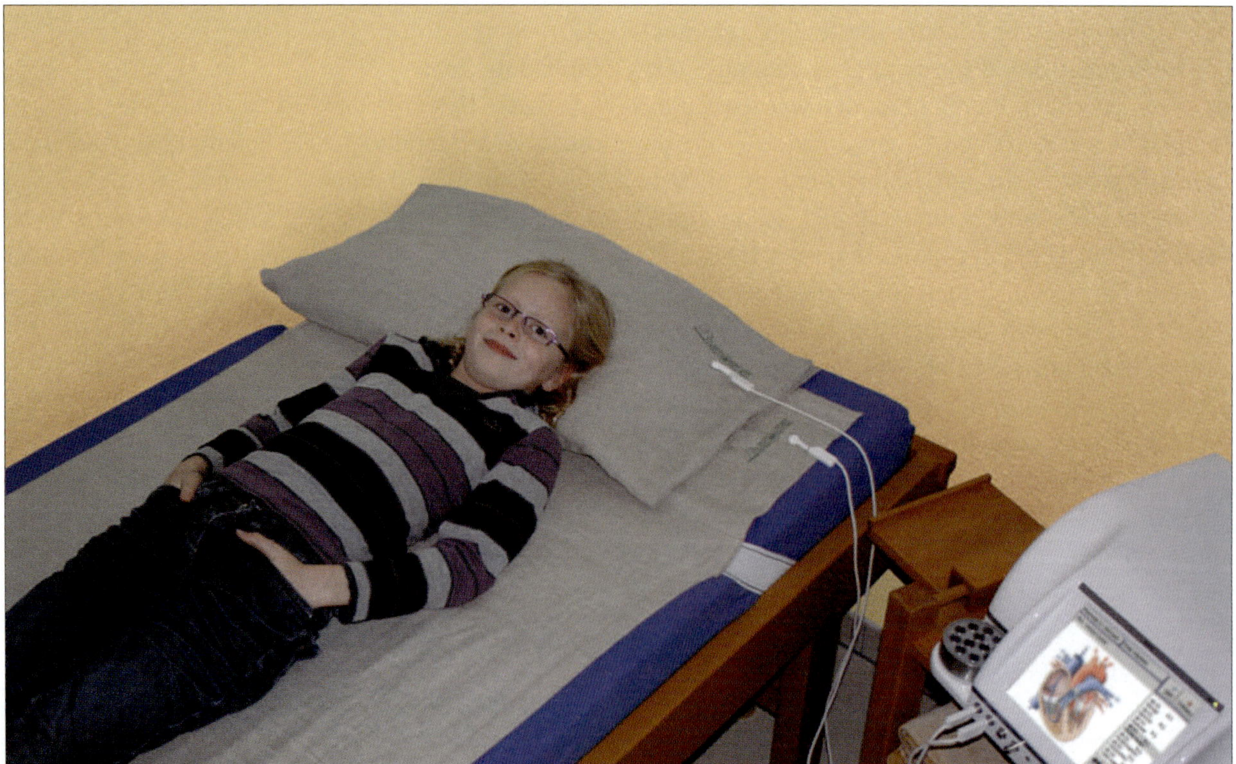

Eine junge Patientin auf einem Spannbettlaken und einem Kopfkissenbezug aus Spezialgewebe.

Im Anwendungsbeispiel werden das Spannbettlaken und der Kopfkissenbezug aus dem Spezialgewebe gezeigt. Die Patienten können während der Analyse bzw. während der Harmonisierung bequem liegen und entspannen. Ebenso wird das Spannbettlaken zur nächtlichen Therapie eingesetzt. Auf dem Bild ist gut zu erkennen, wie die Detektoren mit dem Bioresonanzgerät (Rayocomp PS 1000 polar) verbunden werden.

Sofern keine Spezialdetektoren zum Einsatz kommen, empfiehlt sich grundsätzlich die Verwendung von vier Stoffdetektoren - zwei an den Handgelenken und zwei an den Fußgelenken. Das Bild zeigt die Übertragung der Frequenzspektren vom Bioresonanzgerät (hier der Rayocomp PS 10) zum Patienten mittels der 30 cm langen Stoffdetektoren aus Spezialgewebe. Der besondere Vorteil: Für die Harmonisierung müssen nicht die Schuhe ausgezogen werden.

Auch für den Einsatz in der Veterinärmedizin entstanden neue Detektoren. So können kleine und große Hunde sowie Pferde mit den speziellen Detektoren optimal behandelt werden. Der Anwendung der Bioresonanz im Veterinärbereich wurde ein eigenes Kapitel in diesem Buch gewidmet. Deshalb dazu mehr im Kapitel 21 dieses Buches.

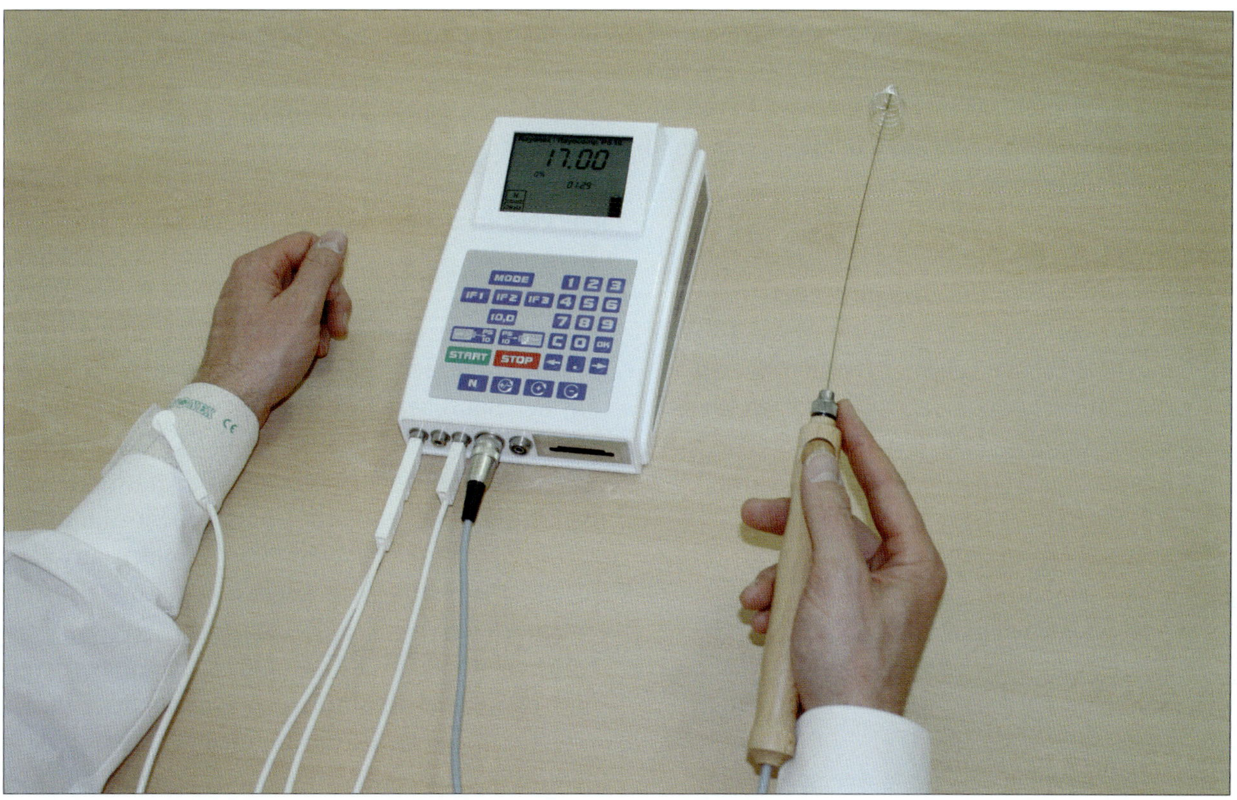

Frequenzübertragung mittels 30 cm langen Klettdetektoren aus Spezialgewebe.

5. Die Rayotest-Methode

5.1 Anforderungen an die Testmethode

Aufgrund der Vielfalt, die heute die Bioresonanz nach Paul Schmidt bietet, werden umfangreiche Anforderungen an das Testverfahren gestellt. Folgende Tests müssen durchgeführt werden können:

1. Direktmessung am Körper
   - Testung des Energiestatus
   - Polaritätstest
   - Chakrentest

2. Test von Resonanzfrequenzen
   - Austestung von ursächlichen Einflüssen
     - Elektrosmog
     - Geologische Störzonen
     - Ernährung, z.B. Säure-Basen-Haushalt
   - Austestung von Organfunktionen, z.B. mit der Check-up-Liste
   - Austestung von Parasiten, Viren und Bakterien
   - Austestung von Schwermetallen / Toxinen
   - Austestung von Mangelversorgungen, z.B. Mineralien, Spurenelemente, ...
   - Austestung von blockierten Meridianen und Akupunkturpunkten

3. Allergentestung
   - Austestung von Unverträglichkeiten

4. Ermittlung substanzeigener Frequenzspektren
   - Austestung körpereigener Substanzen, wie z.B. Haare, Urin, Sputum, ...
   - Austestung körperfremder Substanzen, wie z.B. Edelsteine, Tees, ...

5. Medikamententest
   - Austestung geeigneter Präparate
   - Austestung von Wirkungen und Nebenwirkungen

Neben der Möglichkeit, diese verschiedenen Testungen durchzuführen, sollte das angewendete Messverfahren:

- nicht die testende Person belasten (Therapeutenschutz),
- nicht die zu testende Person belasten (Patientenschutz),
- nicht die Körperenergetik bzw. die Substanz verändern,
- einfach zu erlernen sein,
- reproduzierbare Ergebnisse liefern.

Als Paul Schmidt die Grundlagen der nach ihm benannten Bioresonanz entwickelte und diese in seinem Buch: *Symphonie der Lebenskräfte* niederschrieb, befasste er sich bereits mit verschiedenen Testverfahren wie Radiästhesie, Hautwiderstandsmessungen, Kirlian-Fotografie, Bluttests usw. Auch wenn die heutigen Anwendungsmöglichkeiten weit über die damals vorhandenen hinausgehen, die Frage nach dem am besten geeigneten Testverfahren beschäftigte bereits Paul Schmidt.

Es war damals eine mutige Entscheidung, die Radiästhesie als das am besten Geeignete herauszustellen. Wenn beispielsweise eine Allergentestung zu verschiedenen Nahrungsmitteln durchgeführt werden soll, sind hier allein über 100 verschiedene Allergene zu testen. Es ist in solchen Fällen wenig sinnvoll, mit einer Hautwiderstandsmessung zu arbeiten, bei der immer wieder der gleiche Punkt auf der Hautoberfläche getestet wird. Nach spätestens der fünften Messung ist der Punkt aufgrund des aufzubringenden Druckes traumatisiert und liefert keine akkuraten Ergebnisse mehr. Die anderen vorgenannten Testverfahren scheiden aus dem gleichen Grund aus; sie können den Erfordernissen entsprechend nicht universell eingesetzt werden. Selbstverständlich kann man so argumentieren und für jede Testanforderung ein eigenes System fordern. In der Praxis hat sich jedoch gezeigt, dass gerade der universelle wie sanfte Einsatz der Radiästhesie besondere Vorteile birgt, auf die noch speziell eingegangen wird.

5.2 Aktiv-mentale Radiästhesie

Die Radiästhesie bedient sich einer menschlichen Veranlagung, auf veränderte „Strahlungssituationen" (Strahlung = Schwingung) zu reagieren. Zu unterscheiden sind die von dem Bioanalytiker Manfred Denecke eingeführten Begriffe aktiv-mentale Radiästhesie und passiv-mentale Radiästhesie. Die aktiv-mentale Radiästhesie wird größtenteils über ein Pendel als Anzeigegerät ausgeführt und erfordert viel Erfahrung, die exakte Einhaltung von Randbedingungen, Fragestellungen usw. In der Literatur ist viel zu diesem Thema nachzulesen, z.B. in dem Buch: *Pendel-Welten* (ISBN 3-930944-02-2). Da das Erlernen der aktiv-mentalen Radiästhesie viel Zeit erfordert und auch eine Begabung voraussetzt, ist diese zum allgemeinen Einsatz in der Bioresonanz nach Paul Schmidt bzw. dem RAH nicht geeignet und damit Experten vorbehalten, die tagtäglich viele Stunden damit umgehen.

5.3 Passiv-mentale Radiästhesie

Die passiv-mentale Radiästhesie wird unter Zuhilfenahme eines Rayotensors (Einhandrute) mit dem Ziel einer möglichst objektiven Erfassung feinstofflich-energetischer Vorgänge durchgeführt. Im Rahmen der Bioresonanz nach Paul Schmidt werden damit alle Testvorgänge durchgeführt.

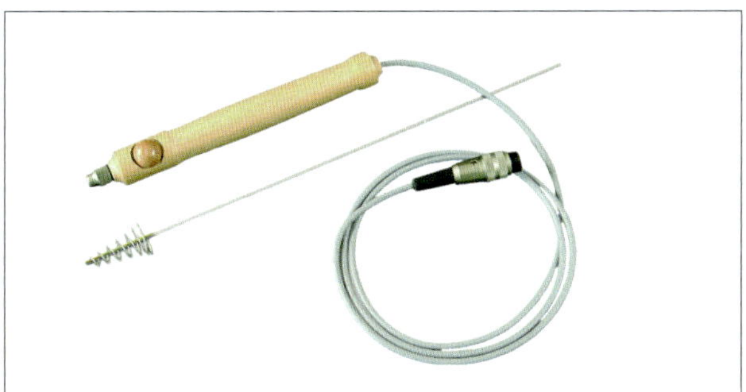

Der Rayotensor für den Rayocomp PS 1000 und den Rayocomp PS 10.

Der Rayotensor hat den Vorteil, sehr schnell anzuzeigen und zur gleichzeitigen Applikation von Frequenzen als Detektor benutzt werden zu können, zudem erlaubt er aufgrund des geringen Gewichts ein ermüdungsfreies Arbeiten. Der Holzgriff ist zudem ein wichtiger Isolator zum Schwingkreis und gewährleistet so akkurate Messungen speziell bei Testungen an Dritten.

Mit Hilfe der passiv-mentalen Radiästhesie können reale Felder von der messenden Person wahrgenommen und durch bestimmte Bewegungsformen (Linearbewegungen, Rotationen) an dem Rayotensor dargestellt werden. Da die passiv-mentale Radiästhesie real vorhandene Prozesse testet, können die Ergebnisse unabhängig von der messenden Person erzielt werden.

Bei der passiv-mentalen Radiästhesie werden daher keine Abfragen im Sinne der aktiv-mentalen Radiästhesie vorgenommen, sondern man beschränkt sich auf die Wahrnehmung der feinstofflichen Energieprozesse mittels des Rayotensors.

Der Zusatz mental wurde jeweils zu der Bezeichnung hinzugefügt, weil der Testvorgang ohne eine Person und deren mentale Kraft nicht funktioniert. Ein Tier ist zu einer solchen Messung aufgrund fehlender mentaler Stärke nicht fähig.

In Verbindung mit der Bioresonanz nach Paul Schmidt, bei welcher definierte Frequenzen untersucht werden, ermöglicht diese in der Praxis einfach zu erlernende sowie anzuwendende Methode eine qualitative und damit eindeutige Beurteilung der energetischen Situation auf der jeweils gewählten Frequenz.

5.3.1 Der Beziehungstest in der passiv-mentalen Radiästhesie

Im Kapitel 5.1 wurde dargestellt, welche Testungen durchgeführt werden müssen, um das gesamte Spektrum der Bioresonanz nach Paul Schmidt zu nutzen. Nicht alle Tests lassen sich nach dem gleichen Schema durchführen. Der Unterschied liegt darin begründet, dass zum einen belebte und zum anderen unbelebte Materie getestet wird. Dementsprechend unterschiedlich verhalten sind auch die Figuren an dem Rayotensor. Paul Schmidt führte dies bereits in einem seiner Bücher aus.

Wichtiger Hinweis: In den weiteren Kapiteln des Buches wird die Durchführung mittels des Rayotensors (Einhandrute) exakt und ausführlich beschrieben, so dass alle Tests direkt nachvollzogen werden können.

Paul Schmidt entwickelte anfänglich den sogenannten Beziehungstest, der auch heute noch zur Ermittlung substanzeigener Frequenzspektren sowie zur Messung des Energiestatus herangezogen wird. Der Beziehungstest stellt eine Komponente der passiv-mentalen Radiästhesie dar und basiert auf der Entdeckung, dass der Spiralkorb des Rayotensors zwischen zwei gleichen Substanzen hin und her schwingt.

Sie können diesen Test sehr einfach selbst durchführen. Legen Sie, wie im Bild unten gezeigt, zwei gleiche Testkörper, z.B. zwei gleiche Teebeutel, in einem Abstand von ca. 40 cm auseinander. Halten Sie dann zwischen beide Testkörper den Rayotensor. Sie werden nach einem kurzen Moment beobachten, dass der Sprialkorb des Rayotensors zwischen beiden Testkörpern beginnt, hin und her zu schwingen.

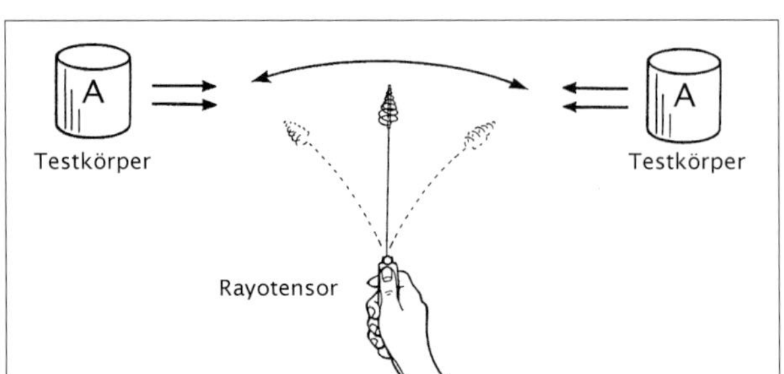

Beziehungstest zwischen zwei gleichen Testkörpern.

Dies kann nur dann beobachtet werden, wenn die beiden Testkörper identisch sind – also das gleiche Schwingungsmuster besitzen.

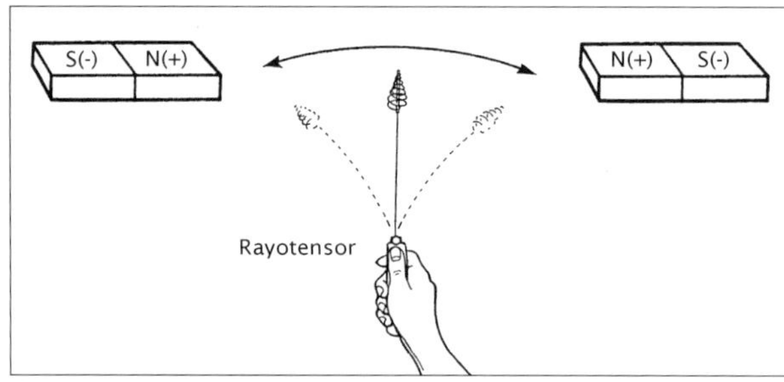

Beziehungstest zwischen den Nordpolen zweier Stabmagneten.

Sehr schön lässt sich dieser Effekt auch mit zwei Stabmagneten zeigen. Legt man, wie oben gezeigt, die Nordpole zweier Magnete in einem Abstand von ca. 40 cm auseinander, so kann auch hier eine Linearbewegung zwischen beiden Magneten beobachtet werden. Dies funktioniert auch dann, wenn die Südpole zueinander zeigen. Wenn Sie Stabmagnete ohne Polungskennung benutzen, so können Sie den Test trotzdem durchführen. Bringen Sie dazu beide Stabmagnete zusammen. Testen Sie zuerst zwischen den sich abstoßenden Seiten der beiden Magneten. Sie testen damit den dargestellten Fall und werden somit eine Linearbewegung zwischen beiden Magneten feststellen.

Drehen Sie dann einen der Magneten herum, so dass sich ein Südpol und ein Nordpol gegenüberstehen, wird der Rayotensor, wie im nächsten Bild gezeigt, zwischen den Magneten still stehen bleiben. Das Schwingungsmuster ist nicht gleich. Bildlich kann man sich diesen Zusammenhang so vorstellen, als wenn von der linken Seite eine Frequenz und von der rechten Seite eine Frequenz kommt. Sind beide gleich, so wird der Rayotensor aufgrund der eingetretenen Resonanz durch den Frequenzaustausch „mitgerissen" und zeigt dies durch eine Linearbewegung zwischen den Testkörpern. Dominiert hingegen eine unterschiedliche Frequenz, so tritt keine Resonanz ein, und der Rayotensor steht zwischen den unterschiedlichen Testkörpern still.

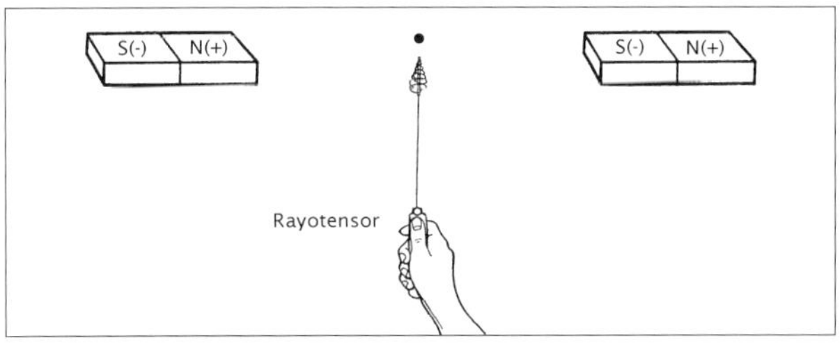

Beziehungstest zwischen dem Nordpol und dem Südpol zweier Stabmagneten.

Wenn man die substanzeigenen Frequenzen herausfinden möchte, braucht man nur ein Bioresonanzgerät auf der einen Seite und die Substanz auf der anderen Seite aufzustellen. Durchfährt man mit dem Bioresonanzgerät das Frequenzspektrum, so kann man unterschiedliche Frequenzen in Resonanz zu der Substanz austesten.

Normalerweise wird der Rayotensor stillstehen, da der weit überwiegende Anteil nicht als Frequenzspektrum in dem Stoff enthalten sein wird. An ganz bestimmten Stellen aber wird der Rayotensor eine Linearbewegung zwischen dem Bioresonanzgerät und der Substanz ausführen. Auf dem Bioresonanzgerät kann dann der Frequenzgrundwert abgelesen werden. Auf diese Weise kann das Frequenzspektrum einer Substanz ermittelt werden.

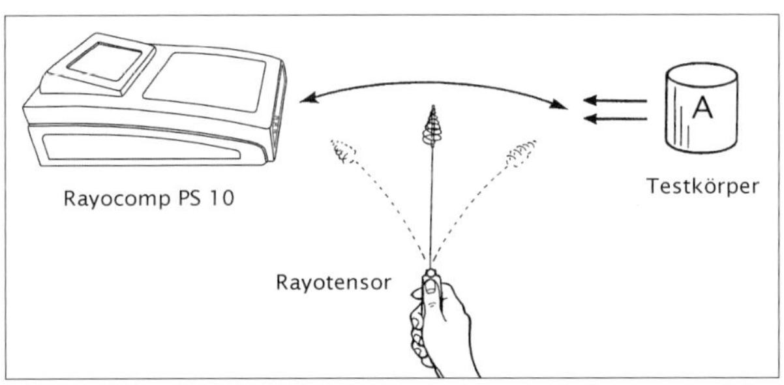

Beziehungstest zwischen einem Bioresonanzgerät und einem Testkörper bei gleicher Frequenz und gleicher Polarität.

In dem Kapitel zu den Grundlagen der Bioresonanz nach Paul Schmidt (Kapitel 4) wurde das biologische Fenster angesprochen. Danach ist nicht nur die Frequenz, sondern auch die Intensität, die Schwingungsform und die Polarität (Drehrichtung, Spin) von besonderer Bedeutung. Diese Zusammenhänge zeigen sich auch in dem Beziehungstest. So kann die Intensität an dem Ausschlag des Rayotensors erkannt werden. Es gibt Fälle, da schwingt der Rayotensor nur wenige Zentimeter zwischen den beiden Körpern, in extremen Fällen ist der Ausschlag so stark, dass sogar der Federdraht des Rayotensors abbrechen kann.

Ein noch wichtigerer Aspekt als die Intensität ist jedoch die Polarität. Wenn die Bioresonanzgeräte zur Bioresonanz nach Paul Schmidt in normaler Position auf dem Tisch stehen, emittieren sie die eingestellte Frequenz immer in einem schwachen rechtsrotatorischen Feld. Wenn der gegenüberstehende Körper auf der gleichen Frequenz emittiert, liegt bereits der Resonanzfall vor. Nun stellt sich nur noch die Frage nach der Übereinstimmung der Polarität. Bislang wurde auf den Bildern nur der Fall dargestellt, wenn zusätzlich zur Frequenz auch die Polarität übereinstimmt. Es kann aber nun der Fall eintreten, dass die Frequenz übereinstimmt, aber nicht die Polarität. Wenn wir ein energetisches Defizit harmonisieren möchten, nutzen wir den aus der Homöopathie bekannten Leitspruch, Gleiches mit Gleichem zu begegnen. Degenerative Erkrankungen erfordern zur optimalen Harmonisierung zusätzlich zur gleichen Frequenz ein rechtsrotatorisches Feld (man erkennt diese Erkrankungen häufig an der Wortendung -ose, z.B. Arthrose, ...); entzündliche Erkrankungen (Wortendung -itis, z.B. Arthritis, ...) erfordern dementsprechend ein linksrotatorisches Feld zur Harmonisierung. Anhand dieser Darstellung wird klar, dass ein rechtsrotatorisches Feld nicht automatisch gut für den Körper und ein linksrotatorisches Feld nicht automatisch schlecht für den Körper ist.

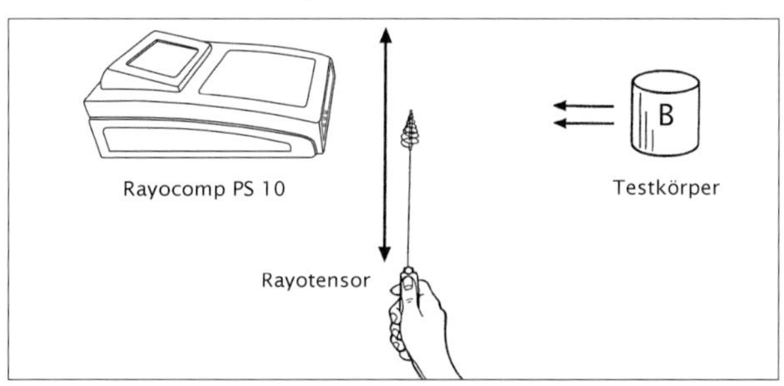

Beziehungstest zwischen einem Bioresonanzgerät und einem Testkörper bei gleicher Frequenz und ungleicher Polarität.

In der Abbildung oben wird der Fall dargestellt, wenn die Frequenz übereinstimmt, die Polarität aber unterschiedlich ist. Der Rayocomp emittiert eine Frequenz, die auch im Testkörper vorhanden ist, der Resonanzfall liegt vor. Die Polarität der vom Rayocomp kommenden Frequenz ist rechtsrotatorisch, die von der Substanz kommende aber linksrotatorisch. In diesem Fall wird der Rayotensor auf und ab schwingen.

Zusammenfassung zum Beziehungstest der passiven-mentalen Radiästhesie:

Mit dem Beziehungstest der passiv-mentalen Radiästhesie lässt sich herausfinden, inwieweit die Frequenzspektren und die Polaritäten von verschiedenen Objekten übereinstimmen. Dazu platziert man zwei Objekte in einen Abstand von ca. 40 cm voneinander. Mit dem Rayotensor testet man dann zwischen den Objekten. Wichtig ist dieser Test für die Ermittlung substanzeigener Frequenzspektren, zur Ermittlung des Energiestatus und zur Feststellung zuträglicher Substanzen bzw. Felder.

Folgende Ergebnisse sind bei der Testung möglich:

Gleiche Frequenz Gleiche Polarität	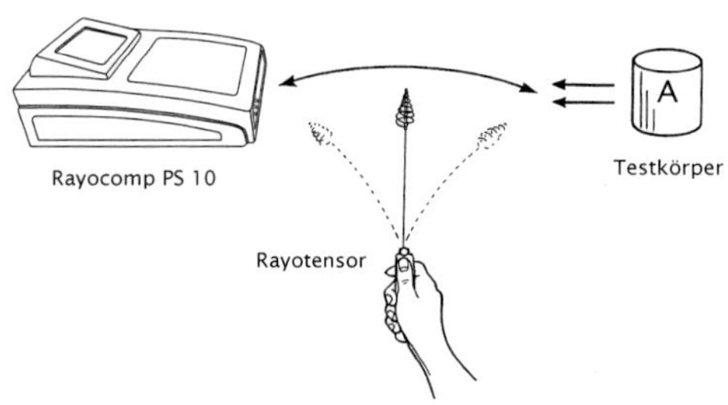	Der Rayotensor bewegt sich zwischen dem Bioresonanzgerät und dem Objekt hin und her.
Gleiche Frequenz Ungleiche Polarität	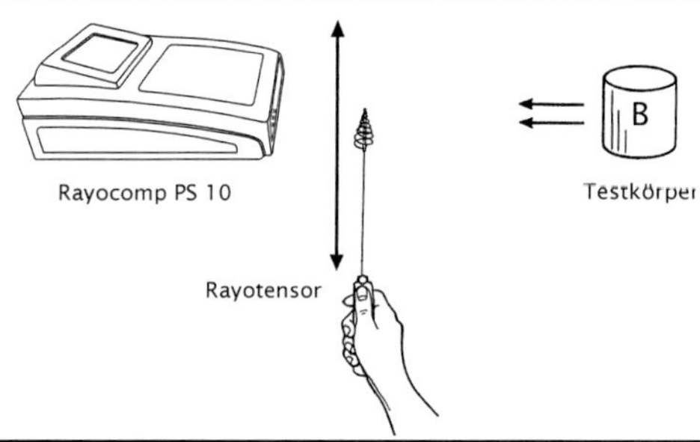	Der Rayotensor bewegt sich zwischen dem Bioresonanzgerät und dem Objekt auf und ab.
Ungleiche Frequenz Ungleiche Polarität	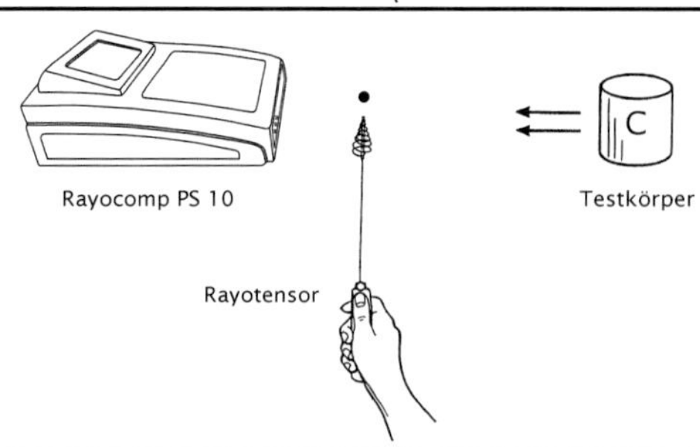	Der Rayotensor steht zwischen dem Bioresonanzgerät und dem Objekt still oder bewegt sich nur minimal.

Zusammenfassende Darstellung der möglichen Rayotensorbewegungen beim Beziehungstest der passiv-mentalen Radiästhesie.

5.3.2 Der Rotationstest in der passiv-mentalen Radiästhesie

5.3.2.1 Einführung – vom Makrokosmos zum Mikrokosmos

Es ist ein wirklich spannendes Unterfangen, wenn man altes Wissen, z.B. der Inder, mit den Erfahrungen und den Entdeckungen der Neuzeit vergleicht. In diesem Zusammenhang ist von besonderem Interesse darzustellen, wie sich die Natur organisiert und wie sich diese Strukturen vom Makrokosmos bis zum Mikrokosmos in unserem Körper durchgängig wiederfinden.

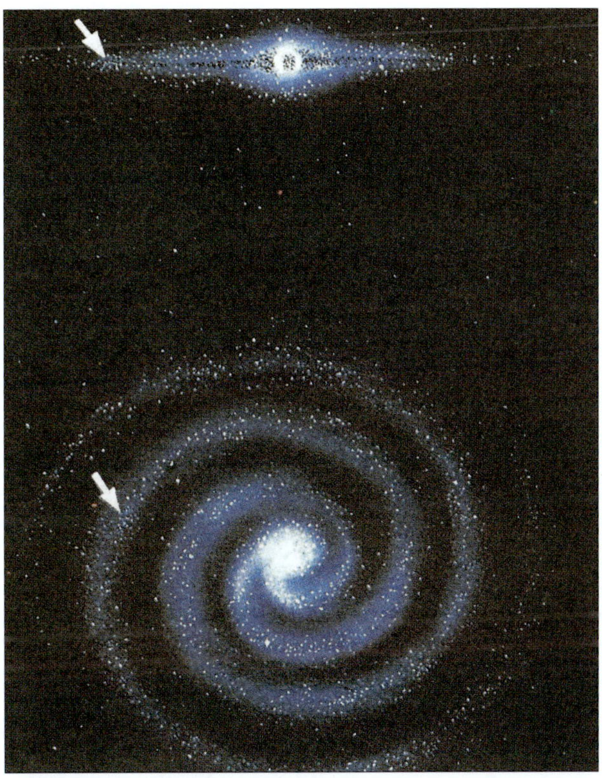

Die Position unseres Sonnensystems in der Spiralgalaxie Milchstraße.

Beginnen wir die Reise im absoluten Makrokosmos, also im Universum, in dem sich nach Schätzungen der Astronomen ca. 100 Milliarden (100.000.000.000) Galaxien befinden. Die Milchstraße, also die Galaxie, der auch unser Sonnensystem angehört, ist eine davon und gehört zu der Gruppe der Spiralgalaxien. Man kann sie sich deshalb vorstellen wie ein riesiges Windrad. Das Bild zeigt die Form dieser Galaxie und ungefähr auch die Position unseres Sonnensystems darin. In dem Bild erkennt man, dass die Milchstraße nicht kugelförmig, sondern wie eine flache Scheibe angeordnet ist. Schaut man senkrecht auf diese scheibenartige Anordnung, erkennt man sehr schön den spiralartigen Charakter. Sie ist so groß, dass ein Lichtstrahl ca. 100.000 Jahre (ein Lichtjahr entspricht 9,5 Billionen Kilometern) von einem Ende zum anderen benötigen würde. Zur Milchstraße selber gehören wiederum ca. 100.000.000.000 (100 Milliarden) Sterne. Einer davon ist unsere Sonne. In dieser gewaltigen Zahl sind also die vielen Planeten, die zu den Sonnensystemen gehören, noch gar nicht mitgerechnet. In dem wachsenden Universum wächst auch die Milchstraße. Man geht davon aus, dass alle 18 Tage ein neuer Stern – wie unsere Sonne – in dieser Galaxie entsteht. Damit ist die Wahrscheinlichkeit, einen ähnlichen Stern wie die Sonne in unserem Universum zu finden, recht groß. Das Vorhandensein anderer Lebensformen – außerhalb unseres Planeten – ist damit wahrscheinlich.

Kommen wir zurück zu dem Charakter unserer Galaxie. Interessant ist besonders die Tatsache, dass sich die Milchstraße in einer gigantischen Rotationsbewegung befindet. In ca. 230 Millionen Jahren dreht sie sich nur einmal um die eigene Achse. Seit ihrer Entstehung also ungefähr 52 Mal. Insgesamt lässt sich die Tendenz zur Rotation im Universum feststellen. Ungefähr 3/4 aller Galaxien sind Spiralgalaxien.

Die Sonnensysteme selber sind genauso angelegt. Das folgende Bild zeigt unser Sonnensystem und die sich darin auf elliptischen Bahnen befindlichen, rotierenden Planeten. Durch die Rotation entsteht Stabilität und Ordnung; ein wichtiges Kriterium, ohne das es unser Sonnensystem nicht geben würde. Der Mond rotiert beispielsweise nicht nur um die eigene Achse, sondern auch um die Erde. Durch diese Rotationsbewegung wird insbesondere die Achse der Erde stabilisiert, wodurch die Evolution nicht durch permanente Achsverlagerungen zurückgeworfen wurde.

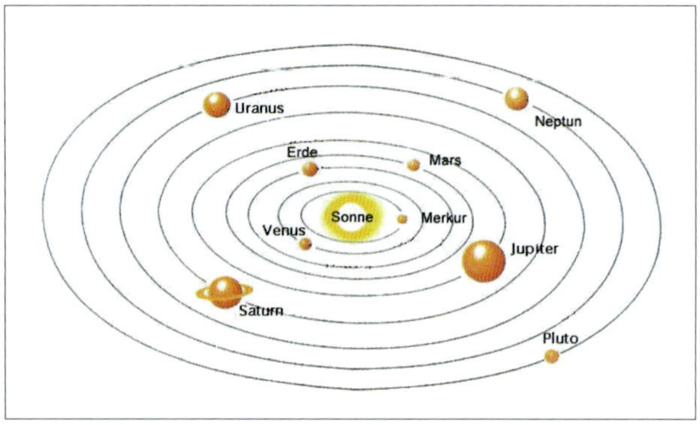

Die Planeten unseres Sonnensystems rotieren auf elliptischen Bahnen um die Sonne herum.

Die Beispiele rotationsförmiger Anordnungen finden sich auch auf der Erde überall wieder. Ein Sturm wird beispielsweise erst dann besonders schlimm, wenn es ein Wirbelsturm ist. Dieser hat zusätzlich eine wesentlich höhere gespeicherte Energie und auch Stabilität.

Ein weiteres Beispiel ist auch der Kreisel. Bringt man diesen in Rotation, hat er Energie gespeichert. Seine Lage und Position ist aber nur so lange stabil, wie auch seine Rotation anhält.

Gehen wir weiter zum Mikrokosmos, gelangen wir zu den Atomen, in deren Hüllen sich Elektronen bewegen. Es ist faszinierend, wie sich die Strukturen des Makrokosmos im Mikrokosmos wiederfinden. Vergleichen wir die Bilder rotierender Strukturen mit den Lehren alter indischer Heilkünste, so berichten diese beispielsweise über Energietransformationszentren – die Chakren.

5.3.2.2 Chakren – Musterbeispiel für rotierende Felder im Organismus

Chakra bedeutet übersetzt „Rad" und beschreibt damit bereits das sich Drehende. Chakren – und das ist die Erfahrung – sind immer dann stabil, wenn sie eine Rotation aufweisen. Stabilität bedeutet im Hinblick auf unseren Organismus Gesundheit, denn wenn Prozesse instabil werden, entwickeln sich physiologische (gesunde) Strukturen zu pathologischen (krankhaften). Die Kenntnis der gesunden Energieprozesse ist die Voraussetzung für die Entwicklung einer aussagefähigen energetischen Diagnostik. Nur wer die maßgeblichen Eigenschaften der Energieprozesse des Gesunden kennt, kann diese diagnostisch von krankhaften Energieprozessen unterscheiden.

Für unsere Betrachtungen können die Chakren dabei als ein für alle biologischen (und damit rotierenden) Energiefelder exemplarisches Modell dienen. Mit Hilfe der Bioresonanz nach Paul Schmidt und des Rotationstests ist das Vorhandensein der sieben Hauptchakren einfach nachzuweisen. Jedes Hauptchakra hat eine eigene Drehrichtung, die zudem noch abhängig vom Geschlecht ist. Konkret dreht beispielsweise das Halschakra bei der Frau linksherum. Halten wir den Rayotensor direkt vor ein solches biologisches Feld (Abstand ca. 10 cm), dann wird bei einem harmonisch funktionierenden Halschakra einer Frau eine Rechtsdrehung auftreten.

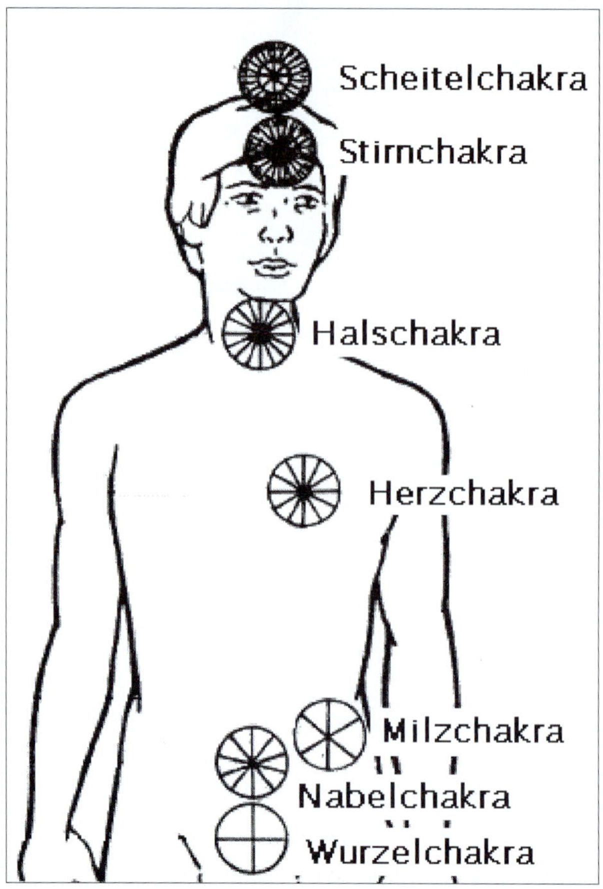

Die sieben Chakren des Menschen (nach Leadbeater).

Dieser vielleicht etwas verwirrend erscheinende Zusammenhang ergibt sich aus dem sogenannten Spiegeleffekt. Da der Rotationstest von realen Prozessen ausgeht, die unabhängig von der messenden Person existieren und ebenso dem Gesetz von Ursache und Wirkung unterliegen, dreht sich der Rayotensor in einem biologischen Feld wie dem Halschakra mit der Rotation dieses Feldes. Aus Sicht der untersuchten Person dreht der Rayotensor vor dem Halschakra linksherum. Aus Sicht der messenden Person ist die gleiche Drehbewegung aber rechtsrotatorisch. Halten wir den Rayotensor also direkt vor ein biologisches Feld, dann wird bei einem harmonisch funktionierenden biologischen Feld entweder eine Rechts- oder eine Linksdrehung auftreten. Bei einem gestörten biologischen Feld liegt d[illegible] nicht vor, und der Rayotensor zeig[illegible] Linearbewegung, die hori[illegible] diagonal sein kann.

Dieses einfache Gru[illegible] test der passiv-menta[illegible] Hält man lange genu[illegible] biologisches Feld hinei[illegible] Bewegungen beobacht[illegible]

Bewegung an dem Rayotensor	[illegible]
rechtsrotatorisch	[illegible]
linksrotatorisch	[illegible]
linear, z.B. horizo[illegible] oder vertikal	[illegible]

Zur Verdeutli[illegible] sammenhänge z[illegible] alisiert werden:

Im folgenden Bild wird gezeigt, welche Drehbewegung ein Rayotensor anzeigt, wenn man diesen in das biologische Feld des Halschakras hält. Sofern das Halschakra energetisch stabil ist, wird nach kurzer Zeit eine Rechtsdrehung an dem Rayotensor zu beobachten sein. Würde eine männliche Person getestet, wäre eine entgegengesetzte Drehung an dem Rayotensor zu beobachten.

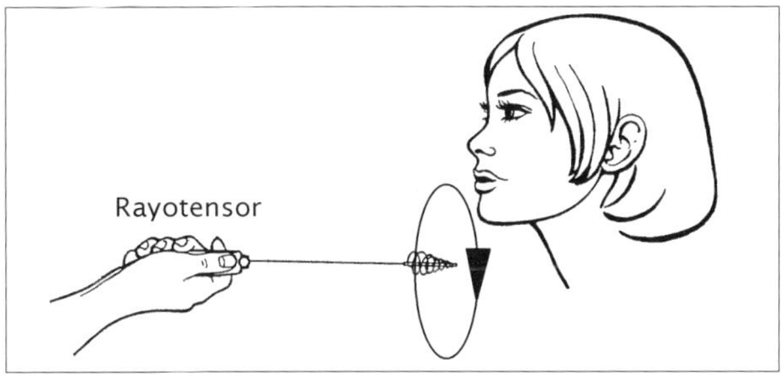

[illegible]bewegung vor dem energetisch stabilen Halschakra

[illegible] hingegen ein unstabiles Feld vor, so wird [illegible]ensor eine Linearbewegung anzeigen. Per[illegible] z.B. eine Erkältung haben, zeigen nahezu [illegible]e Linearbewegung bei der Austestung des [illegible]s.

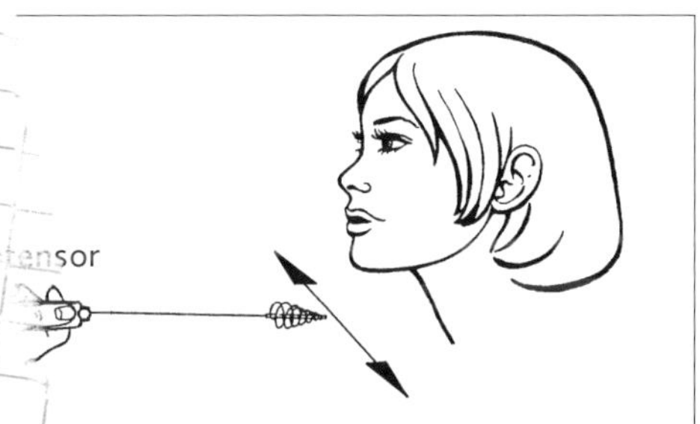

[illegible] dem energetisch blockierten Halschakra

[illegible]nd Weise lassen sich auch Polari[illegible] Körper der Testperson durchfüh[illegible] arbeitete dies bereits in seinen [illegible]raus. Im Kapitel 8 wird darauf [illegible]gen.

[illegible]d für die gesamte Rayotest[illegible]tig – ist die Erfahrung, dass [illegible]sowie die rotatorischen Eigenschaften eines biologischen Feldes über ein Kabel geleitet werden können. Im Fortgang des Buches wird beispielsweise beschrieben werden, wie die Schwingungen des Bioresonanzgerätes per Klettdetektoren appliziert werden.

Alle Rayotensoren der Bioresonanz nach Paul Schmidt - also auch der am meisten verwendete Rayotensor mit Holzgriff - können dazu am hinteren Teil des Griffs mit einem Kabel und einem entsprechenden Detektor verbunden werden. Im Bild rechts wurde der Rayotensor mit einem Kabel und einem Spitzdetektor (der Spitzdetektor ist im Griffbereich isoliert) verbunden.

Hält man den Spitzdetektor ca. 5 cm vor das Halschakra und den Rayotensor in den freien Raum, kann eine Rotationsbewegung oder auch eine Linearbewegung trotzdem angezeigt werden. Ein großer Vorteil dieser Methode ist die korrekte Darstellung der Rotationskomponente.

Das Halschakra einer Frau dreht, wie bereits beschrieben, normalerweise linksherum. Wenn das Halschakra der Frau energetisch stabil ist, wird bei oben gezeigter Testanordung auch eine Linksdrehung angezeigt. Die messende Person schaut damit in der gleichen Weise in das Feld hinein wie die auszutestende Person. Dieser Vorteil zieht sich durch alle leitungsgebundenen Messabläufe. Daher gibt die leitungsgebundene Testung beispielsweise auch energetisch stabiler basophiler Organe, wie der Leber oder der Nieren, korrekt eine Linksrotation wieder.

Festzuhalten ist, dass der direkte Rotationstest am Organismus oder auch der leitungsgebundene Rotationstest Aussagen zu den sehr großen Feldern (Haupt- und Nebenchakren) sowie zu den Polaritätsverläufen liefert. Wenn es darum geht, organbezogene Tests, Allergentests, Präparatetests usw. durchzuführen, muss der Rotationstest um eine wesentliche Komponente erweitert werden, und zwar um die Komponente der Schwingungsapplizierung. Konkret kann dann getestet werden, ob das mit einer definierten Schwingung verbundene Feld stabil im Körper ist oder nicht. Kommen wir

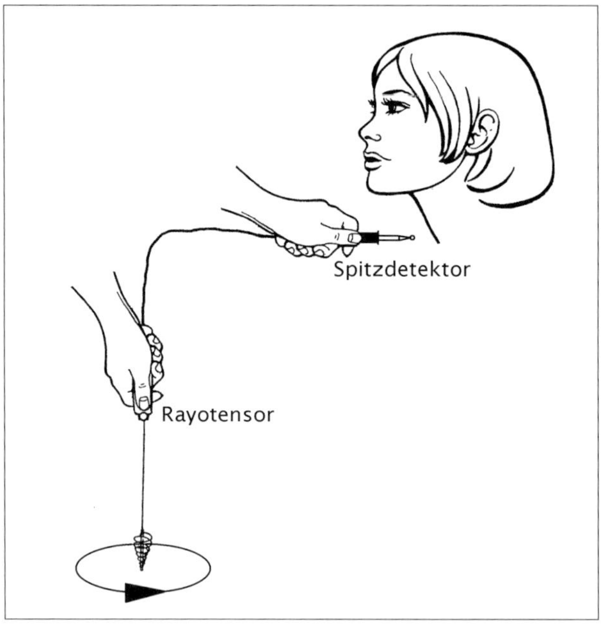

Reale Rotationsbewegung beim Test eines energetisch stabilen Halschakras einer Frau.

auf die Testung mit dem Halschakra zurück. Bringen wir mit einem Bioresonanzgerät den typischen Frequenzgrundwert 70,00 des Halschakras per Hand- und Fußdetektoren auf den Körper, so kann direkt mit dem Rotationstest überprüft werden, ob das Halschakra energetisch stabil ist oder nicht. Damit nähern wir uns immer mehr der am meisten angewendeten Testanordnung. Zuvor muss allerdings erst auf ein sehr wichtiges Krititerium innerhalb der Bioresonanz nach Paul Schmidt eingegangen werden, ohne das die meisten Tests nicht durchführbar wären, die Polarisation von Schwingungen.

5.3.2.3 Die Polarisation von Schwingungen

Unter Polarisation versteht man im Zusammenhang mit der Bioresonanz nach Paul Schmidt die Rotation der feinstofflich-energetischen Felder. Das Prinzip der Polarisation wurde bereits von Paul Schmidt entdeckt. Er fand heraus, dass harmonische Frequenzen eine unterschiedliche Wirkung zeigen, wenn sie an der linken oder rechten Hand appliziert werden. Demnach integriert der Organismus ihm aufgeprägte Schwingungen unterschiedlich.

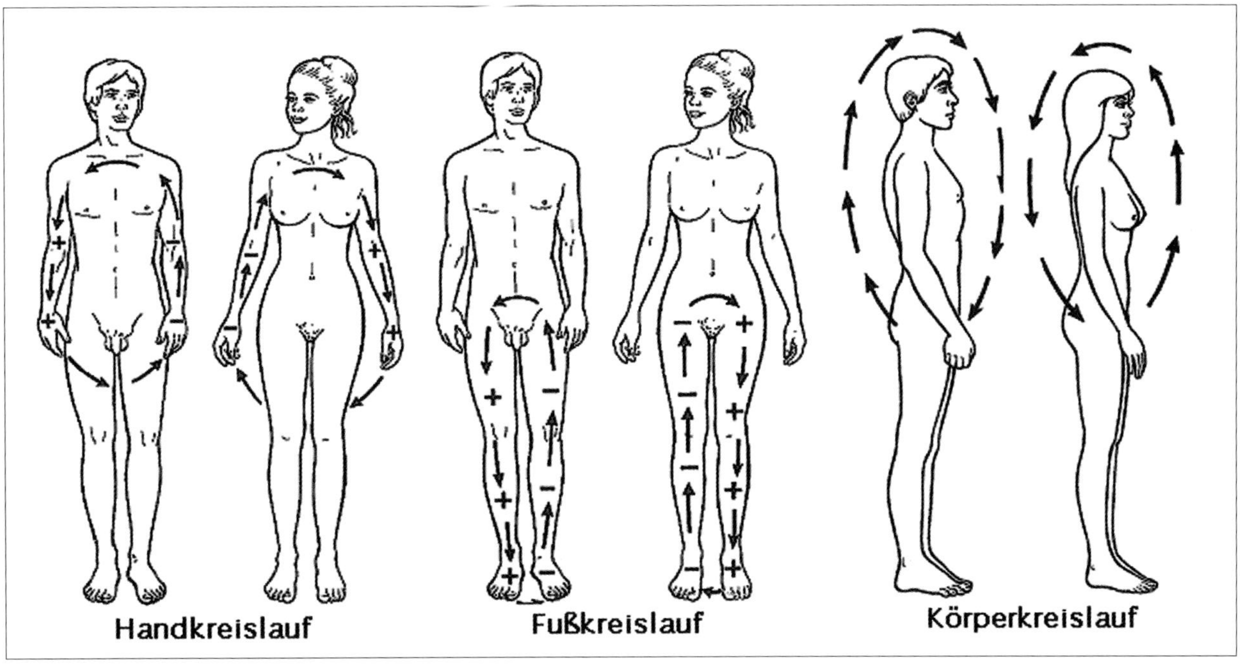

Die drei großen Polaritätsverläufe des Menschen.

Zusätzlich ist es ein Unterschied, ob ein Mann oder eine Frau harmonisiert wird. Das Bild oben verdeutlicht den Zusammenhang. In der Anfangszeit wurden die Frequenzen der Bioresonanzgeräte daher je nach Geschlecht in die linke oder rechte Hand eingebracht. Dieses Vorgehen war kompliziert und wurde von vielen Anwendern als störend empfunden. Als dann entdeckt wurde, dass der Organismus am besten reagiert, wenn er in beide Hände bzw. beide Füße gleichzeitig die Frequenzen angeboten bekommt (mit Hand- und Fußdetektoren), wurde die Anwendung wiederum sehr einfach.

Den gesunden Organismus zeichnet also die Fähigkeit zur Polarisation aus, welche die Voraussetzung darstellt für die Transformation und Integration von Schwingungen. Dadurch ist der Körper zur Kompensation von Störungen befähigt. Das Maß dieser Fähigkeit ist abhängig vom Gesundheitszustand des Individuums. Hierbei handelt es sich um eine essentielle Fähigkeit. Denn wäre der Organismus zu dieser Leistung nicht imstande, könnte er die eigene Ordnung nicht gegen vielfältige äußere, aber auch innere Einflüsse, wie z.B. pathologische Schwingungen von chronischen Entzündungsherden oder Toxinen, aufrechterhalten.

Dieser Polarisations- und Integrationsprozess wird über eine große Zahl rotierend schwingender Zentren gesteuert, deren größte die Hauptchakren sind. Was bereits am Beispiel der Chakren beschrieben wurde, gilt für alle Felder am Körper. Allgemein lässt sich demnach sagen:

Physiologische Resonanz:
Ist ein Feld in seiner Funktion stabil, dann ist immer auch die Rotation des Feldes stabil. Diese Stabilität drückt sich aus in einer messbaren physiologischen (gesunden) Resonanz in Form einer Links- oder Rechtsrotation des Rayotensors.

Pathologische Resonanz:
Ist ein Feld in seiner Funktion gestört und nicht stabil, dann ist immer auch die Rotation des Feldes gestört. Diese Störung drückt sich aus in einer messbaren pathologischen Resonanz in Form einer linearen Bewegung des Rayotensors.

Es lässt sich mittels der passiv-mentalen Radiästhesie zeigen, dass eine zirkular polarisierte (= rotierende) Schwingung eine wesentlich stärkere regulative Kraft besitzt als linear polarisierte oder unpolare Schwingungen. Dabei kann grundsätzlich sowohl die Applikation einer rechtsrotierenden als auch einer linksrotierenden Schwingung sinnvoll sein. Es sei nochmals angemerkt, dass es unbegründet ist, einem rechtsrotierenden Feld eine positive und dem linksrotierenden Feld eine negative Wirkung zuzuordnen. Beide Komponenten gehören untrennbar zueinander und ergeben erst gemeinsam eine ausgleichende, harmonisierende Wirkung.

Gibt man die nahezu unpolare Schwingung eines Bioresonanzgerätes über Hände und Füße auf den Organismus, kann diese über die dort herrschenden Polaritäten integriert werden. Was aber nun, wenn die Polaritäten – wie bei Kranken üblich – bereits geschwächt sind? Dann läuft auch der Integrationsprozess der Schwingungen schlechter. Eine fatale Situation, denn gerade eine solche Person benötigt eine starke Harmonisierung blockierter Felder.

Auf diesen Erkenntnissen basierend wurde der Polarisator entwickelt und in den Rayocomp-Geräten integriert, welcher in der Lage ist, die Schwingungen eines Bioresonanzgerätes in einer Links-, einer Rechts- oder in einer gleichzeitigen Links-Rechtsrotation dem Körper zuzuführen. Bildlich kann man es sich so vorstellen, als wenn man dem Feld, z.B. dem Chakra, hilft, sich zu drehen.

Im Polarisator befinden sich zwei dicht gewickelte Hohlspulen, die zur Erzeugung eines statischen links- bzw. rechtsrotierenden Feldes unterschiedlich mit einem sehr schwachen Gleichstrom frequenzlos durchflossen werden. In der Mitte der Hohlspule liegt die Zuleitung, durch welche die vom Bioresonanzgerät kommende Schwingung, je nach Durchflussrichtung der Spule, zusätzlich eine links- bzw. eine rechtsrotierende Komponente erhält. Die Feldstärken der Spulen wurden dem biologischen Feld des Menschen angepasst.

Hinweis: Zwischen der Zuleitung vom Bioresonanzgerät und den Spulen besteht eine sogenannte galvanische Trennung, die dafür sorgt, dass die vom Bioresonanzgerät kommenden Schwingungen stromlos bleiben.

Jeder Polarisator, ob im Rayocomp PS 10 oder im Rayocomp PS1000 polar integriert, stellt vier verschiedene Funktionen zur Verfügung. Hier die Darstellung der vier Funktionen im Rayocomp PS 10.

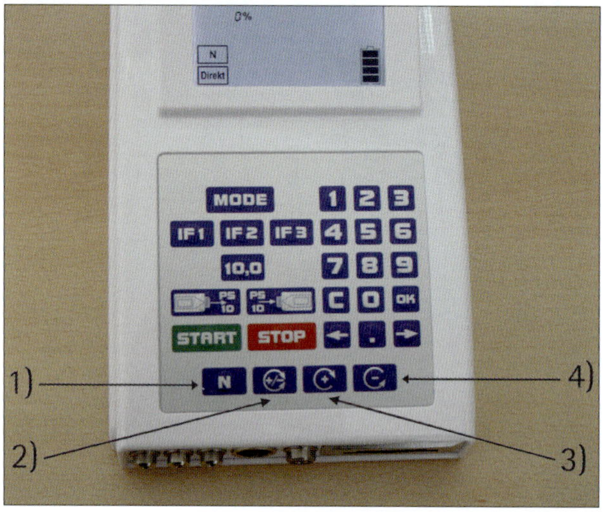

Die Polarisatorfunktionen im Rayocomp PS 10.

1) Funktion N, neutral, d.h. keine Polarisation
   In diesem Zustand wird die neutrale Schwingung ohne jede Veränderung, d.h. ohne zusätzliche Polarisation an den drei Anschlussbuchsen des Gerätes zur Verfügung gestellt. Diese Funktion ist immer dann zu wählen, wenn mit der neutralen Schwingung des Bioresonanzgerätes gearbeitet werden soll, z.B. beim Testen (Einzeltest von Frequenzgrundwerten, Bereichswerttest, Präparatetest, ...).

2) Funktion +/-, d.h. bipolar
   Wird diese Funktion angewählt, so erhält die neutrale, vom Rayocomp erzeugte Schwingung gleichzeitig eine rechtsrotatorische als auch eine linksrotatorische Komponente. Da der Körper in der Lage ist, die sich durchdringenden links- und rechtsrotatorischen Felder zu separieren, vereinfacht und intensiviert diese Schaltung die therapeutische Anwendung. Mehr dazu in den folgenden Kapiteln.

3) Funktion +, d.h. monopolar rechtsrotierend
   Mit dieser Funktion wird die neutrale Schwin-

gung des Bioresonanzgerätes um ein statisches, rechtsrotatorisches, also im Uhrzeigersinn drehendes Feld erweitert.

4) Funktion -, d.h. monopolar linksrotierend
Mit dieser Funktion wird die neutrale Schwingung des Bioresonanzgerätes um ein statisches, linksrotatorisches, also gegen den Uhrzeigersinn drehendes Feld (aus Sicht des Polarisators gesehen) erweitert.

Im Rayocomp PS 10 als auch im Rayocomp PS 1000 polar wurden die Funktionen des Polarisators bereits vollständig in die Testung und die Harmonisierung integriert. Im folgenden Beispiel wird die weibliche Chakrenharmonisierung im Rayocomp PS 1000 polar gezeigt. Im unteren rechten Bereich sind die vier Polarisatorfunktionen zu erkennen.

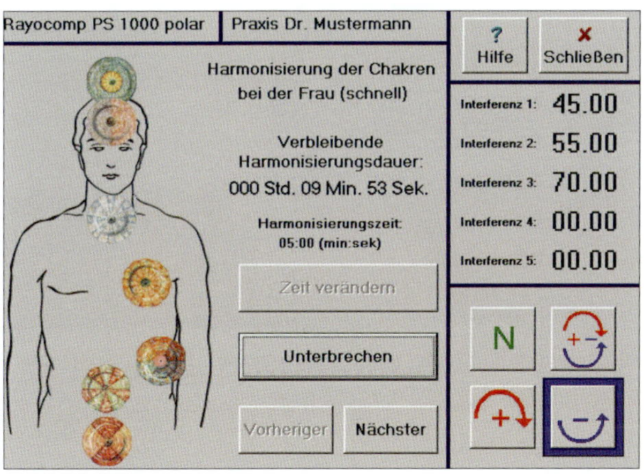

Polarisatorfunktion im Rayocomp PS 1000 polar (Beispiel weibliche Chakrenaktivierung).

5.3.2.4 Der Rotationstest an der eigenen Person (Selbsttest)

Sofern Sie sich selbst austesten bzw. harmonisieren möchten, schließen Sie bitte das Zubehör entsprechend den Bildern an dem Rayocomp PS 10 bzw. dem Rayocomp PS 1000 polar an.

Als Detektoren werden in den dargestellten Beispielen vier Stoffdetektoren verwendet. Bei dem Rayotensor handelt es sich um den speziellen Rayotensor für Rayocomp-Geräte. Sie ersehen aus den Bildern, dass es wichtig ist, die Körperkreisläufe zu beachten und bei der Testung bzw. bei der Harmonisierung sowohl den Handkreislauf (durch zwei Stoffdetektoren) als auch den Fußkreislauf (ebenfalls durch zwei Stoffdetektoren) anzuschließen. Da Sie auch in der Hand, mit der Sie den Rayotensor halten, einen Kontakt zu den Frequenzen herstellen müssen, fassen Sie bitte mit dem Finger auf die Rändelschraube des Rayotensors. Fassen Sie mit dem Finger auf die Rändelschraube, so kann der Stoffdetektor um das Gelenk an dieser Hand entfallen, da die Frequenzen über die Rändelschraube in den Polaritätskreislauf des Körpers gelangen. Verwenden Sie an der Hand, mit der Sie den Rayotensor halten einen Stoffdetektor, ist es unnötig, die Rändelschraube anzufassen.

Der Rayotensor wird gemäß der passiv-mentalen Radiästhesie ohne mentale Fragestellung in den Raum gehalten. Der Polarisator wird auf N (Neutral) geschaltet.

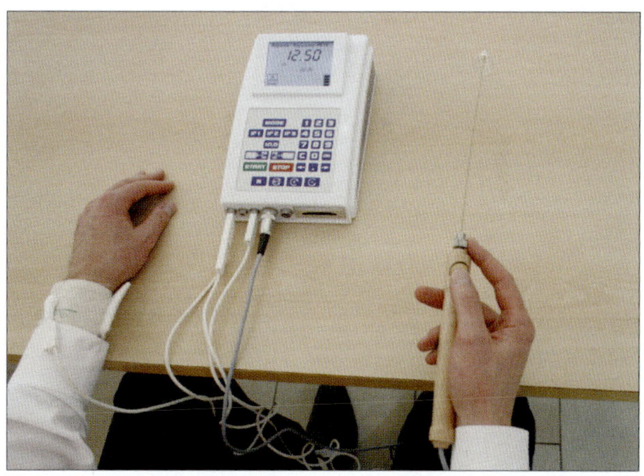

Rayocomp PS 10 im Eigentest bzw. Eigenbehandlung mit drei 30 cm langen Klettdetektoren und Finger auf der Rändelschraube des Rayotensors.

Zeigt sich eine Rotation des Antennenkorbes, so liegt keine Störung vor, schwingt der Rayotensor horizontal oder vertikal, so liegt eine zu harmonisierende Störung vor. Da der Polarisator auf N steht, wird die vom Bioresonanzgerät kommende Schwingung nicht mit einer Rotation versehen. Wenn hierbei eine

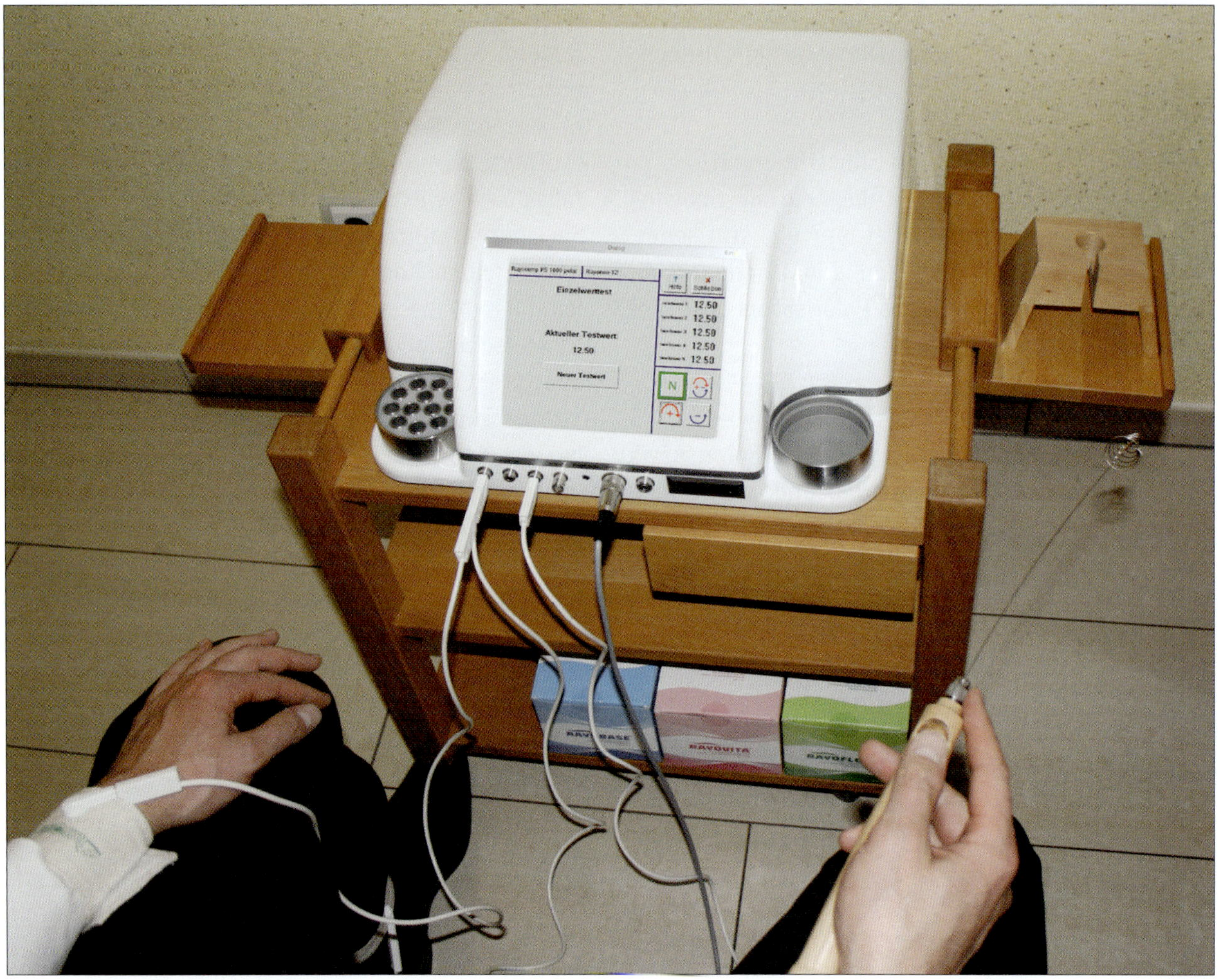

Rayocomp PS 1000 polar in Eigentest bzw. Eigenbehandlung mit drei 30 cm langen Klettdetektoren und Finger auf der Rändelschraube des Rayotensors.

Rotation an dem Rayotensor vorhanden ist, ist das Feld auch ohne zusätzliche Hilfe stabil, d.h., es ist in Rotation. Zeigt sich hingegen eine Linearbewegung, liegt eine Belastung vor. Stellen Sie in diesem Fall den Polarisator auf +/- (Plus/Minus) ein. Dazu drücken Sie den Bedienknopf am Rayotensor nach hinten (in Richtung zum Körper). Im Display des Bioresonanzgerätes wird Ihnen die geänderte Polarisation angezeigt. Zeigt sich auf +/- (Plus/Minus) immer noch eine Linearbewegung an dem Rayotensor, so handelt es sich bereits um eine starke Störung, da der Organismus trotz Unterstützung durch ein bipolares Feld nicht mit einem stabilen (rotierenden) Feld reagiert. Schalten Sie dann auf die Polarisatorstellung + (Plus) um. Zeigt sich nun eine Rotation an dem Rayotensor, ist diese Polarisatoreinstellung optimal für eine Harmonisierung. Konnte keine Rotation mit der Polarisatorstellung + (Plus) erzeugt werden, liegt die optimale Einstellung auf – (Minus).

Liegt eine Linearbewegung vor, kann mit der optimal ausgetesteten Polarität eine sehr schnelle und effektive Harmonisierung durch die Unterstützung mit dem Polarisator erzielt werden. Harmonisieren Sie mit der ausgetesteten Polarität so lange, bis dass sich auf der Polarisatorstellung N (Neutral) ein rotierendes Feld ergibt. Wenn Sie von der gefundenen Polarisation auf N (Neutral) umschalten, muss sich eine Rotation ergeben. Zeigt sich noch keine Rotation, schalten Sie bitte den Polarisator wieder auf die optimale Polarisation zurück und harmonisieren Sie weiter, bevor Sie erneut auf N (Neutral) testen.

In der Praxis wird kaum mit der Polarisatorstellung + (Plus) bzw. – (Minus) gearbeitet, weil der

Testaufwand zu hoch ist. Dennoch lohnt es sich, diese Variante immer dann einzusetzen, wenn besonders starke Störungen vorliegen. Denn mit einer puren + (Plus)- oder – (Minus)-Polarisation können Sie den stärksten Harmonisierungsimpuls setzen.

Im Normalfall wird auf N (Neutral) getestet, bei bestehender Linearbewegung dann auf der bipolaren Funktion nachgetestet, ob die Belastung stark ist. Damit ist dann die Wertigkeit der Störung (stark/schwach) beschrieben. Die Harmonisierung erfolgt normalerweise immer auf der bipolaren Funktion und zwar so lange, bis dass auf N (Neutral) eine Rotation am Rayotensor festzustellen ist.

5.3.2.5 Der Rotationstest an einer anderen Person (Fremdtest)

Damit Sie die alleinigen Resonanzspektren des Patienten austesten, muss sichergestellt sein, dass Sie keinen direkten Kontakt zum Schwingkreis des Patienten aufweisen. Aus diesem Grund darf auch kein Rayotensor aus Metall verwendet werden, der mit dem Schwingkreis verbunden ist. Der Holzgriff isoliert in genügendem Maße, so dass die Resonanzen des Patienten sicher getestet werden können, ohne dass die Schwingungsspektren der messenden Person das Ergebnis beeinflussen. Weiterhin wird durch die Trennung des Schwingkreises der für den Therapeuten so wichtige Therapeutenschutz realisiert.

Im Gegensatz zum Selbsttest wird hier die zu testende Person mit vier Stoffdetektoren angeschlossen. Der Therapeut hält den Rayotensor in den Raum (nicht über das Bioresonanzgerät und nicht zu nah an den Patienten). Die Rändelschraube wird nicht berührt. Der Polarisator wird auf N (Neutral) geschaltet. Zeigt sich eine Rotation des Antennenkorbes, so liegt keine Störung vor, schwingt der Rayotensor horizontal oder vertikal, so liegt eine zu harmonisierende Störung vor. Da der Polarisator auf

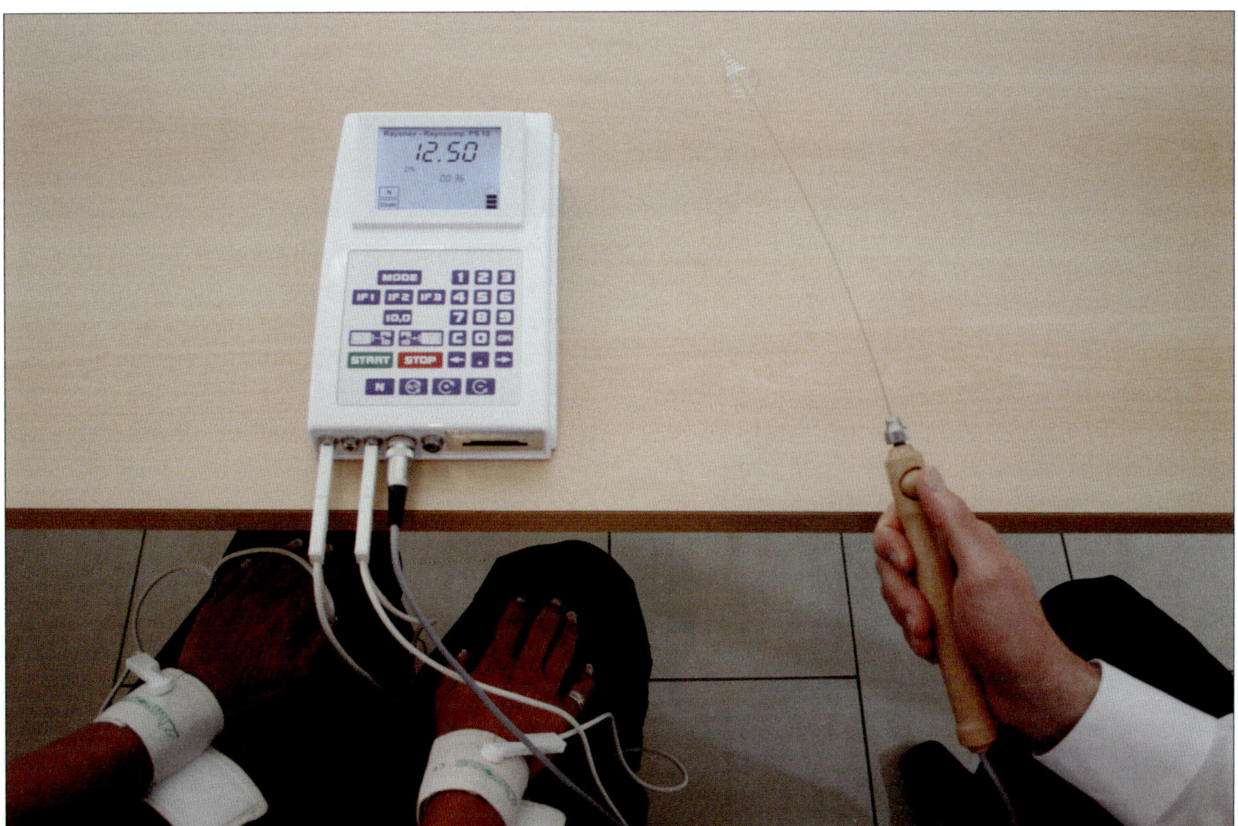

Rayocomp PS 10 im Fremdtest (Patiententest). Gut zu erkennen ist der nicht auf der Rändelschraube aufgelegte Finger.

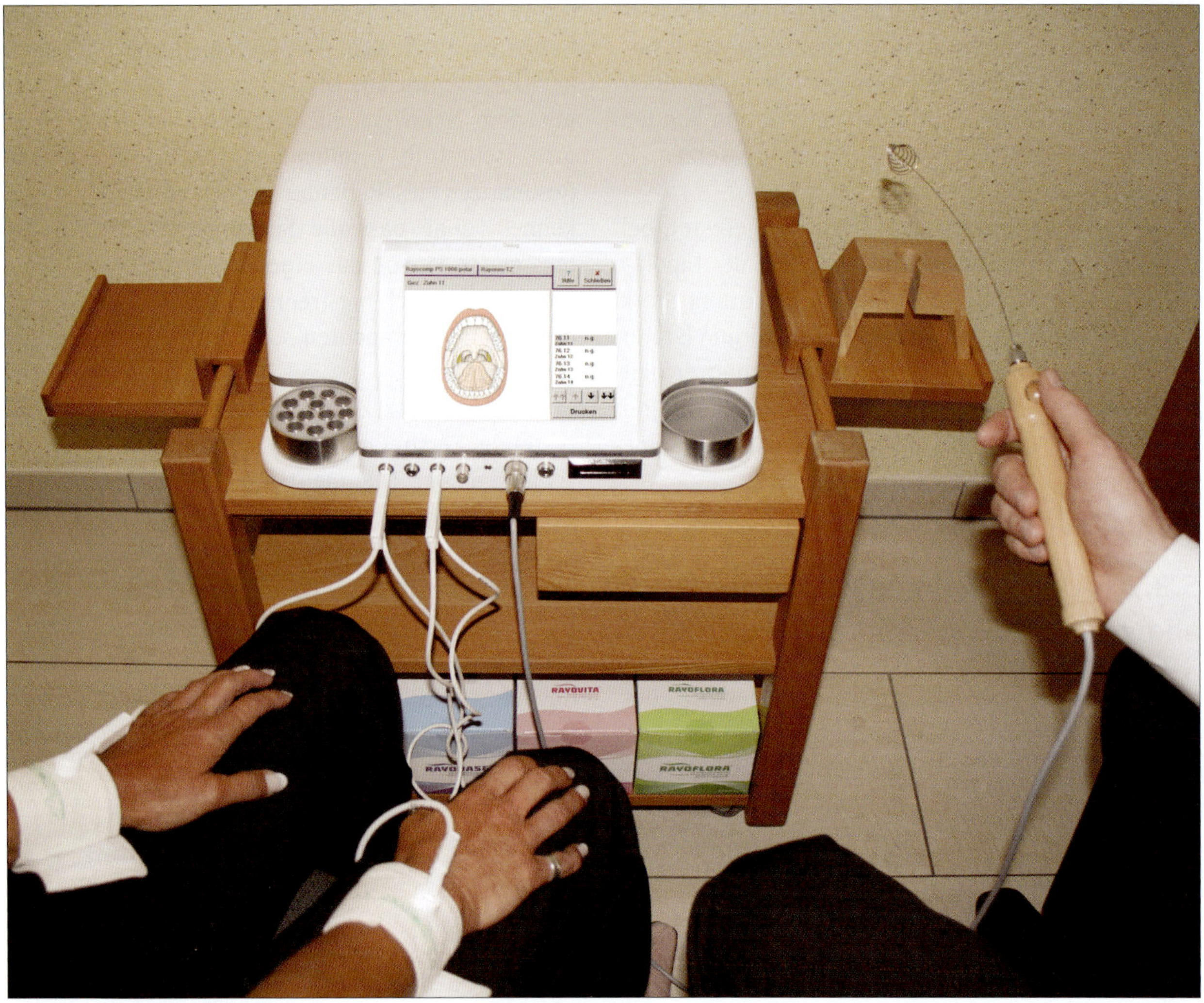

Rayocomp PS 1000 polar im Fremdtest (Patiententest). Gut zu erkennen ist der nicht auf der Rändelschraube aufgelegte Finger.

N steht, wird die vom Bioresonanzgerät kommende Schwingung nicht mit einer Rotation versehen. Wenn hierbei eine Rotation an dem Rayotensor vorhanden ist, ist das mit der Schwingung verbundene Feld des Patienten auch ohne zusätzliche Hilfe stabil, d.h., es ist in Rotation und muss nicht weiter betrachtet werden. Zeigt sich hingegen eine Linearbewegung, liegt eine Belastung auf dem eingestellten Frequenzgrundwert vor. Stellen Sie in diesem Fall den Polarisator auf +/- (Plus/Minus) ein. Zeigt sich dann immer noch eine Linearbewegung an dem Rayotensor, so handelt es sich bereits um eine starke Störung, da der Organismus des Patienten trotz Unterstützung durch ein bipolares Feld nicht mit einem stabilen (rotierenden) Feld reagiert. Schalten Sie dann am Bedienknopf des Rayotensors auf die Polarisatorstellung + (Plus) um. Zeigt sich nun eine Rotation an dem Rayotensor, ist diese Polarisatoreinstellung optimal für eine Harmonisierung. Konnte keine Rotation mit der Polarisatorstellung + (Plus) erzeugt werden, liegt die optimale Einstellung auf – (Minus).

Liegt eine Linearbewegung vor, kann mit der optimal ausgetesteten Polarität – ebenso wie bei der Harmonisierung an der eigenen Person – eine sehr

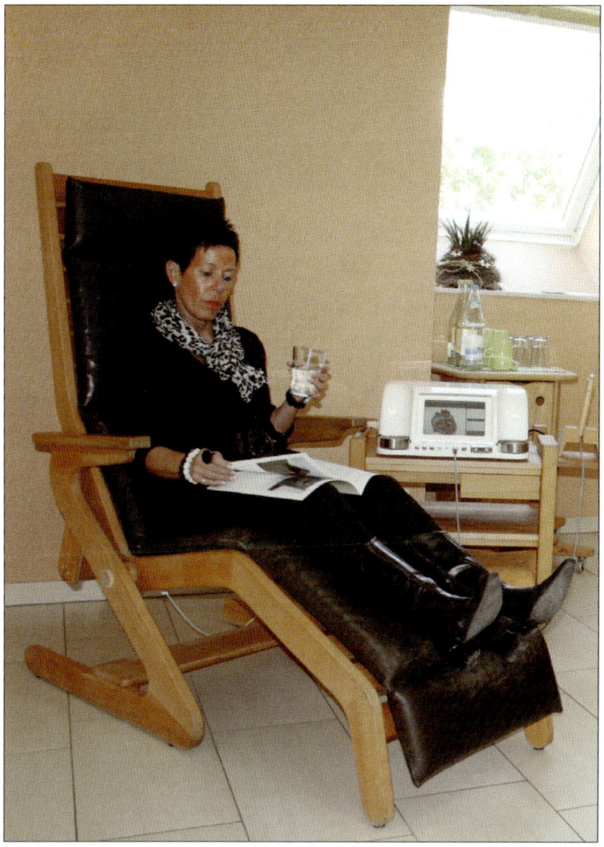

Die Profilösung für Therapiezentren. Ein spezieller Behandlungsstuhl mit integrierten Detektoren sorgt für maximalen Komfort.

schnelle und effektive Harmonisierung durch die Unterstützung mit dem Polarisator erzielt werden. Harmonisieren Sie mit der ausgetesteten Polarität so lange, bis dass sich auf der Polarisatorstellung N (Neutral) ein rotierendes Feld ergibt. Wenn Sie von der gefundenen Polarisation auf N (Neutral) umschalten, muss sich eine Rotation ergeben. Zeigt sich noch keine Rotation, schalten Sie bitte den Polarisator wieder auf die optimale Polarisation zurück und harmonisieren Sie weiter, bevor Sie erneut auf N (Neutral) testen.

Abschließend sei noch die Profilösung gezeigt. Der Rayocomp PS 1000 polar steht auf einem entsprechenden Behandlungstisch, in dem z.B. das Zubehör seinen Platz findet. Der PS 1000 polar ist mit einem speziellen Behandlungsstuhl angeschlossen, bei dem die gesamte Liegefläche als Detektor ausgearbeitet wurde. Auf diese Weise kann sich der Patient (im gezeigten Fall ein Kind) ohne weitere „Verkabelung" von Detektoren in den Behandlungsstuhl setzen oder legen. Über die in den Liegeflächen des Stuhls integrierten Detektoren werden die vom Bioresonanzgerät kommenden Frequenzen auf den Patienten übertragen. So kann sehr bequem getestet als auch harmonisiert werden.

5.4 Zusammenfassung der Rayotest-Methode, welcher Test bei welcher Anforderung?

In Kapitel 5 wurde bereits beschrieben, wie mittels der passiv-mentalen Radiästhesie sowohl unbelebte Materie mit dem Beziehungstest als auch belebte Materie (z.B. ein Mensch) mit Hilfe des Rotationstests auf charakteristische Resonanzstellen hin überprüft werden kann.

Mit dem Beziehungstest lässt sich herausfinden, inwieweit Frequenzspektren und Polaritäten von verschiedenen Objekten übereinstimmen. Schwingt der Rayotensor zwischen den Objekten horizontal hin und her, stimmen Frequenz und Polarität überein. Schwingt sie vertikal zwischen den Objekten, liegt die gleiche Frequenz bei unterschiedlicher Polarität vor. Steht sie still zwischen den Objekten, stimmen weder Frequenz noch Polarität überein. Der Rotationstest zeigt immer dann ein stabiles, d.h. gesundes Feld, wenn an dem Rayotensor eine Links- oder eine Rechtsrotation beobachtet werden kann. Liegt hingegen eine Linearbewegung vor, so kann mit Hilfe des Polarisators festgestellt werden, ob die Störung stark oder schwach ist.

Die folgende Tabelle stellt in einer Übersicht zur Rayotest-Methode dar, wann jeweils der Beziehungstest und wann der Rotationstest anzuwenden ist. In den weiteren Kapiteln wird darauf Bezug genommen.

Art des Tests	Beziehungstest	Rotationstest
Direktmessung am Körper		
• Testung des Energiestatus	✓	✓
• Polaritätstests		✓
• Chakrentest		✓
Test von Resonanzfrequenzen		
• Elektrosmog	✓	✓
• Geologische Störzonen	✓	✓
• Ernährung, z.B. Säure-Basen-Haushalt		✓
• Austestung von Organfunktionen, z.B. mit der Check-up-Liste		✓
• Austestung von Parasiten, Viren und Bakterien		✓
• Austestung von Schwermetallen		✓
• Austestung von Mangelversorgungen, z.B. Mineralien, Spurenelemente, ...		✓
• Austestung von blockierten Meridianen		✓
Allergentestung		
• Austestung von Unverträglichkeiten		✓
Ermittlung substanzeigener Frequenzspektren		
• Austestung körpereigener Substanzen, wie z.B. Haare, Urin, Sputum, ...	✓	
• Austestung körperfremder Substanzen, wie z.B. Edelsteine, Tees, ...	✓	
Medikamenten- und Präparatetest		
• Entwicklung geeigneter Präparate		✓
• Austestung von Wirkungen und Nebenwirkungen		✓

Abschließend sei besonders auf die Arbeiten von HP Siegfried Natterer hingewiesen. Seine Arbeiten zur radiästhetischen Testung (physikalisch- medizinische Radiästhesie) und zur Wirkung polarisierter Schwingungen bilden die Grundlage der in diesem Buch beschriebenen Testverfahren (Rotationstest/ Präparatetest).

6. Test und Harmonisierung von Frequenzgrundwerten

Mit diesem Kapitel verlassen wir die Einleitungen und wenden uns nun den Anwendungen zu. Zentraler Punkt der Bioresonanz nach Paul Schmidt ist es, die passende Frequenz an den Körper heranzuführen, um damit letztendlich eine Regulation anzustoßen. Dazu ist es erforderlich, die Regulationsmechanismen des Körpers frequenzmäßig zu bestimmen, um diese dann in Tests und Harmonisierungen einsetzen zu können.

Die Erforschung der entsprechenden Frequenzgrundwerte war eine der Hauptaufgaben in den ersten 15 Jahren der Bioresonanz nach Paul Schmidt. Zur Bestimmung dieser waren Tausende von Messungen notwendig, um zu den heute verfügbaren Frequenzgrundwerttabellen zu gelangen. Wenn für eine bestimmte Erkrankung der passende Frequenzgrundwert bestimmt werden soll, müssen die Resonanzstellen vieler Patienten ermittelt und verglichen werden. Soll beispielsweise der Frequenzgrundwert für Angstzustände ermittelt werden, müssen mehrere Personen mit diesem Problem getestet werden. Dazu benutzt man die sogenannte Bereichswerttestung, die im Kapitel 13 genau vorgestellt wird. Hierzu sei bereits so viel gesagt, dass das gesamte zur Verfügung stehende Frequenzspektrum in einer feinen Schrittweite nach Resonanzstellen durchsucht wird. Man startet mit dem Frequenzgrundwert 0,25 und testet, ob hierzu eine Harmonisierung notwendig wäre. Ist dem so, wird der Wert notiert bzw. im Rayocomp abgespeichert. Liegt keine zu harmonisierende Störung vor, wird der nächste Frequenzgrundwert (0,50) getestet. In dieser Manier wird bis zum Frequenzgrundwert 100,00 getestet. Kommen wir auf das Beispiel mit den Angstzuständen zurück, müssen die Resonanzstellen vieler Personen mit Angstzuständen ermittelt werden. Dabei ist es möglich, dass mehrere übereinstimmende Resonanzstellen gefunden werden, manchmal wird aber auch nur eine gefunden, in diesem Beispiel ist es der Frequenzgrundwert 5,50.

Die Erfahrung vieler Messungen zeigt Hauptfrequenzgrundwerte auf. Verdeutlicht werden kann dies am Beispiel des Elektrosmogs. Werden Personen mit einer Elektrosmog-Belastung ausgetestet, können mehrere zu harmonisierende Resonanzstellen = blockierte Regulationsmechanismen gefunden werden. Immer aber ist der Frequenzgrundwert 99,50, weshalb dieser den Hauptfrequenzgrundwert einer Elektrosmog-Belastung darstellt.

Im Anhang dieses Buches finden Sie im Kapitel 25.1 eine alphabetisch geordnete Frequenzgrundwerttabelle der Humanmedizin zu den verschiedensten Regulationsmechanismen. Die alphabetische Liste erleichtert besonders bei der Harmonisierung die Arbeit, da der dem Problem zugeordnete Frequenzgrundwert schnell gefunden werden kann. Im Kapitel 25.2 werden die gleichen Werte nochmals numerisch dargestellt. Diese Auflistung ist speziell bei der Testung ideal, da schnell nachgesehen werden kann, für welches Organ bzw. für welche Regulation der gefundene Frequenzgrundwert steht.

Beide Tabellen sind gleich aufgebaut. Dabei bezeichnet F1 immer den wichtigsten Frequenzgrundwert (Hauptfrequenzgrundwert), F2 bis F7 weitere, damit verbundene Frequenzgrundwerte. In den Tabellen findet man beispielsweise für den Dickdarm folgende Angaben:

Alphabetische Indikationsliste / Bezeichnung	F1	F2	F3	F4	F5	F6	F7
Dickdarm	61,00	60,00	62,00	63,00	64,50	66,00	68,00

6.1 Selbsttest und Selbstharmonisierung mit einem Rayocomp PS 10

Am Beispiel des Dickdarms soll eine Testung und anschließende Harmonisierung erläutert werden. Der wichtigste zu testende Frequenzgrundwert liegt bei 61,00. Wird mit einem Rayocomp PS 10 gearbeitet, schließen Sie die Geräte bitte wie bereits im Kapitel 5.3.2.4 abgebildet an.

Stellen Sie zum Test des Dickdarms (unser Beispiel) den Rayocomp PS 10 auf den Frequenzgrundwert 61,00 und den integrierten Polarisator auf N ein. Schließen Sie dann zwei Stoffdetektoren an den Füßen und einen an dem linken Handgelenk an. Testen Sie nun gemäß der passiv-mentalen Radiästhesie (Rotationstest) aus, ob das mit dem Frequenzgrundwert 61,00 korrelierende Feld in Ihrem Organismus stabil ist oder nicht. Konkret: Zeigt der Rayotensor, den Sie bitte an der Rändelschraube berühren, eine Rotation, so ist keine energetische Störung des Dickdarms messbar. Zeigt sie eine Linearbewegung, liegt eine Belastung vor. Stellen Sie in diesem Fall den Polarisator auf +/- (Plus/Minus) ein. Zeigt sich dann immer noch eine Linearbewegung an dem Rayotensor, so handelt es sich bereits um eine starke Störung, da der Organismus trotz Unterstützung durch ein bipolares Feld nicht mit einem stabilen (rotierenden) Feld reagiert. Schalten Sie dann auf die Polarisatorstellung + (Plus) um. Zeigt sich nun eine Rotation an dem Rayotensor, ist diese Polarisatoreinstellung optimal für eine Harmonisierung. Konnte keine Rotation mit der Polarisatorstellung + (Plus) erzeugt werden, liegt die optimale Einstellung auf – (Minus).

Liegt eine Linearbewegung vor, kann mit der optimal ausgetesteten Polarität eine sehr schnelle und effektive Harmonisierung durch die Unterstützung mit dem Polarisator erzielt werden. Harmonisieren Sie mit der ausgetesteten Polarität so lange, bis dass sich auf der Polarisatorstellung N ein rotierendes Feld ergibt. Wenn Sie von der gefundenen Polarisation auf N umschalten, muss sich eine Rotation ergeben. Zeigt sich noch keine Rotation, schalten Sie den Polarisator wieder auf die optimale Polarisation zurück und harmonisieren Sie weiter, bevor Sie erneut auf N testen.

6.2 Fremdtest und Fremdharmonisierung mit einem Rayocomp PS 10

Selbstverständlich können Sie den Test und die Harmonisierung auch an einer anderen Person durchführen. Verbinden Sie dazu die Person mit Hand- und Fußdetektoren und testen Sie, wie im Kapitel 5.3.2.5 beschrieben, zuerst auf der Polarisatorstellung N aus, ob der Rayotensor eine Rotation zeigt (Finger nicht auf der Rändelschraube). Zeigt sich eine Linearbewegung, liegt eine Belastung vor. Stellen Sie dann, wie bereits beschrieben, den Polarisator auf +/- ein. Zeigt sich dann immer noch eine Linearbewegung an dem Rayotensor, so liegt eine starke Störung vor. Die Harmonisierung erfolgt dann ebenso wie bei der Eigenharmonisierung, die im letzten Absatz beschrieben wurde.

Sollte sich im vorgegebenen Beispiel auf dem Frequenzgrundwert 61,00 eine Linearbewegung an dem Rayotensor zeigen, können die weiteren sechs angegebenen Frequenzgrundwerte auf die gleiche Art und Weise getestet und harmonisiert werden.

6.3 Test und Harmonisierung mit einem Rayocomp PS 1000 polar

Da die Testung und die Harmonisierung von einzelnen Frequenzgrundwerten in praktisch allen weiteren Kapitel auftreten, sei der Vollständigkeit halber auch das Vorgehen mit einem Rayocomp PS 1000 polar aufgezeigt. Dieses Gerät hat bereits alle einzelnen Frequenzgrundwerte abgespeichert, die mit einfachen Mitteln eingestellt, getestet und gegebenenfalls auch direkt harmonisiert werden können. Mit der alphabetischen Suche kann bereits während der Anamnese schnell und ohne in den Listen suchen zu müssen auf den gewünschten Frequenzgrundwert zugegriffen werden. Das nebenstehende Bild zeigt die gerade beschriebene Funktion. Wenn Sie sich selbst mit einem Rayocomp PS 1000 polar austesten, verwenden Sie idealerweise einen Klettdetektor am Gelenk der Hand, in der Sie den Rayotensor der Rayocomp-Geräte halten.

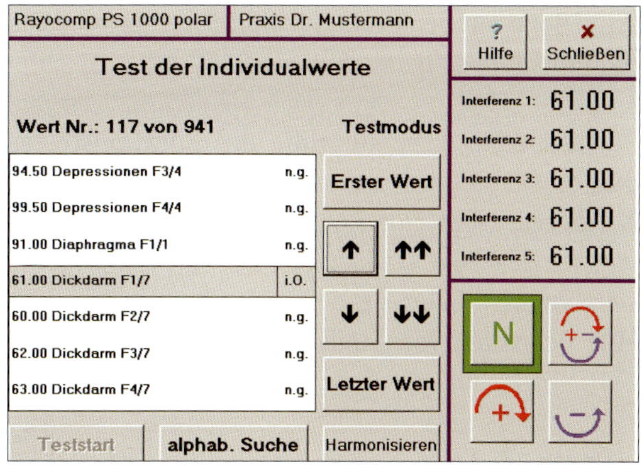

Test individueller Frequenzgrundwerte mit dem Rayocomp PS 1000 polar.

6.4 Grundtest mit der Check-up-Liste

Aus der Erfahrung heraus hat sich die sogenannte Check-up-Liste ausgeprägt. In dieser Liste sind die wichtigsten zu testenden Frequenzgrundwerte zusammengestellt. Sie können diese Liste zum Ersttest benutzen und die gefundenen Resonanzstellen und deren Polaritäten eintragen und sie dann für eine spätere Auswertung bzw. Harmonisierung heranziehen.

Im Anhangkapitel 25.3 finden Sie eine Kopiervorlage für die Check-up-Liste. Da dieses Buch nahe dem Format A4 erstellt wurde, kann die Check-up-Liste auf jedem handelsüblichen Kopierer sehr einfach vervielfältigt werden.

Tragen Sie in der Check-up-Liste den Namen der zu testenden Person und das Datum des Messtages ein. Verbinden Sie die zu testende Person mit Hand- und Fußdetektoren, und stellen Sie dann auf dem Bioresonanzgerät den ersten Frequenzgrundwert ein. In diesem Fall ist es der Frequenzgrundwert 98,00.

Zwei Messvarianten haben sich ausgeprägt. Zum einen kann man testen, um zu sehen, ob generelle Belastungen vorhanden sind. In diesem Fall interessiert es nicht, ob die Belastung stark oder schwach ausgeprägt ist. Testen Sie dazu mit Hilfe des beschriebenen Rotationstestes aus, ob ein stabiles Feld auf der Polarisatorstellung N vorliegt. Liegt eine Rotation an dem Rayotensor vor, ist das Feld stabil und muss nicht harmonisiert werden. Liegt aber eine Linearbewegung vor, kreuzen Sie in der Check-up-Liste das N hinter dem Frequenzgrundwert an. Auf diese Weise erhalten Sie einen schnellen Überblick der gestörten und nicht gestörten Frequenzen. Wenn Sie auf der Basis dieser Variante eine anschließende Harmonisierung durchführen möchten, stellen Sie den Polarisator auf die bipolare Funktion +/- ein, da dies die effektivste Harmonisierung ist, wenn die exakten Polaritäten nicht festgelegt wurden.

Wenn Sie aber wissen möchten, ob die jeweilige Belastung stark oder schwach vorliegt, oder anschließend mit den exakten Polaritäten harmonisieren möchten, so gehen Sie wie folgt vor:

Testen Sie dazu mit Hilfe des Rotationstestes aus, ob ein stabiles Feld auf der Polarisatorstellung N vorliegt. Liegt eine Rotation an dem Rayotensor vor, ist das Feld stabil und muss nicht harmonisiert werden. Zeigt sie eine Linearbewegung, liegt eine Belastung vor. Stellen Sie in diesem Fall den Polarisator auf die bipolare Funktion +/- ein. Zeigt sich dann immer noch eine Linearbewegung an dem Rayotensor, so handelt es sich bereits um eine starke Störung, da der Organismus trotz Unterstützung durch ein bipolares Feld nicht mit einem stabilen (rotierenden) Feld reagiert. Kreuzen Sie in diesem Fall das Kästchen +/- an. Wenn Sie für eine Harmonisierung die richtige Polarität austesten möchten, schalten Sie nun auf die Polarisatorstellung + (Plus) um. Zeigt sich nun eine Rotation an dem Rayotensor, ist diese Polarisatoreinstellung

Check-up-Liste **Name:** *Maria Mustermann*
Datum: *14.06.2004*

Bezeichnung	**Frequenz-grundwert**	**N**	**Resonanzart +/-**	**+**	**-**
Hypophysen-Vorderlappen:	98,00	☐	☐	☐	☒
	91,50	☐	☐	☐	☒
Hypophysen-Hinterlappen:	99,00	☐	☐	☒	☐
	92,50	☐	☐	☐	☐
Geopathie:	<u>22,50</u>	☐	☐	☒	☐
	93,50	☐	☐	☒	☐
Thalamus:	97,00	☐	☐	☐	☐
	91,00	☐	☐	☐	☐
Elektrosmog:	99,50	☐	☐	☒	☐
Abwehrschwäche:	97,50	☐	☐	☐	☐
	<u>26,00</u>	☐	☐	☐	☐
	84,50	☐	☐	☐	☐
	11,00	☐	☐	☐	☐
Amalgam:	94,23	☐	☐	☒	☐
Haare:	81,50	☐	☐	☐	☐

optimal für eine Harmonisierung (bitte entsprechend ankreuzen). Konnte keine Rotation mit der Polarisatorstellung + (Plus) erzeugt werden, liegt die optimale Einstellung auf – (Minus) und kann dort angekreuzt werden. Nachdem die Frequenzgrundwerte auf diese Art und Weise getestet wurden, können die Schwerpunkte für eine Therapie festgelegt werden. Zeigt sich beispielsweise eine Elektrosmog-Belastung, reicht die Harmonisierung des einzelnen Frequenzgrundwertes sicher nicht aus. Hier ist nach den Ursachen zu suchen. Ähnlich ist es mit geopathischen Belastungen oder dem Säure-Basen-Haushalt. Liegen Resonanzstellen in Organbereichen, kann anhand einer Check-up-Liste entschieden werden, welche Harmonisierungsprogramme z.B. bei den Rayocomp-Geräten eingestellt werden sollen.

In der Check-up-Liste sind vier Frequenzgrundwerte mit einer Verbindung untereinander gekennzeichnet. Dies soll Sie daran erinnern, dass Sie diese doppelt vorkommenden Werte nicht doppelt messen müssen. Da geopathische Störzonen das zelluläre System belasten können, tragen beide Eintragungen den Frequenzgrundwert 22,50. Der exakte Geopathietest wird übrigens im Kapitel 7.3.2 beschreiben.

In der Tabelle links ist ein Ausschnitt eines Check-up- Testprotokolls zu erkennen. Im Rayocomp PS 1000 polar ist dieser Check integriert, womit die ermittelten Resonanzstellen direkt unter dem Patienten abgespeichert und wieder aufgerufen werden können.

6.5 Der humanmedizinische Frequenzatlas der physischen Ebene

In den vorangegangenen Kapiteln wurde bereits darauf eingegangen, wie Paul Schmidt im Resonanzmessverfahren die Regulationsmechanismen des menschlichen Organismus ermittelte. Bei den Ausarbeitungen zeigten sich sowohl übergeordnete Resonanzstellen, die mit dem eigentlichen Organ – der Physis – nichts zu tun hatten, als auch direkte Resonanzstellen, die vom betroffenen Organ herstammten. Seine Arbeiten unterstreichen damit, dass ein ausschließlich symptomorientierter Therapieansatz nicht zum gewünschten Erfolg führen kann. Der optimale Ansatz ist die Mischung aus beidem. Konkret müssen sowohl die physischen Resonanzstellen der Organe als auch übergeordnete Steuerungszentren – wie sie Paul Schmidt nannte – angesprochen werden. Die Vergleiche vieler Messungen führten dann zum Steuerplan des menschlichen Organismus, auf den im Kapitel 11 ausführlich eingegangen wird. Paul Schmidt konzentrierte sich in seinen Arbeiten stärker auf die übergeordneten Resonanzstellen, wohingegen Gerhard Pioch die physischen Resonanzstellen untersuchte. In jahrelanger Arbeit mit Organlysaten, Organtafeln und Tabellen entwickelte Gerhard Pioch dann den Frequenzatlas der physischen Ebene. Diese grandiose Arbeit stellt heute einen unverzichtbaren Teil, z.B. der Harmonisierungsprogramme, innerhalb der Bioresonanz nach Paul Schmidt, aber auch der Physiologieprogramme innerhalb des Rayonex Analyse- und Harmonisierungssystems (RAH) dar. Im Anhang 25.4 dieses Buches werden auf fast 40 Seiten die Frequenzgrundwerte der Organe und Organteile dargestellt. Sie werden beim Durcharbeiten des Frequenzaltas erkennen, dass verschiedene Organteile mit dem gleichen Frequenzgrundwert beschrieben werden. Den Grund dafür kennen Sie bereits. Er liegt in den verschiedenen Frequenzdekaden der Organteile, z.B. können 24 kHz und 240 kHz durch den Frequenzgrundwert 24,00 beschrieben werden.

In diesem Zusammenhang sei erwähnt, dass Gerhard Pioch viele weitere Frequenzgrundwerte bestimmte, die noch vorgestellt werden.

7. Ursächliche Einwirkungen auf die Gesundheit

Eine kleine Geschichte soll aufzeigen, dass der erste Schritt zur Gesundung nicht automatisch eine Therapie bedeuten muss. Vielmehr zeigt die Erfahrung, dass die Ausschaltung bzw. Reduktion von belastend auf den Körper einwirkenden Feldern der entscheidende Schritt ist – die vielzitierte Suche nach der Ursache.

Ein kleiner Junge klagte über schreckliche Kopfschmerzen. Eine schulmedizinische Untersuchung konnte den Grund der Kopfschmerzen nicht liefern. Die Untersuchung des Schlafraumes des Jungen zeigte direkt keine zu großen Störfelder. Erst als er gefragt wurde, wie er typischerweise einschlafe, nahm er sich seinen Radiorecorder, legte diesen unter das Kopfkissen und sagte, dass er so einschlafe. Auf die Frage, warum er denn den Radiorecorder unter sein Kopfkissen legte, antwortete er, dass dies so schön warm sei. Der im Radiorecorder eingebaute Transformator sorgte allerdings neben der erzeugten Wärme direkt in Kopfnähe für ein sehr starkes magnetisches Wechselfeld. Nachdem der Junge abends nicht mehr mit dem Elektrosmog-Verursacher einschlief, verschwanden die Kopfschmerzen nach wenigen Tagen von ganz alleine.

Dieses Beispiel zeigt zum einen, wie wichtig es ist, vor einer Behandlung den Einfluss von Störfeldern zu überprüfen. Es wäre in dem geschilderten Fall vollkommen verkehrt gewesen, direkt mit einer Therapie zu beginnen. Diese hätte im besten Falle die körpereigene Stabilität gegenüber solchen Störfeldern erhöhen können. Die Ursache – in diesem Fall das zu große magnetische Wechselfeld des Transformators – wäre nicht abgestellt worden. Zum anderen macht dieses Beispiel klar, dass wir keinerlei Sinn für solche Belastungen haben, der kleine Junge konnte das starke magnetische Feld nicht spüren. Auch das ist einfach nachzuvollziehen, denn die aus dem Elektrosmog entstehenden Belastungen wirken erst wenige Generationen auf unseren Organismus ein, viel zu kurz, als dass dieser aus der Evolution heraus einen Schutz gegenüber diesen Belastungen hätte entwickeln können.

Die Ermittlung von ursächlichen Einflüssen ist seit vielen Jahren eine Domäne der Bioresonanz nach Paul Schmidt. Aus schulmedizinischer Sicht ist es bis heute nicht möglich, eine Elektrosmog-Belastung zu diagnostizieren. Mit der Bioresonanz nach Paul Schmidt kann man tiefer in den Organismus hineinschauen, denn eine Elektrosmog-Belastung hinterlässt charakteristische Spuren, die anhand typischer Resonanzstellen erkannt werden können.

Testungen mit der Bioresonanz nach Paul Schmidt ergeben ganz deutlich, dass sich die Elektrosmog-Belastungen in den letzten Jahren vervielfacht haben. Über 90 % aller Jugendlichen weisen zwischenzeitlich massive Elektrosmog-Belastungen auf. Die meisten Menschen und leider auch noch die überwiegende Zahl der Therapeuten haben nur sehr geringe Kenntnisse rund um dieses Thema. Diejenigen Therapeuten, die die Notwendigkeit der Testung und der Reduzierung von Elektrosmog erkannt haben, gehören aber eindeutig zu den erfolgreichsten Anwendern der Bioresonanz nach Paul Schmidt. Aus diesem Grund wird das gesamte Thema Elektrosmog sehr ausführlich dargestellt und es werden sinnvolle Lösungen erarbeitet.

Aus der Vielzahl der möglichen ursächlichen Einwirkungen haben sich nach den Tests mit der Bioresonanz nach Paul Schmidt drei herausgestellt, die deshalb so wichtig sind, weil sie nahezu allgegenwärtig sind. Eine Ursächlichkeit ist dabei der Elektrosmog. Eine weitere die geologischen Störzonen. Über die Schädlichkeit von Gitternetzen, Wasseradern und Verwerfungen wurden bereits viele Bücher geschrieben. Mit der Bioresonanz nach Paul Schmidt lassen sich diese Effekte nachvollziehbar beschreiben. Die dritte Einflussnahme ist eindeutig die Ernährung und daraus speziell der Säure-Basen-Haushalt, die Darmflora und unser Wasser.

7.1 Die Bedeutung des Schlafplatzes

Die Bioresonanz nach Paul Schmidt lehrt, dass Menschen, die schlafen, viel leichter harmonisiert werden können als Menschen, die wach sind. Besonders kritische Patienten bauen im wachen Zustand manchmal regelrechte Blockaden auf, die sie tatsächlich therapieresistent machen und in ihrer Meinung bestätigen. Werden sie aber an die Bioresonanzgeräte angeschlossen, während sie schlafen, ergeben sich die gewohnt guten Resultate. Aus diesem Grund sollte man die Patienten vor den Geräten auch ruhig schlafen lassen, wenn sie dies gerne möchten.

Die Erfahrung zeigt aber leider auch, dass Menschen, die schlafen, viel leichter durch z.B. Elektrosmog oder geologische Störzonen belastet werden können. Zum einen liegt der Grund darin, dass wir uns im Schlaf ca. 8 Stunden am Tag an exakt einem Platz aufhalten und wir uns dabei nur unwesentlich bewegen. Liegen am Schlafplatz Belastungen vor, können diese über einen langen Zeitraum tagtäglich auf uns einwirken. Zum anderen besitzen wir – wie bereits dargestellt – im Schlaf eine weit geringere Abwehrkraft als im wachen Zustand.

Aus diesem Grund muss man den geltenden Grenzwerten auch mit größter Skepsis begegnen, da sie nicht zwischen Belastungen im wachen und im schlafenden Zustand unterscheiden. Nicht von ungefähr haben sich deshalb baubiologische Grenzwerte für Schlafplätze herausgebildet, auf die noch genauer eingegangen wird.

7.2 Elektrosmog

Die Testung von Belastungen, besonders in den Wohnräumen und dort speziell im Schlafbereich, hat durch die in Deutschland tätigen Baubiologen eine eigene Berufsgruppe. Aus dieser Gruppe ist Wolfgang Maes besonders hervorzuheben, da er wie kein anderer viele tausend Messungen in Wohnräumen durchführte und diese dann auch kritisch dokumentierte. In diesem Zusammenhang sei sein Buch: *Stress durch Strom und Strahlung* (siehe Literaturverzeichnis) all denjenigen empfohlen, die besonders an Erfahrungsberichten interessiert sind. In sein Buch flossen die Erfahrungen von über 8000 Messungen ein.

In den vielen Vorträgen und Seminaren, die ich selber zum Thema Elektrosmog halte, bin ich immer wieder erschrocken, wie gering die allgemeine Kenntnis auf diesem Gebiet ist. In einem Seminar gab ich zu Anfang des Seminars einem Heilberufler ein ca. 1 m langes Elektrokabel in die Hand, dessen drei Litzen abisoliert und damit bedrohlich an jedem Ende des Elektrokabels herausschauten. Ich gab ihm das Kabel mit der Bitte, es für den nächsten Versuch festzuhalten, aber unter keinen Umständen die abisolierten Enden zu berühren, da im Kabel noch Strom sei. Die Person hielt über 10 Minuten das Kabel konzentriert fest, ohne darüber nachzudenken, dass in einem losen Stück Kabel natürlich kein Strom vorhanden sein konnte. Als ich erläuterte, dass dies nur dann gefährlich ist, wenn das Kabel an die Stromversorgung angeschlossen sei, gab es ein großes Schmunzeln im Seminarraum.

Aus diesem Grund meine eindringliche Bitte an alle Therapeuten, sich im Interesse der Patienten intensiver mit dem Thema Elektrosmog auseinanderzusetzen. Es geht dabei nicht darum, auf Komfort zu verzichten und alles Elektrische aus dem Haus zu verbannen, es geht einfach darum, eine Technologie, die jedem von uns große Vorteile bringt, so einzusetzen, dass sie keine gesundheitlichen Schäden verursacht.

Leider erlebt man immer wieder, dass viele Menschen das ganze Thema Elektrosmog als ein Buch mit sieben Siegeln ansehen und ein regelrechter Unwille existiert, sich mit dem Thema auseinanderzusetzen. Aber genau dieser Umstand wird genutzt. Wenn sich beispielsweise eine Bürgerinitiative gegen die Aufstellung eines neuen Mobilfunkmastes formiert und eine Versammlung einberufen wird, brennen Techniker und Ingenieure der anwesenden Konzerne ein wahres Wortfeuerwerk ab. Es soll der Eindruck vermittelt werden, diese Technologie auf höchstem wissenschaftlichem Standard verstanden zu haben und beherrschen zu können. Da werden Grenzwerte vorgestellt, die ausschließlich die thermische Auswirkung beschreiben, bzw. Intensitätswerte präsentiert, die auf eine Mittelwertbildung zurückzuführen sind und so weiter und so weiter. Wird gezielt hinterfragt, kommen dann häufig von den Konzernen lancierte Gutachten auf den Tisch, die bei genauem Hinsehen die Besorgnis eher erhöhen.

Auch in dieser Auseinandersetzung soll es nicht darum gehen, eine Technologie abzuschaffen oder zu verteufeln. Jeder kennt die Vorzüge einer mobilen Telefonie. Es geht ausschließlich darum, die Technologie so einzusetzen, dass sie möglichst ungefährlich für die Gesundheit des Menschen ist.

Damit keine Chance vertan wird, dieses für unsere Gesundheit so wichtige Thema darzustellen, wird kurz, prägnant und für jeden verständlich auf die verschiedenen Arten des Elektrosmogs eingegangen. Mit der folgenden Darstellung, die in erster Linie auch Lösungen zur Reduktion der Felder aufzeigen soll, kann besonders der Therapeut seine Patienten informieren.

7.2.1 Die Definition von Elektrosmog

Wenn Patienten fragen, was denn eigentlich mit Elektrosmog gemeint ist, beginnt häufig bereits das Problem. Aus dem Grund sei eine kurze und verständliche Definition angegeben.

> Unter Elektrosmog versteht man alle Nebenwirkungen, die entstehen, wenn Elektrizität produziert, transportiert oder gebraucht wird, wenn eine elektrische Spannung anliegt, ein elektrischer Strom fließt oder ein Sender elektromagnetische Wellen abgibt.

Aus der Baubiologie sind verschiedene Belastungen bekannt, die folgendermaßen gruppiert werden können:

- Elektrosmog
- Geologische Störzonen
- Gifte und Gase
- Luft und Ionen
- Fasern, Feinstaub, Allergene
- Mikrobiologie (Bakterien, Schimmel, ...)
- Schall und Vibration
- Licht, Beleuchtung, UV-Strahlung
- Radioaktivität

Wie bereits in der Einleitung des Kapitels angedeutet, sind aus Sicht der Bioresonanz nach Paul Schmidt besonders der Elektrosmog und die geologischen Störzonen interessant, da sie praktisch immer vorhanden sind.

Elektrosmog kann unterteilt werden in fünf Bereiche, die einer nach dem anderen mit Beispielen aus dem Alltag erläutert werden:

- Elektrische Wechselfelder
- Magnetische Wechselfelder
- Statische elektrische Gleichfelder
- Statische magnetische Gleichfelder
- Hochfrequente elektromagnetische Wellen

7.2.2 Elektrische Wechselfelder

Ein vollkommen alltäglicher Vorgang: Wir stecken den Stecker eines elektrisch betriebenen Gerätes in die Steckdose. Auch wenn das Gerät noch nicht eingeschaltet ist, produziert das eingesteckte Kabel allein durch die Verbindung zur elektrischen Wechselspannung ein elektrisches Wechselfeld. Konkret verursacht jedes mit einer elektrischen Wechselspannung verbundene Kabel oder Gerät ein elektrisches Wechselfeld, auch wenn kein Strom fließt. Für viele ist dieser Zusammenhang sicherlich vollkommen neu. In dem Bild unten wird dieser Zusammenhang verdeutlicht; es zeigt, dass ein Verlängerungskabel bereits elektrische Wechselfelder erzeugt (Messwert: 161 V/m), ohne dass daran ein Gerät angeschlossen sein muss. Zur Messung wurde ein hochwertiges Messgerät der Fa. Fauser (FM6 T) verwendet, dass sich durch sehr geringe Messwertfehler auszeichnet (kleiner 5 %) und sowohl elektrische als auch magnetische Wechselfelder sowie Körperspannungen messen kann. In diesem Zusammenhang sei erwähnt, dass über 10 verschiedene Messgeräte getestet wurden, einige zeigten Messwertfehler von über 200 %!

Bitte merken:

Elektrische Wechselfelder entstehen durch elektrische Wechselspannungen in allen Installationen (z.B. Dosen, Zuleitungen, Verlängerungskabeln), auch wenn kein Strom fließt. Die Größe eines elektrischen Wechselfeldes wird in Volt pro Meter (V/m) angegeben.

Ein elektrisches Wechselfeld wirkt so, als wenn wir in ein elektrisches Gleichfeld schnell aus- und wieder eintreten würden. Dadurch findet eine permanente Verschiebung von elektrischen Ladungsträgern statt. Als Folge eines elektrischen Wechselfeldes steht der Körper unter Spannung. Diese ist messbar

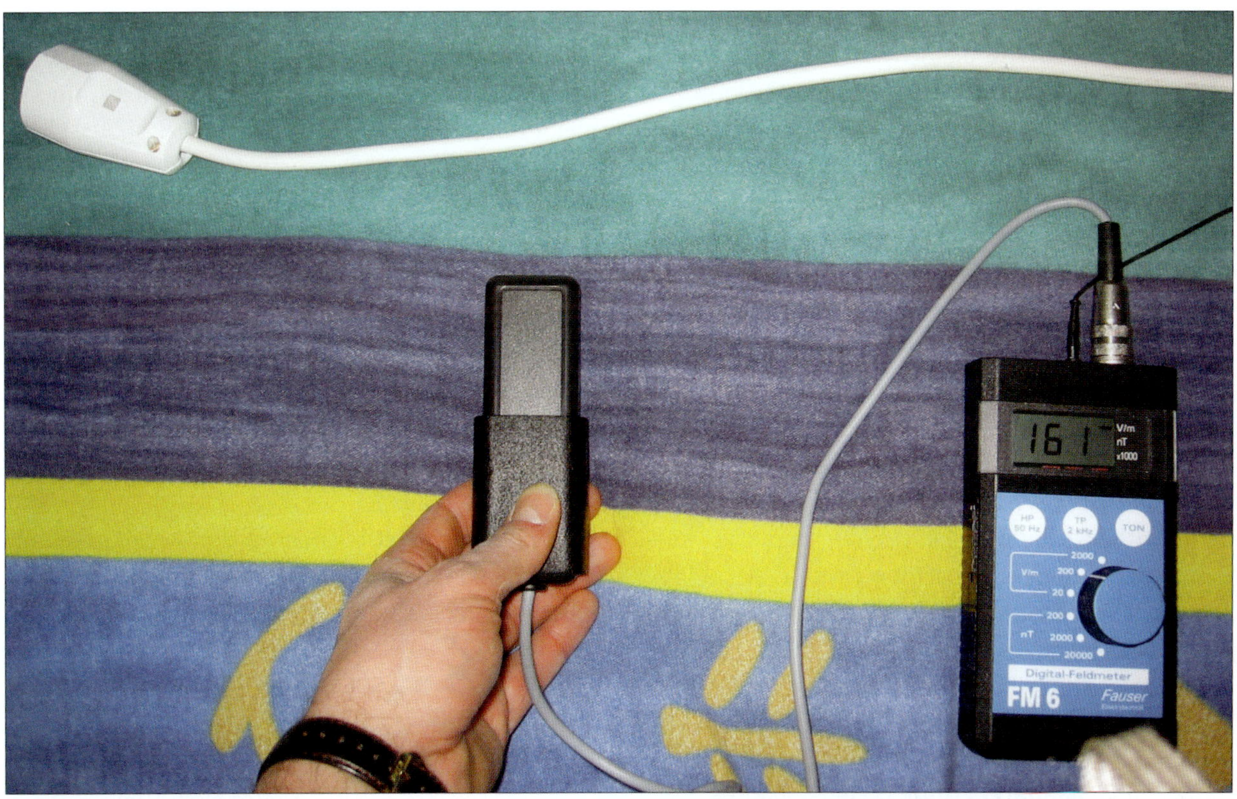

Das mit dem Stromnetz verbundene Verlängerungskabel produziert bereits ein elektrisches Wechselfeld.

und sollte ideal bei 0 mV (mV = ein Tausendstel Volt) liegen. Häufig sind Spannungen von einigen Volt, manchmal sogar von über 100 V zu messen.

Die Größe von elektrischen Wechselfeldern ist abhängig von:

- der Höhe der Wechselspannung (z.B. 230 Volt, Hochspannungsleitung, ...).
- der Leitfähigkeit und der Erdung. Wenn elektrische Geräte geerdet sind, ist das elektrische Wechselfeld nahe null. Verwendet man geschirmte Elektroleitungen, so sind bei akkurater Erdung die vom Kabel ausgehenden Felder ebenfalls nahe null.
- dem Abstand zum Feld. Die Regel lautet: Verdoppelt man den Abstand, hat man nur noch ein Viertel der Belastung.

7.2.2.1 Grenzwerte elektrischer Wechselfelder

Sicherlich kennen Sie die schwedische Bildschirmnorm TCO 99. Monitore, die nach dieser Norm geprüft sind, erlauben im Abstand von 30 cm vor dem Bildschirm 10 V/m für einen Frequenzbereich von 5 bis 2.000 Hz – also auch für die bei uns übliche 50-Hz-Netzfrequenz. Bei höheren Frequenzen (2 bis 400 kHz) sogar nur 1 V/m. Dieser inzwischen weltweit akzeptierte Standard wurde in Zusammenarbeit vieler schwedischer Behörden erarbeitet. Dabei wurde die Beziehung zwischen Bildschirmstrahlung und den verschiedensten Krankheiten untersucht.

Der britische Wissenschaftler Dr. Roger Coghill veröffentlichte bereits 1996 eine Studie zu Kinderleukämie, in der sich zeigte, dass bereits relativ schwache elektrische Wechselfelder im Schlafbereich das Leukämierisiko bei Kindern nahezu verdoppeln. Es ist 3,5-fach höher, wenn das elektrische Wechselfeld bei 20 V/m liegt. Ohne zu viel vorwegzunehmen: Messwerte von 20 V/m sind in Schlafräumen eher der untere Wert. Vielfach können elektrische Wechselfelder von mehr als 150 V/m gemessen werden! (Siehe dazu das Bild rechts.)

Interessant ist im Gegensatz dazu die deutsche Norm, die eher die Industrie schützt als den Verbraucher. Die deutsche Industrie-Norm (DIN/VDE 0845) unterscheidet Grenzwerte für Arbeitsplätze und für die Bevölkerung. An den Arbeitsplätzen sind demnach 20.000 V/m erlaubt, in der Bevölkerung 7.000 V/m! Die Grenzwerte liegen also 70- bis 200- fach höher als der Grenzwert, bei dem bereits höhere Leukämierisiken festgestellt werden konnten. Letztens hörte ich im Radio eine Diskussion zum Thema Elektrosmog. Der Experte wurde gefragt, warum er denn meine, dass Elektrosmog nicht schädlich sei. Seine spontane Antwort: „Weil die gemessenen Werte nahezu immer unter den gesetzlichen Grenzwerten liegen." So einfach ist das! Man muss nur die Grenzwerte hoch genug ansetzen. So löst man sicherlich die Probleme der großen Industriekonzerne, die der betroffenen Bürger garantiert nicht. Um so mehr unterstreicht dieser Zusammenhang, wie wichtig die eigene Initiative ist. Und erwarten Sie bitte nicht, dass im Krankheitsfall die von den Grenzwerten profitierenden Unternehmen Hilfe anbieten. Man hört dann, dass dies Sache der Politik ist, die letztendlich die Grenzwerte festlegt. Diese wiederum wird durch die Lobbyisten (Lobbyismus = Egoismus) der Industrie beeinflusst, und so bleibt alles beim Alten.

Grenzwerte, die für Wach- und Schlafbereiche wirklich ernstzunehmen sind, kommen aus der Baubiologie, dem Bund für Umwelt und Naturschutz (BUND) oder aus Bürgerforen. Zusammenfassend kann festgestellt werden:

Biologische Grenzwerte für elektrische Wechselfelder	
Wachbereich	Maximal 10 V/m
Schlafbereich	Geringe Belastung: unter 1 V/m Schwache Belastung: von 1 bis 5 V/m Starke Belastung: größer als 5 V/m

7.2.2.2 Beispiel 1: Die Hochspannungsleitung

Die Größe des elektrischen Feldes ist abhängig von der Höhe der verursachenden Wechselspannung. Es ist leicht verständlich, dass eine 380-KV (380.000 Volt)-Überlandleitung größere elektrische Felder verursacht als eine 230-V-Wechselspannung zu Hause. Das Bild unten zeigt, wie weit sich selbst bei optimalen Verhältnissen (hohe Luftfeuchtigkeit) das elektrische Feld ausdehnt. Eine 380-KV-Leitung produziert selbst in 100 Metern Abstand noch Werte über 30 V/m. Massiv gebaute Häuser aus massiven Materialien, wie Stein oder Ziegeln, schirmen von außen kommende elektrische Wechselfelder meist komplett ab. Durch Fenster dringen elektrische Wechselfelder jedoch nahezu ungehindert ein. Besteht das Haus aus Holz oder wurde es in Leichtbauweise erstellt, liegen in aller Regel höhere elektrische Wechselfelder vor, weil diese Materialien nicht oder nur wenig leitfähig sind. Wenn z.B. mit der Bioresonanz nach Paul Schmidt eine Elektrosmogbelastung getestet wurde, fragen Sie den Patienten z.B. nach einer Freilandleitung und wenn eine solche vorhanden ist, ob er diese aus dem Fenster erkennen kann. Reduzieren kann man durch Fenster eintretende elektrische Wechselfelder z.B. mit leitfähigen Gardinen, die geerdet werden können.

Im Normalfall ist man auf der sicheren Seite, wenn man einen Abstand von mehr als 200 m zur nächsten Hochspannungsleitung hat.

7.2.2.3 Beispiel 2: Geerdete und nicht geerdete Geräte

In einem Unternehmen klagte eine Büroangestellte über starkes Unwohlsein am Arbeitsplatz, das im Laufe der Woche stärker wurde und dann am Wochenende wieder verschwand. Als ich gebeten wurde, den Arbeitsplatz zu untersuchen, fand ich neben dem PC und dem Monitor, die in diesem Fall keine zu großen Felder produzierten, eine alte elektrische Schreibmaschine vor, die nur noch wenige Male in der Woche benutzt wurde. Was sofort auffiel, war der Stecker der Schreibmaschine, der nur zweipolig war. Damit stand fest, dass die Schreibmaschine nicht geerdet ist und somit starke elektrische Wechselfelder verursachen kann. Der Test mit dem Feldmeter FM6 T zeigte in der Nähe der Büroangestellten trotz ausgeschalteter Schreibmaschine noch einen Wert von über 100 V/m. Als dann der Stecker aus der Steckdose genommen und andersherum wieder hineingesteckt wurde, fiel der Wert des elektrischen Feldes auf unter 10 V/m. Was war passiert?

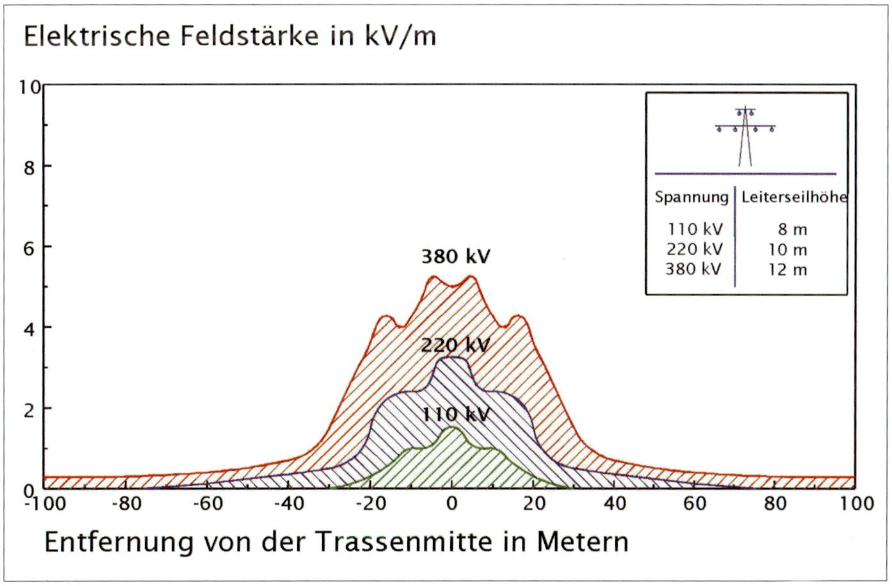

Elektrische Feldstärken einer 110-kV-, 220-kV- und einer 380-kV-Überlandleitung.

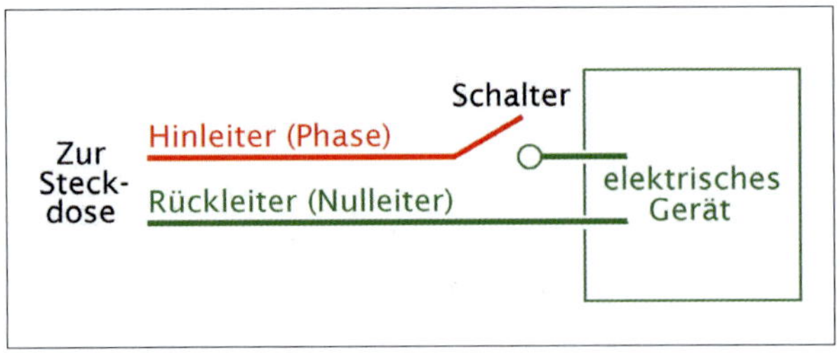

Der Hinleiter wird bei richtiger Steckerposition unterbrochen, das Gerät produziert im ausgeschalteten Zustand nur geringe elektrische Wechselfelder.

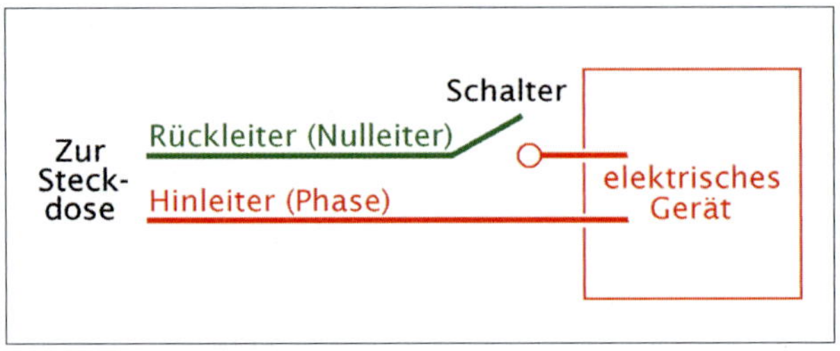

Bei falscher Steckerposition wird der Rückleiter unterbrochen, das Gerät kann auch im ausgeschalteten Zustand große elektrische Wechselfelder produzieren.

In die Schreibmaschine gelangen von der Steckdose aus zwei Kabel. Eine Leitung ist der Hinleiter, auch Phase genannt. Stellen Sie sich einfach vor, dass diese Leitung den Strom in das Gerät hineinträgt. Das andere Kabel ist der Rückleiter. Wenn das Gerät ausgeschaltet ist, trennt im Idealfall der Ein-/Ausschalter den Hinleiter, so dass das Gerät nicht unter Spannung steht. Dieser Zustand ist im linken oberen Bild erkennbar. Steckt aber der Stecker verkehrt herum in der Steckdose, sind Hin- und Rückleiter vertauscht, die anliegende Spannung durchläuft erst das ganze Gerät, bevor es dann am Schalter unterbrochen wird (siehe oberes rechtes Bild). Dieser Fall lag bei dem genannten Beispiel mit der Schreibmaschine vor, das gesamte Gerät wurde zu einem großen Feldverursacher. Durch das Drehen der Steckverbindung konnte der bessere Fall wiederhergestellt werden. In den meisten Ländern der Welt wäre dieser Fall gar nicht aufgetreten, weil die Stecker nur in einer Richtung eingesteckt werden können. In Deutschland können Sie den Stecker in zwei Positionen einstecken. Eine weitere Frage drängt sich auf. Warum werden solche Geräte immer noch mit einpoligen Schaltern versehen? Es wäre sehr einfach, mit einem zweipoligen Schalter auf einmal beide Leitungen, also den Hin- und Rückleiter, auszuschalten. Dann könnte man auch ruhig den Stecker verdrehen. Im ausgeschalteten Zustand würde das Gerät dann garantiert nicht zu einem Feldverursacher werden. Leider ist ein zweipoliger Schalter einige Cent teurer, und das drückt anscheinend den Profit zu stark.

Generell sind alle Geräte oder Lampen, die nur den zweipoligen Flachstecker besitzen, mit größeren elektrischen Wechselfeldern behaftet. Eine Schreibtischlampe, die z.B. den Kindern bei den Schulaufgaben den Schreibtisch ausleuchten soll, ist so ein Fall. Häufig beobachtet man, dass der Kopf der Kinder nur wenige Zentimeter vom Lampenschirm entfernt ist. Der Kopf befindet sich so schnell in einem elektrischen Wechselfeld von mehr als 120 V/m! Solche Lampen bestehen zum Teil aus Kunststoff und zum Teil aus Metall. Da das Metall nicht geerdet ist (zweipoliger Stecker), können die elektrischen Wechselfelder nicht abgeleitet werden und breiten sich so aus.

Übrigens, in dem genannten Beispiel reichte nur das Herumdrehen des Steckers, um den Arbeitsplatz bezüglich des elektrischen Wechselfeldes zu sanieren. Prompt verschwand auch die Befindlichkeitsstörung der Büroangestellten.

7.2.2.4 Beispiel 3: Elektrische Heizdecke produziert hohe Körperspannung

In einem meiner Seminare zum Thema Elektrosmog/Geopathie/Bioresonanz in Melbourne wurde ich bereits bei der Ankunft im Hotel mit einem freundlichen Schild begrüßt, auf dem stand: Alle Zimmer mit Whirlpool und Heizdecken ausgestattet. Gut, dachte ich mir, ein ideales Hotel für diesen Vortrag. Problematisch an den elektrisch betriebenen Heizdecken ist nicht nur das hohe elektrische Wechselfeld, sondern in diesem Fall auch die Nähe zum Körper. Eine Heizdecke liegt nicht in einer Entfernung von 50 cm zum Körper, sondern in einer Entfernung von wenigen Zentimetern. Liegt man dann auf dem Rücken, werden die Felder auch noch entlang der Wirbelsäule, die viele Verbindungen zu den Organen hat, angekoppelt. Im Normalfall werden Heizdecken nicht die ganze Nacht betrieben, sie haben aber leider die ganze Nacht über die Verbindung zum Netz und produzieren damit hohe elektrische Wechselfelder von bis zu 2.000 V/m in einem Abstand von 1 cm. Die elektrischen Heizdecken gehören damit zu den größten Feldverursachern im Schlafbereich.

Befindet sich ein Mensch in einem elektrischen Wechselfeld, so kann man als Auswirkung dieses Feldes eine Körperspannung direkt am Körper messen. Idealerweise ist dieses nahe 0 Volt. Liegt man auf einer elektrischen Heizdecke, können Körperspannungen von mehr als 70 Volt entstehen. Wenn Sie einer solchen Person einen Phasenprüfer bzw. Prüfschraubenzieher auf die Haut halten, leuchtet die eingebaute Lampe!

Wolfgang Maes führt in seinem Buch zwei Studien zu Heizdecken an. Die eine, von David A. Savitz aus dem Jahre 1990, sagt aus, dass Kinder bis zu einem Alter von 15 Jahren häufiger an Hirntumoren und Leukämie erkranken, wenn sie in den ersten vier Lebensmonaten regelmäßig mit einer elektrischen Heizdecke gewärmt wurden. Die zweite Studie von Nancy Wertheimer aus dem Jahre 1976 fand heraus, dass in den Wintermonaten mehr Fehlgeburten aufgrund der Benutzung von elektrischen Heizdecken eintraten als in den Sommermonaten, in denen diese aufgrund der warmen Jahreszeit nicht benutzt wurden.

Wenn Sie abends ins Bett gehen und frieren, ist die beste Lösung die altbewährte Wärmflasche. Wenn Sie die elektrische Heizdecke unbedingt benutzen wollen, dann bitte nur zum Aufwärmen des Bettes. Aus Sicherheitsgründen sollten Sie vor dem Zubettgehen dann den Stecker herausziehen. Durch die Metalle in den Heizdecken können dann allerdings immer noch kleinere Felder entstehen.

In dem Seminar in Melbourne wurde natürlich die Matratze samt Heizdecke vorgeführt. Die elektrischen Felder waren erwartungsgemäß groß, der Prüfschraubenzieher leuchtete, nachdem ich damit die Nase der auf dem Heizkissen liegenden Person berührte. Morgens hörte ich dann von dem Hotelpersonal, dass die Seminarteilnehmer die Heizkissen aus den Betten ausgebaut hatten.

7.2.2.5 Beispiel 4: Elektrisches Wechselfeld von der Federkernmatratze

Alles leitfähige Material, welches nicht geerdet ist, kann durch die Nähe zu elektrischen Wechselfeldern selber zum Verursacher von großen elektrischen Wechselfeldern werden. Ein Beispiel dafür ist ein Schreibtisch, der aus einem Metallrahmen besteht. Häufig befinden sich unten am Schreibtisch viele Kabel. Ist der Schreibtisch aus Metall, kann man an dem entgegengesetzten Ende des Schreibtisches immer noch die elektrischen Wechselfelder messen. Wenn Sie ein Bettgestell aus Metall haben und in der Wand oder in der Nähe Kabel verlaufen, produziert das ganze Bett aufgrund des Metalls ein großes elektrisches Wechselfeld. Verdeutlichen kann man den Zusammenhang am Beispiel einer Federkernmatratze. Im Bild unten lässt sich das

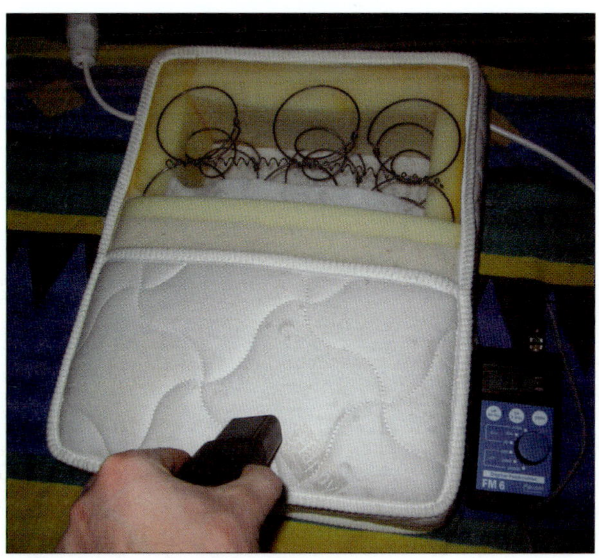

Ein Verlängerungslabel neben einer Federkenmatratze produziert ein großes elektrisches Wechselfeld.

Innenleben aus Metallspiralen sehr schön erkennen. Läuft in der Nähe der Matratze ein Kabel, z.B. ein Verlängerungskabel oder das Kabel der Nachttischlampe vorbei, können Sie an der ganzen Matratze ein zum Teil sehr großes elektrisches Wechselfeld erkennen. In dem genannten Beispiel wurden 39 V/m gemessen.

Federkernmatratzen sind aufgrund der elektrischen Wechselfelder im Schlafbereich abzulehnen. Zwischenzeitlich gibt es viele gute und nicht unbedingt teuere Alternativen. Achten Sie besonders bei den angebotenen Schaumstoffmatratzen auf die möglichen Schadstoffbelastungen, die zum Teil erheblich sein können.

7.2.2.6 Beispiel 5: Netzfreischalter, oft eine gute Lösung

Auf der einen Seite möchten wir nicht auf den Komfort elektrischer Geräte verzichten, auf der anderen Seite aber auch nicht durch die damit verbundenen Felder belastet werden. Mit einem fachmännisch installierten Netzfreischalter ist oftmals beides möglich. Dieses kleine Schaltgerät – optimal im Sicherungskasten platziert – erkennt, wann Strom gebraucht wird. Dazu schaltet es erst einmal die Wechselspannung ab und schickt in das Netz einen schwachen Gleichstrom. Schaltet man nun z.B. eine Lampe ein, bricht dieser Gleichstrom zusammen und der Netzfreischalter schaltet die Wechselspannung zu, so dass die Lampe leuchtet. Schaltet man die Lampe wieder aus, schaltet auch der Netzfreischalter die Wechselspannung wieder ab, so dass nur noch sehr geringe elektrische Wechselfelder messbar sind. Ein korrekt arbeitender Netzfreischalter führt also immer dann zu sehr geringen elektrischen Wechselfeldern, wenn kein Gerät eingeschaltet ist.

Das Bild rechts zeigt die Messung des elektrischen Wechselfeldes im Kopfbereich ohne Netzfreischalter. Es werden extreme 75 V/m gemessen! Ist der Netzfreischalter aktiv, d.h., schaltet er die Wechselspannung weg, liegt nur noch ein Wert von 4 V/m vor. Eine wirklich empfehlenswerte Lösung. Bitte beachten Sie beim Einsatz eines Netzfreischalters folgende Hinweise:

- Geräte, die permanent Strom benötigen, z.B. Fernseher im Stand-by-Betrieb, machen den Netzfreischalter wirkungslos, da diese in einem solchen Fall die Wechselspannung permanent zuschalten.
- Der Netzfreischalter arbeitet immer dann optimal, wenn er für einen Raum den Wechselstrom zu- und abschalten kann. Hängt aber zufällig an dem Stromkreis des Schlafzimmers noch die Kühltruhe, so schaltet der Netzfreischalter den Wechselstrom und die damit verbundenen Felder im Schlafzimmer zu, wenn sich die Kühltruhe einschaltet.
- Oftmals reicht ein Netzfreischalter nicht aus, weil die elektrischen Wechselfelder aus dem Nachbarraum kommen. Hier muss vor dem Einbau gemessen werden, welche Stromkreise mit Netzfreischaltern zu versehen sind.
- Gute Netzfreischalter, die die verschiedensten Situationen erfassen können, (z.B. von der Fa. LMD) sind teuer, rechnen sich aber letztendlich. Es nützt keinem etwas, wenn der Netzfreischalter wegen Qualitätsmängeln ausfällt. Oftmals geschieht dies dann unbemerkt.

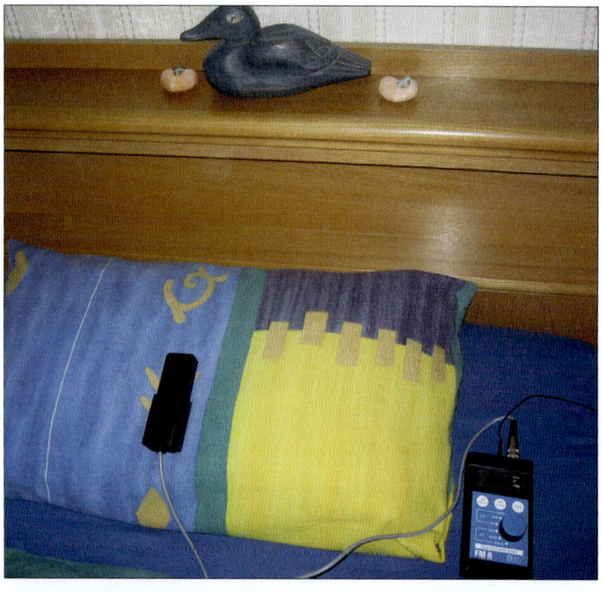

Ohne Netzfreischalter liegt in diesem Fall ein elektrisches Wechselfeld von 75 V/m vor.

7.2.2.7 Beispiel 6: Die typische Elektroinstallation im Schlafzimmer

Die Wichtigkeit eines ungestörten Schlafplatzes wurde bereits betont. Da wir elektrische Wechselfelder weder sehen, hören, schmecken, riechen noch fühlen können, liegen wir oftmals in großen Feldern und ahnen nichts davon. Im Bild unten wird eine typische Elektroinstallation in einem Schlafzimmer dargestellt. Links und rechts sind Steckdosen, davor steht meistens je eine Konsole. Links und rechts in der Wand sind dann meistens Kabel für die Bettlampen verlegt. Sehr häufig kann man nachmessen, dass das Verbindungskabel der linken und rechten Steckdose aus Zeit- und Kostengründen direkt verbunden wurde, auch wenn dies die Norm nicht zulässt. Leider verläuft bei dieser Installation das Kabel so unglücklich auf Kopfhöhe in der Wand, dass schnell bis zu 70 V/m erreicht werden können.

Schaut man in verschiedene Schlafzimmer hinein, hat man oft eher den Eindruck, in einem Laboratorium zu stehen als in einem Raum, in dem unser Organismus regenerieren soll. Da steht der Fernseher, inzwischen oft auch der Laptop mit Schaltnetzteil, das Tablet oder der DVD-Player, dann das DECT-Schnurlostelefon und das Handy neben dem Radiowecker auf der Nachtkonsole. In Kinderzimmern fällt dann häufig noch die Spielkonsole und der PC mit Monitor auf. In solch gravierenden Fällen hilft dann nur noch eins: entrümpeln. Andernfalls sind akzeptable Feldwerte nicht erreichbar. So kommen Sie zum Schlafplatz mit geringer Feldbelastung:

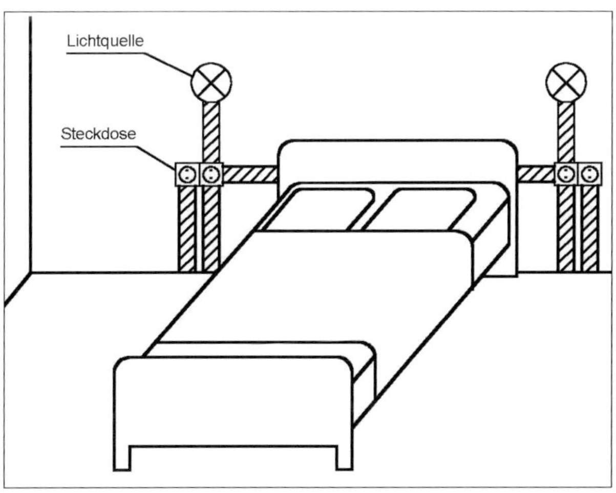

Das Verbindungskabel zwischen linken und rechten Steckdosen liegt sehr oft in Höhe des Kopfes.

- Verwenden Sie keine elektrischen Geräte am Schlafplatz mit Verbindung zum Netz.
- Stecken Sie alle unnötigen Kabel aus und entfernen Sie diese.
- Wenn Sie das Schlafzimmer renovieren, legen Sie das Verbindungskabel der Steckdosen so, dass die Felder nicht den Organismus belasten können, z.B. an der linken Steckdose hoch, unter der Decke entlang und dann wieder herunter zur rechten Steckdose.
- Wenn Sie einen Wecker benutzen, sollte dieser batteriegespeist arbeiten und nicht durch das Netz versorgt werden.
- Radiowecker mit integriertem Transformator sind riesige Feldverursacher (mehr dazu bei magnetischen Wechselfeldern).
- Schnurlostelefone und deren Stationen sowie Handys haben in der Nähe des Schlafplatzes nichts zu suchen.
- Das Bett und auch das Gestell sollten aus Massivholz bestehen. Metallrahmen oder Metallbetten verstärken die elektrischen Wechselfelder enorm. Wasserbetten bestehen aufgrund des hohen Gewichts oft aus Metallrahmen. Jedes Wasserbett hat eine Heizung, die das elektrische Wechselfeld ganz nah an den Organismus heranholt.
- Die Matratze sollte auf keinen Fall Federkerne aus Metall enthalten, da diese die elektrischen Wechselfelder über das ganze Bett verteilen.
- Sie frieren im Bett? Greifen Sie dann bitte nicht zur Heizdecke, sondern zur Wärmflasche.
- Verwenden Sie möglichst einen Netzfreischalter zur Reduktion der elektrischen Wechselfelder.
- Überlegen Sie sich bitte, was hinter der Wand des Schlafzimmers ist, an der Sie schlafen. Ist hier vielleicht der Sicherungskasten, ein Trafo, der Fernseher des Nachbarn oder steht dort etwa die Sendestation des Schnurlostelefons? Das Gleiche überlegen Sie sich bitte für die Räume über und unter dem Schlafzimmer!

7.2.3 Magnetische Wechselfelder

Im vorangegangenen Kapitel wurde erläutert, dass elektrische Wechselfelder immer dann vorhanden sind, wenn eine Verbindung, z.B. durch ein Verlängerungskabel, zu einer Wechselspannung besteht. Dabei muss kein Strom fließen. Magnetische Wechselfelder entstehen immer dann, wenn der Strom fließt. Konkret: Die in der Steckdose eingesteckte, aber ausgeschaltete Nachttischlampe produziert ein elektrisches Wechselfeld, schalten wir die Nachttischlampe ein, wird zusätzlich auch ein magnetisches Wechselfeld produziert.

Wenn die

- Stromstärke hoch,
- der Abstand zum Feldverursacher klein,
- der Abstand zwischen Hin- und Rückleiter groß ist,

dann ist auch das magnetische Wechselfeld groß.

Bitte merken:

Magnetische Wechselfelder entstehen in allen Installationen (Verteilerdosen, Zuleitungen, Verlängerungskabeln), in Transformatoren, Maschinen, Lampen usw. immer dann, wenn ein Strom fließt. Die Größe eines magnetischen Wechselfeldes wird in Tesla (T) (magnetische Flussdichte) angegeben. Weil diese Einheit sehr groß ist, benutzt man normalerweise die Größenordnung Nanotesla (nT).

7.2.3.1 Grenzwerte magnetischer Wechselfelder

Nach der DIN/VDE 0848 sind in der Bevölkerung 100.000 nT und am Arbeitsplatz sogar 5.000.000 nT (5 Millionen Nanotesla) erlaubt.

Die schwedische Bildschirmnorm TCO erlaubt im Abstand von 30 cm vor dem Bildschirm 200 nT für einen Frequenzbereich von 5 bis 2.000 Hz – also auch für die bei uns übliche 50-Hz-Netzfrequenz. Bei höheren Frequenzen (2 bis 400 kHz) nur 25 nT.

Auch bei den magnetischen Wechselfeldern kommen die wirklich ernstzunehmenden Grenzwerte aus der Baubiologie. Hier die baubiologische Richtwertempfehlung für Wach- und Schlafbereiche:

Biologische Grenzwerte für magnetische Wechselfelder	
Wachbereich	Maximal 200 nT
Schlafbereich	Geringe Belastung: unter 20 nT Schwache Belastung: von 20 bis 100 nT Starke Belastung: größer als 100 nT

Denken Sie bitte nicht, dass bei den gesetzlich erlaubten Grenzwerten ein Schreibfehler vorliegt! Wenn sich die grenzwertbestimmende elektrotechnische Kommission zu über 3/4 aus der Stromindustrie zusammensetzt, wird klar, warum diese Grenzwerte so hoch liegen. Die deutschen Grenzwerte sind so hoch gelegt, dass man sie weder unter einer Hochspannungsleitung noch in direkter Nähe eines Trafohäuschens überschreiten könnte.

Auch im Bezug auf die magnetischen Wechselfelder ist ein unbelasteter Schlafbereich für die Regeneration des Organismus unabdingbar. Vielfach werden typische Verursacher hoher magnetischer Wechselfelder nicht erkannt, deshalb sollen ein paar Beispiele aus dem Alltag aufgezeigt werden:

7.2.3.2 Beispiel 1: Die Hochspannungsleitung

Die Größe des magnetischen Wechselfeldes ist abhängig von der herrschenden Stromstärke. Je höher die Stromstärke, desto höher auch das magnetische Wechselfeld. Hochspannungsleitungen versorgen hunderttausende von Menschen mit Elektrizität. Damit eine hohe elektrische Leistung abgegriffen werden kann, liegt nicht nur eine hohe Wechselspannung von bis zu 380.000 Volt, sondern auch ein hoher Strom von bis zu 1.300 A vor. Die durch Hochspannungsleitungen verursachten magnetischen Wechselfelder sind dementsprechend hoch. In dem Bild unten wird dargestellt, in welcher Entfernung eine Hochspannungsleitung (380 kV, 220 kV, 110 kV) magnetische Flussdichten erzeugt. Eine 380-kV-Leitung produziert danach noch in 100 Metern Abstand Werte von über 0,4 µT = 400 nT. Die Liste der Krankheiten, die mit Hochspannungsleitungen und den damit verbundenen magnetischen Wechselfeldern in Verbindung gebracht werden, ist lang. Degenerative Prozesse, Störungen im Hormonhaushalt, Krebswachstum, Blutdruckschwankungen, Verhaltensstörungen, Migräne, Hyperaktivität und Schlafstörungen sind einige der in den Studien genannten biologischen Effekte.

Übrigens: Noch vor wenigen Jahren waren Menschen, die elektrosensibel reagiert haben, Spinner oder einfach psychisch krank! Heute ist die Elektrosensibilität eine anerkannte Krankheit.

7.2.3.3 Beispiel 2: Transformatoren

Meist unscheinbar eingebaut, sorgen Transformatoren in elektronischen Geräten für die Wandlung einer hohen in eine niedrigere Spannung. Die Elektronik eines Radioweckers arbeitet nicht mit einer Spannung von 230 V, sondern z.B. mit 5 V. Aus diesem Grund findet man in elektronisch betriebenen Geräten nahezu immer einen Transformator. Zeigt man anhand eines Radioweckers die nahezu unglaublich großen, magnetischen Wechselfelder, erntet man häufig nur Unglauben. Tatsächlich kann man häufig noch in zwei Metern Abstand Werte von 100 nT – also dem 5-Fachen der baubiologischen Richtwertempfehlung – messen. Der Bettplatz, der dem elektrischen Radiowecker am nächsten ist, kann Werte von über 1.000 nT – also dem 50-Fachen der baubiologischen Richtwertempfehlung – zeigen.

Da in dem von meiner Familie bewohnten Haus aus den genannten Gründen keine elektrischen Radiowecker eingesetzt werden, ging ich in das nächste Elektronik-Fachgeschäft und sagte dem netten Verkäufer, dass ich einen Radiowecker benötige, um damit in den Vorträgen und Seminaren die extremen magnetischen Wechselfelder demonstrieren zu können. Mit seiner Antwort hatte ich nicht gerechnet. Er sagte, dass er jeden Käufer darauf hinweise, den Radiowecker mindestens einen Meter vom Bett wegzustellen, damit er keine

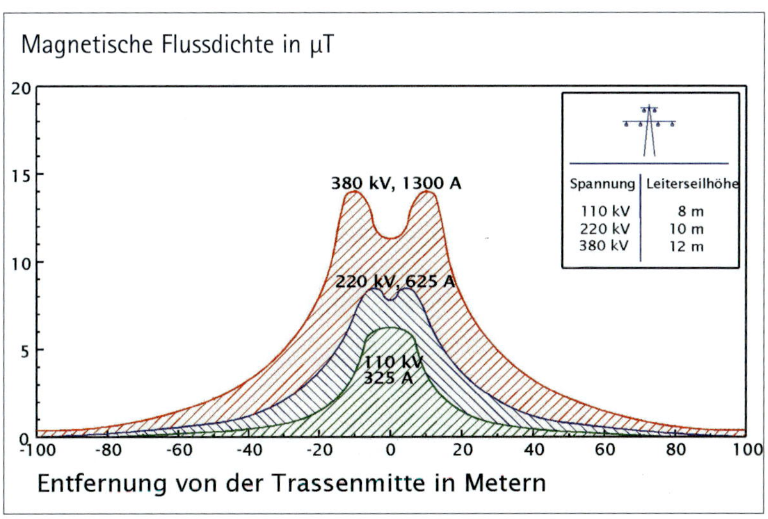

Magnetische Flussdichte einer 110-kV-, 220-kV- und einer 380-kV-Überlandleitung.

Schlafstörungen bekomme. Er selber hätte damit viele Jahre zu kämpfen gehabt, bevor er den eigentlichen Verursacher – also seinen Radiowecker – gefunden hatte.

Warum produzieren Kleinsttransformatoren solch hohe magnetische Wechselfelder? Die damit betriebenen Geräte verbrauchen schließlich nur wenige Watt. Die Lösung ist einfach. Bei 5 V Spannung und 5 Watt Leistung fließt bereits ein Strom, der die genannten hohen Felder produzieren kann. Meiden Sie daher besonders im Schlafbereich alle elektrischen Geräte, die Transformatoren beinhalten. Stecken Sie Netzteile, Ladegeräte immer aus, damit Sie ganz sichergehen, dass diese auch im ausgeschalteten Zustand keine Felder erzeugen.

7.2.3.4 Beispiel 3: Hoher Abstand zwischen Hin- und Rückleiter

Eine die magnetischen Wechselfelder beeinflussende Größe ist der Abstand zwischen dem Hin- und Rückleiter. Normalerweise ist dieser Effekt zu vernachlässigen, da diese zwei Adern in einer Elektroleitung nur wenige Millimeter auseinanderliegen. Leider ist dies nicht immer so. Ein Beispiel dafür sind Halogenlampen. Unter der Decke werden dazu oft von einem Transformator ausgehend zwei unisolierte Edelstahldrähte gespannt. Daran hängt man dann die einzelnen Halogenlampen. In diesem Fall ist der Hin- und Rückleiter mehrere Zentimeter voneinander entfernt. In einem Abstand von einem halben Meter können so leicht noch über 10.000 nT gemessen werden.

Ein anderes Beispiel ist der Bahnstrom. Hier liegt der Hinleiter oben über dem Zug, die Schiene ist der Rückleiter. Um einen Zug zu bewegen, ist viel Leistung erforderlich, womit ein hoher Strom fließen muss. Diese Kombination, große Entfernung von Hin- und Rückleiter sowie hoher Strom, bedeutet sehr große magnetische Wechselfelder. Bei ungünstigen Witterungsbedingungen, d.h. hoher Feuchtigkeit, fließt der Bahnstrom oft über die Umgebung ab. Bis zu vielen hundert Metern kann man dann nicht nur die bahnstromtypische Frequenz von 16 2/3 Hz feststellen, sondern auch noch die magnetischen Wechselfelder.

7.2.3.5 Beispiel 4: Nochmal: das Heizkissen

Ausführlich wurde im Kapitel 7.2.2.4 bereits dargestellt, wie groß die elektrischen Wechselfelder und die damit verbundene Körperspannung durch elektrisch betriebene Heizkissen ist. Zu alledem gesellt sich durch den fließenden Strom im eingeschalteten Zustand auch noch ein wirklich großes magnetisches Wechselfeld hinzu. In einem Zentimeter Entfernung – schließlich liegt man auf dem Heizkissen – können bis zum 500-Fachen der baubiologischen Richtwertempfehlung gemessen werden. Dabei wäre die Fertigung von Heizkissen ohne großes elektrisches und magnetisches Wechselfeld durchaus machbar. Gedrillte Leitungen, koaxialer Heizdraht und Erdung würden ein Heizkissen ohne große Felder möglich machen.

7.2.3.6 Möglichkeiten zur Reduktion magnetischer Wechselfelder

Lassen sich elektrische Wechselfelder durch eine geeignete Erdung oder durch einen Netzfreischalter optimal minimieren, bei magnetischen Wechselfeldern greifen diese Maßnahmen nicht. Magnetische Wechselfelder passieren Wände nahezu ungehindert und lassen sich nur mit einem größeren Abstand zu den Verursachern und dem konsequenten Ausstecken aller verursachenden Geräte reduzieren. Der Netzfreischalter kann magnetische Wechselfelder nicht reduzieren, da in dem Moment, in dem ein Gerät eingeschaltet wird, auch der Stromfluss vorhanden ist. Ist er abgeschaltet, fließt kein Strom, und das magnetische Wechselfeld ist sowieso nicht präsent.

Eine weitere Möglichkeit, magnetische Wechselfelder zu verringern, sind verdrillte Leitungen, die leider immer noch ein Schattendasein führen.

Man kann in einfachen Tests nachweisen, dass sich magnetische Wechselfelder um bis zu 80 % reduzieren, wenn die im Kabel liegenden drei Drähte eng verdrillt sind. Eine Verdrillung kann man sich vorstellen, als wenn man einen Zopf, der auch aus drei einzelnen Strängen besteht, bindet. Der Vollständigkeit halber sei erwähnt, dass Koaxialkabel ähnlich gute, d.h. geringe magnetische Wechselfelder abgeben.

Eines der wenigen Materialien, die magnetische Wechselfelder reduzieren können, ist MU-Metall. Die Weichmetall-Legierung mit hohem Nickelgehalt kann in mehreren Lagen aufgebracht – meist aufgeklebt – werden, bis das magnetische Wechselfeld akzeptable Werte erreicht. Die Auslegung ganzer Wände scheitert an den extrem hohen Kosten von MU-Metall-Folien. Durch einen Fachmann gezielt eingesetzt, kann MU-Metall eine Möglichkeit zur Reduzierung von magnetischen Wechselfeldern sein.

7.2.4 Elektrische Gleichfelder

Wie der Name sagt, sind elektrische Gleichfelder frequenzlos, weshalb man auch von Elektrostatik spricht. Jeder hat es sicher schon erlebt, wenn er einen metallischen Gegenstand, z.B. eine Türklinke, angefasst hat und dort einen „gewischt" bekommen hat. In diesem Fall floss eine auf dem Körper liegende Spannung ab. Da dies sehr plötzlich – und meist unerwartet – geschieht, ist es unangenehm. Nicht nur unser Umfeld, z.B. synthetische Fußbodenbeläge, sind daran schuld. Wer achtet beim Schuhkauf schon darauf, dass er über das Schuhwerk stets gut geerdet ist. Ledersohlen bringen hier große Vorteile gegenüber synthetischen Materialien. Manchmal hört man es regelrecht knistern, wenn ein Pullover aus synthetischen Materialien ausgezogen wird. Elektrische Gleichfelder im Wohnumfeld sind relativ gut beherrschbar, indem man konsequent darauf achtet, Naturmaterialien einzusetzen. Ein massiver Parkettboden ist ideal, keine Gardinen, Teppiche oder Tapeten aus Synthetik, die Kuscheltiere der Kinder einfach mit zudecken, das führt oft die ganzen elektrischen Gleichfelder ab. Hohe elektrische Gleichfelder direkt am Körper findet man auch bei Brillen mit Kunststoffgläsern. Fragen Sie Ihren Optiker nach einer antistatischen Beschichtung der Brillengläser, um diesen Effekt zu minimieren. Ein weiterer Vorteil: Sie brauchen die Brille nicht so oft zu putzen, weil weniger Staubpartikel daran hängen bleiben.

Eine wichtige Kausalkette sei zum Schluss noch dargestellt. Wenn im Winter die Luft kälter wird, kann diese nicht mehr so viel Wasser speichern wie warme Luft. Eine geringere Luftfeuchtigkeit führt zu höherer Elektrostatik, also größeren elektrischen Gleichfeldern, da die Ableitung schlechter wird. Im selben Maße steigt die Staubbewegung in den Räumen an, die letztendlich die ohnehin schon trockeneren Schleimhäute belastet. Atemwegserkrankungen und eine gesteigerte Infektionsanfälligkeit sind die Folge.

Die Lösung kann in einer Anhebung der Luftfeuchtigkeit durch geeignete Geräte bestehen. Leider befinden sich in Luftbefeuchtern mit der Zeit oft auch große Bakterienherde. Bitte achten Sie auch hierauf.

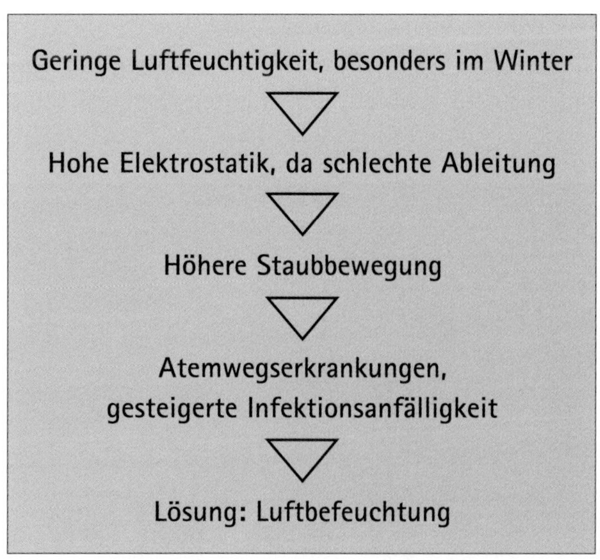

Kausalkette: Hohe Elektrostatik kann zu Atemwegserkrankungen und gesteigerter Infektionsanfälligkeit führen.

7.2.5 Magnetische Gleichfelder

Wenn fließender Wechselstrom magnetische Wechselfelder erzeugt, dann erzeugt fließender Gleichstrom analog dazu magnetische Gleichfelder. Das sicherlich bekannteste magnetische Gleichfeld ist das Erdmagnetfeld. Im Bezug auf den Elektrosmog verursachen künstlich magnetisierte Metalle Verzerrungen des Erdmagnetfeldes. Sie können mit einem Kompass auf einer Bergspitze, in einer Höhle oder auf dem Schiff die exakte Nordrichtung bestimmen. Überall ist das möglich, nur nicht auf den meisten Federkernmatratzen. Wenn Metalle miteinander verschweißt werden, fließt dazu ein hoher Strom durch das Metall. Dabei magnetisiert sich der Stahl und gibt fortan über Jahre ein konstantes, das Erdmagnetfeld verzerrendes Feld ab. Zur Vermeidung von biologischen Nebenerscheinungen sollte aber gerade im Schlafbereich ein möglichst harmonisches Erdmagnetfeld existieren.

In vorangegangenen Kapiteln wurde bereits ein Matratzenmuster aus Federkernen gezeigt. Das Muster (siehe Bild unten) wurde in Nordrichtung – in diesem Fall nach links zeigend – positioniert und dann in jede Ecke ein Kompass gelegt. Keiner der vier Kompasse zeigte exakt nach Norden. Der untere linke nach Nordwest, der untere rechte nach Nordost, der obere rechte wiederum nach Nordwest und der obere linke sogar nach Südost. Eine solche Matratze ist für einen regenerativen Schlaf denkbar ungeeignet. Der Test kann mit einem guten Kompass sogar selbst durchgeführt werden. Sollte in der Decke zum Schlafbereich ein Stahlträger liegen, der das Erdmagnetfeld verzerrt, zeigt auch dies der Kompass an.

In der Baubiologie wird der Grad einer Erdmagnetfeldverzerrung unter anderem auch mit der Kompassnadelabweichung beschrieben.

Biologische Grenzwerte für magnetische Wechselfelder (Kompassnadelabweichung)	
Schlafbereich	Geringe Belastung: bis 2°
	Schwache Belastung: von 2° bis 10°
	Starke Belastung: größer als 10°

Um auf unser Bild zurückzukommen: Hier liegt also an allen vier Stellen eine starke Anomalie vor.

Beachten Sie bitte besonders Geräte mit starken Magneten. Stellen Sie beispielsweise ein HiFi-Lautsprecher auf eine Federkernmatratze, magnetisieren Sie diese unter Umständen für die nächsten Jahre. Ein Kompass ist für solche Fälle ein empfehlenswerter, kostengünstiger Helfer beim Aufspüren der Erdmagnetfeldverzerrungen.

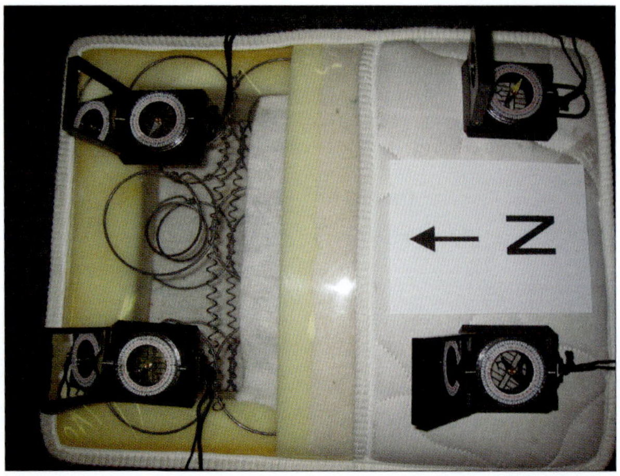

Veränderung des magnetischen Gleichfeldes durch eine Federkernmatratze, sichtbar gemacht mit einem Kompass an vier verschiedenen Stellen.

7.2.6 Hochfrequente elektromagnetische Wellen

Elektromagnetische Wellen zeichnen sich durch eine drahtlose Übertragung in der Luft aus. Da diese an beliebigen Orten empfangen und gesendet werden können, ist es möglich, z.B. während einer Autofahrt Radio zu hören oder mobil zu telefonieren. Elektromagnetische Wellen kennt man vom CB-Funk, Mobilfunk, von Radio- und Fernsehsendern, Satelliten, Funkfernsteuerungen, schnurlosen Telefonen, Babyphonen, Mikrowellenherden usw.

Die Feldstärke der hochfrequenten elektromagnetischen Wellen ist Volt pro Meter (V/m) oder Ampere pro Meter (A/m). Bei Hochfrequenz „vermengen" sich elektrische und magnetische Wechselfelder, und man spricht dann von elektromagnetischen Wellen. Die Intensität der elektromagnetischen Wellen, die Strahlungsdichte, wird in Watt pro Quadratzentimeter (W/cm^2) angegeben. Sie steigt mit der Leistung des Senders sowie der Verringerung des Abstandes zum Sender.

Offizielle Grenzwerte werden an thermischen Effekten festgemacht. Konkret wird dabei geprüft, wie stark sich ein Körperteil durch elektromagnetische Wellen erwärmt. Dieses Kriterium ist seitens der Industrie geschickt gewählt, da eine Erwärmung in der Meinung der Bevölkerung als positiv für den Körper und völlig unschädlich angesehen wird. Trotz dieser Verschleierung werden die biologischen Wirkungen sehr intensiv erforscht, die nichtthermisch sind. Veränderungen im EEG, psychische Störungen, genetische Defekte, Permeabilität der Blut-Hirn-Schranke, Hormonstörungen, Sehstörungen, Krebs, die Menge an nichtthermischen Effekten durch hochfrequente Wellen steigt ständig.

Wenn Sie mit dem Flugzeug verreisen, dann kommt es Ihnen sicherlich bekannt vor, wenn die freundliche Stewardess darauf hinweist, dass während des gesamten Fluges der Gebrauch von Mobiltelefonen untersagt ist. Der Grund wird oftmals nachgeliefert. Funktelefone können die Bordelektronik stören. Es gibt Fälle, in denen durch ein (versehentlich) eingeschaltetes Handy das Flugzeug an Höhe verlor, die Navigation nicht mehr funktionierte, alles nichtthermische Effekte. Ich finde es beeindruckend, dass auf die Bordelektronik des Jumbo-Jets ein so großer Wert gelegt wird, wer aber schützt unsere eigene Bordelektronik, die garantiert wesentlich komplexer und feiner abgestimmt ist als jeder Computer dieser Welt?

Erinnern wir uns: Bereits um 1900 war bekannt, dass Asbest Lungenkrebs verursachen kann. Erst 36 Jahre später wurde die damit verbundene Asbestose als Berufskrankheit anerkannt. Wann wurde durch den Gesetzgeber Asbest verboten? Erst im Jahre 1996! Vielen ist dieses traurige Kapitel mehr als bekannt. Aufgrund der Vergleiche mit Asbest werden auch die Versicherungen vorsichtiger. Gesundheitliche Risiken durch Mobiltelefonieren werden durch die Versicherer großer Mobilfunkkonzerne nicht mehr übernommen. Damit erhöht sich der Druck auf die Mobilfunkunternehmen. Es ist damit zu rechnen, dass wesentlich stärker als bislang versucht werden wird, die Risiken durch Mobiltelefone herunterzureden.

Mit freundlicher Erlaubnis von Prof. Dr. Dr. András Varga können Ihnen hier einige Bilder aus seinem Buch: *Grundlage des Elektrosmogs in Bildern* gezeigt werden. Neben den vielen dort dargestellten biologischen Effekten stimmen besonders die Versuche mit Hühnereiern, die einer hochfrequenten Strahlung von 1,25 GHz einige Stunden pro Tag während der Brutphase ausgesetzt waren, nachdenklich.

Das obere Bild auf der nächsten Seite zeigt die Brutanordnung. In einem vollklimatisierten Raum wurden die Hühnereier unter elektromagnetischer Strahlung ausgebrütet. Dieser Versuch ist deshalb hochinteressant, weil man daraus ableiten kann, ob empfindliche Reaktionsphasen (Übergang vom chemischen Stoff zum biologischen Gebilde) durch hochfrequente Einstrahlung beeinflusst werden können.

Insgesamt ergaben sich in den Auswertungen vier verschiedene Missbildungen. In den nebenstehenden Bildern kann man erkennen: Küken schlüpf-

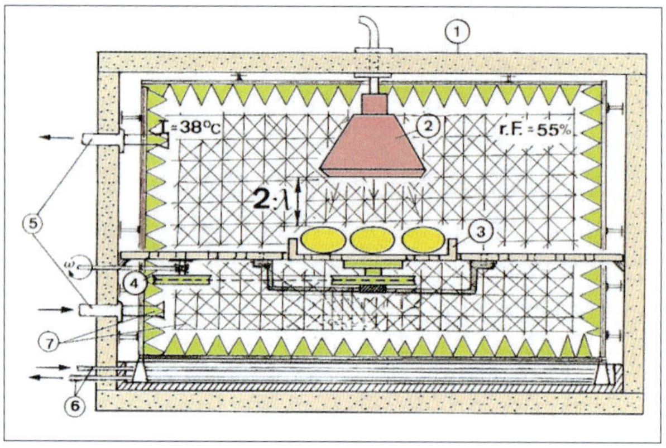

Schematische Darstellung der Messanordnung für die hochfrequente Bestrahlung von auszubrütenden Hühnereiern.

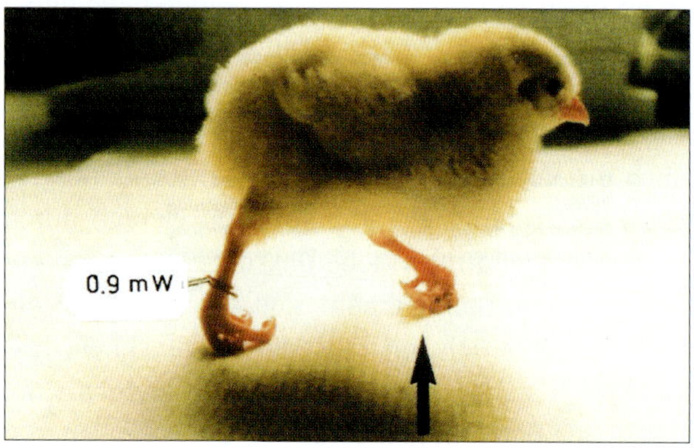

1. typische Missbildung: krumme, nach innen liegende Füße.

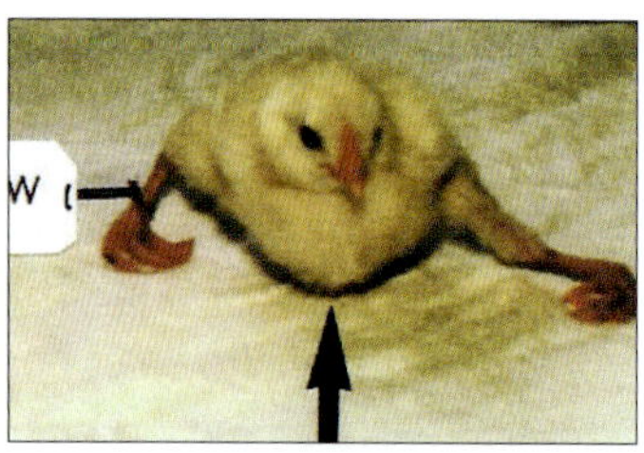

2. typische Missbildung: gespreizte Füße und deformierter Brustkorb.

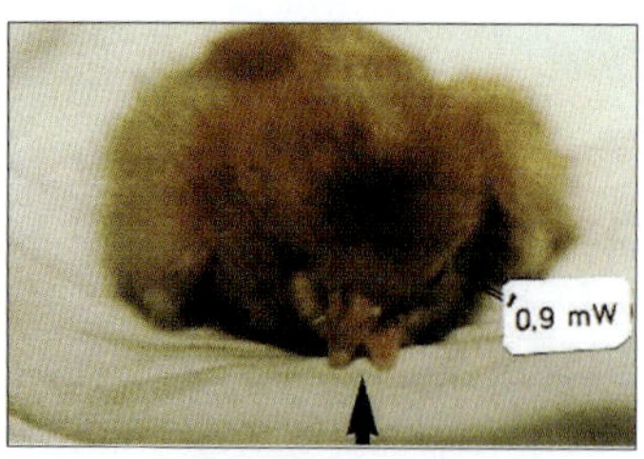

3. typische Missbildung: verdrehter Schnabel.

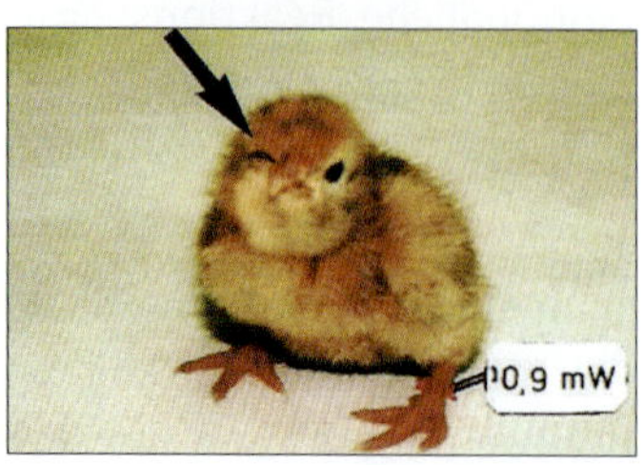

4. typische Missbildung: defekte oder fehlende Augen.

ten mit krummen und nach innen liegenden Füßen. Viele Küken wiesen einen deformierten Brustkorb auf sowie gespreizte Füße. Eine weitere Art der Missbildung: Die Küken zeigten verdrehte bzw. versetzte Schnäbel. Die vierte typische Missbildung lag in fehlenden oder defekten Augen.

Die Leistung, mit der die Frequenzen auf die Eier gebracht wurden, entsprach 0,9 mW. Ein DECT-Schnurlostelefon sendet bei vergleichbarer Frequenz sogar mit einer Leistung von 250 mW!

Alle hier gezeigten vier Missbildungen basieren auf den gleichen Brutbedingungen. Mit diesem Versuch konnte klar gezeigt werden, dass empfindliche Reaktionsphasen durch hochfrequente elektromagnetische Wellen beeinflusst werden können. Besonders interessant ist, dass viele Küken völlig gesund zur Welt kamen. Diese Forschungsergebnisse (viele weitere sind in dem Buch von Prof. Dr. Dr. András Varga nachzulesen) können natürlich nicht ohne Weiteres auf den Menschen übertragen werden. Der gesunde Menschenverstand sagt einem aber, dass hochfrequente elektromagnetische Wellen nicht zwischen einem Hühnerembryo und einem menschlichen Embryo unterscheiden werden.

7.2.6.1 Besonders kritisch: Impulsmodulation

Es gibt verschiedene Verfahren, Daten mit Hilfe von Frequenzen zu übertragen. Erwähnt wurde bereits die Frequenzmodulation (FM), die Informationen durch schnelle Veränderungen der Frequenz sendet. Das Radio arbeitet normalerweise so. Die Amplitudenmodulation kennzeichnet sich dadurch, dass die Informationen durch eine Veränderung der Intensität – der Amplitude – verschickt werden. Beide Modulationen arbeiten analog, sind von ihrem Charakter weniger kritisch anzusehen als die bei den Mobiltelefonen und DECT-Schnurlostelefonen übliche Impulsmodulation. Hierbei wird 216 Mal in der Sekunde ein Datenpaket verschickt, in dem sich die Informationen der Sprache befinden. Jedes dieser 216 Signale ist ein scharfer Impuls.

Zwischen den Impulsen ist nichts – auch keine Belastung –, man kann sich dies vorstellen wie eine Perlenkette mit viel Platz zwischen den Perlen. Und nun der Trick: Die Intensitäten berechnen sich nach der Mittelwertbildung, nicht nach den Maximalwerten. Wenn wir den Mittelwert aus 216 scharfen Signalen (Peak) berechnen und zwischen den Peaks ist nichts, kommt ein minimaler Wert heraus, z.B. 10 mW, der unterhalb der erlaubten Grenzwerte liegt. Dass die Peaks im Maximalwert um ein Vielfaches höher liegen (250 mW), bleibt unberücksichtigt.

Nicht nur die Mobiltelefone und die Handymasten arbeiten mit der Impulsmodulation. Auch – und das ist leider den wenigsten bekannt – die DECT-Schnurlostelefone. Es gibt dennoch einen Unterschied: Schnurlostelefone senden nicht nur, wenn man telefoniert, sondern den ganzen Tag! Hier gibt es wenig Alternativen. In diesem Fall ist es wirklich am besten, die Schnurlostelefone aus dem Haushalt zu verbannen. Und wenn Sie dennoch darauf zurückgreifen müssen, dann stecken Sie das Gerät, d.h. die Sendestation, wieder aus.

So ein Rat kann bezüglich des Mobiltelefons nicht ausgesprochen werden, weil er realitätsfremd wäre. Viele sind auf das Mobiltelefon beruflich angewiesen. Wer im Auto eine Freisprecheinrichtung mit Außenantenne auf dem Dach installiert, hat bereits einen guten Schritt in Richtung Reduktion getan. Überlegen Sie bitte, wie wichtig der Anruf ist. Das Neuste vom Tage muss nicht per Handy erzählt werden.

Was aber tun, wenn man arbeitsbedingt außerhalb des Autos viel mit dem Mobiltelefon telefonieren muss? Im Bezug auf die harte impulsmodulierte Strahlung konnte selbst mit der Bioresonanz nach Paul Schmidt keine auf Dauer wirksame, energetische Abschirmung realisiert werden, welche sicher gegen die negativen Einflüsse eines Mobiltelefons schützen würde. Auf dem Markt befindet sich eine Vielzahl von Entstörern für Mobiltelefone. Keiner war in der Lage, die starken biologischen Auswirkungen auf Dauer wirksam zu reduzieren. Daher muss hier eine Reduktion der Feldbelastung angestebt werden. Eine sinnvolle Lösung können z.B. Handytaschen sein, die in der Lederhülle eine Metallfolie besitzen und so über die Reflektion die hohe Strahlenintensität im Kopfbereich reduzieren. Auch elektrosmogfreie Headsets sind sinnvoll. Eine Reduktion der Strahlungsintensität von bis zu 90 % ist damit möglich.

Unten, in den beiden Bildern, wird gezeigt, wie sich die Strahlungsintensität im Kopfbereich reduzieren lässt. Im linken Bild erkennt man, dass durch die Ausbreitung der Hochfrequenz Anteile durch den Kopfbereich laufen. Diese lassen sich durch eine geeignete Schutzmaßnahme reduzieren (rechtes Bild).

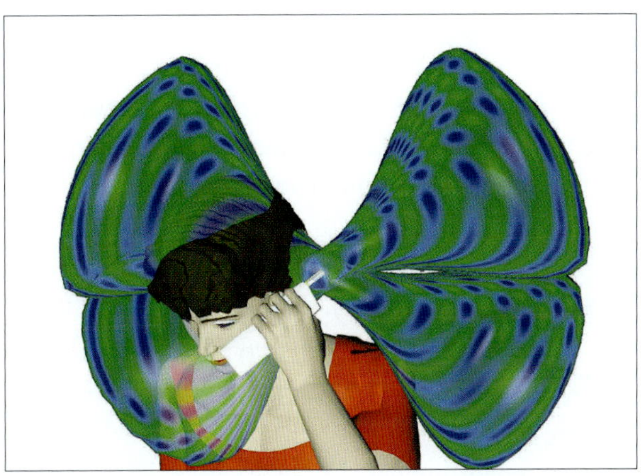

Die hochfrequente Strahlung geht auch durch den Kopfbereich.

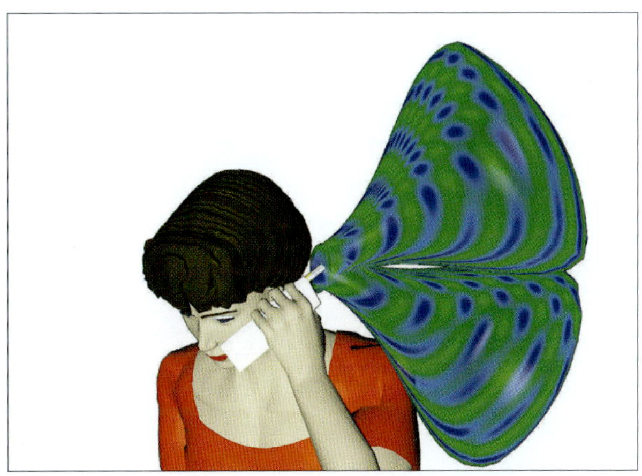

Bei geeigneter Schutzvorrichtung geht die hochfrequente Strahlung nicht mehr oder wesentlich geringer durch den Kopfbereich.

7.2.7 Test und Harmonisierung von Elektrosmog-Belastungen

In den vorangegangenen Kapiteln wurde dargestellt, dass Elektrosmog-Belastungen möglichst nicht auf den Organismus einwirken bzw. diese besonders im Schlafbereich auf ein absolutes Minimum reduziert werden sollten. Setzt sich dieses Denken durch, kann viel für die eigene Gesundheit bzw. die des Patienten getan werden, ohne dass überhaupt eine Harmonisierung oder der Einsatz von energetisch arbeitenden Geräten notwendig wird.

Typischerweise werden Menschen bereits viele Jahre mit Elektrosmog belastet, bevor sie es als Belastung registrieren. Die Bioresonanz nach Paul Schmidt stellt Möglichkeiten zur Verfügung, eine Elektrosmog-Belastung zu testen und diese auch zu harmonisieren.

Werden Personen untersucht, die lange Zeit in elektrischen, magnetischen oder hochfrequenten Feldern belastet wurden, können mittels der Bioresonanz nach Paul Schmidt immer wieder die gleichen sechs Frequenzgrundwerte als harmonisierungsbedürftig getestet werden. Diese sechs Frequenzgrundwerte können neben der Testung auch zur Harmonisierung herangezogen werden. Es macht natürlich wenig Sinn, eine Elektrosmog-Belastung zu harmonisieren, wenn die betreffende Person sich nachts wieder in zu große elektrische, magnetische oder hochfrequente Felder legt. Folgende Vorgehensweise hat sich als die beste herausgestellt:

1. Test, ob keine, eine schwache oder eine starke Elektrosmog-Belastung vorliegt. In über 90 % aller Fälle wird eine Elektrosmog-Belastung vorliegen. Wohnt die getestete Person in einer Stadt, liegen durchschnittlich größere Belastungen vor.

2. Wenn Sie eine Belastung feststellen, überlegen Sie sich bitte unter Zuhilfenahme der vorangegangenen Kapitel, woher die Elektrosmog-Belastung rührt. Der Schlafbereich muss bei diesen Betrachtungen eine besondere Priorität erhalten. Hier eine Checkliste, um den Elektrosmog-Verursacher zu finden:

- Ist näher als 200 m zur Wohnung oder zum Arbeitsplatz eine Hochspannungsleitung?
- Ist näher als 50 m zur Wohnung oder zum Arbeitsplatz ein Trafohäuschen?
- Sind zu viele elektrisch betriebene Geräte im Schlafbereich (Fernseher, Computer, Halogenlampen mit Trafo etc.)?
- Steht auf der Nachtkonsole ein Radiowecker?
- Stehen elektrische Geräte in unmittelbarer Nähe zum Schlafzimmer, steht beispielsweise der Fernseher des Nachbarn hinter der Wand, an der das Bett steht?
- Wie lang und wie oft wird das Handy am Tag benutzt? Sind die Gespräche in der Regel länger als zwei Minuten?
- Ist in der Wohnung ein schnurloses Telefon?
- Hat die Person einen Computerarbeitsplatz oder dort starke Elektrosmog-Verursacher in der Nähe?

3. Nachdem sichergestellt ist, dass die verursachenden Felder reduziert werden, sollten die charakteristischen Frequenzgrundwerte harmonisiert und gegebenenfalls eine permanente Harmonisierung der durch Elektrosmog im Organismus verursachten Blockaden sichergestellt werden.

In Analogie zum menschlichen Organismus, bei dem ein Organ nicht nur auf einer Frequenz gesteuert wird, findet man beim Elektrosmog neben dem Hauptfrequenzgrundwert 99,50 weitere Werte.

Die Analyse eines elektrischen und magnetischen Wechselfeldes ergibt als Resultat sechs immer wieder vorkommende Frequenzgrundwerte:

Frequenzgrundwert 1: 22,50
Frequenzgrundwert 2: 40,00
Frequenzgrundwert 3: 77,50
Frequenzgrundwert 4: 78,50
Frequenzgrundwert 5: 89,50
Frequenzgrundwert 6: 99,50
(Hauptfrequenzgrundwert)

Vergleicht man diese durch Elektrosmog belasteten Frequenzgrundwerte mit den im Anhang dargestellten Frequenzgrundwerttabellen des menschlichen Organismus, so kann man auf die Organe bzw. Steuerungszentren schließen, die durch Elektrosmog beeinträchtigt werden können. Insbesondere sind dies Frequenzgrundwerte des zellulären Systems, des Herzens sowie Grundregulationen im Bereich des Gehirns (Epiphyse, Basalkerne).

Erinnern Sie sich? In den vorangegangenen Kapiteln zum Elektrosmog wurde immer wieder auf Krankheiten hingewiesen wie Leukämie, Migräne, Herzrhythmusstörungen und viele andere. Diese finden sich jetzt durch die betroffenen Frequenzgrundwerte wieder.

In dem Buch: *Chemotherapie heilt Krebs und die Erde ist eine Scheibe* (siehe Literaturverzeichnis) berichtet der Autor Dr. Hirneise, dass Frauen, die in ihrem BH Metallbügel tragen, dreimal so häufig an Brustkrebs erkranken wie Frauen, die in ihrem BH keine Metallbügel tragen. Den Grund dafür konnte er nicht nennen. Die Bioresonanz nach Paul Schmidt liefert die Erklärung: Wenn Metall direkt am Körper getragen wird, werden durch die nahezu allgegenwärtigen elektrischen, magnetischen oder hochfrequenten Felder Spannungen an den Körper herangeführt. Dies führt unter anderem zu einer pathogenen Resonanz auf dem Frequenzgrundwert 22,50, dem wichtigsten Frequenzgrundwert der zellulären Regulation. Aus den genannten Gründen ist es auch empfehlenswert, Reißverschlüsse aus Kunststoff denen aus Metall vorzuziehen, um keine unnötigen Belastungen an den Körper heranzuführen.

Zum Test einer Elektrosmog-Belastung gehen Sie vor, wie im 6. Kapitel: *Test und Harmonisierung von Frequenzgrundwerten* beschrieben. Beginnen Sie mit dem Frequenzgrundwert 99,50. Dieser Wert ist immer vorhanden, wenn eine Elektrosmog-Belastung vorliegt.

Stellen Sie zum Test einer Elektrosmog-Belastung das Bioresonanzgerät auf den Frequenzgrundwert 99,50 und den Polarisator auf N ein. Stellen Sie dann die Füße auf die Fußdetektoren, und nehmen Sie in die linke Hand den Handdetektor. Testen Sie nun gemäß der passiv-mentalen Radiästhesie (Rotationstest) aus, ob das mit dem Frequenzgrundwert 99,50 korrelierende Feld in Ihrem Organismus stabil ist oder nicht. Zeigt der Rayotensor eine Rotation, so ist keine energetische Störung und somit keine Elektrosmog-Belastung messbar. Zeigt er eine Linearbewegung, liegt eine Elektrosmog-Belastung vor. Stellen Sie in diesem Fall den Polarisator auf +/- (Plus/Minus) ein. Zeigt sich dann immer noch eine Linearbewegung an dem Rayotensor, so handelt es sich bereits um eine starke Störung, da der Organismus trotz Unterstützung durch ein bipolares Feld nicht mit einem stabilen (rotierenden) Feld reagiert.

Schalten Sie dann auf die Polarisatorstellung + (Plus) um. Zeigt sich nun eine Rotation an dem Rayotensor, ist diese Polarisatoreinstellung optimal für eine Harmonisierung. Konnte keine Rotation mit der Polarisatorstellung + (Plus) erzeugt werden, liegt die optimale Einstellung auf – (Minus).

Liegt eine Linearbewegung vor, kann mit der optimal ausgetesteten Polarität eine sehr schnelle und effektive Harmonisierung durch die Unterstützung mit dem Polarisator erzielt werden. Harmonisieren Sie mit der ausgetesteten Polarität so lange, bis dass sich auf der Polarisatorstellung N ein rotierendes Feld ergibt. Wenn Sie von der gefundenen Polarisation auf N umschalten, muss sich eine Rotation ergeben. Zeigt sich noch keine Rotation, schalten Sie den Polarisator wieder auf die optimale Polarisation zurück und harmonisieren Sie weiter, bevor Sie erneut auf N testen.

Wenn auf dem Frequenzgrundwert 99,50 eine Belastung (Linearbewegung) gefunden wird, sollten die anderen fünf zum Elektrosmog gehörenden Frequenzgrundwerte auf die gleiche Art und Weise getestet und gegebenenfalls harmonisiert werden.

Aufgrund der immens gestiegenen Anwendung von impulsmodulierter Einstrahlung zum Beispiel durch Mobilfunk, Bluetooth (Minifunknetze), kabellose Netzwerke (wireless lan), Satellitenfunk, Schnurlostelefone usw. wurden in Zusammenarbeit mit Wolfgang Sievers, Baubiologe und baubiologischer Ausbilder an der Paul-Schmidt-Akademie, die Frequenzgrundwerte für impulsmodulierte Einstrahlung entwickelt. Damit ist es nunmehr möglich, die Belastung durch impulsmodulierte Einstrahlung zu differenzieren. Nach dem bereits vorgestellten Verfahren können die Frequenzgrundwerte am Bioresonanzgerät eingestellt und getestet werden. So können Sie z.B. herausfinden, dass die Belastung durch Bluetooth gering (Linearbewegung nur auf N), die Belastung durch Schnurlostelefone aber sehr stark ist (Linearbewegung auf +/-).

Tipp: Die Testungen zu Elektrosmog-Belastungen lassen sich noch einfacher und vor allem schneller mit der RAH durchführen (siehe Kapitel 20).

Die Aufstellung der Frequenzgrundwerte können Sie der folgenden Tabelle entnehmen:

Strahlungsquelle	Frequenzgrundwert				
CT 1- und CT2-Schnurlostelefone	88,65	87,85	87,85	88,70	87,90
GSM 1800	79,55				
GSM 1800 (DL)	74,95				
DECT (Schnurlostelefone)	99,30				
UMTS	99,75				
Wlan	78,65	78,25	78,75	78,55	
WiMAX	85,50				
Bluetooth	82,60				
Globelstar	79,75				
GSM 900 (DL)	83,80				
GSM 900 (UL)	86,85				
LTE	34,57 / 67,26				

Frequenzgrundwerte häufig vorkommender (impulsmodulierter) Strahlungsquellen.

7.2.8 Elektrosmog-Grenzwerte gemäß der Bioresonanz nach Paul Schmidt

Wenn wir den Frequenzgrundwert 99,50 einer Person testen und eine Rotationsbewegung an dem Rayotensor feststellen können, dann ist der Körper bezüglich dieses Frequenzgrundwertes nicht belastet, d.h., eine Elektrosmog-Belastung wurde im Organismus nicht manifestiert. Wenn Sie den Rayocomp PS 10, wie im Bild gezeigt, in die linke Hand nehmen und auf 99,50 einstellen sowie den Rayotensor mit dem Finger auf der Rändelschraube in die rechte Hand nehmen und sich nun langsam auf eine Elektrosmog-Quelle, z.B. Steckdose, zu bewegen, kann man in einem ganz bestimmten Abstand zur Steckdose beobachten, dass sich die Rotationsbewegung an dem Rayotensor plötzlich in eine Linearbewegung verändert. Genau in diesem Abstand zur Steckdose ist die Wirkung des elektrischen Wechselfeldes belastend für den Organismus, weil das entsprechende Körperfeld geschwächt wird. Wenn sich Personen permanent in einem belastenden Feld aufhalten, wird der Organismus immer stärker blockiert, bis dass sich die Störung manifestiert und jederzeit, z.B. in der Praxis eines Therapeuten, getestet werden kann. Dies unterstreicht, dass Test- und Therapieplätze in der Praxis für akkurate Testungen unbelastet sein sollten.

Testet man so Wach- und Schlafbereiche, können folgende Grenzwerte festgelegt werden:

Grenzwerte für elektrische Wechselfelder nach der Bioresonanz nach Paul Schmidt
Wachbereich maximal 8 V/m
Schlafbereich maximal 4 V/m

Grenzwerte für magnetische Wechselfelder nach der Bioresonanz nach Paul Schmidt
Wachbereich maximal 150 nT
Schlafbereich maximal 20 nT

Bei den Tests zeigt sich immer wieder, wie unterschiedlich Menschen auf die Felder reagieren. Eine getestete Person zeigte erst bei über 15 V/m im Schlafbereich einen Einfluss auf die Körperenergetik. Die in den beiden Tabellen angegebenen Werte orientieren sich aus Sicherheitsgründen an empfindlichen Personen, die leicht durch Elektrosmog geschwächt werden können. Insgesamt werden die aus der Baubiologie kommenden Grenzwerte durch die Bioresonanz nach Paul Schmidt bestätigt.

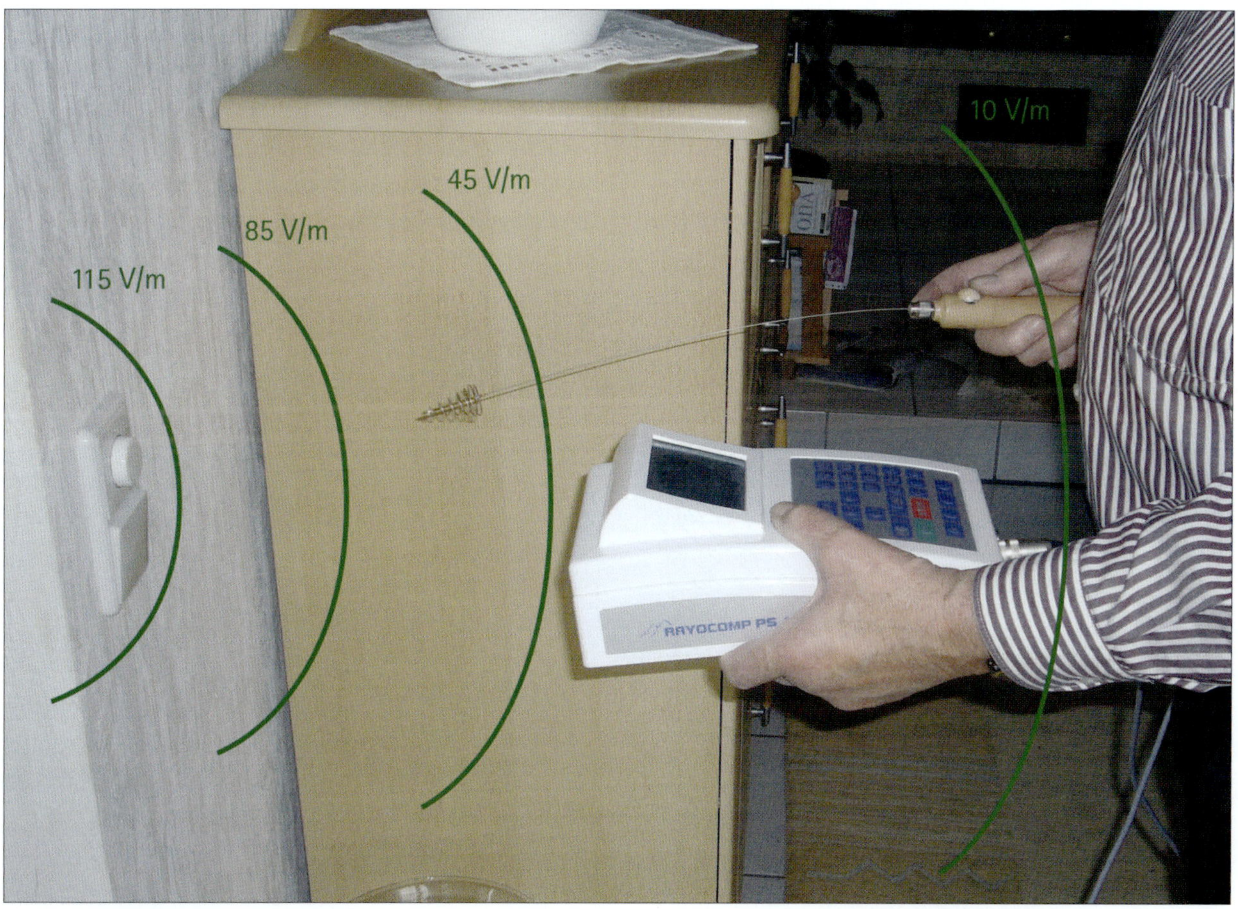

Ab einer elektrischen Wechselfeldstärke von 4 V/m zeigt der Rayotensor (Finger auf der Rändelschraube) die Belastung mit einer Linearbewegung an.

7.2.9 Lösungsansätze mit der Bioresonanz nach Paul Schmidt

Je länger sich Menschen in elektrischen oder magnetischen Wechselfeldern aufhalten, desto schneller kann man mit dem im letzten Kapitel vorgestellten Analyseverfahren ein Defizit bezüglich des Frequenzgrundwertes 99,50 feststellen. Mittels der Bioresonanz nach Paul Schmidt würde man versuchen, die 99,50 so lange auf den Körper zu geben, bis die vollständige Regulation zurückgekehrt ist. Begibt sich die Person anschließend abermals in die Felder, z.B. von einem Monitor, kann nach kurzer Zeit erneut das Defizit auf dem Frequenzgrundwert 99,50 festgestellt werden.

Die Idee von Paul Schmidt war es, direkt an dem Feldverursacher, in diesem Fall dem Monitor, ein kleines „Harmonisierungsgerät" – er nannte es TV-Rayex –, welches permanent auf dem Frequenzgrundwert 99,50 arbeitet, anzubringen. Auf diese Weise kann man in dem Feld verweilen, ohne auf der 99,50 ein Defizit aufzubauen.

Die folgenden zwei Abbildungen sollen die Wirkungsweise erläutern. Es wurde mit Hilfe der Bioresonanz nach Paul Schmidt der Umgebungsbereich eines Monitors vermessen, in dem negative gesundheitliche Auswirkungen – gemessen anhand des Frequenzgrundwertes 99,50 – zu erwarten sind. Nach dieser Messung belastet der Monitor in einem Bereich von 1,4 m nach vorn und bis zu 1,9 m nach links oben. In dem schraffierten Bereich zeigt der Rayotensor eine Linearbewegung auf dem Frequenzgrundwert 99,50 an.

Legt man vor den Monitor den TV-Rayex, kann man im Frontbereich bis auf 8 cm an den Monitor herangehen, bevor der Rayotensor eine Linearbewegung anzeigt. Der TV-Rayex hat im Innern das für die Bioresonanz nach Paul Schmidt übliche Dipolantennensystem, eingestellt auf den Frequenzgrundwert 99,50. Man kann sich den TV-Rayex also als ein kleines, fest auf den Frequenzgrundwert 99,50 eingestelltes Bioresonanzgerät vorstellen.

Damit kein Missverständnis aufkommt: Das elektrische, magnetische oder hochfrequente Feld wird durch den TV-Rayex nicht beeinflusst, sehr wohl aber die im Zusammenhang mit dem Frequenzgrundwert 99,50 stehenden Regulationen.

Sehr oft sieht man in Großraumbüros, dass sich Monitore gegenüberstehen. In dem links dargestellten Fall würde die Person am hinteren Monitor durch den vorderen belastet und umgekehrt. In einem solchen Fall kann man je einen TV-Rayex vor und einen TV-Rayex zwischen die beiden Monitore legen.

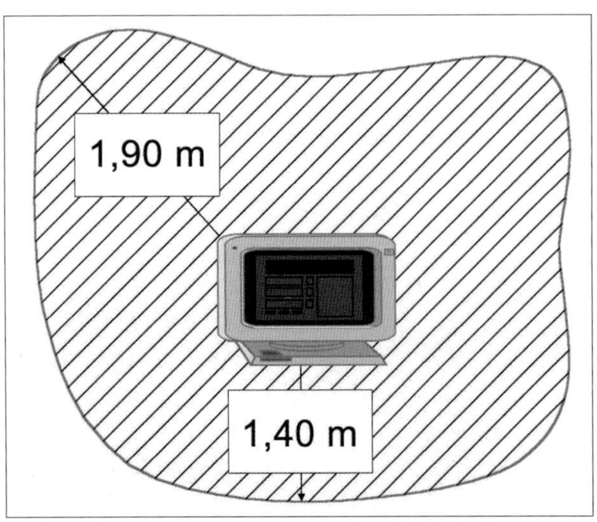

Belastungsbereich eines Monitors auf dem Frequenzgrundwert 99,50.

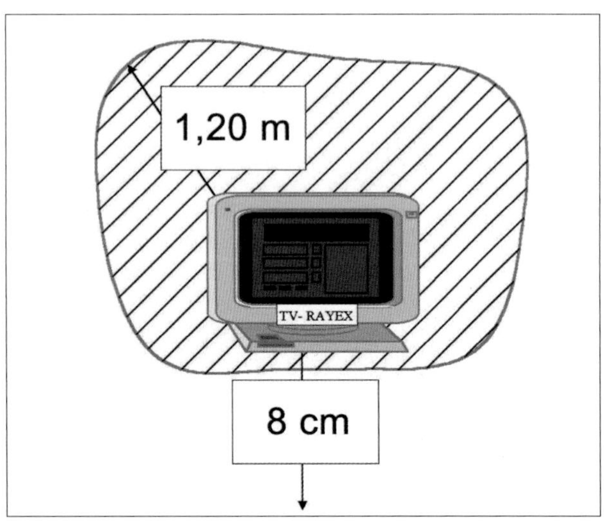

Belastungsbereich eines Monitors auf dem Frequenzgrundwert 99,50 mit frontseitig angebrachtem TV-Rayex.

Die Wirkung des TV-Rayex wurde im Übrigen stärker beurteilt, wenn es mit der Schrift nach oben montiert wird, d.h. vor den Monitor bzw. vor das Fernsehgerät gelegt wird.

Häufig findet man aber nicht nur auf dem Frequenzgrundwert 99,50 ein Defizit, sondern auf allen sechs genannten Werten (Kapitel 7.2.7).

Ähnlich dem TV-Rayex, der speziell auf den Frequenzgrundwert 99,5 abgestimmt ist, beinhaltet der ELO-Rayex alle der oben genannten sechs Frequenzgrundwerte und sorgt wie sechs kleine festeingestellte Bioresonanzgeräte dafür, dass auf diesen Frequenzen keine Defizite bei den Personen eintreten.

Der ELO-Rayex wird vorzugsweise in dem Umgebungsbereich der Person eingesetzt, z.B. auf der Nachtkonsole neben dem Bett. Da der Rayocomp PS 1000 polar jede Testung protokolliert, findet man bei Personen, die einen ELO-Rayex im Umgebungsbereich haben, mit der Zeit keine oder geringere Defizite auf den genannten sechs Frequenzgrundwerten.

Ein synergetischer Effekt lässt sich immer dann erzielen, wenn elektrische, magnetische und hochfrequente Felder drastisch reduziert und zusätzlich die über den Tag gesammelten negativen Einflüsse nachts wieder ausgeglichen werden.

7.3 Geologische Störzonen

Unter geologischen Störzonen versteht man Anomalien (Unregelmäßigkeiten) in oberflächennahen Schichten der Erde. Bereits um 1900 konnte ein höchst interessanter Zusammenhang zwischen geologischen Störzonen und deren Wirkungen auf die Gesundheit festgestellt werden. Zu dieser Zeit war es üblich, völlig identische Häuser aus Kostengründen als Reihenhäuser anzulegen. Leicht konnten auf diese Weise über 20 vom Grundriss her gleiche Häuser nebeneinanderstehen.

Im Bild unten wird dies schematisch dargestellt. An einer Straße entlang (oben im Bild) stehen Häuser, die exakt an der gleichen Stelle das Wohnzimmer, die Küche und die Schlafzimmer angeordnet haben. Daher schliefen die Personen auch an der gleichen Stelle im Haus, da die Schlafzimmer keinen anderen Bettplatz zuließen. Wenn nun im Sonderfall eine geologische Störzone parallel zur Straße und damit durch die Häuser, speziell durch die Schlafplätze ging, konnten bei verschiedenen Personen dieser Reihenhaussiedlung gleiche Erkrankungen festgestellt werden. Man sprach damals von Krebshäusern oder Krebsstraßen.

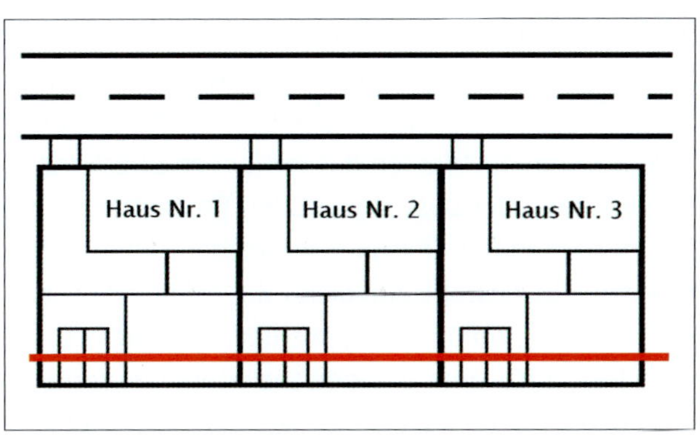

Häuser mit gleicher geologischer Belastung.

Die bekannteste geologische Störzone ist sicherlich die Wasserader, die von der Erdoberfläche durchsickerndes Wasser abtransportiert. Testungen mit der Bioresonanz nach Paul Schmidt ergaben neben der Wasserader besonders zwei weitere, ursächlich auf die Gesundheit einwirkende geologischen Störzonen; zum einen die Verwerfung, zum anderen das Globalgitternetz.

Unter einer Verwerfung versteht man einen Riss oder einen Bruch oberflächennaher Schichten der Erde. Über den Verschiebungen der Gesteinsschichten entstehen die mit dem Bioresonanzgerät nach Paul Schmidt feststellbaren, stark polarisierten Schwingungen. Im oberen Bild auf der nächsten Seite wird dieser Zusammenhang verdeutlicht. Die Bruchfläche wurde rot eingezeichnet. Steht über einer solchen Verwerfung ein Gebäude, kann selbst in den Räumen die Belastung und der Verlauf der Verwerfung anhand spezieller Frequenzgrundwerte ermittelt werden. Der Erfahrung nach gehören die Verwerfungen mit zu den stärksten geologischen Störzonen.

Die dritte, überall zu findende geologische Störzone ist das Globalgitternetz. Es verläuft über der ganzen Erdoberfläche. Die zum Globalgitternetz gehörenden Streifen liegen zwischen 2 m und 2,5 m auseinander und sind, wie in dem Bild rechts dargestellt, genau in Nord/Süd bzw. West/Ost ausgerichtet. Bei Testungen konnte bislang eine Streifenbreite zwischen 5 cm und 30 cm festgestellt werden. Interessanterweise alterniert (wechselt) die Polarität der sich kreuzenden Streifen. Einen pluspolarisierten Kreuzungspunkt benachbarn jeweils minuspolarisierte Kreuzungspunkte und umgekehrt.

Geologische Störzonen wie das Globalgitternetz führen aufgrund der gitterartigen Struktur letztendlich dazu, dass in nahezu jedem Bettplatz eine geologische Störzone getestet werden kann.

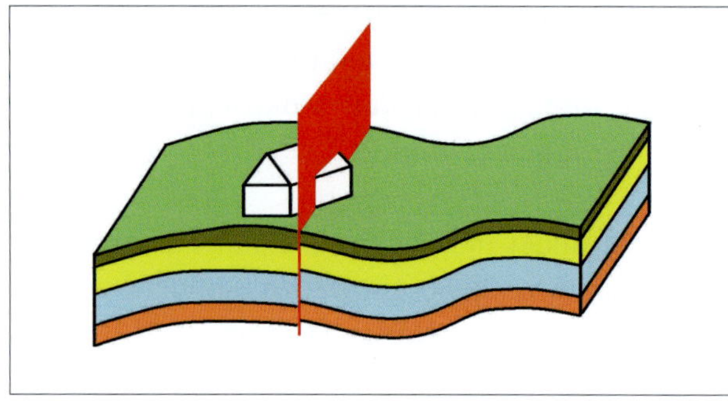

Haus auf einer Verwerfung.

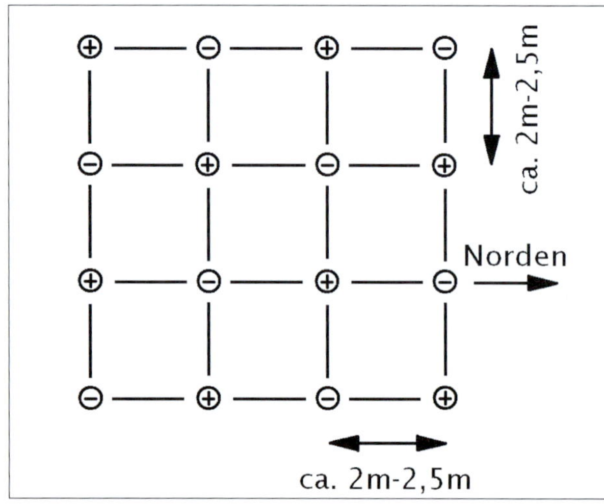

Schematische Darstellung des Globalgitternetzes.

7.3.1 Auffinden von geologischen Störzonen

Historisch bedingt werden geologische Störzonen auch heute noch größtenteils mittels einer Zweihandrute ausfindig gemacht.

Das Wissen und die Erfahrung der Rutengänger ist hier von entscheidender Bedeutung und prägt die Exaktheit sowie die Reproduzierbarkeit der Ergebnisse. Viele meinen, dass das Austesten von geologischen Störzonen, insbesondere die Arbeit mit radiästhetischen Geräten wie Ruten und Pendeln, nur wenigen Personen vorbehalten ist. In der Tat entsteht gerade bei der Arbeit mit Zweihandruten schnell dieser Eindruck, da hier ein Zusammenspiel mentaler und physischer Stärke gefordert ist. Besonders die mentale Einstellung, die für eine Testung mit der Zweihandrute notwendig ist, um verschiedene Störzonen sicher aufzufinden, ist für viele ein Hemmnis. Interessant ist in diesem Zusammenhang, dass bei der Testung oftmals eine aktiv-mentale Radiästhesie als auch eine passiv-mentale Radiästhesie angewendet wird, ohne dass sich die messenden Personen darüber im Klaren sind. Eine aktiv-mentale Radiästhesie liegt immer dann vor, wenn sich die testende Person mental (geistig) auf die zu suchende Störzone einstellt. Diese Testart soll in diesem Buch den Experten vorbehalten bleiben. Es wird stattdessen das einfacher zu erlernende Verfahren der passiv-mentalen Radiästhesie, die in Verbindung mit den Bioresonanzgeräten arbeitet, erläutert. Es besteht einerseits die Möglichkeit herauszufinden, ob an dem jeweiligen Testort, z.B. an dem Bettplatz, eine geologische Störzone vorliegt, als auch andererseits, inwieweit Personen Belastungen durch geologische Störzonen aufweisen.

In den vorangegangenen Kapiteln wurde klar, wie wichtig es ist, die Frequenzgrundwerte von Regulationsprozessen zu kennen. Da nicht nur Regulationsprozesse, sondern auch Wirkungen von außerhalb mit den entsprechenden Frequenzgrundwerten beschrieben werden können, liegt es nahe, auch die Frequenzgrundwerte der drei verschiedenen geologischen Störzonen zu bestimmen.

Die folgende Tabelle gibt die über Globalgitternetzen, Wasseradern und Verwerfungen getesteten Frequenzgrundwerte wieder:

Kreuzungen Globalgitternetz (plus- und minus-polarisierte Kreuzung)	**Wasseradern** (stark minus-polarisiert)	**Verwerfungen** (stark minus-polarisiert)
+/- 7,00 +/- 22,00 +/- 22,25 +/- 22,50 +/- 33,00 +/- 35,00 +/- 46,50 +/- 51,00 +/- 54,00 +/- 62,00 +/- 66,00 +/- 81,50 +/- 83,00 +/- 89,00 +/- 93,50 +/- 98,00 +/- 99,50	- 22,00 ↓ in 0,25-Schritten kontinuierlich ansteigend - 24,75 - 62,50 ↓ in 0,25-Schritten kontinuierlich ansteigend - 80,00 - 90,00 ↓ in 0,25-Schritten kontinuierlich ansteigend -100,00	- 7,00 - 14,00 - 22,00 ↓ in 0,25-Schritten kontinuierlich ansteigend - 24,75 - 34,00 - 62,00 - 63,00 - 69,00 - 77,00 - 79,00 - 80,00 - 81,00 ↓ in 0,25-Schritten kontinuierlich ansteigend - 100,00

Geologische Störzonen und deren Frequenzgrundwerte sowie Polaritäten.

Analysiert man diese Aufstellung, so fallen mehrere Punkte auf:

- Jede Störzone wird nicht nur durch einen einzigen Frequenzgrundwert charakterisiert, sondern durch mehrere, also ein Spektrum.
- Die durch die Störzonen auf die Umwelt einwirkenden Frequenzen sind bei Wasseradern und den Verwerfungen stark minus-polarisiert, d.h., sie besitzen auf pluspolar-regulierte Organe einen stark abbauenden, degenerativen Einfluss (linksrotatorisch). Die Frequenzen der Globalgitterkreuzungen alternieren in ihrer Polarität, d.h., sie besitzen abwechselnd eine Plus- und Minuspolarität.
- Die Wasseradern und Verwerfungen weisen Frequenzgrundwertbereiche z.B. von 22,00 bis 24,75 auf, in denen sehr viele Resonanzstellen liegen.
- In allen Störzonen lässt sich der Frequenzgrundwert 22,50 finden.
- Es lassen sich störzonenspezifische Frequenzgrundwerte bestimmen. So liegt der Frequenzgrundwert 46,50 nur beim Globalgitternetz vor, der Frequenzgrundwert 64,00 nur bei Wasseradern und der Frequenzgrundwert 14,00 nur bei Verwerfungen.

7.3.1.1 Suche mit dem Beziehungstest

Möchte man die geologischen Störzonen z.B. eines Bettplatzes austesten, so stellt man an dem Bioresonanzgerät nach Paul Schmidt zuerst den Frequenzgrundwert 22,50 ein und testet mit dem Rayotensor gemäß nebenstehender Darstellung zwischen dem Detektor und dem Boden. Der Wert 22,50 wird deshalb gewählt, weil er in jeder der drei geologischen Störzonen vorkommt. Der Kugeldetektor wird zur Testung mit einem Kabel an das Bioresonanzgerät angeschlossen. Im Kapitel 5.3.1: *Der Beziehungstest in der passiv-mentalen Radiästhesie* wird beschrieben, welche Figuren an dem Antennenkorb des Rayotensors möglich sind. Bewegt sich danach der Rayotensor zwischen dem Kugeldetektor und dem Boden hin und her (also auf und ab), so geht von diesem Punkt die gleiche pluspolare Frequenz aus, wie sie mit dem Frequenzgrundwert auf dem Bioresonanzgerät beschrieben wird.

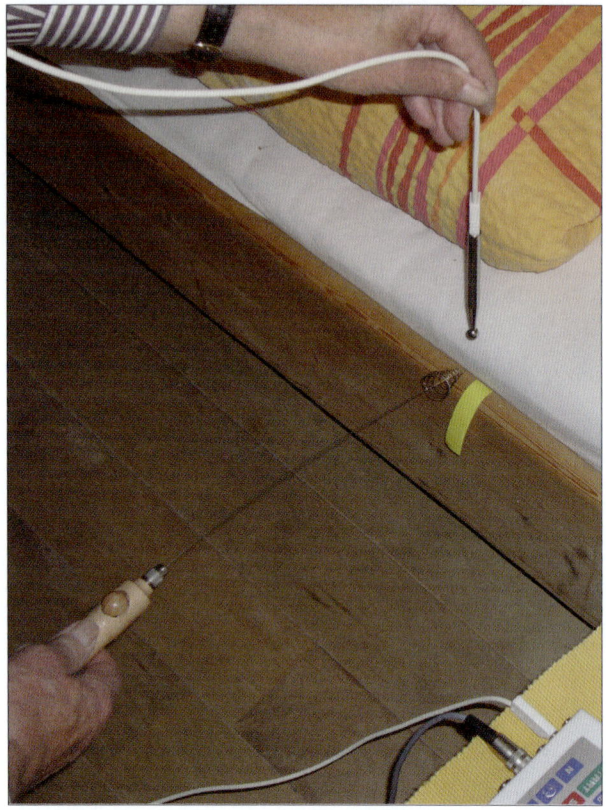

Bettplatztestung mit einem Rayocomp PS 10, einem 5 m langen Verbindungskabel und einem Kugeldetektor.

Schwingt sie hingegen horizontal, also von links nach rechts, geht von dem Messpunkt die gleiche Frequenz, aber minuspolar aus (bei geologischen Störzonen mit Ausnahme der pluspolaren Globalgitterkreuzungen also immer).

Steht der Antennenkorb still, geht von dem Messpunkt nicht die auf dem Bioresonanzgerät eingestellte Frequenz aus.

Liegt eine Resonanz vor, d.h., der Antennenkorb schwingt vertikal oder horizontal zwischen dem Detektor und dem Boden, so liegt an dieser Stelle eine Störzone vor. Möchte man den Störzonentyp bestimmen, so stellt man auf dem Bioresonanzgerät z.B. die 46,50 für das Globalgitternetz ein und testet an der gleichen Stelle erneut. Wenn keine Resonanz festgestellt werden kann, weiß man bereits, dass kein Globalgitternetz vorliegt. In einem solchen Fall testet man mit dem Frequenzgrundwert 64,00 (Wasserader) bzw. mit dem Frequenzgrundwert 14,00 (Verwerfung) erneut.

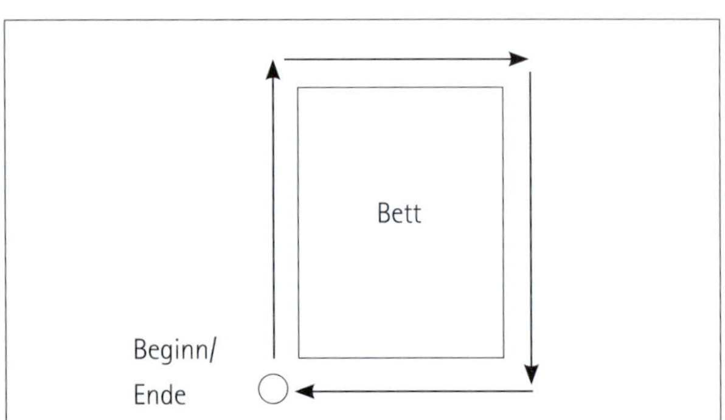

Austesten eines Bettplatzes.

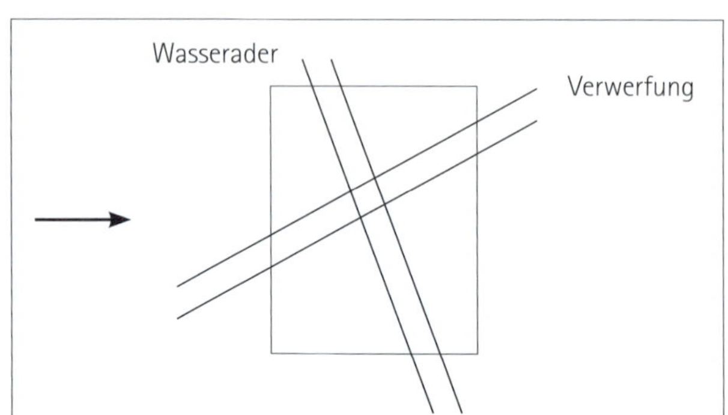

Mögliches Ergebnis einer Bettplatzuntersuchung.

Es empfiehlt sich, die Umrisse einer Bettstelle bzw. eines Raumes beginnend mit dem Frequenzgrundwert 22,50 gemäß den vorherigen Abbildungen zu vermessen, in einer Skizze einzutragen und anschließend mit den störzonenspezifischen Frequenzgrundwerten die Art der Störzone zu ermitteln. Tipp: Kennzeichnen Sie sich die Anfangs- und Endpunkte mit kleinen farbigen Aufklebepunkten.

Mit dieser Methode können Radiästheten, die keine Erfahrung im Umgang mit Zweihandruten haben, schnell und sicher geopathische Belastungen ausfindig machen. Weiterhin ist diese Messmethode für den Radiästheten weit weniger belastend, da ein Bioresonanzgerät die erforderlichen Frequenzen erzeugt.

7.3.1.2 Suche mit dem Rotationstest

Mit dem Beziehungstest kann also punktgenau festgestellt werden, an welcher Stelle eine für geologische Störzonen charakteristische Frequenz vorliegt. Oftmals möchte man aber einfach nur wissen, ob an der jeweiligen Stelle eine geologische Störzone die Person belastet. Dazu kann man sich des Rotationstests der passiv-mentalen Radiästhesie bedienen. Die Idee hinter diesem Test ist schnell nachvollziehbar. Mit einem Bioresonanzgerät nach Paul Schmidt wird ein in allen geologischen Störzonen enthaltener Frequenzgrundwert eingestellt. In allen drei genannten geologischen Störzonen ist beispielsweise der Frequenzgrundwert 22,50 enthalten. Stellt man diesen Wert am Bioresonanzgerät ein, hält dieses in der linken Hand (siehe Bild)

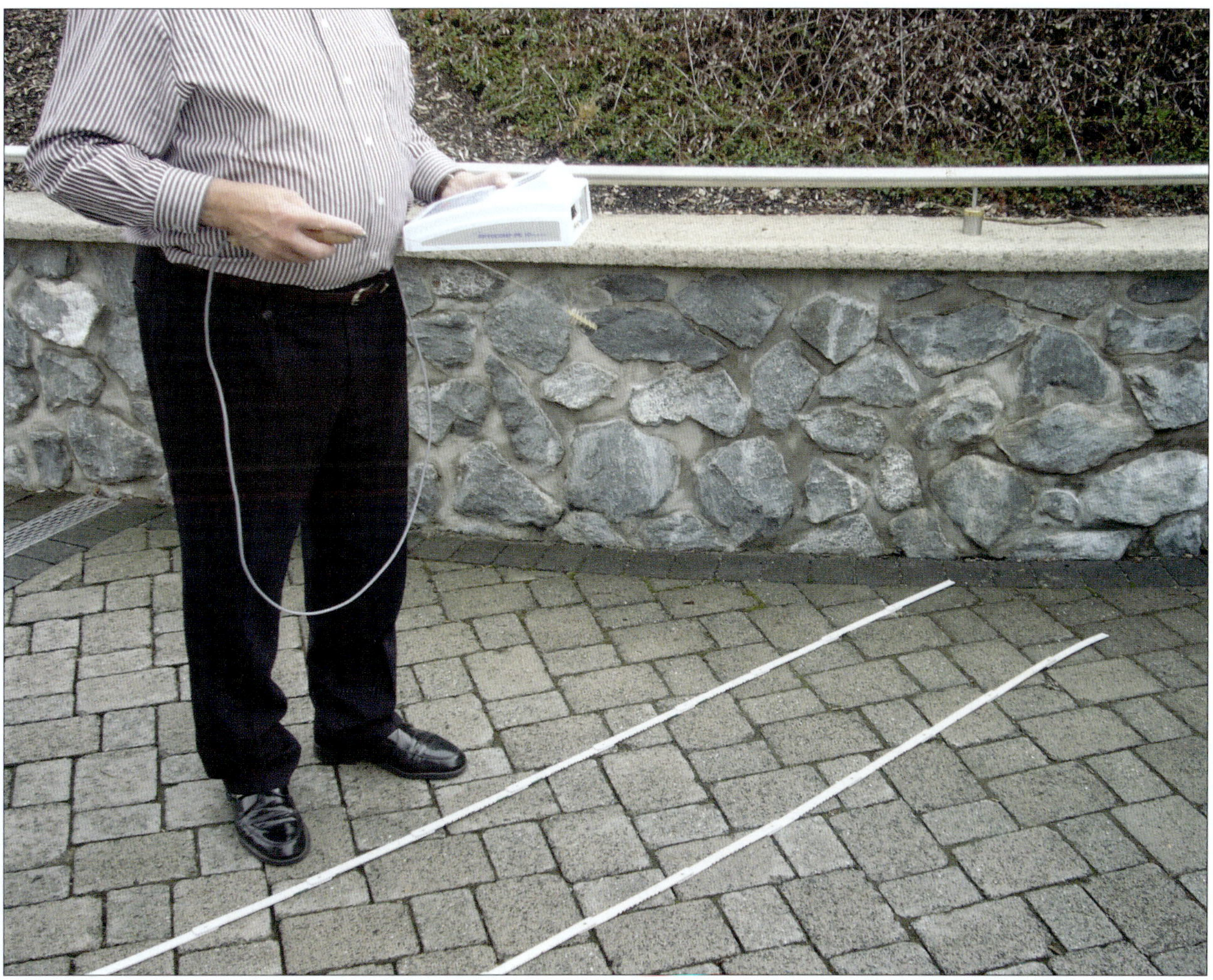

Freilandtestung zum Auffinden geologischer Störzonen mit einem Rayocomp PS 10.

und schließt daran einen Rayotensor an, so kann eine Rotation festgestellt werden, sofern der Frequenzgrundwert 22,50 im Organismus nicht gestört ist. Geht man nun mit dem Bioresonanzgerät in der linken Hand und mit dem Rayotensor in der rechten Hand (Finger auf der Rändelschraube) langsam durch den Raum, wird überall dort, wo man sich über einer geologischen Störzone befindet, eine Linearbewegung am Rayotensor eintreten.

Befindet man sich über einer geologischen Störzone, wird der Organismus also direkt mit dem der Störzone zugehörigen Spektrum belastet. Möchte man herausfinden, über welcher Art geologischer Störzone man sich aktuell befindet, so stellt man auf dem Bioresonanzgerät z.B. die 46,50 für das Globalgitternetz ein und testet an der gleichen Stelle erneut. Wenn eine Rotation an dem Rayotensor vorliegt, weiß man bereits, dass kein Globalgitternetz vorliegt. In einem solchen Fall testet man mit dem Frequenzgrundwert 64,00 (Wasserader) bzw. mit dem Frequenzgrundwert 14,00 (Verwerfung) erneut. Liegt eine Linearbewegung an dem Rayotensor vor, so ist die geologische Störzone bestimmt.

Geht man über die Störzone hinweg, stellt sich direkt die Rotationsbewegung wieder ein, weil die Einwirkzeit der Störzone nicht groß genug war, das energetische Feld des Organismus nachhaltig zu schwächen. Liegt man allerdings lange Zeit – speziell nachts – auf geologischen Störzonen, so manifestieren sich die Störungen und können durch den Therapeuten festgestellt werden.

Bitte beachten Sie folgende Punkte beim Aufspüren von geologischen Störzonen mit dem Rotationstest:

- Testen Sie vorab die Frequenzgrundwerte 22,50/ 46,50 / 64,00 / 14,00 auf Rotation an dem Rayotensor. Stellen Sie dazu die Frequenzgrundwerte am Bioresonanzgerät ein, verbinden Sie sich mit dem Rayotensor, und berühren Sie mit dem Finger die Rändelschraube. Auf allen vier Frequenzgrundwerten sollte eine Rotation vorliegen, da Sie nur dann akkurat testen können, ob eine geologische Störzone diese Felder schwächen kann.
- Wenn Maßnahmen zur Entstörung von geologischen Störzonen ergriffen wurden, dürfen die vier genannten Frequenzgrundwerte keine Linearbewegungen an dem Rayotensor mehr hervorrufen. Daher eignet sich diese Methode nicht nur zur Prävention (Vorbeugung), sondern auch zur Entwicklung leistungsfähiger biofeldformender Geräte.

7.3.2 Geopathietest am Organismus

Manifestieren sich die Frequenzspektren der geologischen Störzonen im Organismus, weil dieser viele Stunden am Tag damit belastet wird, so können diese direkt an der Person getestet werden. Der Test selber stellt dabei nichts Neues dar, weil auch hier mittels des Rotationstests die für die geologischen Störzonen charakteristischen Frequenzgrundwerte getestet werden. Der Test soll aufzeigen, ob und in welcher Stärke Belastungen durch geologische Störzonen im Organismus vorhanden sind. Damit soll letztendlich entschieden werden, ob eine Reduktion der geopathischen Belastungen notwendig ist oder nicht.

Folgende acht Frequenzgrundwerte haben sich beim Geopathietest bewährt:

Geologische Störzonen allgemein (1):	22,50
Geologische Störzonen allgemein (2):	93,50
Globalgitternetz (1):	46,50
Globalgitternetz (2):	54,00
Wasserader (1):	62,50
Wasserader (2):	64,00
Verwerfung (1):	14,00
Verwerfung (2):	34,00

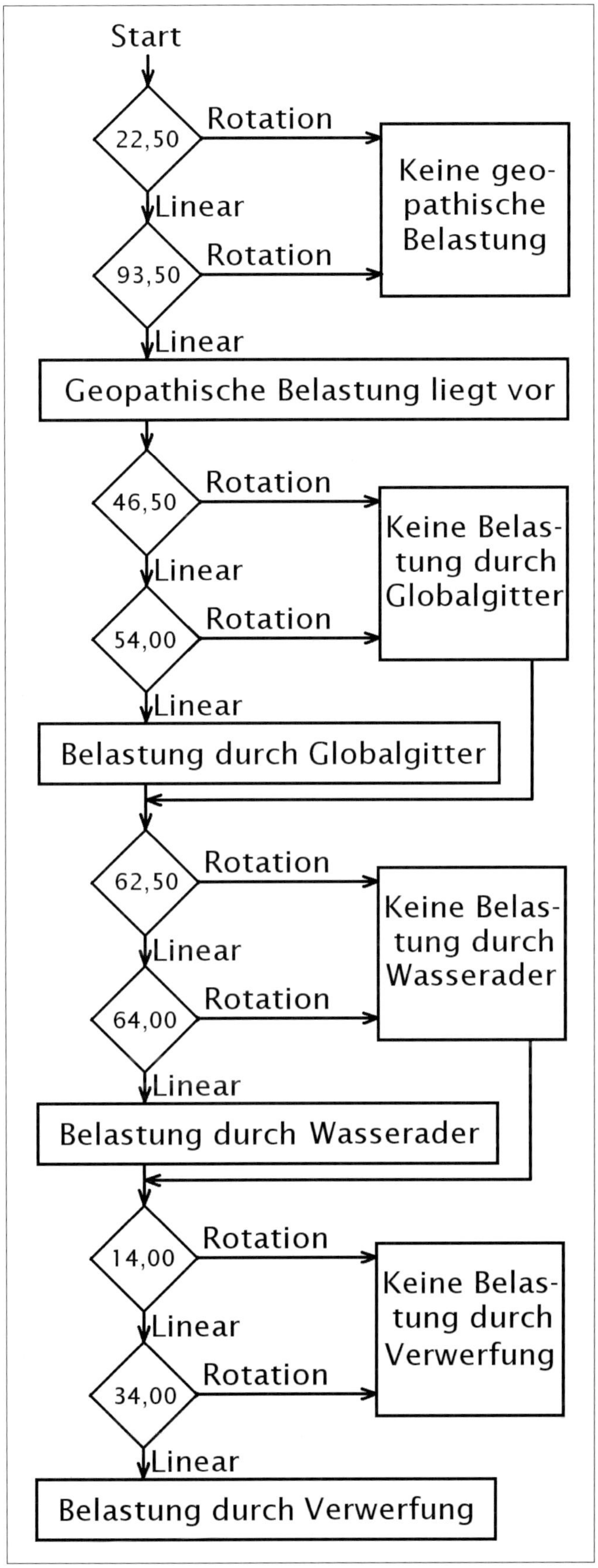

Stellen Sie zum Geopathietest das Bioresonanzgerät auf den Frequenzgrundwert 22,50 und den Polarisator auf N ein. Stellen Sie dann die Füße auf die Fußdetektoren und nehmen Sie in die linke Hand den Handdetektor. Testen Sie nun gemäß der passiv-mentalen Radiästhesie (Rotationstest der Rayotest-Methode) aus, ob das mit dem Frequenzgrundwert 22,50 korrelierende Feld in Ihrem Organismus stabil ist oder nicht. Zeigt der Rayotensor eine Rotation, so ist der erste allgemeine Frequenzgrundwert der geologischen Störzonen nicht gestört, eine geopathische Belastung kann bereits ausgeschlossen werden. Zeigt der erste Frequenzgrundwert eine Linearbewegung, sollte der zweite allgemeine Frequenzgrundwert (93,50) getestet werden (siehe Bild links). Liegt auch hier eine Linearbewegung vor, muss von einer geopathischen Belastung ausgegangen werden. Testen Sie dann mit den weiteren sechs Frequenzgrundwerten aus, welche Art der Störzone vorliegt.

Liegt bei den ersten beiden Werten eine Linearbewegung an dem Rayotensor vor, können Sie mit dem Polarisator herausfinden, ob die Belastung stark oder schwach ist. Stellen Sie dazu den Polarisator auf +/- (Plus/Minus) ein. Zeigt sich dann immer noch eine Linearbewegung an dem Rayotensor, so handelt es sich um eine starke Störung, da der Organismus trotz Unterstützung durch ein bipolares Feld nicht mit einem stabilen (rotierenden) Feld reagiert. Bitte beachten Sie auch das Kapitel 6: *Test und Harmonisierung von Frequenzgrundwerten.*

Weiterhin sei darauf hingewiesen, dass mittels des RAH (Kapitel 20) geopathische Belastungen noch schneller ermittelt werden können.

Schematischer Ablauf eines Geopathietests.

7.3.3 Beispiele zu Tests von geologischen Störzonen

Von einem guten Freund wurde ich gebeten, in einem kleinen irischen Ort nach der Ursache für die dort extrem oft auftretenden Krebsfälle zu suchen. Von behördlicher Seite wurde bereits überprüft, ob zu hohe elektrische, magnetische oder hochfrequente Felder vorliegen. Dies war nicht der Fall. Weder lag eine radioaktive Belastung vor, noch zeigten die untersuchten Bodenproben zu hohe Toxizitäten. Menschen, so wurde berichtet, die völlig gesund in diesen Ort zogen, litten nach zum Teil nur wenigen Monaten an den schwersten Erkrankungen. Als wir mit den Tests begannen, zeigte sich sehr schnell, dass sich in diesem Ort eine Verwerfung an die nächste reihte. Niemals zuvor konnten so eindrucksvoll die Auswirkungen von geologischen Störzonen beobachtet werden. Als dann an verschiedenen Bettplätzen die Lage und der Verlauf der geologischen Störzone getestet wurde, konnte nahezu punktgenau vorhergesagt werden, wo sich die Krankheit bei der Person manifestiert hatte. In einem Fall durchzog eine Verwerfung an dem Bettplatz den Kniebereich der Person. Glücklicherweise war es die einzige Störzone. Folgerichtig sagte die männliche Person zu mir, dass sein allgemeiner Gesundheitszustand gut ist, er aber aufgrund starker Kniegelenkprobleme kaum laufen kann. In einem weiteren Fall durchlief die geologische Störzone an dem Bettplatz den Bauchraum einer jungen Dame. Ihre Antwort: Ich leide seit einiger Zeit an einem Darmtumor. Eine andere Testung im dortigen Altenheim zeigte an einem Bettplatz eine extrem starke Belastung, da gleich mehrere geologische Störzonen vorhanden waren und sich diese auch noch kreuzten. Auf meine Empfehlung hin, diesen Bettplatz nicht mehr zu benutzen, sagte die ältere Dame zu meiner großen Verwunderung, dass

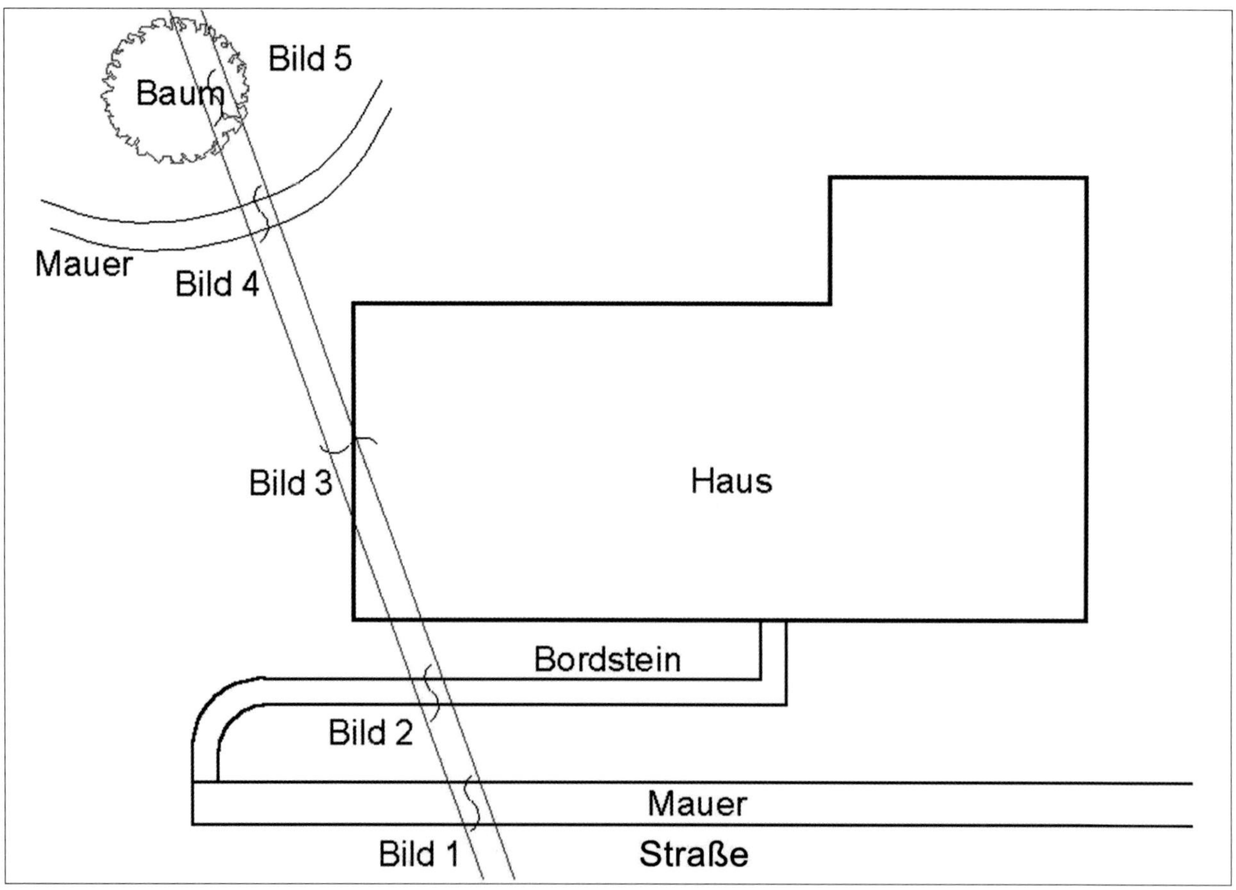

Lageplan der Verwerfung.

sie kerngesund sei und an keiner Krankheit leide. Die Altenpflegerin sorgte dann für Aufklärung. Sie sagte, dass diese Dame erst seit einigen Wochen in diesem Bett schlafe und die Person, die vorher hier schlief, an Leukämie starb. Solche Extremfälle erlebt man in Einzelfällen immer wieder, eine derartige Häufung, wie in diesem kleinen Ort in Irland, ist mir bis dato allerdings noch nicht wieder untergekommen.

In einem Seminar in Malaysia wurde zu Übungszwecken demonstriert, wie geologische Störzonen bestimmt werden können. Es war fast unglaubwürdig, als sich in dem Seminarraum auch prompt eine Verwerfung zeigte. Zusätzlich wurde die Lage und Richtung mit dem Bioresonanzgerät nach Paul Schmidt bestimmt. Einige Stunden später fiel dann einem Seminarteilnehmer auf, dass genau entlang der zuvor ausgetesteten Verwerfung ein Riss in der Decke des Seminarraums verlief.

Verwerfungen sind oftmals an Gebäuden zu erkennen. Ein abschließendes Beispiel sei dazu noch angefügt. Die Abbildung links zeigt die schematische Darstellung des untersuchten Grundstücks. Im unteren linken Teil des Hauses befindet sich ein Schlafraum, in dem die Verwerfung entdeckt wurde. Anschließend wurde mit einem Bioresonanzgerät ermittelt, welchen Verlauf die Verwerfung außerhalb des Hauses nahm. Zu erkennen ist zum einen der Umriss des Hauses, die Mauer zur Straße hin und der Bordstein, der die begehbare Fläche einschließt. Auf der linken oberen Seite ist die Mauer zum Garten hin zu erkennen und der Baum, der sich im Garten befindet.

Anhand der folgenden fünf Bilder kann gezeigt werden, welche Auswirkungen sich durch eine Verwerfung ergeben. Das Bild 1 zeigt die Mauer zur Straße hin. Es ist deutlich zu erkennen, dass die Mauer oberhalb der ermittelten Verwerfung gebrochen ist (siehe Pfeil). Im Bruch der Mauer ist bereits

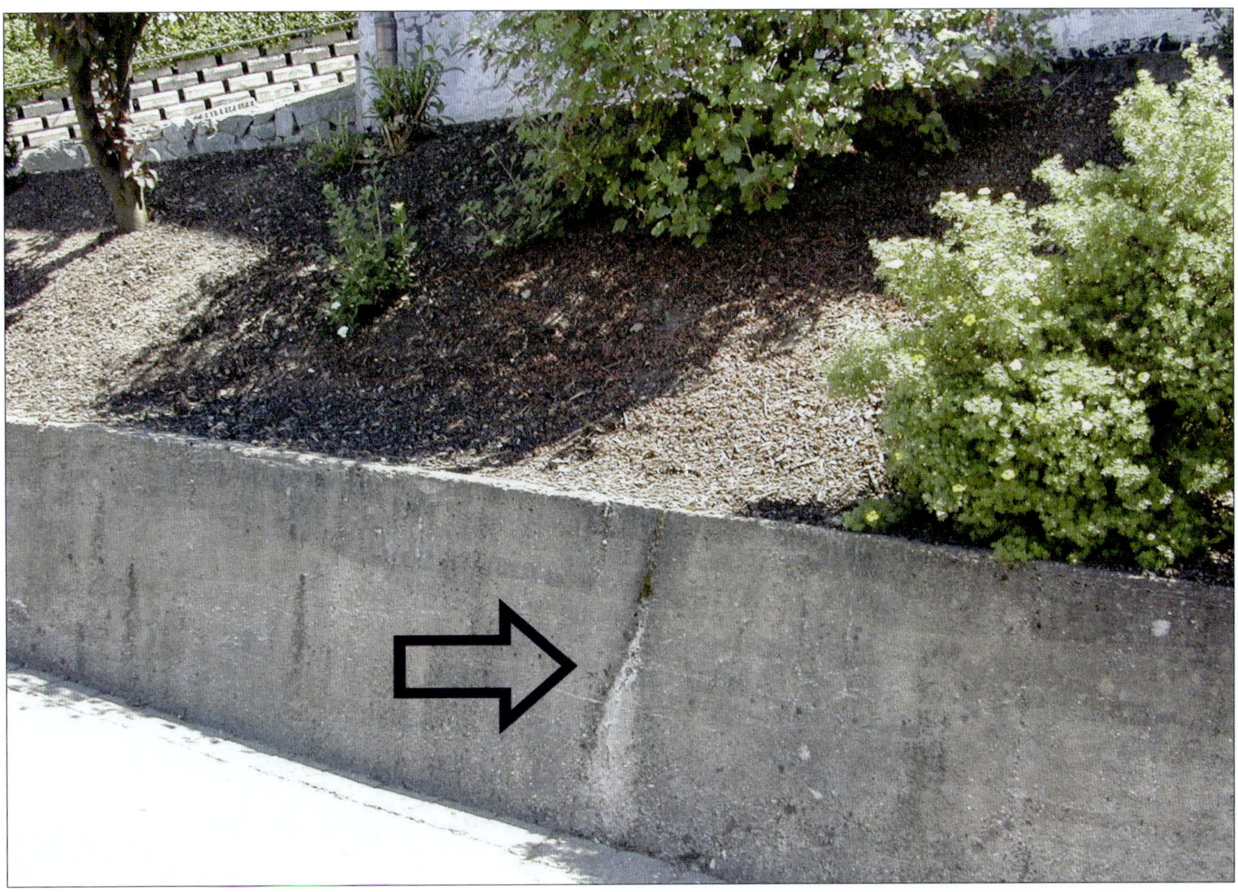

Bild 1: Bruch der Mauer.

das Moos sichtbar, welches sich durch das Wasser in der Bruchstelle gebildet hat.

Das Bild 2 zeigt den Bordstein, der genau über der Verwerfung gebrochen ist. Gut zu erkennen ist die Meter-Einteilung des Bordsteins. Trotz dieser vorgegebenen Bruchstellen brach der Stein nochmals über der Störzone in der Mitte entzwei.

Im Bild 3 wird die Hauswand gezeigt. Da sich das Haus bei der Fotoaufnahme noch im Umbau befand, kann man links neben dem Rispenband zur Stabilisierung des Dachstuhls den langen, vertikalen Riss erkennen (siehe Pfeile). Exakt unter dem Riss befindet sich die geologische Störzone.

Das Bild 4 zeigt die Mauer zum Garten, die ebenfalls über der Verwerfung gebrochen ist. Die beiden eingezeichneten Pfeile zeigen den Verlauf des Bruchs. Aus statischen Gesichtspunkten hätte die Mauer viel einfacher bei der nächsten Treppenstufe brechen können, da dort eine geringere Mauerhöhe vorherrscht.

Der im Bild 5 gezeigte Pflaumenbaum, der vor etlichen Jahren genau auf der Verwerfung gepflanzt wurde, zeigt Wuchsprobleme, eine aufgebrochene Rinde, die im Volksmund genannten Wassertriebe, die über geologischen Störzonen entstehen können, und trug noch nie Früchte.

Überträgt man die Situation des Baumes, der durch seine Wurzeln fest an seinen Standort gebunden ist und der geologischen Störzone nicht ausweichen kann, auf den Menschen, so wird klar, warum der unbelastete Schlafplatz so wichtig ist. Auch hier bewegt sich der Mensch über einen langen Zeitraum nicht sonderlich und ist ebenso lange den Wirkungen ausgesetzt. Ähnliches gilt auch für den Arbeitsplatz.

Die Praxis zeigt bereits heute überdeutlich, dass aus einem holistischen Diagnose- und Therapiekonzept die Betrachtung geopathischer und elektromagnetischer Störquellen nicht mehr wegzudenken ist.

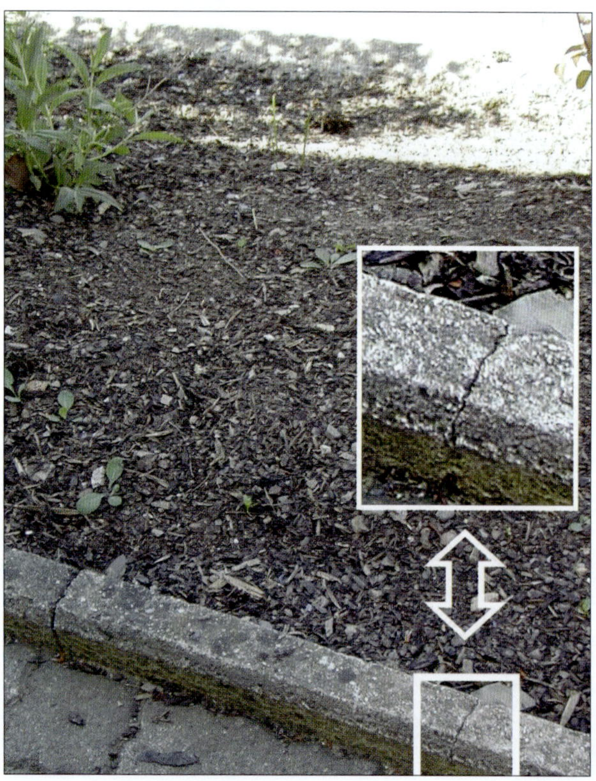

Bild 2: Bruch des Bordsteins.

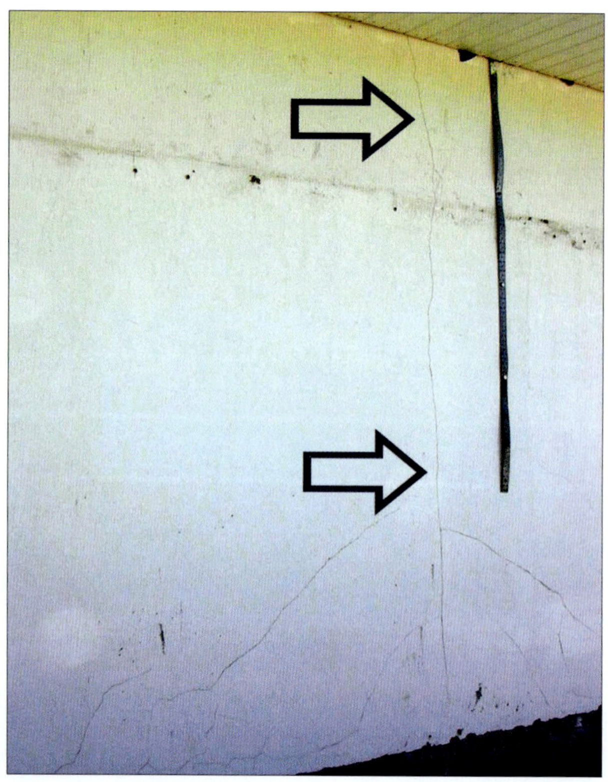

Bild 3: Bruch der Hausmauer.

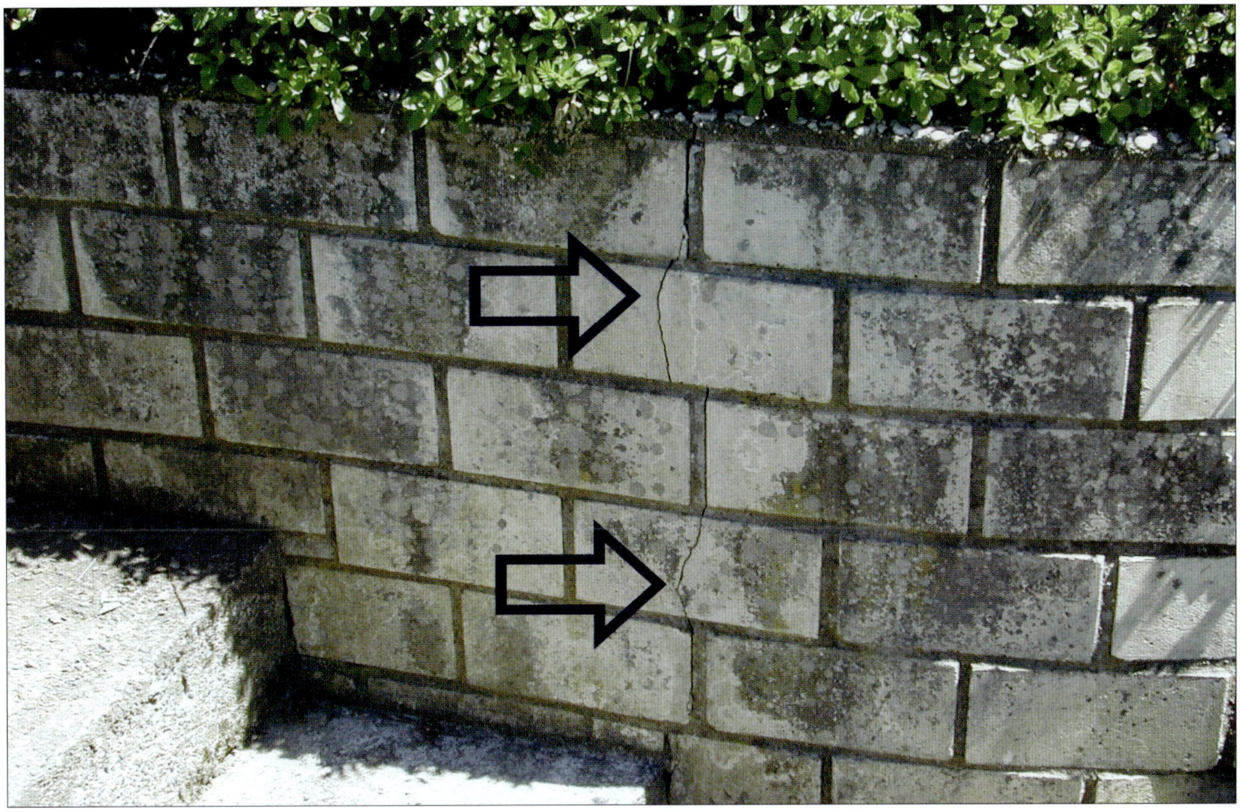

Bild 4: Bruch der Mauer zum Garten.

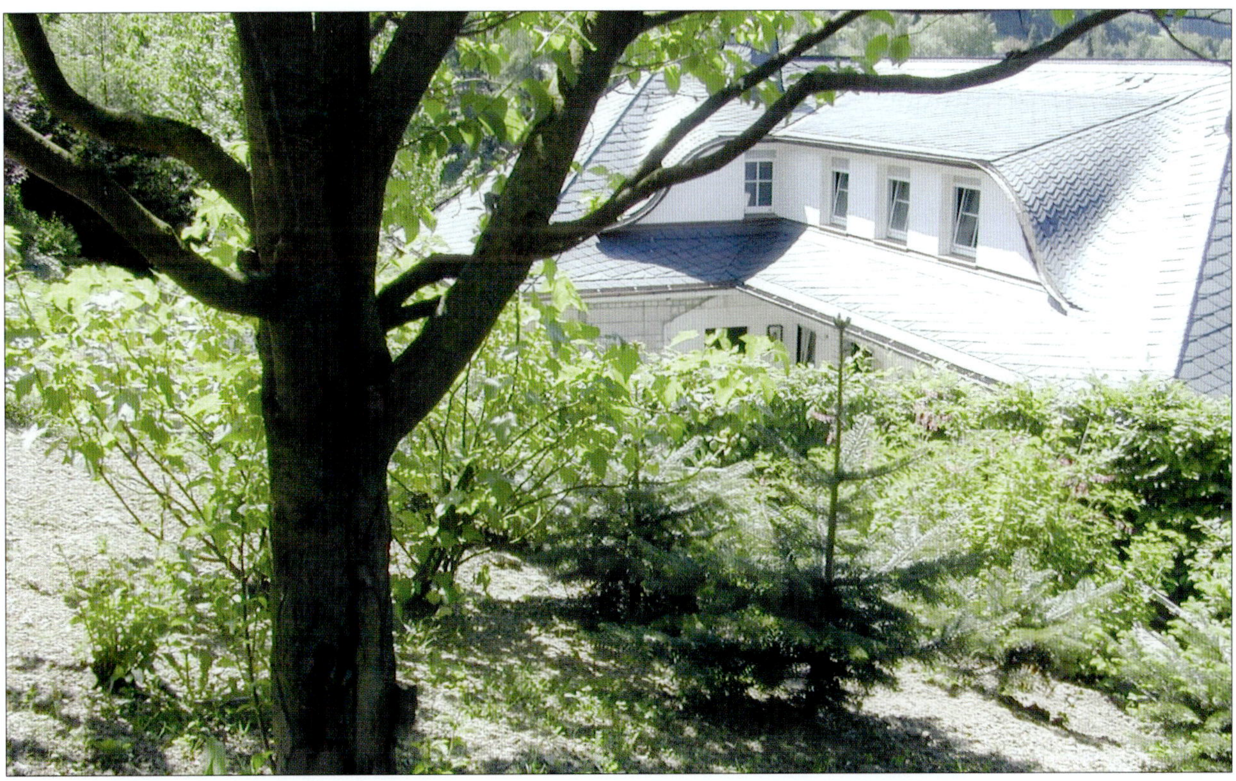

Bild 5: Pflaumenbaum direkt über der Verwerfung.

7.3.4 Wirkung geologischer Störzonen auf den Organismus

In Analogie zum Elektrosmog werden auch durch geologische Störzonen bestimmte Frequenzmuster im Organismus gestört. Im Kapitel 7.3.1 wurden die Frequenzgrundwerte der drei am häufigsten vorkommenden geologischen Störzonen dargestellt. Liegt ein Mensch nachts viele Stunden auf einer solchen Störzone, kann man bei vielen der genannten Frequenzgrundwerte eine energetische Störung entdecken. Je länger man sich diesen Störzonen aussetzt, desto mehr energetische Störungen entstehen. Sowohl die Frequenzen der Wasseradern und der Verwerfungen als auch die Minuskreuzungen des Globalgitternetzes sind stark minuspolarisiert. Diese Störzonen haben also degenerativen, abbauenden Charakter. Liegt man hingegen auf einer Pluskreuzung des Globalgitternetzes, sind langfristig eher entzündliche Prozesse im Organismus zu erwarten.

Mit der Bioresonanz nach Paul Schmidt ist es möglich herauszufinden, welche Regulationsbereiche im menschlichen Organismus besonders betroffen sind. Dazu braucht man nur die Frequenzgrundwerte der Störzonen mit denen der Regulationsbereiche, z.B. aus dem Anhangkapitel 25.4: *Der humanmedizinische Frequenzgrundwerteatlas der physischen Ebene*, zu vergleichen. Die Wasseradern, Verwerfungen und die Globalgitternetze weisen Frequenzgrundwertbereiche z.B. von 22,00 bis 24,75 auf, in denen sehr viele Resonanzstellen liegen. Unter anderem liegen exakt in diesem Bereich die Regulationsfrequenzen des zellulären Systems. In der untenstehenden Tabelle werden die Frequenzgrundwerte des zellulären Systems gezeigt. Dies lässt allein vermuten, dass das zelluläre System des Menschen durch geologische Störzonen belastet werden kann.

Frequenzgrundwert	Lateinische Bezeichnung	Deutsche Bezeichnung
Frequenzgrundwert 22,00:	Cellula - Chromatin	Zelle - Erbinformation
Frequenzgrundwert 22,25:	Cellula - Caryotheca	Zelle - Kernmembran
Frequenzgrundwert 22,50:	Cellula - Plasmolemm	Zellmembran
Frequenzgrundwert 22,75:	Cellula - Reticulum endoplasmaticum	Zelle - Endoplasmatisches Retikulum
Frequenzgrundwert 23,00:	Cellula - Mitochondrium	Zelle - „Fadenkorn"
Frequenzgrundwert 23,25:	Cellula - Nucleolus	Zelle - Kernkörperchen
Frequenzgrundwert 23,50:	Cellula - Nucleus	Zellkern
Frequenzgrundwert 23,75:	Cellula - Zentriolum	Zelle - Zentralkörperchen
Frequenzgrundwert 24,00:	Cellula - Complexus golgiensis	Zelle - Golgiapparat
Frequenzgrundwert 24,25:	Cellula - Ribosoma	Zelle - Ribosomen
Frequenzgrundwert 24,50:	Cellula - Lysosoma	Zelle - Lysosom (Kernkörperchen)
Frequenzgrundwert 24,75:	Cellula - Cytoplasma	Zellleib

Tabelle: Frequenzgrundwerte des zellulären Systems (Zellbausteine).

7.3.5 „Entstörung" geologischer Störzonen

Bereits bei der Betrachtung von Elektrosmog wurde deutlich, dass man verschiedene Möglichkeiten hat, die Belastungen für den Organismus zu reduzieren. Auf geopathische Belastungen übertragen stehen folgende zwei Varianten zur Auswahl:

- Wahl eines guten und damit unbelasteten Schlafplatzes. Diese optimale Lösung ist leider nur selten realisierbar. Vielfach ist es nur möglich, ein Einzelbett störungsfrei zu stellen. Bei Doppelbetten ist das Aufstellen auf einem komplett störungsfreien Platz bereits unmöglich, da aufgrund des Maschenabstandes des Globalgitternetzes ein Teil des Doppelbettes betroffen ist. Selbst bei optimalem, störungsfreiem Bettplatz bleibt die Frage nach den anderen Plätzen im Haus, an denen sich Personen längere Zeit aufhalten, z.B. in der Küche oder im Fernsehsessel. Es ist nahezu unmöglich, den geopathischen Belastungen durch die Wahl unbelasteter Orte zu entgehen. Sie werden diese Erfahrung bestätigen, wenn Sie gemäß der vorher beschriebenen Anleitung zum Auffinden geobiologischer Belastungen verfahren.

- Aufstellen eines Gerätes, das ein Biofeld produziert, in dem der Organismus trotz vorhandener geologischer Störung regulieren kann.

Da sich mit der Bioresonanz nach Paul Schmidt die Belastungen in Form von stark polarisierten Frequenzgrundwerten beschreiben lassen, ist der Weg zur Entwicklung geeigneter Geräte zur Reduzierung der Belastungen nicht weit. Bereits sehr früh entwickelte Paul Schmidt erste Geräte zur Reduzierung von geopathischen Belastungen. Dabei fand er heraus, dass geologische Störzonen aufgrund der stark minus-polarisierten Frequenzen regelrechte „Energieräuber" für den Organismus darstellen. Folgerichtig entwickelte er sein erstes portables Entstörgerät oder besser gesagt Energetisiergerät – den Mini-Rayonex – mit einem fest eingestellten Dipolantennensystem auf dem Frequenzgrundwert 12,50 (Energie).

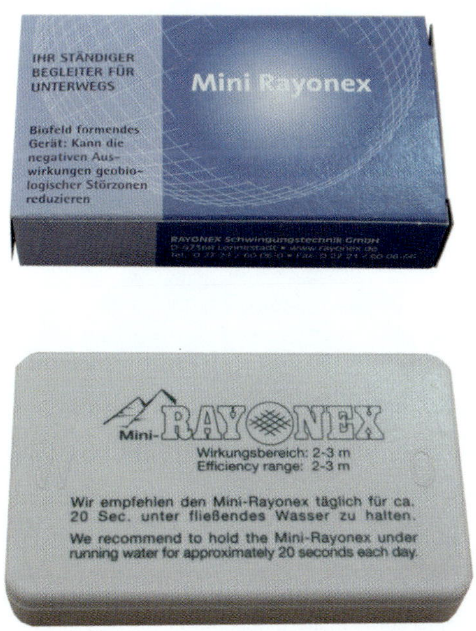

Eines der am häufigsten produzierten Geräte der Bioresonanz nach Paul Schmidt, der Mini-Rayonex.

Mittlerweile existieren zu dem Mini-Rayonex umfangreiche zellbiologische Studien. So kann mit diesem Gerät die Stoffwechselaktivität um bis zu 45 % gesteigert werden, eine wichtige Voraussetzung für Heilungsprozesse. Auch die Wundheilung ließ sich – gestützt auf zellbiologische Studien – durch den Mini-Rayonex erheblich beschleunigen.

Er ging bei seinen Entwicklungen davon aus, dass es hilfreich für den Organismus sein muss, wenn er parallel neben der Belastung eine Entlastung erfährt. Der Erfolg gab seiner Idee recht. Basierend auf diesen Erkenntnissen wurde dann im weiteren Verlauf der Entwicklung versucht, ein Gerät auf der Basis der typischen Frequenzgrundwerte der drei geologischen Störzonen zu konzipieren. Ziel der Geräteentwicklung war es, an einer Person, die auf geologischen Störzonen liegt, keine Belastungen mehr zu finden. Dabei waren verschiedene Probleme zu lösen. Zum einen musste ein sehr großer Frequenzbereich durch das Gerät resoniert werden. Zum anderen musste das Frequenzspektrum optimal in den Raum gebracht werden. Weiterhin muss das Gerät über einen langen Zeitraum nahezu wartungsfrei funktionieren und sollte unabhängig vom Aufstellort arbeiten. Letztendlich führten die Entwicklungen zum Erfolg. Hierbei zeigte sich eine erstaunliche regulative Eigenschaft des Körpers. Setzt man den überwiegend minuspolaren Schwingungen der geologischen Störzonen dasselbe Frequenzspektrum in positiver Polarität entgegen, reagiert der Organismus mit einer Harmonisierung. Da in den geologischen Störzonen, speziell in dem Globalgitternetz auch starke positive Anteile enthalten sind, wurde das Gerät bipolar ausgelegt, um so beiden Belastungssituationen gerecht zu werden.

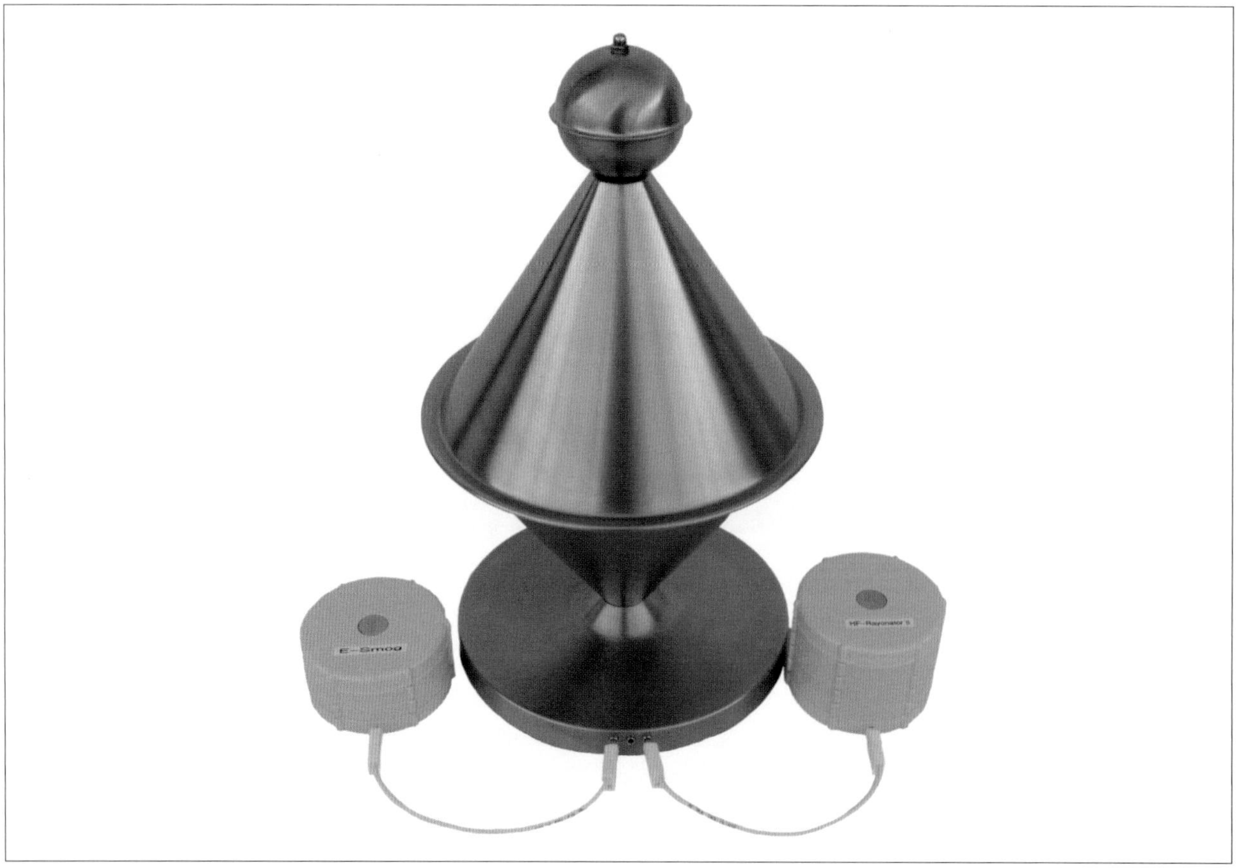

Duplex IV mit Elektrosmog-Rayonator und HF II (Hochfrequenz-Rayonator II)

Die inzwischen über 30-jährige Entwicklung führte letzendlich zur Entwicklung der Duplex-Biofeldformer, die zu dem - je nach Elektrosmog-Belastung - mit verschiedenen Rayonatoren ergänzt werden können.

Ergibt sich durch die zuvor beschriebenen Tests eine geopathische Belastung, ist die Verwendung des Duplex IV empfehlenswert. Liegt weiterhin eine Belastung durch elektrische bzw. magnetische Wechselfelder vor, so kann der Elektrosmog-Rayonator (mit sechs Frequenzgrundwerten) zum Duplex IV hinzugenommen werden. Liegt zudem noch eine Belastung durch Hochfrequenz oder impulsmodulierte Strahlung vor, ist der HF-Rayonator II (mit zehn Frequenzgrundwerten) empfehlenswert.

Mit Hilfe der bereits gezeigten Messmethode kann so die Güte einer „Entstörung" überprüft werden. Im Idealfall darf keiner der in der Tabelle (Kapitel 7.3.1) genannten Frequenzgrundwerte mehr belastet sein. Die Messmethode eignet sich also nicht nur zur Entwicklung, sondern auch zur Überprüfung von Entstörmaßnahmen.

Eines muss jedoch immer beachtet werden: Nur aufgrunddessen, dass ein solches Gerät im Haus steht, macht beispielsweise die Wasserader keine Kurve und läuft um das Haus herum. Die Wasserader ist nach wie vor vorhanden. Es wird mit geeigneten Geräten ein Feld im Haus und damit auch im Schlafbereich erzeugt, in dem der Körper wieder regulieren kann und nicht durch eine Polarität der Schwingungen aus der Balance gerät.

Da die geologischen Störzonen trotz eines solchen Gerätes nach wie vor vorhanden sind, kommt es oft dazu, dass Rutengänger, die sich aktiv-mental auf die geologische Störzone einstellen, diese auch immer noch finden - was ja auch richtig ist. Das ist aber leider der falsche Testansatz. Denn in der Hauptsache zählt die Auswirkung auf den Organismus und nicht das Vorhandensein einer Störzone. Auch hier zeigt die vorgestellte Messmethode ihre Stärken, da beides ermittelt werden kann, die Störzone und eine aus ihr eventuell resultierende Belastung.

7.3.5.1 Erfahrungen aus der Praxis

Anhand von einigen Beispielen aus der Praxis soll gezeigt werden, wie sich Entstörmaßnahmen äußern. Selbstverständlich lässt sich die Wirkung nicht nur mit dem vorgenannten Verfahren nachweisen, sondern z.B. auch mit der Elektroakupunktur (EAV) nach Dr. Voll. Bei diesem Diagnoseverfahren wird u.a. die Regulationsfähigkeit einzelner Organe getestet. Die Messergebnisse können zwischen dem Wert 0 und 100 liegen, der optimale Wert liegt bei 50. Ein weiterer wichtiger Indikator bei diesem Messverfahren ist der sogenannte Zeigerabfall. Gemeint ist damit ein Abfallen des Messwertes, z.B. von 72 auf 55, während der Messdauer.

Ein Ehepaar, beide 40 Jahre alt, wurde von einer Heilpraktikerin mit der EAV am Pankreas 4-Punkt untersucht. Die Erstmessung ergab folgende Werte:

Frau: Messwert: 68 mit starkem Zeigerabfall
Mann: Messwert: 70 mit starkem Zeigerabfall

Anschließend wurde ein Gerät – in diesem Fall ein großer Duplex – im Keller des Hauses aufgestellt.

Die Zweitmessung sechs Wochen später ergab folgende Werte:

Frau: Messwert: 54, kein Zeigerabfall
Mann: Messwert: 54, kein Zeigerabfall

Eine weitere Messung nach drei Monaten zeigte eine Stabilisierung der in der Zweitmessung gewonnenen Messdaten.

Ein weiteres Beispiel ist die Kinesiologie. Mittels des Muskeltests kann gezeigt werden, dass ein Patient auf einer belastenden Störzone einen schwachen Muskel aufweist, wohingegen er am gleichen Platz, allerdings bei aufgestelltem Gerät, einen starken Muskel zeigt. Interessante Erfahrungen im Hinblick auf die Entstörung von geologischen Störzonen im Zusammenhang mit Schulkindern wurden von Frau HP Michel gesammelt. Solche Erfahrungsberichte wie die von Frau HP Michel erlebt man sehr häufig, wenn man sich ernsthaft mit dem Thema ursächlicher Einflüsse auf die Gesundheit beschäftigt. Sie schreibt:

„Bereits während meines aktiven Schuldienstes lernte ich über meine Heilpraktikerausbildung und über verschiedene Lehrgänge, wie z.B. bei Professor Kunnen in Belgien, radiästhetisch zu arbeiten. Immer deutlicher wurden dabei die Auswirkungen geologischer Störzonen auf die Gesundheit. Als überzeugte und engagierte Lehrerin versuchte ich selbstverständlich mein Wissen auf diesem Gebiet zum Nutzen der Schulkinder einzusetzen. Der folgende Bericht basiert auf den Erfahrungen vieler Jahre. Es würde mich außerordentlich freuen, wenn meine Erfahrungen dazu beitragen würden, anderen Menschen zu helfen.

Wir wohnen in einem Gebiet, das von Wasseradern und durch den Bergbau bedingt mit Hohlräumen unterlaufen ist. Über diesen geologischen Anomalien lassen sich zum Teil extreme geopathische Belastungen ausmachen. Nachdem ich gelernt hatte, diese aufzufinden, fing ich an, auf meine Schulkinder einzuwirken. Eine Klasse stellte mich von Anfang an vor große Probleme. Viele Kinder merkten nicht, dass ich unterrichtete, zu ihnen sprach, sondern schrien rücksichtslos dazwischen. Die meisten konnten überhaupt nicht zuhören. Ich redete durch sie durch. Manche zeichneten sich durch sehr aggressives und hinterhältiges Verhalten aus. Es kam häufig vor, dass ein Kind einfach aufstand, zu einem Mitschüler lief, dem mal eben ins Gesicht spuckte, ihm Stifte zerbrach, ein Heft zerriss, vor das Schienbein oder in den Bauch trat. Viele konnten auch nicht für kurze Zeit ruhig auf ihren Stühlen sitzenbleiben, sondern mussten sich auf irgendeine Art bewegen: durch die Klasse laufen, unter den Tischen herkrabbeln, mit den Stühlen wippen, mit den Füßen an Tisch- und Stuhlbeine treten. Immer wieder gab mir ein Kind, dass sich gemeldet hatte, zur Antwort: „Ach, habe ich ganz vergessen!" Trotz über zwanzigjähriger Erfahrung und vieler pädagogischer Einfälle kam ich nur langsam vorwärts. Mittags war ich dann völlig verausgabt. Dann kam mir das Buch der

Kollegin Käthe Bachler zu Hilfe: „Erfahrungen einer Rutengängerin", erschienen im Veritas-Verlag. Sie weist Zusammenhänge zwischen Lernstörungen und der Unterstrahlung durch unterirdische Wasserläufe nach. Die Gefährlichkeit der Unterstrahlung durch Wasseradern ist in der Fachwelt längst bekannt. Es gibt genügend Literatur darüber. Bei der Lektüre dieses Buches sah ich die einzelnen Kinder meiner Klasse mit ihren Störungen vor mir. Dann gab ich einer Mutter das Buch in die Hand mit der Bitte, es zu lesen, damit ihrem Kind geholfen werden könnte. Da ihr Mann selbst radiästhetisch arbeitete, traf ich auf ein offenes Ohr. Der Vater half, nicht nur den Bettplatz zu entstören, sondern beseitigte danach die geopathischen Störungen für die ganze Familie. Der Erfolg machte mir Mut, weitere Eltern anzusprechen, besonders, da ich selbst die Fähigkeit besitze, geopathische Belastungen aufzuspüren. In vielen Fällen traf ich auf Vorwissen. Ein Kollege, der sein Kind, das außergewöhnlich schwierig war, in meiner Klasse hatte, ließ sich zwar auf eine Entstörung ein, zweifelte aber an der Wirkung. Nach fünf Tagen rief er mich an, um sich zu entschuldigen: „Ich habe Sie belächelt, aber der Erfolg überzeugt mich. Wir haben ein total anderes Kind." Von dem Wert der Sache überzeugten sich die Eltern durch Flüsterpropaganda gegenseitig.

In Hochhäusern stellte ich immer wieder fest, dass bei übereinanderliegenden Kinderzimmern alle Kinder gleichmäßig betroffen waren, dass also in einem Hochhaus mit 10 Stockwerken das Problem in 10 Familien auftrat. Inzwischen konnte ich fast 800 Schlafplätze entstören. In etwa 300 Fällen konnte ich nachweisen, dass Kinder mit den für Legastheniker typischen Rechtschreibfehlern – im Folgenden mit LRS abgekürzt – ausnahmslos unterstrahlt waren. Nachdem ich diese Entdeckung längst für mich protokolliert hatte, erzählte mir eines Tages ein Rutengänger: „Wenn ich mit der Rute gegangen bin, kann ich gar nicht mehr richtig schreiben. Dann schreibe ich nicht mehr Arbeit, sondern Arbiet. Nach ein paar Stunden ist das wieder weg." Mir selbst ergeht es nicht anders. Wenn ich mich bei meinen Rutengängen intensiv der Strahlung ausgesetzt habe, bin ich nicht mehr in der Lage, richtig zu sprechen oder zu schreiben. Als ob das Steuerungsvermögen versagt, spreche ich Worte so aus, wie ich sie gar nicht aussprechen will, und reihe Buchstaben in falscher Reihenfolge aneinander, lasse aus und füge hinzu. Es gelingt mir auch nicht, wenn ich meinen ganzen Willen dagegensetze. Allerdings tritt bei mir die Störung nur auf, wenn ich mehr als zwei Rutengänge hintereinander durchgeführt habe. Nach ein paar Stunden ist sie wieder behoben. Inzwischen berichteten mir auch andere Rutengänger, dass sie nach ihren Mutungen nicht mehr richtig schreiben können. Ich sah, dass sie die für Legastheniker typischen Fehler machten. Diese Störung bei meinen Schulkindern zu beseitigen dauert natürlich länger als ein halbes Jahr. Die Erfolge auf dem Gebiet sind in meiner Klasse aber deutlich. Von den 31 Kindern meiner Klasse waren 29 unterstrahlt. Nachdem die geopathische Belastung beseitigt war, konnte ich wesentlich besser mit ihnen arbeiten. Bei manchen Kindern verschwanden die Symptome von heute auf morgen, bei anderen nach einigen Wochen. Ich möchte aber ausdrücklich betonen, dass nicht alle Lern- und Verhaltensstörungen durch eine Entstörung zu beseitigen sind.

Auch in meiner Klasse gibt es nach wie vor schwierige Kinder, die z.B. Heimschäden oder andere Probleme haben, die verwahrlost oder verwöhnt sind. Da ich inzwischen zu vielen anderen Familien, auch aus anderen Stadtteilen und Städten, gerufen wurde, beziehen sich die beschriebenen Fälle nicht nur auf Kinder meiner jetzigen Klasse. Folgende Symptome waren festzustellen:

- *Anfälligkeit für Erkältungskrankheiten*
- *Schlafstörungen*
- *Unkonzentriertheit*
- *Zerschlagenheit*
- *Aggressivität*
- *Überdrehtheit*
- *Kasperverhalten*
- *Antriebsschwäche*
- *Verschlossenheit*
- *Langsamkeit*
- *Häufiges Schwatzen*
- *Nicht-zuhören-können*
- *Motorische Unruhe*
- *Dazwischenreden*
- *Bettnässen*

- *Stottern*
- *Migräne*
- *Unfähigkeit, Gefühle zu äußern*
- *Schlafwandeln*
- *Unzufriedenheit*
- *Kontaktschwäche*
- *Häufiges Weinen und weinerliches Verhalten*
- *Leserechtschreibschwäche*
- *Krebs*
- *Gedächtnisausfälle*
- *Gedächtnisstörungen*
- *Anfallsartige Krämpfe*
- *Mangelndes Selbstvertrauen*
- *Magersucht*
- *Depressionen*

Die folgenden Fälle stehen exemplarisch für viele hundert Messungen mit dem klaren Ergebnis, dass Schulkinder ihr Verhalten nach Wegnahme der geopathischen Belastung des Schlafplatzes verbessern:

Fall Schulkind 1: *Verschlafen, sehr langsam, labil, leicht ablenkbar, albern, wenig Selbstbewusstsein, LRS*
nach Entstörung: *Arbeitstempo normalisiert sich, Selbstbewusstsein nahm zu, in Diktaten 0-2 Fehler, andere Symptome verschwanden*

Fall Schulkind 2: *sehr unkonzentriert, LRS*
nach Entstörung: *kann sich konzentrieren, Diktate mit den Noten „gut" oder „sehr gut"*

Fall Schulkind 3: *zu still im Unterricht, LRS-Syndrom*
nach Entstörung: *rege Beteiligung, gute Rechtschreibung*

Fall Schulkind 4: *Bettnässer, sehr aggressiv, sehr empfindlich, sehr unkonzentriert, rannte häufig ohne ersichtlichen Grund durch die Klasse oder legte sich auf den Boden oder auf den Tisch, lief häufig zur Toilette, brauchte viel Ermutigung, um durchzuhalten*
nach Entstörung: *kein Bettnässen mehr, Aggressivität, Empfindlichkeit, Unruhe und Unkonzentriertheit konnten weitgehend abgebaut werden, Leistungen stiegen an*

Fall Schulkind 5: *keine äußerlich sichtbaren Auffälligkeiten, aber Krebs"*

(aus der Zeitschrift im+puls von der Vereinigung zur Förderung der Schwingungsmedizin, siehe Literaturverzeichnis)

Im Anhangkapitel 25.5: Fallbeispiele zu geopathischen Belastungen bei Schulkindern werden weitere 30 Fälle von Frau HP Michel beschrieben.

7.4 Ernährung

Es würde den Rahmen dieses Buches sprengen, wenn versucht würde, alle wesentlichen Aspekte einer gesunden Ernährung darzustellen. Da eine Fehlernährung jedoch einen ursächlichen Einfluss auf unsere Gesundheit darstellt, sollen exemplarisch zwei Bereiche der Ernährung herausgestellt werden, die aus Sicht der Bioresonanz nach Paul Schmidt eine besonders große Wirkung zeigen.

Der erste Bereich ist sicherlich das Wasser, welches wir tagtäglich zu uns nehmen. Da dieser Aspekt sehr häufig unberücksichtigt bleibt, wird hierauf Bezug genommen. Ein weiterer, sehr wesentlicher Bereich innerhalb der Ernährung kann mit dem Säure-Basen-Haushalt umrissen werden. Die Bioresonanz nach Paul Schmidt zeigt hier klar auf, dass eine den Säure-Basen-Haushalt regulierende Ernährung bis zu 60 % des zu harmonisierenden Frequenzspektrums reduzieren kann! Abschließend wird dargestellt, wie eine Unter- und Überversorgung von z.B. Mineralien und Spurenelementen getestet werden kann.

7.4.1 Wasser

7.4.1.1 Einführung

Wir kennen Wasser in drei verschiedenen Zustandsformen: fest, flüssig und gasförmig. Es besteht aus nur drei Atomen, zwei Wasserstoffatomen und einem Sauerstoffatom und hat die chemische Formel H_2O. Es ist damit so einfach aufgebaut wie sonst kaum ein anderer Stoff und hat dennoch Eigenschaften, über die man nur staunen kann.

Es dauerte etwa 3 bis 4 Milliarden Jahre, bis aus dem Wechselspiel zwischen Sonne und Wasser Leben auf der Erde entstand. Die längste Periode dieser Entwicklung fand in den Urmeeren statt. Wasser ist also sozusagen ein Urahn allen Lebens auf unserer Erde, weshalb vielfach gesagt wird, es trägt das Wissen von der Entstehung der Erde in sich. So heißt es bereits nach Thales von Milet in Goethes Faust: Das Prinzip aller Dinge ist das Wasser; aus Wasser ist alles und ins Wasser kehrt alles zurück.

Alles Leben begann im Wasser und auch heute gäbe es ohne Wasser kein Leben auf dieser Erde. Wasser formt die Erde, kontrolliert das Klima und versorgt Mensch, Tier und Pflanzen mit Nahrung.

Das Lexikon definiert unser „Trinkwasser" als für den menschlichen Genuss „ausreichend reines" Wasser. Trinkwasser wird als zum menschlichen Verzehr bestimmtes Wasser seit 1886 mit Ozon sterilisiert, das bereits 1783 durch den niederländischen Physiker Martinus von Marum entdeckt wurde. Wie Dr. Fröhlich 1891 berichtet, wurde mit Ozon angereicherte Luft ins Wasser gemischt, um es so zu sterilisieren. So ging man auch 1893 bei den ersten groß angelegten Versuchen mit Rheinwasser vor. Anfang des 19. Jahrhunderts bestellte die Stadt Amsterdam für die Inspektion der Trinkwasser-Transportschiffe einen Inspektor, der die Qualität des Wassers durch Kosten testete.

Wenn Wasser heute als Trinkwasser genutzt werden soll, ist eine Reinigung durch Filtration und u.a. eine Entkeimung durch Chlor wegen des Bakteriengehaltes erforderlich. Doch die Wasserwerke müssen sich mittlerweile nicht nur mit den Bakterien im Trinkwasser beschäftigen, sondern zunehmend mit Schwermetallen, Insekten-Vernichtungsmitteln, Pestiziden, Herbiziden, Verkeimungen, Natrium, Nitrat, Asbest, Medikamentenrückständen usw.

Wir beziehen bei uns in Deutschland unser Trinkwasser in erster Linie aus dem Grundwasser. Schädigungen des Grundwassers sind meist nicht sofort erkennbar. Zur Wasseraufbereitung werden in den Wasserwerken mechanische, chemische, physikalische und biologische Verfahren eingesetzt, um die Schadstoffe aus unserem Lebenselement Nummer 1 wieder herauszufischen und es für uns Menschen genießbar zu machen.

7.4.1.2 Der Wasserhaushalt in unserem Körper

Auch wenn der Mensch die Meere längst verlassen hat, so beginnt sein Leben als Samenzelle immer noch bei einem Wassergehalt von 98 bis 99 Prozent. Bei einem Säugling ist der Wassergehalt immerhin noch 90 Prozent, der mit zunehmendem Alter abnimmt. Bei einem Kind beträgt er noch ca. 70 Prozent, bei einem Erwachsenen etwa 65 Prozent, bei einem alten Menschen etwa 60 Prozent. Von den zwei bis drei Litern Wasser, die wir täglich zu uns nehmen sollten, um unser Leben zu erhalten, bekommen wir etwa eineinhalb bis zwei Liter als Flüssigkeit, den Rest erhält der Körper mit der Nahrung. Im Lauf eines Lebens trinkt der Mensch zur Aufrechterhaltung seiner biologischen Funktionen und der Organstruktur etwa 35.000 Liter Wasser.

Wasser ist in unserem Körper allgegenwärtig; es beginnt bei den Organsystemen, die mit dem Wasser verbunden sind, wie z.B. das Herz-Kreislauf-System, das Magen-Darm-System bis zum Atem-System und so weiter. Wasser beeinflusst Funktionen wie z.B. Körperaufbau, Stoffwechsel und Verdauung. Innerhalb dieser Organ-Systeme benötigt jedes Organ das Wasser für seine speziellen Funktionen. Die Verteilung des Wassers ist in unserem Körper recht unterschiedlich. Die wasserreichste Körperflüssigkeit ist die Gehirn-Rückenmarks-Flüssigkeit mit etwa 99 Prozent, gefolgt vom Blutplasma, dessen Wasseranteil ca. 85 Prozent beträgt. Der Wasseranteil des Gehirns liegt bei etwa 75 Prozent.

Innerhalb von 24 Stunden reinigen unsere Nieren 180 Liter Flüssigkeit und scheiden maximal zwei Liter davon aus, der Rest wird wieder verwertet. Innerhalb von 24 Stunden fließen 1.400 Liter Blut durch unser Gehirn, die Nieren werden im gleichen Zeitraum sogar von 2.000 Litern Blut durchströmt. Wasser verlässt den Körper fortwährend durch die Atmung, in Form von Schweiß und wie erwähnt durch den Urin. Somit trägt das Wasser in unserem Organismus entscheidend zur Ausscheidung von Giftstoffen über Nieren, Darm, Haut und Lunge bei.

Der Hypothalamus, eine Drüse in unserem Mittelhirn, regelt den Wasserhaushalt in unserem Körper. Die Menge Wasser, die unser Körper benötigt, hängt von der Temperatur, dem Klima, der jeweiligen Tätigkeit und dem allgemeinen Gesundheitszustand ab. Wenn wir ein Glas Wasser trinken, geht es in den Magen. Ein Teil wird durch die Magenwände direkt vom Blut aufgenommen, der andere Teil geht in den Darm, um die gegessenen Speisen flüssig zu halten. Das Wasser hält alle Nährsubstanzen in Lösung und ist das Transportmittel zu den verschiedensten Teilen unseres Körpers.

Anhand dieser Ausführungen wird klar, wie wichtig es ist, ein möglichst unbelastetes Wasser zu trinken, denn es spielt die Hauptrolle in unserer Wechselbeziehung zur Umwelt. Bei toxischen Belastungen des Wassers können spontane Gesundheitsprobleme, aber auch Langzeitschäden bei Menschen, Tieren und Pflanzen auftreten.

Ein gesunder Körper ist mit allen Systemen ausgestattet, sich selbst am Leben zu erhalten, denn körpereigene Regulationsmechanismen können das natürliche Gleichgewicht der Funktionen aufrechterhalten und bei Bedarf wiederherstellen. Wie wichtig Wasser ist, wird daran deutlich, dass wir einige Wochen ohne Nahrung leben können, aber nur wenige Tage ohne Wasser.

7.4.1.3 Wasser und Homöopathie

Die Fähigkeit von Wasser, Informationen zu speichern, ist allgemein durch die Erfahrungen in der Homöopathie bekannt. Die Wirkungsweise der Homöopathie erklärt sich auch in der Bachblüten- und Edelsteintherapie. Schon Hildegard von Bingen hat bekanntlich empfohlen, bestimmte Edelsteine in Wasser zu legen und diese Flüssigkeit dann zu Heilzwecken zu trinken. Samuel Hahnemann, 1755 in Meißen geboren, wurde mit seinem Grundsatz „similia similibus" – Ähnliches durch Ähnliches – Begründer der Homöopathie.

Hahnemann träufelte vor ungefähr 200 Jahren einen Tropfen der sehr wirksamen Droge Belladonna in ein Fläschchen mit Wasser. Dann schüttelte er das Gemisch mit der Hand kräftig durch. Danach füllte er einen Tropfen der Verdünnung in ein neues Fläschchen mit Wasser, das er wiederum heftig schüttelte. Stunden später hatte der Arzt und Chemiker seine Belladonna-Tinktur so lange verdünnt, dass im letzten Fläschchen nur noch Wasser war. Es enthielt kein einziges Belladonna-Teilchen mehr. Trotzdem wirkte die Flüssigkeit hervorragend gegen Fieberkrämpfe. Die Sache sei ganz einfach, erklärte Hahnemann. In allen Naturstoffen stecke eine „lautere Kraft", die nur wachgerüttelt werden müsse. Wenn die „Kraft" erst einmal geweckt sei, brauche man den Wirkstoff gar nicht mehr.

Die Homöopathie, so nannte Hahnemann diese Heilmethode, wirkt bei vielen Krankheiten. Aber warum Homöopathie funktioniert, obwohl in den homöopathischen Heilmitteln kein einziges Molekül des Wirkstoffes enthalten ist, lässt sich mit der Bioresonanz nach Paul Schmidt erklären. Denn die Ursubstanz kann das charakteristische Frequenzspektrum an die Verdünnung weitergeben. So ist letztendlich kein einziges Molekül der Ursubstanz mehr vorhanden, nur noch die energetischen Spuren in Form des Frequenzspektrums. Untersuchungen mit der Bioresonanz nach Paul Schmidt zeigen, dass mit der Verdünnungsstufe immer höhere Frequenzspektren in dem Wasser zurückbleiben. Mit höheren Frequenzen rückt man – wie bereits in vorherigen Kapiteln beschrieben – näher an das biologische Fenster heran. Damit ist auch klar, warum Hochpotenzen stärker empfunden werden als Niederpotenzen.

7.4.1.4 Wasser kann Informationen speichern

Es wurde lange Zeit nach Möglichkeiten gesucht, die Speicherfähigkeit von Informationen im Wasser zu visualisieren. Dem Alternativmediziner Dr. Masaru Emoto aus Japan gelang es, die dem Wasser mitgeteilten Informationen reproduzierbar nachzuweisen.

Dazu wurde von ihm folgender Versuch unternommen: Er ließ Studenten Wasser mit unterschiedlichen Inhalten ansprechen. Anschließend wurde dann das Wasser bei minus fünf Grad Celsius durch ein spezielles Verfahren fotografiert.

Bei dem Satz „Du bist hässlich, du machst mich krank" entstand ein völlig chaotisches Strukturbild in dem Eiswürfel, ähnlich einem Krebsgeschwür im Körper. Das gleiche, wieder aufgetaute Wasser mit dem Satz „Ich liebe dich, du bist schön" angesprochen und wieder auf minus fünf Grad eingefroren, zeigte hingegen eine perfekte geometrische Struktur, einen Kristall.

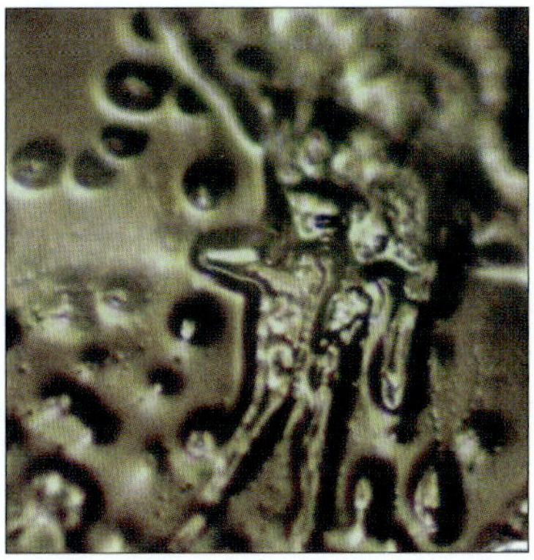

Eiskristall aus Wasser, das mit den Worten „Du bist hässlich, du machst mich krank" angesprochen wurde.

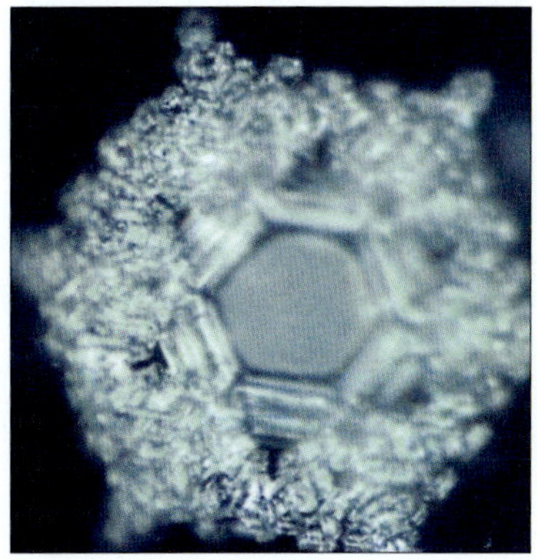

Eiskristall aus Wasser, das mit den Worten „Ich liebe dich, du bist schön" angesprochen wurde.

Dank der brillanten Aufnahmen kann man erkennen, dass Wasser tatsächlich von außen durch Gedanken, Worte, Musik – letztendlich also durch Schwingungen – beeinflusst werden kann.

Besonders interessant ist die Tatsache, dass ein und dasselbe Wasser, welches negativ informiert wurde, durch einen weiteren Prozess positiv strukturiert werden kann.

7.4.1.5 Die Energetisierung von Wasser

Ludwig Telaar, naturkundlich orientierter Ingenieur aus Reken in Westfalen, beschäftigte sich zu Lebzeiten intensiv mit dem Thema der Wasserenergetisierung. Er ist deshalb aus der Menge der Personen hervorzuheben, die sich mit dem Thema Wasser beschäftigen, weil er die Bioresonanz zur Optimierung der Wasserenergetisierung einsetzte. Ideengeber für seine Entwicklungen waren dabei besonders seine Beobachtungen in der Natur, z. B. an naturbelassenen Wasserläufen mit den dort typischen Verwirbelungen und einspulenden Bewegungen. Er fand dann mit Hilfe der Bioresonanz nach Paul Schmidt heraus, wie vorteilhaft verwirbeltes sowie energetisiertes Wasser für unseren Organismus ist. Erinnern wir uns: Die Natur organisiert und stabilisiert sich durch Rotationen. Dieses Thema wurde bereits ausgiebig im Kapitel 4 dieses Buches beschrieben. Die Erfahrungen der Bioresonanz nach Paul Schmidt decken sich daher exakt mit den Erfahrungen von Ludwig Telaar. Die Rotationskomponente ist aber nur ein Teil, der andere Teil ist das Frequenzspektrum, das das Wasser liefern muss. Ludwig Telaar entwickelte dann auf der Basis dieser Erfahrungen seinen ersten Wasseraktivator.

Beim Durchfließen seines Gerätes wird das Wasser rechtsdrehend verwirbelt, womit die Rotationskomponente sichergestellt wird (siehe Bild rechts).

Während des Durchfließens kommt das Wasser zusätzlich in Kontakt mit den Schwingungs-

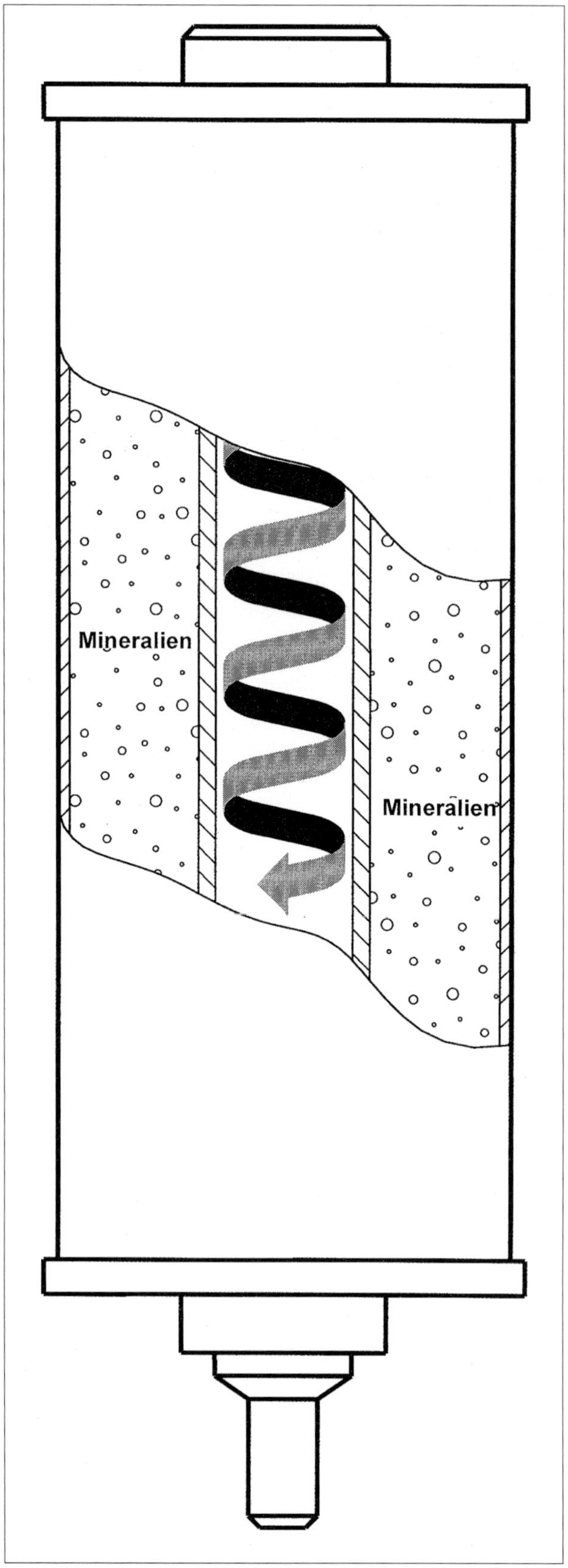

Aufbau des Wasseraktivators nach Ludwig Telaar.

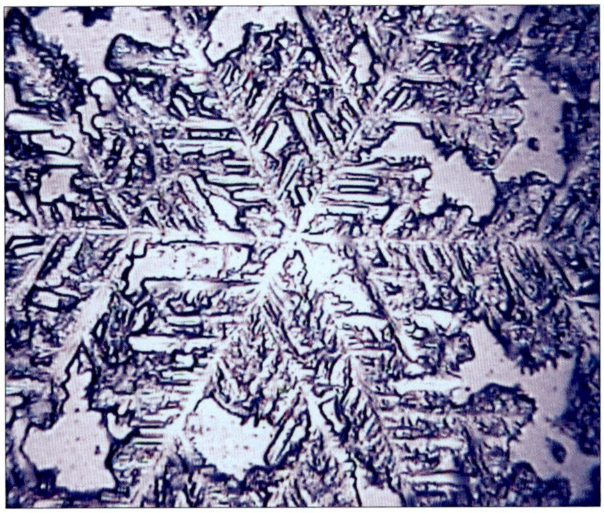

Eiskristall aus einem Quellwasser.

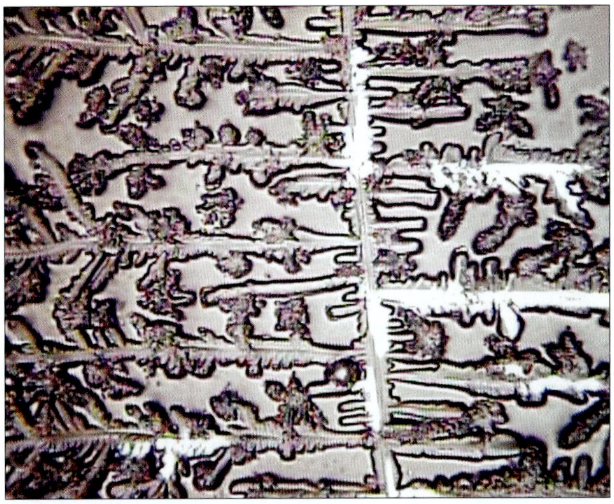

Eiskristall eines „normalen" Leitungswassers (Überlingen).

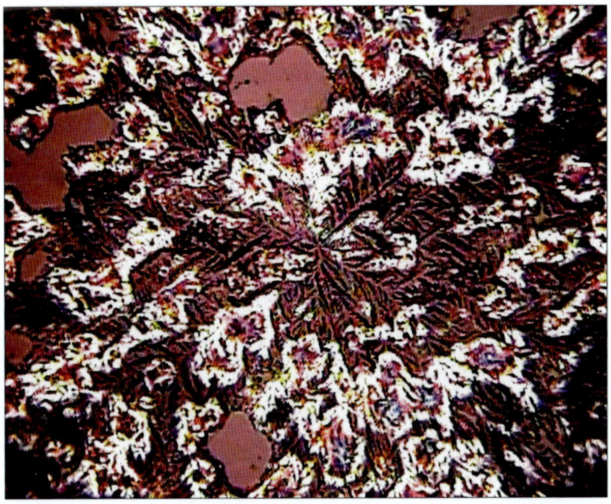

Eiskristall des Überlinger Leitungswassers nach Energetisierung mit dem Verfahren von L. Telaar.

spektren ausgesuchter Mineralien. Die Mineralienkombination wurde so zusammengestellt, dass ein nahezu geschlossenes Frequenzspektrum auf das Wasser abgegeben wird.

Im Rahmen der Verleihung des Umweltpreises im Jahre 2002 wurden die Arbeiten von Ludwig Telaar besonders gewürdigt. In der Tat ist das Wasser, welches durch seinen Aktivator läuft, aufgewertet.

Mit Hilfe der bereits vorgestellten Methode der Wasserkristallbilder können die unterschiedlichen Charaktere von Wässern visualisiert werden. In diesem Zusammenhang ist es interessant, was ein unbelastetes, energiereiches Wasser, wie z.B. ein Quellwasser, ausmacht. Die Hagalis AG mit Sitz in Überlingen beschäftigt sich bereits viele Jahre mit dieser Art der Qualitätsbestimmung von Wasserproben. Im linken oberen Bild wird das Kristallbild eines Quellwassers dargestellt. Sehr schön zu erkennen sind die für energiereiche Wässer typischen 60°-Winkel der Kristalle.

Betrachtet man hingegen das Kristallbild eines „normalen" Leitungswassers (hier aus Überlingen), so sind die Unterschiede zu einem Quellwasser bereits gut zu erkennen. Es sind nahezu keine 60°-Winkel mehr vorhanden, vielmehr bilden sich in solchen Wässern 90°-Winkelstrukturen in den Kristallbildern aus.

Die interessante Frage in diesem Zusammenhang ist nun, ob sich ein solches Wasser durch eine Energetisierung – z.B. nach der von Ludwig Telaar entwickelten Methode – verbessern lässt.

Das untere der drei Bilder zeigt den Kristall des gleichen Überlinger Wassers nach dem Durchlaufen des Wasseraktivators nach Ludwig Telaar. Sehr schön sind nun wieder die 60°-Winkelstrukturen der Kristalle zu erkennen.

Diese Bilder belegen eindrucksvoll die Richtigkeit der mit der Bioresonanz nach Paul Schmidt gefundenen Zusammenhänge. Mehr Informationen zu Kristallbildern finden Sie im Buch: *Wasser Kristall Welten* von Andreas Schulz (siehe Literaturverzeichnis).

Die großartige Wissenschaftlerin Dr. Noemi Kempe aus Graz in Österreich befasst sich seit vielen Jahren an dem Institut für Biosensorik mit der Schwingungsmedizin und fand mit ihren Methoden ebenso heraus, dass das Wasser nach dem Durchlaufen des Wasseraktivators wesentlich aufgewertet wurde. Zusammenfassend kann festgehalten werden, dass das Wasser, welches wir täglich zu uns nehmen, durch drei Kriterien aufgewertet werden kann:

1. **Reinheit:**
   Wasser sollte rein, also frei von Schadstoffen sein.

2. **Rotationskomponente:**
   Eine Verwirbelung gibt dem Wasser die richtige Rotationskomponente (optimal rechtsrotatorisch) mit.

3. **Schwingungsspektrum:**
   Das dem Wasser aufgeprägte Schwingungsspektrum sollte möglichst breitbandig sein.

Eines der Wässer, die intensiv mit der Bioresonanz nach Paul Schmidt untersucht wurden, ist das der St. Leonhardsquelle. Die Idee dazu war so einfach wie genial: Im Resonanzmessverfahren wurde bestimmt, welche Frequenzgrundwerte sich gemäß der Bioresonanz nach Paul Schmidt in den jeweiligen Wässern befinden. So entstand eine Zuordnungstabelle aus Wasserart, gefundenen Frequenzgrundwerten und den zugehörigen Wirkbereichen im Organismus. Mit der Tabelle kann z. B. ein Leber-Galle-Patient erkennen, dass die Wassersorte Lichtquelle die am besten für ihn geeignete ist, da sich hierin die meisten Resonanzfrequenzen für sein Leber-Galle-System befinden.

Die Arbeiten zeigen, dass die Bioresonanz nach Paul Schmidt immer stärker zur Qualifizierung von Lebensmitteln eingesetzt wird.

Hier ein Auszug aus der vorgenannten Tabelle (die gesamte Tabelle finden Sie im Buch von Andrea Tichy, siehe Literaturverzeichnis):

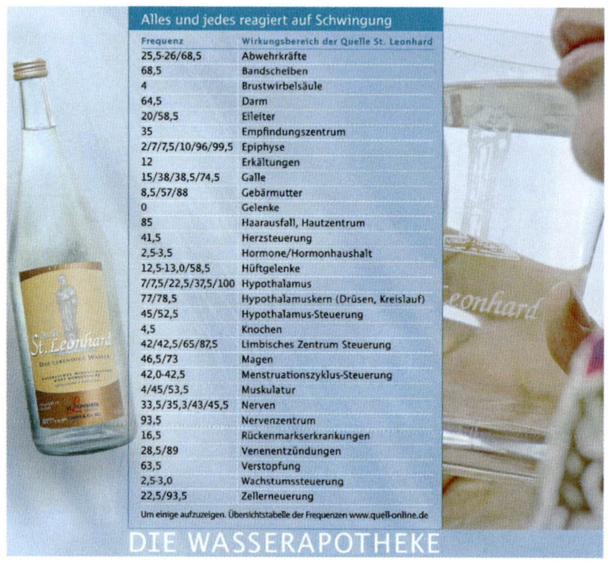

Alles und jedes reagiert auf Schwingung

Frequenz	Wirkungsbereich der Quelle St. Leonhard
25,5-26/68,5	Abwehrkräfte
68,5	Bandscheiben
4	Brustwirbelsäule
64,5	Darm
20/58,5	Eileiter
35	Empfindungszentrum
2/7/7,5/10/96/99,5	Epiphyse
12	Erkältungen
15/38/38,5/74,5	Galle
8,5/57/88	Gebärmutter
0	Gelenke
85	Haarausfall, Hautzentrum
41,5	Herzsteuerung
2,5-3,5	Hormone/Hormonhaushalt
12,5-13,0/58,5	Hüftgelenke
7/7,5/22,5/37,5/100	Hypothalamus
77/78,5	Hypothalamuskern (Drüsen, Kreislauf)
45/52,5	Hypothalamus-Steuerung
4,5	Knochen
42/42,5/65/87,5	Limbisches Zentrum Steuerung
46,5/73	Magen
42,0-42,5	Menstruationszyklus-Steuerung
4/45/53,5	Muskulatur
33,5/35,3/43/45,5	Nerven
93,5	Nervenzentrum
16,5	Rückenmarkserkrankungen
28,5/89	Venenentzündungen
63,5	Verstopfung
2,5-3,0	Wachstumssteuerung
22,5/93,5	Zellerneuerung

Um einige aufzuzeigen. Übersichtstabelle der Frequenzen www.quell-online.de

DIE WASSERAPOTHEKE

Für verschiedene Wässer der St. Leonhardsquelle wurden die Frequenzgrundwerte ermittelt und den zugehörigen Wirkbereichen zugeordnet.

7.4.2 Der Säure-Basen-Haushalt

7.4.2.1 Einführung

In unserem Organismus finden wir sowohl Säuren als auch Basen. Als Säuren bezeichnet man chemische Verbindungen, die ein positiv geladenes Teilchen, das Wasserstoffion (H+), enthalten. Sie geben gerne Protonen ab. Basen sind chemische Verbindungen, die eine negativ geladene Hydroxyl-Gruppe (OH-) enthalten und gerne Protonen aufnehmen. Ein Beispiel für eine Säure ist die Magensäure (HCL). Basen werden auch „Laugen" genannt, z.B. Natronlauge (NaOH).

Allein aufgrund ihrer chemischen Struktur arbeiten Säuren und Basen als Wechselspieler, also gegensätzlich. In einem gesunden Organismus ist dieses Wechselspiel ausgewogen, der Säure-Basen-Haushalt ist im Gleichgewicht. Damit ist keineswegs ein konstantes Verhältnis zwischen

Säuren und Basen gemeint. Die Mengen an Säuren und Basen sind vielmehr einem unaufhörlichen Wechsel unterworfen. Unter normalen Bedingungen gelingt es dem gesunden Organismus, Ordnung in diesen Wechsel zu bringen. Was auch vonnöten ist, denn die zahlreichen in unserem Organismus ablaufenden Reaktionen benötigen bestimmte Bedingungen und Verhältnisse, unter denen sie optimal ablaufen können. Sei es eine bestimmte Temperatur, die Anwesenheit bestimmter Substanzen oder ein bestimmter pH-Wert. Die Toleranzgrenzen sind hier sehr eng gesteckt. So schwankt der pH-Wert des Blutes lediglich zwischen 7,37 und 7,43.

pH-Wert

(potentia Hydrogenii; Hydrogen = Wasserstoffion)
Maß für die H+-Ionenkonzentration
genauer: negativer dekadischer Logarithmus der H+-Ionen

pH = -log(c[H+])

(Beispiel: Eine Lösung mit pH 9 enthält 10 Mal so viele H+-Ionen wie eine Lösung mit pH 8.)

Saurer Bereich:	Neutral:	Basischer Bereich:
pH 0 bis pH 7	pH 7	pH 7 bis pH 14

Die Definition des pH-Wertes.

Der Säure-Basen-Haushalt ist eine der wichtigsten Grundlagen für einen funktionierenden Organismus und somit für die Gesundheit. Nur wenn Säuren und Basen in einem bestimmten Verhältnis vorhanden sind, kann der Stoffwechsel optimal funktionieren.

Der Säuregrad im Organismus wirkt sich auf die Beschaffenheit der Eiweißmoleküle, die Struktur der Zellbestandteile und die Durchlässigkeit der Membranen an den Körperzellen aus. Die Wirksamkeit von Enzymen und Hormonen, der Aufbau und die Funktion des Bindegewebes und die Verteilung von Elektrolyten (elektrisch geladene Teilchen) im Organismus sind auf ein bestimmtes Säure-Basen-Milieu angewiesen.

Besonders die Verdauungsorgane Leber, Galle, Bauchspeicheldrüse sowie Dünn- und Dickdarm sind, um optimal arbeiten zu können, auf ein basisches Milieu angewiesen. Weiterhin bestimmt der Säure-Basen-Haushalt maßgeblich die körperchemische Grundregulation des Menschen und wirkt sich somit auf Atmung, Kreislauf, Verdauung, Ausscheidung, Abwehrkraft und Hormonhaushalt aus.

Die Konzentration an Säuren und Basen muss stimmen, wobei die basischen Komponenten überwiegen sollten. In der Realität überwiegen bei den meisten Menschen heute jedoch die Säuren. Kein Wunder, denn es gibt zahlreiche Säurequellen. Säuren werden dem Organismus sowohl exogen (von außen) als auch endogen (von sich selber) zugeführt:

Die exogene Zufuhr erfolgt über die Nahrung. Verpackt in Nahrungsmitteln gelangen Säuren in den Organismus. Wobei die direkt sauren Nahrungsmittel, also die, die sauer schmecken, meist nicht so sehr ins Gewicht fallen. Wichtiger für die Bilanz sind die Nahrungsmittel, die im Organismus Säuren bilden. Hierzu zählen Weißmehlprodukte, stark Gesüßtes, Fleisch, Käse, Fisch, konserviertes Obst, Schokolade, Süßwaren aller Art, Alkohol und koffeinhaltige Getränke.

Betrachtet man die heutigen Lebensumstände und die Lebensweise, so scheint eine ausreichend basenüberschüssige Ernährung praktisch kaum möglich. Durch die Auslaugung der Böden sowie durch Hitzebehandlungen kann unsere Nahrung zudem immer minderwertiger werden. Umweltgifte und Pflanzenschutzmittel gefährden die Qualität der Nahrungsmittel. Ihre Basenreserven sind erschöpft. Gleichzeitig ernähren sich immer mehr Menschen einseitig und ungesund von Fast Food, Convenience-Produkten und Mix-Getränken, meist in Eile und Hektik. Die Versorgung mit Mineralstoffen und Spurenelementen bleibt dabei auf der Strecke. Besonders der Mangel an den überwiegend basischen Mineralstoffen Calcium, Kalium und Magnesium kann die Funktion der basophilen Organe (Leber, Galle, Bauchspeicheldrüse sowie Dünn- und

Dickdarm) schwächen. Auch Stress, Hektik, kurzum nervliche Überforderung und die Steigerung des Lebenstempos lassen unser inneres Milieu aus dem Gleichgewicht geraten.

Endogen fallen Säuren bei zahlreichen Stoffwechselprozessen an, zum Teil als Zwischenprodukt, zum Teil als Endprodukt; z.B. in Form von Stoffwechselschlacken infolge der Zellernährung. Bei Muskelbetätigung wird Milchsäure gebildet, besonders im untrainierten Zustand. Bei Dysfunktionen von Organen kann es zur verstärkten Säurebildung kommen, z.B. bei Diabetes mellitus.

Weiter entstehen Säuren bei Gärungsprozessen, z.B. im Darm, wenn Kohlenhydrate durch Darmbakterien zersetzt werden. Nicht zu vergessen die im Magen gebildeten großen Mengen Magensäure (HCL).

Bei diesen zahlreichen Säurequellen hat es selbst ein gesunder Organismus schwer, Ordnung zu halten, obwohl er über ein ausgeklügeltes System verschiedenster Regulationsmechanismen, die sogenannten Puffersysteme, verfügt. Ihre Aufgabe ist es, die pH-Entgleisungen in den Körperflüssigkeiten und in den Zellen auszugleichen. Zu den Puffersystemen gehören unter anderem Blutfarbstoff, Bluteiweißkörper und bestimmte Zelleiweißkörper, die Säuren abfangen. Am wichtigsten für den Ausgleich von Säuren und Basen sind jedoch Lunge und Niere. Weiter erfolgt mit der Schweißabgabe über die Haut ein geringer Ausgleich. Der Magen, der sowohl Säuren als auch Basen bildet, hat ebenfalls Einfluss auf die allgemeine Säure-Basen-Bilanz. Zudem fungiert das Bindegewebe als Säurespeicher. Auch die Leber hat pH-regulierende Funktionen. Nicht zuletzt ist da noch das Knochengerüst als Mineralstoffreservoir, aus dem bei Bedarf Basen in Form von Mineralien entnommen werden (Osteoporose).

F. F. Sander, ein Pionier, der sich fast 20 Jahre lang mit dem Säure-Basen-Haushalt beschäftigte, und viele andere Forscher kamen immer wieder zu der Erkenntnis, dass fast alle schweren Krankheiten von einer latenten Azidose begleitet sind. Von einer „latenten Azidose" wird gesprochen, wenn Untersuchungen auf einen Basenmangel im Organismus hindeuten, obwohl sich dieser Mangel im Blut noch nicht bemerkbar macht – sprich die Basenreserven im Blut noch physiologische – also gesunde – Werte aufweisen. Sind die Basenreserven des Blutes bereits abgesunken, spricht man von einer „Azidose".

Jedem bekannte Befindungsstörungen wie ständige Müdigkeit, Kopfschmerzen, Durchhänger, Antriebslosigkeit, Erschöpfung, Konzentrationsschwäche und/oder Anspannung sind oft Zeichen einer „latenten Azidose", also eines ins Ungleichgewicht geratenen Säure-Basen-Haushalts. Werden diese azidogenen Symptome längerfristig ignoriert, kann es zur Krankheit kommen.

Da die überschüssigen Säuren auf vielfältige Art Schaden anrichten können, ist das durch die Azidose hervorgerufene Krankheitsspektrum sehr groß. Krankheiten wie Gicht, Rheuma, Bindegewebserkrankungen, entzündliche und degenerative Veränderungen der Wirbelsäule und des Bewegungsapparates, Diabetes mellitus, Herz-Kreislauf-Erkrankungen (Schlaganfall, Herzinfarkt), Osteoporose, Durchblutungsstörungen, bakterielle Dysbiose des Darms, Verdauungsstörungen, chronisch entzündliche Darmerkrankungen (collitis ulcerosa, Morbus Crohn), Allergien (Nahrungsmittelallergien, Pollenallergien), Reizdarm, Neurodermitis und die Cellulite gehören zu den am häufigsten durch Azidose verursachten Krankheiten.

Die typischen säurebedingten Zivilisationskrankheiten der Industrieländer sind Allergien, Neurodermitis, Osteoporose und Krebs - siehe z.B. die „Warburg-Hypothese". Ihre Zunahme in den vergangenen Jahren deutet darauf hin, dass sich das Azidoseproblem verschärft hat und sich weiter verschärfen wird.

Dr. med. Michael Worlitschek beschrieb den negativen Effekt der Säuren einst in seinem Buch: *Säure-Basen-Haushalt* wie folgt: „So wie die Säure einen Rostfleck am Auto bewirkt, fressen die überschüssigen Säuren Löcher in unsere Gesundheit."

Doch wer rechtzeitig erkennt, dass sein Säure-Basen-Haushalt in Unordnung ist und dagegensteuert, der kann das Ausbrechen einer Krankheit verhindern und Befindungsstörungen deutlich verbessern, wenn nicht sogar in den Zustand der Gesundheit zurückfinden. Eine basenreiche Kost, basische Nahrungsergänzung, Bewegung, aber auch Saunagänge, Entsäuerungsbäder und Entspannungstechniken helfen, den Säure-Basen-Haushalt im Gleichgewicht zu halten.

7.4.2.2 Der Urintest

Ein möglicher Selbstnachweis einer Übersäuerung ist die Messung des Urin-pH-Wertes mittels Teststreifen (Lackmus- oder Indikatorpapier, in der Apotheke erhältlich) oder per pH-Testgerät. Beides wird in den Urin gehalten, so dass der pH-Wert des Urins bestimmt werden kann. Eine einmalige Messung reicht jedoch nicht aus.

Sander beschrieb bereits 1953 in seinem im Hippokrates-Verlag erschienenen Buch: *Der Säure-Basen-Haushalt im menschlichen Organismus* einen Urintest, dessen Methode heute noch angewandt wird. Der von ihm vorgeschlagene Urintest basiert auf 5 Harnproben, die um 7.00 Uhr, 10.00 Uhr, 12.00 Uhr, 15.00 Uhr und um 18.00 Uhr jeweils vor den Mahlzeiten durchgeführt werden. Bei einem gesunden Menschen zeigt der pH-Wert der Urinproben folgenden Verlauf:

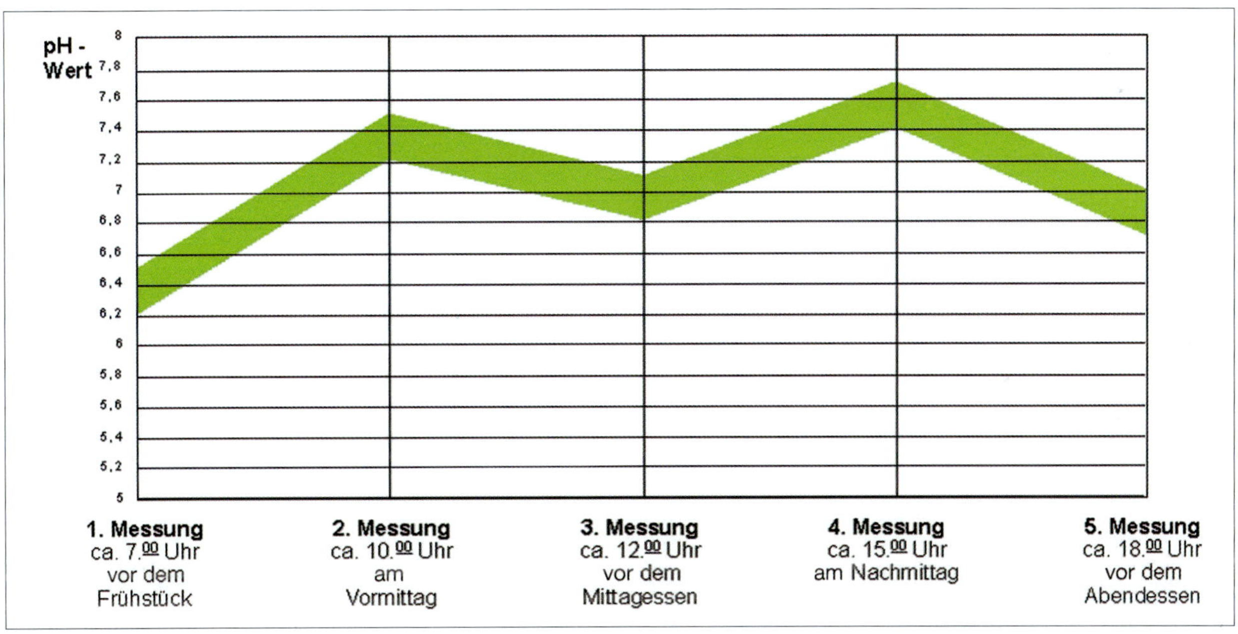

ph-Wert des Urins eines gesunden Menschen.

Ein nicht übersäuerter Organismus zeigt rhythmische Wechsel der pH-Werte im Urin, wobei dieser idealerweise mindestens einmal am Tag über dem Wert von pH 7 liegen sollte.

Im Morgenurin um 7.00 Uhr werden die sauren Stoffwechselschlacken der Nacht ausgeschieden. Daher der niedrige pH-Wert des Urins am Morgen. Im gesunden Organismus gibt es nach jeder Mahlzeit zur Einleitung der Verdauung eine Basenflut im Körper. Dies ist bereits um 10.00 Uhr zu beobachten.

In der folgenden Abbildung wird der pH-Wert des Urins eines übersäuerten Menschen dargestellt:

Von einem rhythmischen Wechsel des pH-Wertes kann keine Rede mehr sein. Es ist eine Regulationsstarre im Organismus zu erkennen. Der Körper ist total übersäuert und versucht, dies über den Urin auszuscheiden.

Auch im Blut sind Bestimmungen und Berechnungen möglich. Doch der pH-Wert des Blutplasmas ist nicht repräsentativ für den Säuregrad im Gewebe.

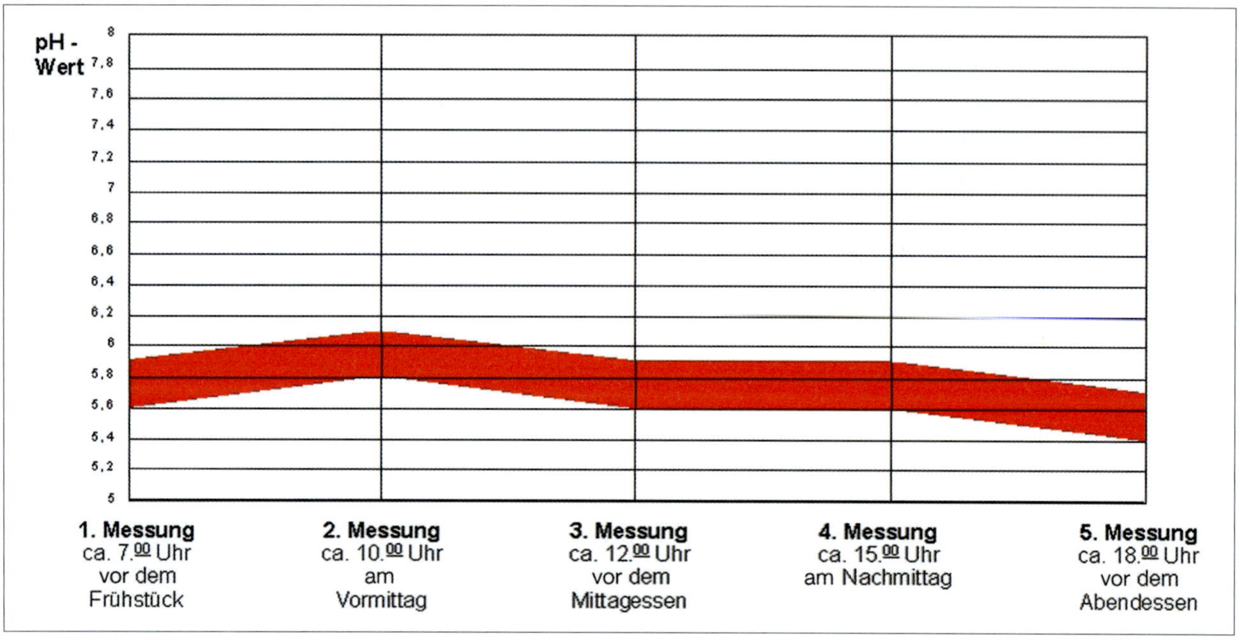

ph-Wert des Urins eines übersäuerten Menschen.

7.4.2.3 Der SBH-Test mit der Bioresonanz nach Paul Schmidt

Den Säure-Basen-Haushalt des Organismus testet man mit der Bioresonanz nach Paul Schmidt am besten an den typischen basophilen Organen. Dabei hat es sich bewährt, als Erstes das Bindegewebe der Haut auf dem Frequenzgrundwert 17,00 zu testen, da der Körper hier nahezu immer mit der Einlagerung von Säuren beginnt. Ob das Bindegewebe belastet ist, testet man wie folgt:

Stellen Sie am Bioresonanzgerät den Frequenzgrundwert 17,00 und den Polarisator auf N ein. Legen Sie dann die Füße auf die Fußdetektoren, und nehmen Sie in die linke Hand den Handdetektor. Testen Sie nun gemäß der passiv-mentalen Radiästhesie aus, ob das mit dem Frequenzgrundwert 17,00 korrelierende Feld in Ihrem Organismus stabil ist oder nicht. Zeigt der Rayotensor, den Sie bitte an der Rändelschraube mit dem Finger berühren, eine Rotation, so liegt keine energetische Belastung des Bindegewebes vor. Zeigt sie eine Linearbewegung, liegt eine Belastung vor. Liegt eine Linearbewegung an dem Rayotensor vor, können Sie mit dem Polarisator herausfinden, ob die Belastung stark oder schwach ist. Stellen Sie dazu den Polarisator auf +/- (Plus/Minus) ein. Zeigt sich dann immer noch eine Linearbewegung an dem Rayotensor, so handelt es sich um eine starke Störung, da der Organismus trotz Unterstützung durch ein bipolares Feld nicht mit einem stabilen (rotierenden) Feld reagiert. Bitte beachten Sie auch das Kapitel 6, *Test und Harmonisierung von Frequenzgrundwerten.*

Sie können diesen Säure-Basen-Test ausdehnen und typische basophile Organe testen. Hier eine Auflistung möglicher Tests:

Interferenz 17,00:	Bindegewebe
Interferenz 26,00:	Pankreas
Interferenz 52,00:	Pankreas
Interferenz 56,00:	Leber
Interferenz 56,25:	Leber
Interferenz 64,50:	Dünndarm
Interferenz 61,50:	Dünndarm
Interferenz 62,50:	Dünndarm
Interferenz 67,00:	Dünndarm

Häufig findet man bei übersäuerten Menschen alle oben genannten Frequenzgrundwerte gestört.

Natürlich können Sie den Test auch an einer anderen Person durchführen. Verbinden Sie dazu die Person mit Hand- und Fußdetektoren, und testen Sie, wie beschrieben, zuerst auf der Polarisator-Stellung N aus, ob der Rayotensor eine Rotation zeigt. Zeigt er eine Linearbewegung, liegt eine Belastung vor.

Hinweis: Dieser polare Diagnoseansatz eignet sich hervorragend zur Entwicklung neuer Präparate bzw. energetisch ausgewogener Lebensmittel, da hier genau ermittelt werden kann, welche Stoffe dem Körper bei der Regulation helfen. Stellt man beispielsweise auf dem Frequenzgrundwert 17,00 eine Linearbewegung fest, kann herausgearbeitet werden, welche Lebensmittel zur Stabilisierung dieses Feldes geeignet sind. Dazu gibt man die zu testende Substanz bzw. das Lebensmittel in den angeschlossenen Messbecher ein (z.B. in einer Glasampulle) und überprüft, ob nach dem Einbringen in den Schwingkreis aus der Linearbewegung eine Rotation wird. Ist dies der Fall, unterstützt die im Schwingkreis befindliche Substanz die Regulation auf dem Frequenzgrundwert 17,00. Mit diesem Ansatz lassen sich energetisch optimierte Lebensmittel bzw. Nahrungsergänzungsmittel entwickeln. Auch die Ermittlung von Nebenwirkungen ist möglich. Mehr dazu im Kapitel 14, das den Präparate- und Medikamententest beschreibt.

7.4.3 Test auf Unter- und Überversorgung

Bereits im Kapitel zum Säure-Basen-Haushalt wurde darauf hingewiesen, daß z.B. aufgrund der Intensivlandwirtschaft oder aus Gründen der Konservierung oftmals nur noch geringe Mengen an Mineralien oder Spurenelementen in der Nahrung vorhanden sind. Es ist daher in vielen Fällen sinnvoll, auszutesten, ob eine Mangelversorgung oder eine Überversorgung bestimmter Elemente im Organismus vorherrscht. Mit einer Überversorgung kann im Extremfall z.B. auch eine Quecksilberbelastung gemeint sein.

Bereits in einer frühen Phase der Frequenzermittlung wurde durch Gerhard Pioch das Periodensystem der Elemente (PSE) frequenzmäßig definiert. Im Anhang 25.6 werden die Frequenzgrundwerte des Periodensystems in drei verschiedenen Sortierungen angegeben; zum Ersten nach der Ordnung im PSE, zum Zweiten alphabetisch nach den Elementenamen und drittens numerisch nach den Frequenzgrundwerten.

Am Beispiel des Calciums soll der Test auf Unter- bzw. Überversorgung exemplarisch erläutert werden. Schaut man im Anhang 25.6 nach, findet man für Calcium den Frequenzgrundwert 43,75, der dann am Bioresonanzgerät eingestellt werden kann.

Legen Sie dann die Füße auf die Fußdetektoren, und nehmen Sie in die linke Hand den Handdetektor. Testen Sie nun gemäß der passiv-mentalen Radiästhesie aus, ob das mit dem Frequenzgrundwert 43,75 korrelierende Feld des Calciums in Ihrem Organismus stabil ist oder nicht. Zeigt der Rayotensor eine Rotation, so ist die Calciumversorgung im Organismus optimal. Zeigt sie eine Linearbewegung, liegt entweder eine Über- oder eine Unterversorgung vor, welches noch genauer untersucht werden muss. Liegt eine Linearbewegung an dem Rayotensor vor, können Sie mit dem Polarisator herausfinden, ob die Versorgung stark oder schwach gestört ist. Stellen Sie dazu den Polarisator auf +/- (Plus/Minus) ein. Zeigt sich dann immer noch eine Linearbewegung an dem Rayotensor, so handelt es sich um eine starke Störung, da der Organismus trotz Unterstützung durch ein bipolares Feld nicht mit einem stabilen (rotierenden) Feld reagiert.

Zur Klärung, ob eine Über- oder Unterversorgung vorliegt, benötigt man den Stoff selber. Führt man solche Tests häufiger durch, empfiehlt sich die Anschaffung eines Orthomolekulartestsatzes, in dem die wichtigsten zu testenden Elemente in körperverfügbarer Form in Glasampullen vorliegen. In diesem speziellen Fall kann man aber auch von einem Nahrungsergänzungsmittel, das Calcium enthält, eine kleine Menge in eine Glasampulle abfüllen und dann damit testen.

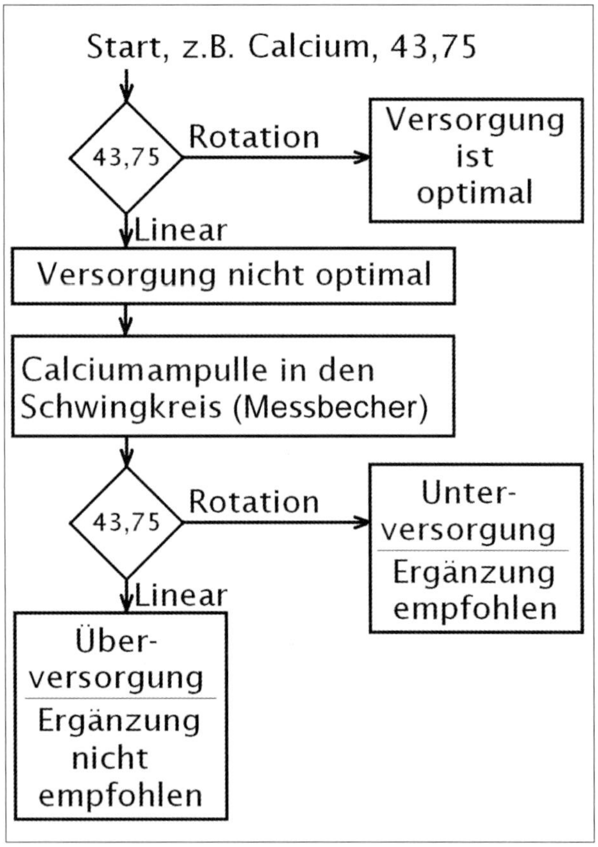

Test auf Unter-/Überversorgung am Beispiel von Calcium.

Wurde auf dem Frequenzgrundwert 43,75 eine Linearbewegung mit dem Rayotensor festgestellt, so muss nun die Calciumampulle in den Schwingkreis gelegt werden. Dazu stellt man diese einfach in den angeschlossenen Mess- bzw. Schutzbecher hinein. Reagiert der Rayotensor nun mit einer Rotation, so liegt eine Unterversorgung mit Calcium vor, da das über den Schwingkreis hineingebrachte Calcium das Feld stabilisieren konnte. Eine calciumreiche Ernährung bzw. Ergänzung ist dann sinnvoll.

Wenn hingegen der Rayotensor nach dem Einbringen der Calciumampulle in den Schwingkreis weiterhin eine Linearbewegung anzeigt, liegt eine Überversorgung vor (im Fall Calcium wird dies allerdings nur sehr selten eintreten).

Ein typisches Beispiel für eine Überversorgung ist der Fall Quecksilber. Schaut man im Anhang 25.6 den Frequenzgrundwert von Quecksilber nach, so findet man den Wert 94,25. Testet man diesen, zeigt der Rayotensor besonders bei Trägern von Amalgamfüllungen (Amalgam = Quecksilberlegierung) nahezu immer eine Linearbewegung. Hier tritt dann der Fall ein, dass nach dem Einbringen einer Quecksilberampulle in den Schwingkreis die Linearbewegung erhalten bleibt. Ein sicheres Zeichen für eine Quecksilberbelastung.

Abschließend zu diesem Thema noch eine kleine Geschichte. Während eines in Tokyo stattfindenden Gemeinschaftsvortrags berichtete Herr Dr. med. Yayama – einer der führenden Alternativmediziner Japans – über einen Patienten, der eine Überversorgung = Belastung eines sehr seltenen Elementes aufwies. Als Herr Dr. Yayama dann den Patienten nach dem Grund dieser sehr außergewöhnlichen Belastung fragte, sagte dieser völlig verblüfft, dass er genau mit diesem Element beruflich stark in Kontakt kommt, da eine neue Festplattengeneration, die er mitentwickele, darauf aufbaue.

Dieses Beispiel zeigt, wie effizient mit energetischen Methoden Unter- und Überversorgungen getestet werden können.

8. Der Energiestatus und die Körperpolaritäten

Mit ein paar einfachen Tests kann man sich zu Anfang einer Testung und Harmonisierung einen Überblick über den Energiestatus einer Person verschaffen. Die Erfahrung zeigt, dass es nahezu unmöglich ist, einen Menschen mit der Bioresonanz nach Paul Schmidt zu harmonisieren, wenn dieser beispielsweise gerade mit Zytostatika (Chemotherapie) behandelt worden ist. Der Organismus einer solchen Person kann aufgrund der durch die Chemotherapie hervorgerufenen Energielosigkeit die angebotenen Impulse überhaupt nicht verarbeiten. Es liegt eine regelrechte Therapieresistenz vor, die auch die Bioresonanz berührt. Damit solche Fälle richtig getestet und harmonisiert werden können, ist ein Test des Energiestatus bzw. der Körperpolaritäten wichtig. Paul Schmidt erarbeitete dafür bereits sehr früh entsprechende Methoden.

8.1 Test des Energiestatus mit dem Beziehungstest

In seinem Buch: *Symphonie der Lebenskräfte* beschreibt Paul Schmidt den Energiestatus mit der Lebenskraft, die in jedem Menschen steckt. Die Summe aller Frequenzen, die im Organismus vorhanden sind, bilden demnach die Lebenskraft aus. Fallen einzelne Frequenzen aus, zeigen sich diese als Blockade. Verglichen werden kann das mit dem sichtbaren Licht, welches alle Spektralfarben enthält. Wird das Lichtspektrum durch irgendeine Ursache gestört, so wird die gestörte Farbe sichtbar.

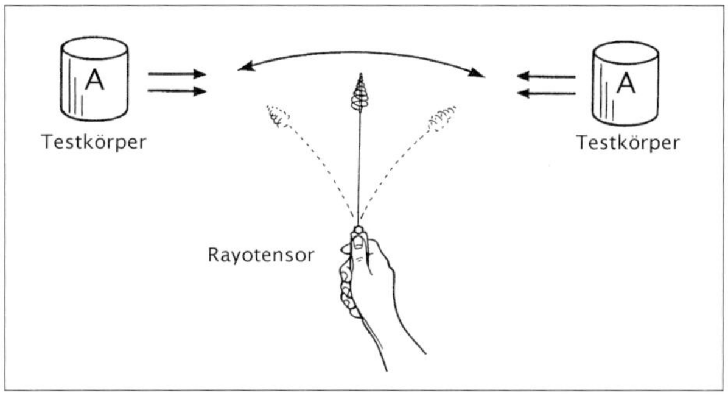

Beziehungstest zwischen zwei gleichen Testkörpern.

Der Beziehungstest, mit dem unter anderem der Energiestatus getestet werden kann, geht davon aus, dass zwischen den Händen eines Menschen, je nach Verfassung, ein mehr oder weniger großes Energiefeld vorhanden ist. Wie bereits im Kapitel 5: *Die Rayotest-Methode* beschrieben, bewegt sich der Rayotensor zwischen zwei Objekten gleicher Frequenz und gleicher Polarität hin und her (siehe oberes Bild).

Zwischen den Handinnenflächen liegt dieser Fall vor (siehe unteres Bild). Auch wenn die Polaritäten der Hände grundsätzlich unterschiedlich sind, die Handinnenflächen weisen die gleiche Polarität auf. Aus diesem Grund kann zwischen den Händen der Beziehungstest durchgeführt werden. Dazu hält man die Hände ca. 20 cm auseinander und beginnt zwischen den Händen mit dem Test. Schwingt der Rayotensor in dieser kurzen Distanz bereits nicht

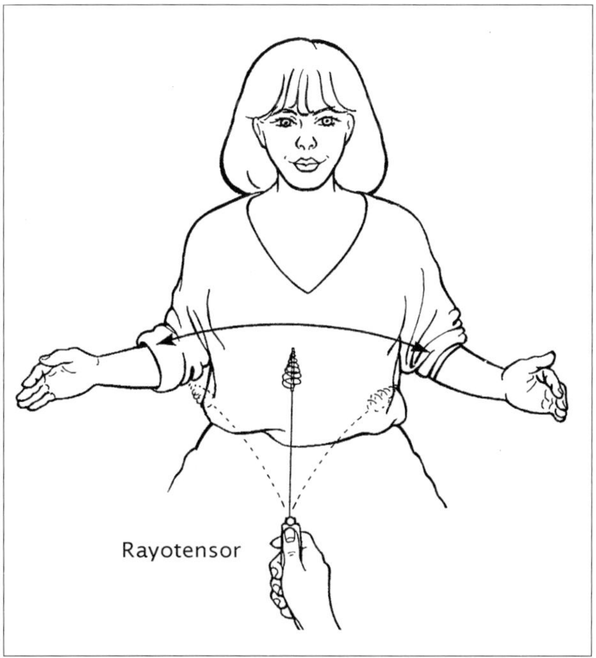

Beziehungstest zwischen den Händen.

mehr zwischen den Händen hin und her, so ist der Energiestatus der Person extrem gering. Schwingt der Rayotensor zwischen den Händen hin und her, vergrößert man den Abstand der Hände so lange, bis der Antennenkorb zwischen den Händen zum Stillstand kommt. Der Energiestatus der Person ist immer dann optimal, wenn die Arme ganz ausgestreckt sind und zwischen den angewinkelten Handinnenflächen noch immer eine Bewegung an dem Rayotensor vorhanden ist. Bei sehr aktiven Menschen oder Menschen mit heilenden Fähigkeiten zeigt der Beziehungstest oftmals bei voll ausgestreckten Armen noch Vollausschläge zwischen den Händen.

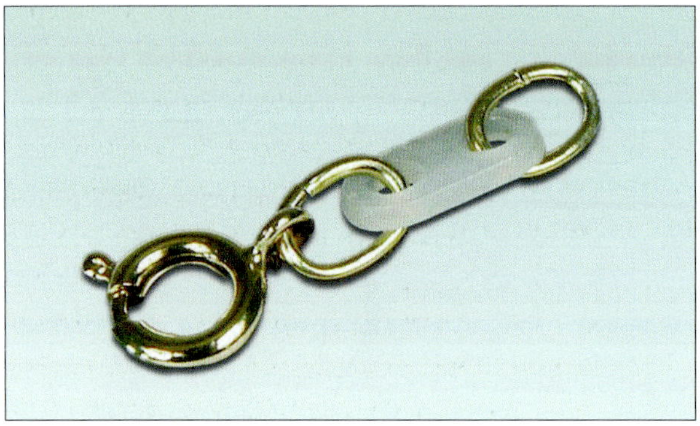

Das Zwischenglied aus Kunststoff unterbricht eine geschlossene Metallkette.

Achten Sie bei diesem Test bitte darauf, dass Sie den Rayotensor nicht zu nah an den Körper halten, da dann wahrscheinlich aufgrund der Nähe zu den Chakren Drehungen an dem Rayotensor auftreten. Ideal ist es, wenn der Spiralkorb des Rayotensors einen Abstand von mehr als 40 cm vom Körper während der Messung aufweist.

Der Beziehungstest lässt sich akkurat nur an einer anderen Person durchführen. Wie man sich selbst bezüglich des Energiestatus testen und auch harmonisieren kann, lesen Sie im nächsten Kapitel.

Mit dem Test zum Energiestatus kann man sehr schön zeigen, dass geschlossene Metalle, z.B. Fingerringe, Halsketten, Metallarmbanduhren oder Armreifen aus Metall, den Energiestatus des Körpers herabsetzen. Wird der Beziehungstest an einer Person mit und ohne Halskette ausgeführt, so zeigt sich der Energiestatus bei getragener Halskette herabgesetzt. In diesem Fall zeigt sich bei deutlich geringerem Handabstand keine Bewegung mehr an dem Rayotensor.

Abhilfe kann hier z.B. ein Zwischenglied aus Kunststoff schaffen, dass einfach zwischen die beiden Enden der Kette angebracht wird.

8.2 Test und Harmonisierung des Energiestatus mit Bioresonanzgeräten

Neben dem Beziehungstest ist es auch mit den Bioresonanzgeräten möglich, den Energiestatus zu testen.

Der Vorteil der Bioresonanzgeräte liegt darin, dass der Test des Energiestatus nicht nur an einer anderen Person, sondern auch für die Testperson selber bestimmt werden kann. Weiterhin kann der Energiestatus mit den Bioresonanzgeräten harmonisiert werden.

Sehr häufig liegt ein zu niedriger Energiestatus vor. In diesem Fall zeigt der Beziehungstest bereits bei einem Abstand der Hände von 50 cm keine Bewegungen an dem Rayotensor mehr. Mit den Frequenzgrundwerten 10,00 sowie 12,50 kann der Energiestatus mit den Bioresonanzgeräten harmonisiert werden.

Wenn Sie den Energiestatus mit den Bioresonanzgeräten an einer anderen Person testen und harmonisieren möchten, stellen Sie dazu das Bioresonanzgerät auf den Frequenzgrundwert 10,00 und den Polarisator auf N ein. Die zu testende Person stellt dann die Füße auf die angeschlossenen Fußdetektoren und nimmt in die Hände die angeschlossenen Handdetektoren. Testen Sie nun gemäß der passiv-mentalen Radiästhesie (Rotationstest) aus, ob das mit dem Frequenzgrundwert 10,00 korrelierende Feld in dem Organismus der Person stabil ist oder nicht. Zeigt der Rayotensor, den Sie beim Fremdtest nicht an der Rändelschraube berühren, eine Rotation, so ist der Energiestatus bezüglich des ersten Frequenzgrundwertes in Ordnung. Testen Sie bitte auch noch den Frequenzgrundwert 12,50 nach.

Zeigt der Rayotensor bei der Testung eine Linearbewegung, ist der Energiestatus im Ungleichgewicht. Stellen Sie in diesem Fall den Polarisator auf +/- (Plus/Minus) ein. Zeigt sich dann immer noch eine Linearbewegung an dem Rayotensor, so handelt es sich bereits um eine starke Störung. Schalten Sie dann auf die Polarisatorstellung + (Plus) um. Zeigt sich nun eine Rotation an dem Rayotensor, ist der Energiestatus der Person zu gering, da diese +(Plus)-Polarisatoreinstellung optimal für eine Harmonisierung ist. Konnte keine Rotation mit der Polarisatorstellung + (Plus) erzeugt werden, liegt die optimale Einstellung auf – (Minus). In diesem (sehr seltenen) Fall ist der Energiestatus der Person zu hoch.

Harmonisieren Sie in jedem Fall so lange, bis dass auf der Polarisatorstellung N eine Rotation an dem Rayotensor eintritt.

Wie bereits beschrieben, liegt der Vorteil der Bioresonanzgeräte auch darin, den Energiestatus an der eigenen Person testen zu können. Stellen Sie dazu das Bioresonanzgerät auf den Frequenzgrundwert 10,00 und den Polarisator auf N ein. Stellen Sie die Füße auf die angeschlossenen Fußdetektoren und nehmen Sie in eine Hand den Handdetektor. Testen Sie dann, wie beim Fremdtest auch, ob das mit dem Frequenzgrundwert 10,00 korrelierende Feld im eigenen Organismus stabil ist oder nicht. Zeigt der Rayotensor, den Sie beim Eigentest an der Rändelschraube berühren müssen, eine Rotation, so ist der Energiestatus in Ordnung. Testen Sie bitte auch noch den Frequenzgrundwert 12,50 nach.

Zeigt der Rayotensor bei der Testung eine Linearbewegung, ist der Energiestatus bei Ihnen im Ungleichgewicht. Stellen Sie in diesem Fall den Polarisator auf +/- (Plus/Minus) ein. Zeigt sich dann immer noch eine Linearbewegung an dem Rayotensor, so handelt es sich um eine starke Störung. Schalten Sie dann auf die Polarisatorstellung + (Plus) um. Zeigt sich nun eine Rotation an dem Rayotensor, ist der Energiestatus bei Ihnen zu gering. Konnte keine Rotation mit der Polarisatorstellung + (Plus) erzeugt werden, liegt die optimale Einstellung auf – (Minus). In diesem, wie bereits beschrieben, sehr seltenen Fall ist der Energiestatus bei Ihnen zu hoch. Harmonisieren Sie auch bei sich selber so lange, bis dass auf der Polarisatorstellung N eine Rotation an dem Rayotensor eintritt.

Überprüfen können Sie die Harmonisierung auch mit dem Beziehungstest. Nach der Harmonisierung muss der Rayotensor auch bei ausgestreckten Armen noch eine Bewegung zwischen den Händen anzeigen!

8.3 Test und Harmonisierung der Körperpolaritäten

Je nach Organ oder Körperteil liegen in unserem Organismus unterschiedliche Polaritäten vor. Es wurden bereits in vorangegangenen Kapiteln die sogenannten basophilen Organe (Leber, Niere usw.) angesprochen. Diese zeigen im gesunden Zustand gemäß der passiv-mentalen Radiästhesie eine Linksrotation. Dies ist auch der Grund, warum basenhaltige Nahrungsmittel diese Organe unterstützen (Basen sind von der Polarität her linksrotatorisch, Säuren rechtsrotatorisch). Aber auch unsere Arme und Beine besitzen bestimmte Polaritäten. Wenn die Polaritäten einer Leber beim Mann und bei der Frau gleich sind, die drei großen Körperkreisläufe (Kopfkreislauf, Arm- und Beinkreislauf, siehe Seite 41) sind es nicht.

Es zeigt sich in der Praxis, dass es sehr sinnvoll ist, vor der Testung und Harmonisierung die Polaritäten des Körpers zu testen und gegebenenfalls zu korrigieren.

Inwieweit die Polaritäten im Organismus in Ordnung sind, zeigt sich mit dem Polaritätstest vor der Hand. Dazu spreizt man die Finger und hält die Einhandrute vor den Daumen bzw. vor die vier Finger. Nur vor dem Mittelfinger darf der Rayotensor auf und ab schwingen, vor allen anderen (Daumen, Zeigefinger, Ringfinger, kleiner Finger) muss eine Rotation entstehen. Sind die Polaritäten im Organismus verschoben, schwingt der Rayotensor beispielsweise vor dem kleinen Finger auf und ab, und alle Finger zeigen eine Rotation.

Mit dem Frequenzgrundwert 21,50 lassen sich die Körperpolaritäten auch mit einem Bioresonanzgerät an der eigenen als auch an einer anderen Person testen und harmonisieren.

9. Test und Harmonisierung der Chakren

Die Chakren beschreiben sogenannte Energietransformationszentren des Körpers. Sie sind praktisch allen Regulationsprozessen vorgelagert, weshalb wir empfehlen, vor jeder Harmonisierung mit den Bioresonanzgeräten die Funktion der Chakren zu testen und diese gegebenenfalls mit den entsprechenden Frequenzgrundwerten und der richtigen Polarisation zu aktivieren.

Hinweis: Nutzen Sie bei der Verwendung eines Rayocomps das integrierte Harmonisierungsprogramm 51 (Vorsteuerung). Hierin sind auch die Frequenzgrundwerte der Chakren enthalten und werden so automatisch berücksichtigt. Im neuen RAH (Kapitel 20) werden die Chakren über das Harmonisierungsprogramm 01.00 harmonisiert. Allein an der Nummerierung – es steht allen anderen Programmen voran – erkennt man die Wichtigkeit des Programms und der darin enthaltenen Chakren.

Hier die Position der Chakren nach Leadbeater (siehe Literaturverzeichnis), die korrelierenden Frequenzgrundwerte sowie die Rotationen des Rayotensors, wenn man diese vor das jeweilige Chakra hält (W = Weiblich, M = Männlich):

Aus der Darstellung kann man entnehmen, dass sich die Chakren bei weiblichen und männlichen Patienten bezüglich der Polarisation (Drehung) unterschiedlich verhalten.

Halten wir den Rayotensor direkt vor ein biologisches Feld, z.B. das Scheitelchakra, dann wird bei einem harmonisch funktionierenden biologischen Feld bei einer Frau eine Rechtsdrehung des Rayotensors auftreten. Das Feld aus der Sicht der Frau dreht aufgrund des sogenannten Spiegeleffektes aber linksherum. Da das reale, beim Patienten vorhandene, Feld unterstützt werden soll, wird bei einer Harmonisierung mit dem Polarisator in diesem Fall die Minus-Funktion (linksrotatorisches Feld) gewählt.

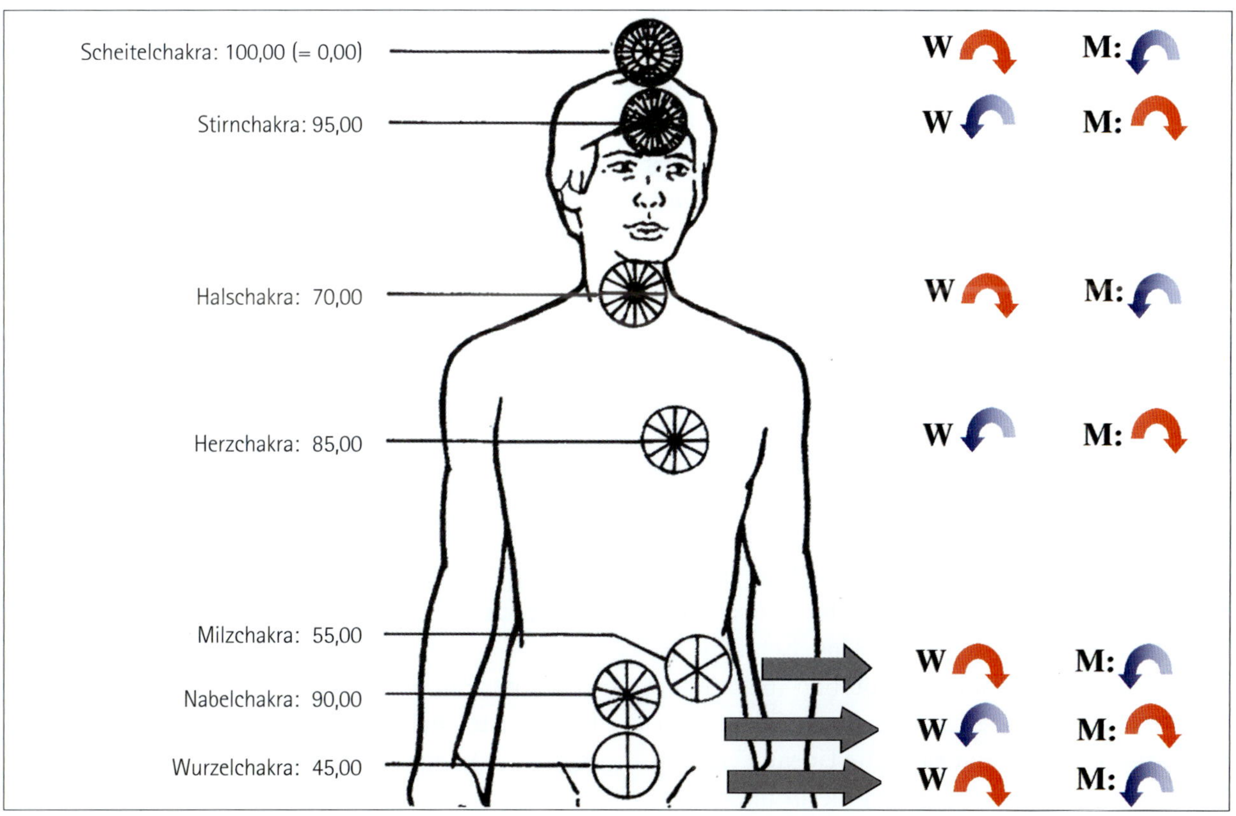

Die Drehrichtungen der Chakren.

Bezeichnung des Chakras	Einzustellender Frequenzgrundwert am Rayocomp	Polarisatoreinstellung bei **weiblichen** Patienten	Polarisatoreinstellung bei **männlichen** Patienten
Scheitelchakra	0,00 = 100,00	-	+
Stirnchakra	95,00	+	-
Halschakra	70,00	-	+
Herzchakra	85,00	+	-
Milzchakra	55,00	-	+
Nabelchakra	90,00	+	-
Wurzelchakra	45,00	-	+

Tabelle: Frequenzgrundwerte und Polarisation bei einer Chakrenharmonisierung.

Der Test eines Chakras mit einem Rayocomp geschieht nicht direkt am Chakra (dies ist an der eigenen Person auf diesem Weg auch nur schwer bestimmbar), sondern über den entsprechenden Frequenzgrundwert, der über Hand- und Fußdetektoren appliziert wird. Zum Test des Scheitelchakras bei einer Frau würde man am Rayocomp den Frequenzgrundwert 0,00 = 100,00 einstellen, den Polarisator auf N stellen und sehen, ob sich an dem Rayotensor, der in den freien Raum (nicht in das Chakra, nicht über den Rayocomp) gehalten wird, eine Rotation (in diesem Fall eine Linksdrehung) ergibt. Liegt eine Linksdrehung vor, so ist das biologische Feld des Scheitelchakras der Frau stabil, eine Harmonisierung ist nicht notwendig.

Stellen Sie zum Eigentest dazu die Füße auf die Fußdetektoren und nehmen Sie in die linke Hand den Handdetektor. Testen Sie dann, wie gemäß der passiv-mentalen Radiästhesie beschrieben, ob das mit dem Frequenzgrundwert 0,00 = 100,00 korrelierende Feld in Ihrem Organismus stabil ist oder nicht. Zeigt der Rayotensor, der an der Rändelschraube berührt werden muss, eine Linksrotation (beim Mann eine Rechtsrotation), so ist das Feld des Scheitelchakras nicht belastet. Zeigt sich eine Linearbewegung, liegt eine Belastung vor. Stellen Sie in diesem Fall den Polarisator auf +/- ein. Zeigt sich dann immer noch eine Linearbewegung an dem Rayotensor, so handelt es sich bereits um eine starke Störung des Scheitelchakras, da der Organismus trotz Unterstützung durch ein bipolares Feld nicht mit einem stabilen, d.h. rotierenden Feld reagiert. Stellen Sie in einem solchen Fall den Polarisator gemäß der unten angegebenen Tabelle ein und harmonisieren Sie das Chakra so lange, bis dass auf der Polarisatorstellung N ein rotierendes Feld eingetreten ist.

Selbstverständlich können Sie den Test auch an einer anderen Person durchführen. Verbinden Sie dazu die Person mit Hand- und Fußdetektoren, und testen Sie, wie oben beschrieben, zuerst auf der Polarisator Stellung N aus, ob der Rayotensor eine Rotation zeigt. Zeigt sich eine Linearbewegung, liegt eine Belastung vor. Stellen Sie dann den Polarisator auf +/- ein. Zeigt sich immer noch eine Linearbewegung an dem Rayotensor, so liegt eine starke Störung des Scheitelchakras vor, die Sie gemäß der oben angegebenen Tabelle so lange harmonisieren müssen, bis dass auf der Polarisatorstellung N ein rotierendes Feld eingetreten ist.

Es ist empfehlenswert, die Ckakren von unten (Wurzelchakra) nach oben (Scheitelchakra) zu testen und gegebenenfalls zu harmonisieren.

Die Bioresonanz nach Paul Schmidt eignet sich hervorragend, um andere Verfahren der Chakrenharmonisierung zu überprüfen. Schaut man in die Literatur, so werden zum Thema Chakren viele Möglichkeiten angeboten. Exemplarisch soll die Methode der Harmonisierung mit Mantras vorgestellt werden, da diese ohne weitere Hilfsmittel auskommt. Demnach kann jedes Chakra mit einem Wort, welches mit tiefer Stimme für mehrere Minuten laut gesagt wird, ein bestimmtes Chakra harmonisieren. Die durch das Sprechen ausgelösten Schwingungen (Akustik) sind letztendlich nichts anderes als eine spezielle Art exogener Bioresonanz.

In der Tabelle unten finden Sie die Mantras der verschiedenen Chakren, die zum Teil für weibliche und männliche Personen unterschiedlich sind.

Sofern Sie mit der Bioresonanz nach Paul Schmidt ein Chakra gefunden haben, welches harmonisiert werden muss, können Sie den Effekt der Mantras direkt ausprobieren. Nachdem Sie das dem Chakra zugehörige Mantra gemäß oben erwähnter Anleitung gesprochen haben, können Sie mit dem Bioresonanzgerät und dem Rayotensor nachtesten, ob das Feld stabilisiert werden konnte; zu erkennen an der Rotation des Rayotensors.

Hiermit kann einmal mehr unterstrichen werden, dass mit der Bioresonanz nach Paul Schmidt ein Bogen über die alternativmedizinischen Ansätze gespannt werden kann.

Chakra	Frequenzgrundwert	Mantra, weiblich	Mantra, männlich
Scheitelchakra	0,00 = 100,00	OMANI	OMANI
Stirnchakra	95,00	AMEN	AMEN
Halschakra	70,00	RUM	WIM
Herzchakra	85,00	WOL	WEM
Milzchakra	55,00	SOR	USA
Nabelchakra	90,00	JESU	JESU
Wurzelchakra	45,00	URO	USO

Tabelle: Mantras der verschiedenen Chakren.

10. Bakterien, Viren, Parasiten und Pilze

Sie fragen sich im Moment vielleicht gerade, warum dieses Kapitel nicht bei den ursächlichen Einflüssen auf unsere Gesundheit (Kapitel 7) platziert wurde. Der Grund dafür ist, dass in den Untersuchungen mit der Bioresonanz nach Paul Schmidt immer wieder gezeigt werden konnte, dass pathogene (krankmachende) Bakterien, Viren und Parasiten und Pilze in unserem Organismus ein für sie geeignetes Milieu benötigen. Menschen, die ein für diese Erreger unpassendes Milieu haben, werden in weit geringerem Maße „befallen" als Menschen, die ein gesundes Milieu aufweisen. Dazu muss man wissen, dass sich Bakterien, Viren, Parasiten und Pilze vornehmlich in übersäuerten Milieus wohlfühlen. Insofern ist das Vorhandensein von pathogenen Bakterien, Viren, Parasiten und Pilzen nicht zwingend ursächlich anzusehen. Ursächliches Problem für das Vorhandensein ist u.a. ein aus der Balance geratener Säure-Basen-Haushalt, der wiederum in besonderem Maße mit unserer Ernährung zusammenhängt. Ein weiteres ursächliches Problem für das Vorhandensein von Erregern kann auf die zunehmende Umweltverschmutzung zurückgeführt werden.

Sehr häufig stößt man bei Recherchen zum Thema pathogener Bakterien, Viren, Parasiten und Pilze auf die Arbeiten der Biophysikerin Dr. Hulda Regehr Clark. Sie führt in ihren Veröffentlichungen aus, dass man Erreger mit einer harten Rechteckschwingungsform (= Elektrosmog, vgl. Kapitel 4.2.3: *Kriterium Schwingungsform*) abtöten kann. Dazu entwickelte sie den sogenannten Zapper, der die Bakterien, Viren und Parasiten abtöten soll. An dieser Stelle seien ein paar kritische Worte zu den Arbeiten von Frau Dr. Clark erlaubt.

1. Die Erfahrung, mit einer harten Rechteckschwingung ein Lebewesen zu schädigen, ja sogar töten zu können, deckt sich mit der Erfahrung aus der Bioresonanz nach Paul Schmidt. Deshalb sollten sich beispielsweise Schwangere auf keinen Fall solchen Rechteckschwingungen aussetzen. Aus diesen Gründen heraus arbeitet die Bioresonanz nach Paul Schmidt ausschließlich mit harmonischen Schwingungsformen, damit der Organismus nicht belastet werden kann und damit keine schädigenden Einflüsse entstehen.

2. Die Grundidee von Frau Dr. Clark, Pathogene mit einer definierten Schwingungsform abzutöten, ist nachvollziehbar, da der Nutzen dieser Maßnahme in aller Regel viel höher ist als der Schaden, der dadurch an anderer Stelle im Organismus entsteht. Da Frau Dr. Clark immer eine preisgünstige Gerätelösung für eine Massenanwendung suchte, welches unzweifelhaft eine sehr soziale Einstellung ist, wurde dann in ihrem Buch eine Bauanleitung für einen Zapper veröffentlicht. Aus eigener, langer Erfahrung halte ich es allerdings für sehr bedenklich, ein Medizinprodukt der Klasse 2a (nach dem europäischen Medizinproduktegesetz) im Eigenbau herstellen zu lassen.

3. Die Wirkungsweise des Zappers kann man vergleichen mit einer Schrotflinte. Die Zapper-Geräte liefern keine definierte Frequenz, sondern liegen bedingt durch die Toleranzen der Bauelemente zwischen 20 und 40 kHz. Der Zapper wurde entwickelt, damit Endverbraucher die Möglichkeit bekommen, auf einfachste Weise und ohne eigene Testung sich möglichst vieler Pathogenitäten zu entledigen. Testet man Personen mit der Bioresonanz nach Paul Schmidt nach, die einen Zapper benutzt haben, so findet man an vielen anderen Stellen im Organismus Defizite. Personen, die einen Zapper über einen längeren Zeitraum verwendet haben, weisen z.B. meistens auf allen sechs gefundenen Frequenzgrundwerten des Elektrosmogs (Kapitel 7.2.7) Defizite auf.

Die Beweggründe zum Bau des Zappers liegen auf der Hand. Wenn die Clark'sche Methode in der Breite angewendet werden soll, muss ein möglichst einfach anzuwendendes sowie preiswertes Gerät zur Verfügung stehen. Dabei muss sichergestellt sein, dass das Gerät möglichst gegen alle Erreger (wie eine Schrotflinte) vorgeht, damit der Endverbraucher nicht erst eine Testmethode erlernen muss, um herauszufinden, welcher Erreger vorhanden ist. Insofern ist aus Sicht von Frau Dr. Clark die Entwicklung und der Bau des Zappers nachvollziehbar.

Die ideale Lösung würde im Sinne der Bioresonanz nach Paul Schmidt dann vorliegen, wenn der Erreger sicher festgestellt und mit einer gezielten Frequenz unschädlich gemacht werden kann. Dies wäre ein gezielter Einsatz von Elektrosmog, der sicherlich mehr hilft als schadet.

Im Anhang zu ihrem Buch: *Heilung ist möglich* gibt Frau Dr. Clark die Frequenzbereiche der pathogenen Bakterien, Viren, Pilze, Parasiten, Bandwürmer und Milben an. Mit der Bioresonanz nach Paul Schmidt kann mit diesem Wissen gearbeitet werden, da die Frequenzen in Hertz direkt in Frequenzgrundwerte für die Bioresonanz nach Paul Schmidt umgerechnet werden können. Mit diesen Frequenzgrundwerten kann dann mit der Rayotestmethode, speziell dem Rotationstest der passivmentalen Radiästhesie, herausgefunden werden, welcher Erreger durch sein typisches Frequenzband den Organismus belastete bzw. immer noch belastet. Hintergrund dieser Betrachtung ist die Vermutung, dass die Frequenz, auf der ein Erreger getötet werden kann, die gleiche ist, auf der auch der Organismus zu Lebzeiten des Erregers belastet wurde.

Hier kann die Bioresonanz nach Paul Schmidt einen Beitrag leisten. Ist/sind der oder die Erreger erst einmal gefunden, kann mit den zwischenzeitlich speziell für die Methode auf den Markt gekommenen Frequenzgeneratoren der Erreger gezielt angegangen werden.

Dazu folgende, sehr interessante Entdeckung: Wenn mit der Bioresonanz nach Paul Schmidt auf der dem Schimmelpilz Aflatoxin zugehörigen Frequenzgrundwert 17,72 getestet wurde, nachdem gemäß der Clark'schen Methode der Pilz vernichtet wurde, so lässt sich dennoch für einen Zeitraum von einigen Minuten eine Linearbewegung an dem Rayotensor feststellen. Auch wenn die Pathogenität nicht mehr vorhanden ist, weist der Organismus dennoch die Spuren des Erregers auf. Hieran kann man zeigen, ob der Eingriff gegen den Erreger aus energetischer Sicht erfolgreich war. Stellt sich nach einigen Minuten keine Rotation an dem Rayotensor ein, so kann man davon ausgehen, dass der Erreger weiterlebt und somit auch die zugehörigen Frequenzspektren weiter blockiert.

Damit jeder Leser die Gelegenheit bekommt, eigene Testungen durchzuführen, befinden sich im Anhang 25.7 die umgerechneten Frequenzgrundwerte der verschiedenen Erreger. Die Tabellen sind sowohl alphabetisch (25.7.1) als auch numerisch (25.7.2) und gemäß des Erregertyps (25.7.3) sortiert.

10.1 Testung mit der Bioresonanz nach Paul Schmidt

Damit die Erreger, trotz zum Teil sich überschneidender Frequenzspektren, getestet werden können, ist entweder der Einsatz von Bioresonanzgeräten erforderlich, die Frequenzgrundwerte bis zwei Nachkommastellen genau wiedergeben, oder aber das RAH (Kapitel 20), da in diesem System das gesamte Frequenzspektrum eingestellt wird. Damit ist die alte Rayometer-Klasse nicht oder nur sehr bedingt tauglich, um einen Erreger ausfindig zu machen. Die Rayocomp-Geräteklasse kann Frequenzgrundwerte bis 0,01 wiedergeben, sie ist deshalb bei der Testung von Erregern zu favorisieren. Die im Anhang befindlichen alphabetischen und numerischen Tabellen zu den Erregern bilden die Grundlage der Testung. Sucht man gezielt einen Erreger, ist die alphabetische Tabelle im Anhang 25.7.1 sinnvoll, da der Erreger schnell gefunden werden kann. Testet man hingegen – und das ist der häufigste Fall – das gesamte Spektrum der Erreger durch, so verwendet man die numerische Tabelle im Anhang 25.7.2, da die aufsteigende Reihenfolge der Frequenzgrundwerte die Testung beschleunigt. Möchte man einen bestimmten

Erregertyp testen, z.B. die pathogenen Pilze, so liefert der Anhang 25.7.3 die richtige Reihenfolge.

Im Rayocomp PS 1000 polar sind die Frequenzgrundwerte der Erreger als Testraster fest programmiert und können direkt aufgerufen und die Ergebnisse abgespeichert werden.

Die Tabellen im Anhang 25.7 wurden speziell für die Testung mit der Bioresonanz nach Paul Schmidt vorbereitet und können als Kopiervorlage eingesetzt werden. Die Zeilen der Tabellen sehen wie unten dargestellt aus.

In der ersten Spalte wird jeweils der Name des Erregers und in der zweiten Spalte der zugehörige Frequenzgrundwert angegeben. Anschließend folgt ein Hinweis zum Erregertyp. Die letzte Spalte soll dazu dienen, die Resonanzart einzutragen. Im Weiteren wird exakt beschrieben, wie dies funktioniert.

Zur Austestung eines Erregers an einer anderen Person stellen Sie das Bioresonanzgerät auf den Frequenzgrundwert des Erregers, z.B. Adenovirus, 39,30 und den Polarisator auf N ein. Die zu testende Person stellt dann die Füße auf die angeschlossenen Fußdetektoren und nimmt in die Hände die angeschlossenen Handdetektoren. Testen Sie nun gemäß der passiv-mentalen Radiästhesie (Rotationstest) aus, ob das mit dem Frequenzgrundwert 39,30 korrelierende Feld in dem Organismus der Person stabil ist oder nicht. Zeigt der Rayotensor, den Sie beim Fremdtest nicht an der Rändelschraube berühren, eine Rotation, so ist der typischerweise durch den Adenovirus belastete Frequenzgrundwert 39,30 in Ordnung, d.h., der Virus kann auf energetischer Ebene nicht nachgewiesen werden.

Zeigt der Rayotensor bei der Testung eine Linearbewegung, ist das mit dem Adenovirus korrelierende Feld im Organismus belastet. Stellen Sie in diesem Fall den Polarisator auf +/- (Plus/Minus) ein. Zeigt sich dann immer noch eine Linearbewegung an dem Rayotensor, so handelt es sich bereits um eine starke Störung, da der Organismus trotz Unterstützung durch ein bipolares Feld nicht mit einem stabilen (rotierenden) Feld reagiert. In diesem Fall ist es sehr wahrscheinlich, dass der Organismus aktuell durch den Adenovirus belastet wird.

Wenn Sie sich selber austesten möchten, beachten Sie bitte, die Rändelschraube des Rayotensors mit dem Finger zu berühren. Nur so sind Sie mit allen Körperkreisläufen verbunden, eine wichtige Voraussetzung für akkurate Messungen.

In der Kopiervorlage des Anhangs 25.7.2 kann, wie bereits erwähnt, jeweils in der rechten Spalte das Ergebnis der Testung eintragen werden. Empfohlen wird folgende Vorgehensweise:

- Wenn Sie auf der Polarisatorstellung N direkt eine Rotation an dem Rayotensor vorfinden, tragen Sie in der rechten Spalte nichts ein.
- Liegt bei der Polarisatorstellung N eine Linearbewegung an der Rayotensor vor, schalten Sie auf +/- und testen erneut. Liegt dann immer noch eine Linearbewegung vor, kreuzen Sie das Feld +/- an. Bekommen Sie auf der Stellung +/- keine Linearbewegung, kreuzen Sie bitte das Feld N an. Auf diese Weise können Sie später am einfachsten erkennen, welche Erreger besonders betrachtet werden müssen.
- Liegt auf +/- eine Linearbewegung an, kann noch zusätzlich die beste Polarisationsart festgelegt werden. Ergibt sich auf + eine Rotation, kreuzen Sie zusätzlich plus (+) an, wenn nicht, kreuzen Sie zusätzlich minus (-) an. Sehr häufig werden Sie bei Erregern als optimale Polarisationsart eine Minus-Polarisation finden (siehe nächstes Kapitel).

Name des Erregers	Optimaler Frequenzgrundwert	Erregertyp	Resonanzart
Adenovirus	39,30	Virus	❍N ❍+/- ❍+ ❍-

10.2 Harmonisierung mit der Bioresonanz nach Paul Schmidt

Da mit der Bioresonanz nach Paul Schmidt nicht direkt per Rechteckschwingungsform gegen den Erreger vorgegangen werden kann, ist es sinnvoll, indirekt über das körpereigene Milieu zu arbeiten. Wie bereits erwähnt, bevorzugen Erreger meistens ein saures Milieu. Findet man mit dem entsprechenden Frequenzgrundwert einen Erreger im Organismus, so kann man mit dem Polarisator herausfinden, welche Polarität förderlich für die Harmonisierung des durch den Erreger gestörten Feldes ist. Wenn die Erreger ein saures Milieu bevorzugen, ist dies äquivalent zu einem rechtsrotatorischen Feld. Gibt man dem Organismus Basen – die für linksrotatorische Felder stehen –, kann man das Milieu verbessern, so dass der Organismus gestärkt und der Erreger keine Umwelt für ein weiteres Überleben findet.

Folgerichtig kann man nahezu alle Felder, die durch einen Erreger belastet werden, optimal mit der Minus-Polarisatorstellung (Basenäquivalent) harmonisieren.

Wenn Sie den erregertypischen Frequenzgrundwert eingestellt haben und an dem Rayotensor bei der Polarisatorstellung +/- eine Linearbewegung feststellen, liegt eine starke Erreger-Belastung vor. Schalten Sie in diesem Fall den Polarisator auf Minus (-), um zu sehen, ob danach der Rayotensor eine Rotation anzeigt. Ist dies der Fall, harmonisieren Sie den Organismus so lange, bis dass auf der Polarisatorstellung N ebenfalls eine Rotation vorhanden ist, denn dann ist das Feld im Organismus wieder stabil.

Die Harmonisierung sollte an mehreren Tage hintereinander wiederholt werden, bis dass bei der Testung (Polarisator auf N) direkt eine Rotation an dem Rayotensor angezeigt wird.

Wenn Sie bei der Testung die für die Harmonisierung optimale Polarisation herausgefunden haben (normalerweise Minus), können Sie diese im Testprotokoll in der rechten Spalte eintragen.

11. Der Steuerplan des menschlichen Organismus

11.1 Historisches

Als Paul Schmidt im September des Jahres 1994 starb, waren nur sehr wenige Personen in der Lage, den Steuerplan richtig anzuwenden. In verschiedenen Arbeitsgruppen wurden die Einzelinformationen zusammengeführt, so dass im Herbst 1996 die Regeln zum Lesen des Steuerplans erstmals veröffentlicht werden konnten.

11.2 Der Grundgedanke

Die Basisinformationen zur Erstellung des Steuerplans stellte nicht die Schulmedizin, sondern die Empirie, d.h., viele tausend Messungen waren notwendig, um aus der Komplexität verschiedenster Erkrankungen die heutige Struktur des Steuerplans auszuprägen.

Im Kapitel 7.2 (*Elektrosmog*) wurde der Frequenzgrundwert 99,50 als Hauptfrequenzgrundwert des Elektrosmogs bezeichnet. Ist ein menschlicher Organismus längere Zeit in einem elektrischen oder magnetischen Wechselfeld, so kann als Resultat dieser Belastung immer wieder der Frequenzgrundwert 99,50 am Patienten festgestellt werden. Dieser Frequenzgrundwert kann nicht nur therapeutisch eingesetzt werden, sondern in besonderer Weise auch diagnostisch. Wird die Notwendigkeit des Frequenzgrundwertes 99,50 festgestellt, weist dies auf eine Belastung des Patienten durch Elektrosmog hin. So viel als kleine Wiederholung. Bei den im Steuerplan integrierten Frequenzgrundwerten handelt es sich genau wie bei der 99,50 um Hauptfrequenzgrundwerte, die allerdings nicht pathologischer (also Krankheiten beschreiben), sondern hauptsächlich physiologischer Natur sind und somit den Zustand im Gesunden widerspiegeln. Hauptfrequenzgrundwerte sind also diejenigen Frequenzgrundwerte, die immer mit einer Erkrankung einhergehen. So weisen Patienten mit Leberschäden immer eine Resonanz auf dem Frequenzgrundwert 56,00 auf, Patienten mit einem Herzproblem immer eine Resonanz auf dem Frequenzgrundwert 40,00. Bleiben wir zur weiteren Erläuterung beim letzten Beispiel; Patienten, die eine Karditis (Entzündung des Herzens) aufweisen, zeigen sowohl auf dem Hauptfrequenzgrundwert des Herzens 40,00 als auch auf dem speziellen Frequenzgrundwert der Karditis 39,00 eine Resonanz. Ein Patient mit einer Arrhythmie (Herzrhythmusstörung) zeigt eine Resonanz auf der 38,50, aber auch auf dem Hauptfrequenzgrundwert 40,00 des Herzens.

Analysiert man die gefundenen Frequenzgrundwerte von Patienten mit Herzbeschwerden, so können neben den Hauptfrequenzgrundwerten immer wieder weitere, mit dem Problem zusammenhängende Werte festgestellt werden. Es ist der akribischen Arbeit von Paul Schmidt zu verdanken, dass heute ein Steuerplan zur Verfügung steht, dem die vorgelagerten Frequenzgrundwerte eines Kernproblems (z.B. Herz, Leber, ...) entnommen werden können.

11.3 Der Aufbau

Die folgende Abbildung gibt die aktuelle Version des Steuerplans zur energetischen Harmonisierung wieder:

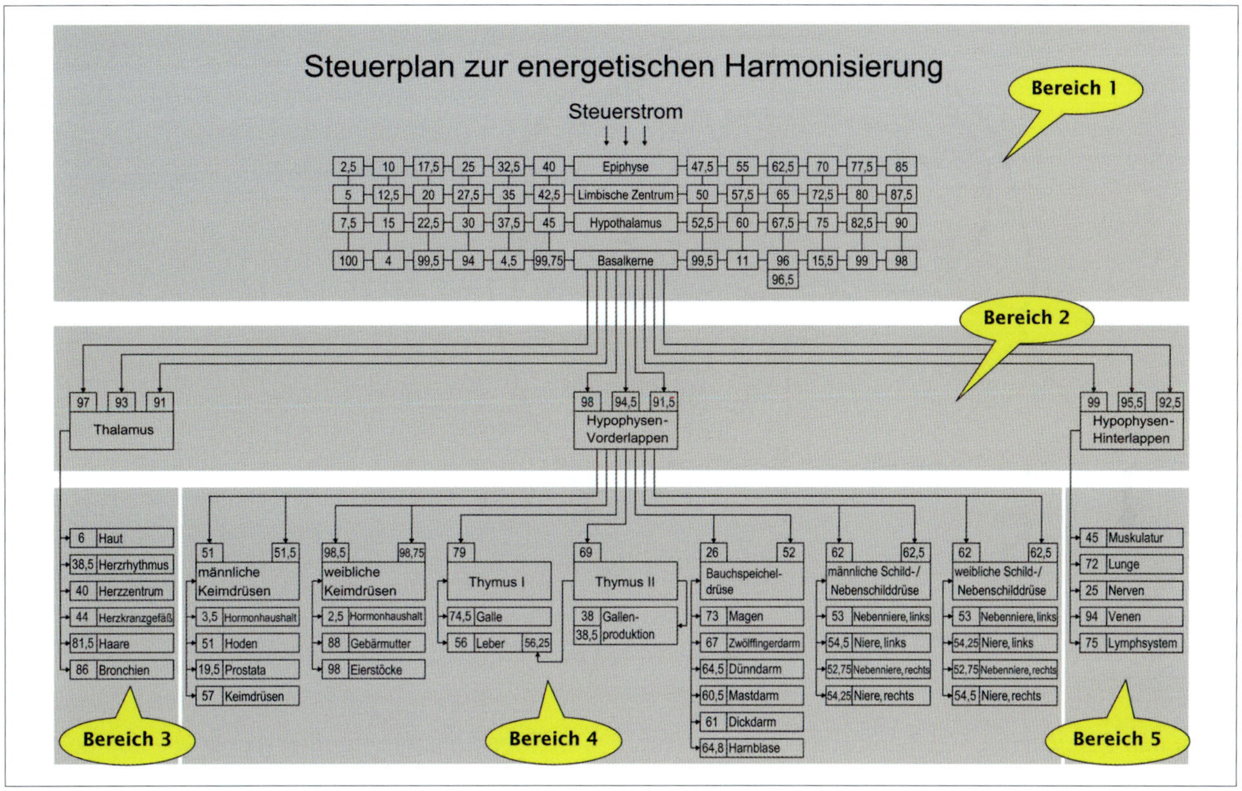

Der Steuerplan des menschlichen Organismus.

Bei der ersten Betrachtung entsteht der Eindruck, eher den Schaltplan einer technischen Anlage einzusehen als den des menschlichen Körpers. Auf den nächsten Seiten werden Sie erfahren, welche Vorteile diese Darstellungsform mit sich bringt. Im Anhang 25.8 finden Sie großformatige Steuerpläne, die Sie auch als Kopiervorlage benutzen können.

Die obige Abbildung teilt den Steuerplan in fünf Bereiche, die im Weiteren näher erläutert werden.

Sie erkennen im Bereich 1 vier horizontale Zeilen, wobei die vierte Zeile einen etwas größeren Abstand zu den anderen hat als die ersten drei untereinander. Die erste Zeile stellt die Frequenzgrundwerte der Epiphyse dar, die zweite die Frequenzgrundwerte des limbischen Zentrums, die dritte die Frequenzgrundwerte des Hypothalamus und die vierte die Frequenzgrundwerte der Basalkerne. Neben den horizontalen Zeilen können Sie im Bereich 1 zwölf verschiedene, vertikal angeordnete Spalten erkennen.

Im Bereich 2 sind drei weitere Vorsteuerzentren zu finden, die jeweils drei Frequenzgrundwerte des Thalamus, des Hypophysen-Vorderlappens und des Hypophysen-Hinterlappens. Auf der nächsten Seite finden Sie einen Medianschnitt des menschlichen Gehirns, der schematisch die Lage der Vorsteuerzentren zeigt.

Im Bereich 3 finden Sie jene Bereiche des menschlichen Organismus, die über die Frequenzen des Thalamus gesteuert werden. Im mittleren Teil, im Bereich 4, werden die Drüsen, die Steuerung über den Thymus sowie die Verdauungsorgane angesprochen. Im Bereich 5 werden über den Hypophysen-Vorderlappen die Muskulatur, die Lunge, die Nerven, die Venen und das Lymphsystem erreicht.

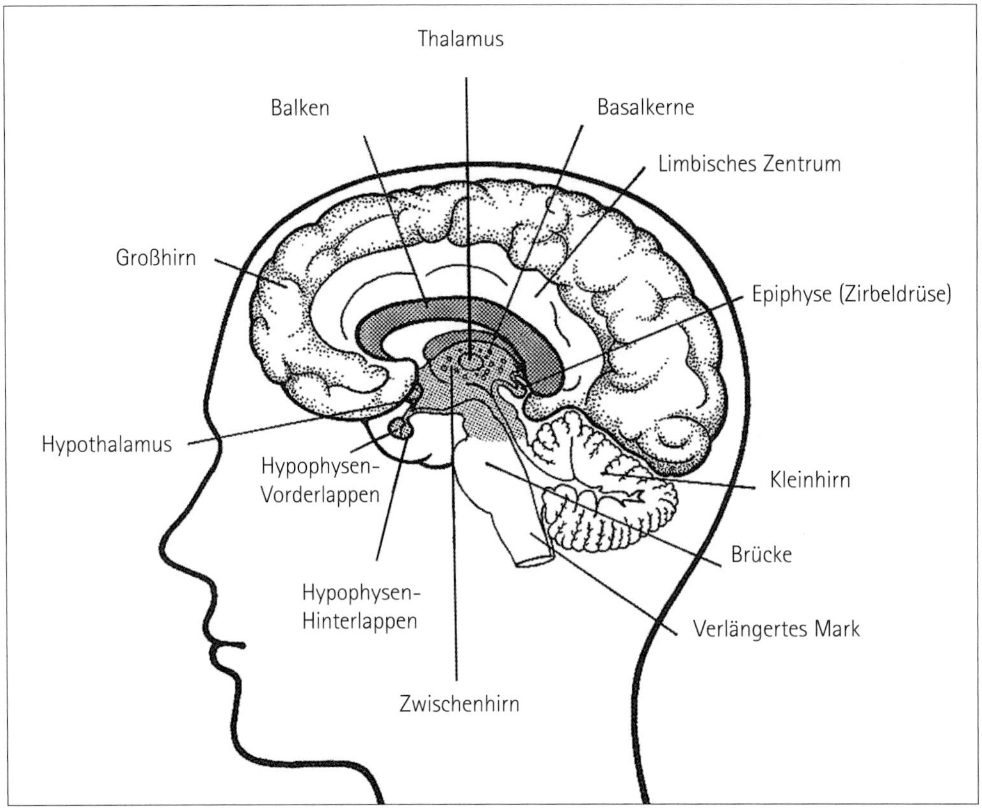

Mediansschnitt durch das Gehirn.

In den Bereichen 3, 4, 5 befinden sich damit die Zielorgane, für die ein Steuerplan erstellt werden kann. Derzeit können detaillierte Steuerpläne erstellt werden für:

Haut, Herzrhythmus, Herzzentrum, Herzkranzgefäße, Haare, Bronchien, männlicher und weiblicher Hormonhaushalt, Hoden, Prostata, Keimdrüsen, Gebärmutter, Eierstöcke, Galle, Leber, Gallenproduktion, Magen, Zwölffingerdarm, Dünndarm, Mastdarm, Dickdarm, Harnblase, männliche und weibliche Schild- und Nebenschilddrüse, Muskulatur, Lunge, Nerven, Venen und das Lymphsystem.

Für alle vorgenannten Zielorgane bzw. Regulationsbereiche werden im Anhang 25.8 die Steuerpläne sowie die Reihenfolge der Frequenzgrundwerte dargestellt, in der sie optimalerweise harmonisiert werden sollen. Diese Aufstellung soll zum einen Sicherheit in der Anwendung geben, zum anderen eine Hilfe sein, das Lesen der Steuerpläne zu üben und sich dabei zu kontrollieren. Gehen Sie zur Testung und Harmonisierung der im Anhang 25.8 vorgestellten Frequenzgrundwerte vor wie im Kapitel 6: *Test und Harmonisierung von Frequenzgrundwerten* beschrieben.

Verdeutlichen kann man sich die Arbeitsweise des Steuerplans mit einem elektrischen Schaltbild. Dabei ist das Ziel, einem bestimmten Organ seinen Steuerstrom zukommen zu lassen, z.B. der Haut. Der Frequenzgrundwert 6,00 (Sie können dies dem Steuerplan unten links entnehmen) ist der Schalter, der bildlich gesprochen den Stromfluss schaltet. Es ist nun müßig, den Schalter zu bewegen, wenn am Schalter kein Strom anliegt. Daher muss nun nachgesehen werden, wo der vorgelagerte Schalter liegt, um diesen in die richtige Position zu bringen. Verfährt man auf diese Weise weiter, kommt man zwangsläufig zum Ursprung. Sind dann alle Schalter in der richtigen Position, so kann man erwarten, dass am Ziel der Steuerstrom ankommt. Auf die Behandlung mit der Bioresonanz nach Paul Schmidt bezogen bedeutet dies, nicht nur den eigentlichen Hauptfrequenzgrundwert des betroffenen Organbereichs zu resonieren, sondern auch vorgelagerte Frequenzgrundwerte.

11.4 Regeln zum Aufstellen von Steuerplänen

Ein komplexes Steuerungssystem beschreibt man am übersichtlichsten mit einem Diagramm, das alle notwendigen Daten enthält und aus dem einfach und sicher die notwendigen Informationen entnommen werden können.

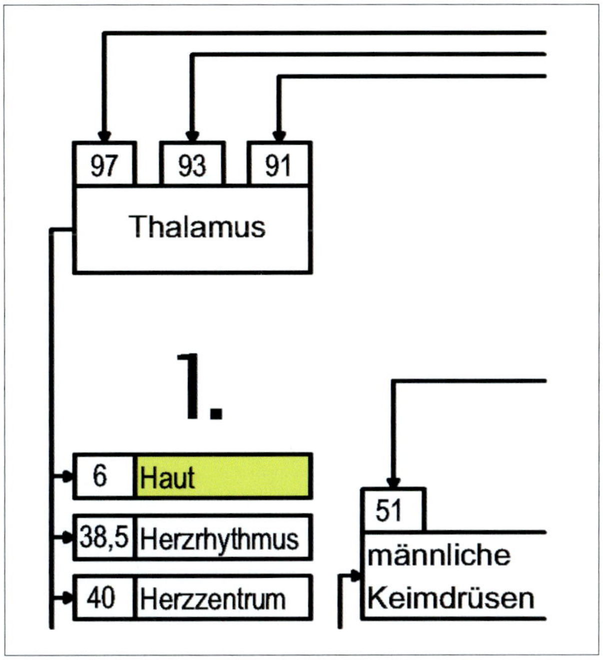

1. Schritt: Festlegen des Regulationsbereichs.

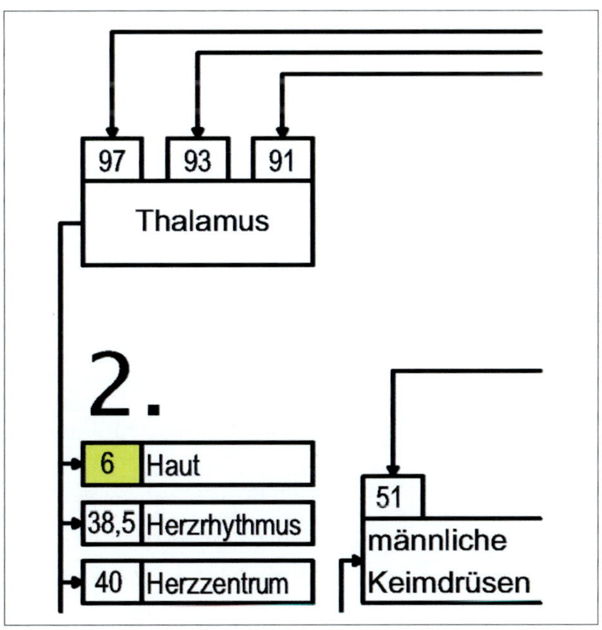

2. Schritt: Festlegen des Hautfrequenzgrundwertes.

Daher findet man die empirisch ermittelten Zusammenhänge der Organe und Frequenzgrundwerte geordnet in dem bereits vorgestellten Schema des Steuerplans. Gerade dieses Schema erlaubt es, mit einfachen Leseregeln die notwendigen Frequenzgrundwerte – die Vorsteuerung – herauszufinden und in die Anwendung zu bringen.

Insgesamt sind fünf Schritte zur Erstellung eines Steuerplans notwendig, die am einfachsten anhand von Beispielen erläutert werden:

1. Schritt: Feststellen des Regulationsbereichs (z.B. Haut)

Entgegen der ersten Vermutung wird ein Steuerplan immer von unten nach oben gelesen, bildlich gegen den Strom zur Quelle. Nach der Festlegung aller Vorsteuerwerte wird dann von oben, beginnend mit den Frequenzgrundwerten der Epiphyse, nach unten harmonisiert.

Zuerst wird das Organ oder der Systembereich festgelegt, für den der Steuerplan erstellt werden soll, z.B. die Haut. Insgesamt kann derzeit für 35 Bereiche des menschlichen Körpers, die Sie im unteren Teil (Bereich 3, 4, 5) auf Kapitel 11.3 finden, ein Steuerplan angelegt werden.

Sie finden das Lesebeispiel Haut, wie nebenstehend dargestellt, gelb unterlegt auf der linken Seite im Steuerplan.

2. Schritt: Bestimmung des zugehörigen Frequenzgrundwertes

Links neben dem Regulationsbereich finden Sie jeweils den Hauptfrequenzgrundwert, der im Weiteren für die Bestimmung der Vorsteuerwerte benötigt wird.

Bleiben wir beim Lesebeispiel Haut, so finden Sie links neben dem Regulationsbereich Haut den zugehörigen Frequenzgrundwert 6,00.

3. Schritt: Bestimmung der übergeordneten Schaltzentrale

Im ersten Schritt wurde bereits darauf hingewiesen, dass ein Steuerplan von unten nach oben gelesen werden muss, um die notwendigen Vorsteuerwerte herauszufinden.

Wenn Sie sich die nebenstehende Darstellung genau anschauen, erkennen Sie eine Verbindungslinie, die von dem Kästchen des Thalamus bis zu den damit zusammenhängenden Regulationsbereichen führt. Daraus wird deutlich, dass der Thalamus mit seinen drei Frequenzgrundwerten 97,00, 93,00 und 91,00 eine Vorsteuerzentrale für die Bereiche Haut, Herzrhythmus, Herzzentrum, Herzkranzgefäße, Haare und Bronchien darstellt.

Für das Lesebeispiel Haut können die drei Frequenzgrundwerte des Thalamus damit als notwendige Vorsteuerwerte festgelegt werden.

Neben dem Thalamus gibt es noch zwei weitere übergeordnete Vorsteuerbereiche, die dem Regulationsbereich entsprechend ausgesucht werden müssen. Zum einen ist dies der Hypophysen-Vorderlappen mit den Frequenzgrundwerten 98,00, 94,50 und 91,50 sowie der Hypophysen-Hinterlappen mit den drei Frequenzgrundwerten 99,00, 95,50 und 92,50. Erstellt man beispielsweise für die Prostata einen Vorsteuerplan, so ist der Hypophysen-Vorderlappen die übergeordnete Schaltzentrale. Der Steuerplan für das Lymphsystem enthält demnach die Vorsteuerwerte des Hypophysen-Hinterlappens, da dieser für das Lymphsystem (siehe Bild unten rechts) die übergeordnete Schaltzentrale darstellt.

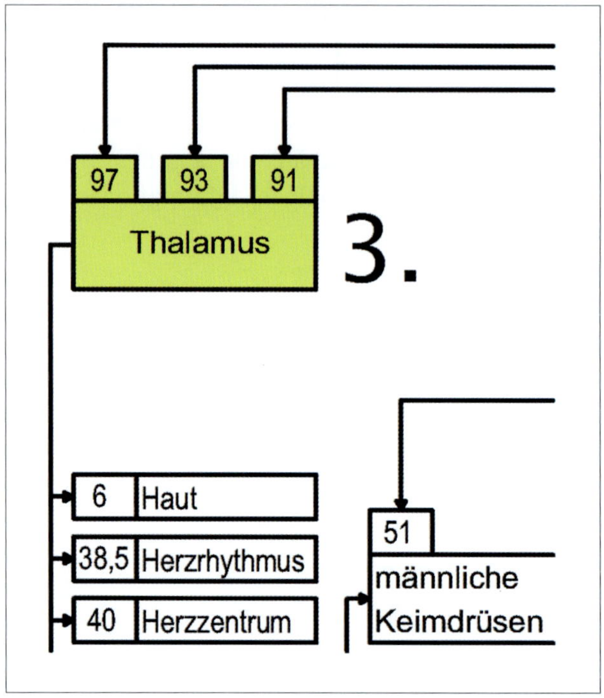

3. Schritt: Bestimmung der übergeordneten Schaltzentrale.

Die folgende Abbildung zeigt die drei übergeordneten Schaltzentralen und deren Einflussbereiche.

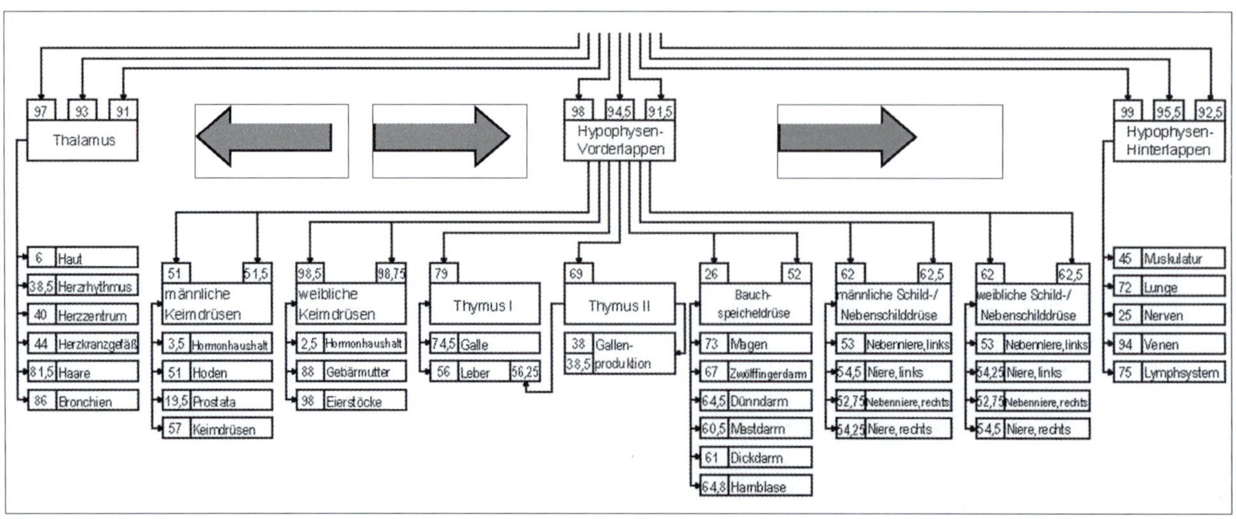

Darstellung der drei übergeordneten Schaltzentralen.

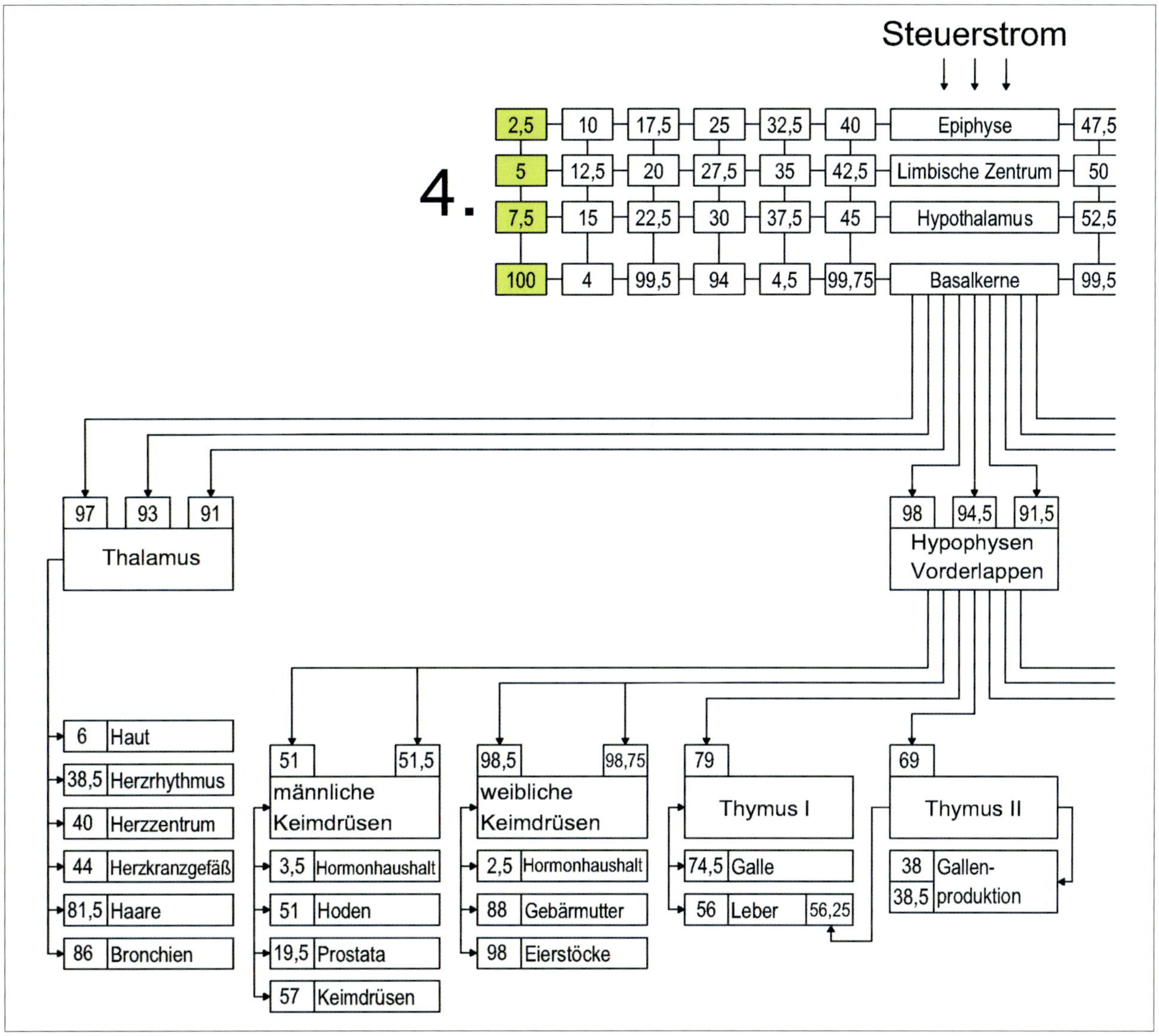

4. Schritt: Bestimmung der vertikalen Spalten.

4. Schritt: Bestimmung der vertikalen, oberen Spalten

Im oberen Teil des Steuerplans existieren vier horizontale Zeilen, wobei die vierte Zeile einen etwas größeren Abstand zu den anderen hat. Neben den horizontalen Zeilen sind zwölf verschiedene, vertikal (von oben nach unten) angeordnete Spalten erkennbar. In den ersten drei Spalten läuft der Frequenzgrundwert beginnend mit der 2,50 (erste Zeile, ganz links), dann 5,00 (zweite Zeile, ganz links) zur 7,50 (dritte Zeile, ganz links). Die 10,00 liegt dann nicht in der vierten Zeile, sondern wieder in der ersten Zeile. Dies ist insofern wichtig, da mit dem Schritt 4 die Festlegung der vertikalen Spalte erfolgt, womit zusätzliche Vorsteuerwerte festgelegt werden. Welche der zwölf Spalten die Vorsteuerwerte liefern, hängt von dem Hauptfrequenzgrundwert des Regulationsbereichs ab.

Im Lesebeispiel Haut wurde die 6,00 als Hauptfrequenzgrundwert festgelegt. Zur Festlegung der zugehörigen Spalte schaut man im Steuerplan nach, zwischen welchen Werten der oberen drei Zeilen die 6,00 passt. In diesem Fall zwischen der 5,00 und der 7,50. Damit legt die erste Spalte mit den zugehörigen vier Frequenzgrundwerten die weiteren Vorsteuerwerte zum Regulationsbereich Haut fest.

Die Empirie zeigt in der Tat, dass sehr häufig diese vier Frequenzgrundwerte gestört sind, wenn ein Problem mit der Haut vorliegt. Der geniale Gedanke von Paul Schmidt, dass diese Vorsteuerwerte in einer geordneten Beziehung – dem Steuerplan – stehen müssen, brachten der Bioresonanz nach Paul Schmidt bereits viel Beachtung ein.

Weitere Regeln zur Festlegung der oberen Spalten:

Liegt der Frequenzgrundwert des Regulationsbereichs zwischen zwei Spalten, wie z.B. beim Regulationsbereich Dickdarm (61,00), so sind die Frequenzgrundwerte beider Spalten zu harmonisieren. Wie im Bild unten gezeigt, liegt die 61,00 zwischen 60,00 und 62,50.

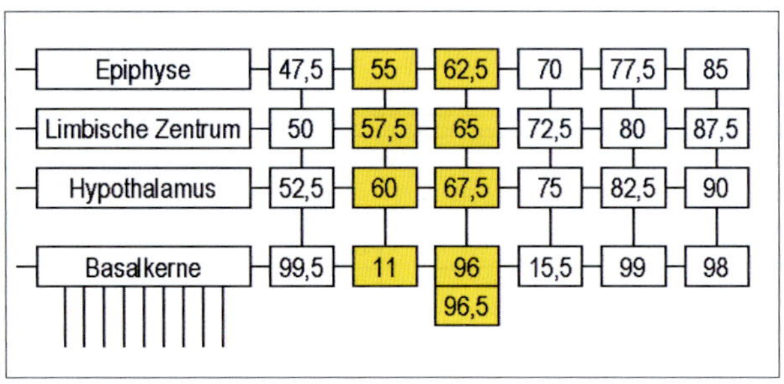

Der Frequenzgrundwert 61,00 liegt zwischen zwei Spalten.

Ist der übergeordnete Bereich der Hypophysen-Vorderlappen, so ist generell die ganz rechte Spalte (85,00; 87,50; 90,00; 98,00) ebenfalls zu harmonisieren, da im Hypophysen-Vorderlappen und in den Basalkernen die 98,00 zu finden ist. Vereinfacht gesagt wird immer dann die ganz rechte Spalte zusätzlich harmonisiert, wenn die Regulation aus dem mittleren Bereich (Bereich 4, Kapitel 10.2) kommt.

Ist der übergeordnete Bereich der Hypophysen-Hinterlappen, so ist generell die Spalte (77,50; 80,00; 82,50; 99,00) mit zu harmonisieren, da in dem Hypophysen-Hinterlappen und in den Basalkernen die 99,00 zu finden ist. Analog zu dem oben Ausgeführten, wird also immer dann die vorletzte Spalte von rechts zusätzlich harmonisiert, wenn die Regulation aus dem rechten, unteren Bereich (Bereich 5, Kapitel 11.3) kommt.

5. Schritt: Bestimmung der Reihenfolge für die Harmonisierung

Bereits auf den vorangegangenen Seiten wurde beschrieben, dass der Steuerplan von unten nach oben gelesen, aber von oben nach unten bezüglich der gefundenen Vorsteuerwerte harmonisiert wird. Generell, auch wenn mehrere Spalten festgelegt wurden, harmonisiert man von links nach rechts und von oben nach unten. Am Lesebeispiel zum Herzrhythmus (Hauptfrequenzgrundwert 38,50) ist dies sehr schön zu zeigen. Im ersten Schritt sucht man den Regulationsbereich. Man findet diesen im linken, unteren Kästchen des Steuerplans. Der zweite Schritt legt den zugehörigen Frequenzgrundwert fest. Es ist in diesem Fall die 38,50. Dieser ist mit dem Thalamus verbunden, weshalb der dritte Schritt die Vorsteuerwerte 97,00, 93,00 und 91,00 festlegt. Die Bestimmung der oberen Spalten wurde durch den Schritt 4 beschrieben. Da der Ausgangswert 38,50 ist und dieser zwischen 37,50 und 40,00 liegt, werden beide Spalten, also beginnend mit 32,50 und 40,00, harmonisiert. Der Steuerplan wurde also von unten nach oben gelesen und auf dem Weg wurden die notwendigen Vorsteuerwerte gefunden. Im Schritt 5 soll nun dargestellt werden, in welcher Reihenfolge die gefundenen Vorsteuerwerte optimal getestet und harmonisiert werden. Ein Vorsteuerplan wird – wie bereits festgelegt – von links nach rechts und von oben nach unten angewendet. In dem konkreten Beispiel des Herzrhythmus ist somit der erste Vorsteuerwert 32,50, da er in der Zeile der Epiphyse steht. In der gleichen Zeile steht der Vorsteuerwert 40,00; dieser ist der zweite Vorsteuerwert. Da keine weiteren Spalten zu berücksichtigen sind, ist die erste Zeile fertig, weshalb nun die Vorsteuerwerte der zweiten Spalte (Limbisches Zentrum) zu berücksichtigen sind. Die beiden Vorsteuerwerte lauten 35,00 und 42,50.

Auf diese Weise werden die Vorsteuerwerte der oberen vier Zeilen festgelegt. Die Vorsteuerwerte des Thalamus erfolgen in der Reihe 97,00, 93,00 und 91,00. Womit der letzte festzulegende Wert immer der Frequenzgrundwert des Regulationsbereichs, in diesem Fall die 38,50 ist.

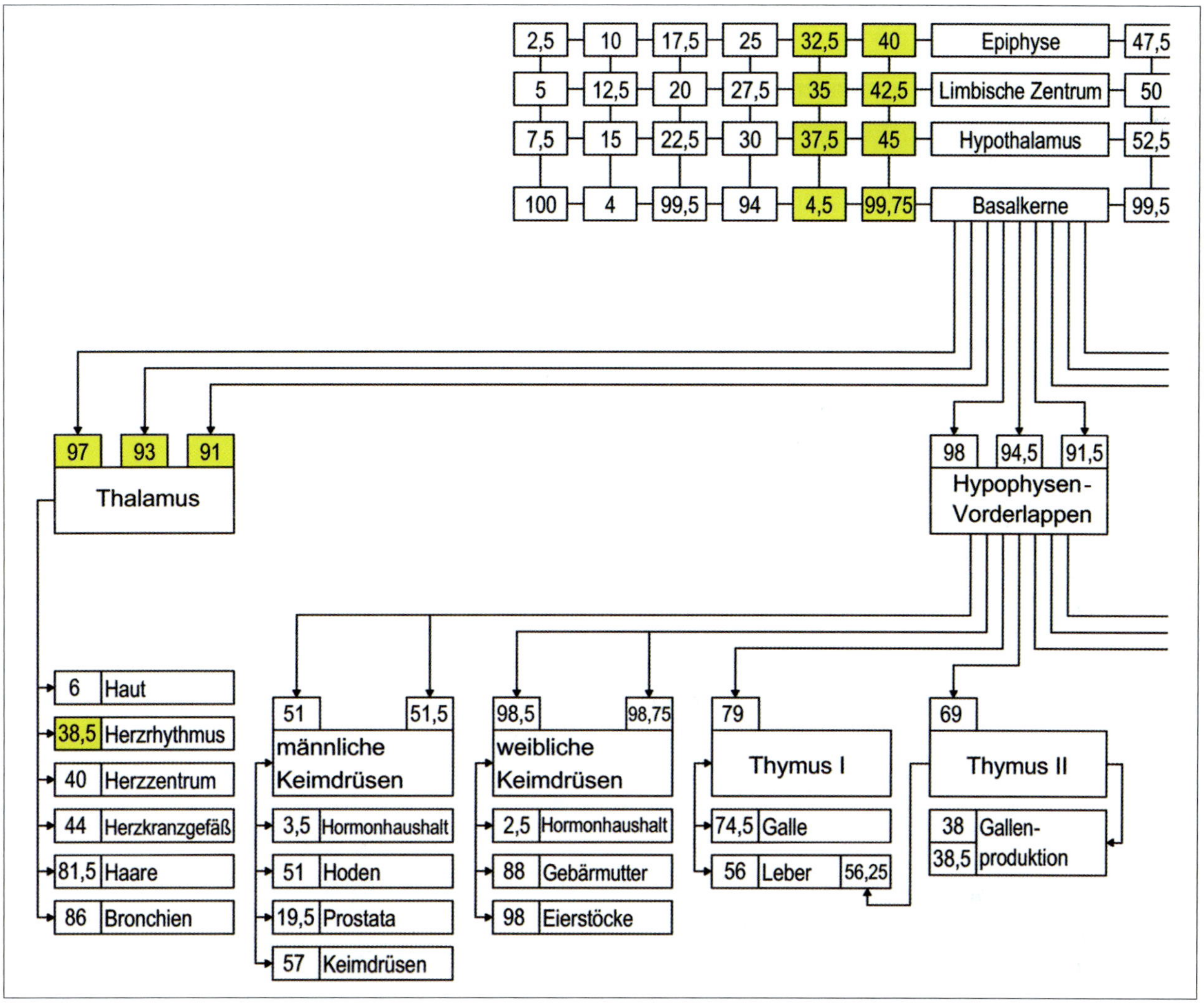

Ein Steuerplan wird von links nach rechts und von oben nach unten harmonisiert.

Der Vorsteuerplan des Herzrhythmus lautet daher komplett:

1. 32,50
2. 40,00
3. 35,00
4. 42,50
5. 37,50
6. 45,00
7. 4,50
8. 99,75
9. 97,00
10. 93,00
11. 91,00
12. 38,50

Manchmal kommen in einem Vorsteuerplan Frequenzgrundwerte doppelt vor. Wenn zwei gleiche Frequenzgrundwerte hintereinander liegen, muss natürlich nur einmal getestet und gegebenenfalls harmonisiert werden. Liegen doppelte Werte nicht hintereinander, so wird empfohlen, den doppelten Wert auch beim zweiten Vorkommen zu berücksichtigen. Ein extremes Beispiel dafür ist der Vorsteuerplan zum weiblichen Hormonhaushalt. Der Hauptfrequenzgrundwert dieses Regulationsbereichs liegt bei 2,50. Somit ist der erste und letzte Frequenzgrundwert des zugehörigen Vorsteuerplans die 2,50. Wird die Harmonisierung mit diesem Wert begonnen und werden im weiteren Verlauf die anderen Vorsteuerwerte getestet und harmonisiert, zeigt der letzte zu testende Frequenzgrundwert (also nochmals die 2,50) oftmals wieder eine Linearbewegung an dem Rayotensor – ein sicheres Zeichen zur nochmaligen Notwendigkeit einer Harmonisierung.

11.5 Vorsteuerpläne im Anhang

Die Erfahrung zeigt, dass trotz aller Erläuterungsversuche zum Steuerplan oftmals eine Restunsicherheit beim Anwender zurückbleibt. Um eine sichere Anwendung der Vorsteuerpläne zu gewährleisten, sind alle derzeit aus dem Steuerplan zu lesenden Pläne im Anhangkapitel 25.8 nachzusehen. Dort wird nicht nur der Verlauf des Plans (zur eigenen Leseübung), sondern auch die richtige Reihenfolge der Vorsteuerwerte dargestellt. Die angegebenen Frequenzgrundwerte können dann, wie im Kapitel 6 beschrieben, angewendet werden. Es finden sich dort die Vorsteuerpläne für folgende Regulationsbereiche: Haut, Herzrhythmus, Herzzentrum, Herzkranzgefäße, Haare, Bronchien, männlicher und weiblicher Hormonhaushalt, Hoden, Prostata, Keimdrüsen, Gebärmutter, Eierstöcke, Galle, Leber, Gallenproduktion, Magen, Zwölffingerdarm, Dünndarm, Mastdarm, Dickdarm, Harnblase, männliche und weibliche Schild- und Nebenschilddrüse, Muskulatur, Lunge, Nerven, Venen und das Lymphsystem.

11.6 Korrelation: Steuerplan und Wirbelsäule

Sicherlich ist es Ihnen bereits aufgefallen, dass in den oberen drei Zeilen des Steuerplans aufsteigende Werte in einer Schrittweite von 2,50 angegeben werden. Diese - so fand Paul Schmidt heraus - korrelieren auch mit bestimmten Teilen der Wirbelsäule. Nach seinen Erkenntnissen können die Wirbel durch volle 5,00-er-Teilungen der Frequenzgrundwerte und die Bandscheiben durch 2,50-er-Teilungen der Frequenzgrundwerte (siehe die beiden unteren Bilder) beschrieben werden.

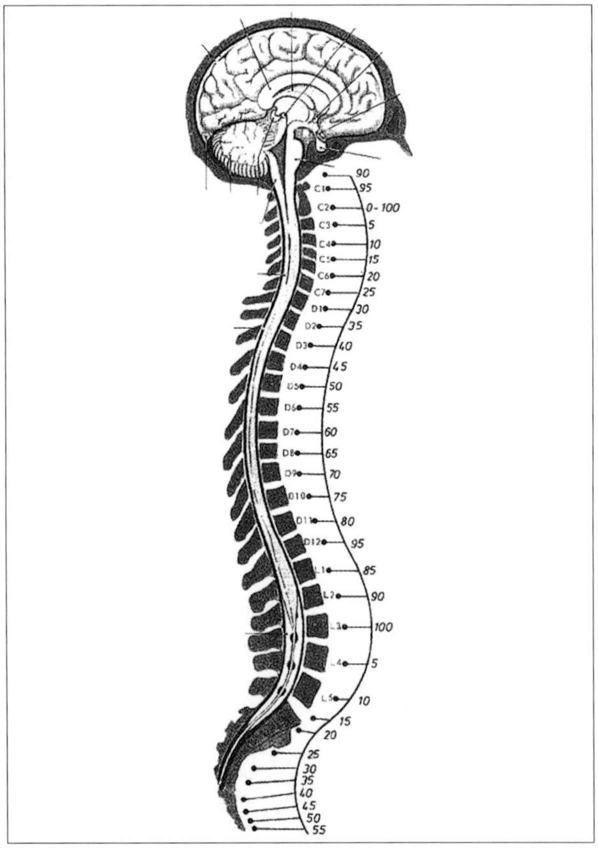

Die Frequenzgrundwerte der Wirbel.

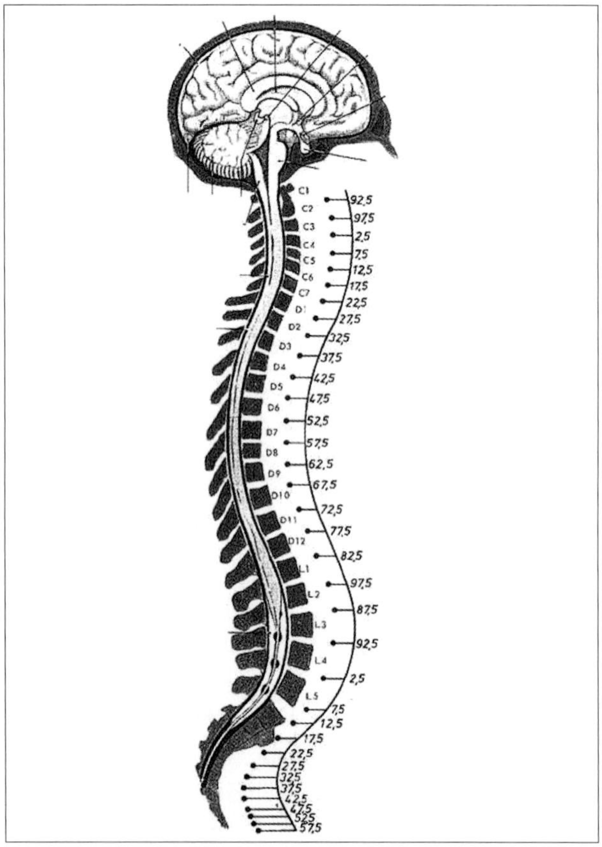

Die Frequenzgrundwerte der Bandscheiben.

Die Arbeiten von Paul Schmidt gingen über die Bestimmung der einzelnen Frequenzgrundwerte weit hinaus, denn er versuchte durch viele Messungen herauszufinden, welche Frequenzgrundwerte der Wirbel bzw. Bandscheiben mit welchen Regulationsbereichen zusammenhängen.

Hier die Korrelationen der Wirbel:

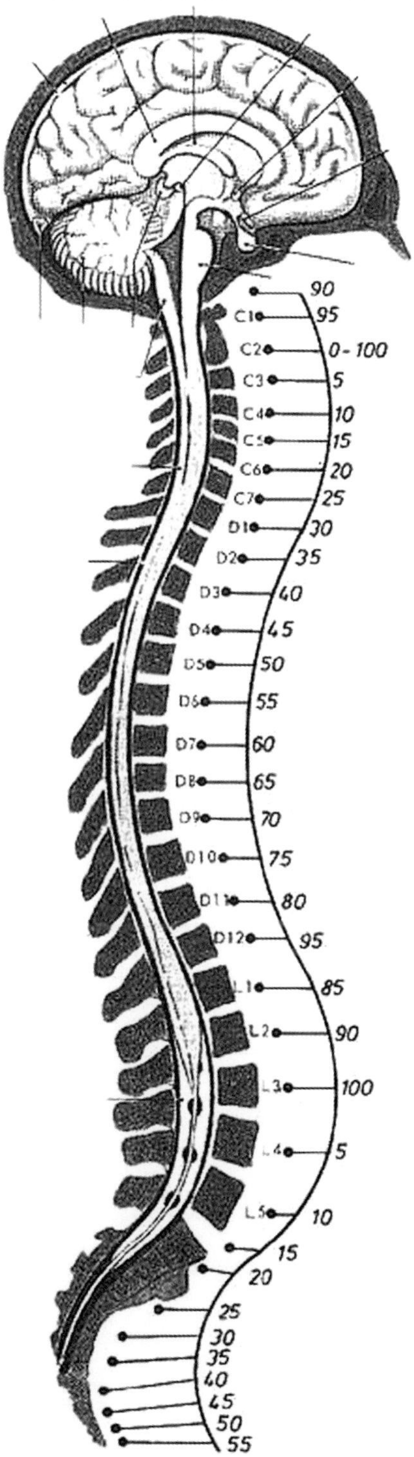

Die Steuerhauptzentren	
Erinnerungsvermögen	90
Lymphsystem	95; 75
Knochengelenke	0 = 100
Schlafzentrum	5
Nervenzentrum	10; 25
Sonnengeflecht (Solarplexus)	15
Halszentrum	20
Verdauungszentrum	25
Gleichgewichtszentrum	30
Empfindungszentrum	35
Herzzentrum	40
Bewegungszentrum	45
Blutversorgung	50
Sexualzentrum	55
Hörzentrum	60
Sympathikus und Vagus	65
Sehzentrum	70
Atmungsorgane	75
Konzentrationszentrum	80
Lymphsystem	95
Haut- und Bindegewebezentrum	85; 6; 17
Erinnerungsvermögen	90
Lymphsystem	95; 75
Knochengelenke	0 = 100
Schlafzentrum	5
Nervenzentrum	10; 25
Sonnengeflecht (Solarplexus)	15
Halszentrum	20
Verdauungszentrum	25
Gleichgewichtszentrum	30
Empfindungszentrum	35
Herzzentrum	40
Bewegungszentrum	45
Blutversorgung	50
Sexualzentrum	55

Die Korrelationen zwischen den Frequenzgrundwerten der Wirbel und verschiedenen Regulationsbereichen.

In gleicher Weise wurden durch ihn die Zusammenhänge zwischen den Bandscheiben, den Frequenzgrundwerten und den Regulationsbereichen ausgearbeitet. Hier die Korrelationen:

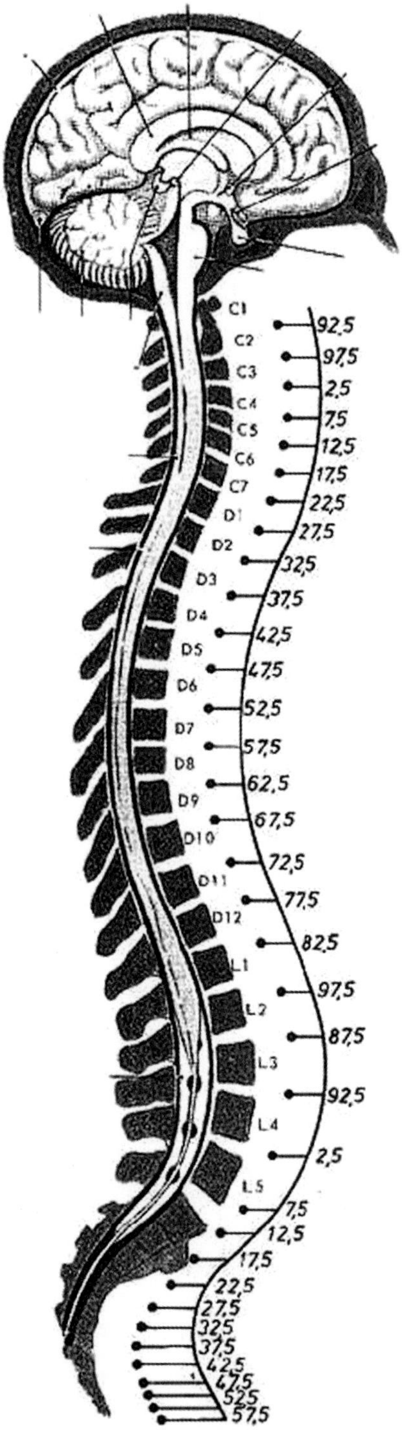

Die Steuerunterzentren	
Lebensmut	92,5
Traumzentrum	97,5
Wachstumssteuerung	2,5
Zentrum für Inspiration und Intuition	7,5
Heilungszentrum	12,5
Zentrum der Freude	17,5
Zellerneuerung	22,5
Selbstsicherheit, Verklemmung	27,5
Brechzentrum	32,5
Wärme- und Kälteempfinden	37,5
Ernsthaftigkeit	42,5
Zentrum des Denkens	47,5
Kunstzentrum	52,5
Kreativitätszentrum	57,5
Musikalisches Zentrum	62,5
Sprachzentrum	67,5
Zentrum der Trauer	72,5
Tapferkeit	77,5
Nächstenliebe	82,5
Traumzentrum	97,5
Zentrum der Gutmütigkeit	87,5; 35
Lebensmut	92,5
Wachstumssteuerung	2,5
Zentrum der Inspiration und Intuition	7,5
Heilungszentrum	12,5
Zentrum der Freude	17,5
Zellerneuerung	22,5
Selbstsicherheit, Verklemmung	27,5
Brechzentrum	32,5
Wärme- und Kälteempfinden	37,5
Ernsthaftigkeit	42,5
Zentrum des Denkens	47,5
Kunstzentrum	52,5
Kreativitätszentrum	57,5

Die Korrelationen zwischen den Frequenzgrundwerten der Bandscheiben und verschiedenen Regulationsbereichen.

Zu den Korrelationen ein interessanter Fall, der von einem Arzt geschildert wurde. Dieser fand bei seinen Untersuchungen mit der Bioresonanz nach Paul Schmidt an einem männlichen Patienten immer wieder und sehr hartnäckig den Frequenzgrundwert 52,50 (Kunstzentrum) wieder. Als der Patient darauf angesprochen wurde, warum denn ausgerechnet immer das Kunstzentrum blockiert sei, erinnerte sich dieser und sagte, dass es immer sein Lebenstraum war, Künstler zu werden, ihm dies aber von seinen Eltern untersagt worden sei und er diesem Druck auch schließlich nachgegeben habe. Diese psychische Belastung manifestierte sich im Organismus des Patienten und konnte nach vielen Jahren noch als zu harmonisierender Frequenzgrundwert ermittelt werden.

Es ist immer wieder interessant, wenn man in die Arbeiten von Paul Schmidt hineinschaut. Durch seinen enormen Eifer und seine Beharrlichkeit in puncto Austestungen ist es schließlich überhaupt erst möglich, ein Kunstzentrum mit einem Frequenzgrundwert zu beschreiben.

11.7 Steuerplanerstellung für nicht aufgeführte Regulationen

Ist der gesuchte Regulationsbereich nicht im Steuerplan zu finden, kann nicht festgelegt werden, ob der Thalamus, der Hypophysen-Vorderlappen oder der Hypophysen-Hinterlappen der zugehörige Vorsteuerbereich ist. Aus diesem Grund werden alle neun Frequenzgrundwerte für den Steuerplan herangezogen. Wenn der Vorsteuerbereich der Hypophysen-Vorderlappen wäre, müsste auch die letzte Spalte herangezogen werden. Wäre hingegen der Hypophysen-Hinterlappen der Vorsteuerbereich, dann wäre die vorletzte Spalte mit heranzuziehen. Um keinen Fehler zu machen, gilt daher die Regel, die beiden letzten Spalten als Vorsteuerwerte zu berücksichtigen. Deutlich wird es anhand des Beispiels Sehzentrum. Dieses liegt, gemäß der im Anhang befindlichen Tabellen, auf dem Frequenzgrundwert 70,00. Da das Sehzentrum nicht im Steuerplan enthalten ist, werden gemäß der Darstellung unten die neun Frequenzgrundwerte des Thalamus sowie des Hypophysen-Vorder- und -Hinterlappens als Vorsteuerwerte festgelegt. Genauso die beiden letzten Spalten, wie bereits oben erwähnt. Aufgrund des Frequenzgrundwertes 70,00 wird dann zusätzlich noch die drittletzte Spalte herangezogen. Insgesamt stellen die 21 dargestellten Frequenzgrundwerte die Vorsteuerwerte des Sehzentrums dar, die von links nach rechts und von oben nach unten anzuwenden sind.

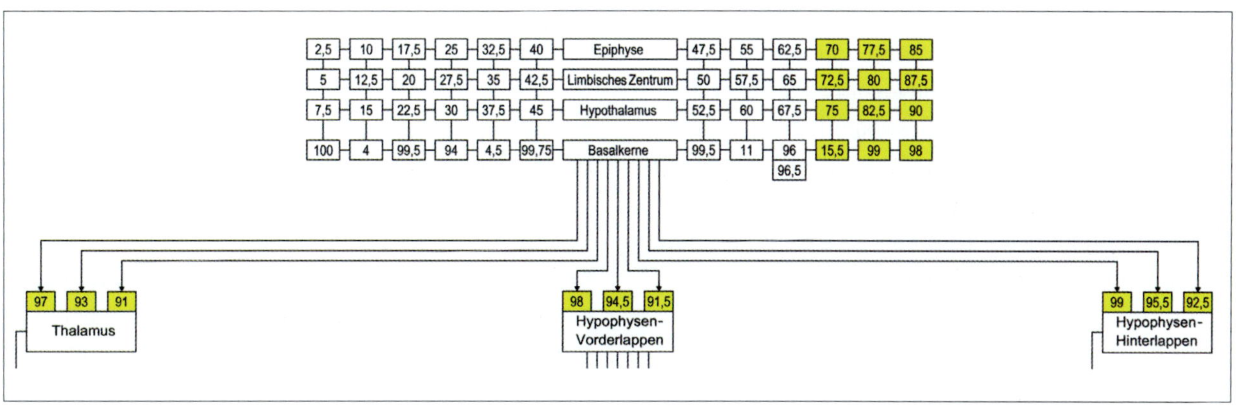

Vorsteuerwerte für einen Regulationsbereich, der nicht im Steuerplan enthalten ist (Beispiel Sehzentrum).

12. Harmonisierung mit integrierten Programmen

Im vorherigen Kapitel wurde ausführlich beschrieben, wie mit Hilfe des Steuerplans Frequenzgrundwerte zusammengestellt werden können, die für die Harmonisierung eines speziellen Organs hilfreich sind. Werden mehrere Frequenzgrundwerte für eine Harmonisierung herangezogen, spricht man in der Bioresonanz nach Paul Schmidt von einem Harmonisierungsprogramm.

Mit der Einführung der Rayocomp-Geräte wurde es erstmals im Jahre 1993 möglich, Zusammenstellungen von Frequenzgrundwerten – also Harmonisierungsprogramme – automatisch einstellen zu lassen. Bereits die ersten Rayocomp PS 1000-Geräte hatten 51 im Gerät integrierte Harmonisierungsprogramme. Später kamen dann noch drei Programme dazu, die bis heute Gültigkeit haben. Besteht ein solches Programm beispielsweise aus 100 verschiedenen Frequenzgrundwerten, so stellt ein Rayocomp PS 1000 genau 20 Mal jeweils fünf Frequenzgrundwerte ein.

Ein Rayocomp PS 10, der im Gegensatz zum Rayocomp PS 1000 nicht fünf, sondern nur einen Frequenzgrundwert zur selben Zeit einstellen kann, benötigt entsprechend 100 Einstellungen, um das vorgenannte Beispiel wieder aufzugreifen. Die Harmonisierungsdauer je Frequenzgrundwert kann individuell vorgegeben werden. Bewährt haben sich 30 Sekunden je Frequenzgrundwert. Für 100 Frequenzgrundwerte benötigt ein Rayocomp PS 1000 daher 10 Minuten (100/5 • 30 Sekunden), ein Rayocomp PS 10 bereits 50 Minuten (100 • 30 Sekunden) Harmonisierungszeit. Der Polarisator ist bei der Anwendung von integrierten Harmonisierungsprogrammen auf die bipolare Funktion +/- einzustellen.

Die in den Rayocomp-Geräten integrierten Harmonisierungsprogramme sind aufgrund der einfachen Anwendung eine ideale Möglichkeit, das Potential vieler tausend Messungen zu nutzen. Denn in den Harmonisierungsprogrammen finden sich die häufigsten zu einem Regulationsbereich gefundenen Resonanzwerte wieder. Testet man mit den Bioresonanzgeräten beispielsweise viele Personen mit Leberproblemen, bringt der Vergleich der gefundenen Resonanzstellen Häufigkeiten, die letztlich auch zur Entwicklung des Steuerplans geführt haben. Der Aufbau innerhalb der Harmonisierungsprogramme ist immer der gleiche. Die ersten Frequenzgrundwerte sind die Vorsteuerwerte, die dem Steuerplan entnommen worden sind. Anschließend enthalten die Programme die Frequenzgrundwerte der physischen Ebene (gemäß Anhang 25.4) sowie pathologische Frequenzgrundwerte des jeweiligen Organs. Abschließend folgt jeweils noch ein Wert (21,50) zur Stabilisierung der Körperpolaritäten.

In der Praxis sieht die Nutzung der integrierten Harmonisierungsprogramme so aus, dass aufgrund einer Diagnosestellung, z.B. basierend auf den Ergebnissen einer Check-up-Liste (siehe Kapitel 6.4), die besonders betroffenen Organe per integriertem Programm harmonisiert werden können.

Das wichtigste integrierte Harmonisierungsprogramm der Bioresonanz nach Paul Schmidt ist die Nr. 51, Vorsteuerung. Namhafte Therapeuten nutzen zum Teil ausschließlich dieses Programm zur Harmonisierung, da damit die Grundregulation dem Organismus zurückgegeben und er anschließend von allein anderen Defiziten entgegentreten kann. Das integrierte Harmonisierungsprogramm Nr. 51 enthält die gesamten Vorsteuerfrequenzgrundwerte des Steuerplans sowie Frequenzgrundwerte der Chakren und der Vitalkräfte. Aufgrund der Wichtigkeit dieses Programms wird es immer vor dem eigentlichen Harmonisierungsprogramm des Organs eingesetzt. Soll also beispielsweise die Leber harmonisiert werden, ist es ratsam, zuerst das Vorsteuerprogramm und dann das Programm der Leber anzuwenden.

Werden mehrere integrierte Programme angewählt, kann die Anzahl der zu harmonisierenden

Frequenzgrundwerte schnell einige hundert erreichen. In einer Praxis lässt sich eine solche Aufgabe nur durch die Rayocomp-Geräte lösen, da diese die Frequenzgrundwerte automatisch einstellen. Damit dennoch auch die Anwender älterer Rayometer-Geräte die Möglichkeit erhalten, die Frequenzgrundwerte der integrierten Harmonisierungsprogramme der Rayocomp-Geräte zu nutzen, finden sich diese im Anhangkapitel 25.9.

Da die Nutzung der integrierten Harmonisierungsprogramme eine Hauptanwendung in der Bioresonanz nach Paul Schmidt darstellt, wird dies im folgenden exemplarisch an dem Beispiel des Rayocomp PS 1000 polar gezeigt.

Wenn beim Rayocomp PS 1000 polar die Funktion F1 angewählt wird, steht eine große Auswahl von Programmen zur Verfügung. Im unteren linken Bildfeld (siehe Legende 1) sind Tasten angeordnet, mit denen Sie die integrierten Programme, z.B. Rayonex oder Akupunktur, im Anzeigefenster (siehe Legende 2) erscheinen lassen können. Mittels der Navigatortasten (in der Mitte der beiden Anzeigefenster platziert) kann das gewünschte Programm ausgewählt werden. Drückt man die Taste **Auswahl** (siehe Legende 3), übernimmt man das grau unterlegt dargestellte Programm in das rechte Fenster (siehe Legende 4). Im rechten Fenster werden alle ausgewählten Programme dargestellt. Mit der Taste **Zeit verändern** (siehe Legende 5) kann jedem Programm eine andere Harmonisierungszeit zugeordnet werden.

Auf diese Weise kann z.B. dem Programm Vorsteuerung aufgrund der Wichtigkeit eine längere

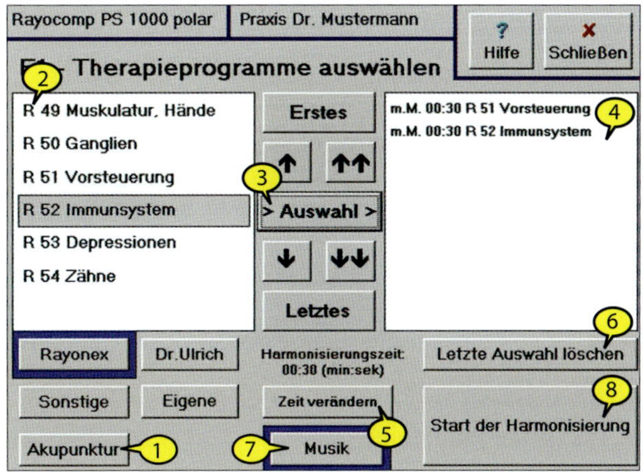

Mit der Funktion F1 stellt man bei den Rayocomp-Geräten (hier Rayocomp PS 1000 polar) die integrierten Harmonisierungsprogramme zusammen.

Zeit als den restlichen zu harmonisierenden Programmen zugeordnet werden. Falsche Eingaben können über die Taste **Letzte Auswahl löschen** (siehe Legende 6) zurückgenommen werden. Wenn das Modul „Harmonie mit Musik" integriert wurde, können Sie für die 54 integrierten Harmonisierungsprogramme zusätzlich festlegen, ob der passende Musiktitel, bestehend aus klassischer Musik und Naturgeräuschen, mit abgespielt wird, um zusätzliche synergetische Effekte zu erzielen (Legende 7). Mit der Taste **Start der Harmonisierung** (Legende 8) beginnt die Harmonisierung.

Besondere Erwähnung soll in diesem Zusammenhang auch die Arbeit von Dr. med. Elmar Ulrich erhalten. Er entwickelte aus der Praxis heraus viele effektive Therapieprogramme, die sowohl per Speicherkarte als auch direkt im Rayocomp PS 1000 polar genutzt werden können.

12.1 Liste der integrierten Harmonisierungsprogramme

Die Tabelle auf der folgenden Seite gibt einen Überblick über die aktuellen 54 Harmonisierungsprogramme der Bioresonanz nach Paul Schmidt. Jeweils in der linken Spalte wird die laufende Nummer des Harmonisierungsprogramms angegeben. In der Mitte die Bezeichnung und in der jeweils rechten Spalte finden Sie die Anzahl der Frequenzgrundwerte, die zu dem jeweiligen Harmonisierungsprogramm gehören. Werden beispielsweise die Vorsteuerung (Nr. 51) und die Leber (Nr. 17) angewählt, so werden insgesamt 77 + 28 = 105 Frequenzgrundwerte harmonisiert.

Lfd. Nr.	Bezeichnung	Freq. Anzahl	Lfd. Nr.	Bezeichnung	Freq. Anzahl
1	Kleinhirn	57	28	Harnleiter	159
2	Nerven	281	29	Magen	82
3	Arterien	210	30	Zwölffingerdarm	21
4	Venen	226	31	Dünndarm	69
5	Zellbausteine	70	32	Dickdarm	74
6	Haar	61	33	Gallenblase	42
7	Haut	80	34	Nieren	45
8	Hör- und Gleichgewichtsorgan	85	35	Herz	110
9	Zunge	27	36	Wirbelsäule	98
10	Riechorgan	57	37	Skelett untere Extremitäten	78
11	Sehorgan	106	38	Füße	70
12	Gehirn	91	39	Brustkorb	55
13	Kerne und Bahnen des Gehirns	71	40	Schulter	31
14	Lymphsystem	129	41	Schädel	39
15	Milz	48	42	Skelett obere Extremitäten	89
16	Bauchspeicheldrüse	85	43	Skelett Hände	80
17	Leber	28	44	Muskulatur untere Extremitäten	148
18	Speiseröhre	36	45	Muskulatur obere Extremitäten	99
19	Lunge	142	46	Rumpf	97
20	Hormondrüsen	30	47	Hals	81
21	Rückenmark	76	48	Kopf	94
22	Kehlkopf	40	49	Muskulatur Hände	112
23	Zwerchfell	32	50	Ganglien	76
24	Brustfell	30	51	Vorsteuerung	77
25	Bauchfell	45	52	Immunsystem	126
26	Männliche Geschlechtsorgane	104	53	Depressionen	118
27	Weibliche Geschlechtsorgane	101	54	Zähne	78

Tabelle der 54 Harmonisierungsprogramme der Bioresonanz nach Paul Schmidt.

12.2 Studie zu den integrierten Harmonisierungsprogrammen

Bereits kurz nachdem der erste Rayocomp PS 1000 im Jahre 1993 fertiggestellt wurde, beschäftigte sich der in Köln praktizierende Arzt Dr. Gerhard Breier (bekannt durch sein Buch: *Sanfte Heilmethode Osteopathie*) mit den integrierten Harmonisierungsprogrammen. Ziel seiner damaligen Untersuchungen war es herauszufinden, inwieweit Wirkungen allein durch vorgegebene Zusammenstellungen von Frequenzgrundwerten erzielbar sind. Weiterhin sollte die Studie zeigen, ob Therapeuten ohne die Verwendung radiästhetischer Messungen die Bioresonanz nach Paul Schmidt im Praxisalltag sicher einsetzen können.

In der Studie wurden insgesamt 514 Patienten mit dem Rayocomp PS 1000 harmonisiert, die sich in folgende Bereiche eingliedern lassen:

35 Patienten zur Dermatologie
215 Patienten zur Orthopädie
20 Patienten zur Urologie
31 Patienten zum Bereich HNO
21 Patienten zur Rheumatologie
27 Patienten zu Durchblutungsstörungen
42 Patienten zur Psychiatrie
56 Patienten zur Gastroenterologie
10 Patienten zur Ophthalmologie
52 Patienten zur Pulmologie

Die restlichen fünf Patienten wiesen Krankheitsbilder auf, deren Anzahl zu gering für eine sichere Aussage war.

12.2.1 Studiendurchführung

Alle Patienten wurden vor der Harmonisierung über das Wirkprinzip des Rayocomp PS 1000 informiert. Bei einigen war die Information absichtlich unvollständig, so dass der Charakter eines Blindversuchs erhalten blieb. Insgesamt traten weder Unverträglichkeiten auf noch musste eine Therapie abgebrochen werden. Zwischen den Sitzungen bekam der Patient als begleitende Maßnahme mit den gleichen Frequenzgrundwerten der Harmonisierung versehene energetisierte Trägerlösungen zur oralen Einnahme (siehe auch Kapitel 17). Die Dosierung variierte zwischen 1 x 5 Tropfen und 2 x 10 Tropfen täglich. Die Sitzungen erfolgten zweimal die Woche, insgesamt zehnmal und wurden nur mit Zusammenstellungen von Programmen durchgeführt, die auch im Rayocomp PS 1000 integriert waren. Auf diese Weise konnte sichergestellt werden, dass die Therapieergebnisse allein durch den Rayocomp PS 1000 zustandekamen.

12.2.2 Studienergebnisse

Dr. Breier entwickelte zur Darstellung der Studienergebnisse eine spezielle Grafik, in der auf der X-Achse die Therapiesitzungen und auf der Y-Achse die Verbesserungen bzw. die Verschlechterungen aufgetragen wurden. Im Bereich der Verbesserung wurde ein 30%-iger Placeboeffekt berücksichtigt. Nur Ergebnisse, die über dieser Placebomarke liegen, sind nach seinen Ausführungen ein echter Therapieerfolg, da Patienten bei neuen Verfahren häufig zu übersteigerten Therapieerwartungen neigen.

Zur anderen Seite wurde eine 20%-ige Verschlechterung gebilligt, da bioenergetische Verfahren, wie z.B. auch die Homöopathie, am Anfang der Behandlung häufig Erstverschlimmerungen, die nicht mit Nebenwirkungen verwechselt werden dürfen, zeigen.

In diesen Grafiken wurde dann über die Sitzungsanzahl hinweg der Erfolg bzw. Misserfolg der Harmonisierung über alle zu einem Krankheitsbild gehörenden Patienten eingetragen.

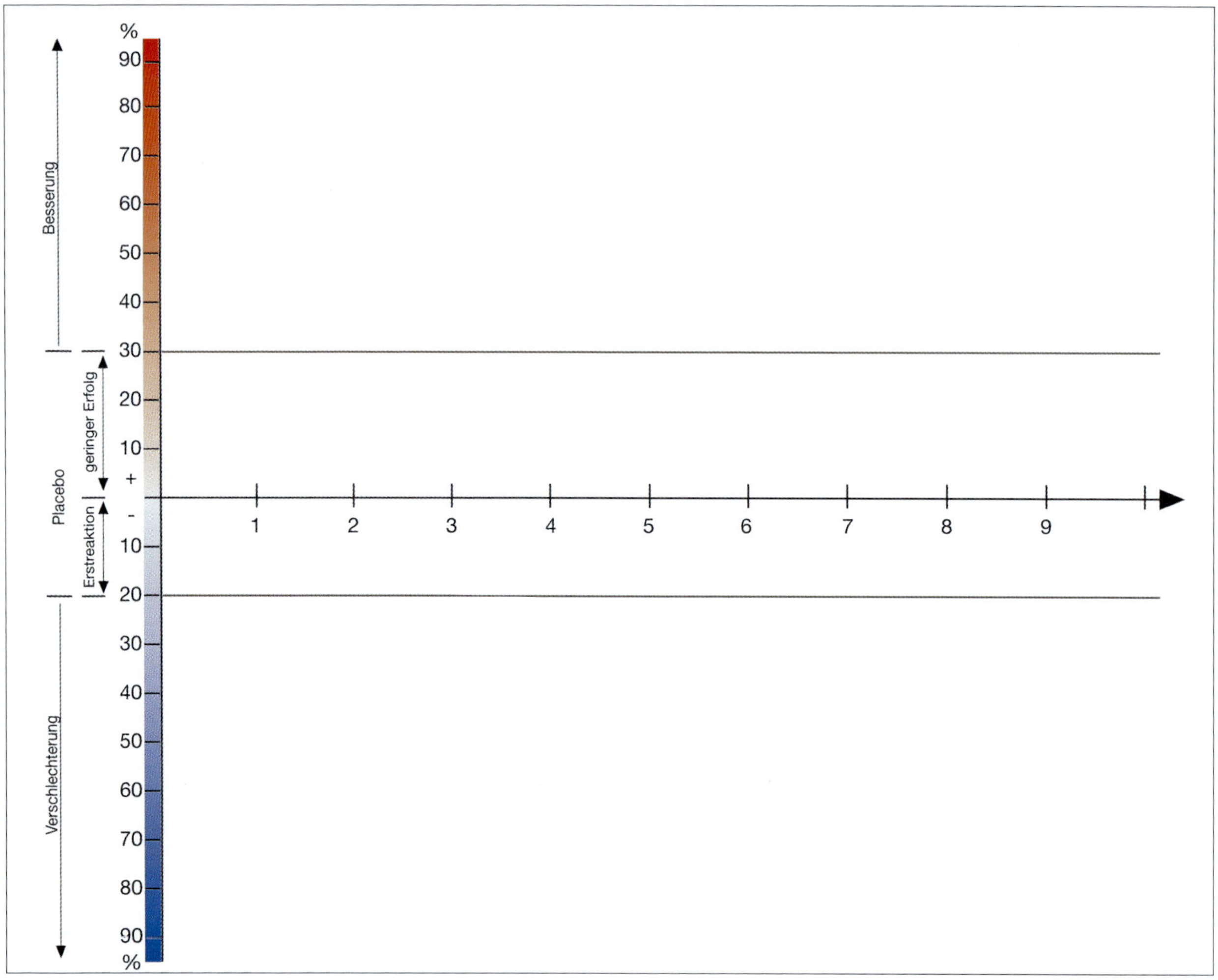

Grafikvorlage, in der die Studienergebnisse von Dr. Gerhard Breier eingetragen wurden.

Im Anhang 25.10 finden sich die Behandlungsverläufe und die bei den verschiedenen Krankheitsbildern angewendeten integrierten Harmonisierungsprogramme. Alle Harmonisierungsprogramme wurden standardmäßig mit 30 Sekunden je Frequenzgrundwert harmonisiert. Wie am Anfang des Kapitels bereits erwähnt, beginnen nahezu alle Harmonisierungen mit dem integrierten Harmonisierungsprogramm 51, das die Vorsteuerung des menschlichen Organismus beschreibt. Im Folgenden werden die aus der Studie heraus bewährten Zusammenstellungen an integrierten Harmonisierungsprogrammen sowie der festgestellte Behandlungserfolg aufgeführt:

Neurodermitis: sehr hoher Behandlungserfolg (↑)
1. - 4. Behandlung: integrierte Harmonisierungsprogramme 51-5-7
Ab 5. Behandlung: integrierte Harmonisierungsprogramme 51-5-7-15-17-31-32-34

Akne: hoher Behandlungserfolg (↗)
1. - 4. Behandlung: integrierte Harmonisierungsprogramme 51-5-7-32
Ab 5. Behandlung: integrierte Harmonisierungsprogramme 51-5-7-32-29-34-14-15

Allergisches Ekzem: hoher Behandlungserfolg (↗)
1. - 4. Behandlung: integrierte Harmonisierungsprogramme 51-5-7-15-17
Ab 5. Behandlung: integrierte Harmonisierungsprogramme 51-5-7-15-17-29-14-32-34

Occipital-Neuralgie: sehr hoher Behandlungserfolg (↑)
1. - 3. Behandlung: integrierte Harmonisierungsprogramme 51-47-48
Ab 4. Behandlung: integrierte Harmonisierungsprogramme 51-47-48-1-13-21-46

Spondylarthrose: sehr hoher Behandlungserfolg (↑)
1. - 2. Behandlung: integrierte Harmonisierungsprogramme 51-36-50
Ab 3. Behandlung: integrierte Harmonisierungsprogramme 51-36-50-46-21-13-2

Lumbalgie: hoher Behandlungserfolg (↗)
1. - 6. Behandlung: integrierte Harmonisierungsprogramme 51-36-44-37
Ab 7. Behandlung: integrierte Harmonisierungsprogramme 51-36-44-37-21-50-48-13

Coxarthrose: hoher Behandlungserfolg (↗)
1. - 6. Behandlung: integrierte Harmonisierungsprogramme 51-44-37-46
Ab 7. Behandlung: integrierte Harmonisierungsprogramme 51-44-37-46-50-15-5

Migräne: sehr hoher Behandlungserfolg (↑)
1. - 2. Behandlung: integrierte Harmonisierungsprogramme 51-48-50-47
Ab 3. Behandlung: integrierte Harmonisierungsprogramme 51-48-50-47-2-13-21-26

HWS-Schultersyndrom: sehr hoher Behandlungserfolg (↑)
1. - 2. Behandlung: integrierte Harmonisierungsprogramme 51-46-47-48
Ab 3. Behandlung: integrierte Harmonisierungsprogramme 51-46-47-48-41-50-36

Ischialgie: sehr hoher Behandlungserfolg (↑)
1. - 4. Behandlung: integrierte Harmonisierungsprogramme 51-36-50-21
Ab 5. Behandlung: integrierte Harmonisierungsprogramme 51-36-50-21-13-44-37-46

SpG-Distorsion: kein Behandlungserfolg (→)
1. - 6. Behandlung: integrierte Harmonisierungsprogramme 38-37
Ab 7. Behandlung: integrierte Harmonisierungsprogramme 38-37-44-2-3

Cystitis: sehr hoher Behandlungserfolg (↑)
1. - 5. Behandlung: integrierte Harmonisierungsprogramme 28-34
Ab 6. Behandlung: integrierte Harmonisierungsprogramme 28-34-5-14-26

Pyelitis: hoher Behandlungserfolg (↗)
1. - 6. Behandlung: integrierte Harmonisierungsprogramme 34-28
Ab 7. Behandlung: integrierte Harmonisierungsprogramme 34-28-26-14-2-3-17-15

Chronische Polyarthritis: sehr hoher Behandlungserfolg (↑)
1. - 4. Behandlung: integrierte Harmonisierungsprogramme 51-50-34-21
5. - 6. Behandlung: integrierte Harmonisierungsprogramme 51-50-34-21-43-42-45-44-37
Ab 7. Behandlung: integr. Harmonisierungspr. 51-50-34-21-5-15-17-34-31-30-32-20

Chronische Arthrosen: sehr hoher Behandlungserfolg (↑)
1. - 4. Behandlung: integrierte Harmonisierungsprogramme 51-45-37-34
Ab 5. Behandlung: integrierte Harmonisierungsprogramme 51-45-37-34-15-17-36-21-5

Renitale Durchblutungsstörung: geringer Behandlungserfolg (→)
1. - 2. Behandlung: integrierte Harmonisierungsprogramme 51-11-5
Ab 3. Behandlung: integrierte Harmonisierungsprogramme 51-11-5-3-4-12-14

Maculadegeneration: kein Behandlungserfolg (→)
1. - 6. Behandlung: integrierte Harmonisierungsprogramme 51-11-5
Ab 7. Behandlung: integrierte Harmonisierungsprogramme 51-11-5-3-4-12-14

Schlafstörungen: hoher Behandlungserfolg (↗)
1. Behandlung: integrierte Harmonisierungsprogramme 51-12-13
2. - 4. Behandlung: integrierte Harmonisierungsprogramme 51-12-13-20-21
Ab 5. Behandlung: integrierte Harmonisierungsprogramme 51-12-13-11-1-50-15-14-23

Depressionen, Phobien: kein Behandlungserfolg (→)
1. - 2. Behandlung: integrierte Harmonisierungsprogramme 51-1-12-13
3. - 5. Behandlung: integrierte Harmonisierungsprogramme 51-1-12-13-50-20
Ab 6. Behandlung: integrierte Harmonisierungsprogramme 51-1-12-13-26-3-4-2

Allergisches Asthma: sehr hoher Behandlungserfolg (↑)
1. Behandlung: integrierte Harmonisierungsprogramme 51-19
2. - 3. Behandlung: integrierte Harmonisierungsprogramme 51-19-10-20
Ab 4. Behandlung: integrierte Harmonisierungsprogramme 51-19-12-15-17-32-34

Asthma bronchiale: sehr hoher Behandlungserfolg (↑)
1. Behandlung: integrierte Harmonisierungsprogramme 51-19
2. - 5. Behandlung: integrierte Harmonisierungsprogramme 51-19-20-34-12
6. Behandlung: integrierte Harmonisierungsprogramme 51-19-10-17-32
7. Behandlung: integrierte Harmonisierungsprogramme 51-19-46-23-39-35
Ab 8. Behandlung: integrierte Harmonisierungsprogramme 51-19-16-30

Rhinitis allergica: sehr hoher Behandlungserfolg (↑)
1. Behandlung: integrierte Harmonisierungsprogramme 51-10
2. - 5. Behandlung: integrierte Harmonisierungsprogramme 51-10-13-14
Ab 6. Behandlung: integrierte Harmonisierungsprogramme 51-10-20-34-15-17-19

KHK: sehr hoher Behandlungserfolg (↑)
1. - 4. Behandlung: integrierte Harmonisierungsprogramme 51-35-3-4
5. - 6. Behandlung: integrierte Harmonisierungsprogramme 51-35-3-4-39-46
Ab 7. Behandlung: integrierte Harmonisierungsprogramme 51-35-3-4-23-16-30-32-50

Ulcus venosum: hoher Behandlungserfolg (↗)
1. Behandlung: integrierte Harmonisierungsprogramme 3-14-15-17-34
Ab 2. Behandlung: integrierte Harmonisierungsprogramme 3-14-15-17-34-5-7-14-45

Cerebrale Durchblutungsstörung: hoher Behandlungserfolg (↗)
1. - 3. Behandlung: integrierte Harmonisierungsprogramme 51-1-3-4-8-12
Ab 4. Behandlung: integrierte Harmonisierungsprogramme 51-1-3-4-8-12-13-48-47

AVK: kein Behandlungserfolg (→)
1. - 3. Behandlung: integrierte Harmonisierungsprogramme 3-4-44
4. - 6. Behandlung: integrierte Harmonisierungsprogramme 3-4-44-14-15
Ab 7. Behandlung: integrierte Harmonisierungsprogramme 3-4-44-35-5

Gastritis: sehr hoher Behandlungserfolg (↑)
1. Behandlung: integrierte Harmonisierungsprogramme 51-29
2. - 4. Behandlung: integrierte Harmonisierungsprogramme 51-29-30-31
Ab 5. Behandlung: integrierte Harmonisierungsprogramme 51-29-23-18-2

Diarrhoe: sehr hoher Behandlungserfolg (↑)
1. Behandlung: integrierte Harmonisierungsprogramme 51-32
Ab 2. Behandlung: integrierte Harmonisierungsprogramme 51-32-31-30-29-16-5-17

Obstipation: hoher Behandlungserfolg (↗)
1. - 2. Behandlung: integrierte Harmonisierungsprogramme 51-32
3. - 4. Behandlung: integrierte Harmonisierungsprogramme 51-32-33-31-30
Ab 5. Behandlung: integrierte Harmonisierungsprogramme 51-32-15-17-50

Colitis ulzerosa: geringer Behandlungserfolg (→)
1.- 2. Behandlung: integrierte Harmonisierungsprogramme 51-32
3. - 5. Behandlung: integrierte Harmonisierungsprogramme 51-32-31-30
6. - 9. Behandlung: integrierte Harmonisierungsprogramme 51-32-5-2-16
Ab 10. Behandlung: integrierte Harmonisierungsprogramme 51-32-14-15

Tonsillitis: sehr hoher Behandlungserfolg (↑)
1. Behandlung: integrierte Harmonisierungsprogramme 51-14
Ab 2. Behandlung: integrierte Harmonisierungsprogramme 51-14-9-10-47-15-17-34-5

Laryngitis: sehr hoher Behandlungserfolg (↑)
1. - 3. Behandlung: integrierte Harmonisierungsprogramme 9-14
Ab 4. Behandlung: integrierte Harmonisierungsprogramme 9-14-5-3-4-15

Otitis media: sehr hoher Behandlungserfolg (↑)
1. - 4. Behandlung: integrierte Harmonisierungsprogramme 51-8
Ab 5. Behandlung: integrierte Harmonisierungsprogramme 51-8-14-10-13-3-4-48

12.2.3 Zusammenfassung der Studienergebnisse

Dr. Breier beschreibt die Ergebnisse seiner Studie zusammenfassend wie folgt:

„Die Rayocomp-Therapie stellt eine nachweisbar wirksame feinstoffliche Therapiekomponente dar, der eine andere pathologische und therapeutische Denkstruktur zugrundeliegt, und zwar mit der Einbeziehung energetisch-zellulärer Wirkmechanismen, die möglicherweise auf einer übergeordneten Seinsebene liegen.

Mit dieser als energetische Therapie zu bezeichnenden Heilweise, auch als Harmonisierung definiert, greift man offensichtlich in den Ursprung des Lebens, den Metabolismus der Organzelle, ein. Es erfolgt ein Ausgleich zwischen Anabolismus und Katabolismus, d.h. auch ein Ausleiten und nicht nur ein Einspeichern der Stoffwechselabbauprodukte. Während der Studie konnte in vielen Fällen eine auffallende Steigerung der Diurese festgestellt werden. Oft musste zu diesem Zweck die Therapie unterbrochen werden.

Dichtemessungen des Urins ergaben häufig hypertone Werte. Mit der Rayocomp-Therapie erfolgt keine Systembehandlung, sondern durch einen kleinen, vergleichsweise schwachen Reiz erfolgt die Wiederingangsetzung, die Entblockierung des Systems.

Die Therapien wurden absichtlich ohne jegliche medikamentöse Adjuvans durchgeführt. Umso erstaunlicher waren in fast allen Fällen die Therapiewirkungen, nur auf dem Prinzip der selektiven Anregung der körpereigenen Regulation. Die Therapieergebnisse waren mit denen der grobstofflichen Therapie, wie z.B. der Reizstromtherapie, vergleichbar oder überlegen, wenn auch die Wirkung später eintrat.

Bei leichteren muskulären Dysbalancen der Wirbelsäule konnte der Erfolg der manuellen Therapie durch Anwendung der Therapiekarte Nr. 36 (Wirbelsäule) im Langzeitbereich stabilisiert werden. Oder eine akute Angina tonsillaris ging nach einer Anwendung in Remission (ohne Medikament). Dies sind Phänomene, für die wir jetzt nur hypothetische Erklärungsmodelle haben. Aber diese Reaktionen sind existent, reproduzierbar und durch Inspektion zu belegen. Ähnliche Verläufe waren bei der bakteriellen Laryngitis zu beobachten."

(zitiert aus der Fallstudie nach Dr. Gerhard Breier, Köln, Bezugsquelle der Gesamtstudie siehe Literaturverzeichnis)

13. Der Königsweg der Bioresonanz, die Bereichswerttestung

In den vorangegangenen Kapiteln wurde eingehend beschrieben, wie mit bereits bekannten Frequenzgrundwerten auf Regulationsmechanismen eingewirkt werden kann. Schildert ein Patient in der Anamnese seine Erkrankung, die sich als sehr komplex herausstellt, kann mit der Bereichswerttestung das notwendig zu behandelnde Resonanzspektrum ausgetestet und anschließend harmonisiert werden.

Die Idee hinter diesem Test ist, die gesamten im Moment notwendig zu harmonisierenden Frequenzgrundwerte zu ermitteln und diese dann zu harmonisieren. Mit den Bioresonanzgeräten nach Paul Schmidt ist es möglich, eine Resonanztestung in einem weiten Bereich von Frequenzgrundwerten durchzuführen. Praktisch sieht dies so aus, dass beginnend mit dem Frequenzgrundwert 0,50 getestet wird, ob der Patient diesen Frequenzgrundwert zur Regulation benötigt. Wenn ja, wird er in einem Protokoll, das Sie auf den nächsten Seiten finden, eingetragen. Anschließend wird der Frequenzgrundwert 1,00, dann der Frequenzgrundwert 1,50 usw. getestet.

Nach der Testung sind in dem Protokoll genau jene Resonanzwerte zu finden, die der Organismus des Patienten zur Regulation benötigt. Das ermittelte Resonanzspektrum stellt damit den quasi Ist-Krankheitszustand des Patienten wie ein energetischer Fingerabdruck dar.

Die Komplexität der ermittelten Frequenzgrundwerte spiegelt die Komplexität der Erkrankung wider. Daher wird aus einer Erstmessung heraus normalerweise keine Diagnose gestellt. Vielmehr werden die Resonanzwerte für eine Harmonisierung benutzt. Dabei werden der getesteten Person die Frequenzgrundwerte per Hand- und Fußdetektoren bzw. per Klettdetektoren übertragen.

Im Normalfall harmonisiert man die Resonanzwerte zweimal (mit mindestens einem Tag Harmonisierungspause dazwischen), bevor nur die in der Erstmessung ermittelten Resonanzwerte nachgetestet werden. Dabei stellt man fest, dass nur noch ein Teil der erstmals gefundenen Frequenzgrundwerte harmonisiert werden müssen; ein sicheres Zeichen für einen erfolgreichen Harmonisierungs- bzw. Regulationsprozess im Organismus.

Findet man bei der Ersttestung z.B. 65 Resonanzfrequenzen, so sind nach zweifacher Harmonisierung z.B. nur noch 38 Resonanzen feststellbar. Mit diesen 38 Frequenzgrundwerten wird wiederum zweimal behandelt, bevor eine Drittmessung die nächste Reduzierung der Resonanzwerte bringt. Wiederholt man diesen Vorgang, so bleiben zum Schluss nur noch die hartnäckig zu harmonisierenden Werte übrig. Diese Vorgehensweise kann man sich bildlich so vorstellen, als ob man bei einer Zwiebel Schale für Schale entfernt und man so zwangsläufig zum Kern kommt. Durch einen Vergleich mit existierenden Frequenzgrundwerten können dann die Hauptprobleme der Person beschrieben werden.

Die Ergebnisse einer solchen Behandlung sprechen für sich. Interessanterweise berichten Patienten, die auf diese Weise harmonisiert wurden, von Besserungen vielfältiger Art, also nicht nur von einer Besserung des Hauptproblems. Dies lässt sich durch die Testung der gesamten Frequenzgrundwerte erklären, bei der nicht nur Resonanzen des Hauptproblems, sondern auch die der Nebenprobleme gefunden werden.

Die Bereichswerttestung stellt mit ihren Möglichkeiten eindeutig die erfolgreichste Methodik innerhalb der Bioresonanz nach Paul Schmidt dar. Wenn bereits gute Ergebnisse allein durch die Harmonisierung mit integrierten Harmonisierungsprogrammen erzielt werden, ist klar, dass ein Verfahren, das ausschließlich die individuellen Resonanzstellen des Organismus berührt, das effektivste sein muss. Aus eigener Erfahrung möchte ich Ihnen daher den Königsweg der Bioresonanz, die Bereichswerttestung, besonders ans Herz legen.

Sowohl Privatanwender als auch Therapeuten können gleichermaßen davon profitieren. Kein Mensch versteht bis heute die gesamte Komplexität sowie die Wechselbeziehungen unseres Organismus. Mit der Bereichswerttestung ist dies auch nicht erforderlich, denn in den ausgetesteten Resonanzstellen ist das Wissen über notwendig anzustoßende Regulationen, Organ- und Stoffwechselbeziehungen versteckt. Aus diesem Grund ist die Bereichswerttestung nicht nur die beste Möglichkeit der Harmonisierung, sondern auch phantastisch zur Erarbeitung neuer Harmonisierungsprogramme geeignet. Testet man beispielsweise zehn Personen mit der gleichen Erkrankung, so liefert die Bereichswerttestung für jeden sein individuelles Harmonisierungsprofil. Ein Vergleich dieser Profile liefert überschneidende Frequenzgrundwerte, die für diese Erkrankung das Harmonisierungsprogramm darstellen.

13.1 Durchführung der Bereichswerttestung

Die Bereichswerttestung basiert auf einer Einzeltestung von Frequenzgrundwerten. Diese wurde bereits ausführlich im Kapitel 6 dargestellt. Bitte berücksichtigen Sie die dortigen Erläuterungen. In dem Anhangkapitel 25.11 finden Sie Kopiervorlagen zu einer Bereichswerttestung mit einer Schrittweite von 0,50 sowie mit einer Schrittweite von 0,25. Da der zu testende Bereich von dem Frequenzgrundwert 0,25 bzw. 0,50 bis 100,00 läuft, umfasst die Bereichswerttestung mit einer Schrittweite von 0,50 genau 200 Testwerte, eine Bereichswerttestung mit einer Schrittweite von 0,25 genau 400 Testwerte. Mit einiger Übung können 200 Testwerte in ca. 25 Minuten getestet werden.

Die Kopiervorlagen wurden gemäß folgender Ausschnittdarstellung aufgebaut, so dass die ermittelten Resonanzstellen direkt protokolliert werden können.

0,5	❍N	❍ +/-	❍ +	❍ -
1,0	❍N	❍ +/-	❍ +	❍ -
1,5	❍N	❍ +/-	❍ +	❍ -
2,0	❍N	❍ +/-	❍ +	❍ -
2,5	❍N	❍ +/-	❍ +	❍ -
3,0	❍N	❍ +/-	❍ +	❍ -
3,5	❍N	❍ +/-	❍ +	❍ -
4,0	❍N	❍ +/-	❍ +	❍ -
4,5	❍N	❍ +/-	❍ +	❍ -

Empfohlene Protokollierung der Resonanzstellen:

Zeigt sich auf der Polarisatorstellung N eine Rotation, ist das mit dem Frequenzgrundwert verbundene Feld stabil. In diesem Fall wird nichts im Protokoll eingetragen.

Zeigt sich auf der Polarisatorstellung N eine Linearbewegung, kreuzen Sie N an, wenn Sie nur wissen wollen, welche Frequenzgrundwerte gestört sind.

Liegt auf N eine Linearbewegung an dem Rayotensor vor, können Sie auf der Polarisatorstellung +/- testen, ob immer noch eine Linearbewegung anliegt. Tragen Sie in diesem Fall nicht N ein, sondern +/-.

Liegt auf +/- eine Linearbewegung an, kann noch die beste Polarisationsart festgelegt werden. Ergibt sich auf + eine Rotation, kreuzen Sie + an, wenn nicht, kreuzen Sie - an.

Ausschnitt eines Testprotokolls mit 0,5-er-Schrittweite.

Wenn Sie den Bereichstest durchführen möchten, überlegen Sie sich bitte vorher, was Sie mit dem Test bezwecken und vor allem, wie Sie die gewonnenen Resonanzwerte anwenden möchten. Der Bereichswerttest benötigt Zeit, vor allem, wenn zusätzlich auch die optimalen Polaritäten getestet werden.

Sinnvoll ist es, die Bereichswerttestung nach dem Grad des Krankheitszustands auszurichten. Wenn die Bereichswerttestung präventiv eingesetzt wird (z.B. zu Hause, einmal im Quartal), empfiehlt es sich, lediglich alle Resonanzstellen auszutesten und die darauf basierende Harmonisierung mit der bipolaren Polarisatoreinstellung +/- zu betreiben.

Wenn Sie mit der Bereichswerttestung nur die stärksten Störungen herausfinden möchten, schalten Sie während der Testung den Polarisator auf die Funktion +/-. In diesem Fall wird der gerade getestete Frequenzgrundwert im Organismus zusätzlich durch ein bipolares Feld unterstützt, wodurch nur starke Störungen mit einer Linearbewegung an dem Rayotensor reagieren. Schaltet man also den Polarisator während der gesamten Bereichswerttestung auf +/-, filtert man nur die starken Störungen heraus. Im Protokoll kann bei dieser Art der Testung dann das Kästchen +/- angekreuzt werden. Die anschließende Harmonisierung erfolgt dementsprechend auch auf der bipolaren Funktion.

Liegt hingegen ein massive gesundheitliche Störung vor, sollten nicht nur die Resonanzwerte getestet werden, sondern auch die für die Harmonisierung optimalen Polaritäten. Dieser Test stellt die höchste Form der Bereichswerttestung dar, weshalb sie noch einmal ausführlich beschrieben wird. Die anderen, vorher beschriebenen Varianten, lassen sich sehr einfach daraus ableiten.

In besonders schwierigen Fällen ist die Anwendung der 0,25-er-Schrittweite (Kopiervorlage im Anhang 25.11.2) zu empfehlen, da diese das Testraster weiter verfeinert. Allerdings ist auch wie beschrieben die doppelte Anzahl an Testungen notwendig. Normalerweise ist das Testraster in 0,50-er-Schrittweiten ausreichend.

Wenn Sie die Bereichswerttestung an sich selber durchführen möchten, stellen Sie die Füße auf die Fußdetektoren, nehmen in die linke Hand einen Handdetektor und in die rechte Hand den Rayotensor, den Sie mit dem Finger an der Rändelschraube berühren. Stellen Sie nun den ersten Frequenzgrundwert am Bioresonanzgerät ein (0,50) und schalten Sie den Polarisator auf N. Zeigt sich eine Rotation an dem Rayotensor, ist das mit dem Frequenzgrundwert korrelierende Feld im Organismus stabil. In diesem Fall kreuzen Sie in dem Testraster nichts an, sondern stellen den nächsten Frequenzgrundwert ein (1,00).

Zeigt dieser beispielsweise auf N eine Linearbewegung, können Sie den Polarisator auf +/- umschalten. Zeigt sich immer noch eine Linearbewegung, liegt die Störung tiefer. Schalten Sie dann auf die pluspolare Funktion des Polarisators um. Zeigt sich eine Rotation, kreuzen Sie im Testraster + (Plus) an. Auf Minus brauchen Sie in diesem Fall gar nicht mehr testen. Wenn auf der pluspolaren Funktion immer noch eine Linearbewegung an dem Rayotensor vorliegt, ist die minuspolare Funktion die richtige, dementsprechend wird dann - (Minus) im Testraster angekreuzt.

Auf diese Art und Weise wird der gesamte Bereich in der entsprechenden Schrittweite getestet und es werden die Resonanzwerte sowie die optimalen Polaritäten angekreuzt, die die Basis der anschließenden Harmonisierung bilden. Bei einer Schrittweite von 0,50 ergeben sich bei der Ersttestung im Durchschnitt ca. 50 bis 80 Resonanzwerte, davon sind im Schnitt ca. 20 Frequenzgrundwerte stärker gestört.

Selbstverständlich kann die Bereichswerttestung auch an einer anderen Person durchgeführt werden (dies ist der häufigere Fall). Beachten Sie dazu bitte besonders die Hinweise im Kapitel 6: *Test und Harmonisierung von einzelnen Frequenzgrundwerten.*

Die soeben beschriebene Durchführung der Bereichswerttestung bezieht sich auf Testungen mit älteren Rayometer-Geräten, bei denen die Frequenzgrundwerte manuell eingestellt werden müssen. Es ist wichtig, darauf hinzuweisen, dass bei den Rayocomp-Geräten die jeweils nächsten Frequenzgrundwerte durch einen Bedienknopf in dem speziellen Rayotensor dieser Geräte angewählt und auch im Gerät gespeichert werden können. Beim Rayocomp PS 1000 polar können auch die Polaritäten per Knopfdruck an dem Rayotensor gewählt werden. Die Resonanzen müssen nicht notiert werden, vielmehr speichert das Gerät diese in der Patientenhistorie ab, so dass diese wieder aufgerufen und gegebenenfalls zur Harmonisierung herangezogen werden können. Ebenso können die Ergebnisse ausgedruckt werden.

13.2 Harmonisierung der Bereichswerte

Wenn die Resonanzwerte während der Bereichswerttestung im Testprotokoll eingetragen werden, stehen diese anschließend direkt für die Harmonisierung zur Verfügung. Dazu stellt man den ersten Resonanzwert an den Bioresonanzgeräten ein. Wenn die Polaritäten ausgetestet wurden, so ist die zu dem Resonanzwert gefundene Polarität entsprechend am Polarisator einzustellen. Wurden keine Polaritäten ausgetestet, wird der Polarisator auf die bipolare Funktion +/- eingestellt. Der eingestellte Frequenzgrundwert wird nun so lange auf den Organismus per Hand- und Fußdetektoren übertragen, bis dass auf der Polarisatorfunktion N eine Rotation feststellbar ist. Dazu schaltet man zwischendurch den Polarisator auf N, ergibt sich dann an dem Rayotensor keine Rotation, schaltet man zurück auf die Ursprungspolarität und testet einige Zeit später noch einmal auf N. Nachdem die Rotation auf der Polarisatorstellung N eingetreten ist, kann der nächste Resonanzwert und dessen Polarität eingestellt werden.

Sie werden feststellen, dass diejenigen Resonanzwerte, die bei der Bereichstestung auf der bipolaren Funktion eine Linearbewegung an dem Rayotensor zeigten – also stärkere Blockaden sind – , längere Zeit für die Harmonisierung benötigen. Harmonisierungszeiten von bis zu 10 Minuten sind bei starken Blockaden möglich!

Wenn die Resonanzwerte einer Bereichswerttestung mit einem Rayocomp harmonisiert werden, stellt dieser die Frequenzgrundwerte selber mit einer vorwählbaren Zeit ein. Hier ist eine Harmonisierungszeit von 1 Minute je Frequenzgrundwert empfehlenswert. Der Rayocomp PS 1000 polar stellt bei der Harmonisierung auch die getesteten Polaritäten selbständig ein.

In der Einleitung zu diesem Kapitel wurde bereits der besondere Vorteil der Bereichswerttestung beschrieben. Um zum Kern des Problems und zu sicheren Aussagen zu kommen, muss die Bereichswerttestung mehrmals wiederholt werden.

Ideal geht man bei der Harmonisierung von Bereichswerten folgendermaßen vor:

1. Harmonisieren Sie alle Resonanzwerte.

2. Geben Sie dem Organismus mindestens einen Tag Pause zur Regulation, bevor Sie die Resonanzwerte erneut harmonisieren.

3. Testen Sie nach zweimaliger Harmonisierung die bei der Ersttestung gefundenen Resonanzen (z.B. 73) erneut aus. Die Zahl der dann noch gefundenen Resonanzwerte wird sich drastisch erniedrigt haben (z.B. auf 51). Dies ist ein Zeichen für die in Gang gekommene Harmonisierung des Körpers.

4. Wiederholen Sie die unter den ersten drei Punkten genannten Vorgänge mit den jeweils übriggebliebenen Resonanzwerten so lange, bis dass nur noch ca. 10 Resonanzwerte als Rest bleiben. Diese hartnäckigen Resonanzwerte beschreiben dann die Hauptprobleme des Organismus. Hilfreich ist bei der Bestimmung besonders die im Anhangkapitel 25.2 befindliche Auflistung.

5. Versuchen Sie anhand der übriggebliebenen Resonanzwerte herauszufinden, ob ursächliche Einflüsse (Elektrosmog, Geopathie, Säure-Basen-Haushalt, ...) Gründe für die hartnäckig zu harmonisierenden Frequenzgrundwerte sind. Versuchen Sie weiterhin durch längere Harmonisierungszeiten die übriggebliebenen Resonanzwerte zu harmonisieren.

14. Präparate- und Medikamententest

Es kann in vielen Fällen hilfreich sein, die Harmonisierung mittels der Bioresonanz nach Paul Schmidt durch die Einnahme geeigneter Präparate bzw. Medikamente zu unterstützen. Aus der Sicht der Schwingungsmedizin ist ein Präparat, Medikament oder Lebensmittel immer dann hilfreich, wenn es in der Lage ist, gestörte Schwingungsfelder im Organismus rasch zu harmonisieren und damit die natürlichen Organfunktionen wiederherzustellen.

14.1 Wirkungen testen

In den vorangegangenen Kapiteln konnte erarbeitet werden, dass physiologische, also im gesunden Körper vorhandene Frequenzspektren, wie z.B. der Frequenzgrundwert 56,00 der Leber, bei der radiästhetischen Messung Rotationen ergeben. Liegen hingegen pathologische Frequenzspektren vor, so ist die Rotation gestört, zu erkennen an der Linearbewegung bei dem Rayotensor. Bringt man nun in den Testkreis (Patient, Rayocomp PS 10) ein Präparat, Medikament oder Lebensmittel z.B. über den Schutzbecher (Legende 2) ein, so ist es immer dann für den Menschen tauglich, wenn es den gestörten Frequenzgrundwert harmonisiert, welches an der zurückkehrenden Rotation bei der Messung direkt beobachtet werden kann.

Sie können z.B. folgenden Test durchführen: Stellen Sie am Rayocomp PS 10 den Frequenzgrundwert 94,00 und den Polarisator auf N ein. Mit

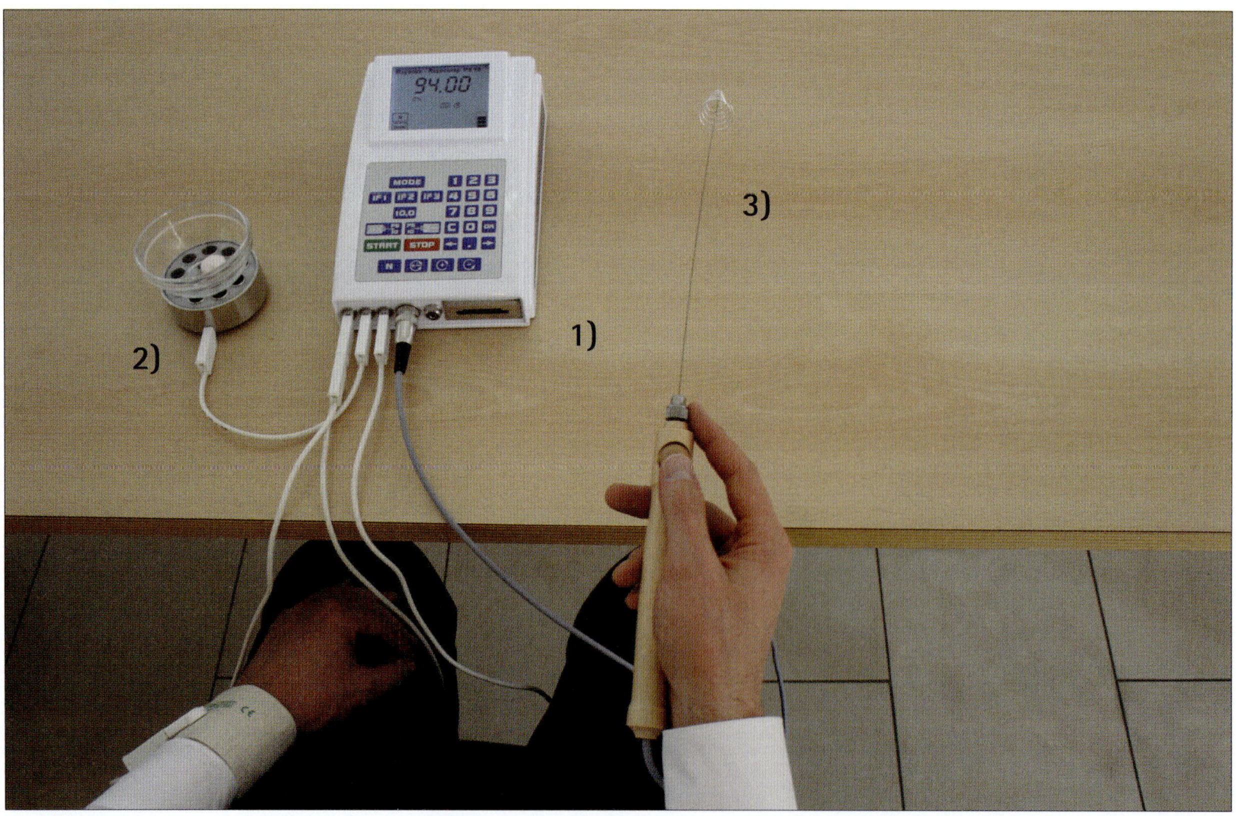

Anordnung eines Rayocomp PS 10, der Detektoren, des Rayotensors und des Schutzbechers für einen Präparate- und Medikamententest (hier im Test: Rosskastaniensalbe).

dem Frequenzgrundwert 94,00 kann getestet werden, ob die Venen eine Belastung aufzeigen. Legen Sie dann um die Fußgelenke die beiden Stoffdetektoren und legen Sie um das linke Handgelenk den dritten Stoffdetektor.

Testen Sie nun gemäß der passiv-mentalen Radiästhesie aus, ob das mit dem Frequenzgrundwert 94,00 korrelierende Feld in Ihrem Organismus stabil ist oder nicht. Zeigt der Rayotensor (Legende 3), den Sie bitte an der Rändelschraube berühren, eine Rotation, so liegt bei Ihnen keine energetische Belastung der Venen vor. Zeigt er eine Linearbewegung, liegt eine Belastung vor und man kann testen, welcher Stoff (Präparat, Medikament, Lebensmittel, Substanz, ...) – der in den Schutzbecher eingelegt wird – in der Lage ist, aus der Linearbewegung eine Rotation hervorzubringen. Legen Sie beispielsweise eine Kastanie oder ein Kastanienpräparat in den Messbecher ein, so ändert sich oftmals schlagartig die Linearbewegung in eine Rotation, was bedeutet, dass die in den Schutzbecher eingebrachte Substanz das energetische Feld der Venen stabilisiert.

Selbstverständlich können Sie den Test auch an einer anderen Person durchführen. Verbinden Sie dazu die zu testende Person mit vier Stoffdetektoren und überprüfen Sie, wie beschrieben, zuerst auf der Polarisatorstellung N aus, ob der Rayotensor eine Rotation zeigt. Zeigt er eine Linearbewegung, liegt eine Belastung vor und Sie können testen, welches Präparat, Medikament, Lebensmittel oder welche Substanz in der Lage ist, nach dem Einbringen im Schutzbecher eine Rotation an dem Rayotensor zu erzeugen.

14.2 Nebenwirkungen testen

Ein weiterer interessanter Aspekt dieser Methode ist das Herausfinden von Nebenwirkungen. Dazu folgendes Beispiel: Testen Sie eine Person, die akut fiebrig ist, so können Sie auf dem Frequenzgrundwert 0,50, Polarisator auf N, eine Linearbewegung feststellen. Legen Sie dann in den Schutzbecher z.B. das Medikament Paracetamol ein, so verändert sich die Linearbewegung in eine Rotation, das Medikament ist also hilfreich. Nehmen Sie das Medikament heraus, und stellen Sie dann am Rayocomp den Frequenzgrundwert 54,00 (Nieren) und den Polarisator auf N ein. Sofern die Nieren gesund sind, zeigt sich dies an der Rotation des Rayotensors. Legen Sie dann das Medikament zurück in den Schutzbecher. Die vormals rotierende Bewegung des Rayotensors verändert sich nunmehr in eine Linearbewegung, d.h. Paracetamol belastet das energetische Feld der Nieren (diese mögliche Nebenwirkung steht übrigens auch auf dem Beipackzettel des Medikaments).

14.3 Entwicklung optimaler Nahrungsergänzungsmittel

Wenn, wie soeben beschrieben, Wirkungen und Nebenwirkungen ermittelt werden können, liegt es nahe, das Verfahren auch zur Entwicklung von optimierten Lebensmitteln oder Präparaten heranzuziehen. Wer sich mit diesem Thema beschäftigt, wird schnell sehen, dass die Grenze zwischen einem Lebensmittel und einem Arzneimittel aus energetischer Sicht fließend ist. Bereits Hippokrates sagte, dass die Nahrung die Heilmittel und die Heilmittel die Nahrung sein sollen. Hierin steckt viel Wahrheit. Letztendlich sollte es immer darum gehen, Lebensmittel, Präparate bzw. Medikamente zu entwickeln, die die Körperenergetik in jeder Hinsicht stärken.

Anhand der Nahrungsergänzungsmittel Rayobase und Rayoflora sowie dem basischen Badezusatz Rayosole soll erläutert werden, dass sich die Bioresonanz nach Paul Schmidt bestens zur Entwicklung von energetisch optimierten Lebensmitteln bzw. Badezusätzen eignet. Es wäre ausgesprochen vorteilhaft für viele Formulierungen, wenn diese mittels der Bioresonanz nach Paul Schmidt überprüft würden. Auch bei der Entwicklung der vorgenannten Produkte führten erst die Testungen mittels Bioresonanz nach Paul Schmidt zu den notwendigen Erkenntnissen.

Ausgangspunkt der Entwicklungen war die Erfahrung, dass besonders in der Bereichswerttestung viele Resonanzstellen eindeutig einem gestörten Säure-Basen-Haushalt zuzuordnen waren. Meistens konnte der Grund für die vorliegende Übersäuerung durch Fehlernährung, Stress oder Elektrosmog ausgemacht werden. Ideal kann man dem Organismus bei einer Übersäuerung durch eine veränderte Lebensweise und besonders in der Übergangsphase durch die Zufuhr von basischen Mineralien helfen. Die Notwendigkeit einer eigenen Entwicklung wurde in dem Moment klar, als die existierenden Formulierungen aus energetischer Sicht nicht zufriedenstellend getestet wurden. So konnte bei der einen Formulierung zwar das Bindegewebe, in dem sich viele Schlacken ablagern, unterstützt werden, jedoch zeigte sich dann bei der Testung der Nieren eine Linearbewegung an dem Rayotensor. Eine andere Formulierung zeigte dann auf den für die Mineralien typischen Frequenzgrundwerten Schwächen usw. Eine rundherum zufriedenstellende Lösung wurde in dem Moment erzielt, als der pH-Wert der Formulierung auf knapp über pH 9,1 eingestellt wurde. Interessanterweise zeigte sich dann bei dem Verzehr des nach energetischen Gesichtspunkten entwickelten Nahrungsergänzungsmittels, je nach Stoffwechsellage der Person, ein unterschiedlicher Geschmack.

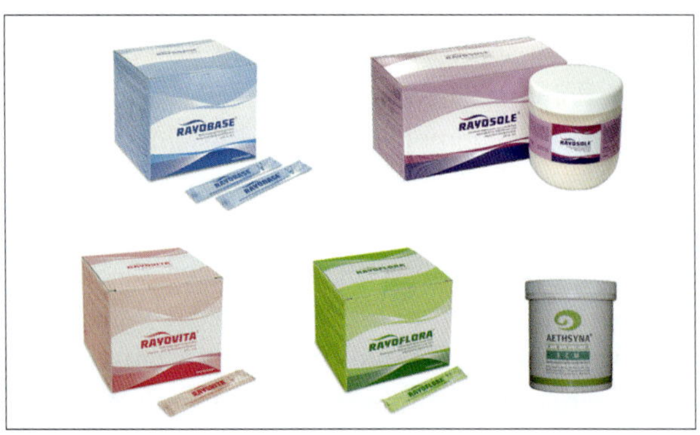

Rayobase, Rayosole, Rayovita, Rayoflora und Aethsyna Phyto ECM wurden mit der Bioresonanz nach Paul Schmidt entwickelt.

Bei der Entwicklung einer geeigneten Formulierung zur Ergänzung von Spurenelementen zeigte sich dann, dass diese idealerweise im sauren pH-Bereich ergänzt werden. Synergetische Effekte traten in dem Moment auf, als passend zum pH-Wert probiotische Elemente (Rayoflora) sowie spezielle Vitamine zugesetzt wurden. Tests mit der Bioresonanz nach Paul Schmidt zeigten dann ideale energetische Zustände sowohl bei den Frequenzgrundwerten der Spurenelemente als auch bei den zugehörigen Organen. An dieser Stelle sei nochmals auf die Arbeiten von HP Siegfried Natterer hingewiesen, auf denen der hier beschriebene Präparatetest basiert.

Auf ihn geht auch die Entwicklung des Produkts Aethsyna Phyto ECM zurück; ein nach energetischen Prinzipien entwickeltes Nahrungsergänzungsmittel zur Unterstützung der Entgiftung.

Die Entwicklung energetisch optimierter Nahrungsergänzungsmittel ist nur ein Bruchteil der sich ergebenden Möglichkeiten. So wurde bei der Entwicklung eines energetisch optimierten Badezusatzes exakt ausgetestet, dass eine spezielle Kombination von hochwertigen Mineralsalzen aus dem Himalaja sowie verschiedener basischer Mineralien und vier verschiedener zugesetzter Edelsteine (Rosenquarz, Amazonit, Achat und Bernstein) die für den Körper verträglichste Zusammensetzung darstellt.

Von den Möglichkeiten, die die Bioresonanz nach Paul Schmidt bietet, können auch andere Formulierungen profitieren. So konnte bereits gezeigt werden, dass die von dem japanischen Arzt Dr. Yayama entwickelte Zusammensetzung zur Ausleitung von Schwermetallen tatsächlich die den Schwermetallen zugehörigen Frequenzgrundwerte stabilisiert, ein sicheres Zeichen für die Effektivität der Zusammensetzung.

Insofern möchte ich persönlich dafür werben, im Sinne des Patienten mittels der Bioresonanz nach Paul Schmidt auch die bereits existierenden Formulierungen an Nahrungsergänzungsmitteln, Präparaten, Medikamenten usw. kritisch zu prüfen und daraus Schlussfolgerungen für Verbesserungen zu ziehen.

15. Allergentest und Allergenharmonisierung

15.1 Einleitung

Die Testung und die Harmonisierung von unverträglichen Stoffen nimmt innerhalb der Bioresonanz nach Paul Schmidt einen großen Teil der Gesamtanwendung ein. Dementsprechend hoch sind die Entwicklungen in diesem Bereich. So konnte z.B. in den letzten Jahren das Spektrum der zur Verfügung stehenden Testampullen enorm erhöht werden. Zwischenzeitlich stehen 21 verschiedene Testsets mit über 1.000 verschiedenen Stoffen zur Verfügung. Weiterhin konnte durch spezielle Vorrichtungen, wie z. B. den Schutzdetektor und Schutzbecher, dafür gesorgt werden, dass die Testampullen während des Testvorgangs und während der Harmonisierung von den Frequenzspektren des Patienten unbeeinflusst bleiben. Eine weitere, wichtige Hilfe zur Beschleunigung der Testungen konnte mit der Entwicklung sogenannter Raffampullen bereitgestellt werden. Zu diesen Punkten später mehr.

Die Häufigkeit von Allergien hat in den letzten Jahren dramatisch zugenommen, ein Resultat der ständigen Reizüberflutung des Organismus mit körperfremden, künstlich hergestellten Stoffen sowie einer stark zugenommenen Übersäuerung des Organismus.

Die Erfahrungen mit der Bioresonanz nach Paul Schmidt weisen darauf hin, dass ein dauerhafter Erfolg bei Allergien nur möglich ist, wenn es gelingt, besonders den Säure-Basen-Haushalt wieder ins Gleichgewicht zu bringen. Auch Allergien, die zunächst gut auf eine Bioresonanztherapie ansprechen, neigen zu Rückfällen, wenn keine Entsäuerung durchgeführt wird. Viel zu oft wird von Therapeuten direkt nach der Testung der Allergene eine Harmonisierung durchgeführt, ohne dass die eigentlichen Ursachen der Allergie eruiert wurden. Bioresonanz-Tests zeigen beispielsweise eine auf bis zu 20 % herabgesetzte Allergiebereitschaft, wenn während der Tests gleichzeitig ein energetisch optimiertes Basenpräparat mit im Schwingkreis liegt. Bei vielen Allergiepatienten schwächen sich die gewohnten allergischen Reaktionen auch ohne eine Desensibilisierung mit der Bioresonanz nach Paul Schmidt deutlich ab, wenn der Säure-Basen-Haushalt ins Gleichgewicht gebracht wird. Bitte berücksichtigen Sie dies, damit nicht symptomorientiert, sondern ursachenorientiert vorgegangen wird.

Deshalb ist aus Sicht der Bioresonanz nach Paul Schmidt folgender Weg optimal:

1. Testung der Allergene
2. Wenn Allergene den Organismus massiv belasten (dies kann mit der Bioresonanz nach Paul Schmidt in Verbindung mit dem Polarisator getestet werden), unbedingt den Säure-Basen-Haushalt testen (siehe auch Kapitel 7.4.2) und durch geeignete Maßnahmen, wie z. B. Rayobase, ins Gleichgewicht bringen.
3. Parallel die Allergene im Organismus harmonisieren.

Unterschieden werden die Allergien in sog. Pseudoallergien oder Unverträglichkeiten, die eine unerwünschte Antwort des allgemeinen Immunsystems auslösen, und „echte" Allergien, die zu einer Sensibilisierung des spezifischen Immunsystems führen und eine Reaktion bereits auf kleinste Mengen des Allergens auslösen. Pseudoallergien bzw. Unverträglichkeiten sind eher mengenabhängig, so dass kleine Mengen des Allergens toleriert werden können. Echte Allergien können zum anaphylaktischen Schock führen und sind damit lebensbedrohlich, sie sind wesentlich langwieriger zu behandeln als Unverträglichkeiten.

Die erste Unverträglichkeit im Leben eines Menschen tritt meist mit dem ersten Kontakt mit Fremdeiweißen auf: Kuhmilch und Hühnereiweiß führen bei vielen Säuglingen zu Darm-Erkrankungen, die sich u.a. auf der Haut widerspiegeln. Später folgen die Pollen, Hausstaubmilben, Tierhaare etc., oft gefolgt von Lebensmittelunverträglichkeiten jeglicher Art. Die normale Medikation mit Cortison führt über die Unterdrückung der Symptome zu ihrer Verlagerung und damit schnell vom Schnupfen und der Nebenhöhlenentzündung zum allergischen Asthma.

Wann liegt aus Sicht der Bioresonanz eine Unverträglichkeit vor?

Jegliche Krankheit beginnt an dem Tag, an dem der Organismus mehr Energie verliert als er bekommt. Aus dem Grund gilt auch in der Bioresonanz nach Paul Schmidt jede Substanz als unverträglich, die in der Lage ist, die Körperenergetik zu schwächen.

Zum Test und zur Harmonisierung von Substanzen stellt die Bioresonanz nach Paul Schmidt in Verbindung mit der Rayotest-Methode geeignete Geräte und Verfahren zur Verfügung. Hierbei ist zu unterscheiden, ob ein Selbsttest bzw. eine Harmonisierung an der eigenen Person oder ein Test bzw. eine Harmonisierung an einer anderen Person durchgeführt wird.

15.2 Die Austestung von Allergenen an der eigenen Person

Sofern Sie sich selbst austesten bzw. harmonisieren möchten, schließen Sie bitte die Geräte nach folgendem Schema an (hier am Beispiel des Rayocomp PS 10):

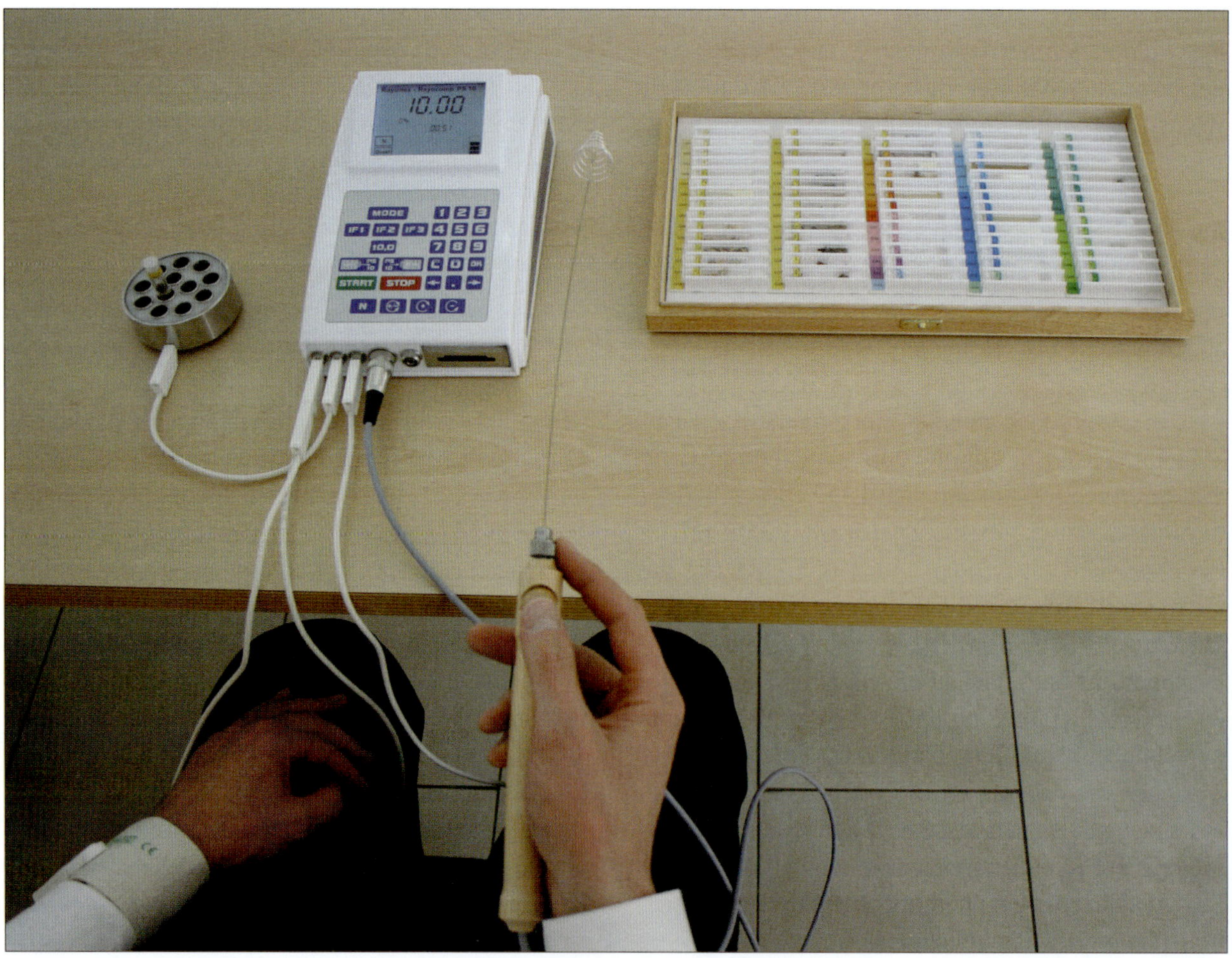

Anschluss eines Rayocomp PS 10 zum Selbsttest bzw. zur Eigenbehandlung von Allergenen.

Die Detektoren, der Schutzbecher und der Rayotensor werden gemäß der Abbildung angeschlossen. Sie ersehen aus dem Bild, dass es nach wie vor wichtig ist, die Körperkreisläufe zu beachten und bei der Testung bzw. bei der Harmonisierung sowohl den Handkreislauf (durch Stoffdetektoren an den Handgelenken) als auch den Fußkreislauf (durch Stoffdetektoren an den Fußgelenken) anzuschließen. Da Sie auch in der Hand, mit der Sie den Rayotensor halten, einen Kontakt zu den Frequenzen herstellen müssen, fassen Sie bitte mit dem Finger auf die Rändelschraube des Rayotensors. Nur dann stehen Sie korrekt im Kontakt und können sich selbst austesten.

15.3 Die Austestung von Allergenen an einer anderen Person

Damit Sie die alleinigen Resonanzspektren der zu testenden Person ermitteln, muss sichergestellt sein, dass Sie keinen direkten Kontakt zum Schwingkreis aufweisen. Bitte achten Sie darauf, da ansonsten die eventuell vorliegenden allergischen Reaktionen der testenden Person in das Ergebnis einfließen und das Testergebnis verfälscht wird. Weiterhin wird durch die Trennung des Schwingkreises der für den Therapeuten so wichtige Therapeutenschutz realisiert.

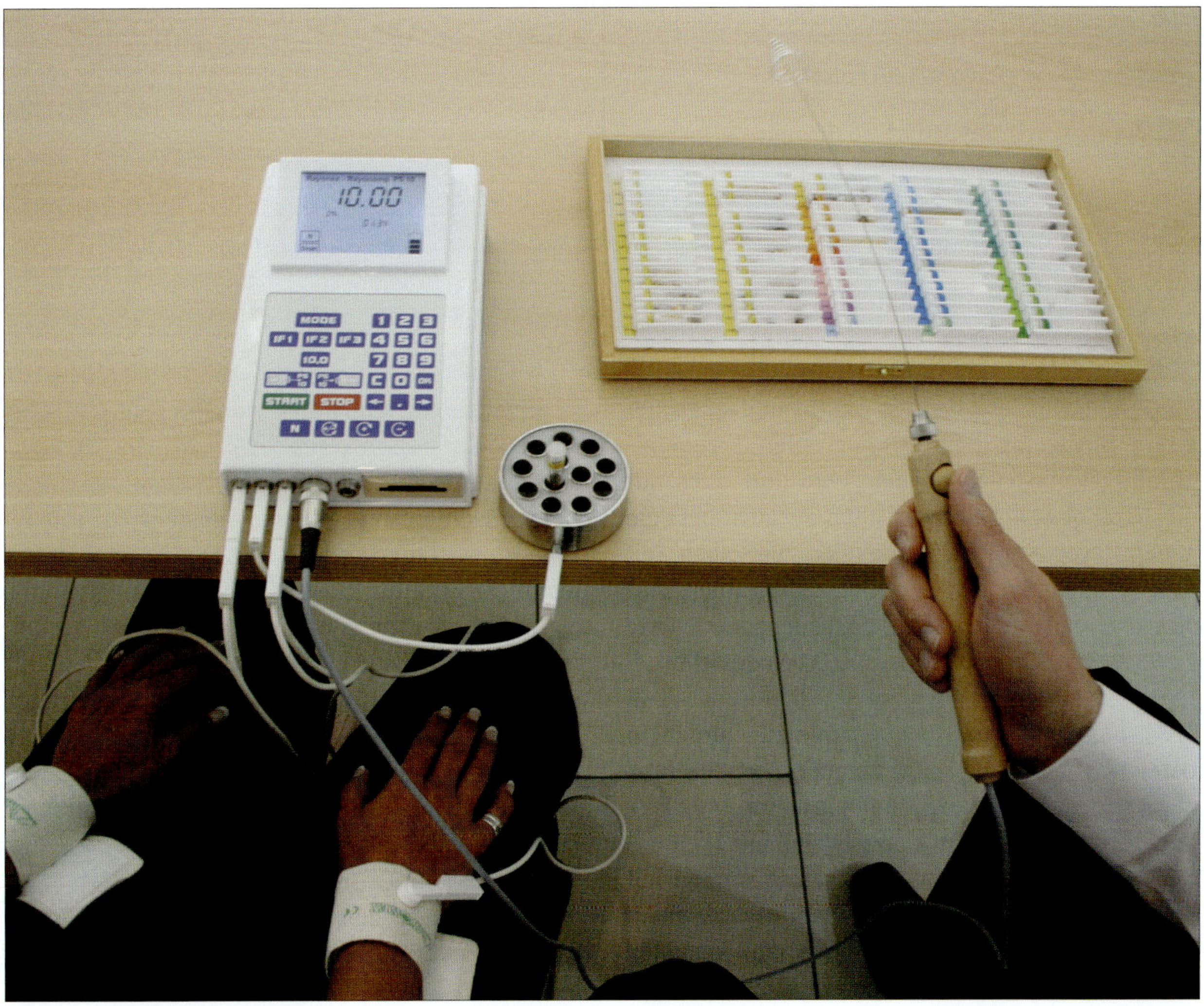

Anschluss eines Rayocomp PS 10 zum Allergentest bzw. zur Allergenharmonisierung von Patienten.

Im Gegensatz zum Selbsttest wird hier die zu testende bzw. die zu harmonisierende Person mit Stoffdetektoren angeschlossen. Die testende Person hält den Rayotensor in den Raum.

Bitte beachten Sie in besonderer Weise, dass die messende Person keinen Kontakt zum Schwingkreis des Patienten hat. Realisiert wird dies dadurch, dass der Finger nicht auf der Rändelschraube, die Kontakt zum Schwingkreis hat, aufliegt.

15.4 Die Allergentestung

15.4.1 Die Allergentestvorbereitung

Unabhängig davon, welches Allergen getestet bzw. harmonisiert wird, müssen die Bioresonanzgeräte nach Paul Schmidt auf folgende Frequenzgrundwerte - auch Transferwerte genannt - eingestellt werden:

Bioresonanzgerät	Transferwert(e)
Rayometer PS 10, Rayocomp PS 100 (alt)	10,00
Rayometer Digital	10,00
Rayocomp PS 10	10,00
Rayocomp PS 1000 plus (alt)	7,50 7,83 8,50 9,50 10,00
Rayocomp PS 1000 polar	7,50 7,83 8,50 9,50 10,00 (automatische Einstellung)

Transferfrequenzen der Bioresonanzgeräte nach Paul Schmidt.

Da die alten Rayometer-Geräte und auch der ältere Rayocomp PS 100 nur einen Frequenzgrundwert einstellen können, wird dort auch nur die 10,00 gewählt. Bei dem alten als auch bei dem neuen Rayocomp PS 1000 können zur selben Zeit fünf Frequenzgrundwerte eingestellt werden. Aus diesem Grund werden dort die Frequenzgrundwerte 7,50; 7,83; 8,50; 9,50 und die 10,00 eingestellt.

Grundlegende Forschungen hierzu wurden in Österreich von Frau Kainer durchgeführt. Sie fand heraus, dass sich diese Kombinationen von Frequenzgrundwerten ideal dazu eignen, die allergentypischen Schwingungsmuster harmonisierend auf den Organismus zu übertragen. Damit wurde es im Jahr 1994 erstmals möglich, die in den Ampullen befindlichen Allergene zu testen und zu harmonisieren.

Bereits in der Einleitung wurde festgestellt, dass jede Substanz als unverträglich anzusehen ist, wenn sie die Körperenergetik schwächt. Damit herausgefunden werden kann, ob eine Substanz dazu in der Lage ist, wird zuerst ein stabiles Feld im Organismus benötigt (Rotation an dem Rayotensor), um dann zu sehen, ob nach dem Einbringen einer Substanz in den Schutzbecher das Feld im Organismus instabil wird (Linearbewegung an dem Rayotensor). Daher wird zuerst ohne Allergen (Polarisator auf N, kein Allergen im Becher) getestet, ob die eingestellten Transferwerte im Organismus gestört sind oder nicht.

Zeigt sich an dem Rayotensor eine lineare Bewegung, muss vor der eigentlichen Testung zuerst harmonisiert werden (ansonsten sind falsche Aussagen zu den Allergenen möglich).

Die Harmonisierung geschieht dadurch, dass der Polarisator auf die bipolare Funktion +/- gestellt wird. Nach ca. 30 Sekunden kann auf die Funktion N umgeschaltet werden. Zeigt sich dann immer noch keine Rotation, ist die Harmonisierung auf +/- zu wiederholen und zwar so lange, bis auf der Funktion N eine Rotation an dem Rayotensor zu beobachten ist.

Wird diese Allergentestvorbereitung nicht durchgeführt und ist zudem das mit den Transferwerten verbundene Feld instabil, so zeigen alle getesteten Allergene eine Unverträglichkeit, was sicherlich falsch wäre. Sorgen Sie daher vor der Testung unbedingt für ein stabiles Feld bezüglich der Transferwerte. Die beschriebene Allergentestvorbereitung ist unabdingbar!

15.4.2 Der Testvorgang

Nachdem die Transferwerte auf der Polarisatorstellung N eine Rotation an dem Rayotensor zeigen, sind die Grundlagen für verlässliche Testungen von Allergenen geschaffen. Bringen Sie jetzt in den Schutzbecher eine Substanz, z.B. aus den Allergentestsets, oder lassen Sie den Patient anstelle eines Handdetektors mit dem Schutzdetektor ein Glasröhrchen mit dem Allergen berühren. Verschlechtert die Substanz die Körperenergetik, dann wird aus der rotationsförmigen Bewegung an dem Rayotensor nun eine lineare Bewegung. In diesem Fall wurde eine Unverträglichkeit ausfindig gemacht. Bleibt die Rotation an dem Rayotensor, so haben Sie eine Substanz vor sich, die keine Verschlechterung im Organismus hervorruft.

15.4.3 Liegt eine starke oder eine schwache Unverträglichkeit vor?

Ergibt sich während der Testung auf der Polarisatorstellung N an dem Rayotensor eine Linearbewegung, liegt bereits eine Unverträglichkeit vor.

Möchten Sie dann genauer wissen, mit welcher Polarisation Sie dem Organismus am besten helfen können, bzw. ob die Störung stark oder schwach ist, drücken Sie die Taste +/- des Polarisators. Vollführt der Rayotensor nun bereits eine Rotation, ist die Unverträglichkeit nicht sehr stark. Zeigt sich aber auf der Polarisation +/- weiterhin eine Linearbewegung, so ist die Unverträglichkeit stärker. Wählen Sie dann die pluspolare Funktion am Polarisator und testen Sie, ob sich eine Rotation ergibt. Wenn ja, ist die pluspolare Polarisation ideal zur Harmonisierung geeignet. Zeigt sich hingegen immer noch keine Rotation, wählen Sie die minuspolare Polarisation an. Sie werden sehen, dass sich dann eine Rotation an dem Rayotensor einstellt.

15.4.4 Testung mit Raffampullen

In einer Raffampulle befinden sich stets mehrere Einzelsubstanzen. So enthält beispielsweise eine Raffampulle zu Milchprodukten und Eiern folgende Einzelsubstanzen: Milch, Joghurt, Sahne, Butter, Dosenmilch, Bifidus, Buttermilch, Eiweiß, Sauermilch, Quark, Eigelb und Kefir. Der große Vorteil dieser Raffampullen liegt auf der Hand. Man muss nicht alle Einzelampullen der Gruppe testen, um z.B. zum Ergebnis zu kommen, dass die Person ein Problem mit Milch- bzw. Eiprodukten hat. Raffampullen eignen sich sowohl zur Testung als auch zur Harmonisierung.

Auf der folgenden Seite ist ein solcher Testsatz, der aus insgesamt 70 Raffampullen und über 1.000 Einzelstoffen besteht, abgebildet.

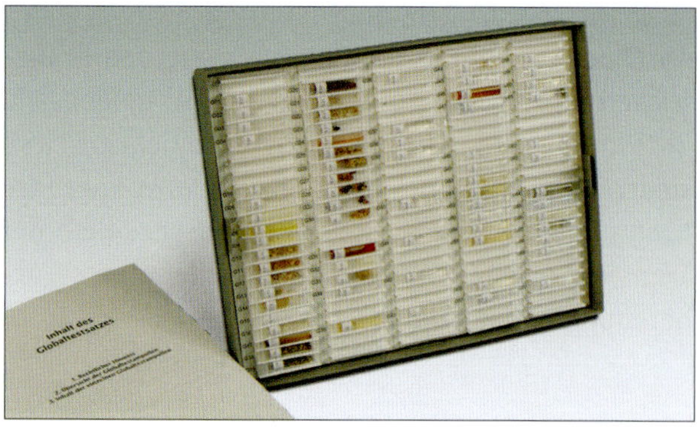

Testsatz mit beispielsweise 70 Raffampullen und über 1.000 Einzelstoffen.

Da sich die Anwendung innerhalb der Allergentestung und Harmonisierung immer stärker zu den Raffampullen hin verschiebt, werden folgend die Substanzen bzw. Substanzgruppen eines solchen Testsatzes aufgeführt.

Anschließend werden die Besonderheiten bei der Testung erläutert.

Kontrollstoffe (bitte immer zuerst überprüfen):
G01: NaCl
G02: Milchzucker
G03: Paraffinöl
G04: NaCl + Phenol

Lebensmittel:
G05: Biogene Amine
G06: Gliadin, Gluten, Phosphate, Salicylsäure
G07: Milchprodukte, Eier
G08: Speiseöle
G09: Käse
G10: Fleisch, Tofu
G11: Fische, Schalen- und Weichtiere
G12: Körner, Reis, Samen
G13: Hülsenfrüchte, Kerne
G14: Zucker, Honig, Süßholz
G15: Süßstoffe, Zuckerersatz
G16: Salz, Pökelstoff, Jod, Fluor
G17: Würze, Essig
G18: Gewürze
G19: Kräutertees
G20: Kaffee, Tee
G21: Backzutaten
G22: Nüsse
G23: Speisepilze
G24: Bier, Wein, Cognac
G25: Knollengemüse
G26: Gemüse, Melone
G27: Kernobst
G28: Steinobst, Südfrüchte
G29: Beeren
G30: Zitrusfrüchte

Lebensmittelzusatzstoffe:
G31: Farbstoffe
G32: Konservierungsmittel
G33: Antioxidationsmittel, Emulgatoren, Stabilisatoren, Geschmacksverstärker
G34: Verschiedene E-Stoffe
G35: Lebensmittelaromen
G36: Desinfektions- und Konservierungsmittel

Pollen:
G37: selten vorkommende oder wenig allergene Pollen
G38: häufig vorkommende und wenig allergene Pollen
G39: häufig vorkommende und häufig allergene Pollen
G40: Tierepithelien, Insektengifte
G41: Pilze
G42: Holzstäube, Pflanzenfasern, Heustaub
G43: Haushalt, Kosmetik

Textilien, Textilfarbstoffe, Waschmittel:
G44: Textilien, Naturfasern
G45: Textilien, Kunstfasern
G46: Textilfarbstoffe
G47: Waschmittel, Weichspülmittel

Arzneistoffe:
G48: Antibiotika, Antiseptika, Antimykotika
G49: Corticoide
G50: Lokalanästhetika, augenspezifische Wirkstoffe
G51: Antibiotika, Corticoide, Penicilline 1
G52: Antibiotika, Corticoide, Penicilline 2
G53: Diverse Pharmaka, Psychopharmaka 1
G54: Diverse Pharmaka, Psychopharmaka 2
G55: Impfstoffe, Malariaprophylaxe, Schlangengift

Metalle:
G56: Metalle 1
G57: Metalle 2

Pestizide:
G58: Pestizide 1
G59: Pestizide 2
G60: Pestizide 3
G61: Pestizide 4

Lichtschutzsubstanzen, Photoallergene:
G62: Lichtschutzsubstanzen
G63: Photoallergene

Umweltchemikalien:
G64: Umweltchemikalien 1
G65: Umweltchemikalien 2
G66: Umweltchemikalien 3
G67: Fasern
G68: Treibstoffe, Abgase
G69: Lösungsmittel
G70: Zahnprothesenstoffe

Die Durchführung der Testung mit den Raffampullen des Globaltestsatzes:

Nachdem die zu testende Person mit den Detektoren angeschlossen wurde, muss zuerst die bereits vorgestellte Allergentestvorbereitung durchgeführt werden. Die zu testende Person berührt nun mit dem Schutzdetektor, der in einer Hand gehalten wird, die erste Ampulle (Raffampulle G01). Diese ist eine von vier Vortestampullen, die sicherstellen soll, dass die zu testende Person keine Unverträglichkeiten mit Stoffen hat, die in den Ampullen zur Haltbarmachung eingesetzt werden.

Nachdem der Patient mit dem Allergendetektor die erste Ampulle berührt hat, testen Sie bitte auf Rotation bzw. auf Linearbewegung mit dem Rayotensor. Testen Sie auf diese Art und Weise bitte die ersten vier Ampullen. Sollte sich eine Linearbewegung bei einer der vier Ampullen zeigen, muss diese erst harmonisiert werden. Testen Sie nun die Ampullen bis einschließlich G70 auf Rotation bzw. Linearbewegung. Dazu berührt der Patient immer wieder die nächste Ampulle mit dem Schutzdetektor.

Tipp: Damit die Testung nicht unnötig durch das Aufschreiben der Ampullen, die ein Problem aufzeigten, gestört wird, kann man die betroffene Ampulle in der Ampullenhalterung nach links verschieben und sie so für eine spätere Desensibilisierung kenntlich machen.

Wie bereits beschrieben, können Sie mit Hilfe des Polarisators auch die starken Unverträglichkeiten herausfinden. Dies gilt auch für die Raffampullen.

15.4.5 Wichtiges zum Schutzbecher und zum Schutzdetektor

Sowohl beim Austesten als auch beim Harmonisieren bestand die Unsicherheit, dass das Schwingungsmuster der am Bioresonanzgerät angeschlossenen Person die zu testende Substanz beeinflusst. Erfahrene Therapeuten wissen, wie empfindlich gerade hochpotenzierte Substanzen sind. Mit dem Schutzdetektor sowie dem Schutzbecher können diese Probleme ausgeschlossen werden. Nach einem speziellen Verfahren werden die Schwingungsmuster der Substanz nur zur Übertragung in den Kreis gegeben, aber nicht von dem Kreis zur Substanz übertragen. Damit stehen auch nach dem Testvorgang bzw. nach der Übertragung unbeeinflusste Substanzen zur Verfügung.

15.4.5.1 Schutzdetektor

Zur Austestung von Stoffen aus den Testsets nimmt die zu testende Person den Schutzdetektor in die Hand und führt den konkav ausgeführten Kopf des Detektors auf den Stoff oder, wie auf der nächsten Seite gezeigt, auf das Glasröhrchen eines Testsatzes. Mit dem Schutzdetektor kommen die Schwingungsmuster der getesteten Substanz in den Messkreis, aber nicht die des Bioresonanzgerätes bzw. die des Patienten zur Substanz. Damit bleiben die Substanzen unbeeinflusst, eine wesentliche Voraussetzung für die korrekte Testung einer weiteren Person.

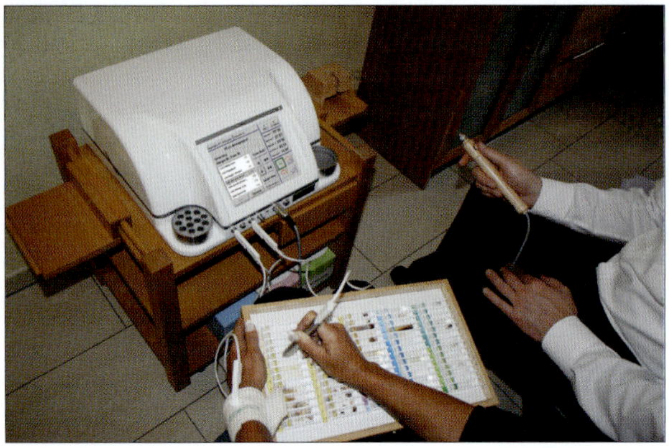

Anschluss eines Rayocomp PS 1000 polar zum schnellen Austesten von Allergenen mittels des Globaltestsatzes.

15.4.5.2 Schutzbecher

Damit die gefundenen Substanzen übertragen bzw. harmonisiert werden können, wurde speziell für den Einsatz in der Bioresonanz nach Paul Schmidt der Schutzbecher entwickelt. Er erlaubt die Übertragung, ohne dass die Schwingungsmuster des angeschlossenen Patienten oder die des Bioresonanzgerätes an die Substanzen gelangen und diese mit fremden Schwingungsmustern „verunreinigen". Ein weiterer Effekt kommt hinzu: Gibt man mehrere Substanzen in den Becher, können sich diese mit dem Schutzbecher nicht mehr untereinander beeinflussen. Es können gleichzeitig bis zu 12 verschiedene Substanzen übertragen werden.

Zusammenfassend kann festgehalten werden, dass sich durch den Einsatz eines Schutzdetektors sowie eines Schutzbechers die Anwendung sicherer und reproduzierbarer gestalten lässt. Ein wichtiger Beitrag für verlässliche Messungen und erfolgreiche Harmonisierungen.

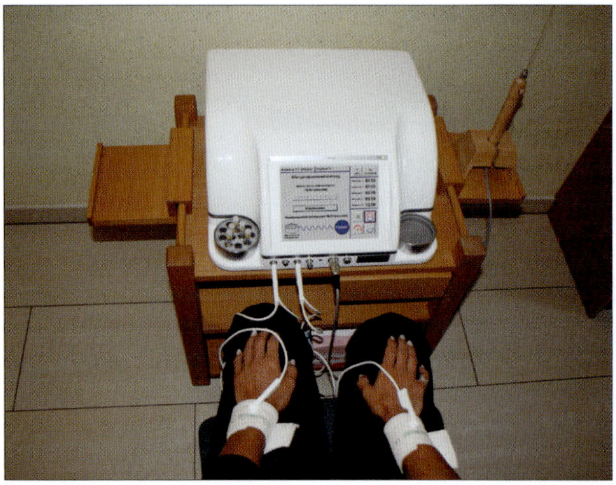

Harmonisierung von Allergenen mit einem Schutzbecher und einem Rayocomp PS 1000 polar.

15.5 Die Allergenharmonisierung

Wenn ein einzelner Frequenzgrundwert getestet wird und sich an dem Rayotensor eine Linearbewegung zeigt, ist dieser harmonisierungsbedürftig. Die anschließende Harmonisierung selber ist immer dann erfolgreich durchgeführt, wenn der gleiche Frequenzgrundwert nach der Harmonisierung auf der Polarisatorstellung N eine Rotation zeigt. Genauso ist es auch bei der Harmonisierung von Allergenen. In den vorangegangenen Kapiteln wurde beschrieben, wie einzelne Substanzen bzw. Substanzgruppen getestet werden können. Sollen diese dann harmonisiert werden, stellt man die jeweilige Substanz in den Schutzbecher und schließt die Geräte, wie auf den Bildern der Kapitel 15.2 und 15.3 gezeigt, an.

Die eigentliche Harmonisierung wird auf der bipolaren Polarisatorstellung +/- durchgeführt und ist immer dann beendet, wenn auf die Polarisatorstellung N umgeschaltet wird und sich dort anstelle der Linearbewegung eine Rotation an dem Rayotensor zeigt. Die Harmonisierungsdauer ist sehr unterschiedlich und hängt von der Schwere der Unverträglichkeit ab. Sehr häufig dauert die erste Harmonisierung länger als 40 Minuten mit einem älteren Rayometer bzw. länger als 30 Minuten mit einem Rayocomp.

15.5.1 Der typische Verlauf einer Harmonisierung

Nachdem Substanzen als unverträglich getestet worden sind, zeigt sich nahezu immer der gleiche Verlauf bei der anschließenden Harmonisierung. Das folgende Bild verdeutlicht den Zusammenhang:

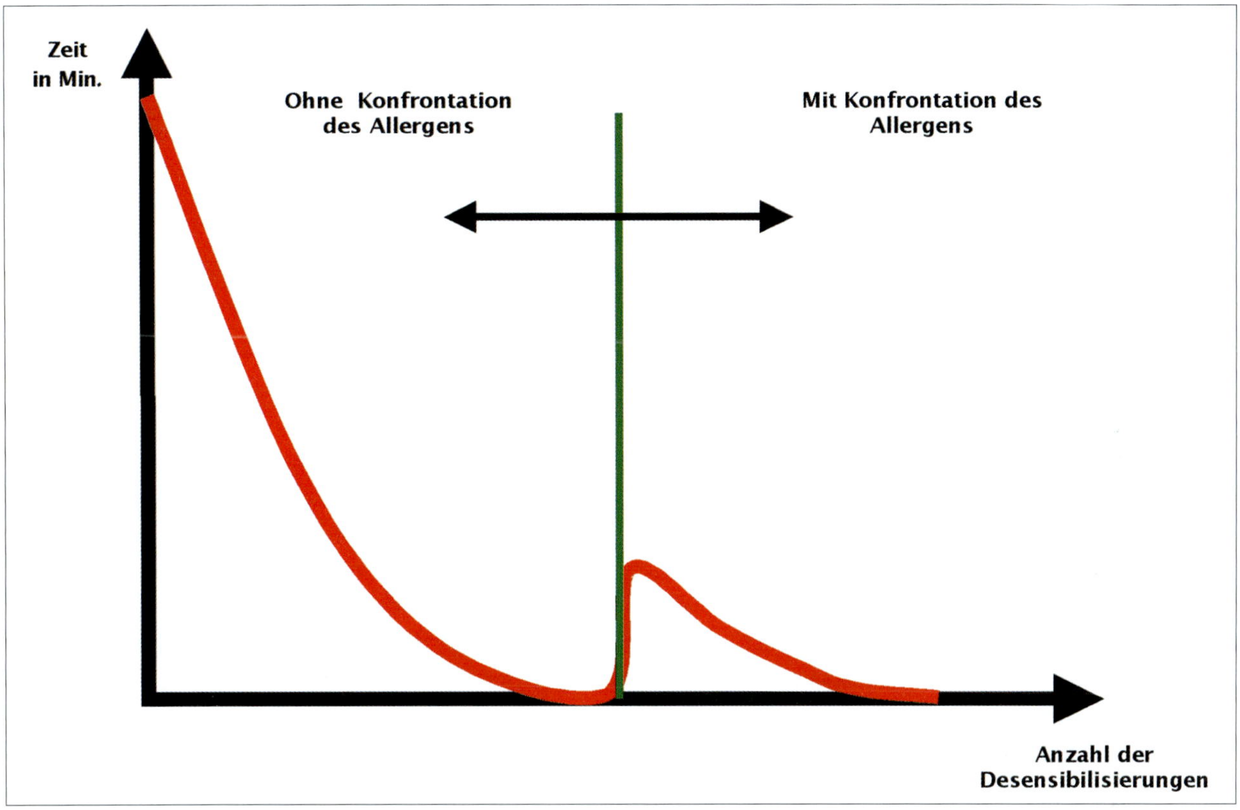

Der typische Verlauf einer Allergenharmonisierung.

Bei der ersten Harmonisierung ist die benötigte Zeit am größten. Bereits die zweite Harmonisierung wird wesentlich schneller zu Ende sein, zu erkennen an dem steilen Abfall der in obigem Bild dargestellten Kurve. Zwischen den Harmonisierungen sollten mehrere Tage liegen, so dass der Organismus genügend Zeit zur Regulation bekommt. Ideal führt man zwei Harmonisierungen je Woche durch (z.B. montags und donnerstags oder dienstags und freitags). Weiterhin sollte, sofern möglich, während der Harmonisierung Karenz gehalten werden; das zu harmonisierende Allergen sollte also bestmöglich gemieden werden. Dies ist bei Nahrungsmittelallergenen bereits sehr schwierig, da nicht immer klar ist, ob die Lebensmittel die allergenen Stoffe beinhalten. Wenn Pollen harmonisiert werden, ist die Einhaltung einer Karenz praktisch unmöglich, da diese nahezu überall vorhanden sind. Die Harmonisierungen sind so lange durchzuführen, bis dass bei der Testung sofort eine Rotation an dem Rayotensor feststellbar ist. Sofern eine Karenz eingehalten wurde, versucht man, die Person dann sehr vorsichtig mit der allergenen Substanz zu konfrontieren. Bei einer Lebensmittelunverträglichkeit wird beispielsweise der unverträgliche Stoff verzehrt (Beispiel Weißmehlprodukte). Die Konfrontation macht dann nahezu immer eine erneute Harmonisierung notwendig. Im Bild ist dies an dem Sprung zu erkennen. Bei weiterer Konfrontation mit dem Allergen wird dann weiter harmonisiert, bis dass bei der Testung direkt eine Rotation an dem Rayotensor entsteht.

Die Anzahl der notwendigen Harmonisierungen sowie die Harmonisierungsdauer ist sehr unterschiedlich. Aus diesem Grund wurde in der vorangegangenen Abbildung die notwendige Zeit nicht in Minuten bzw. die Anzahl der Harmonisierungen nicht mit einer Zahl eingetragen.

Bitte beachten Sie besonders, dass die Person nur bei einer Unverträglichkeit mit dem Allergen provoziert werden darf. Liegt eine echte Allergie vor, darf dies auf gar keinen Fall geschehen, da sonst unter Umständen sogar ein anaphylaktischer Schock eintreten kann.

15.6 Einige Tipps aus der Praxis

Wenn mehrere Allergene gleichzeitig harmonisiert werden sollen, achten Sie bitte darauf, dass Sie dann jeweils Allergenkategorien harmonisieren. Sie sollten also nicht gleichzeitig Nahrungsmittel und z.B. Kosmetika harmonisieren. Dies gilt besonders bei der Verwendung von Raffampullen. Die Erfahrung zeigt, dass der Körper wesentlich besser reagiert, wenn in einer Harmonisierung nur verwandte Allergene übertragen werden.

Bei der Fülle der angebotenen Testsets kann es dennoch vorkommen, dass das entscheidende Allergen nicht dabei ist bzw. nicht lokalisiert werden konnte. In einem solchen Fall ist die Mitarbeit der zu testenden Person gefragt. Lassen Sie sich zum Test doch die Substanzen mitbringen, die den Organismus belasten. Denken Sie dabei z.B. an Lebensmittel. Das Allergen erzieht oftmals den Allergiker, deshalb bitte besonders die Lebensmittel überprüfen, die in Griffnähe gelegt werden. Weiterhin können Textilien, Kosmetika, Waschmittel usw. interessant sein.

Da es Leerampullen für feste und für flüssige Stoffe gibt, können Sie sich für häufiger verwendete Substanzen eigene und damit kostengünstige Testsets erstellen.

Wenn beispielsweise eine Unverträglichkeit gegen Pollen vorliegt, können Sie sich alle Pollen, die die Person belasten, mit einem Tesastreifen einfangen! Hängen Sie diesen einfach einige Tage an zugige Plätze in der Nähe typischer Aufenthaltsorte. Da für die Harmonisierung bereits kleinste Mengen genügen, legen Sie einfach den zusammengerollten Tesastreifen in den Schutzbecher. Diese rudimentär wirkende Methode wird in der Praxis dennoch häufig mit großem Erfolg eingesetzt.

16. Überschwingen von Urin, Stuhl, Blut und Speichel

Bereits Paracelsus schätzte und empfahl den Urin zur Diagnose und zur Therapieanwendung. Heute ist die Eigenurintherapie für viele ein bekannter Begriff, oftmals ekeln sich jedoch viele Menschen davor, Eigenurin auf die Haut zu bringen oder gar zu trinken. Die Bioresonanz nach Paul Schmidt stellt eine gleichermaßen einfache wie „saubere" Möglichkeit zur Verfügung, den unzweifelhaft hochinteressanten Stoff Urin für die eigene Gesundheit nutzbar zu machen. Im Urin sind durch das wässrige Milieu letztendlich alle Stoffe enthalten, die den Körper belasten und die er per Ausscheidung wieder ausbringen möchte.

Da bereits kleinste Mengen der Substanzen für eine Harmonisierung ausreichen, gibt man vom Mittelstrahl den Urin in ein Glasgefäß und stellt dieses in den Messbecher oder auf die einzelnen Aufnahmen des Schutzbechers. Die notwendigen Geräte werden, wie bei der Testung bzw. Harmonisierung von Allergenen, nach folgendem Schema angeschlossen. Auch die einzustellenden Transferwerte sind gleich.

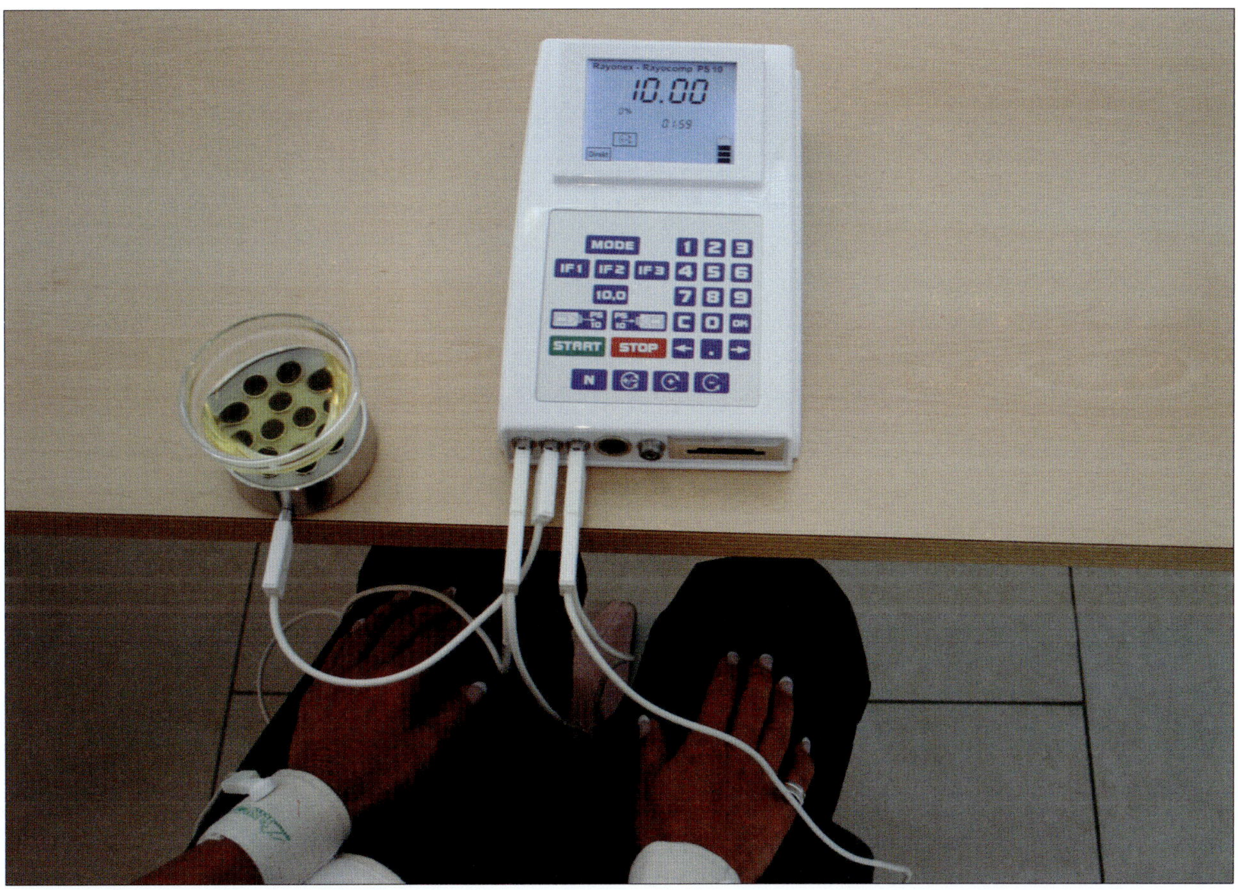

Überschwingen von Urin mit einem Rayocomp PS 10.

Inwieweit es notwendig ist, den Urin am eigenen Körper zu harmonisieren, kann mittels der Rayotest-Methode herausgefunden werden. Schließen Sie sich dazu mit Hand- und Fußdetektoren oder aber mit Stoffdetektoren an, stellen Sie das Bioresonanzgerät auf die entsprechenden Transferwerte ein (siehe Kapitel 15.4.1) und wählen Sie am Polarisator die Funktion N. Ergibt sich dann eine Linearbewegung an dem Rayotensor, sollten Sie die Harmonisierung beginnen, indem Sie den Polarisator auf die bipolare Funktion +/- einstellen. Schalten Sie dann alle paar Minuten zurück auf die Funktion N und testen Sie, ob inzwischen die Rotation an dem Rayotensor eingetreten ist. Wenn nicht, schalten Sie auf +/- zurück und harmonisieren Sie weiter.

Wundern Sie sich bitte nicht, wenn Sie bei der ersten Harmonisierung mehr als eine Stunde benötigen, bevor der Harmonisierungsprozess abgeschlossen ist und der Rayotensor eine Rotation auf der Polarisatorfunktion N anzeigt.

Aufgrund der Bipolarität während des Überschwingens können sowohl die pathologischen Anteile im Urin zur Desensibilisierung als auch die physiologischen Anteile zur Stärkung von Organfunktionen beitragen. Aus diesem Grund kann neben dem Urin auf die gleiche Weise mit Stuhl, Blut oder Speichel gearbeitet werden.

Normalerweise setzt man die verschiedenen Sekrete wie folgt ein:

Urin:	zur allgemeinen Desensibilisierung sowie bei Hautproblemen, Behandlung der Nieren, Blase sowie des Harnleiters
Stuhl:	zur Stabilisierung des Verdauungstraktes
Blut:	zur Immunstabilisierung
Speichel:	zur Stabilisierung bei Problemen im Hals-, Nasen- und Rachenraum

17. Energetisierung von Frequenzträgern, energetische Duplikation

In der 1993 durchgeführten Studie von Dr. Breier (vgl. Kapitel 12) wurde bereits auf gute Erfolge bei begleitender Einnahme von energetisierten Trägersubstanzen hingewiesen.

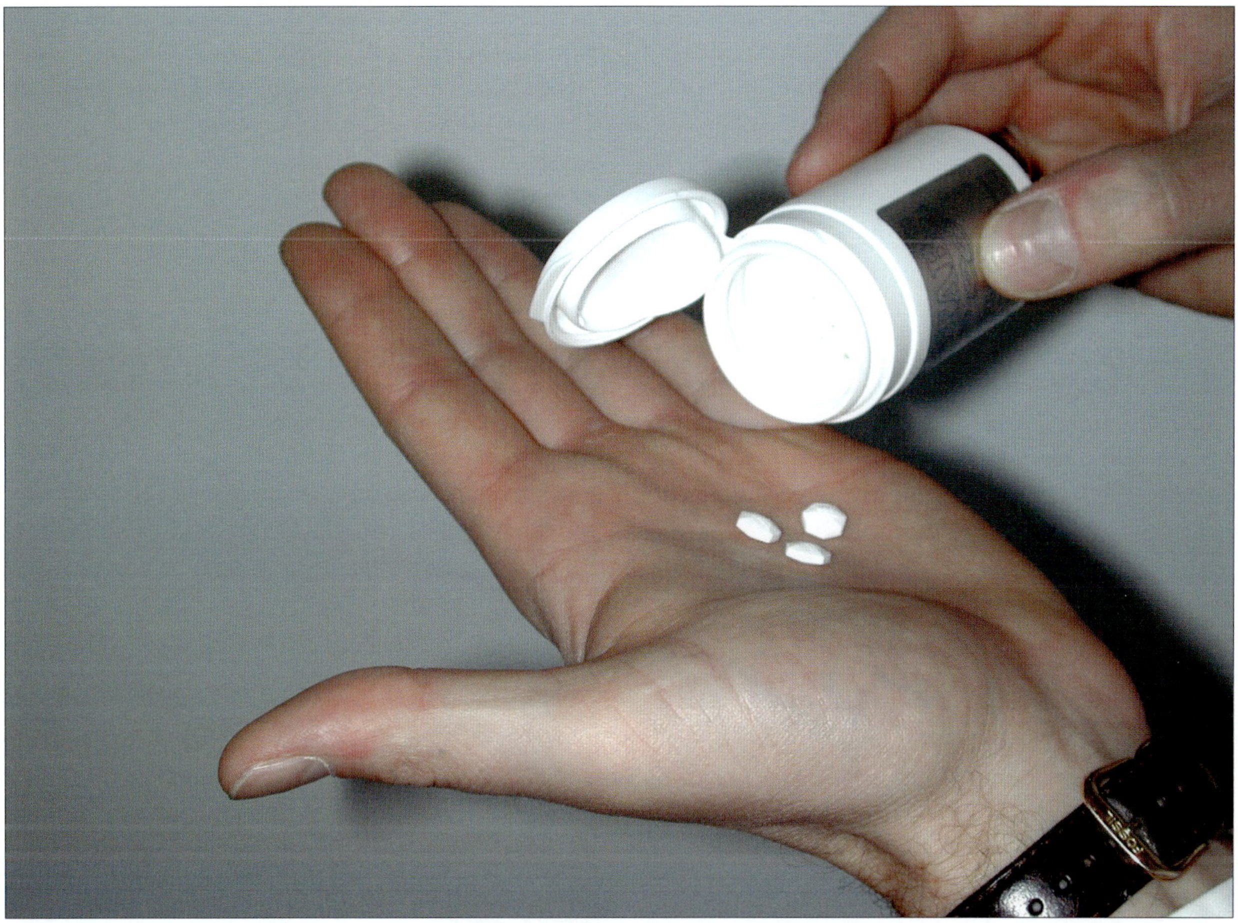

Rayotabs sind einfach abzuzählen und rollen in der Hand nicht weg.

Als Trägersubstanz eignen sich Wasser oder Milchzucker am besten. Letzterer besitzt bezüglich der Portionierung klare Vorteile. Allerdings sollte vorab getestet werden, ob die Person auch Milchzucker verträgt. Dazu geben Sie nicht energetisierte Globuli bzw. Rayotabs in den Messbecher ein und führen, wie im Kapitel 15 beschrieben, einen Unverträglichkeitstest durch. Als klar wurde, dass mit der zur Harmonisierung begleitenden Verabreichung von energetisierten Trägersubstanzen klare Vorteile entstehen, wurden in Zusammenarbeit mit Dr. Winfried Simon die sogenannten Rayotabs entwickelt. Viele kennen sicherlich die aus der Homöopathie bekannten kleinen Globuli, die einen Durchmesser von wenigen Millimetern besitzen und auch ohne Energetisierung zu bekommen sind. Immer wieder wurde bei der Verwendung dieser Globuli berichtet, dass gerade ältere Menschen Probleme haben, die kleinen Kügelchen exakt abzuzählen und dabei gleichzeitig in der Hand zu behalten. Vielfach fand sich bei der Portionierung dann die Hälfte der Globuli auf dem Boden wieder. Aus diesem Grund wurden die Rayotabs entwickelt; sie sind linsenförmig und können somit nicht aus der Handfläche wegrollen.

Um es klarzustellen: In Deutschland ist es verboten, Globuli oder Rayotabs im Sinne eines Medikamentes herzustellen und mit einer Aussage zur Heilwirkung abzugeben. Da die Bioresonanz nach Paul Schmidt aber einen besonders starken forschungsorientierten Fokus hat, soll dargestellt werden, was bislang herausgefunden wurde.

- Globuli bzw. Rayotabs müssen mindestens 80 Sekunden mit den Frequenzen der Bioresonanzgeräte energetisiert werden, damit sie die eigentliche Harmonisierung unterstützen können.

- Energetisierte Globuli bzw. Rayotabs sind empfindlich bezüglich der Plätze, an denen sie gelagert werden. So konnten in einigen, die in der Nähe von starken Elektrosmog-Quellen gelagert wurden, bereits nach drei Wochen die eingespeicherten Frequenzen nicht mehr getestet werden. In anderen Fällen konnte dies noch nach über einem Jahr festgestellt werden. Aus Sicherheitsgründen sollten bei Experimenten die energetisierten Rayotabs nach zwei Wochen aufgebraucht sein.

- Im Kapitel 19 wird gezeigt, wie Sie herausfinden können, ob die eingespeicherten Frequenzen noch in den Trägerstoffen enthalten sind.

- Ideal zeigte sich eine Menge von neun Rayotabs am Tag, die dreimal täglich zu je drei Stück unter die Zunge gelegt werden und dort zergehen.

- Wenn Hautprobleme vorliegen, zeigte sich Jojoba-Öl als besonders guter Speicher für die Frequenzen der Bioresonanzgeräte.

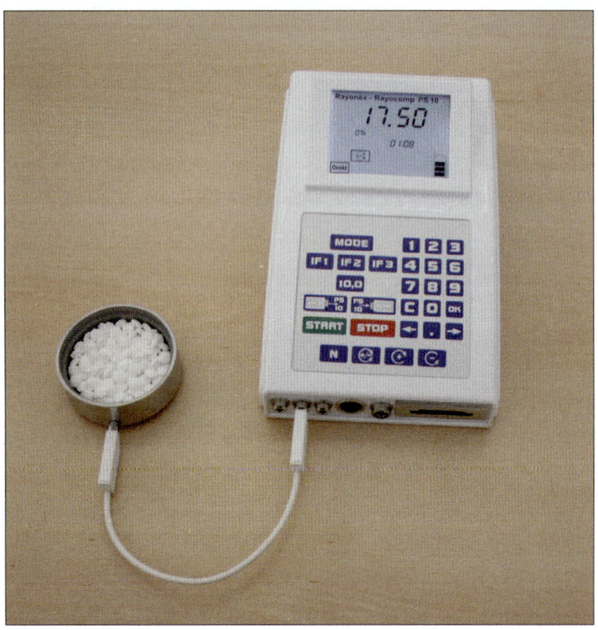

Energetisierung von Rayotabs mit einem Rayocomp PS 10.

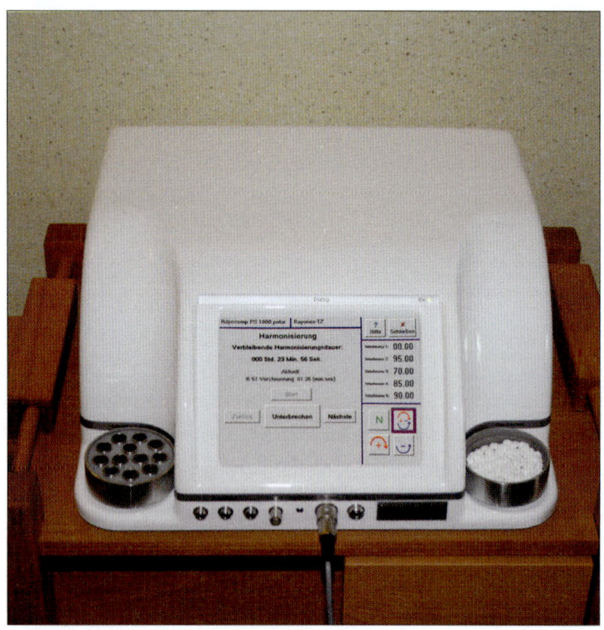
Energetisierung von Rayotabs mit einem Rayocomp PS 1000 polar.

Die einfachste Variante der Energetisierung von Frequenzträgern ist in obigen Bildern dargestellt. Dazu werden die Globuli, die Rayotabs oder z.B. das Jojoba-Öl in den Messbecher gegeben. Wenn Sie Rayotabs energetisieren möchten, öffnen Sie bitte die Polypropylen-Verpackung und geben den Inhalt lose in den Messbecher. Stellen Sie dann an dem Bioresonanzgerät den entsprechenden Frequenzgrundwert ein. Der Polarisator ist auf die bipolare Funktion einzustellen. Warten Sie mindestens 80

Sekunden, bis dass der nächste Frequenzgrundwert eingestellt wird. Nach der Energetisierung der Rayotabs füllen Sie diese bitte zurück in den Polypropylen-Behälter, da dieser aus energetischer Sicht wie ein Isolator wirkt und so die energetisierten Rayotabs schützt. Noch ein Hinweis zur Speicherfähigkeit: Mit einem Rayocomp PS 1000 wurden insgesamt 500 Frequenzgrundwerte auf Rayotabs übertragen, die noch mehrere Wochen später mit geeigneten Verfahren (siehe Kapitel 19) getestet werden konnten.

Neben dieser einfachen Variante kann man aber auch während der Harmonisierung die Trägersubstanzen energetisieren. Die zu harmonisierende Person wird mit den Hand- und Fußdetektoren verbunden. Anschließend wird die Trägersubstanz in den Messbecher gegeben. Bitte beachten Sie bei dieser Methode unbedingt, dass je eingestelltem Frequenzgrundwert mindestens 80 Sekunden Harmonisierungszeit gewählt wird.

Das folgende Bild verdeutlicht diese Methode:

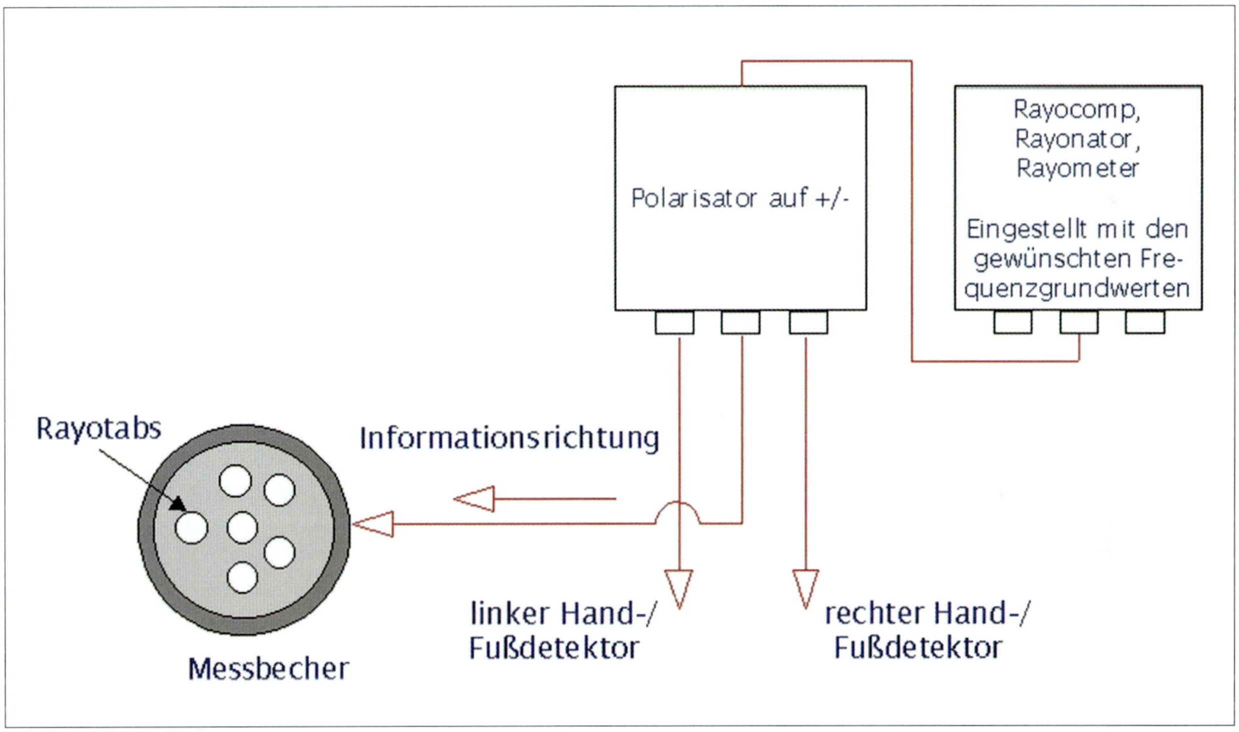

Energetisierung von Rayotabs während der Harmonisierung (schematische Darstellung).

Ebenso interessant wie die Energetisierung von Frequenzträgern ist die Möglichkeit zur energetischen Duplikation von Ursubstanzen. Wenn letztendlich jede Materie aus Schwingung besteht, dann, so die Idee, muss es auch möglich sein, die charakteristischen Frequenzspektren von Substanzen abzugreifen und auf einen Frequenzträger zu duplizieren. Dazu kann man einerseits das gesamte Frequenzspektrum austesten (siehe Kapitel 19) oder aber, und dies ist viel einfacher, mittels der Transferwerte eine energetische Duplikation durchführen.

Diese Methodik wird in der Abbildung auf der folgenden Seite verdeutlicht.

In dem linken Messbecher wird die zu duplizierende Substanz z.B. auf einem Glasplättchen eingebracht. An dem Bioresonanzgerät werden die Transferwerte (Kapitel 15.4.1) eingestellt, und an dem Polarisator wird die bipolare Funktion +/- gewählt. Dann gibt man in den rechten Becher die Globuli bzw. die Rayotabs. Bei den Versuchen zeigte sich meistens bereits nach 5 Minuten der Dupliziervorgang abgeschlossen, und die typischen Frequenz-

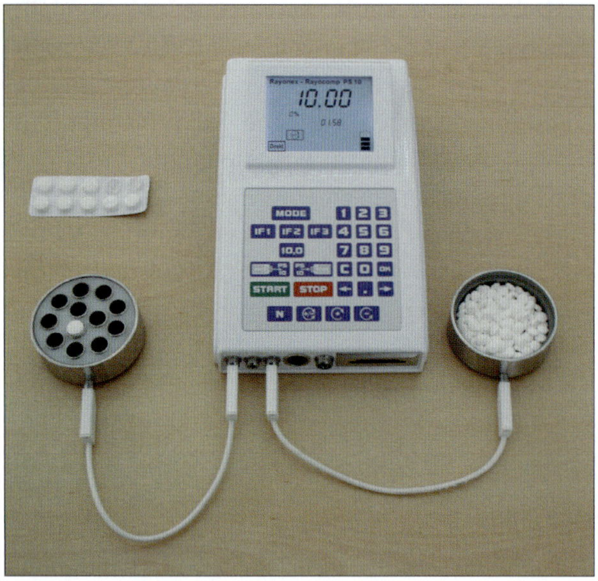

Energetische Duplikation von Paracetamol auf Rayotabs mit einem Rayocomp PS 10.

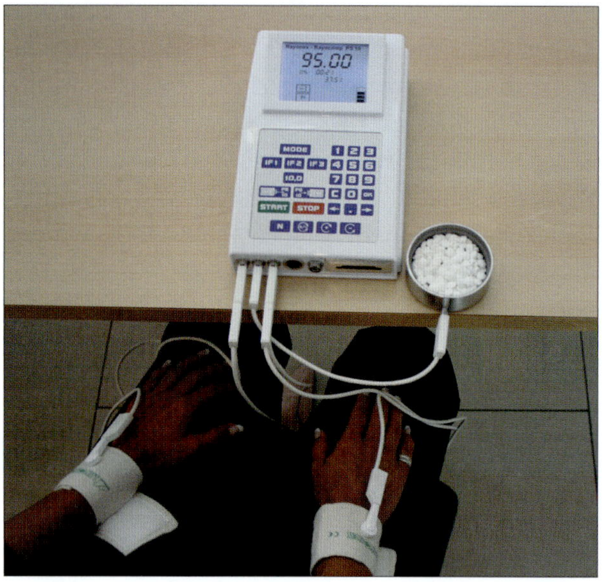

Energetisierung von Rayotabs mit einem Rayocomp PS 10 während der Harmonisierung einer Person.

grundwerte konnten in den energetisierten Rayotabs mit der Rayotest-Methode nachgewiesen werden.

Diese im Teststadium befindliche Methode zeigte bereits erstaunliche Ergebnisse, so wurde ein Medikament mit dem Wirkstoff Paracetamol energetisch auf Rayotabs dupliziert. Die Rayotabs, die natürlich auch nach der Duplizierung stofflich nicht den Wirkstoff Paracetamol beinhalteten, zeigten dennoch eine fiebersenkende Eigenschaft. Ebenso interessant war die Feststellung, dass die mit dem Wirkstoff Paracetamol energetisierten Rayotabs nicht die Nieren blockierten. Solche Möglichkeiten machen die Bioresonanz nach Paul Schmidt zu einem echten Allrounder innerhalb der Schwingungsmedizin. Es wird auch interessant sein, zu dieser sehr neuen Methodik der energetischen Duplikation, weitere Ergebnisse und Studien zu entwickeln.

18. Test und Harmonisierung von Akupunkturmeridianen

18.1 Einleitung

Bevor wir in die Traditionelle Chinesische Medizin (TCM) eintauchen, möchte ich mich ganz herzlich bei Frau HP Beate Manderla bedanken, die als erfahrene TCM-Therapeutin das Thema für dieses Buch aufbereitete.

Am Anfang war es ein spitzer Stock, der, wenn man ihn lange genug auf eine bestimmte Körperstelle drückte, den Schmerz zum Verschwinden brachte. Heute weiß man nicht genau, warum ausgerechnet die Chinesen auf die Idee kamen, stattdessen kleine Nadeln zu benutzen und durch wahrscheinlich Jahrhunderte langes Probieren die mehr als 600 Punkte zu finden, die heute noch als Akupunkturpunkte benutzt werden.

Inzwischen kennen wir viele verschiedene Möglichkeiten, auf die Akupunkturpunkte und die verbindenden Meridiane einzuwirken: Druck, Wärme, Massage, Elektrostimulation, Farbe, Laser etc.

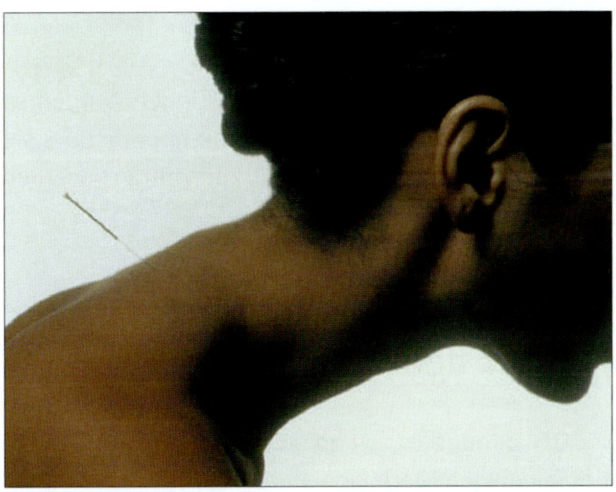

Die Traditionelle Chinesische Medizin (TCM) verwendet Nadeln zur Stimulation der Akupunkturpunkte.

Die Traditionelle Chinesische Medizin (TCM) beschreibt ein System von Linien am Körper, die ihn wie ein Netzwerk überziehen. Diese Linien verlaufen in der Längsachse des Körpers. Man nennt sie deshalb Meridiane, weil sie dem Meridiansystem der Erde gleichgesetzt werden. Durch dieses System von Meridianen fließt die Lebensenergie Qi, die für die Regulation der Körperfunktionen steht. Störungen im Fließen dieser Energie, die entweder in einer Fülle oder einer Leere in den Organsystemen und Meridianen liegen, stellen gemäß der TCM den Ursprung vieler Erkrankungen dar.

So wird deutlich, dass durch die Akupunkturpunkte ein therapeutischer Ansatz auf Meridiane, Körperorgane und deren Funktionen gesetzt werden kann. Akupunkturpunkte mit vergleichbaren Wirkungen wurden zusammengefasst, so dass ein Meridiankonzept entstand. Hierbei stehen 11 Organe der chinesischen Medizin in Wechselkontakt, wobei die Bezeichnung Organe nicht unserer westlichen Beschreibung zuzuordnen ist, sondern vielmehr die Funktion von Organsystemen beschreibt, sogenannte Funktionskreise. Der Funktionskreis der Lunge bedeutet z. B. die gesamte Atemfunktion einschließlich Riechfunktion. Diese Organe bzw. Funktionskreise wurden in 6 Yang-Organe (oder Fu-Organe = Hohlorgane, wie z.B. Blase, Dickdarm, Dünndarm) und in 5 Yin-Organe (oder Zang-Organe, wie z. B. Lunge, Leber, Herz) unterteilt.

Die Yang-Organe (z.B. Dickdarm) stehen mit den dazugehörigen Yin-Organen (z.B. Lunge) funktionell in Verbindung. Ein Meridianpaar besteht demzufolge also aus einem Yin- und einem Yan-Meridian (Dickdarm- und Lungenmeridian). Yin-Meridiane verlaufen innen oder vorne am Körper, Yang-Meridiane dagegen außen oder an der Rückseite des Körpers. So kann man nun mit Hilfe von Nadeln, Wärme (Moxibustion) oder aber mit dem Ansatz der Akupunkturschwingungstherapie über die Akupunkturpunkte der entsprechenden Meridiane Einfluss auf bestimmte Organfunktionen nehmen.

18.2 TCM und die Bioresonanz nach Paul Schmidt

Auf den ersten Blick scheinen die uralte Traditionelle Chinesische Medizin und die noch sehr junge Bioresonanz nichts miteinander zu tun zu haben. Wenn man jedoch genauer hinschaut, erkennt man, dass zumindest die Akupunktur als ein wesentlicher Teil der TCM nichts anderes ist als ein energetisch wirksames Therapieverfahren.

Nach der chinesischen Denkweise entstehen Krankheiten dann, wenn der Fluss der Energie im Körper nachhaltig gestört ist, wenn Blockaden dafür sorgen, dass an einigen Stellen zu viel und an anderen Stellen zu wenig Energie vorhanden ist. Die Stimulation der Akupunkturpunkte soll dafür sorgen, dass Blockaden gelöst und die Energieflüsse wieder in Gang gesetzt werden.

Die Bioresonanz nach Paul Schmidt wirkt ebenfalls auf der energetischen Ebene - also warum nicht dieses moderne Therapieverfahren einsetzen auf Basis des uralten chinesischen Wissens? Dazu mussten jedoch zuerst die Frequenzgrundwerte der einzelnen Akupunkturpunkte ausgemessen werden.

Auch hier gelang es Gerhard Pioch mit akribischer Genauigkeit, allen relevanten Akupunkturpunkten den richtigen Frequenzgrundwert zuzuordnen. Die Entwicklung des Polarisators sorgte dann noch für die Möglichkeit, tonisierend oder sedierend auf die Akupunkturpunkte einzuwirken, um auch klassische Akupunktur-Konzepte umsetzen zu können.

18.2.1 Akupunkturschwingungstherapie für den erfahrenen TCM-Therapeuten

Therapeuten mit ausreichendem TCM- und Akupunktur-Grundwissen können statt des Setzens von Akupunktur-Nadeln die jeweiligen Frequenzgrundwerte ermitteln und sie mit Hilfe der Bioresonanz nach Paul Schmidt auf den Patienten übertragen. Mit der Möglichkeit des Polarisators kann jeder Punkt tonisierend, sedierend oder neutral behandelt werden. Die Praxis mit diesem Verfahren zeigt, dass sehr sensitive Menschen mit Erfahrung aus der „normalen" Akupunktur das „Nadelgefühl" immer dann empfinden, wenn der passende Frequenzgrundwert übertragen wird.

Viele Patienten, insbesondere Kinder, können so die Vorteile der Akupunktur erfahren, ohne dass sie mit den gefürchteten Nadeln konfrontiert werden müssen.

18.2.2 Akupunkturschwingungstherapie für den TCM-Einsteiger

Aber auch ohne genauere Kenntnis der TCM besteht die Möglichkeit, Meridianblockaden bzw. gestörte Meridiane zu harmonisieren. Dazu werden einfach die Frequenzgrundwerte der Anfangspunkte der Meridiane getestet - angelehnt an die EAV (Elektroakupunktur nach Voll). Gestörte Frequenzgrundwerte weisen darauf hin, dass auf dem entsprechenden Meridianverlauf energetische Ungleichgewichte vorliegen.

Oft genügt es, wenn alle Frequenzgrundwerte des jeweiligen Meridians und seines Yin- bzw. Yang-Partners einmal harmonisiert werden - zum Beispiel vor Beginn der eigentlichen eher organbezogenen Behandlung. Der Vorteil ist, dass der Körper energetisch ausgeglichener ist und auf die Bioresonanztherapie insgesamt besser anspricht. Der Rayocomp PS1000 polar bietet hier die Möglichkeit, dass der jeweilige Yin- bzw. Yang-Partner automatisch zur

Harmonisierung angeboten wird. In den Kapiteln 18.7 und 18.8 wird auf die Testung und Harmonisierung der Meridiane ausführlich eingegangen.

Für die Meridian-Diagnostik ist es sinnvoll, sich ein wenig in die chinesische Sichtweise von Mensch und Natur hineinzudenken.

18.3 Yin und Yang als grundlegendes Modell

Die Monade als Sinnbild für Yin und Yang wird meist in Schwarz-Weiß dargestellt. Dies mag uns dazu verleiten, in unser vertrautes Entweder-oder-Denken zu verfallen, wie es in der westlichen Hemisphäre üblich ist. Den Asiaten liegt diese Denkweise fern.

Ihre Philosophie heißt „sowohl - als auch", das eine bedingt das andere, es gibt kein Kalt ohne Warm, kein Gut ohne Schlecht, kein Trocken ohne Nass. So sind auch alle Dinge, die dem Yin, dem Bewahrenden, zugeordnet sind, ohne die entsprechenden Yang-Partner, die das Dynamische repräsentieren, nicht denkbar. Jedes Yang hat wieder einen Yin-Anteil und umgekehrt - symbolisiert durch den kleinen schwarzen bzw. weißen Kreis in der Monade (siehe Bild unten).

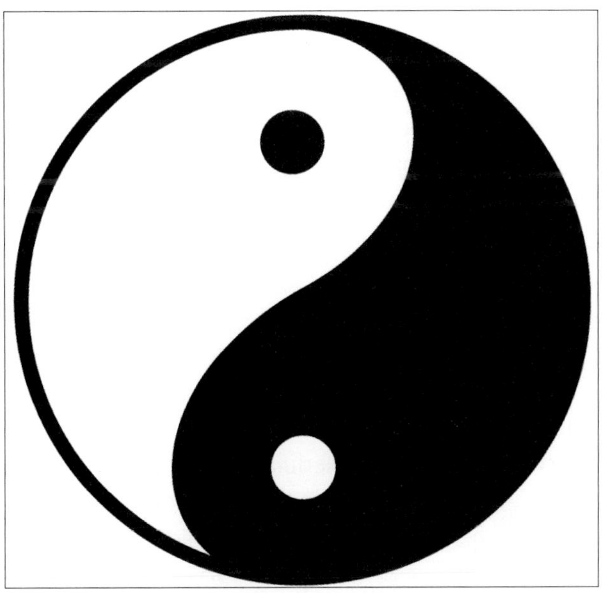

Die Monade.

Aus dem Spannungsfeld von Yin und Yang entsteht das Qi, die Grundlage allen Lebens. Der Begriff Qi ist schwer übersetzbar und in unserem Kontext am besten mit Lebenskraft erklärbar. Ähnliche Begriffe aus anderen Kulturkreisen sind Prana, Orgon, Äther usw.

Yin	Yang
Erde	Himmel
Mond	Sonne
Passivität	Aktivität
Empfangen	Erschaffen
Ausdehnung	Konzentration
Kalt	Warm
Trocken	Nass
Speicherorgane	Hohlorgane
Körpervorderseite	Körperrückseite
Venen	Arterien
Blut	Energie
Vegetativum	Motorische Nerven
Entspannung	Anspannung
Chronische Krankheit	Akute Erkrankung
Mattigkeit	Unruhe
Blasses Gesicht	Rotes Gesicht
Diarrhö	Obstipation

Beispiele des Dualismus im Yin-Yang-Modell.

Wie Sie aus obenstehender Tabelle ersehen können, sind auch die Körperorgane und Körperfunktionen Teile dieses Yin-Yang-Modells. Der Mensch ist eingebettet in das Spannungsfeld zwischen Himmel und Erde und eng verbunden mit den immer wiederkehrenden Naturerscheinungen - Tag und Nacht, Jahreszeiten, Regen und Sonne, Hitze und Kälte.

Körper, Geist und Seele werden als Einheit betrachtet. Wenn eines der Teile krank ist, sind immer die anderen Teile mit betroffen. Alle Symptome werden im Sinne eines Ungleichgewichtes erklärt und behandelt - z. B. führt zu viel Trockenheit in der Lunge zu einem Mangel an Flüssigkeit im Dickdarm und damit zu Verstopfung. Die Lunge muss daher besser befeuchtet werden, z. B. durch Bewegung an frischer Luft mit tiefem Einatmen, was sich auch günstig auf die Darmtätigkeit auswirkt.

Therapeutisch sollten wir beachten, den eher Yin-betonten Patienten tonisierend und lange zu behandeln, vorsichtig und mild und den eher Yang-betonten Patienten sedierend, stark, kurz und viel.

18.4 Die Fünf-Elemente-Lehre

Dieses grundlegende Modell ist der Versuch, alle beobachtbaren Phänomene in einen theoretischen Rahmen einzubetten, der das gesamte Weltbild vom ganz Großen bis zum Kleinsten umfasst. Fünf lebenswichtige Dinge (Holz, Feuer, Erde, Metall, Wasser) werden in ihrer Abhängigkeit voneinander dargestellt - auf chinesisch Wu (fünf) Xing (ein durchlaufender Vorgang, der von einem anderen abgelöst wird).

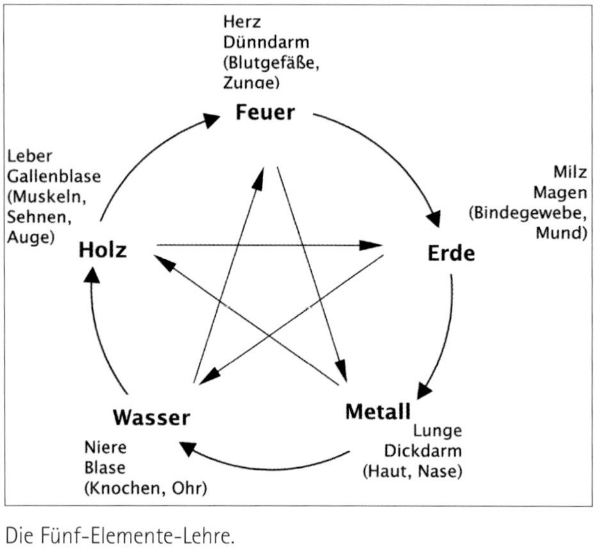

Die Fünf-Elemente-Lehre.

Jedem Element sind periodische Phänomene (Tageszeiten, Jahreszeiten, Lebensalter), charakteristische Eigenschaften der Elemente (Temperatur, Farben, Verhaltensweisen), aber auch menschliche Empfindungen (Geschmack, Geruch) und Verhaltensweisen zugeordnet.

Natürlich finden wir hier auch unsere Meridiane wieder - zumindest die 12 paarweise angeordneten Energiebahnen des Körpers. Die außerordentlichen Meridiane Konzeptionsgefäß (oder Empfängnisgefäß renmai), Lenkergefäß (dumai) und Gürtelgefäß (daimai) lassen sich hier nicht einordnen - trotzdem werden sie nicht unerwähnt bleiben.

18.5 Die einzelnen Meridiane

Bei vielen Menschen stellen wir fest, dass die Ungleichgewichte immer wieder auf denselben Meridianen messbar sind. Hier handelt es sich meist um Probleme, die mit der grundsätzlichen Konstitution bzw. der Lebenssituation des Betreffenden zusammenhängen. Hier reicht die alleinige Harmonisierung der Meridiane meist nicht aus, um eine durchgreifende Verbesserung zu erzielen. Psychische Faktoren sollten immer berücksichtigt werden, oft ist schon einfühlsames und aufmerksames Zuhören eine wichtige therapeutische Maßnahme. Die nachfolgenden Beschreibungen der Meridian-„Typen" sollen dazu einige Anregungen geben, bei der Komplexität natürlich ohne Anspruch auf Vollständigkeit.

Zur anschaulichen Darstellung wurde die Analogie Meridian - Jahreszeit - Lebensphase gewählt, wobei dem Leser klar sein sollte, dass es nur wenigen Menschen gelingt, sich im Laufe des Lebens diesen Idealvorstellungen jeweils anzupassen. Den

„reinrassigen" Frühlings-, Sommer-, Herbst- oder Winter-Typen begegnet man selten, die meisten Menschen sind Mischtypen, die sich in unterschiedlichen Lebenssituationen verschieden verhalten. Aber die überwiegenden Merkmale stehen erstaunlich oft im Zusammenhang mit den jeweiligen körperlichen und seelischen Problemen.

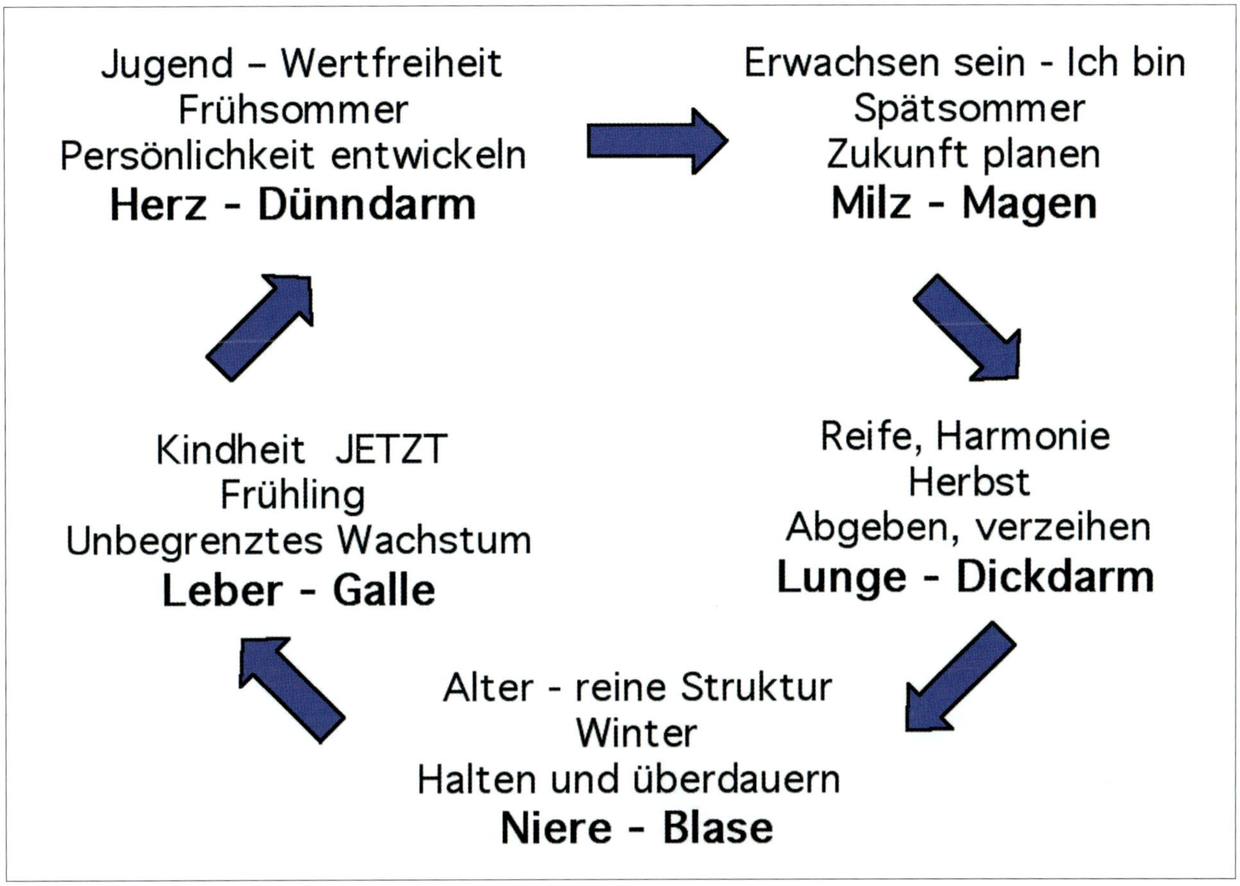

Die Analogie Meridian - Jahreszeit - Lebensphase.

18.5.1 Frühling - Kindheit - Leber- und Gallenblasen-Meridian

Das Element Holz repräsentiert das Wachstum - das ungestüme Emporschießen ohne Rücksicht auf die Umgebung - man denke an den Bambus, der sich selbst durch Stein und Beton bohrt, um in die Höhe zu schießen. Auch der Efeu repräsentiert sehr anschaulich die Charakteristik dieses Elementes.

Leber-Galle-Menschen sind pure Egoisten. Bei Kindern nimmt man das in Kauf, hier wird es sogar im Sinne einer gesunden Entwicklung gefördert. Wenn ein Erwachsener in dieser Phase „stecken geblieben" ist, haben wir einen dynamischen, kreativen, vorwärts stürmenden, oftmals aber auch rücksichtslosen und unsteten Menschen vor uns.

Menschen dieses Elementes wollen immer alles sofort, der Therapeut muss oft mühsam immer wieder zu Geduld und Ausdauer mahnen, damit Therapien nicht vorzeitig abgebrochen werden.

Die Leber als Yin-Organ (Speicherorgan) ist aus chinesischer Sicht das Speicherorgan für das Blut. Sie sorgt dafür, dass der gesamte Körper mit diesem Energie spendenden Saft, also dem Qi, versorgt wird.

Es ist also gar nicht verwunderlich, wenn schon ein leichtes Ungleichgewicht dieses Organs für weitreichende Beschwerden sorgen kann: Energiemangel, Blutdruck-Schwankungen, Regelbeschwerden, Kopfschmerz und Tinnitus.

Die Leber öffnet sich in den Augen, die zugehörigen Zähne sind die Eckzähne, im Volksmund auch „Augenzähne" genannt. Eine Dominanz des Leber-Galle-Aspektes kann sich in besonders ausgeprägten Eckzähnen zeigen.

Emotional ist die Gallenblase das „Mut-Organ". Ein Mensch „mit einer kleinen Gallenblase" ist in China ein Angsthase.

Die Emotion der Leber ist der Zorn, wird er unterdrückt, können Spannungsgefühle im Bauchraum und das sog. Globusgefühl im Hals entstehen. Die Zunge ist leicht geschwollen und zeigt - besonders morgens nach dem Aufstehen - die Abdrücke der Backenzähne (siehe Bild unten).

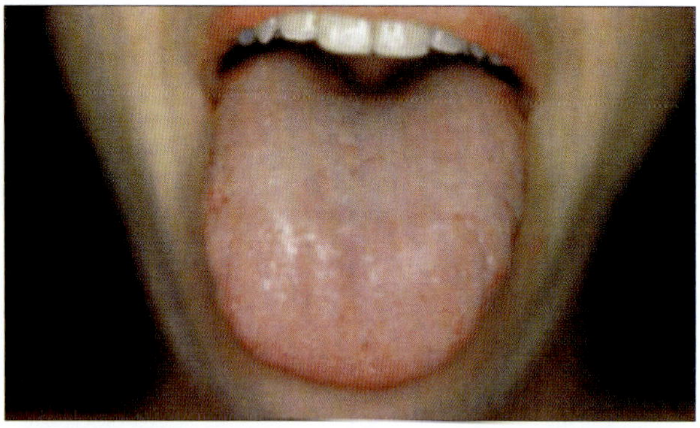

Leber-Galle-Menschen zeigen morgens häufig die Abdrücke der Backenzähne auf der Zunge.

Leber und Gallenblase arbeiten sehr eng zusammen, die Gallenblase speichert die in der Leber hergestellte Galle und stellt sie unter Kontrolle der Leber dem Körper zur Verfügung. Diese Flüssigkeit gilt als „reine" Substanz, alle anderen Yang-Organe enthalten unreine Substanzen (Nahrung, Getränke, Schlackenstoffe daraus). Der größte Feind der Galle ist die Nässe, selbst die Bildung von Gallensteinen wird als extreme Form von Nässe gesehen, gepaart mit lang anhaltender Hitze, etwa durch unterdrückten Zorn.

Beschwerdebilder und Therapieansätze

Wenn der Leber-Galle-Typus seine Dynamik und Kreativität, seine Bewegungs-„Sucht" nicht ausleben kann, entstehen Stauungs-Erkrankungen:

- Spannungsgefühle/Schmerzen im Thorax-Bereich
- Seitliche Kopfschmerzen
- Tinnitus, Schwerhörigkeit, Schwindelgefühl
- Rasch wechselnde Verstimmungszustände, Depressionen
- Regelbeschwerden, „Knoten-Gefühl" im Bauchraum

Therapeutische Maßnahmen sind - neben der Harmonisierung der Meridiane selbst - die Anregung des Stoffwechsels, der Einsatz von Bitterstoffen (Löwenzahn, Schöllkraut, Grapefruit) und die Vermeidung von fetten und scharf gebratenen Speisen.

Psychisch ist es wichtig, diese Menschen zur Übernahme von Verantwortung zu ermutigen.

18.5.2 Sommer - Feuer der Jugend - Herz-Dünndarm-Meridian

Jugend - Zeit des Entdeckens, des Erforschens der Welt. Erste Liebe, den Weg ins Leben suchen, vieles erkunden, unvoreingenommen an Neues herangehen - so sieht das Idealbild dieser Lebensphase aus.

Menschen, die diesem Funktionskreis zugehören, sind herzlich und anteilnehmend, sie verbreiten Freude und Harmonie. Das Herz öffnet sich in der Zunge - man ist kommunikativ, redet viel und gern.

Wo die Herz-Energie fehlt bzw. wo die Jugendzeit nicht ausgelebt werden konnte, der junge Mensch vielleicht durch seine Eltern zu früh in enge Strukturen hineingezwängt wurde, finden wir einen ganz anderen Typus: stur, starr, zurückhaltend, nicht fähig, sich selbst zu lieben - geschweige denn den anderen so zu akzeptieren, wie er ist. In der chinesischen Medizin ist das Herz „der Herrscher der inneren Organe und des Geistes (shen)". Seine wichtigste Funktion ist die Herstellung und Verteilung von Blut, damit ist es zuständig für die Konstitution des Menschen und - im übertragenen Sinne - für einen Teil der innerkörperlichen Kommunikation.

Der Begriff „shen" wird im Chinesischen für eine Vielzahl geistiger Aspekte gebraucht: Intellekt, Bewusstsein, Gedächtnis, Denken, psychische Aktivität und Emotionen. Ein gesundes Herz sorgt für normale psychische Aktivitäten, ausgeglichene Gefühle, klares Bewusstsein, gutes Gedächtnis, scharfes Denken und tiefen, ruhigen Schlaf. Hieraus lässt sich erklären, dass geistig zurückgebliebenen Kindern bis zu einem gewissen Ausmaß über die Stärkung des Herzens geholfen werden kann.

Herz und Dünndarm haben eine eher lockere Verbindung, am ehesten noch über den Einfluss des Dünndarms auf geistige Klarheit und Urteilskraft zu erklären. Ansonsten ist der Dünndarm als „Beamter, der das Empfangen, Gefülltwerden und Umwandeln kontrolliert", zuständig für die Trennung der Nahrung in rein und unrein und die Weiterleitung der Flüssigkeiten.

Beschwerdebilder und Therapieansätze

Zu den hauptsächlichen Symptomen gehören:

- Herzrasen bzw. unangenehmes Herzklopfen
- Engegefühl im Brustbereich
- Allgemeines Schwächegefühl, kalte Extremitäten
- Schlafstörungen
- Psychische Rastlosigkeit, Verwirrtheit
- Unterbauchbeschwerden, Blähungen
- Häufiges Wasserlassen
- Zungengeschwüre, Halsschmerzen, Schwerhörigkeit

Wir finden in der Krankengeschichte häufig schwere emotionale Probleme wie Sorgen, Stress und Hektik. Hier ist es wichtig, mittel- und langfristig Auswege zu finden und gezielt Ruhepunkte in den Tagesablauf einzubauen (Meditation, autogenes Training, Atemtherapie o. Ä.). Die Ernährung sollte wenig rohe und kalte Elemente enthalten. Wärme geben ist wichtig, emotional und körperlich (warme Bäder, Sauna, Sonne).

18.5.2.1 Herz-Kreislauf-Meridian (oder Perikard) und der Dreifach-Erwärmer

Diese Meridiane werden bei den fünf Elementen nicht explizit erwähnt. Da sie jedoch in ihrer Funktion ähnlich wie Herz/Dünndarm zu betrachten sind, möchten wir sie an dieser Stelle beschreiben.

Herz-Kreislauf (auch Kreislauf-Sexus genannt) wird nicht dem Herzen direkt, sondern mehr den Herzkranzgefäßen zugeordnet. Therapeutisch ist eine Harmonisierung dieses Meridians anstelle des Herz-Meridians vorzuziehen, wenn die Person sehr sensibel bzw. sensitiv ist und wenn eine starke emotionale Dysbalance im Vordergrund der Erkrankung steht. Aus chinesischer Sicht dient der Herz-Kreislauf-Meridian dem Schutz des Herzens, er kann von äußeren Einflüssen angegriffen werden, besonders von Hitze. Der Dreifach-Erwärmer gilt zwar als sechstes Yang-Organ, wurde in der chinesischen Literatur aber immer kontrovers diskutiert. Als „Organ" beaufsichtigt er die Bewegung verschiedener Qi-Arten zu verschiedenen Zeitpunkten ihrer Produktion:

- der obere Erwärmer lässt Abwehr-Qi heraus, indem er es zur Lunge lenkt
- der mittlere Erwärmer lässt Nahrungs-Qi heraus zu allen Organen
- der untere Erwärmer lässt die Körperflüssigkeiten hinaus in Richtung Harnblase

Anatomisch gesehen ist also der obere Erwärmer für Herz, Lunge und Perikard zuständig, der mittlere für Magen, Milz und Gallenblase und der untere für Leber, Niere, Darm und Blase.

Die Verbindung zwischen Herz-Kreislauf und Dreifach-Erwärmer ist, genau wie zwischen Herz und Dünndarm, recht locker.

Wir finden häufig Blockaden des Dreifach-Erwärmers, wenn der Mensch uns „zweigeteilt" erscheint, wenn z.B. zu viel Energie im oberen Körperbereich zu finden ist (rotes Gesicht, verschleimte Bronchien, Nebenhöhlen-Probleme), der mittlere und untere Körperbereich dagegen unterversorgt sind (Magenschwäche, Ischias-Probleme, Knieschmerzen).

18.5.3 Die Blüte des Lebens - Hoch- und Spätsommer - Milz/Pankreas- und Magen-Meridian

Das Element von Milz/Pankreas und Magen ist die Erde. Sie repräsentiert die Mitte, die Basis unseres Daseins. Ihre Farbe ist ein intensives Gelb, ihr Geschmack süß. In dieser Lebensphase finden wir unsere Position im Leben, eine Familie wird gegründet, die Karriere begonnen, das Haus gebaut und der Baum gepflanzt. Es ist die Zeit der Selbstfindung, der Strukturierung und der Integration in die Gesellschaft. Zu den Hauptthemen dieser Lebensphase gehören Kommunikation und Auseinandersetzung mit den eigenen Zielen.

Milz-Magen-Menschen sind kontaktfreudig und aufgeschlossen, aber eher analysierend und prüfend als die spontanen Herz-Dünndarm-Typen. Ein Ungleichgewicht dieser Energien zeigt sich im Hang zum Grübeln, zur Sorge, im Über-Analysieren. Wir finden hier die Angst, den Ansprüchen nicht zu genügen, die die Welt an uns stellt, weshalb möglichst viel angesammelt und gerafft wird.

Aus Sicht der chinesischen Medizin ist die Milz zuständig für:

- die Unterstützung des Magens bei seiner Verdauungsfunktion,
- die Verteilung des Nahrungs-Qi - als Grundlage für die Bildung von Qi und Blut,
- die Kontrolle der Muskeln und der Extremitäten,
- die Befeuchtung der Lunge.

Das Organ Pankreas (Bauchspeicheldrüse) wird in der TCM den Funktionen der Milz zugeordnet.

Der Magen ist das wichtigste aller Yang-Organe.

Beschwerdebilder und Therapieansätze:

Art, Form und Inhalt der Ernährung haben natürlich einen großen Einfluß auf den Magen. Zu Störungen kommt es, wenn z.B. unregelmäßig, zu hastig und zu spät gegessen wird. Gemäß der Organuhr sieht man, dass die Hauptzeit des Magens zwischen 7 und 9 Uhr liegt, in dieser Zeit hat das Organ die meiste Energie. Gründliches Kauen der Nahrung ist unerlässlich für eine gute Verwertbarkeit - der Magen hat schließlich keine Zähne!

Auch die Qualität der Nahrung spielt eine große Rolle, sie darf nicht zu kalt, zu heiß, zu trocken sein oder zu viele Säurebildner (Zucker, tierische Eiweiße) enthalten. Wenn unter ungünstigen Umständen gegessen wird - nebenbei fernsehen, lesen oder in Diskussionen mit den Familienmitgliedern Probleme und Sorgen durchsprechen -, wirkt sich das auf Dauer ebenfalls negativ auf die Magen-Energie aus.

Außerdem können übermäßiges konzentriertes Arbeiten und Denken, Grübeleien und Sorgen zu Störungen von Magen und Milz führen.

Als Symptome finden wir:

- Essstörungen (Esssucht bei Energiestau, Appetitmangel bei Energiemangel)
- Neigung zu Magenschleimhautentzündungen
- Häufiges, saures Aufstoßen, Völlegefühl
- Muskelschwäche, schnelle Ermüdbarkeit
- Gefäßschwächen, Neigung zu Blutungen, gynäkologische Probleme

- Neigung zu trockener Haut, trockene und rissige Zunge
- Arbeitssucht, Ungeduld (bei zu viel Energie), Konzentrationsschwäche und schlechtes Gedächtnis bei Energiemangel

Bei Milz/Pankreas-Störungen kommen dazu:

- Tendenz zu Übergewicht und schweren Beinen
- Erkrankungen der Bauchspeicheldrüse, sowohl der enzymatischen Funktion zur Unterstützung der Verdauung als auch der hormonellen Funktion, d. h. der Insulinbildung
- Introvertiertheit, Übervorsicht aus Angst vor Fehlern, Neigung zum Grübeln

Therapeutisch steht an erster Stelle die Ernährungsberatung. Dabei sollte beachtet werden, dass es keine allgemeingültige „Ideal-Ernährung" gibt, sondern dass jeder Mensch für sich individuell entscheiden muss, welche Nahrung ihm am besten bekommt und welche Ernährungsform in seinen Alltag passt. Lediglich einige Grundsätze sollten beachtet werden: möglichst frisch, möglichst naturbelassen, aus der Region und der Jahreszeit angepasst, niemals aus der Mikrowelle, überwiegend basenbildend (Gemüse, Obst, Kräuter, Salate).

Psychisch ist häufig die Stärkung des Selbstwertgefühls wichtig, um innere Zufriedenheit zu erlangen. Sätze wie „Ich finde Zufriedenheit in mir und meinem Leben", „Ich nehme nur das auf, was ich wirklich brauche", „Ich entspanne mich und kann mein Bestes geben" sind gute Wegweiser auf diesem Pfad. Manchmal ist es den Betroffenen schlichtweg nicht möglich, die an sie gestellten Erwartungen zu erfüllen, z.B. wenn der Vater viel lieber einen Sohn gehabt hätte.

Bei einem Mangel an Erd-Energie hilft Gartenarbeit, das „Depot" wieder aufzufüllen. Wer zu viel Erd-Energie hat, die sich staut, sollte eher Entspannungsübungen machen (Meditation, Qi Gong, Atemübungen) und sich seiner Stellung als Wesen zwischen Himmel und Erde bewusst werden, das zwar die Füße auf der Erde hat, aber den Kopf gen Himmel streckt.

18.5.4 Herbst - Erntezeit - Lunge- und Dickdarm-Meridian

Der Zenit des Lebens ist überschritten. Jetzt gilt es, die Früchte des Arbeitslebens zu ernten und zu genießen. Aufgaben und Verantwortungen werden an die nachfolgende Generation abgegeben, auch wenn man noch gern mit Rat und Tat zur Seite steht. Weise lächelnd beobachtet man die Torheiten der Jugend, ohne sich einzumischen. Stattdessen beginnt man, endlich seine Kreativität auszuleben, vielleicht zu malen, sich mal wieder ans Klavier zu setzen oder das Schiffsmodell zu bauen, das seit Jahren unfertig im Keller lagert. Ein unrealistisches Idealbild? Sie fühlen sich noch jung? Können noch locker mithalten? Oder geht Ihnen doch schon die Puste aus, quält immer häufiger der Bauch, werden die Gelenke steif? Lunge und Dickdarm werden durch das Element Metall repräsentiert, das im Gegensatz zu den anderen Elementen für unser Verständnis etwas sperrig ist. Metall steht für Struktur, für Verdichtung, Abgrenzung, scharfe Trennung. Die Haut, die als Organ zu diesem Funktionskreis gehört, trennt uns von der Umwelt und gibt uns unsere einmalige Struktur.

Metall ist leitfähig - die Lunge leitet das Sammel-Qi (aus der Atemluft und dem Nahrungs-Qi der Milz) abwärts durch den gesamten Körper. Der Dickdarm benötigt die Energie aus der Lunge für seine Trennungs- und Ausscheidungsfunktionen, umgekehrt wird die Lunge blockiert, wenn der Dickdarm diese Funktion nicht richtig ausführt.

Beschwerdebilder und Therapieansätze:

Die Lunge ist das Organ, das - besonders in Verbindung mit der Haut - am weitesten außen liegt. Sie ist deshalb besonders empfindlich gegen äußere Einflüsse wie Kälte, Wind, Nässe, Hitze und Trockenheit. Die Lunge reagiert auch negativ auf ein Übermaß an kalten und rohen Speisen, die zu einer Nässe-Schleim-Ansammlung führen können, genauso wie Milch und Milchprodukte.

Neben den bekannten Erkältungs-Symptomen wie Husten, Schnupfen, Heiserkeit und Fieber finden wir bei einem Lungen-Ungleichgewicht auch:

- gestörtes Wärme-Kälte-Empfinden,
- Kraftlosigkeit der oberen Extremitäten, vor allem der Daumen,
- nervöse Reizbarkeit, Geschwätzigkeit,
- bei Energiemangel Hoffnungslosigkeit, Melancholie, Depressionen.

Dickdarm-Störungen äußern sich als:

- Neigung zu Verstopfung bzw. Durchfall, manchmal abwechselnd,
- verstopfte Nase,
- verspannte Schulter- und Nackenmuskulatur,
- Unzufriedenheit, Nörgelei, Kritiksucht,
- bei Energiemangel Neigung, schnell enttäuscht zu sein, alles schwarz zu sehen.

Bei akuten Beschwerden, die eindeutig auf äußere Einflüsse bzw. auf Ernährungsfehler zurückzuführen sind, wird entsprechend den Symptomen behandelt.

Bei chronischen Beschwerden sollten die psychischen Faktoren mit beachtet werden. Loslass-Übungen bei Menschen, die in der Vergangenheit verhaftet sind, Kommunikations-Übungen mit aufmerksamem, respektvollem Zuhören und „Sich-mitteilen" gleichermaßen; gegebenenfalls Trauerarbeit, wenn negative Gefühle so sehr verdrängt wurden, dass auch andere Emotionen darunter leiden und der Mensch in „unerklärliche" Depressionen verfällt.

Wir finden in diesem Funktionskreis den Unternehmer, der sein Lebenswerk nicht abgeben will, oder die 60-jährige Frau, die verbittert feststellt, dass sie „ihr Leben vertan und nichts erreicht" hat. Hier können klare Worte des Therapeuten helfen, die gesamte Lebenssituation zu überdenken und neue Ansätze zu suchen, wodurch die chronischen Verstopfungen, die immer wiederkehrende Bronchitis, die verkrampften Schultermuskeln einfach verschwinden.

18.5.5 Winter – Das Alter – Nieren- und Blasen-Meridian

Auch wenn wir im Zyklus der Lebenszeit hier den Winter, das Alter ansiedeln, liegt doch der Keim des neuen Lebens, die Voraussetzung für den nächsten Lebenszyklus schon vor. Deshalb gehören neben dem Grundthema des Niere-Blase-Funktionskreises, der Struktur, Stabilität und Dauerhaftigkeit, die Themen Partnerschaft, Familie und Sexualität ebenfalls hierher.

Das Element von Niere und Blase ist das Wasser - für uns Menschen das Element, aus dem wir überwiegend bestehen und ohne das kein Leben denkbar ist. Eigentlich haben wir das Meer noch gar nicht verlassen, wir tragen es immer noch in uns mit seinen Salzen und Mineralien. Wasser findet immer einen Weg, es kann sogar zerstörend wirken und in seiner unergründlichen Tiefe Angst auslösen.

Der positive Niere-Blase-Typ ruht in sich selbst, pflegt seine Lebenskraft, akzeptiert aber auch die Vergänglichkeit seines Körpers. Er strahlt Ruhe und Sicherheit aus. Er ist wie der Baum, der seine Blätter abgeworfen hat und in reiner Struktur und Schönheit den Winter durchlebt, um im Frühling aus den tiefen Wurzeln heraus in neuer Kraft zu erblühen.

Ein Ungleichgewicht in diesem Bereich führt zu übertriebener Starre, zum Festhalten an Tradition und Ideologie, an der Vergangenheit, zur Existenzangst bis hin zu Phobien.

Medizinisch gesehen hat die Niere innerhalb der TCM eine Sonderstellung - sie ist die Wurzel des Lebens, sie speichert die Essenz und bildet, obwohl sie selbst ein Yin-Organ ist, die Grundlage für das Yin und das Yang aller anderen Organe. Da das so genannte vorgeburtliche Qi im Laufe des Lebens allmählich verbraucht wird, gehen Chinesen, deren Lebensziel es ist, möglichst alt zu werden, sehr sorgfältig mit dieser Energie um. In chinesischen Lehrbüchern wird immer wieder darauf hingewiesen, dass ab einem bestimmten Alter die Anzahl der Orgasmen stark eingeschränkt werden sollte, um die vorgeburtliche Energie nicht zu verschleudern.

Die Blase speichert das Wasser und scheidet es aus, dazu benötigt sie die Energie und Wärme vom Nieren-Yang. Der Blasen-Meridian ist die längste Energieleitbahn. Sie verläuft auf dem Rücken zum Teil in parallelen Doppelbahnen und hat Verbindungen zu allen inneren Organen. Therapeutisch kann dieser Meridian deshalb bei vielen Beschwerden mit einbezogen werden.

Beschwerdebilder und Therapieansätze:

Fast alle chronischen Erkrankungen führen früher oder später zu einer Schwächung der Nierenenergie. Altersbedingte Abnahme dieser Energie führt zu Symptomen wie Schwerhörigkeit, brüchigen Knochen und nachlassender Libido. Eine Stärkung der Nieren-Energie, auch durch bewährte pflanzliche Mittel wie Solidago (Goldrute) und Berberis, ist deshalb bei allen Schwäche-Symptomen angezeigt.

Weitere Symptome sind Rückenprobleme, bei Nierenschwäche vor allem im Lendenbereich, häufiger Urindrang, Wasseransammlungen in den Beinen und an den Knöcheln und Probleme der Geschlechtsorgane. Die Blase ist besonders empfindlich gegen übermäßige Nässe, z. B. durch Sitzen auf feuchten, kalten Unterlagen oder das Tragen von nasser Badekleidung. Sie reagiert dann mit Schmerzen beim Wasserlassen, trübem Harn und dumpfem Druck im Organbereich.

Ein grundsätzliches Therapiekonzept ist, Wärme zu geben - sowohl physisch durch Bäder, heiße Kissen, Sauna o. Ä. als auch psychisch durch Zuwendung und die Vermittlung von Sicherheit und Stabilität. Gerade für ältere Menschen ist der Satz „Ich akzeptiere die Vergänglichkeit meines Körpers und vertraue auf die Beständigkeit meines inneren Wesens" sicherlich eine gute Leitlinie.

18.5.6 Die außerordentlichen Meridiane

Diese Meridiane, die nicht paarweise verlaufen, haben keine Zuordnung zu Elementen oder bestimmten Organen. Sie dienen den Hauptmeridianen als Energie-Reserve, sozusagen als Überlaufgräben für deren Flüsse.

Alle außerordentlichen Meridiane erhalten ihre Energie aus der Niere und tragen mit bei zur Verteilung von Essenz und Nähr-Qi im ganzen Körper. Therapeutisch bilden sie eine Verbindung zur grundlegenden Konstitution des Menschen.

Nachfolgend einige kurze Anmerkungen zu den bekanntesten außerordentlichen Meridianen:

18.5.6.1 Konzeptionsgefäß - renmai (auch Empfängnisgefäß genannt)

Dieser Meridian, der auf der Körpervorderseite verläuft, unterstützt alle Yin-Organe. Außerordentlich wichtig ist renmai für Frauen - in den Wechseljahren, bei Menstruationsstörungen, bei Unfruchtbarkeit. Da dieses Gefäß über den mittleren und oberen Erwärmer Einfluss auf Lunge und Niere hat, wird es bei chronischem Asthma mit Erfolg eingesetzt.

18.5.6.2 Lenkergefäß – dumai (auch Gouverneurgefäß genannt)

Dieser Meridian unterstützt alle Yang-Meridiane. Er verläuft über die Rückenmitte und nährt die Wirbelsäule und das Gehirn. Alle chronischen Rückenbeschwerden, aber auch Schwindel, Tinnitus, Nackensteifheit mit Kopfschmerzen und Gedächtnisstörungen sind Indikationen für die Behandlung dieser Meridianpunkte.

18.5.6.3 Gürtelgefäß - daimai

Als einzig horizontal verlaufender Meridian verbindet dieses Gefäß die Punkte Le 13, G26, G27 und G28 und teilt den Körper in zwei Hälften. Verwendet wird es bei Gallenblasen-Kopfschmerz, brennendem Harnlassen und Energiefluss-Störungen der Beine (Kälte, Verfärbung, Schwäche).

18.6 Eine Weisheit von Lao-tse

Aus dem umfassenden und großartigen Gedankengebäude der Traditionellen Chinesischen Medizin konnte nur ein kleiner Teil dargestellt werden. Er möge dem Interessierten als Anregung dienen, sich intensiver mit der Thematik zu beschäftigen und allen anderen die Möglichkeit eröffnen, wenigstens einen Teil dieser Weisheiten nutzen zu können.

> Wenn du ganz werden willst,
> lasse dich geteilt sein.
> Wenn du gerade werden willst,
> lasse dich krumm sein.
> Wenn du voll werden willst,
> lasse dich leer sein.
> Wenn du wiedergeboren werden willst,
> lasse dich sterben.
> Wenn du alles erlangen willst,
> gib alles auf.
>
> Lao-tse, Tao-te king

18.7 Der Meridiantest

In den vorangegangenen Kapiteln wurden der Aufbau und die Abhängigkeiten der einzelnen Meridiane untereinander dargestellt. Der geübte TCM-Anwender wird gestörte Meridiane sehr häufig allein durch seine Erfahrung erkennen; die Testung der Meridiane spielt dann nur eine kontrollierende Rolle. Für Ungeübte, die sich die TCM erarbeiten möchten, ist die Testung unabdingbar, da sie zur Erfahrungsfindung dient. Die Akupunkturschwingungstherapie benötigt auch bei der Testung keine Nadeln. Zwei Varianten haben sich bei der Testung der Meridiane zwischenzeitlich herauskristallisiert. Beiden Varianten ist eins gemeinsam: Zuerst werden die Endpunkte der Meridiane getestet.

18.7.1 Frequenzgrundwerte der Meridianendpunkte

Es wäre ein schwieriges und wenig praktikables Unterfangen, wenn man jeden der Akupunkturpunkte austesten müsste, um auf gestörte Meridiane schließen zu können. Die Erfahrung zeigt, dass es auch bei den Meridianen Punkte gibt, die immer gestört sind, wenn auch der Meridian gestört ist. Dies ist eine schöne Analogie zu den Frequenzgrundwerten der Bioresonanz nach Paul Schmidt. Auch dort gibt es - wie bereits beschrieben - Hauptfrequenzgrundwerte, die immer gestört sind, wenn auch das Organ gestört ist. Bei den Meridianen sind es die Meridianendpunkte, die die Störung des gesamten Meridians anzeigen, sie sind deshalb von besonderer Bedeutung:

Yin	Yang
69,00 Lunge	01,80 Dickdarm
50,20 Leber	97,50 Gallenblase
03,40 Niere	34,40 Blase
07,80 Milz/Pankreas	98,00 Magen
86,80 Herz	20,40 Dünndarm
57,20 Herz-Kreislauf	01,00 Dreifach-Erwärmer
36,50 Konzeptionsgefäß	48,80 Lenkergefäß

Die Meridianendpunkte stellen somit besondere Punkte innerhalb der Meridiane dar. Sie wurden, genauso wie alle anderen Meridianpunkte, von Gerhard Pioch in langen Testreihen ermittelt.

Praktisch sieht die Akupunkturschwingungstherapie heute so aus, dass die Meridianendpunkte getestet werden, diese die zu harmonisierenden Meridiane liefern und anschließend jeder zum Meridian gehörende Frequenzgrundwert harmonisiert wird. Eine Nachtestung der Meridianendpunkte liefert dann das Ergebnis, ob der Meridian wieder im Gleichgewicht ist oder ob nochmals harmonisiert werden muss.

Bei der Testung der Meridianpunkte sind zwei Varianten möglich.

18.7.2 Direkte Testung der Meridianpunkte

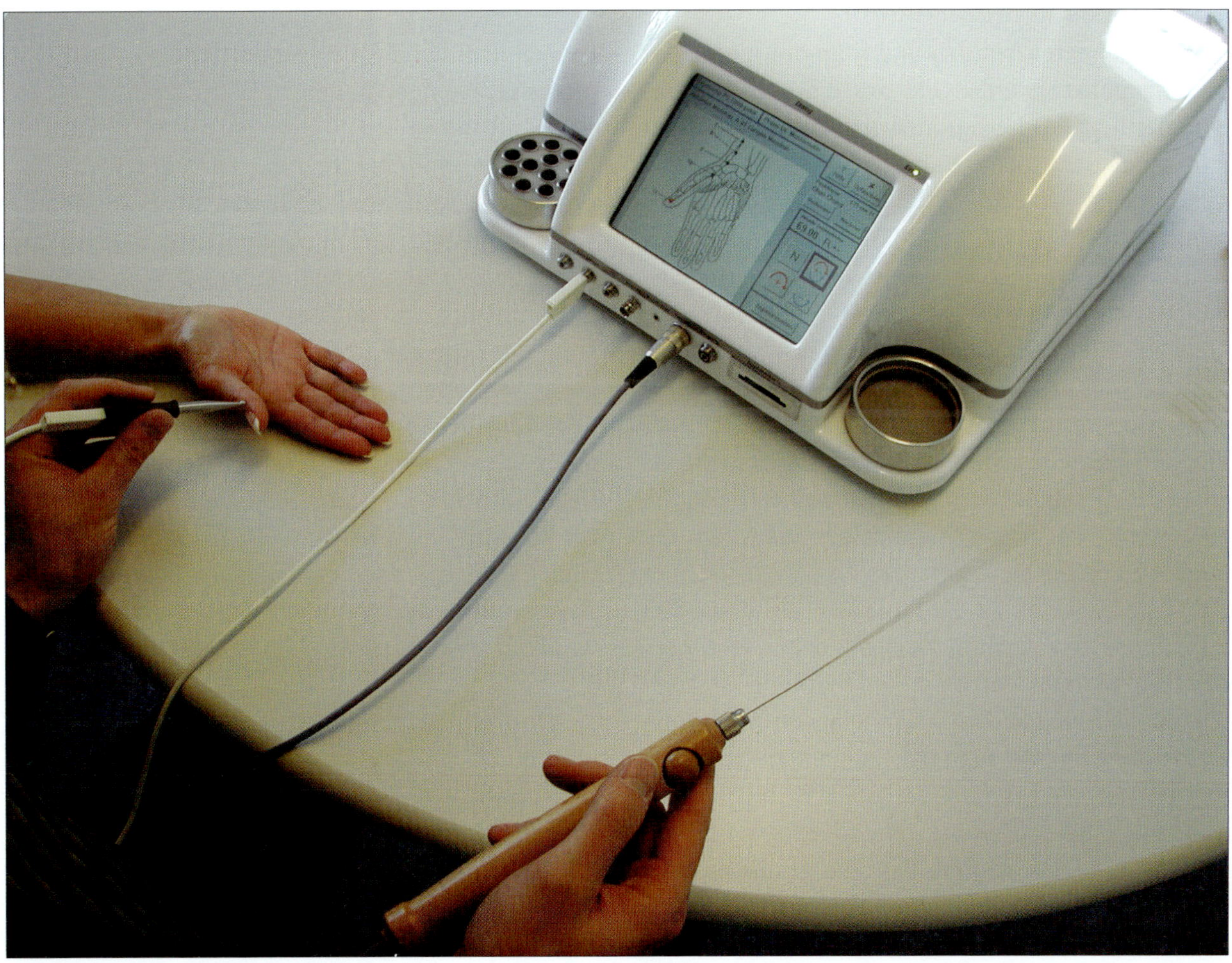

Die Testung des Meridianpunktes mit einem Rayocomp PS 1000 polar direkt mit einem Spitzdetektor auf der Haut.

Bei der direkten Testung des Meridianpunktes wird der zu dem Meridianpunkt passende Frequenzgrundwert auf dem Bioresonanzgerät eingestellt. Hieran wird, wie auf folgendem Bild gezeigt, ein Spitzdetektor angeschlossen, der vorne eine ca. 3 mm große Kugel besitzt, mit dem der Punkt auf der Haut berührt wird. Der Spitzdetektor wird im Griffteil durch eine Hülle isoliert, so dass auch die testende Person den Spitzdetektor an den Meridianpunkt heranführen kann. Zum anderen wird der Rayotensor angeschlossen, mit dem getestet werden kann, ob der Punkt aus dem Gleichgewicht ist oder nicht.

Dazu wird mit dem auf N geschalteten Polarisator getestet, inwieweit eine Rotation (Punkt ist im Gleichgewicht) oder eine lineare Bewegung des Rayotensors (Meridianpunkt ist zu harmonisieren) vorliegt. Wird ein zu harmonisierender Punkt ermittelt, wird durch ein Umschalten des Polarisators auf + (plus) bzw. - (minus) getestet, welche Polarisation zur Harmonisierung (zur Rotation an dem Rayotensor) führt.

Sie werden feststellen, dass oftmals 5 Sekunden mit der richtigen Polarität ausreichen, den Punkt auszugleichen, d.h., die Linearbewegung an dem Rayotensor wird in die Rotation wechseln. Die Lage aller Meridianpunkte, auch die zugehörigen Frequenzgrundwerte sowie die Endpunkte, können dem Anhangkapitel 25.12 entnommen werden.

18.7.3 Indirekte Testung der Meridianpunkte

Bei der indirekten Testung und Harmonisierung der Meridianpunkte werden die am Bioresonanzgerät eingestellten Frequenzgrundwerte nicht direkt am Punkt, sondern über Hand- und Fußdetektoren appliziert.

Die indirekte Testung sowie die daraus folgende indirekte Harmonisierung ist die am häufigsten angewendete Methode, Meridianpunkte wieder ins Gleichgewicht zu bringen. Auch wenn die Harmonisierung der Punkte etwas länger dauert als bei der direkten Harmonisierung, die indirekte Vorgehensweise ist die einfachste, da sich beispielsweise die zu testende Person nicht entkleiden muss, um die Punkte zu erreichen. Auch ist es für TCM-Einsteiger die beste Variante, da die Positionen der über 600 Punkte meistens noch nicht sicher beherrscht werden. Ein weiterer Vorteil dieser Methode ist auch die Möglichkeit zum Test an der eigenen Person, die bei der direkten Messung nahezu unmöglich ist.

Diese Methode wurde überhaupt erst durchführbar, als Tests zeigten, dass die gestörten Meridianpunkte und damit auch die gestörten Frequenzgrundwerte sich auf die ganze Körperenergetik auswirken und auch über die Körperkreisläufe (Hand-, Fuß- und Kopfkreislauf) getestet und harmonisiert werden können.

Für die indirekte Testung wird der Frequenzgrundwert des Meridianpunktes am Bioresonanzgerät eingestellt, und die Geräte werden gemäß der folgenden Abbildung verbunden. Die zu testende Person nimmt die Handdetektoren in die Hand und stellt die Füße auf die Fußdetektoren oder aber benutzt vier 30-cm Stoffdetektoren. Nun kann mit dem Test begonnen werden. Der Testvorgang ist dann wieder dem der direkten Testung ähnlich. Dazu wird mit dem auf N geschalteten Polarisator getestet, inwieweit eine Rotation (Punkt ist im Gleichgewicht) oder eine lineare Bewegung des Rayotensors (Meridianpunkt ist zu harmonisieren) vorliegt.

Wird ein zu harmonisierender Punkt ermittelt, wird durch ein Umschalten des Polarisators auf + (plus) bzw. - (minus) getestet, welche Polarisation zur Harmonisierung (zur Rotation des Rayotensors) führt. Die besonders wichtigen Meridianendpunkte können auf diese Weise genauso getestet werden. Sie liefern die Aussage, welche Meridiane zu harmonisieren sind.

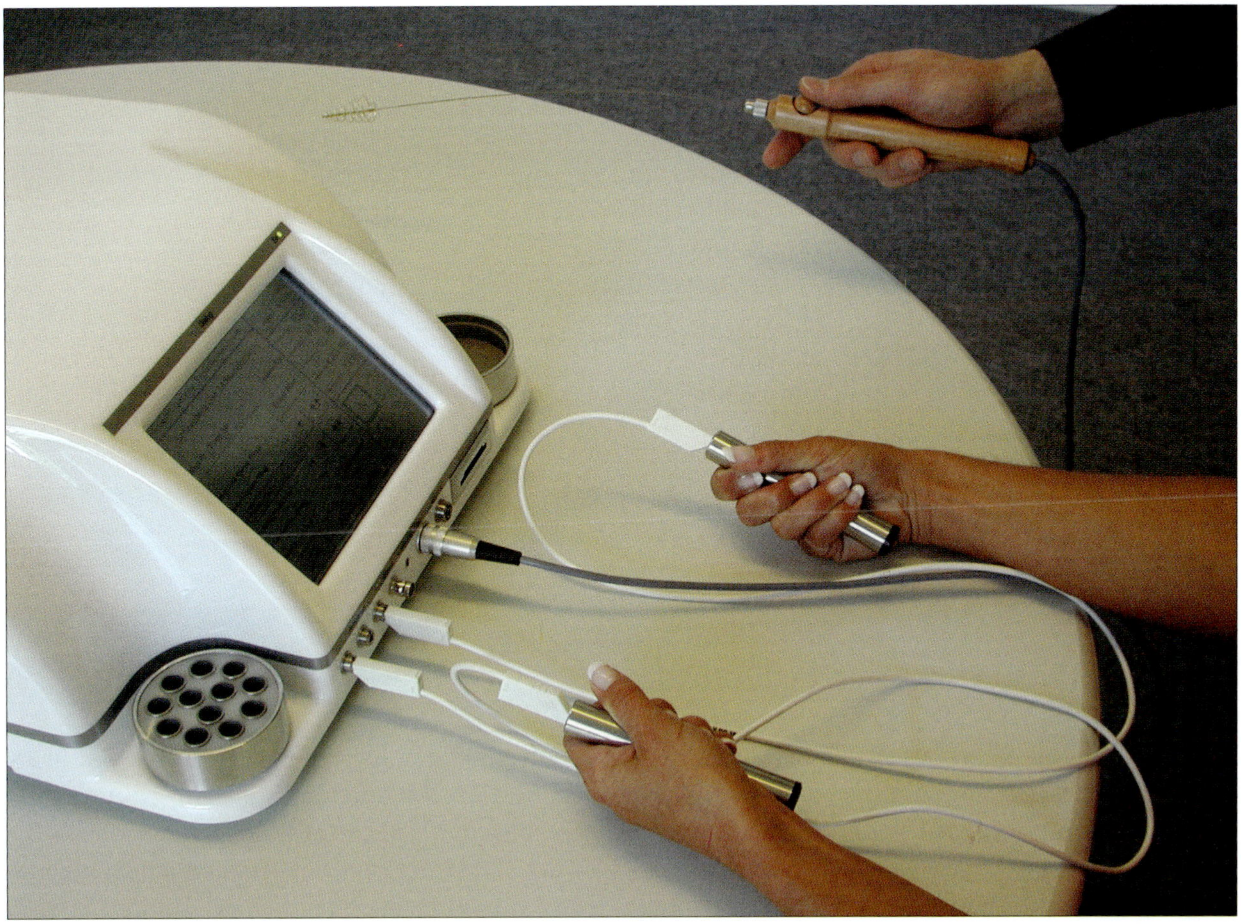

Die Testung des Meridianpunktes mit einem Rayocomp PS 1000 polar indirekt über Hand- und Fußdetektoren.

18.8 Die Harmonisierung der Meridiane

Bei der direkten Testung der Meridianpunkte wurde die Harmonisierung bereits angesprochen. Hier wartet man während des Testvorgangs so lange, bis dass der Rayotensor nicht mehr eine Linearbewegung anzeigt, sondern von dieser in die Rotation übergegangen ist.

Der Vollständigkeit halber soll nochmals der in der Praxis übliche Weg der Testung und Harmonisierung von Meridianen beschrieben werden. Zuerst werden die Meridianendpunkte in numerisch aufsteigender Reihenfolge getestet, da dies am schnellsten geht. Die gestörten Meridianendpunkte legen gleichzeitig den zu harmonisierenden Meridian fest. Es zeigte sich als vorteilhaft, den korrespondierenden Meridian ebenfalls zu harmonisieren.

Zur Harmonisierung eines Meridians werden alle zugehörigen Frequenzgrundwerte am Bioresonanzgerät eingestellt und mit der bipolaren Funktion des Polarisators übertragen. Die Frequenzgrundwerte der Meridiane finden Sie im Anhangkapitel 25.12. Die Rayocomp-Geräte besitzen integrierte Programme, mit denen die Frequenzgrundwerte der Meridiane automatisch übertragen werden können. Beim Rayocomp PS 1000 polar müssen nur die 14 Meridiane getestet werden, die korrelierenden werden selber bestimmt und zur Harmonisierung vorgeschlagen.

Hier die Reihenfolge der Meridiantests und die bei einer Störung mit zu harmonisierenden, korrespondierenden Meridiane:

Frequenzgrundwert	Meridian	Korrespondierender Meridian
01,00	Dreifach-Erwärmer (Yang)	Herz-Kreislauf (Yin)
01,80	Dickdarm (Yang)	Lunge (Yin)
03,40	Niere (Yin)	Blase (Yang)
07,80	Milz/Pankreas (Yin)	Magen (Yang)
20,40	Dünndarm (Yang)	Herz (Yin)
34,40	Blase (Yang)	Niere (Yin)
36,50	Konzeptionsgefäß (Yin)	Lenkergefäß (Yang)
48,80	Lenkergefäß (Yang)	Konzeptionsgefäß (Yin)
50,20	Leber (Yin)	Gallenblase (Yang)
57,20	Herz-Kreislauf (Yin)	Dreifach-Erwärmer (Yang)
69,00	Lunge (Yin)	Dickdarm (Yang)
86,80	Herz (Yin)	Dünndarm (Yang)
97,50	Gallenblase (Yang)	Leber (Yin)
98,00	Magen (Yang)	Milz/Pankreas (Yin)

18.9 Visualisierung der Ergebnisse

Für alle Freunde alternativer Behandlungsmethoden kann es nur eine große Freude sein, dass nunmehr mit bildgebenden Verfahren die Darstellung von Akupunkturmeridianen auf dem Körper möglich ist. Der in Essen praktizierende Arzt Dr. med. Schlebusch (Vorsitzender des ZDN, Gesellschaft zur Dokumentation von Naturheilverfahren) entwickelte auf der Basis von Wärmebildmessungen die Visualisierung dieser aus der Traditionellen Chinesischen Medizin (TCM) stammenden Meridiane. Verblüffend ist, wie exakt die mit heutiger Technik gefundenen Meridiane mit denen der nun schon über 3000 Jahre alten TCM übereinstimmen.

Mittels eines Rayocomp PS 1000 polar wurden gestörte Meridiane an dem Institut von Dr. Schlebusch ausgetestet und harmonisiert. Die beiden Bilder zeigen das erstaunliche Ergebnis. Links wurde der Proband vor der Harmonisierung aufgenommen. Das rechte Bild entstand vier Minuten später nach der Harmonisierung der Lunge-Dickdarm-Meridiane. Deutlich ist nun der Verlauf des Lungenmeridians zu erkennen. Es ist schon eine kleine Sensation, wenn nicht nur das Vorhandensein der Meridiane belegt werden kann, sondern auch, dass diese mit der Bioresonanz nach Paul Schmidt aktiviert werden können.

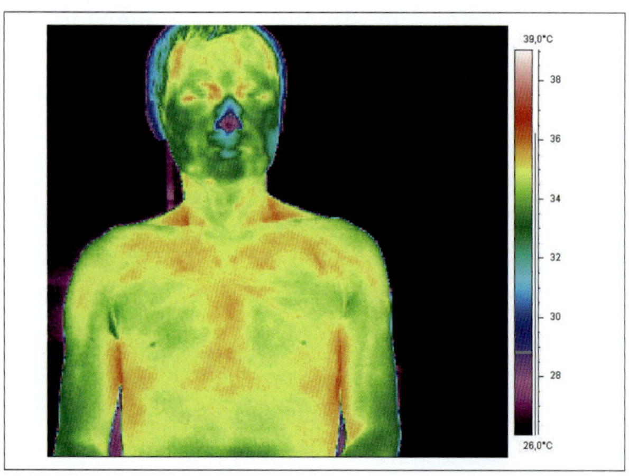

Proband vor der Harmonisierung des Lungenmeridians.

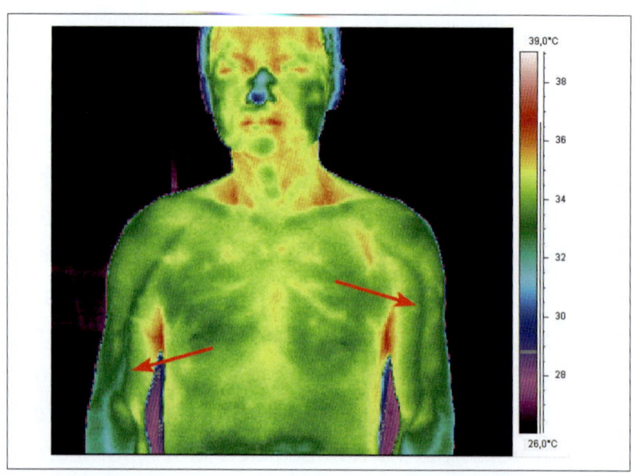

Proband nach der Harmonisierung des Lungenmeridians.

19. Frequenzgrundwertermittlung von Substanzen

Die Frequenzgrundwerte stellen innerhalb der Bioresonanz nach Paul Schmidt die „Software" des Verfahrens dar. Dies ist durchaus mit der Computertechnik vergleichbar. Was nützt der beste und schnellste Rechner, wenn keine Programme bestehen, die die Rechenleistung nutzen. Ähnlich ist es bei der Bioresonanz nach Paul Schmidt. Was nützen die besten Bioresonanzgeräte, wenn nicht Frequenzgrundwerte bestehen, mit denen Organe, Regulationsmechanismen usw. getestet und harmonisiert werden können. Im Kapitel 13 wurde bereits dargestellt, wie physiologische als auch pathologische Frequenzgrundwerte bestimmt werden können. Dazu werden die Frequenzgrundwerte von verschiedenen Menschen mit den gleichen Problemen ermittelt. Vergleicht man die getesteten Werte miteinander, kann auf charakteristische Frequenzgrundwerte geschlossen werden.

Wie aber geht man vor, wenn von Substanzen die Frequenzgrundwerte ermittelt werden sollen? Die Wichtigkeit wird deutlich, wenn man beispielsweise an einer Person eine eventuelle Amalgambelastung austesten möchte. Kennt man den charakteristischen Frequenzgrundwert von Amalgam, so kann wiederum an der Person getestet werden, ob das mit Amalgam korrelierende Feld im Organismus stabil (also unbelastet) oder instabil (also belastet) ist.

Wenn Frequenzgrundwerte von Substanzen ausgetestet werden sollen, so wählt man den im Kapitel 5 vorgestellten Beziehungstest der passiv-mentalen Radiästhesie. Hiermit lässt sich herausfinden, inwieweit der auf dem Bioresonanzgerät eingestellte Frequenzgrundwert und die Polarität mit dem von Substanzen bzw. Objekten übereinstimmen. Folgende Ergebnisse sind

Gleiche Frequenz Gleiche Polarität	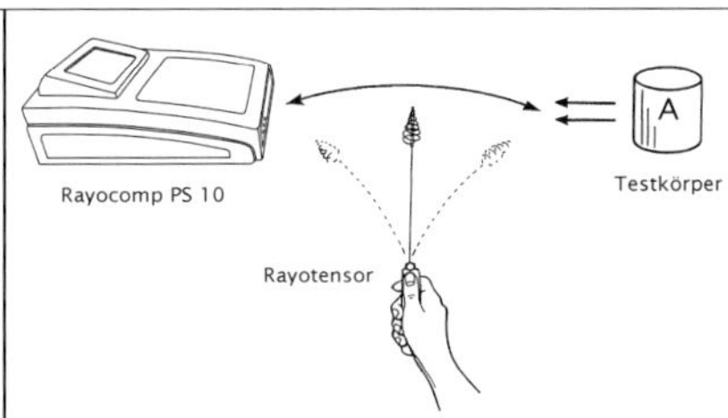	Der Rayotensor bewegt sich zwischen dem Bioresonanzgerät und dem Objekt hin und her.
Gleiche Frequenz Ungleiche Polarität	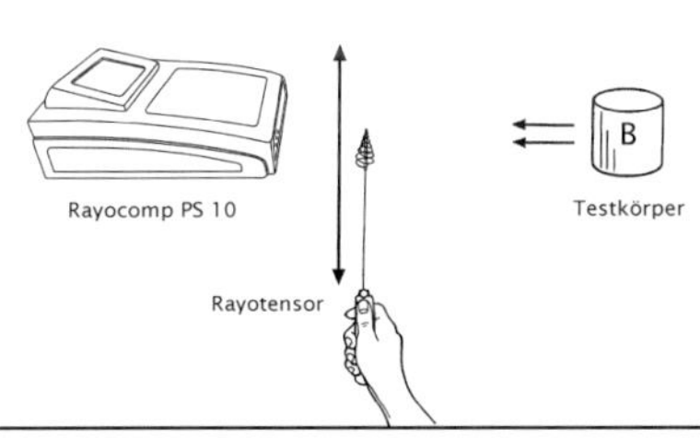	Der Rayotensor bewegt sich zwischen dem Bioresonanzgerät und dem Objekt auf und ab.
Ungleiche Frequenz Ungleiche Polarität	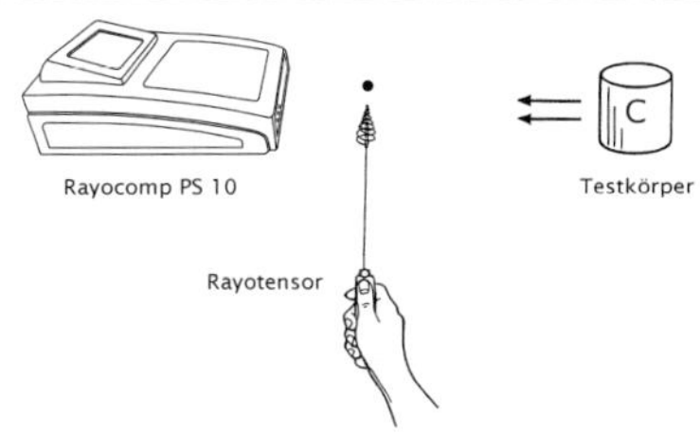	Der Rayotensor steht zwischen dem Bioresonanzgerät und dem Objekt still oder bewegt sich nur minimal.

Zusammenfassende Darstellung der möglichen Rayotensorbewegungen beim Beziehungstest der passiv-mentalen Radiästhesie.

bei der Testung möglich:

Zur Durchführung der Tests, die mit einiger Übung auch selber durchgeführt werden können, hat sich folgender Testaufbau bewährt. Ein Bioresonanzgerät

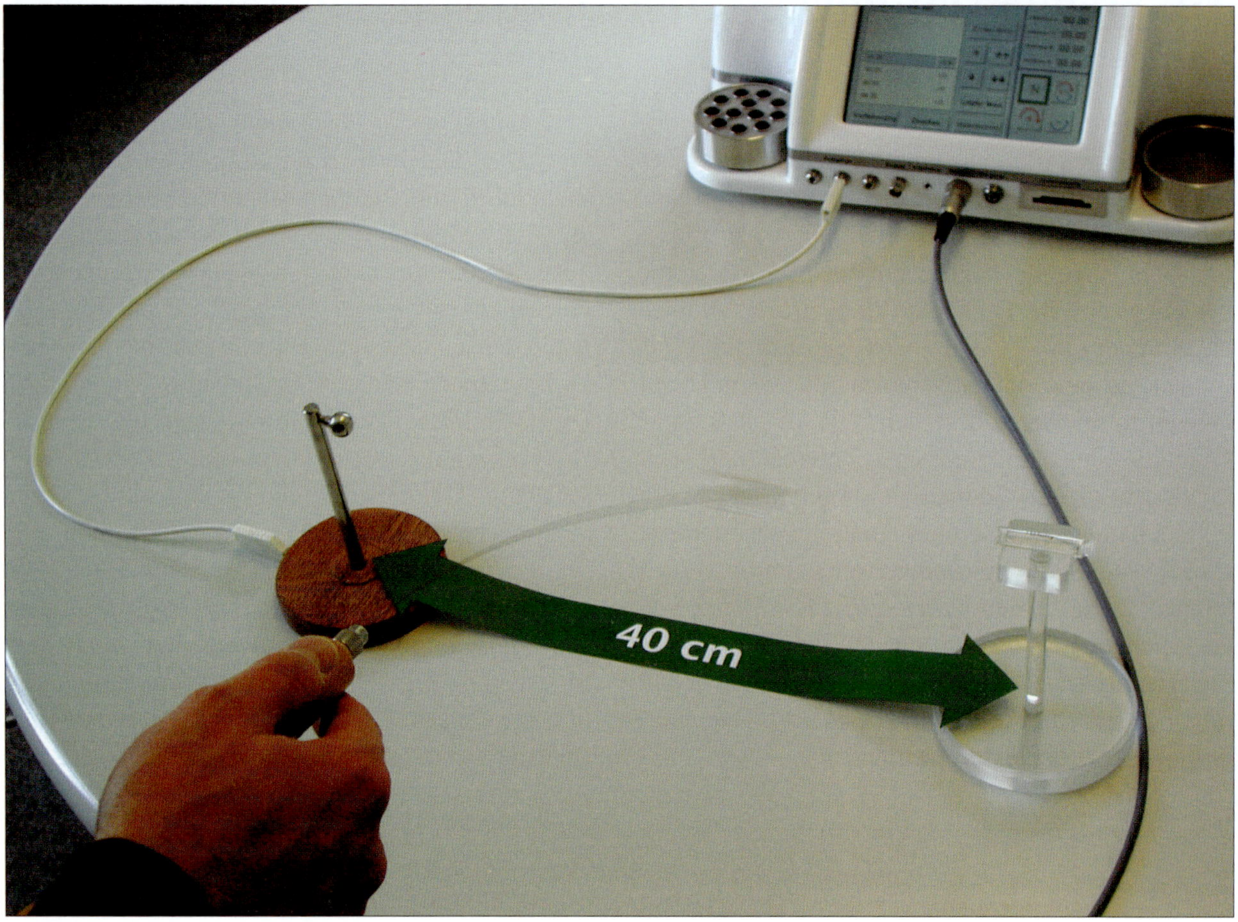

Die Frequenzgrundwertermittlung von Substanzen.

(im Bild der Rayocomp PS 1000 polar) ist per Kabel mit dem linken Detektor, der quasi den Sender darstellt, verbunden. In 40 cm Abstand befindet sich auf einem Träger die zu untersuchende Substanz, in diesem Fall eine Bachblüte. Die Höhe der beiden Objekte sollte 15 cm betragen. Der Polarisator wird für diesen Test nicht benötigt bzw. auf N geschaltet. Hält man nun in die Mitte der beiden Objekte den Rayotensor, kann

a) sich der Rayotensor zwischen den beiden Objekten hin und her bewegen, d.h., ein passender Frequenzgrundwert mit Pluspolarität wurde gefunden.
b) sich der Rayotensor zwischen den beiden Objekten auf und ab bewegen, d.h., ein passender Frequenzgrundwert mit Minuspolarität wurde gefunden.
c) der Rayotensor zwischen den beiden Objekten stillstehen, d.h., weder der Frequenzgrundwert noch die Polarität sind charakteristisch für die Substanz.

Werden Frequenzgrundwerte von Substanzen bestimmt, zeigt sich seltenst nur ein Wert, normalerweise wird ein ganzes Spektrum von Frequenzgrundwerten vorliegen. Damit das gesamte Spektrum erfasst wird, kombiniert man den Bereichswerttest (siehe Kapitel 13) mit dem Beziehungstest. Zur Protokollierung der gefundenen Resonanzstellen können die im Anhangkapitel 25.11 zu findenden Kopiervorlagen benutzt werden.

Wird für die Ermittlung ein Rayocomp polar eingesetzt, müssen die gefundenen Resonanzstellen nicht aufgeschrieben werden, da die Geräte diese selber protokollieren. Als Basis der Frequenzgrundwertermittlung von Substanzen wird immer der

0,25	❍N	❍+/-	❍+	❍-
0,50	❍N	❍+/-	❍+	❍-
0,75	❍N	❍+/-	❍+	❍-
1,00	❍N	❍+/-	❍+	❍-
1,25	❍N	❍+/-	❍+	❍-
1,50	❍N	❍+/-	❍+	❍-
1,75	❍N	❍+/-	❍+	❍-
2,00	❍N	❍+/-	❍+	❍-
2,25	❍N	❍+/-	❍+	❍-

Ausschnitt eines Testprotokolls mit 0,25-er-Schrittweite.

Bereichstest mit 0,25-Schrittweite gewählt. Positive wie negative Eigenschaften der Substanz können so nachgewiesen werden. Findet sich in der Substanz beispielsweise der Frequenzgrundwert 56,00 in einer Minuspolarität, ist diese speziell für die Leber sehr zuträglich. Auf der anderen Seite weisen charakteristische Frequenzgrundwerte auf das Vorhandensein von Schwermetallen hin.

Da die Frequenzgrundwertermittlung gerade in der Baubiologie zur Austestung geopathischer Belastungen an Schlafplätzen häufig angewendet wird, ist nun eine eigens dafür entwickelte Messvorrichtung (siehe Bild) verfügbar.

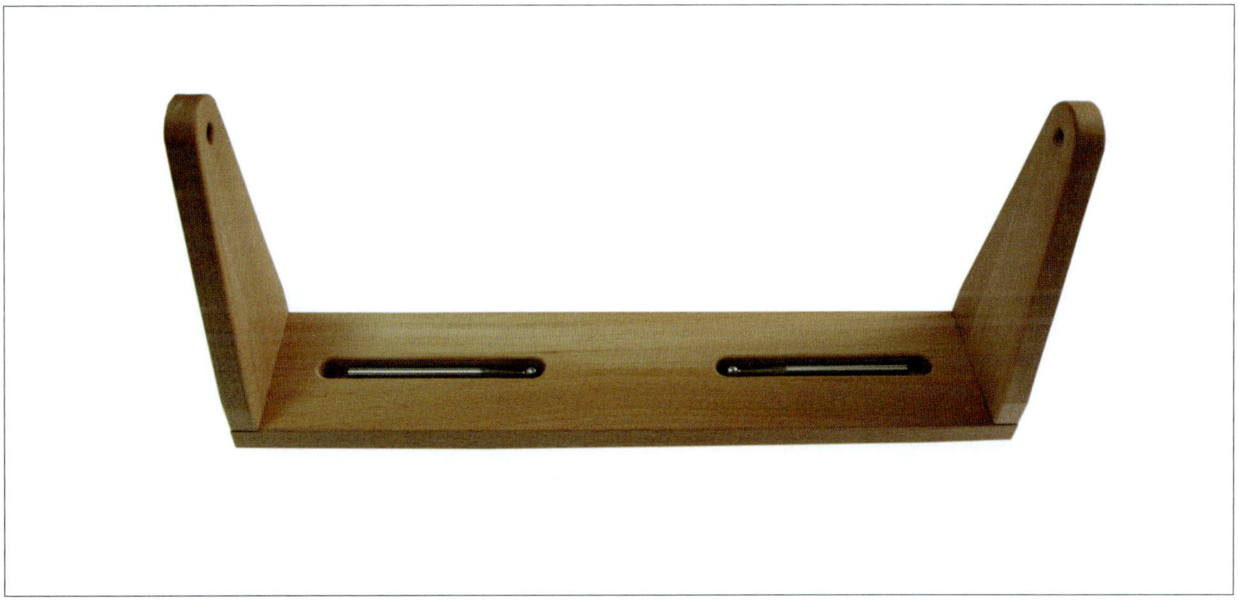

Die Messvorrichtung zur Frequenzgrundwertermittlung.

20. Das Rayonex Analyse- und Harmonierungssystem (RAH)

20.1 Grundlagen zum RAH

Eine der besonderen Vorzüge der Bioresonanz nach Paul Schmidt bzw. der Schwingungsmedizin ist die Anwendungsvielfalt.

Hier eine Auflistung dazu:

- Erkennen ursächlicher Einflüsse
- Allergietestung und Allergieharmonisierung
- Akupunkturschwingungsmedizin
- organbezogene Analyse und Harmonisierung
- Berücksichtigung der Psyche
- Erkennen von erregerverursachten Erkrankungen
- individuelle Austestung der Körperenergetik
- Integrieren von Körpersekreten wie Blut, Urin, Speichel oder Stuhl
- Qualifizierung von Wasser oder Umgebungseinflüssen
- Entwicklung von energetisch optimierten Präparaten
- Präparate- und Medikamententest
- Anwendung bei Tieren und Pflanzen

Leicht nachzuvollziehen ist die sich daraus ergebende Bandbreite in der Anwendung und die damit automatisch entstehende Vielzahl von Therapeuten, die im Laufe der Zeit durch viel Erfahrung zum Experten auf einem Gebiet wurden. Zudem ist häufig zu beobachten, dass Therapeuten durch Erfolge bei sehr speziellen Erkrankungen – oft unfreiwillig – zu Experten auf diesen speziellen Anwendungsgebieten der Schwingungsmedizin wurden. So haben wir heute beispielsweise Experten, die ihren gesamten Praxisbetrieb auf die Behandlung von erregerverursachten Erkrankungen ausgelegt haben, oder Experten im Bereich Entgiftung, Energiehaushalt, psychische Dysbalancen usw. sind. Diese Experten schufen in der Vergangenheit Therapieprogramme zu den einzelnen Themen, die über Jahre hinweg und zum Teil tausendfach erfolgreich angewendet wurden. Ein Anspruch des RAH ist es deshalb, die besten Programme von erfahrenen Therapeuten zusammenzubringen.

Dazu ein Beispiel:

Herr Dr. med. Yayama, japanischer Spezialist in der Anwendung der Schwingungsmedizin, schuf für seine Praxis in der Nähe von Fukuoka Therapieprogramme, mit denen er gezielt die Produktion von Adenosintriphosphat – kurz ATP – in den Zellstrukturen verschiedener Organe anregen kann. Jede Arbeit, die in den Zellen verrichtet wird, ganz gleich ob es sich um chemische, osmotische oder mechanische Arbeit handelt, benötigt dafür Energie. ATP stellt diese Energie zur Verfügung. Man kann sagen, dass ATP als grundlegende Energiequelle für alle energieverbrauchenden Prozesse von Lebewesen genutzt wird. Die Idee von Dr. med. Yayama war es nun, für die einzelnen Organe Frequenzmuster zu finden, mit denen über die Bioresonanzgeräte (RPS 1000 und RPS 10) gezielt die Produktion von ATP angeregt wird. Seiner – einfach nachzuvollziehenden – Erfahrung nach macht es wenig Sinn, Lebewesen zu therapieren, wenn sie nicht die Energie haben, die Regulation in Gang zu setzen. Aus diesem Beispiel heraus kann eine grundlegende Forderung des RAH abgeleitet werden, nämlich die Integration vieler Experten, die ihre besten Programme zur allgemeinen Nutzung bereitstellen. Oft wird gesagt, dass sehr erfolgreiche Therapeuten nicht dazu bereit sind, ihr Wissen der Allgemeinheit bereitzustellen. Das RAH zeigt, dass es auch anderes geht.

20.2 RAH - ein offenes Expertensystem

An dem Beispiel von Herrn Dr. med. Yayama wird aber auch klar, dass zukünftige Expertensysteme – wie z.B. das RAH – immer auf die Integration vieler Therapeuten angewiesen sind. Oft sind die erstellten Therapieprogramme das Lebenswerk des jeweiligen Therapeuten. Eine einzelne Person ist zu so einem Umfang allein schon aufgrund des zeitlichen Limits nicht in der Lage. Das RAH ist ein offenes System, welches auch neu hinzukommenden Experten und ihren Programmen nach entsprechender Prüfung eine Plattform zur allgemeinen Anwendung bereitstellt. Dieser offene Ansatz wird beispielsweise auch von der Vereinigung zur Förderung der Schwingungsmedizin e.V. unterstützt, denn deren Ziel ist es ebenso, auf breiter Basis die Erfahrungen erfolgreicher Therapeuten zusammenzutragen.

Ein offenes Expertensystem birgt entscheidende Vorteile:

- Die Bereitstellung von Expertenprogrammen ist gerade für den noch unerfahrenen Einsteiger in die Welt der Schwingungsmedizin ein unschätzbarer Vorteil. Er hat sich das Wissen nicht komplett neu zu erarbeiten, sondern kann auf tausendfach erprobte Programme zurückgreifen. Damit sind neu einsteigende Therapeuten viel schneller als bislang in der Lage, die Schwingungsmedizin erfolgreich anzuwenden.

- Es ist das Wesen eines offenen Systems zu wachsen. Im Moment stehen bereits über 1.600 Expertenprogramme zur Analyse und zur Harmonisierung zur Verfügung. Durch die Integration vieler Experten wird eine hohe Dynamik in der Weiterentwicklung zu erwarten sein.

- Ein weiterer, unschätzbarer Vorteil eines offenen Systems ist die Breitbandigkeit der Anwendung. Jeder Anwender hat unterschiedliche Anforderungen an ein Analyse- und Harmonisierungssystem. Wenn aber viele Therapeuten ihre Ansätze in ein Expertensystem einbringen, können durch den Anwender ebenso viele Therapieansätze verfolgt werden. Dadurch werden sich auch mehr Menschen für den Einsatz des RAH und der Schwingungsmedizin insgesamt begeistern können.

20.3 Die Expertenrunde zum RAH

Es wurde eine Expertenrunde unter Beteiligung der Therapeuten, der Vereinigung zur Förderung der Schwingungsmedizin, in- und ausländischer Interessenvertretungen, den Entwicklungsingenieuren, dem Therapiezentrum und der Heilpraktikerschule in den Sauerland-Pyramiden gebildet. Ziel ist es, möglichst viele Interessen zu berücksichtigen und zugleich ein Entscheidungsgremium zu bilden, welches neue Vorschläge bewertet und integriert.

Es ist festzustellen, dass das Interesse der Therapeuten gestiegen ist, ihre Programme dem RAH - und damit der Allgemeinheit - zur Verfügung zu stellen. Letztes Beispiel: Die Bereitstellung vom Frequenzspektrum der Enzyme.

20.4 Die Zusammenstellung von Frequenzen im RAH

Es ist an der Zeit, etwas tiefer in das RAH selbst einzutauchen. Beim RAH werden so genannte Programme für die Analyse und Harmonisierung benutzt. Das sind Zusammenstellungen von Frequenzen, die nicht einzeln nacheinander, sondern im Ganzen – als Frequenzmuster – appliziert werden. Ein Beispiel dazu: Untersucht man mit der Bioresonanz nach Paul Schmidt einen Edelstein auf dessen typische Frequenzen, so können beispielsweise 18 verschiedene gefunden werden. Mit der Bioresonanz nach Paul Schmidt könnte man nun eine nach der anderen auch für die Harmonisierung verwenden. Das RAH geht anders vor. Es gibt die 18 Frequenzen des Edelsteins in einem Frequenzmuster ab. Dadurch kommt man dem Wesen des Steins als Ganzes viel näher.

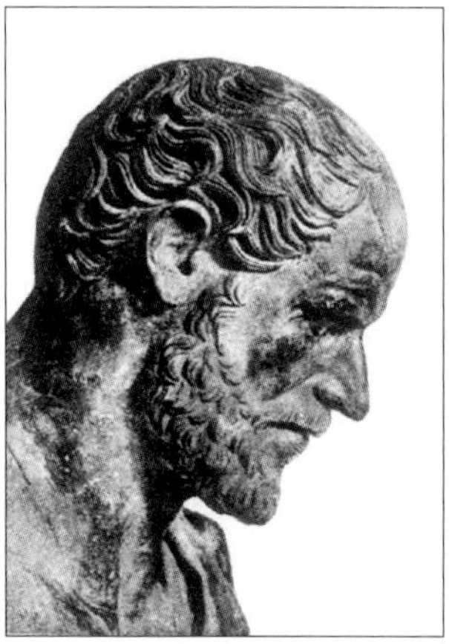

Aristoteles (384-322 v. Chr.).

Hier lässt sich hervorragend Aristoteles zitieren. Er lebte von 384 bis 322 vor Christus und war der erste große Systematiker unter den Philosophen. Er gilt als Begründer der abendländischen Wissenschaft.

Er sagte: **Das Ganze ist mehr als die Summe seiner Teile.**

Wird im Zusammenhang mit dem RAH also über Programme gesprochen, so sind damit immer Zusammenstellungen von verschiedenen Frequenzen gemeint, die insgesamt gesehen das Wesen der jeweiligen Struktur am besten wiedergeben. Wenn also z.B. das Programm 42.20 (Nasennebenhöhlen) eingestellt wird, dann ist darunter immer das die Struktur beschreibende Frequenzspektrum gemeint. Bitte verwechseln Sie dies nicht! 42.20 ist also nicht die Einzelfrequenz, sondern die Ordnungsnummer des Programms, unter dem sich die Frequenzspektren befinden. Wird für die Analyse ein Programm, z. B. 42.20 genutzt, wird also immer ein Frequenzspektrum getestet. Damit ist eine klarere Beschreibung der Struktur als bislang erreichbar. Doppelte Belegungen zu einzelnen Frequenzen gehören damit der Vergangenheit an.

20.5 Verkürzung der Therapiezeit im RAH

Die Erfahrung zeigt, dass der Körper viel Arbeit zu verrichten hat, wenn ihm bei der Harmonisierung große Frequenzspektren angeboten werden. Um dennoch für die Praxis möglichst kurze Behandlungszeiten zu erreichen, wurde für das RAH ein neues Übertragungssystem der Frequenzspektren entwickelt. Im RAH werden Frequenzstrukturen mittels so genannter Transferwerte, die dem Schumann'schen Frequenzbereich entsprechen, übertragen. Die Erfahrung zeigt, dass die Dauer der Harmonisierung auf nahezu ein Drittel reduziert werden kann, wenn man die Transferwerte während der Harmonisierung verändert. Vergleichbar ist dies mit einem akustischen Signal, dass man nach längerer Zeit nicht mehr oder wesentlich schlechter wahrnimmt. Verändert man jedoch permanent die Tonhöhe, so entstehen für den Organismus immer wieder neue Aufmerksamkeitssignale. Folgende Grafik verdeutlicht dies:

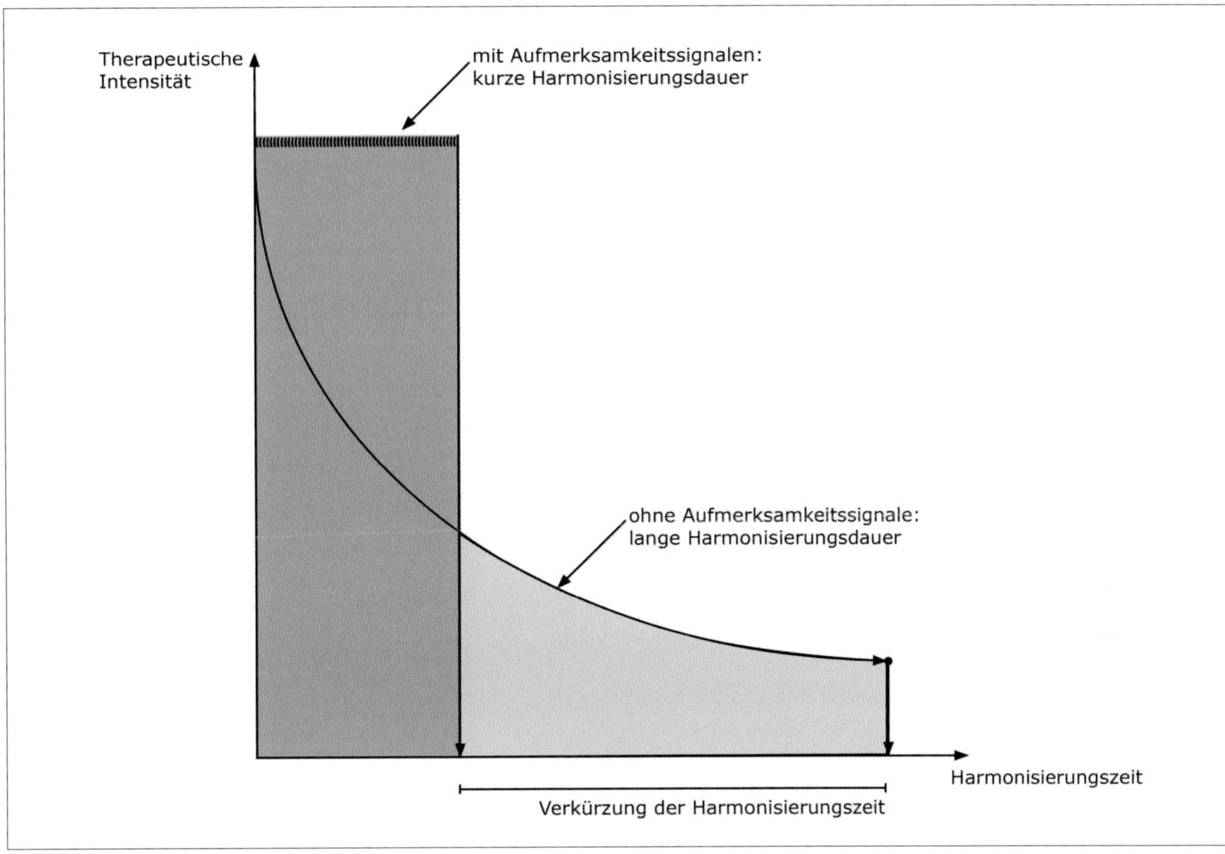

Verkürzung der Harmonisierungszeit durch Aufmerksamkeitssignale.

Auf der Achse links erkennt man die therapeutische Intensität, auf der Achse unten die Harmonisierungszeit. Überträgt man nun ein Frequenzmuster mit unveränderlichen Transferwerten auf den Organismus, so nimmt die therapeutische Intensität über die Zeit ab. Man benötigt daher längere Harmonisierungszeiten. Im RAH hingegen werden die Transferwerte permanent verändert, daher bleibt die hohe therapeutische Intensität der Frequenzspektren erhalten. Das Ergebnis: eine wesentliche Verkürzung der Harmonisierungszeit. Zum Teil lassen sich große Frequenzspektren in wenigen Minuten harmonisieren.

Ein weiterer, aber nur indirekt mit dem RAH zusammenhängender Wunsch vieler Therapeuten wurde mit dem neuen System realisiert. Im Rayocomp PS 1000 polar ist es nunmehr möglich, die Ergebnisse der Analyse zu visualisieren. Damit können die beim Patienten gefundenen Störungen direkt per Bild gezeigt und auch entsprechende Ausdrucke angefertigt werden. Kommen wir nun zum Aufbau des RAH.

20.6 Der Aufbau und die Struktur des RAH

Das neue System hat eine klare medizinische Struktur sowohl in der Analyse als auch in der Harmonisierung. Der Aufbau und die Gliederung stammen aus dem Rayonex-eigenen Ausbildungsprogramm der dortigen Heilpraktikerschule. Dort wurde das Unterrichtsmaterial komplett neu erstellt.

Die Ausbildung zum Heilpraktiker findet bei Rayonex mit Zusatzausbildung Bioresonanz nach Paul Schmidt statt. Ebenso wurden im Aufbau des RAH der ursachenorientierte Ansatz sowie im Besonderen die Energetik berücksichtigt. In der Abbildung wird der prinzipielle Aufbau verdeutlicht.

Analysevorbereitung		00.00 ff.
Energetik	Vitalisierung, Energie, Polarität, Vorsteuerung, Chakren	01.00 ff.
	Meridianverläufe	02.00 ff.
Ursachen	Elektrosmog	04.00 ff.
	Geopathie	05.00 ff.
	Säure-Basen-Haushalt	06.00 ff.
	Vitalstoffe	07.00 ff.
	Schadstoffe	08.00 ff.
	Enzyme	09.00 ff.
	Bakterien I / II	20.05 ff. / 21.05 ff.
	Viren I / II	22.05 ff. / 23.05 ff.
	Parasiten I / II	24.05 ff. / 25.05 ff.
	Pilze I / II	26.05 ff. / 27.05 ff.
Physiologie und Pathologie	Zelle und Gewebe	30.00 ff. / 31.00 ff.
	Blut	32.00 ff. / 33.00 ff.
	Immunsystem	34.00 ff. / 35.00 ff.
	Lymphsystem	36.00 ff. / 37.00 ff.
	Kreislaufsystem	38.00 ff. / 39.00 ff.
	Herz	40.00 ff. / 41.00 ff.
	Atemwege	42.00 ff. / 43.00 ff.
	Niere / Harnorgane	44.00 ff. / 45.00 ff.
	Verdauungssystem	46.00 ff. / 47.00 ff.
	Leber-Galle-Bauchspeicheldrüse	48.00 ff. / 49.00 ff.
	Stoffwechsel	50.00 ff. / 51.00 ff.
	Bewegungsapparat	52.00 ff. / 53.00 ff.
	Nervensystem	54.00 ff. / 55.00 ff.
	Sehorgan	56.00 ff. / 57.00 ff.
	Hörorgan / Gleichgewichtsorgan	58.00 ff. / 59.00 ff.
	Haut / Haare	62.00 ff. / 63.00 ff.
	Hormonsystem	64.00 ff. / 65.00 ff.
	Weibliche Geschlechtsorgane	66.00 ff. / 67.00 ff.
	Männliche Geschlechtsorgane	68.00 ff. / 69.00 ff.
Ursachenorientierte Systemtherapie		70.10 bis 70.57
Schmerz		71.00 ff.
Psyche		72.00 ff.
Stress		75.00 ff.
Zähne / Milchzähne		76.00 ff. / 77.00 ff.
C-Modul		79.00 ff.
Bachblüten		81.00 bis 81.38
Schüssler-Salze		82.00 bis 82.27
Resistenzgene		83.00 ff.
Periodensystem der Elemente		85.00 bis 86.04
Eigene Programme		95.00 ff.

Der Aufbau und die Struktur des RAH.

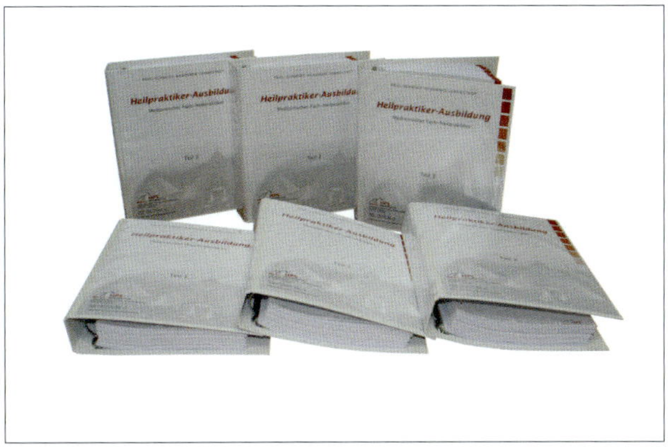

Das Ausbildungsmaterial der Heilpraktikerausbildung in den Sauerland-Pyramiden diente als Vorlage für das RAH.

Schaut man sich den Aufbau als Ganzes an, findet sich ganz vorn das Programm zur Analysevorbereitung (nähere Informationen dazu werden im weiteren Verlauf dieses Kapitels gegeben). Anschließend folgen Programme zur Energetik, insbesondere zur Vitalisierung, zum Energiehaushalt, zur Vorsteuerung, zur Polarität und den Chakren. Ebenso gehören in diese Kategorie die Programme zu den Meridianverläufen.

Dem Bereich Energetik schließt sich der große Bereich der Ursachen an. Programme zum E-Smog, zur Geopathie, zum Säure-Basen-Haushalt, zu Vitalstoffen, zu Schadstoffen, zu Enzymen, zu Bakterien, zu Viren, zu Parasiten und zu Pilzen sind hier zu finden.

Anschließend finden Sie Programme zur Physiologie (Frequenzmuster gesunder Strukturen) sowie zur Pathologie (Frequenzmuster krankhafter Strukturen). Hier erfolgt die Darstellung im Wechsel. Gerade Programmnummern wie z.B. 30.00 beschreiben physiologische Strukturen, die darauf folgende ungerade Programmnummer (31.00) die pathologischen Strukturen. Daraufhin folgen die 70-er-Programme, die die ursachenorientierten Systemprogramme darstellen.

Auch wenn auf den nächsten Seiten noch detaillierter darauf eingegangen wird, sei so viel vorweg gesagt. Alle Programme, die mit einer 70 beginnen, sind sogenannte Systemprogramme. Diese enthalten zum jeweilig gewählten Bereich die passenden physiologischen Strukturen, die involvierten Meridiane, die in Frage kommenden Erreger sowie entsprechende immunstabilisierende Frequenzstrukturen.

Die Struktur wird abgeschlossen durch Programme zur Psyche, zur Stressbewältigung und Programme zu den Zähnen/Milchzähnen sowie durch spezielle Programme zur Analyse von Bachblüten, Schüssler-Salzen und Frequenzstrukturen zum Periodensystem der Elemente (PSE).

Betrachten wir einmal genauer eine einzelne Programmstruktur, z.B. die des Elektrosmogs. Hier der Ausschnitt aus der Programmstruktur des RAH:

04.00 Elektrosmog gesamt
04.10 Elektrische und magnetische Wechselfelder
04.20 Impulsmodulierte Einstrahlung gesamt
04.21 Mobilfunk
04.22 UMTS
04.23 DECT (Schnurlostelefon)
04.24 WLAN
04.25 Bluetooth
04.26 Satellitenfunk
04.27 Wi Max
04.28 LTE
04.30 Strahlung, Schutz

Die Programmnummer des E-Smogs ist die 04.00. Die Bezeichnung lautet Elektrosmog gesamt. Die Angabe gesamt bedeutet, dass alle darunter liegenden Frequenzstrukturen in der 04.00 enthalten sind. Also auch die Frequenzstrukturen von 04.10, von 04.20 und auch die Unterprogramme 04.21 bis 04.28. Dieser Aufbau birgt ganz besondere Vorteile. Denn wenn die Programmnummer 04.00 getestet wird und diese nicht harmonisiert werden muss, können alle weiteren Tests der Unterprogramme entfallen. Zeigt sich beispielsweise eine Belastung auf der 04.00 kann über die 04.10 getestet werden, ob das Problem durch elektrische und magnetische Wechselfelder hervorgerufen wird, oder aber über die 04.20, ob das E-Smog-Problem durch impulsmodulierte Einstrahlung entstanden ist. Auch die

Programmnummer 04.20 hat die Namensendung: „gesamt". Dies bedeutet, dass diese Programmnummer wiederum alle darunter liegenden Programme enthält. Liegt hier ein Problem vor, so kann man über die einzelnen Programme (04.21 bis 04.28) sehr schnell herausfinden, ob das Problem z.B. durch ein DECT-Telefon (Schnurlostelefon) mit der Programmnummer 04.23 verursacht wurde. Ebenso erlaubt die Struktur aber auch, direkt die Programmnummer 04.23 zu testen, wenn hier bereits ein Hinweis dazu vorliegt. Durch den vorgestellten Aufbau wird quasi die Testung vom Groben ins Feine unterstützt; immer mit dem Ziel, die notwendigen Tests zu reduzieren.

Durch die vorgestellte Struktur kann der Therapeut selbst entscheiden, in welche Tiefe er testet. Diese Art der Programmstruktur findet sich in allen Bereichen wieder. So beschreibt die Programmnummer 56.00 die ganze Physiologie des Auges, die Untergruppen die entsprechend differenzierten Bereiche des Auges (Augenkammern, Häute, Muskulatur, Nerven, ...). Eine genaue Darstellung aller bei Drucklegung dieses Buches zur Verfügung stehenden RAH-Programme und deren Unterprogramme finden Sie im Anhang 25.15 dieses Buches.

20.7 Integration des RAH im Rayocomp PS 10 und im Rayocomp PS 1000 polar

Das Ziel war die Integration des neuen RAH sowohl im Rayocomp PS 10 als auch im Rayocomp PS 1000 polar. Damit das RAH in den Raycomp-Geräten betrieben werden kann, ist eine Umstellung der Hardware notwendig. Geräte, die ab dem 01.07.2009 ausgeliefert wurden, haben die neue Hardware bereits integriert, so dass zum Betrieb lediglich die Freischaltung des Moduls durchgeführt werden muss.

Man kann äußerlich an den Rayocomps sehr einfach erkennen, ob bereits die neue Hardware integriert wurde. An der Seite der Rayocomps steht dann der Wortzusatz Evolution. Ist an den Seiten der Rayocomps der Wortzusatz Evolution zu lesen, ist die zum Betrieb des RAH notwendige Hardware bereits integriert.

Im Rayocomp PS 1000 polar steht das RAH mit allen Programmen zur Analyse und zur Harmonisierung zur Verfügung. Im Rayocomp PS 10 wird das RAH mit fünf Modulen unterstützt. Das günstigere Modul 8 beinhaltet nur übergeordnete Programme und deren Frequenzstrukturen, wohingegen das Modul 9 alle verfügbaren Programme und deren Frequenzspektren für die Harmonisierung zur Verfügung stellt. Das Modul M 10 dient sowohl zur

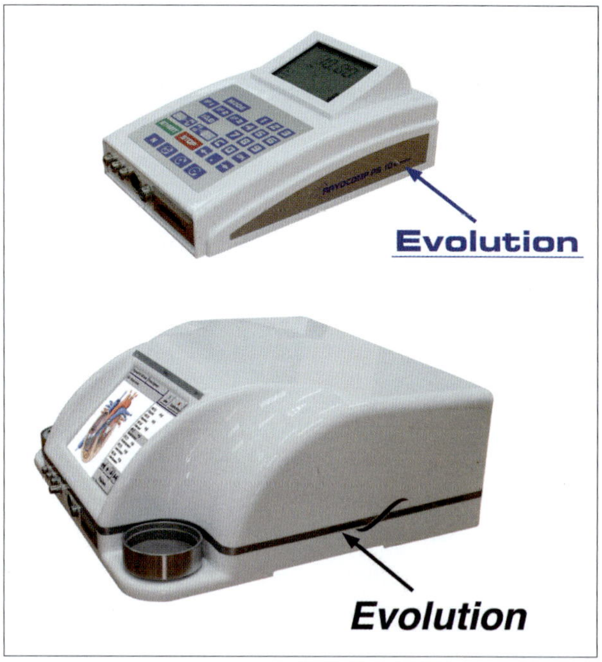

An dem Seitenaufdruck Evolution kann man erkennen, ob die zum Betrieb des RAH notwendige Zusatzhardware bereits integriert ist.

Analyse als auch zur Harmonisierung. Mit dem Modul M 11 stehen veterinärmedizinische Programme (Pferd, Hund Katze) zur Verfügung. Das Modul M 12 ist das sogenannte C-Modul (Cell-Modul).

Im Anhang 25.15 finden Sie neben der Auflistung der RAH-Programme auch die Zuordnung, welche Programme beim Rayocomp PS 10 zum Modul 8 gehören.

20.8 Die Anwendung des RAH

Wir möchten mit den folgenden Ausführungen einen roten Faden aufzeigen, nach dem das RAH benutzt werden kann.

Bitte beachten Sie: Mit der Beschreibung zur Anwendung des RAH soll keinesfalls der Anspruch erhoben werden, dass die hier vorgestellte Arbeitsweise die alleinig mögliche oder die alleinig richtige ist. Natürlich können die einzelnen Programme des RAH in radiästhetischer Feinarbeit zusammengestellt werden. Aber auch das ist nur eine Anwendungsmöglichkeit, die nicht für jeden Therapeuten in Frage kommt. Ein Arzt beispielsweise wird für eine breit angelegte Testung nicht die Zeit in seiner Praxis finden. Ebenso werden Therapeuten gemäß ihrem Behandlungsschwerpunkt das RAH vollkommen unterschiedlich einsetzen. Und das ist gut so. Denn eines der Ziele des RAH ist die Anwendung in der Breite.

20.8.1 Die Analysevorbereitung

Das RAH unterscheidet die Analyse, in der Störungen ermittelt werden können, und die Harmonisierung, die gezielt die Eigenregulationen anregen soll. Die Analyse innerhalb des RAH beginnt mit der Analysevorbereitung. Hier wird sichergestellt, dass der Patient keine Resonanzen zu den Transferwerten des RAH aufweist. Sollte sich bei der Testung des Programms 00.00 (Analysevorbereitung) eine Linearbewegung am Rayotensor zeigen, ist dieses Programm so lange auf (+/-) zu harmonisieren, bis eine Rotation am Rayotensor erscheint. Erst dann sollte die eigentliche Testung beginnen. Die Analysevorbereitung ist also Voraussetzung für akkurate Testungen. Ansonsten wäre es möglich, dass alle weiteren Testungen eine Resonanz zeigen, diese aber nicht von dem Programm herrührt, sondern von den Transferfrequenzen, die zur Übertragung der Programme benötigt werden.

20.8.2 Test der energetischen Programme

Die eigentliche Analyse im RAH beginnt dann mit dem Test zu den energetischen Programmen. Oftmals sind Patienten gar nicht in der Lage, eine Therapie zu verarbeiten, weil der Organismus die durch die Harmonisierung angestoßenen Regulationen nicht umsetzen kann. Nicht ohne Grund steht an erster Stelle des RAH die Programmnummer 01.00 Vitalisierung gesamt. Hier kann der aktuelle energetische Status geklärt werden. Zeigt die Testung zu diesem Programm eine starke Blockade, ist es sinnvoll, zuerst intensiv die Körperenergetik zu stärken und mit der eigentlichen Behandlung zu warten. Die Ausarbeitung des Vitalisierungsprogramms erfolgte maßgebend von Wilhelm Hömberg, einem Vorstandsmitglied der Vereinigung zur Förderung der Schwingungsmedizin.

20.8.3 Unterscheidung schwache oder starke Belastung

Stellt man beispielsweise das Programm 01.00 Vitalisierung gesamt ein, so wird das zugehörige Frequenzspektrum auf den Körper übertragen. Zuerst testet man mit dem Rayotensor auf der Polarisatorstellung N, ob sich eine Rotation (= Harmonisierung nicht notwendig) oder eine Linearbewegung (= Harmonisierung notwendig) ergibt. Zeigt sich eine Linearbewegung, kann man den Polarisator mittels des Knopfes am Rayotensor auf die bipolare Funktion einstellen. In diesem Modus hat das Frequenzspektrum eine größere Intensität zum Körper hin. Bleibt die Linearbewegung erhalten, so liegt eine starke Störung vor und wir wissen, dass auf das getestete Programm ein besonderes Augenmerk zu legen ist. Dieses Vorgehen ist auf jedes der weiteren Programme anwendbar. Mittels des Polarisators kann also entschieden werden, ob eine Störung schwach oder eher stark ist und somit stärkerer Beachtung bedarf. Kommen wir zurück auf das Programm 01.00 Vitalisierung gesamt. Liegt hier eine starke Belastung vor, so ist es ratsam, den Programmpunkt 02.00 Akupunkturmeridiane gesamt ebenfalls zu testen. Liegt auch hier eine starke Belastung vor, kann man nun herausfinden, welcher Meridian stark gestört ist.

Für solche Patienten empfiehlt sich dann eine Harmonisierung nur mit dem Programm 01.00 Vitalisierung gesamt, dem Programm 02.00 Akupunkturmeridiane gesamt und dem Programm 31.10 ATP-Produktion gesamt, um den Organismus wieder in die Lage zu versetzen, auf eine Folgetherapie zu reagieren. Dieser Fall tritt häufiger ein als gedacht!

Es gibt Therapeuten, die der Meinung sind, dass die spezielle Aktivierung der Körperenergetik ausreicht, da dann der Organismus allein beginnt zu regulieren. Zurück zu den drei Programmen; sie sollten jeweils 10 Minuten harmonisiert werden, so dass sich eine Gesamtharmonisierungsdauer von 30 Minuten ergibt.

Ganz gleich welcher therapeutische Ansatz favorisiert wird, das RAH bietet für viele Therapieansätze die entsprechenden Programme.

20.8.4 Der ursachenorientierte Testansatz ist auch im RAH der Nachhaltigste

Nach der Testung der Energetik folgt das große Feld der ursächlichen Einflüsse. Damit kommt das RAH der Philosophie von Paul Schmidt nach, der bereits um 1980 den Satz prägte: Der ursachenorientierte Therapieansatz ist der Nachhaltigste.

Mit den dazugehörigen Programmhauptgruppen von 04 (Elektrosmog) bis 27 (Pilze) wird der Ansatz von Paul Schmidt unterstützt. Mit diesen Programmen können grundsätzliche Belastungen im Organismus erkannt werden.

Ein Beispiel dazu: Es macht keinen Sinn, Kopfschmerzen, Migräne oder Schlafstörungen behandeln zu wollen, wenn nicht getestet wird, ob der Patient durch Elektrosmog belastet wird. Wie oft war der eigentliche Grund für diese Art Erkrankung der auf dem Nachttisch platzierte Radiowecker, der mit über 600 nT magnetischem Wechselfeld die ganze Nacht über den Patienten belastete. Nehmen Sie den ursachenorientierten Programmteil daher auch bei der Testung sehr ernst. Auch hier können Sie durch die Testung auf der bipolaren Polarisatorstellung eine starke Störung erkennen und gezielt versuchen, diese auszuschalten. Ganz gleich, ob es sich um eine Belastung durch Elektrosmog, Geopathie, den Säure-Basen-Haushalt, eine Vitalstofffehlversorgung, eine Schadstoffbelastung oder eine durch Erreger hervorgerufene Störung handelt. Es stehen sehr viele Programme zur Verfügung, die den ursachenorientierten Therapieansatz unterstützen. Natürlich dienen die ursachenorientierten Programme in erster Linie zur Analyse, da es keinen Sinn macht, beispielsweise Geopathie zu harmonisieren, ohne die Ursache zu beheben. Eine solche Behandlung wäre nicht nachhaltig. Dennoch kann es Sinn machen, nach Ausschaltung der Belastungen den Organismus genau auf den Frequenzspektren zu harmonisieren, auf denen er über einen langen Zeitraum belastet wurde.

Neu hinzugekommen sind die RAH-Programme der Enzyme; entwickelt von Frau HP Bärbel Philipp.

Kommen wir zu den Erregerprogrammen. Das RAH hat eine Vielzahl von Programmen zu Bakterien, Viren, Parasiten und Pilzen. Bei jedem Patienten immer jeden Erreger zu testen, wäre ein in der Praxis schwer zu realisierendes Unterfangen. Da es nahezu keinen Patienten gibt, der nicht irgendein pathogenes Bakterium, einen Virus, einen Parasiten oder einen Pilz hat, wurde in einer Grundlagenarbeit des Therapiezentrums in Melbeck durch Frau HP Schußmann und Herrn Dr. med. Schußmann an insgesamt 26.000 Patienten bestimmt, in welchem Organ bzw. in welchen Organbereichen welche Erreger vorkommen. Die Ergebnisse dieser Arbeit flossen in das RAH ein. Fragt man heute einen Therapeuten, welche Erreger sich vorzugsweise in welchen Organen aufhalten, so muss sich nahezu jeder eingestehen, kein adäquates Wissen dazu zu haben. Dabei ist dieses Thema eminent wichtig. Insofern ist es positiv zu sehen, dass das RAH in diesem Bereich eine besondere Unterstützung anbietet.

Ganz wichtig: Im weiteren Verlauf wird genau aufgezeigt, welche Erreger sich in welchen Organen aufhalten. Damit kann oftmals die Testung von vielen hundert Erregern auf nur einige wenige reduziert werden. Die Testung aller Erregerprogramme ist immer dann sinnvoll, wenn es das Krankheitsbild erfordert oder wenn aus Gründen der Weiterentwicklung weitere Erfahrungen gesammelt werden sollen.

Bitte beachten Sie: Häufig werden Erreger mit der Bioresonanz gefunden, die im Organismus schulmedizinisch nicht mehr nachgewiesen werden können. Hier handelt es sich oftmals um noch vorhandene energetische Störungen aufgrund eines zurückliegenden Erregerbefalls!

20.8.5 Physiologie und Pathologie im RAH

Kommen wir zu den Programmen der Physiologie und der Pathologie. Eingangs wurde bereits darauf hingewiesen, dass die Programme zur Physiologie Frequenzmuster gesunder Strukturen sowie die Programme zur Pathologie Frequenzmuster krankhafter Strukturen beschreiben. Die Nummernfolge der Programme wurde im Wechsel angelegt. Gerade Programmnummern wie z.B. 30.00 beschreiben physiologische Strukturen, die darauf folgende ungerade Programmnummer (31.00) die pathologischen Strukturen.

Die physiologischen Frequenzmuster der RAH-Programme entsprechen exakt den bereits von Paul Schmidt gefundenen. Eine ganz besondere Programmnummer ist hier Zelle und Gewebe, die neben der Physiologie alle Entgiftungsprogramme enthält, die auf der Basisarbeit von HP Gerhard G. Rögele entstanden. Gerade diese Entgiftungsprogramme bilden Basisprogramme bei der Harmonisierung. Ebenso finden sich hier die gesamten, bereits erwähnten ATP-Programme von Herrn Dr. med. Yayama. Natürlich finden sich auch die tausendfach bewährten Programme von Dr. med. Ulrich an den entsprechenden Stellen des RAH wieder. Frau HP Sabine Rögele trug besonders Programme zum Bewegungsapparat sowie zu frauenspezifischen Erkrankungen bei.

Der große Vorteil dieser Struktur liegt darin, durch die Testung der Hauptprogramme bestimmte Organbereiche auszuschließen und so eine schnelle und doch effiziente Grundtestung durchzuführen.

Oftmals kommen aber auch Patienten, die ein sehr spezielles Problem, beispielsweise eine Otitis media (Mittelohrentzündung), haben und exakt auch nur dazu eine Lösung möchten. Hierzu möchten wir exemplarisch beschreiben, wie man mit dem RAH in der Testung und der Harmonisierung vorgehen kann. Liegen Schmerzen im Hörorgan vor, kann man sich direkt in die Programmgruppe 58 begeben und austesten, welche physiologische Struktur im Ohr betroffen ist. Zu Beginn wird das Programm 58.00 Hörorgan gesamt getestet. Liegt hier eine Linearbewegung am Rayotensor vor, so weiß man, dass eine energetische Struktur im Hörorgan betroffen ist. Übrigens: Auch jetzt kann man sich mit der Testung auf der bipolaren Funktion Kenntnis darüber verschaffen, ob die Belastung stark oder schwach ist (dies wurde bereits ausführlich beschrieben). Testet man weiter, kann durch die Unterprogramme des Programms 58 genau herausgefunden werden, wo das Hauptproblem liegt; in diesem Fall im Mittelohr, das Programm 58.30 zeigt eine Linearbewegung auf der bipolaren Funktion. Nun sollte getestet werden, mit welchen Erregern das Mittelohr belastet ist. Wie bereits angesprochen, finden Sie im Anhang 25.14 die Zuordnung der Erreger zu den einzelnen Organbereichen.

Zum Hörorgan werden dort beispielsweise folgende Erreger angegeben:

20.12 Beta hämolysierende Streptokokken
20.22 Streptococcus mitis
21.88 Rickettsien
22.12 Cytomegalie-Virus (CMV)
22.13 Epstein-Barr-Virus (EBV)
22.15 Herpes simplex
22.17 Herpes zoster
22.64 Chikungunya
23.81 Viren N.N.
25.62 Dermatophagoides (Staubmilbe)
26.12 Aspergillus niger
26.41 Aflatoxin
27.83 Pneumocystis jiroveci (carinii)

Jeder einzelne Erreger ist nun an den Bioresonanzgeräten zu testen. Auch hier gilt wieder: Zeigt der Rayotensor eine Linearbewegung, liegt auch eine Belastung im Organismus vor. Wenn man ganz sicher auch noch den Gewebebereich lokalisieren möchte, hält man beispielsweise einen am Bioresonanzgerät angeschlossenen Kugeldetektor an das Ohr und testet dann auf Linearbewegung am Rayotensor.

Tipp: Arbeiten Sie mit einem Rayocomp PS 10, können Sie den Anhang 25.14 als Kopiervorlage nutzen und dort die Messergebnisse eintragen. Benutzen Sie einen Rayocomp PS 1000 polar, können die Messergebnisse ausgedruckt werden. Eine Empfehlung: Liegt auf N eine Belastung vor, sollte in einer anschließenden Harmonisierung mindestens drei Minuten harmonisiert werden, liegt auf der bipolaren Funktion eine Linearbewegung vor – also eine starke Belastung –, sollte mindestens fünf Minuten harmonisiert werden. Im Idealfall werden die Harmonisierungszeiten radiästetisch bestimmt. Auf diese Weise kommt man zu klaren Aussagen und zu den Ursachen der Erkrankung, die natürlich noch tiefer liegen können, da es ja auch einen Grund dafür gibt, warum sich Erreger im Mittelohr platzieren konnten, z.B. dysbalancierter Säure-Basen-Haushalt, Fehlernährung, Psyche und weitere.

Wie würde man aus den vorgenannten Messergebnissen heraus eine Harmonisierung gestalten? Hier ein Vorschlag:

00.00 Analysevorbereitung 5 Minuten
01.00 Vitalisierung gesamt 5 Minuten
02.16 Dünndarm-Meridian 2 Minuten
02.18 Nieren-Meridian 2 Minuten
31.10 ATP-Produktion gesamt 3 Minuten
58.30 Mittelohr gesamt 5 Minuten

dann die gefundenen Erreger:
bei Resonanz auf N: 3 Minuten
bei Resonanz auf +/-: 5 Minuten
31.50 Entgiftung Grundprogramm 5 Minuten
01.00 Vitalisierung gesamt 2 Minuten

Die Zusammenstellungen beginnen immer mit der Vitalisierung und den passenden Meridianen, die im Anhangkapitel 25.14 nachzusehen sind. Es folgt ein Programm zur ATP-Produktion. Da für das Hörorgan kein spezielles ATP-Programm vorliegt, wird das übergeordnete Programm ATP-Produktion gesamt gewählt. Anschließend folgt der jeweilige physiologische Programmteil. Im vorgenannten Fall das Mittelohr. Dann folgen die Programme der zu harmonisierenden Erreger. Aufgrund der Endotoxine, die durch die Harmonisierung der Erreger im Organismus entstehen können, wird immer ein Entgiftungsprogramm nachgeschaltet. Auch hier wurde das globale Entgiftungsprogramm mit der Nummer 31.50 gewählt. Den Abschluss bildet dann noch einmal das Vitalisierungsprogramm.

Auf diese Weise lassen sich auch für andere Organe bzw. Regulationsbereiche individuelle Programmzusammenstellungen für die Harmonisierung finden. Im Rayocomp PS 1000 polar sogar automatisch. Bei diesem Gerät ist es möglich, die übergeordneten physiologischen Strukturen der verschiedenen Organe zu testen und sich dann per Klick dafür ein passendes Harmonisierungsprogramm nach vorgenanntem Schema vorschlagen zu lassen.

Neben den Programmen zur Physiologie bietet das RAH eine Vielzahl von Frequenzmustern an, die pathologische Prozesse im Körper beschreiben. Wenn als Beispiel ein Verdacht auf einen Knochenbruch besteht, lässt sich mit dem Programm 53.11 und einem Kugeldetektor, der an das Bioresonanzgerät angeschlossen ist, herausfinden, ob der Knochen gebrochen ist. Mit den pathologischen Frequenzmustern kann insbesondere die Testung in erheblichem Maße unterstützt werden. Unter diesen Programmen sind auch die Klassiker zu finden, wie z.B. offene Wunden (Programmnummer 31.80) oder das Lernprogramm von Dr. med. Ulrich (Programmnummer 75.19) zur Unterstützung der Konzentrationsfähigkeit gerade bei Kindern.

Bitte beachten Sie, dass die Hauptnummern der pathologischen Programme leer sind. Sie erinnern sich? Unter den physiologischen Hauptprogrammen (z.B. 32.00 Blut Physiologie gesamt) wurden immer die Frequenzmuster der gesamten Unterprogramme zusammengefasst. Dies macht bei den Programmen zur Pathologie aber keinen Sinn. Deshalb ist z.B. das Programm 33.00 Blut Pathologie leer und nicht für eine Nutzung geeignet. Man hätte dort alle pathologischen Unterprogramme zusammenfassen müssen, was aus therapeutischer Sicht keinen Sinn macht.

Die Programme der Pathologie lassen sich sowohl zur Analyse als auch zur Harmonisierung einsetzen. Natürlich gibt es hier Grenzen. Ein Programm Morbus Alzheimer kann hilfreich in der Analyse und bei der generellen Differenzierung sein. Auch kann damit der Organismus hervorragend unterstützt werden und oft können Stabilisierungen des Krankheitsgeschehens erreicht werden. Dennoch kann nicht erwartet werden, dass solch degenerative Erkrankungen mit der Anwendung eines einzelnen Programms zu lösen sind. Hier ist eine tiefere und speziellere Analyse und Harmonisierung notwendig.

Hingewiesen sei noch auf einen neuen Programmpunkt innerhalb des RAH: der Bereich Zähne. Mit der Integration dieser Programme wird es möglich sein, die Zähne des Oberkiefers, des Unterkiefers im Gesamten und jeweils auch einen einzelnen Zahn analysieren zu können.

Wenden wir uns den weiteren Anwendungsmöglichkeiten des RAH zu und kommen wir zu den 70-er-Programmen, die eine Besonderheit darstellen. Die Entwicklung dieser Programme ist auf Frau HP Schußmann und Herrn Dr. med. Schußmann zurückzuführen.

Sie selber schreibt dazu: „Jedes ursachenorientierte Systemprogramm enthält die gesamten von uns erkannten Erreger, die in den letzten 8 Jahren untersucht wurden. Es handelt sich um komplette Programme, die alle Erreger, die wir je in dem entsprechenden Organsystem gefunden haben, enthalten. Ebenso die Frequenzmuster für die Energieversorgung, die Transferfrequenzen, die physiologischen Frequenzmuster der betroffenen Organsysteme und des Immunsystems. So ist es möglich, ohne zu unterscheiden, ob es sich bei den Erregern um Bakterien, Viren, Parasiten oder Pilze handelt, erfolgreich zu behandeln. Insofern kann kein Fehler gemacht werden, wenn nicht genau getestet werden kann. Auch Ärzte, denen diese Untersuchungsmethode fremd ist, können eine ursachenorientierte Behandlung durchführen und zufriedene und nachhaltig gesunde Patienten haben."

Damit wird deutlich, dass die 70-er-Programme des RAH nicht zur Testung gedacht sind, sondern ausschließlich zur Harmonisierung. Werden diese Programme eingesetzt, sollte die Harmonisierungsdauer mindestens 20 Minuten betragen. Nach den 70-er-Programmen folgen noch zwei weitere Bereiche, denen spezielle Programme zugeordnet wurden. Zum einen finden sich dort Programme zur Psyche und zur Stressreduktion, zum anderen zu den Zähnen/Milchzähnen. Abschließend finden sich im RAH noch Sonderprogramme, mit denen weitere therapeutische Ansätze unterstützt werden sollen. So können mit den Sonderprogrammen beispielsweise die richtigen Bachblüten für einen Patienten ausgetestet werden oder die passenden Schüssler-Salze.

20.8.6 Entgiftung mit dem RAH

Ziel des RAH ist es, möglichst breitbandig eingesetzt werden zu können. Dies wird u.a. dadurch erreicht, dass viele Experten ihre besten Programme dem RAH zur Verfügung stellen. Bislang wurden bereits die Expertenprogramme zum ursachenorientierten Therapieansatz vorgestellt, zur Vitalisierung, zu den ATP-Programmen und zu den Erregern. Ein weiterer Einsatz des RAH kann über die integrierten Entgiftungsprogramme geführt werden. Hierzu steuerte Herr HP Gerhard G. Rögele, Experte auf dem Gebiet der Entgiftung, seine Programme bei.

Herr Rögele schreibt dazu:

Das System der Grundregulation

Die Grundregulation findet in der Grundsubstanz statt. Die Grundsubstanz ist der End- oder je nach Betrachtungsart der Anfangsort aller Biorhythmen, aller Auf- und Abbauvorgänge, des Endokrinums, des zentralen Nervensystems, des Blutsystems und des Lymphsystems. Die Grundregulation ist die Synthese aus Grundsubstanz, Kollagen und Fibroblasten. Fibroblasten sind im Bindegewebe vorkommende Zellen. Sie synthetisieren die Interzellularsubstanz, außerdem das Kollagen und die Proteoglykane. Diese Proteoglykane sind die Filter in der Grundsubstanz. Weitere gebräuchliche Bezeichnungen sind Matrix, Mesenchym, Zellmilieu, Körpermilieu, Milieu, Kolloidsystem, Interzellularraum oder auch Pischinger-Raum. In dieser Grundsubstanz werden die den Organismus schädigenden Einflüsse zuerst abgelagert. Diese schädigenden Einflüsse sind physikalischer, chemischer oder biologischer Art. Eine Sonderstellung nehmen die psychischen Einflüsse ein.

Physikalisch schädigende Einflüsse sind unter anderem das Klima, Klima- und Belüftungsanlagen, die Beleuchtung, der Lärm, Elektrosmog, Vibrationen, Ergonomie im Berufsalltag, das farbliche Umfeld und nicht zuletzt die geopathischen Belastungen. Chemisch schädigende Einflüsse sind die allgemeine Schadstoffbelastung, Lösungsmittel, Biozide, Formaldehyde, Reinigungsmittel, Staub/Feinstaub, Ozon, Kohlendioxid, VOC-Emissionen (Volatile Organic Compound = flüchtige organische Verbindungen) und auch Gerüche.

Biologische Einflüsse sind die, denen der Mensch physiologisch ausgesetzt ist. Das sind z.B. Pilze, Bakterien, Viren und Parasiten.

Allgemein unterschätzt werden die psychischen Einflüsse. Die Forschungsergebnisse der Psychoneuroimmunologie weisen auf den Zusammenhang von Psyche, Nervensystem und Immunsystem hin. Hauptsächlich sind dies Überforderung, aber auch Unterforderung, fehlende Einflussnahme im Sinne einer Nichtbeachtung der individuellen Intentionen. Mangelnde Kommunikation – auch in der Paarbeziehung –, Mobbing am Arbeitsplatz, Probleme privater Art und vor allem Kränkungen aller Art können den Menschen im wahrsten Sinne vergiften.

Grundsubstanz

Es gibt eine ideale Zusammensetzung der Grundsubstanz, des inneren Milieus, die das gute Funktionieren des Organismus garantiert. Jede zu große quantitative oder qualitative Abweichung der Zusammensetzung des Körpermilieus führt zur Krankheit.

Wenn infolge übermäßiger Nahrungszufuhr oder der Einnahme von Alkohol oder Medikamenten das Körpermilieu ausnahmsweise einmal etwas mit Giftstoffen belastet wird, so hat dies keine dramatischen Folgen, denn der Körper ist fähig, sich selbst zu entgiften, um so wiederum eine ideale Zusammensetzung des Körpermilieus herzustellen. Wenn jedoch diese Abweichungen zur Gewohnheit werden, vielleicht sogar jeden Tag provoziert werden, dann ist der Körper in seinen Möglichkeiten, das Gleichgewicht wiederherzustellen, schnell überfordert. So sammeln sich die Abfallstoffe zum Beispiel im Blut an und lagern sich schließlich auf den Gefäßwänden ab. Der Durchmesser der Gefäße vermindert sich. Als Folge davon kommt es zu einer Konzentration des Blutes – es verdickt sich. Die Blutzirkulation wird zunehmend schlechter und der Austausch zwischen dem Blut und der Matrix und dadurch auch der Zelle selbst verlangsamt und verschlechtert sich. Abfallstoffe, die regelmäßig von den Zellen ausgeschieden werden (Elimination), sammeln sich in den Geweben an als Überschussstoff, statt den Organismus schnell zu verlassen. Die Organe können ihre Arbeit nicht mehr richtig verrichten (Assimilation und Dissimilation). Leber und Nieren sind mit der Reinigung der Körpersäfte überfordert. Alle Abläufe sind gestört. Auf der Zellebene, der Organebene als auch in der Grundsubstanz. Diese Störungen zeigen sich in Enzymstörungen und anderen diversen biochemischen Reaktionen, aber auch am Immunsystem wie zum Beispiel den weißen Blutkörperchen.

In der Diagnose und der Therapie zeigt sich die Richtigkeit des Gesagten dadurch, dass wir bei allen Krankheiten die drei Phasen der Ausscheidung, der Ablagerung und der Entartung beobachten können.

In der Phase der Ausscheidung kann sich der Organismus noch selbst helfen durch Ausscheidungsvorgänge wie zum Beispiel Schnupfen oder Durchfall. In der Phase der Ablagerung ist es aus den oben genannten Gründen dazu gekommen, dass die Toxine in der Grundsubstanz abgelagert werden, weil eine Ausscheidung nicht mehr möglich ist. Entweder weil die Ausscheidungsorgane überlastet, in ihrer Funktion geschwächt sind oder weil die Toxinflut zu groß ist. In der Phase 3 kommt es dann zur Entartung mit allen ihren gefürchteten Folgen.

Der Vikariationseffekt beschreibt das Krankheitsgeschehen.

Progressive Vikariation:

Krankheiten wandern von außen nach innen, von weniger lebenswichtigen auf lebenswichtige Organe. Die Prognose ist ungünstig.

Regressive Vikariation: Krankheiten wandern von innen nach außen, von lebenswichtigen auf weniger lebenswichtige Organe. Die Prognose ist günstig. Beispielhaft können diese Krankheitsgeschehen mittels der Sechs-Phasen-Tabelle gezeigt werden (siehe Tabelle Seite 196).

Die Behandlungsmethoden, auch über die RAH-Entgiftungsprogramme, die sich aus diesen Betrachtungsweisen ergeben, bestehen folglich darin, dem Körper dabei zu helfen, sich von den belastenden Substanzen zu befreien. Als ganzheitliches Konzept ist die Zufuhr von Giften, auch aus der Nahrung, zu regulieren, um so die Quelle der Belastung zum Versiegen zu bringen. Diese klare und einfache Logik, die sich in den Therapieschwerpunkten bei der Prävention durch Ausleiten, Entgiften, Regulation und Immunmodulation, bei der Behandlung einfacher Akuterkrankungen durch Symptomverbesserung und Immunstärkung und bei der Behandlung chronischer Krankheiten durch Immunmodulation, Organstärkung und Stoffwechselaktivierung darstellt, hat kranke Menschen über die Jahrhunderte hindurch entlastet und geheilt. Diese Therapieschwerpunkte behalten ihren Wert. Durch die spezielle Zusammenstellung der RAH-Entgiftungsprogramme wird diesen Zusammenhängen Rechnung getragen. Dadurch wird der Wert einer jeden Therapie durch den Einsatz der Bioresonanztherapie noch gesteigert.

Die HOMOTOXIKOSEN (SECHS-PHASEN-TABELLE)
Auszug

	HUMORALE PHASEN RAH 31.50, 31.51, 31.52, 31.54, 31.56, 31.67		MATRIXPHASEN RAH 31.53, 31.54, 31.55, 31.57, 31.64			ZELLULÄRE PHASEN RAH 31.53	
Organsystem	**Exkretionsphasen RAH 31.50**	**Inflammationsphasen RAH 31.52**	**Depositionsphasen RAH 31.54**	**BIOLOGISCHER SCHNITT**	**Imprägnationsphasen RAH 31.55**	**Degenerationsphasen RAH 31.53**	**Dedifferenzierungsphasen RAH 31.53**
Haut	Schweißausbruch RAH 31.65	Akne RAH 31.63	Naevi RAH 31.51		Allergie RAH 31.66	Sklerodermie RAH 31.62, 31.65	Melanom RAH 31.60
Nervensystem	Konzentrationsstörungen RAH 31.67, 31.60	Meningitis RAH 31.56	Zerebralsklerose RAH 31.58		Migräne RAH 31.66, 31.67, 31.58	Morbus Alzheimer RAH 31.57	Gliosarkom RAH 31.60
Sensorisches System	Tränen, Otorrhoe RAH 31.56	Konjunktivitis, Otitis media RAH 31.56, 31.65, 31. 67	Chalazion, Cholesteatom RAH 31.65		Iridozyklitis, Tinnitus aurium RAH 31.65	Makula-Degeneration, Anosmie RAH 31.55	Amaurosis, Malignome RAH 31.60
Bewegungsorgan	Gelenkschmerzen RAH 31.53	Epicondylitis RAH 31.53	Exostosen RAH 31.56,31.65		chronische Polyarthritis RAH 31.54	Spondylose RAH 31.58	Sarkom, Chondrom RAH 31.60
Atemwege	Husten, Auswurf RAH 31.56	Bronchitis akut RAH 31.66	Silikose, Raucherlunge RAH 31.66, 31.67, 31.65		chronische (obstruktive) Bronchitis RAH 31.60	Bronchiektasen, Emphysem RAH 31.65	Bronchialkarzinom RAH 31.60
Herz-Kreislaufsystem	funktionelle Herzbeschwerden RAH 31.51, 31.58	Endo-, Peri-, Myokarditis RAH 31.52, 31.56, 31.65	Koronare Herzkrankheit RAH 31.53, 31.58		Herzinsuffizienz RAH 31.65	Myokardinfarkt RAH 31.59	Endotheliom RAH 31.60
Gastrointestinalsystem	Sodbrennen RAH 31.56	Gastroenteritis, Gastritis RAH 31.52	Hyperplastische Gastritis (Typ A) RAH 31.52, 31.56		chronische Gastritis, Malresorption RAH 31.57	atrophische Gastritis, Leberzirrhose RAH 31.56	Magenkarzinom, Colonkarzinom RAH 31.60
Urogenitalsystem	Polyurie RAH 31.56	Harnwegsinfekt RAH 31.56	Harnsteine, Nierensteine RAH 31.54, 31.66		chronischer Harnwegsinfekt RAH 31.61	Schrumpfniere RAH 31.63	Karzinome RAH 31.60
Blut	Retikulozytose RAH 31.67	Leukozytose, Eiterung RAH 31.51, 31.52	Polyglobulie, Thrombozytose RAH 31.66, 31.67		Aggregationsstörung RAH 31.65	Anämie, Thrombozytopenie RAH 31.57	Leukämie RAH 31.60
Lymphsystem	Lymphödem RAH 31.52, 31.51	Lymphangitis, Tonsillitis, Lymphadenitis RAH 31.52, 31.56	Lymphknotenschwellung RAH 31.52, 31.56		Insuffizienz des Lymphsystem RAH 31.57	Fibrosierung RAH 31.57	Lymphome, Hodgkin-/ Non-Hodgkin-Lymphom RAH 31.60
Stoffwechsel	Elektrolytverschiebung RAH 31.51	Lipidstörung RAH 31.60, 31.59	Gicht, Adipositas RAH 31.52, 31.51, 31.53		metabolisches Syndrom RAH 31.52	Diabetes mellitus RAH 31.62	Reaktionsstarre RAH 31.55
Hormonelles System	Globusgefühl RAH 31.52	Thyreoiditis RAH 31.66, 31.67	Struma, Adenom RAH 31.55		Thyreotoxikose, Glukoseintoleranz RAH 31.58, 31.63	klimakterische Beschwerden RAH 31.56, 31.64	Schilddrüsenkarzinom RAH 31.60
Immunssystem	Infektanfälligkeit RAH 31.52	Immunschwäche, akute Infekte RAH 31.66, 31.67	Reaktionsschwäche RAH 31.53		Autoummunerkrankung, Immuninsuffizienz, chronische Infekte RAH 31.64, 31.57	AIDS RAH 31.66	Reaktionsstarre RAH 31.55
	Alteration*	**Reaktion***	**Fixierung***		**Chronifizierung***	**Defizite***	**Entkoppelung***
Psyche	funktionelle psychische Störung, „Nervosität" RAH 31.66	reaktive depressive Zustandsbilder, hyperkinetisches Syndrom RAH 31.51	psychosomatische Manifestation, Neurosen, Phobien, neurotische Depression RAH 31.55		endogene Depression Psychose, Angstneurose, organisches Psychosyndrom RAH 31.60	schizophrene Defektzustände, Schwachsinn RAH 31.60	Manie, Katatonie RAH 31.60

* Phasenbezeichnung der Psyche

Die Sechs-Phasen-Tabelle stellt eine Felder-Matrix dar. Sie spiegelt ärztliche Erfahrungen anhand gründlicher Beobachtungen und empirischen Wissens wider. Es handelt sich um eine phasenartige Reihung von nicht unmittelbar aufeinander bezogenen Krankheiten. Eine kausale pathogenetische Verknüpfung von Krankheiten kann nicht abgeleitet werden. Die Tabelle eignet sich aufgrund ihres Aufbaus zur Entwicklung eines Voraussagewissens, das eine bessere Abschätzung zur Beurteilung der Möglichkeiten eines Vikariationseffektes erlaubt.

Nach HP Gerhard G. Rögele

Die Sechs-Phasen-Tabelle mit Angabe der zugehörigen RAH-Programme.

20.9 Informationen zu den RAH-Programmen nach Dr. med. Hamada

Das RAH ist ein offenes und lebendiges System, in das erfahrene Therapeuten ihre besten Programme - letztendlich zum Wohl aller - einbringen können. Über viele Jahre hinweg entwickelte der Urologe, Dr. med. Yoshimichi Hamada aus Osaka in Japan mit einem Rayocomp PS 1000 polar an Programmen die insbesondere die Fruchtbarkeit von Männern und Frauen positiv beeinflussen sollen. Sein System sowie die damit verbundenen RAH-Programme stellt Herr Dr. med. Hamada dem RAH zur allgemeinen Verfügung, so dass viele Therapeuten weltweit damit arbeiten können.

Die folgende Beschreibung soll dem interessierten Anwender ein erster Leitfaden sein, die RAH-Programme von Dr. med. Hamada effizient und erfolgreich einsetzen zu können.

Dr. Hamada hat bei all seinen Testungen und Behandlungen herausfinden können, dass folgende Belastungen entscheidend die Fruchtbarkeit von Männern und Frauen beeinflussen:

1. Erregerbelastungen durch z. B. Bakterien, Viren, Pilze und Parasiten

2. Gestörte Sexualfunktionen

3. Störfelder im Bereich der Geschlechtsorgane wie z.B. entzündliche Erkrankungen oder Fehlfunktionen der Keimdrüsen (Ovarien) oder der Hoden (Spermienproduktion)

4. Ungleichgewichte der männlichen und weiblichen Geschlechtshormone

5. Fehlende Anteile von Neurotransmittern und deren Gegenspielern (Antagonisten)

6. Belastungen des Hormonhaushaltes durch Umwelthormone wie Oktylphenol, Bisphenol A und Nonylphenol (endokrine Störfelder)

7. Unzureichende Ausscheidung, Entgiftung und Auflösung von Störfeldern

20.9.1 Erregerbelastungen durch z. B. Bakterien, Viren, Pilze und Parasiten

Um die Erregerbelastung im Organismus eines Patienten optimal zu harmonisieren geht Herr Dr. Hamada ganz neue Wege.

Angelehnt an die Forschungsarbeiten von Professor Shizuo Akira (51), Research Institute for Microbial Diseases in Osaka, Japan, hat Herr Dr. Hamada speziell für das System der Bioresonanztherapie Resistenzgene und die dazu gehörigen Erreger-Gruppen ermittelt. Vergleichbar in ihrer Funktion und Aufgabe im Immunsystem sind diese Resistenzgene mit sogenannten Toll-Like Rezeptoren (TLR).

Durch Experimente lieferte Professor Shizuo Akira die entscheidenden Beiträge zum Verständnis der TLR als Bindungsstellen, die spezielle Charakteristika von z.B. bakteriellen Erregern erkennen. Die TLR-Familie ist als generelles Sensor-System bekannt, welches Krankheitserreger im Sinne der angeborenen Immunität erkennt.

Auffällig ist, dass die Rezeptoren nicht wie Antikörper ganz spezifische Strukturen erkennen, sondern eher Muster von Molekülen. So lassen sich auch die 10 Erreger-Gruppen (RAH 83.11 bis RAH 83.20) erklären.

In jeder der 10 Gruppen wurden Substanzen und Erreger zusammengefasst, die aufgrund ihrer molekularen Struktur durch ein Resistenzgen immunisiert werden können. Jede Resistenzgen-Gruppe enthält die Frequenzspektren der Substanzen, der Erreger und des jeweiligen Resistenzgens, womit jedes einzelne RAH Programm einer Gruppe bereits sehr effektiv eingesetzt werden kann.

Dier Zuordnung der einzelnen Substanzen und Erreger finden Sie am Ende dieser Beschreibung

Beispiel:
Resistenzgen Gruppe II

In dieser Gruppe befinden sich fünf Untergruppen, die sowohl Viren wie Norovirus, Prionen und Listerien (Bakterien), Malassezien (Pilze) und Sarcocystis (Parasiten) enthalten. Durch die Harmonisierung des Bindungsstückes, also des Resistenzgens, ist das Immunsystem dazu in der Lage, mit der körpereigenen Abwehr gegen die gesamte Gruppe der Erreger aktiv zu werden.

Herr Dr. Hamada befürwortet den Einsatz der Resistenzgen - Gruppen auch in der Prävention, also vorsorglich.

Bei Patienten, z. B. vor Aufenthalten im Ausland, wird die Leistungsfähigkeit des Immunsystems optimal unterstützt, wenn vor Reiseantritt durch eine Bioresonanztherapie die Resistenzgene alle harmonisiert werden.

Bei Menschen, die häufig mit Krankheitserregern unterschiedlichster Art konfrontiert werden, wie z. B. Heilpraktiker oder Ärzte, sollte eine regelmäßige Kontrolle und gegebenenfalls eine Harmonisierung der Resistenzgene empfohlen werden.

Die Integration der gestörten Resistenzgen-Gruppen in einen RAH-Therapieplan eines Patienten mit Mittelohrentzündung könnte folgendermaßen aussehen:

00.00 Analysevorbereitung
01.00 Vitalisierung gesamt
02.00 Akupunkturmeridiane gesamt
31.10 ATP-Produktion gesamt
83.10 Resistenzgene, Gruppen gesamt
58.30 Mittelohr gesamt

dann, wenn erwünscht, ausgetestete Erreger

31.50 Entgiftung Grundprogramm
01.00 Vitalisierung gesamt

Die Anzahl der Behandlungswiederholungen macht Herr Dr. Hamada von der Reaktion des Patienten abhängig. Bei guter Reaktion reicht eine einmalige Harmonisierung in der Woche, 4 Wochen lang. In hartnäckigen Fällen empfiehlt er eine Harmonisierung zweimalig in der Woche.

Generell kann das Programm RAH 83.10 Resistenzgene, Gruppen gesamt verwendet werden. Natürlich können auch die Detailprogramme getestet und zur Harmonisierung herangezogen werden.

20.9.2 Gestörte Sexualfunktionen

Bei der Harmonisierung der Sexualfunktionen geht Herr Dr. Hamada direkt an die entscheidende Schaltstelle, die Großhirnrinde.

Hier fließen alle Sinneswahrnehmungen zusammen. Die Sinnesorgane wie z. B. Auge, Ohr und Haut liefern Eindrücke zur Großhirnrinde. Alte Verhaltensprogramme werden abgefragt, verglichen mit neuen Eindrücken. Es erfolgt ein Abgleich mit eigenen Normen und Regeln.

Letztendlich wird noch die Vernunft mit ins Spiel gebracht um dann in der Schaltstelle eine passende Reaktion auszulösen. Ob ein Signal eher sexuell stimulierend ist und ein anderes Mal das genaue Gegenteil bewirkt, hängt also entscheidend von der optimalen Harmonisierung des Bereiches auf der Großhirnrinde ab. Daraus ergeben sich dann auch Libido (Verlangen) und sexuelle Energie.

Im RAH finden wir unter der Programm Nummer RAH 83.25 die Sexualfunktionen gesamt.

Im Detail lässt sich dieses Spektrum in den Punkten RAH 83.26 Libido, RAH 83.27 Sexual Energie und RAH 83.28 Sexual Stimulation, Großhirnrinde finden.

20.9.3 Störfelder im Bereich der Geschlechtsorgane wie z.B. entzündliche Erkrankungen oder Fehlfunktionen der Keimdrüsen (Ovarien) oder der Hoden (Spermienproduktion)

Störfelder im Bereich der Geschlechtsorgane, wie z. B. entzündliche Erkrankungen oder Fehlfunktionen der Keimdrüsen (Ovarien) oder der Hoden (Spermienproduktion) können bei betroffenen Patienten schon sehr lange unbemerkt bestehen. In der Regel handelt es sich nicht um akute Erkrankungen sondern mehr um unvollständig ausgeheilte Infektionen aus der Vergangenheit oder chronische Belastungen.

Durch die Testmöglichkeiten der Bioresonanz lassen sich solche in der Vergangenheit angelegte Störfelder sehr schön aufdecken und die im Organismus gestörten Frequenzspektren harmonisieren.

Die betreffenden Störfelder durch Erkrankungen und Fehlfunktionen bezogen auf männliche Personen finden wir im RAH unter den Programmnummern RAH 83.30 Männliche Fortpflanzung und Störfelder gesamt und folgende bis zur Programmnummer RAH 83.58.

Die betreffenden Störfelder durch Erkrankungen und Fehlfunktionen bezogen auf weibliche Personen finden wir im RAH unter den Programmnummern RAH 83.60 Weibliche Fortpflanzung und Störfelder gesamt und folgende bis zur Programmnummer RAH 83.68.

20.9.4 Ungleichgewichte der männlichen und weiblichen Geschlechtshormone

Geschlechtshormone oder Sexualhormone werden in den Keimdrüsen, der Nebennierenrinde und der Plazenta gebildet. Sie dienen der Ausbildung und Entwicklung der Geschlechtsmerkmale und befähigen den menschlichen Organismus zur Fortpflanzung.

Herr Dr. Hamada legt seinen Schwerpunkt bei der Testung und Harmonisierung auf das Östrogen Estradiol, das Gestagen Progesteron als weibliche Geschlechtshormone. Bei den männlichen Geschlechtshormonen beschränkt er sich auf das Androgen Testosteron und auf Dehydroepiandrosteron (DHEA), einer Vorstufe der weiblichen und männlichen Sexualhormone.

Im RAH finden wir unter der Programm Nummer RAH 83.70 Hormone gesamt.

Im Detail wird dann die Differenzierung folgender Hormone angeboten:

RAH 83.71 Testosteron
RAH 83.72 Dehydroepiandrosteron
RAH 83.76 Progesteron
RAH 83.77 Estradiol

20.9.5 Fehlende Anteile von Neurotransmittern und deren Gegenspielern (Antagonisten)

Die Neurotransmitter Serotonin und Dopamin sind biochemische Stoffe, welche Reize von einer Nervenzelle zu einer anderen Nervenzelle oder Zelle weitergeben, verstärken oder modulieren.

Zum Aufbau von Glücksgefühlen wird Dopamin im Organismus benötigt.

Daher wird dieser Neurotransmitter auch gerne als „Glückshormon" bezeichnet. Wenn im Organismus nicht genügend Dopamin freigesetzt wird, leiden Menschen unter anderem an Freud- Antriebs- Lust und Interesselosigkeit. Patienten mit depressiven Veranlagungen haben oftmals Dopamin-Defizite.

Der Neurotransmitter Serotonin sorgt für Gefühle der Ausgeglichenheit, innerer Ruhe und Zufriedenheit im Organismus. Er dämpft Aggressivität und reguliert Angstgefühle in unserer Empfindungswelt.

Für Herrn Dr. Hamada ist gerade in Bezug auf ein gesundes Sexualleben der optimale Ausgleich zwischen der körperlichen und der geistigen, also der Empfindungsebene im Organismus besonders wichtig.

Wie so oft in der Natur kommt es auf ein optimales Gleichgewicht beider Neurotransmitter an, ein Zuviel- oder Zuwenig ist auf Dauer ungesund und beeinflusst unseren Organismus negativ.

Im RAH finden wir unter der Programm Nummer RAH 83.80 Neurotransmitter gesamt.

Im Detail wird dann die Differenzierung folgender Hormone angeboten:

RAH 83.81 Serotonin-Dopamin Antagonisten
RAH 83.82 Serotonin
RAH 83.83 Dopamin

20.9.6 Belastungen des Hormonhaushaltes durch Umwelthormone wie Oktylphenol, Bisphenol A und Nonylphenol (endokrine Störfelder)

Als endokrine Störfelder, die direkten Einfluss auf die Fortpflanzungsfähigkeit von Menschen- und Tieren nehmen, bezeichne Herr Dr. Hamada die hormonellen Schadstoffe Oktylphenol, Bisphenol A und Nonylphenol. Allgemein auch bekannt unter dem Namen „Umwelthormone" können diese Schadstoffe schon nach Aufnahme von geringen Mengen im Organismus den Hormonhaushalt empfindlich stören.

In Laborversuchen fand man heraus, dass diese Schadstoffe die Eigenschaft haben, sich im Organismus an körpereigen Hormone an zu heften. So bindet sich z. B. Oktylphenol an Rezeptoren des Hormons Östrogen. Bereits geringste Konzentrationen von Oktylphenol im Organismus senken in Laborfischen (Zebrafischen) die Zahl befruchteter Eier und die Überlebenschancen des Nachwuchs. Weitere Folgen scheinen eine reduzierte Spermienzahl und Verhaltensstörungen zu sein.

Zu finden sind diese Schadstoffe in Substanzen wie z. B. Reifengummi, Druckfarben, Papierbeschichtungen, Babyschnullern und Baby-Kunststoffflaschen, Plastikgeschirr und Konservendosen.

Es gibt unzählige weiter Beispiele. Herr Dr. Hamada fand in seinen Testungen heraus, dass besonders durch das Einfüllen von heißen Flüssigkeiten in Kunststoffbehältnisse und durch das Reinigen von solchen Behältnissen in der Spülmaschine die Schadstoffe freigesetzt werden und in unsere Nahrungskette gelangen.

Die Schadstoffverbindungen lassen sich in der Natur nicht ausreichend abbauen und lagern sich z. B. in Flusssedimenten ab. Auch der Nachweis im menschlichen Urin ist möglich. Über die Ausscheidung im Urin gelangen die Schadstoffe in unsere Klärwasseranlagen, wo spezielle Filtereinrichtungen für solche Schadstoffe nicht ausreichend vorhanden sind.

In seinen Testungen fand Herr Dr. Hamada heraus, das alle seine Patienten mit Fruchtbarkeitsstörungen solche endokrinen Störfelder im Organismus hatten. Wahrscheinlich werden die Belastungen schon im Babyalter, bei der Benutzung von Silikon-Schnullern oder durch Trinkgefäße aus Kunststoff in welche warmer Tee oder Milch eingefüllt wird, im Organismus angesammelt. Kommen dann weitere Belas-tungen im Laufe des Lebens hinzu, entwickelt sich beim erwachsenen Organismus das Symptom der Sterilität.

Im RAH stellt Herr Dr. Hamada unter dem Programmpunkt RAH 83.85 Endokrine Störfelder gesamt zum Test zur Verfügung.

Im Detailtest findet man unter der Programmnummer RAH 83.86 Oktylphenol, RAH 83.87 Bisphenol A und unter der Programmnummer RAH 83.88 Nonylphenol.

20.9.7 Unzureichende Ausscheidung, Entgiftung und Auflösung von Störfeldern

Aus den vielen Testungen und Behandlungsfällen im Laufe seiner Praxiszeit hat Herr Dr. Hamada erkennen können, dass ein sehr wichtiger Punkt bei der Behandlung von Patienten mit Belastungen und Störfeldern der Punkt der Ausscheidung und Ausleitung von Toxinen und unverträglichen Stoffen ist. Durch die Harmonisierung der Frequenzspektren im Organismus werden Abwehrmechanismen wieder aktiviert, Stoffwechselprozesse gefördert, Mechanismen der Eigenregulation unterstützt und dabei muss auch sicher gestellt sein, dass Schadstoffe abtransportiert, also ausgeschieden werden können.

Zur Entgiftung und Ausleitung hat Herr Dr. Hamada unter dem Programmpunkt RAH 83.95 Ausleitung der endokrinen Störfelder gesamt, eigens ein Entgiftungsprogramm entwickelt, das sein ganzheitliches Behandlungsschema bezüglich der Fruchtbarkeitsstörungen und der erektilen Dysfunktion abrundet.

Im Detail finden sich die folgenden Unterprogramme: Programmpunkt RAH 83.96 Aktivierung endokrine Störfelder. RAH 83.97 Genitale Dysfunktion und RAH 83.98 Ausleitung endokriner Störfelder.

20.9.8 Hamada-Green Card

Für die optimale Harmonisierung von Fruchtbarkeitsstörungen bei Frauen und Männern sowie der erektilen Dysfunktion stellt Herr Dr. Hamada speziell von ihm angefertigte Programm Karten (RAH Green-Cards) zur Verfügung (siehe auch Kapitel 20.10). Die Behandlungsprogramme auf den Programm Karten wurden von ihm zur optimalen Harmonisierung mit eigens erprobten Frequenzspektren erweitert.

Es entfällt eine Testung und es wird empfohlen, 2 mal in der Woche ein Therapieprogramm von der entsprechenden Karte anzuwenden.

Im Rayocomp PS 10 wird für die Harmonisierung einfach, nachdem das Gerät eingeschaltet wurde, die Hamada Green-Card in den Kartenschacht eingeschoben.

Sofort wird das Behandlungsprogramm geladen, die Karte kann entfernt werden und die Harmonisierung startet.

Im Rayocomp PS 1000 polar kann man auf die gleiche Weise, über das Hauptmenü, die Harmonisierung starten.

20.9.9 Weitere Einsatzbereiche der Hamada-Green Card

Ein Sterilitätsproblem ist, wenn wir es so wollen, ein Symptom, also ein Zeichen, dass auf eine Erkrankung oder Verletzung im Organismus hinweist. Auf Grund von Störfeldern und Belastungen, die im Text beschrieben wurden, ist der Organismus nicht dazu in der Lage, neues Leben zu entwickeln.

Die Störfelder belasten den menschlichen Organismus aber auch in vielen anderen Bereichen seiner Funktion.

Krankheitserreger sind oftmals der Grund für viele Infektionserkrankungen.

Ein optimales Zusammenspiel von Hormonen und Neurotransmittern sind im Organismus generell für Gesundheit, Leistungsfähigkeit und Lebensqualität erforderlich.

Herr Dr. Hamada setzt seine Green-Cards auch für folgende Indikationen ein:

Hamada-Green Card, Sterilität weiblich

Klimakterium
Depressionen und depressive Neigungen
Suchterkrankungen
Übergewicht
ADHS erkrankte, weibliche Patienten (besonders Kinder)
Neurologische Auffälligkeiten

Hamada-Green Card, Sterilität männlich

Depressionen und depressive Neigungen
Suchterkrankungen
Übergewicht
ADHS erkrankte, männlich Patienten (besonders Kinder)
Neurologische Auffälligkeiten

An dieser Stelle sei auf weitere Veröffentlichungen der Vereinigung zur Förderung der Schwingungsmedizin verwiesen.

www.vereinigung-schwingungsmedizin.de

20.10 Anwendung im Rayocomp PS 10, PS 1000 polar und der RAH „Green-Card"

Da immer mehr Therapeuten den portablen Rayocomp PS 10 für eine Patientenheimtherapie einsetzen, können alle im RAH verfügbaren Programme auch im Rayocomp PS 10 genutzt werden. Für Heimtherapien mietet sich der Patient einen Rayocomp PS 10 sowie das RAH und bekommt während der Dauer der Behandlung von den Therapeuten ausgearbeitete Programme. Die Vorteile: die Patienten sparen sich den Weg in die Praxis. Außerdem können Behandlungen verlagert werden und entlasten so den Praxisbetrieb. Gerade durch die neue Rayonex „Green-Card" wird die Anwendung einer Heimtherapie viel einfacher.

Die Idee hinter der neuen RAH „Green-Card" ist einfach. Wurden im Rayocomp PS 1000 polar oder im Rayocomp PS 10 mittels des RAH zu harmonisierende Programme bestimmt, mussten diese bislang für eine zukünftige Nutzung notiert bzw. ausgedruckt werden. Mit der neuen RAH „Green-Card" können diese Programmzusammenstellungen nun auf einer speziellen Speicherkarte, der „Green-Card" abgespeichert werden. Damit ist es jetzt z.B. möglich, die im Rayocomp PS1000 polar getesteten Programme auf eine RAH „Green-Card" abzuspeichern und diese dem Patienten für seine Heimtherapie mit dem Rayocomp PS 10 mitzugeben. Beide Geräte arbeiten über die RAH „Green-Card" sozusagen Hand in Hand.

Die „Green-Card" verbindet zudem die Bioresonanz nach Paul Schmidt und die RAH in idealer Weise. Da parallel zur Nutzung von RAH-Programmen auch häufig Einzelfrequenzen der Bioresonanz nach Paul Schmidt (z.B. aus einer individuellen Bereichswerttestung) zum Einsatz kommen, wurde ein Weg gefunden, sowohl Einzelfrequenzen (bis zu 500 verschiedene Werte) und bis zu 200 verschiedene RAH-Programme auf die „Green-Card" abzuspeichern. Zusätzlich wurde unter dem Hauptmenüpunkt des Rayocomp PS 1000 polar und unter dem Hauptmenü des Rayocomp PS 10 eine spezielle Funktion hinterlegt. Steckt man dort eine RAH „Green-Card" ein, so wird ein automatischer Harmonisierungslauf gestartet. Zuerst werden die auf der RAH „Green-Card" abgespeicherten Einzelfrequenzgrundwerte mit je 30 Sekunden harmonisiert und anschließend die auf derselben Karte abgespeicherten RAH Programme. Patienten können somit eine vom Therapeuten zusammengestellte „Green-Card" mit einer Einknopf-Bedienung zu Hause nutzen.

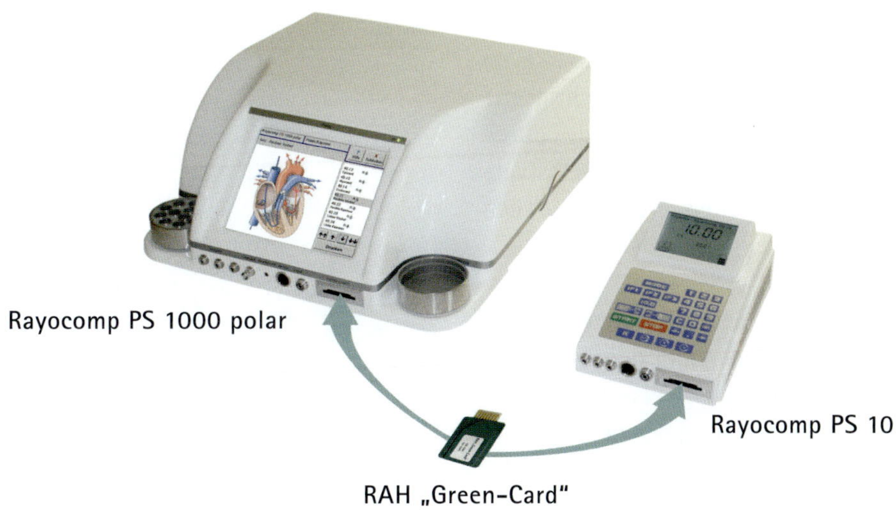

Die RAH „Green-Card" verbindet den Rayocomp PS 1000 polar und den Rayocomp PS 10.

20.10.1 Anwendung des RAH im Rayocomp PS 10

Im Rayocomp PS 10 wird das RAH mit fünf Modulen unterstützt. Das Modul 8 beinhaltet nur übergeordnete Frequenzstrukturen, wohingegen das Modul 9 alle verfügbaren Frequenzspektren zur Verfügung stellt.

Das Modul M 10 stellt im Rayocomp PS 10 das hochwertigste Modul dar, welches zusätzlich zu dem Modul 9 nicht nur alle Programme sondern auch umfängliche Testfunktionen bereitstellt. Das absolut Besondere: zu Organbereichen und bestimmten Krankheiten werden per Knopfdruck alle notwendigen RAH-Programmnummern zum Test bereitgestellt.

Mit diesen Testprotokollen entsteht ein Leitfaden sowohl für die Analyse als auch für die Harmonisierung mit dem RAH. Weiterhin soll mit den Testprotokollen erreicht werden, dass energetische Defizite möglichst umfassend abgeklärt werden können. Dazu müssen die RAH-Programmnummern nicht einzeln eingetippt werden, sondern stehen per Knopfdruck zum Test bereit. Die Testergebnisse stehen dann für Harmonisierungen sowie zum Abspeichern auf der RAH „Green-Card" bereit.

Ebenso wird im Modul M 10 der aus dem Rayocomp PS 1000 polar bekannte Ebenentest unterstützt. Wird ein übergeordnetes RAH-Programm ausgewählt, können mittels des Bedienknopfes des Rayotensors die untergeordneten RAH-Programme angewählt und getestet werden.

Weiterhin ist ein Modul (M 11) für den Veterinärbereich und das Modul M 12 (Cell-Modul) verfügbar.

Die Benutzung des RAH im Rayocomp PS 10 ist denkbar einfach. Unter dem Menüpunkt F1können die im Anhang befindlichen Programme über die jeweilige Programmnummer eingegeben werden. Es können für eine Sitzung bis zu 200 verschiedene Programme mit unterschiedlicher Zeitvorgabe eingestellt werden. Nach dem Drücken der Taste Start werden die Frequenzspektren erzeugt und ausgegeben, so dass sie über entsprechende Detektoren auf den Organismus geprägt werden können. Die Programme können im Rayocomp PS 10 sowohl für die Analyse als auch für die Harmonisierung verwendet werden.

20.10.2 Anwendung des RAH im Rayocomp PS 1000 polar

Es existiert im Rayocomp PS 1000 polar sowohl eine RAH Analysefunktion als auch eine RAH Harmonisierungsfunktion. Die eingangs beschriebene Möglichkeit der intuitiven Testung wurde durch übersichtliche Displayangaben erreicht. Selbstverständlich können die ermittelten Ergebnisse auch ausgedruckt werden.

Besonders die in diesem Gerät integrierte Visualisierung der Analyse kann gegenüber dem Patienten sehr hilfreich sein. Wurde beispielsweise die Störung im Sehorgan, z.B. der Bindehaut, gefunden, so kann dies nun am Display des Rayocomp PS 1000 polar gezeigt werden (siehe Bild). Auf diese Weise können dem Patienten die Probleme sehr anschaulich erklärt

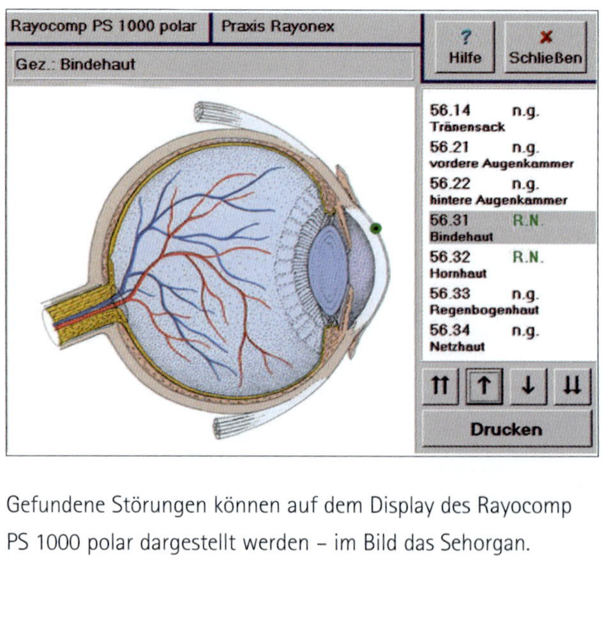

Gefundene Störungen können auf dem Display des Rayocomp PS 1000 polar dargestellt werden – im Bild das Sehorgan.

werden. Daneben bietet das RAH im Rayocomp PS 1000 polar eine besondere Art der Analyse. Mittels des Bedienknopfes am Rayotensor kann man sehr schnell in Untermenüs gelangen und so von den Gesamtstrukturen in Detailstrukturen der Organe wechseln. Ebenso stellt das RAH dort eine spezielle Funktion zur Verfügung, erregerspezifisch zu testen und daraus ebenso schnell in die Harmonisierung zu wechseln.

Die eingangs erwähnten Testprotokolle zu verschiedenen Erkrankungen sowie die Nutzung der RAH „Green-Card" stehen natürlich auch im Raycomp PS 1000 polar zur Verfügung.

20.10.3 Die Testprotokolle im RAH

Die Idee zu den Testprotokollen wurde in der Heilpraktikerschule der Paul-Schmidt-Akademie geboren. Dort lernt man u.a. welche Organstrukturen und Regulationsbereiche bei welchen Erkrankungen zu berücksichtigen sind. Dies gilt auch für energetische Testungen mittels des RAH. So ist z.B. bei einer Hypertonie (Bluthochdruck) unbedingt die Niere zur berücksichtigen, da Sie das Enzym Renin produziert, das den Blutdruck erhöht. Oder aber das hormonelle System weil es großen Einfluss auf den Körperstoffwechsel und den Blutdruck hat. Und genau diese Zusammenhänge berücksichtigt die neue Analyseunterstützung. Wählt man beispielsweise die Frequenzstruktur des RAH-Programms 39.60 Hypertonie an, so kann man sich per Knopfdruck die mit dem Erkrankungsbild zusammenhängenden RAH-Programme direkt zum Test vorschlagen lassen. Dies können manchmal über 50 verschiedene Bereiche sein. In der Programmversion, die ab März 2013 für den Rayocomp PS 1000 polar und den Rayocomp PS 10 zur Verfügung steht, werden bereits 32 Krankheitsbilder für eine umfassende energetische Testung unterstützt:

1. 33.24 Anämie Eisenmangel
2. 35.20 Allergie gesamt
3. 37.14 Tonsilltis, akut
4. 39.60 Bluthochdruck (Hypertonie)
5. 43.13 Bronchitis, akut
6. 43.14 Bronchitis, chronisch
7. 43.15 Sinusitis, akut
8. 43.16 Sinusitis, chronisch
9. 43.20 Asthma bronchiale
10. 45.35 Zystitis (Harnblasenentzündung)
11. 47.20 Gastritis, akut
12. 47.30 Gastritis, chronisch
13. 47.50 Morbus Crohn
14. 47.60 Colitis ulcerosa
15. 51.40 Diabetes mellitus
16. 51.50 Gicht
17. 53.52 Gelenkentzündung (Arthritis)
18. 53.84 Fibromyalgie
19. 55.30 Morbus Alzheimer
20. 55.31 Morbus Parkinson
21. 55.60 Migräne
22. 57.40 Maculadegeneration feucht
23. 57.41 Maculadegeneration trocken
24. 57.52 Konjunktivitis
25. 59.10 Tinnitus
26. 59.21 Otitis media, akut
27. 63.10 Schuppenflechte (Psoriasis)
28. 63.20 Neurodermitis
29. 65.33 Hyperthyreose
30. 65.34 Schilddrüsenunterfunktion
31. 65.60 Wechseljahrsbeschwerden
32. 67.30 Endometriose

Für jedes dieser 32 Testprotokolle gibt es eine detaillierte Beschreibung, warum das jeweilige Programm bei der vorliegenden Erkrankung berücksichtigt werden sollte. Die Zuordnung und die Beschreibung der einzelnen zu testenden Bereiche wurde durch die Studienleiterin der Paul-Schmidt-Akademie, Frau HP Bettina Schipper, durchgeführt, die selber auch der RAH-Expertenkommission angehört und dazu Vorträge hält.

Der Aufbau der folgenden Testprotokolle orientiert sich an dem ursachenorientierten Aufbau der Bioresonanz nach Paul Schmidt. Zuerst wird die

Energetik getestet, wie z.B. die Vitalisierung und die zu der Erkrankung passenden Meridiane. Dann folgt der Vorschlag der möglichen ursächlichen Einflüsse, angefangen von E-Smog über Mangelversorgungen, bis hin zu Schadstoffen. Anschließend werden die zu der Erkrankung passenden Erreger zum Test vorgeschlagen (Arbeit von Frau HP Schußmann und Herrn Dr. Schussmann). Dann die passenden ATP-Programme von Herrn Dr. Yayama aus Japan. Anschließend der große Bereich an Programmen zur Physiologie und Pathologie. Abschließend werden dann noch die passenden Entgiftungsprogramme, die von Herrn HP Rögele entwickelt wurden, zum Test vorgeschlagen.

Mit den Testprotokollen entsteht ein Leitfaden sowohl für die Analyse als auch für die Harmonisierung mit dem RAH. Weiterhin soll mit den Testprotokollen erreicht werden, dass energetische Defizite möglichst umfassend abgeklärt werden können.

Die Testprotokolle können im RAH Modul des Rayocomp PS 1000 polar und im Modul M10 des Rayocomp PS 10 genutzt werden.

Die Archivierung der Testergebnisse kann ebenso über eine RAH „Green-Card" erfolgen.

Als Beispiel sei an dieser Stelle das Testprotokoll „39.60 Bluthochdruck (Hypertonie)" angeführt. Sie finden links diejenigen RAH-Programme, die bei dem Erkrankungsbild berücksichtigt werden. Rechts in der Spalte wird erläutert, warum es wichtig ist, das jeweilige RAH-Programm im Zusammenhang mit einem Bluthochdruck zu testen und gegebenfalls auch zu harmonisieren.

39.60 Bluthochdruck (Hypertonie)

Programm-Nr. / Beschreibung	Erläuterung	Zeit
00.00 Analysevorbereitung	Dieses Programm findet nur in der Analyse Anwendung. Rotation am Rayotensor: Messung kann beginnen, Linearbewegung: zuerst das Programm harmonisieren, bis am Rayotensor eine Rotation feststellbar ist.	5 Min.
01.00 Vitalisierung gesamt	Testung, ob der Energiehaushalt gestört / zu schwach ist.	5 Min.
02.14 Milz-Meridian	Meridiane, die mit der Zielerkrankung in Verbindung stehen.	2 Min.
02.15 Herz-Meridian		2 Min.
02.17 Blasen-Meridian		2 Min.
02.18 Nieren-Meridian		2 Min.
02.19 Leber-Meridian		2 Min.
02.20 Herz-Kreislauf-Meridian		2 Min.
02.22 Gallenblasen-Meridian		2 Min.

39.60 Bluthochdruck (Hypertonie)

Programm-Nr. / Beschreibung	Erläuterung	Zeit
31.15 ATP-Produktion Herz	Diese ATP-Programme sind bei der Zielerkrankung zu berücksichtigen.	5 Min.
31.23 ATP-Produktion Niere		5 Min.
31.39 ATP-Produktion Gefäße		5 Min.
04.00 Elektrosmog gesamt	Mit den angegebenen Programmen wird der ursachenorientierte Behandlungsansatz unterstützt.	5 Min.
05.00 Geopathische Belastungen gesamt		5 Min.
06.00 Säure-Basen-Haushalt gesamt		5 Min.
07.00 Vitalstoffe gesamt		5 Min.
08.00 Schadstoffe gesamt		5 Min.
38.10 Arterien	Die Hypertonie zeigt sich im arteriellen Gefäßsystem und wird durch Ablagerungen in den Arterien begünstigt.	5 Min.
39.10 Durchblutungsstörung arteriell	Arterielle Durchblutungsstörungen sind Folgen einer Hypertonie mit Beginn in den kleinen Arterien und später auch in den größeren Arterien.	5 Min.
39.40 Blutgefäßdegeneration	Ablagerungen und Arteriosklerose führen zu Veränderungen an den Innenschichten von Arterien, was eine Hypertonie fördert.	5 Min.
39.50 Blutdruckregulationsstörungen	Die Hypertonie führt zu Störungen in der Blutdruckregulation.	5 Min.
39.60 Bluthochdruck (Hypertonie)	Bluthochdruck	5 Min.
39.65 Renale Hypertonie	Die Nieren, genauer Nierenerkrankungen, können Ursachen für eine Hypertonie sein. Die Nieren produzieren das Enzym Renin, das den Blutdruck erhöht.	5 Min.
40.13 Myocard	Die Herzschichten, genauer das Myocard, die Herzmuskelschicht, erzeugt den Druck im Herzen und in den abführenden Arterien. Durch einen erhöhten Druck verdickt sich das Myocard und wird auf Dauer geschädigt.	5 Min.
40.30 Herzklappen gesamt	Durch eine Erkrankung der Herzklappen kann es zur Hypertonie kommen bzw. eine bestehende Hypertonie schädigt auch die Herzklappen.	5 Min.
41.10 Herzmuskelstärkung	Durch die Hypertonie wird der Herzmuskel stärker belastet und verdickt später.	5 Min.
41.11 Herzleistungsstärkung	Durch einen bestehenden Bluthochdruck wird die Herzleistung stärker beansprucht und kann auf Dauer zur Herzleistungsschwäche führen.	5 Min.

39.60 Bluthochdruck (Hypertonie)

Programm-Nr. / Beschreibung	Erläuterung	Zeit
41.20 Linksherzinsuffizienz	Die Hypertonie belastet besonders die linke Herzseite, da das linke Herz das sauerstoffreiche Blut in den gesamten Körper pumpt. Die linke Herzkammermuskulatur wird überbelastet und auf Dauer geschwächt.	5 Min.
44.10 Niere gesamt	Die Nieren produzieren ein Enzym, das Renin, das den Blutdruck erhöht. Nierenerkrankungen können zu Bluthochdruck führen, der renalen Hypertonie. Bitte bei der Hypertonie die Nieren immer als mögliche Ursache abklären.	5 Min.
64.10 Hypothalamus	Einige Hormondrüsen haben Einfluss auf den Blutdruck: Der Hypothalamus bildet fördernde und hemmende Hormone, die den Hypophysenvorderlappen und den Hypophysenhinterlappen beeinflussen, weitere Hormone zu bilden. Diese werden wiederum auf dem Blutweg z.B. zur Schilddrüse transportiert, die einen großen Einfluss auf den Körperstoffwechsel und den Blutdruck hat. Die Nebennieren produzieren im Nebennierenmark zum einen Adrenalin, welches als Stresshormon den Blutdruck erhöht und zum anderen in der Nebennierenrinde das Cortison, welches Wasser im Körper bindet und so zu einem erhöhten Blutvolumen im Körper und zur Blutdruckerhöhung beiträgt. Die Nieren produzieren das Renin, das den Blutdruck erhöht. Der Hypophysenhinterlappen produziert z.B das ADH, das Antidiuretische Hormon, das in Zusammenhang mit der Freisetzung von Renin in den Nieren zu einer Blutdruckerhöhung beiträgt, indem es Wasser im Körper zurückhält und damit das Blutvolumen erhöht.	5 Min.
64.20 Hypophyse		5 Min.
64.30 Schilddrüse		5 Min.
64.50 Nebennierenmark		5 Min.
64.55 Nebennierenrinde		5 Min.
64.60 Niere		5 Min.

39.60 Bluthochdruck (Hypertonie)		
Programm-Nr. / Beschreibung	Erläuterung	Zeit
20.22 Streptococcus mitis	Diese Erreger sind aus energetischer Sicht bei der Zielerkrankung besonders zu beachten.	5 Min.
20.66 Gardnerella vaginalis		5 Min.
21.14 Escherichia coli		5 Min.
21.16 Proteus mirabilis		5 Min.
21.17 Proteus vulgaris		5 Min.
21.88 Rickettsien		5 Min.
24.22 Dirofilaria immitis (Herzwurm)		5 Min.
24.51 Clonorchis sinensis		5 Min.
24.63 Schistosoma haematica		5 Min.
24.64 Schistosoma mansoni		5 Min.
24.65 Urocleidus		5 Min.
25.15 Chilomastix-Zysten (Ratte)		5 Min.
25.16 Chilomonas		5 Min.
25.41 Trichomonas vaginalis		5 Min.
25.85 Blutparasiten		5 Min.
25.86 Pneumocystis jiroveci (carinii)		5 Min.
27.10 Hefepilze gesamt		5 Min.
27.11 Candida albicans		5 Min.
31.66 Entgiftung Endotoxine	Die nebenstehenden Entgiftungsprogramme sollten bei der Ziel-erkrankung berücksichtigt werden.	5 Min.
31.67 Entgiftung Exotoxine		5 Min.
01.00 Vitalisierung gesamt	Zur Umsetzung der gegebenen Regulationsimpulse benötigt der Körper Energie. Aus diesem Grund wird bei der Harmonisierung abschließend immer noch einmal das Programm zur Vitalisierung gewählt.	2 Min.

Zwischenzeitlich erfreuen sich die Testprotokolle des RAH großer Beliebtheit und werden deshalb zukünftig weiter ergänzt. Die aktuellen Beschreibungen zu allen zukünftigen RAH-Testprotokollen werden im RAH-Sonderdruck der Vereinigung zur Förderung der Schwingungsmedizin veröffentlicht.

www.vereinigung-schwingungsmedizin.de

20.10.4 Ursachentest im Rayocomp PS 1000 polar

Im letzten Kapitel wurde bereits die ursachenorientierte Testung angesprochen. Dieser Ansatz wird im Rayocomp PS 1000 polar ganz besonders unterstützt. Die Frage nach dem *Warum* bzw. nach dem *Woher* ist Mittelpunkt dieser Untersuchung. Konkret möchte man mit dieser Analyse herausfinden, welche Einflüsse die Belastung auslösten bzw. weiterhin forcieren.

Bleiben wir beim Beispiel einer Konjunktivitis (Augenbindehautentzündung). Zuerst testet man dazu die physiologische Struktur des Auges mit der Programmnummer 56.00 Sehorgan Physiologie gesamt. Eine Linearbewegung, zuerst auf der Polarisatorstellung N, dann auf der Polarisatorstellung +/- (Plus/Minus) zeigt eine lineare Bewegung am Rayotensor – also eine starke Belastung. Nun verfeinert man und testet die ersten Unterprogramme, gelangt so zu den Augenhäuten und letztendlich zur Bindehaut. Wenn Sie es ausprobieren, werden Sie feststellen, dass hierfür nur vier Programmpunkte im RAH zu testen waren!

Nun stellt sich die Frage, welche Ursachen der Grund für die Erkrankung der Bindehaut sind. Hier könnte man nun mit den Erregerangaben aus dem Anhangkapitel 25.14 arbeiten (wenn man einen Rayocomp PS 10 benutzt). Im Rayocomp PS 1000 polar ist es möglich, diese Testung automatisiert durchzuführen. Nachdem die physiologische Struktur (in diesem Fall die Bindehaut) als belastet gefunden wurde, kann mit dieser Funktion herausgefunden werden, welche Erreger die Bindehaut belasten. Hierzu muss man sich wieder das energetische Prinzip der Bioresonanz nach Paul Schmidt ins Gedächtnis rufen. Dazu betrachten wir letztendlich alles als eine energetische Struktur - auch die Bindehaut und die darauf befindlichen Erreger. Es geht also darum, diejenigen Frequenzstrukturen der Bindehaut hinzuzufügen, die sie letztendlich belasten. Wurden alle belastenden Frequenzstrukturen „harmonisierend" hinzugefügt, zeigt sich letztendlich auch die Bindehaut wieder in einer stabilen Funktion – an der dann zu beobachtenden Rotation des Rayotensors erkennbar.

Im Ursachentest wird also zuerst eine physiologische Struktur als belastet gefunden. Der Rayotensor zeigt eine lineare Bewegung, d.h., das Organ weist eine Störung auf. Nun wird der Knopf „Ursache" betätigt. Der Polar fügt nun dem Frequenzspektrum der Bindehaut die in Frage kommenden Erreger hinzu. In diesem Fall sind es 13 verschiedene. Exakt die, die durch das Therapiezentrum Schußmann in all den jahrelangen Tests gefunden werden konnten. Nachdem der Polar alle Frequenzspektren bereitgestellt hat, kann getestet werden, ob eine Rotation am Rayotensor vorliegt oder nicht.

Fall Rotation:

Liegt eine Rotation vor, sind die zugeschalteten Erregerspektren in der Lage, die Bindehaut zu harmonisieren. Nun kann herausgefunden werden, welche Erreger wirklich wichtig sind. Es können alle sein, aber auch theoretisch nur ein einziger. Um dies herauszufinden, bedienen wir uns eines Ausschlussverfahrens. Durch einen Druck auf den Rayotensorknopf in Richtung Federdraht (also nach vorn) wird das Ausschlussverfahren gestartet. Der aktuell angezeigte (in rot untermalte) Erreger wird aus dem Frequenzspektrum herausgenommen. Bleibt die Rotation erhalten, war der Erreger nicht wichtig. Erhält man eine lineare Bewegung, wird klar, dass dieses Frequenzspektrum des Erregers zur Harmonisierung benötigt wird. Wichtig ist dann, den Erreger mit R.N. zu markieren (Rayotensorknopf nach hinten). Alle mit R.N. markierten Erreger bleiben als Frequenzspektrum während der Testung erhalten.

Fall Linearbewegung:

Für den Fall, dass alle Frequenzspektren der Erreger zugeschaltet werden und eine Linearbewegung eintritt, reichen die zugeschalteten Erreger nicht aus, die Bindehaut zu harmonisieren. Dann muss auf weitere Spektren zurückgegriffen werden. Hier kommt der Ursachentestsatz ins Spiel. Mit dem

Testsatz können dann weitere Spektren, z.B. weitere Erreger oder andere Ursachen (z.B. Geopathie, Elektrosmog, Vitalstoffe, ...), als Ampulle „zugeschaltet" werden. In dem Moment, in dem eine Rotation durch die Zugabe von Ampullen aus dem Testsatz in den Schutzbecher erreicht werden konnte, liegt eine vollständige Beschreibung der notwenigen Spektren (Programme) vor und der Test kann wie bereits oben beschrieben gestartet werden, denn bei Herausnahme eines wichtigen Spektrums tritt sofort eine Linearbewegung ein.

Ein schönes Beispiel aus einem meiner Vorträge in den Niederlanden: Eine Dame ließ sich auf die vorliegenden Erreger ihres Hautproblems testen. Mit der Ursachenanalyse kamen exakt die drei Erreger heraus, die bereits vorab durch den Hautarzt bestätigt worden waren.

Es zeigte sich bereits mehrfach, dass bei diesem Test eher die wirklich wichtigen – wahrscheinlich die tatsächlich im Organismus befindlichen – Erreger getestet werden und energetische Spuren früherer Erreger eher unbeachtet bleiben. Hierzu kann man aus therapeutischer Sicht sicherlich unterschiedlicher Meinung sein. Eine weitere Variante des Tests ist, jeden Erreger einzeln in Beziehung zu der physiologischen Struktur zu testen. Diese Art der Testung wurde von HP Karin Schußmann professionalisiert, die dazu auch Seminare anbietet.

20.11 Integration neuer Programme im RAH

Das neue RAH besitzt bereits heute über 1.600 verschiedene Programme (Frequenzstrukturen), die zur Analyse und zur Harmonisierung genutzt werden können. Eine Vielzahl von Therapeuten stellte diese Programme dem RAH zur Verfügung. Das RAH ist ein offenes System, welches auch neu hinzukommenden Therapeuten und deren Pogrammen nach entsprechender Prüfung eine Plattform zur allgemeinen Anwendung bereitstellt. Es ist für alle Anwender ein unschätzbarer Vorteil, wenn möglichst viele Therapeuten ihre Programme zur Verfügung stellen. Denn jeder Therapeut hat individuelle Anforderungen an ein Analyse- und Harmonisierungssystem. Nur wenn viele Therapeuten ihre Ansätze in ein Expertensystem einbringen, können durch den Anwender ebenso viele Therapieansätze verfolgt werden. Im Rayocomp PS 1000 polar können eigene RAH-Programme angelegt, gezielt getestet und angewendet werden. Damit wird die notwendige Plattform für die Entwicklung und Anwendung eigener, neuer Programme bereitgestellt.

Voraussetzungen für neue Programme:

Die Programme haben sich bereits in der Praxis über einen langen Zeitraum erfolgreich bewährt und es liegen entsprechende Erfahrungsberichte vor. Das neue Programm sollte einen neuen Einsatzbereich abdecken. Die Therapeuten innerhalb der Expertenrunde werden die neuen Programme bewerten. Dafür steht ein spezielles Testsystem im RAH zur Verfügung.

Für die Integration eines neuen Programms im RAH wird ein Word-Dokument mit folgendem Inhalt benötigt:

- Die Adresse des Therapeuten
- Bezeichnung des Programms
- Kurzbeschreibung zum Haupteinsatzgebiet des Programms
- Wie lange ist das Programm bereits im Einsatz?
- Wie viele Patienten wurden damit bereits behandelt?
- Frequenzgrundwerte des Programms (diese werden für die Programmierung benötigt und werden nicht veröffentlicht)
- Mindestens drei Erfahrungsberichte

Das neue Programm ist als erste Anlaufstelle zum Therapiezentrum in den Sauerland-Pyramiden zu senden. Von dort aus wird das neue Programm dann den anderen Therapeuten der Expertenrunde zum Test übermittelt. Bestätigen sich die Ergebnisse zu dem neuen Programm, wird es in dem nächsten RAH-Programmupdate allen Anwendern zur Verfügung gestellt.

21. Die Bioresonanz nach Paul Schmidt im Veterinärbereich

Schon im Jahre 1996 wurde mit der Ausarbeitung zusätzlicher Frequenzgrundwerte für Tiere begonnen. Bis dahin arbeiteten alle Tieranwender mit den Frequenzgrundwerten aus dem humanen Bereich, mit guten Erfolgen. Schnell zeigte sich in der Diagnostik und in der Therapie, dass Tiere besonders gut und schnell auf die Behandlungen mit der Bioresonanz nach Paul Schmidt reagierten. Behandlungserfolge stellten sich bereits nach wenigen Therapiesitzungen ein und im Verlauf einer Behandlung konnten schöne Effekte beobachtet werden.

Oft wurde der Bioresonanz nach Paul Schmidt unterstellt, man müsse daran glauben, damit die Methode eine Wirkung zeigt. Der sogenannte Placeboeffekt – also der auf Einbildung beruhende Behandlungserfolg – kann mit den Erfolgen in der Veterinärmedizin ganz klar widerlegt werden. Kein Therapeut kann einem Hund, einer Katze oder einem Pferd einreden, dass es wieder gesund wird, wenn es an die Bioresonanz glaubt. Aufgrund der überaus guten Erfahrungen erlebt die Bioresonanz nach Paul Schmidt im Veterinärbereich aktuell einen regelrechten Boom. Dabei wird das Verfahren nach den gleichen Grundsätzen angewendet wie in der Humanmedizin. Die Testung mittels des Rayotensors auf starke und schwache Resonanzfrequenzen ist gleich. Der ursachenorientierte Therapieansatz wird ebenso angewendet wie eine Bereichswerttestung oder ein Test auf Unverträglichkeiten.

Damit dieses Buch auch für die Veterinärmediziner eine komplette Beschreibung der Anwendungsmöglichkeiten bereitstellt, wurden die einzelnen Kapitel des Buches nochmals und speziell für die Veterinärmedizin erarbeitet. Die folgenden Ausführungen entstammen den Erfahrungen von Gudrun Bunkenburg. Sie arbeitete acht Jahre lang intensiv mit der Bioresonanz nach Paul Schmidt und später dann auch mit dem RAH in einer Tierarztpraxis, bevor sie sich dann auf die Beratung und auf Vorträge und Workshops zu dem Thema spezialisierte. Viele Befunde der BnPS konnte sie mit Röntgenaufnahmen oder klinischen/chemischen Untersuchungen durch ein Labor untermauern. Über die Jahre konnten so viele hundert Befunde erstellt und der Verlauf von Erkrankungen beobachten werden. Das daraus entwickelte Behandlungskonzept finden Sie in den folgenden Kapiteln wieder. Es ist Basis für die neuen, veterinärmedizinischen RAH-Anwendungsmodule des Rayocomp PS 10 und des Rayocomp PS 1000 polar.

21.1 Tierfrequenzgrundwerte

Der optimale Einsatz der Bioresonanz nach Paul Schmidt erforderte neue, auf die Veterinärmedizin zugeschnittene Frequenzgrundwerte. Dadurch ergab sich eine noch bessere Diagnostik und Therapie im Bereich der Veterinärmedizin. Die Frequenzgrundwerte erarbeitete der Tierheilpraktiker Adolf Hußmann aus Unna. Er begann seine Tätigkeit als Tierheilpraktiker 1985 und seinen unermüdlichen Testungen verdanken wir die heutigen Tierfrequenzgrundwerte. Mit einem Rayocomp PS 1000 polar und über 1800 verschiedenen Untersuchungen an Pferden, Hunden und Katzen erstellte er die Frequenzgrundwerttabellen, welche die bisherigen Testungen und Harmonisierungen der Anwender im Veterinärbereich erst möglich machten. Mit seiner unnachahmlich direkten und klaren Art steht er als Therapeut und Forscher dem Veterinärbereich bis heute für Weiterentwicklungen zur Seite.

Für die Testung und Harmonisierung finden Sie die Frequenzgrundwerte im Anhangkapitel 25.13 dieses Buches in numerischer als auch in alphabetischer Reihenfolge.

21.2 Detektoren

Um die Tiere harmonisieren oder testen zu können, müssen sie optimal mit den Bioresonanzgeräten verbunden werden. Zu diesem Zwecke wurden spezielle Tierdetektoren entwickelt. Welche Aufgaben erfüllen diese speziellen Detektoren?

Sie stellen die Verbindung zwischen dem Bioresonanzgerät und dem zu behandelnden Tier her. Die Frequenzen werden durch die Detektoren nahezu verlustlos weitergegeben. Es dürfen keine Informationen im Detektormaterial gespeichert werden, ansonsten würde der Umgang mit z.B. Nosoden nicht mehr einschätzbar und das Risiko der Übertragung von einem Patienten auf den nachfolgenden wäre groß. Des Weiteren darf ein Detektormaterial keine Oxide bilden, das heißt keine chemischen Reaktionen mit der Kontakthaut des Patienten oder den Umwelteinflüssen eingehen. Auch Allergikern sollte das Material entsprechen und letztendlich sollte es gut zu reinigen sein.

All diesen Anforderungen entspricht eine Edelstahllegierung, die über viele Jahre entwickelt und getestet wurde. Durch ein neues Verfahren ist es nun gelungen, diese Edelstahllegierung in einen Baumwollstoff in Form von feinsten Metallfäden einzuweben. Das Ergebnis ist verblüffend: ein Baumwollstoff, hautfreundlich, waschbar, ausgestattet mit einem speziellen Druckknopf, der die Verkabelung mit dem Bioresonanzgerät ermöglicht.

Die Stoffdetektoren entsprechen all den zuvor aufgeführten Anforderungen und werden für den Veterinärbereich den Bedürfnissen des Tieres ent-

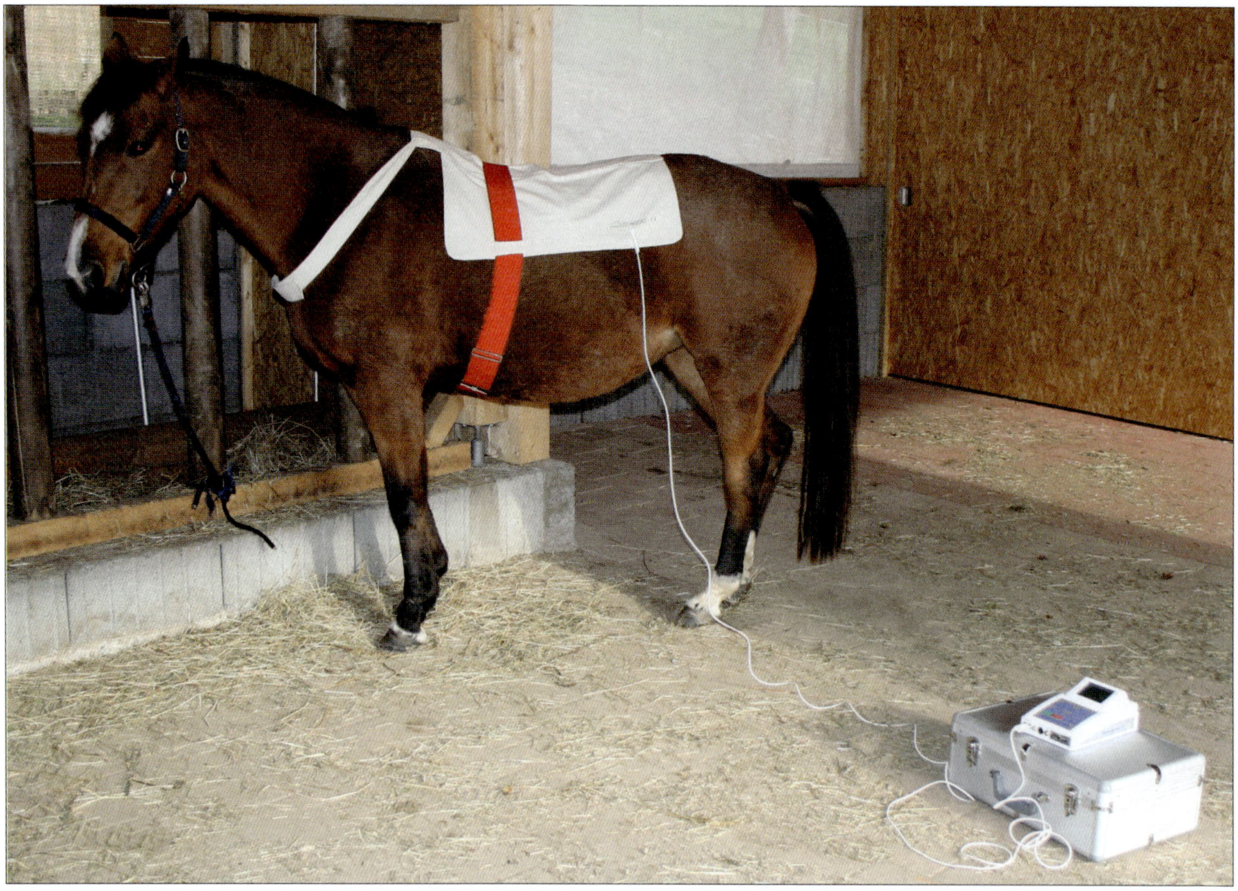

Mit dem Stoffdetektor für Pferde lässt sich der Rayocomp PS 10 in die integrierte Rückentasche schieben und mit dem Deckengurt sichern.

sprechend angefertigt. Es wird für die Verbindung vom Stoffdetektor zum Gerät nur eine Kabelverbindung benötigt, das bringt besonders bei der Arbeit im Pferdestall Sicherheit für den Therapeuten. Um die Behandlungen bei Pferden zu optimieren, wurde bei dem Pferdedetektor eine Tasche auf dem Rücken eingenäht.

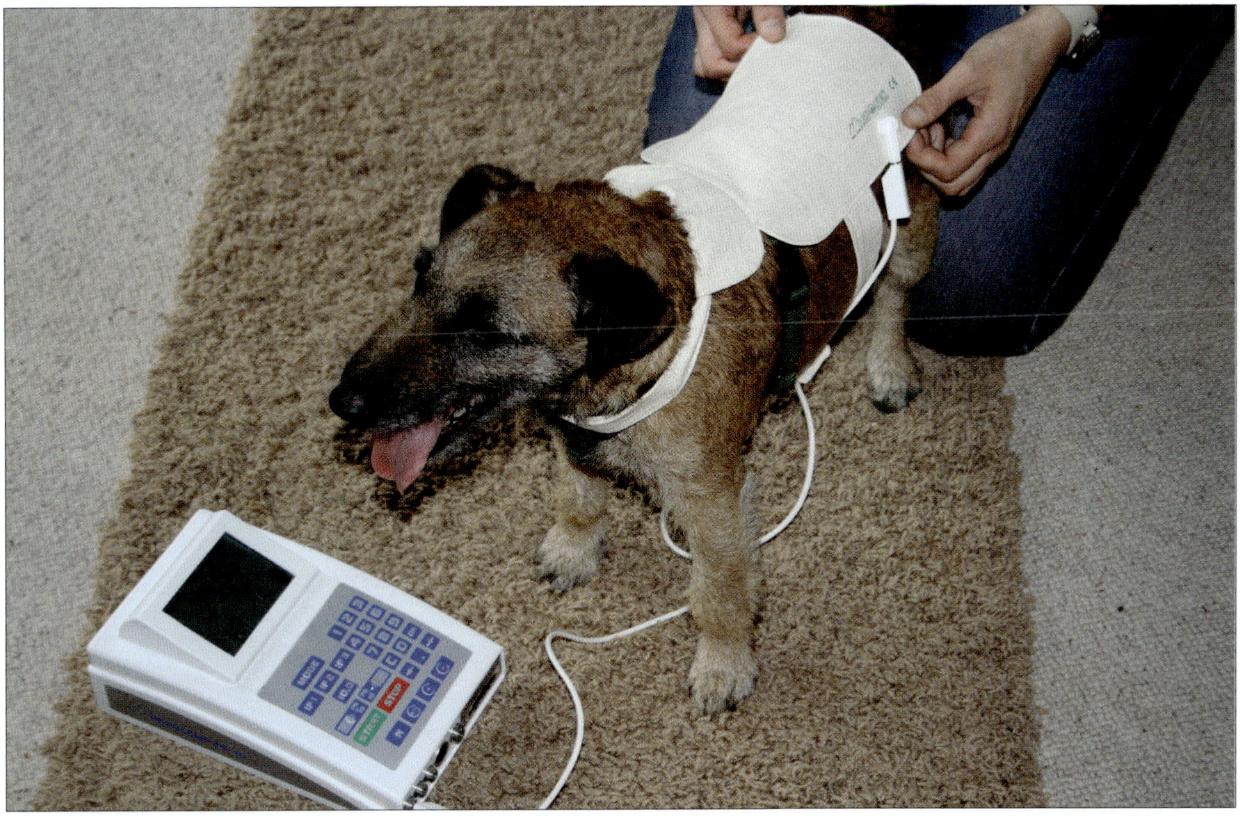

Der Stoffdetektor für kleine Hunde lässt sich mit den Klettverschlüssen einfach anpassen.

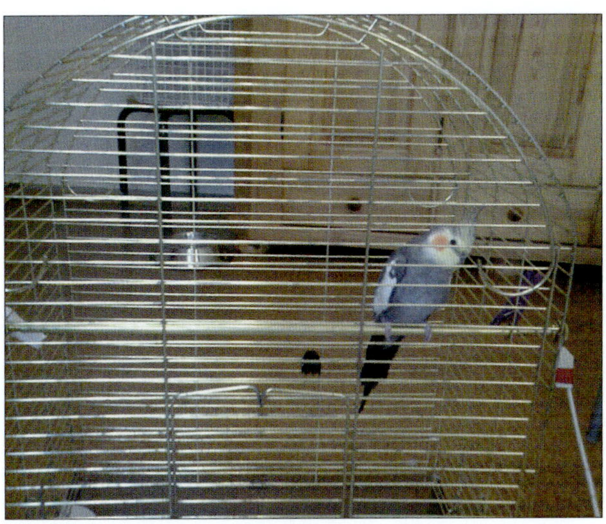

Mit der Vogelstange als Detektor lassen sich auch Vögel stressfrei testen und harmonisieren.

Die Hundedetektoren haben eine spezielle Passform und können durch den Klettverschluss optimal der Größe angepasst werden. Die Variante „Kleiner Hund" ist für einen Hund mit einem Körpergewicht von etwa 12 kg gedacht, die Variante „Großer Hund" ist für einen Hund mit bis zu 40 kg Körpergewicht zu verwenden. Bei beiden Varianten wird ein 5-m-Kabel benutzt, das dem Tier auch während der Testung Bewegungsfreiheit ermöglicht.

Eine besondere Variante der Detektoren ist die Vogelstange, sie wurde speziell für Vögel entwickelt. Es handelt sich um eine Teleskopstange, die der Größe des Käfigs angepasst werden kann und an der einen Seite eine Steckverbindung für das Verbindungskabel besitzt.

21.3 Testung mit Frequenzgrundwerten und Frequenzspektren

Über viele Testungen und Therapien hat sich gezeigt, dass der ganzheitliche Ansatz bei der Testung und der Behandlung bei Tieren die größten Erfolge bringt. Was verstehen wir im Veterinärbereich unter einem ganzheitlichen Ansatz?

- Die Bereichswerttestung nach Paul Schmidt, die Analyse mit dem RAH
- Die Testung bezüglich Elektrosmog und geopathischer Belastung
- Die Testung des Säure-Basen Haushaltes
- Die Medikamententestung
- Die Futtermitteltestung

Anhand eines Fallbeispiels soll die Bedeutung des ganzheitlichen Ansatzes mit der Bioresonanz nach Paul Schmidt und dem RAH dargestellt werden.

Nehmen wir an, ein Pferd mit der Diagnose Sommerekzem soll therapiert werden. Lassen Sie uns überlegen, was man schulmedizinisch unter dem Sommerekzem versteht.

Das Sommerekzem entsteht in Folge einer allergischen Reaktion auf den Speichel von stechenden Insekten wie etwa Stechmücken der Gnitzen oder Kriebelmücken. Am häufigsten tritt es an Stellen mit senkrecht stehender Behaarung auf, also an der Schweifrübe, dem Mähnenkamm und der Bauchnaht. Importierte Islandpferde sind aufgrund einer Überreaktion des Immunsystems nach dem Import besonders anfällig. In der Regel erkranken 3 von 4 Isländern im ersten Jahr nach dem Import. Das Auftreten von Sommerekzemen bei auf dem Kontinent gezogenen Islandpferden entspricht dem anderer Rassen.

Wenn man erkrankte Pferde mit der Bioresonanz nach Paul Schmidt testet, stellt man nahezu immer eine starke Leberbelastung, wie übrigens häufig bei Allergikern, fest.

Der Darm ist nur eingeschränkt funktionsfähig und belastet, das Futter stellt sich in der Testung oft als unverträglich heraus. Dies alles sind Faktoren, die auf eine nicht optimale Stoffwechselsituation hinweisen.

Die allergische Reaktion durch den Stich der Gnitze erscheint als ein Zeichen für einen entgleisten Stoffwechsel. Der Organismus ist nicht in der Lage, lebensnotwendige Stoffe aus der Nahrung aufzuspalten und gefährliche Giftstoffe und Abfallprodukte in angemessener Zeit auszuscheiden. Dadurch bedingt wird die Leber als Filter überbelastet und ein Teil der Abfallprodukte, wie z.B. der Harnstoff, wird über die Haut ausgeschieden.

Durch diese Ausscheidungen kommt es zu einer Milieuveränderung der Haut, es entsteht vermehrt Juckreiz. Der Gnitzenstich setzt einen zusätzlichen Reiz und das Sommerekzem nimmt seinen Lauf. Durch die Milieuverschiebung in der Haut sind Infektionen stark begünstigt und das Abheilen von Verletzungen wird verzögert.

Wie kann man ein Sommerekzem mit der Bioresonanz behandeln?

Der Start der Behandlung ist eine Testung mit der Bioresonanz nach Paul Schmidt oder dem RAH. Die Vorsteuerung wird beim Pferd harmonisiert. Hiermit wird dem Organismus die Grundregulationsfähigkeit zurückgegeben. Innerhalb der Bioresonanz nach Paul Schmidt finden wir dieses Programm unter den integrierten Programmen mit der Nummer 1.51 beim Rayocomp PS 10 bzw. unter dem Programm 51 im Rayocomp PS 1000 polar. Beim RAH finden wir dieses Programm unter dem Punkt 01.00 Vitalisierung. Die im Test gefundenen blockierten Frequenzen und Frequenzspektren werden harmonisiert. Mit einer Futtermitteltestung überprüft man das Futter des Pferdes und optimiert es. Durch das optimalere Futter entstehen im Stoffwechselgeschehen des Tieres weniger Abfallprodukte und somit werden Leber und Niere entlastet.

Eine Testung des Säure-Basen-Haushalts gibt uns Informationen über den derzeitigen Zustand der Säure-Basen-Balance im Organismus. Im Falle des Sommerekzemers liegt eine eindeutige Übersäuerung vor. Hier kommt ein basisches Mineralfuttermittel wie z.B. Rayobase Vet unterstützend zum Einsatz, damit kann man dem übersäuerten Milieu des Darmes schnell entgegenwirken.

Dann erfolgt die Überprüfung der Belastungen bezüglich Elektrosmog und Geopathie. Bei Hinweisen auf eine solche Belastung könnte man z.B. die Box des Pferdes wechseln, für alle weiteren Maßnahmen, das Aufstellen eines Duplex oder eines E-Smog-Rayonators, würde ein Baubiologe hinzugezogen werden. In vielen Fällen hat der Sommerekzemer bereits Medikamente bekommen, welche auf ihre Verträglichkeit am Tier direkt überprüft werden sollten. Beispielsweise könnte er ein Cortisonpräparat oder eine cortisonhaltige Salbe bekommen haben. Stellt sich im Test eine Verträglichkeit heraus, werden die Medikamente weiter beibehalten. In der Regel sucht der Therapeut aber nach einer besser verträglichen Alternative.

Zusätzlich würden die Entgiftung und die Ausscheidung von Giftstoffen durch entsprechende Programme unterstützt. Hierfür bieten sich folgende Programme an:

BnPS: integrierte Harmonisierungsprogramme (Lymphsystem, Leber, Niere)

RAH: Entgiftung Grundprogramm, Allergieprogramme

Die Darmflora kann durch die Zugabe von probiotischen Bakterien verbessert werden. Sobald es über die Haut keine Ausscheidungen mehr gibt, regelt sich die Zusammensetzung der Hautbakterien und der natürliche Schutzmantel der Haut kehrt zurück. Mit einer eingefangenen Gnitze harmonisiert man das Pferd bezüglich der Unverträglichkeit auf den Speichel. Das bedeutet, der Organismus des Pferdes lernt langsam, die Frequenzstruktur des Gnitzenspeichels zu tolerieren.

Man braucht etwas Geduld, ein Stoffwechselproblem kann man nicht in kurzer Zeit wieder regenerieren. Ein Problem des Fells ist ein Problem der Haut und ein Problem der Haut ist ein Problem des Stoffwechsels.

21.3.1 Das RAH im Veterinärbereich

Testet man mit dem Rayonex Analyse- und Harmonisierungssystem (RAH, Kapitel 20), testet der Therapeut nicht einen einzelnen Frequenzgrundwert, sondern ein ganzes Frequenzspektrum. Dies beschleunigt die Testung, da beispielsweise alle Frequenzgrundwerte eines Organs auf einmal getestet werden können. Mit Hilfe des Rayocomp PS 1000 polar oder des Rayocomp PS 10 sowie der RAH-Vet-Module ist der Therapeut in der Lage, die gestörten Frequenzspektren zu ermitteln, zuzuordnen, zu speichern und zu harmonisieren.

Ein energetisch gestörtes Frequenzspektrum harmonisiert man am besten mit einer bipolaren (+/-)-Polarität, da unterschiedliche Frequenzen enthalten sind und hier die +/- (Plus/Minus)-Polarität allen Teilen des Frequenzspektrums gerecht wird.

Die Harmonisierung des gestörten Frequenzspektrums auf der +/- (Plus/Minus)-Polarität war erfolgreich, wenn man auf der Polarisatoreinstellung N eine Rotation am Rayotensor erkennen kann.

Mit Hilfe von sehr erfolgreichen Tierärzten und Tierheilpraktikern - zu nennen ist hier insbesondere Herr THP Hußmann und Herr Dr. vet. Wienhues - ist es gelungen, eine umfassende RAH-Programmstruktur für Pferde, Hunde und Katzen zu entwickeln, die das heutige RAH-Vet darstellen.

Das schließt natürlich nicht aus, dass ein Tiertherapeut auch Rinder, Vögel und Schildkröten damit behandeln kann. Da die drei gewählten Tierarten aber die häufigsten Patientengruppen darstellen, wurde hier auch der Schwerpunkt gelegt.

Das neue RAH-Vet besteht aus einer Organ-Physiologie (Frequenzspektren gesunder Organstrukturen) sowie einer Pathologie (Frequenzspektren krankhafter Organstrukturen). Beispiel: ein Therapeut bekommt ein Pferd zur Testung, welches als deutliches Symptom einen Husten aufweist. Dann kann er den respiratorischen Trakt mittels der Physiologie-Programme testen. Weiterhin ist er dann in der Lage zu überprüfen, ob es sich bei der Störung im Bereich der Bronchien um einen Husten allergischer Genese, einen Husten resultierend aus einer Infektion oder aus einer Herzproblematik heraus handelt. Er kann entsprechende Erreger testen und somit sein Therapieprogramm optimal zusammenstellen.

Um dem Patientenbesitzer die Testung näher zu bringen, wird es im Rayocomp PS 1000 polar zukünftig eine Visualisierung geben, die den getesteten Bereich im Organismus des Tieres (Pferd, Hund, Katze) anzeigt.

Somit wird anschaulich gezeigt werden, wie und wo genau im Organismus die entsprechenden Frequenzspektren eingesetzt werden.

Wenn der Therapeut sehr schnell handeln muss (ohne Testung), dann kann er auf so genannte Systemprogramme zurückgreifen, die von THP Hußmann in jahrelanger Arbeit entwickelt wurden.

Die Systemprogramme enthalten Frequenzstrukturen, die sowohl eine Energetisierung, gestörte Organ-Funktionsbereiche, entsprechende Erreger und die Entgiftung beinhalten.

Eine weitere Testmöglichkeit ist die Futtermittel- und Trinkwasseranalyse. Wie wir in der Vergangenheit festgestellt haben, ist die Testung des Futtermittels und des Trinkwassers bei Tieren ein sehr wichtiger Baustein für einen guten Therapieerfolg. Wenn über verunreinigte Futtermittel und über verunreinigtes Trinkwasser Giftstoffe unerkannt aufgenommen werden, ist die Chance für eine erfolgreiche Therapie sehr schlecht. Aus diesem Grund bietet das RAH-Vet eine Futtermittel-und Trinkwassertestung an, mit der Verunreinigungen durch Schimmelpilze, Mycotoxine und Bakterien gefunden werden können.

Die aktuellen Beschreibungen aller verfügbaren RAH-Vet-Programme werden im RAH-Vet-Sonderdruck der Vereinigung zur Förderung der Schwingungsmedizin veröffentlicht.

www.vereinigung-schwingungsmedizin.de

21.3.2 Die Bereichswerttestung in der Veterinärmedizin

Mit der Bereichswerttestung nach Paul Schmidt ermittelt der Therapeut aus dem gesamten Frequenzbereich der Bioresonanz nach Paul Schmidt Frequenzgrundwerte, die zum Zeitpunkt der Testung harmonisiert werden müssen. Betrachten wir die Bereichswerttestung als energetischen Pfoten- oder Hufabdruck des Tieres.

Alle energetisch gestörten Frequenzgrundwerte schwächen den Organismus des Tieres und können zu einem Krankheitszustand führen. In der Bereichswerttestung werden diese gestörten Frequenzgrundwerte am Rayotensor durch eine lineare Bewegung des Antennenkorbes sichtbar. Mit Hilfe des Rayocomp PS 1000 polar und des Rayocomp PS 10 ist der Therapeut in der Lage, die gestörten Frequenzgrundwerte zu ermitteln, zuzuordnen, zu speichern und zu harmonisieren.

Um herauszufinden, ob eine Störung vorliegt oder nicht, wird der Frequenzgrundwert am Gerät eingestellt. Zu Testzwecken steht der Polarisator auf N. Zeigt sich am Rayotensor eine Rotation, so ist der Frequenzgrundwert energetisch stabil und der nächste Frequenzgrundwert kann eingestellt werden.

Zeigt der Rayotensor eine Linearbewegung an, wurde eine energetische Blockade gefunden, also ein Frequenzgrundwert, der geschwächt ist. Drückt man den Knopf am Rayotensor nach unten, schaltet das Gerät auf +/- (Plus/Minus)-Polarität. Zeigt sich dann immer noch eine Linearbewegung am Rayotensor, so handelt es sich bereits um eine starke Störung, da der Organismus des Tieres trotz Unterstützung eines bipolaren Feldes nicht mit einem stabilen (rotierenden) Feld reagiert. Drückt man den Knopf wieder nach unten, stellt das Gerät die + (Plus)-Polarität ein. Zeigt sich jetzt eine Rotation, so bedeutet dies, dass die + (Plus)-Polarität zur Harmonisierung am besten geeignet ist. Konnte keine Rotation mit der Polarisatoreinstellung + (Plus) erzeugt werden, liegt die optimale Einstellung auf – (Minus).

Man harmonisiert mit der optimal ausgetesteten Polarität so lange, bis dass sich auch auf der Polarisatorstellung N ein rotierendes Feld ergibt. Zeigt sich auf der Polarisatorstellung N keine Rotation, schaltet man den Polarisator wieder auf die optimale Polarisation zurück und harmonisiert weiter. Ein gestörter Frequenzgrundwert wird harmonisiert, indem mit der passenden Polarität der Frequenzgrundwert so lange vom Bioresonanzgerät auf den Patienten übertragen wird, bis aus der linearen Bewegung am Rayotensor eine Rotation angezeigt wird. Die Rotation zeigt an, dass die energetische Störung auf dem Frequenzgrundwert erfolgreich ausgeglichen werden konnte.

Insofern werden Frequenzgrundwerte in der Veterinärmedizin genauso getestet und harmonisiert wie in der Humanmedizin.

21.3.3 Test auf Geopathie und Elektrosmog

Die Einflüsse von Geopathie und Elektrosmog auf die Tierwelt sollte von Therapeuten nicht unterschätzt werden. Am problematischsten wirken sich belastete Schlafplätze auf Tiere aus. Hier verbringen sie viele Stunden und sollten sich dort eigentlich entspannen und verbrauchte Energien zurückgewinnen. Bei Pferden, die in einer Box untergebracht werden, ist die Belastung durch einen ungünstigen Standort noch gravierender, da Pferde nicht nur beim Schlafen den Belastungen in der Box ausgesetzt sind.

Bei Hunden beobachtet man des Öfteren, dass sie ihre Besitzer zum Arbeitsplatz begleiten und sich dann unter den Schreibtisch legen, umgeben von allen elektrischen Leitungen, dem PC-Anschluss, der Telefonbox und Ähnlichem. Auch ungünstige Schlafplätze von Hunden schwächen den Organismus auf Dauer.

Die Summe der Belastungen macht das Problem im Tierorganismus aus; es entstehen energetische Defizite. Auf längere Zeit gesehen werden die Tiere geschwächt, zeigen psychische Veränderungen und eine vermehrte Anfälligkeit für Infekte. Oftmals kommen solche Tiere mit einer langen Liste von Vorbehandlungen zur Bioresonanztherapie, da alle anderen Behandlungsmethoden immer nur kurzzeitig einen Behandlungserfolg zeigten.

Für den Test von geopathischen Belastungen im Organismus stehen uns bei der Bioresonanz nach Paul Schmidt folgende Frequenzen zur Verfügung:

Geologische Störzonen allgemein:	22,50 und 93,50
Globalgitternetz:	46,50 und 54,00
Wasserader:	62,50 und 64,00
Verwerfung:	14,00 und 34,00

Das Tier wird durch einen Detektor mit dem Bioresonanzgerät verbunden. Im Test mit der BnPS wird der erste Frequenzgrundwert eingestellt, hier also 22,50. Der Polarisator steht auf N. Zeigt sich am Rayotensor eine Rotation, so liegt kein belastetes Feld vor. Ist am Rayotensor eine Linearbewegung zu erkennen, so liegt eine geopathische Belastung vor. Um festzustellen, ob es sich um eine starke Störung handelt, schaltet man nun den Polarisator auf +/- (Plus/Minus). Zeigt sich jetzt am Rayotensor eine Rotation, dann hat die bipolare Unterstützung ausgereicht, um dieses Feld zu harmonisieren. Es handelte sich also um eine leichte Störung. Zeigt sich am Rayotensor trotz der bipolaren Unterstützung keine Rotation, handelt es sich um eine starke Störung.

Testet man mit dem RAH, dann stellt man am Gerät den Programmpunkt 05.00 Geopathische Belastung gesamt ein. Der Polarisator steht auf der Einstellung N. Zeigt sich am Rayotensor eine Rotation, dann liegt keine Belastung in diesem Frequenzspektrum vor. Bei einer Linearbewegung kann man wieder den Polarisator auf +/- (Plus/Minus) schalten und überprüfen, ob es sich um eine schwache oder starke Störung handelt. Um herauszufinden, welcher Teil des Frequenzspektrums gestört ist, schiebt man beim Rayocomp PS 1000 polar den Knopf am Rayotensor nach oben und erhält so die Teilspektren. So lassen sich dann die Teilspektren Wasseradern (05.10), Verwerfungen (05.20) und Gitternetze (05.30) überprüfen.

Die gestörten Frequenzgrundwerte lassen sich harmonisieren, wenn aber die Ursache für die Belastung nicht gefunden und analysiert wird, blockieren diese Frequenzgrundwerte nach kurzer Zeit wieder. Um eine dauerhafte Entlastung für den Tierorganismus zu bekommen, ist es ratsam, einen Baubiologen zu Rate zu ziehen. Mit entsprechenden Messgeräten ist er in der Lage, Störfelder und Belastungen aus dem Bereich Geopathie und Elektrosmog sichtbar zu machen und entstörende Maßnahmen zu empfehlen.

21.3.4 Testung von Energiestatus und Körperpolaritäten

Um mit der Bioresonanz nach Paul Schmidt oder dem RAH erfolgreich testen und harmonisieren zu können, braucht der kranke Patient Energie. Energie ist die Grundlage für eine gewollte körpereigene Reaktion, die letztendlich den Organismus ausbalanciert und einem Krankheitszustand entgegenwirken kann.

Ein Beispiel aus der Praxis:

Eine schulmedizinisch vorbehandelte Katze wird zur Bioresonanztherapie gebracht. Über viele Monate hat sie immer wiederkehrende Durchfälle und alle bisherigen Versuche der Behandlung haben keinerlei Erfolge gebracht. Sie wurde mit Antibiotikapräparaten, Cortisonen und Schmerzmitteln behandelt. Der

Zustand der Katze hat sich aber zu keinem Zeitpunkt dauerhaft verbessert. Jetzt wirkt sie schlapp und müde, verlässt ihren Liegeplatz nicht und zeigt kaum Anteilnahme am Geschehen um sie herum. Nach Angaben der Besitzer schläft sie viel und gelegentlich fängt sie an, am ganzen Körper zu zittern. Sie macht den Eindruck, als würde sie frieren.

Die Katze kommt zur Testung in einen Korb mit einem Stoffdetektor, der mit dem Bioresonanzgerät verbunden wurde. Eine Testung mit der Bereichswerttestung ergibt die insgesamt gestörten Frequenzgrundwerte. Nach der Testung bekommt die Katze ein Harmonisierungsprogramm für die Vorsteuerung, welches auch die Frequenzgrundwerte der Chakren beinhaltet sowie die in der Bereichswerttestung gefundenen Frequenzgrundwerte. Der Frequenzgrundwert des Polaritätsausgleiches 21.50 wird harmonisiert. Im RAH würden alle gerade angesprochenen Frequenzgrundwerte im Programmpunkt 01.00 Vitalisierung gesamt enthalten sein.

Zwei Tage später wird die Katze wieder vorgestellt. Die Besitzerin erzählt, dass die Katze sehr viel lebendiger wirkt, sich mehr bewegt und sogar ein wenig spielen will. Wieder wird eine Bereichswerttestung durchgeführt. Im Anschluss an diese Testung erfolgt eine Futtermitteltestung und ein passendes Futtermittel wird für die Katze gefunden. Während der ganzen Testphase liegt die Katze entspannt auf den Detektoren und schaut dem Treiben um ihren Korb herum interessiert zu. Wieder werden alle Frequenzgrundwerte harmonisiert, die Katze bekommt ein Harmonisierungsprogramm in Kombination mit einer Vitalisierung.

Im Test hat sich herausgestellt, dass die Katze ein Verträglichkeitsproblem mit den verabreichten Futtermitteln hat, dadurch übersäuert wurde und sich eine gestörte Darmflora entwickelt hatte. Aus diesen Gründen konnten nur wenige Nährstoffe aus der Nahrung aufgenommen werden und die Durchfälle entstanden. In den folgenden Harmonisierungsterminen werden nun Stück für Stück alle blockierten Frequenzgrundwerte harmonisiert, der Organismus wird mit der nötigen Energie versorgt und durch entsprechende Entgiftungsprogramme werden Schadstoffe, die sich über längere Zeit im Organismus angesammelt haben, ausgeschieden.

Der Verlauf dieses Falles macht deutlich, wie wichtig der strukturelle Aufbau einer Bioresonanztherapie ist, damit optimale Erfolge erzielt werden können.

Energie, die dem Organismus zugeführt wird, muss auch im Organismus verteilt werden. Diese wichtige Aufgabe übernehmen die Chakren im Körper der Tiere. Wir unterscheiden zwischen sieben unterschiedlichen Chakren, die im Organismus so verteilt sind, dass alle Regionen mit Energie versorgt werden können.

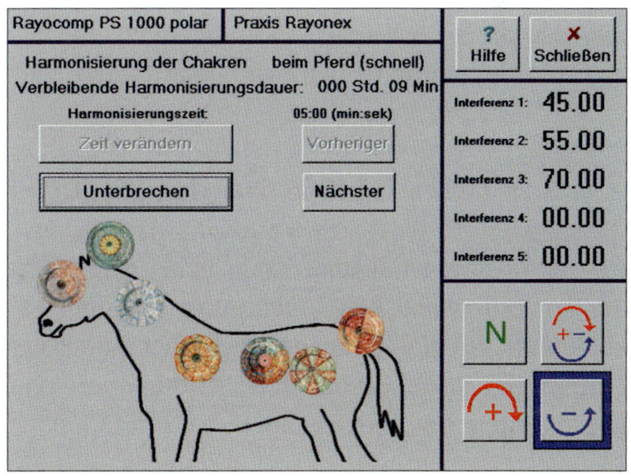

Die Chakren = Energietransformationszentren beim Pferd.

Sie werden, wie auch im menschlichen Bereich, folgendermaßen benannt:

Wurzelchakra
Nabelchakra
Milzchakra
Herzchakra
Halschakra
Stirnchakra
Scheitelchakra

Diese Energietransformationszentren sind auf folgenden Frequenzgrundwerten zu finden:

45,00: W rechtsrotierend – M linksrotierend
90,00: W linksrotierend – M rechtsrotierend
55,00: W rechtsrotierend – M linksrotierend
85,00: W linksrotierend – M rechtsrotierend
70,00: W rechtsrotierend – M linksrotierend
95,00: W linksrotierend – M rechtsrotierend
100,00 (= 0,00):
W rechtsrotierend – M linksrotierend

Unterschrift: Weibliche und männliche Chakren unterscheiden sich bezüglich der Polarisation (Rotation).

Diese unterschiedlichen Polarisationen sind für die Funktionen der Chakren maßgeblich und eine Verschiebung der Polarisation kann dazu führen, dass ein Chakra blockiert wird und somit nicht funktionsfähig ist. Solche Situationen können bei Tieren eintreten, wenn sie unter starkem Stress stehen, nach einer Narkose, die sie für einen operativen Eingriff bekommen haben, oder wenn sie mit einem Flugzeug transportiert wurden.

Festzustellen ist eine Verschiebung der Polaritäten über den Frequenzgrundwert 21.50 bei der Bioresonanz nach Paul Schmidt, im RAH findet man den Polaritätsausgleich als Unterpunkt 01.20 im Programm der Vitalisierung. Aus der Praxis heraus kann man die Empfehlung geben, die Chakren von unten nach oben zu harmonisieren. Da sie für die Energieversorgung so enorm wichtig sind, wurden sie bei der Bioresonanz nach Paul Schmidt in das Vorsteuerungsprogramm 1.51 und bei der RAH in die Vitalisierung integriert.

21.3.5 Testung des Säure-Basen-Haushaltes

Der Säure-Basen-Haushalt ist in hohem Maß von der Ernährung und den zugeführten Futtermitteln abhängig. Wichtig ist dabei die Einordnung der Futtermittel in die Gruppe der **„Säurebildner"** und in die Gruppe der **„Basenbildner".**

Bei einer vollwertigen, ausgewogenen Fütterung ist das Säure-Basen-Verhältnis ausgeglichen, es liegt weder eine Übersäuerung noch ein Basenüberschuss vor. Unsere heutigen Fütterungsformen, wie Fertigfutter und gehaltvolle Futterzusätze, führen dagegen zu einer Verschiebung des Säure-Basen-Verhältnisses im Körper der Tiere. Zudem entwickelt sich die Darmflora ungünstig, das bedeutet, dass sich Fäulnisbakterien in großen Mengen vermehren, die zusätzlich Säuren produzieren.

Bei Pferden werden Hafer, Gerste, Mais, Melasse und Zuckerrübenschnitzel täglich in hohen Anteilen verfüttert. All diese Futtermittel sind säurebildend. Umweltgifte und Pestizide haben ungünstige Einflüsse auf unsere Weidepflanzen. Zudem nimmt der Gehalt an natürlichen basischen Bestandteilen ab.

Bei Hund und Katze sind es oft die Bestandteile der Fertigfutter, die nicht optimal auf den Bedarf des Tierorganismus zugeschnitten sind. Als Folge dieser Verschiebungen verändert sich das Körpermilieu, was zu Erkrankungen führen kann. Eine dauerhafte Übersäuerung führt im Organismus zum Abbau von Mineralstoffreserven, was sich deutlich auf die Lebensvitalität und Leistungsfähigkeit des Tieres auswirkt.

Im Test geht man folgendermaßen vor: Man testet mit der Bioresonanz nach Paul Schmidt oder dem RAH am besten an den typisch basophilen Organen. Wir verwenden das Bindegewebe, die Bauchspeicheldrüse (Pankreas), die Leber und den Dünndarm. An diesen Organen lässt sich eine Übersäuerung sehr schnell feststellen und die Funktion des Organs wird durch eine Übersäuerung eingeschränkt.

Im Veterinärbereich sind Säureablagerungen im Bindegewebe bei Pferden sehr klar zu erkennen. Der Bereich des Bindegewebes, in dem ein Säuredepot eingelagert wurde, verhärtet und das Tier nimmt ein unangenehmes Gefühl war.

Nicht selten erkennt man solche Verhärtungen an dem Verhalten der Pferde, die bestimmte Bewegungen nicht mehr ausführen können. Beispielsweise dreht ein Pferd seinen Kopf nur noch widerwillig in eine bestimmte Richtung. Bei solchen Auffälligkeiten wird oftmals ein Problem der Wirbelsäule vermutet. Wenn dann aber alle Untersuchungsbefunde betreffend der Wirbelsäule unauffällig bleiben, kommt bei den Therapeuten Ratlosigkeit auf.

Im Test mit der BnPS werden die Frequenzgrundwerte des Säure-Basen-Tests nacheinander am Gerät eingestellt und mit dem Rayotensor getestet. In den Geräten sind entsprechende Testraster für den Säure-Basen-Haushalt in der Humanmedizin hinterlegt. Die im Folgenden dargestellten Frequenzgrundwerte weichen davon ab. Es wird empfohlen, jeweils eine Speicherkarte mit den Frequenzgrundwerten anzulegen. Der Polarisator steht bei der Testung auf der Einstellung N.

Säure-Basen-Test Pferd

49,50 Bindegewebe
17,00 Bindegewebe
26,00 Pankreas
52,00 Pankreas
55,00 Leber
56,00 Leber
56,25 Leber
62,50 Dünndarm
67,00 Dünndarm
61,00 Dünndarm
61,50 Dünndarm
64,50 Dünndarm
70,00 Dünndarm

Säure-Basen-Test Hund

28,00 Bindegewebe
85,00 Bindegewebe
85,50 Bindegewebe
17,00 Bindegewebe
26,00 Pankreas
52,00 Pankreas
56,00 Leber
56,25 Leber
64,50 Dünndarm
61,50 Dünndarm
62,50 Dünndarm
67,00 Dünndarm

Säure-Basen-Test Katze

17,00 Bindegewebe
7,50 Pankreas
26,00 Pankreas
52,00 Pankreas
26,50 Pankreas
25,00 Leber
56,00 Leber
56,25 Leber
64,50 Dünndarm
74,00 Dünndarm
30,50 Dünndarm
63,00 Dünndarm
62,50 Dünndarm
67,00 Dünndarm
61,50 Dünndarm

Bitte beachten Sie folgende Hinweise:

- Das Tier ist mit einem Detektor an das Bioresonanzgerät nach Paul Schmidt zu verbinden.
- Die Frequenzgrundwerte aus der Liste werden nach und nach eingestellt. Zeigt sich am Rayotensor eine Rotation, dann ist dieser Frequenzgrundwert stabil und es gibt keinen Hinweis auf eine Übersäuerungsproblematik in dem zugehörigen Bereich. Zeigt sich aber am Rayotensor eine Linearbewegung, liegt eine Störung vor. Schaltet man nun den Polarisator auf +/- und es zeigt sich auch weiterhin eine Linearbewegung, liegt eine starke Störung vor.
- Im Test mit dem RAH testet man das Frequenzspektrum des Säure-Basen-Haushaltes gesamt unter dem Programmpunkt 06.00.

- Stellt man bei einem gefundenen Resonanzwert einen basischen Zusatz in den Schutzbecher, z. B. eine Ampulle Rayobase Vet, dann wird aus der linearen Bewegung des Rayotensors eine rotatorische.

Der Mangel an basischen Mineralien und Spurenelementen, der zur Übersäuerung führt, wurde durch die Ampulle Rayobase Vet ausgeglichen. Das gestörte Feld harmonisiert.

Mit der Rayobase Vet wurde ein Basenpräparat mit ausgewogener Kombination basischer Mineralstoffe in Pulverform entwickelt. Mineralstoffe sind für den Tierorganismus unverzichtbar und bilden die Grundlage für eine erfolgreiche Entgiftung. Sie binden und neutralisieren überschüssige Säuren. Einfach in der Anwendung, kann die Rayobase Vet täglich verabreicht werden und so für eine Verbesserung des Körpermilieus und somit auch eine inne-

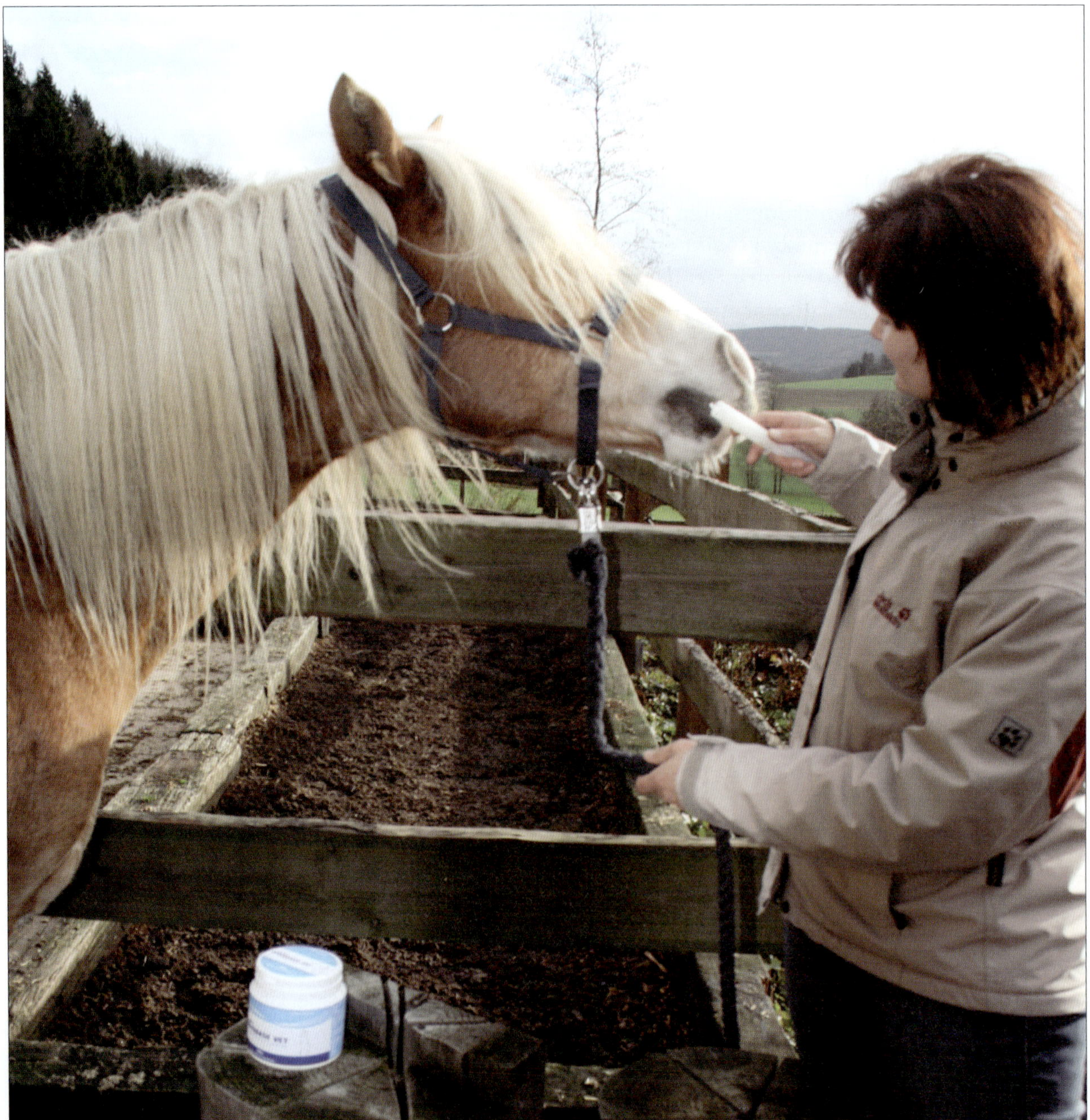

Die Rayobase Vet kann einfach ins Maul gespritzt werden.

re Balance des Tierorganismus sorgen. Rayobase Vet wurde speziell für Tiere entwickelt. Die Mineralien Natrium, Kalium, Calcium und Magnesium werden durch die Spurenelemente Zink und Kieselerde ergänzt. Mit Hilfe des ganzheitlichen Verfahrens der Bioresonanz nach Paul Schmidt wurde ein Zinkoxid gewählt, welches die Verträglichkeit in der Anwendung der Rayobase Vet im Veterinärbereich optimiert.

21.3.6 Die Futtermitteltestung

Die optimale Ernährung der Tiere kann den körpereigenen Stoffwechsel so stark entlasten, dass viele Krankheiten vermieden oder stark gelindert werden können. Wenn z. B. eine stark nierenkranke Katze ein optimal auf ihre Bedürfnisse zugeschnittenes Futter bekommt, dann läst sich die Lebenserwartung deutlich verlängern.

Was aber ist im Falle einer nierenkranken Katze ein optimales Futter? Die Eiweißqualität muss so gut den Stoffwechselanforderungen gerecht werden, dass die Versorgung mit einem hochwertigen Eiweiß gewährleistet ist, aber die Menge der Abfallprodukte, die letztendlich nach der Verstoffwechselung ausgeschieden werden müssen, so gering wie möglich ist. Mit Hilfe der Bioresonanz nach Paul Schmidt kann ein optimal an die Bedürfnisse angepasstes Futter ausgetestet werden, da jedes Futtermittel substanzeigene, charakteristische Frequenzgrundwerte besitzt.

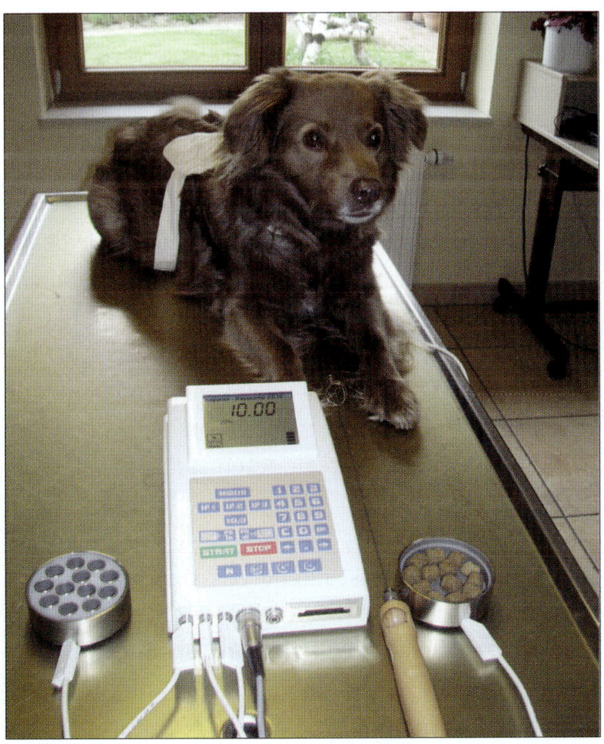

Futtermitteltestung mit einem Rayocomp PS 10.

Die fünf Frequenzgrundwerte oder auch Transferwerte 7,50 / 7,83 / 8,50 / 9,50 / 10,00 beim Rayocomp PS 1000 polar und der Frequenzgrundwert 10,00 beim Rayocomp PS 10 ermöglichen den idealen Transport der substanzeigenen Frequenzgrundwerte des Futtermittels zu dem Organismus des Tieres. Der Therapeut kann durch diese Form des Tests beurteilen, ob ein Futtermittel unterstützend auf den Organismus wirkt oder ob eine Unverträglichkeit vorliegt und somit eine Belastung durch das Futtermittel entsteht.

Zu Beginn des Futtermitteltests überprüft der Tester, ob die Transferfrequenzen stabil sind oder ob eine Störung vorliegt. Hiermit wird sichergestellt, dass das Tier keine Resonanzen zu den Transferwerten aufweist. Sollte sich bei der Testung eine Linearbewegung am Rayotensor zeigen, ist dieses Programm so lange zu harmonisieren, bis eine Rotation am Rayotensor erscheint. Erst dann sollte die eigentliche Testung beginnen. Die Testung der Transferwerte ist also Voraussetzung für akkurate Testungen. Ansonsten wäre es möglich, dass alle weiteren Testungen eine Resonanz zeigen, diese aber nicht von dem Futtermittel herrühren, sondern von den Transferfrequenzen, die zur Übertragung der Programme benötigt werden.

Nun wird das Futter in den Messbecher eingelegt, der Polarisator steht auf N. Bei einer linearen Bewegung liegt bereits eine Unverträglichkeit vor.

Schaltet man nun auf die bipolare Funktion (+/-) um und es liegt immer noch eine Linearbewegung des Rayotensors vor, so ist die Unverträglichkeit sehr stark. Da dieser Test im Praxisalltag einen hohen Stellenwert einnimmt, empfiehlt es sich, aus getrockneten Substanzen, abgefüllt in Glasröhrchen, einen eigenen Testsatz zu erstellen. Im Test braucht man dann nur die entsprechenden Röhrchen in den Schutzbecher des Schwingkreises einzubringen, schon hat man ein Testergebnis und kann eine Empfehlung aussprechen.

Die Futtermittelindustrie hat speziell für unterschiedliche Bedürfnisse der Tiere unterschiedliche Futtermittel entwickelt. Sie unterscheiden sich im Fettanteil, Rohstoffanteil oder in der Sorte und Wertigkeit des Eiweißes. Eine andere Möglichkeit der Tierernährung ist das eigene Zubereiten der Tiernahrung oder das Verfüttern von Rohfutter, so genanntes BARFEN.

Wichtig für den weiteren Verlauf der Therapie ist es dann, den Tierbesitzer darüber aufzuklären, dass nur das als verträglich ausgetestete Futtermittel verabreicht werden darf. Kleinste Abweichungen, z.B. ein Leckerchen oder der Wechsel von Rindfleisch zum Hühnerfleisch, können beim Tierpatienten erneut Probleme wie Durchfall oder Juckreiz auslösen.

21.3.7 Die Medikamententestung

Auch der Medikamententest hat einen großen Stellenwert in der Bioresonanztherapie eingenommen. Jedes Medikament hat eine substanzeigenes Frequenzspektrum. Zum einen kann man mit optimal ausgetesteten Medikamenten die Therapie unterstützen, der Test ermöglicht aber auch, Medikamente in ihrer Verträglichkeit miteinander zu testen. Einige Medikamente heben ihre Wirksamkeit gegeneinander auf, andere potenzieren sich in ihrer Wirkung, wenn man sie zusammen verabreicht. Häufig haben Tierbesitzer schon große Mengen von Medikamenten für ihre Tiere bekommen, ohne dass die Wirkung eines Medikamentes wirklich nachhaltig eine Wirkung gezeigt hätte.

Der klassische Weg der Bioresonanztestung sei am Beispiel eines Hundes mit Leberschaden erläutert:

1. Der Hund wird über einen Detektor mit dem Bioresonanzgerät verbunden.

2. Mit der Bioresonanz nach Paul Schmidt stellt man den Frequenzgrundwert für die Leber des Hundes ein, es ist der Frequenzgrundwert 56,25. Arbeitet man mit dem RAH handelt es sich um den Programmpunkt 48.10 Leber gesamt.

3. Der Polarisator steht auf N. Der Rayotensor zeigt eine lineare Bewegung an, das bedeutet, eine Störung liegt vor.

4. Stellt man nun ein Medikament in den Schutzbecher, so kann man im Test sehen, ob das substanzeigene Frequenzspektrum des Medikamentes dazu in der Lage ist, den gestörten Frequenzgrundwert bei der Harmonisierung zu unterstützen. Wenn dieses der Fall ist, dann wird aus der linearen Bewegung am Rayotensor wieder eine Rotation. Dann ist das getestete Medikament in der Lage, den gestörten Frequenzgrundwert der Leber so gut zu unterstützen, dass aus einer linearen Bewegung eine Rotation wird. Bleibt die lineare Bewegung am Rayotensor erhalten, nachdem man das Medikament in den Schutzbecher gegeben hat, dann wirkt es nicht unterstützend auf den Organismus. In einem solchen Fall würde man ein Medikament nicht weiter verordnen und nach einem besser geeigneten suchen.

Es kann durchaus möglich sein, dass mehrere Medikamente unterstützend auf den Organismus wirken. Wichtig ist dann, alle Medikamente zusammen in den Schutzbecher zu geben, um die Wirkung miteinander zu überprüfen. Ergibt sich mit allen Medikamenten zusammen eine Rotation am Rayotensor, dann handelt es sich um eine optimal unterstützende Kombination. Ist am Rayotensor jedoch eine lineare Bewegung zu erkennen, muss man die Kombination der Medikamente verändern. In einigen Fällen hat es sich auch bewährt, die Verabreichung der Medikamente zeitlich zu verschieben. Das bedeutet, dass Medikamente, die in der Einzeltestung passend sind, aber in der Kombination nicht passend sind, zu einem anderen Zeitpunkt verabreicht werden müssen. Zum Beispiel könnte man die Verabreichung auf morgens und abends empfehlen.

Eine Besonderheit stellen Medikamente dar, die in Kapseln angeboten werden. Je nachdem aus welchem Material die Kapseln bestehen, erhält man im Test natürlich auch eine Aussage über die Verträglichkeit der Kapsel. Um wirklich den Wirkstoff auf seine Verträglichkeit zu überprüfen, ist es besser, die Kapsel zu öffnen und den Inhalt in ein Glasröhrchen zu geben.

Wenn man Medikamente in Glasröhrchen abfüllt, kann man sie wie einen kleinen Testsatz verwenden. Bitte verwenden Sie keine Kunststoffbehältnisse, die Zusammensetzung von Kunststoffen ist unterschiedlich und kann zu falschen Testergebnissen führen. Wenn der Kunststoff eine substanzeigene Frequenz besitzt, die für den Tierorganismus unverträglich ist, erhält man im Test unter Umständen ein Ergebnis bezogen auf den unverträglichen Kunststoff und nicht auf den Inhalt des Röhrchens, in diesem Fall das Medikament.

21.3.7.1 Medikamententest und Nebenwirkungen

Eine weitere Einsatzmöglichkeit des Medikamententests liegt in der Überprüfung auf eventuell vorhandene Nebenwirkungen. Wenn ein Medikament dazu in der Lage ist, einen akuten Schmerzzustand zu verbessern, dann kann es natürlich sein, dass die entsprechenden Wirkstoffe gut gegen den Schmerz sind, aber ebenso die Organe belasten. Beispielsweise die Nieren oder die Leber.

Um diese Belastung im Organismus zu überprüfen, stellt man das Frequenzspektrum der Niere gesamt im RAH unter dem Programmpunkt 44.10 oder bei der Bioresonanz nach Paul Schmidt den Frequenzgrundwert 54,00 ein. Der Polarisator steht auf der Einstellung N. Das Tier ist durch einen Detektor mit dem Gerät zu verbinden. Zeigt sich am Rayotensor eine Rotation, so kann davon ausgegangen werden, dass keine Belastungen im Bereich der Niere vorliegen. Legt man nun eine Tablette des Schmerzmittels in den Schutzbecher, so konfrontiert man das Frequenzspektrum der Niere mit dem substanzeigenen Frequenzspektrum des Schmerzmittels. Reagiert der Rayotensor mit einer linearen Bewegung, dann kann man davon ausgehen, dass das energetische Feld der Niere durch das Schmerzmedikament belastet wird.

Bleibt die Rotation erhalten, dann kann man eine Belastung ausschließen.

21.3.8 Unverträglichkeiten

Immer häufiger zeigen Tiere Reaktionen auf unverträgliche Stoffe. Die häufigsten Anzeichen für Unverträglichkeiten sind bei den Tieren Bindehautentzündungen verbunden mit Juckreiz, Husten, Schnupfen, Durchfälle, Blähungen, Rötungen auf der Haut, Quaddeln und Ausschläge. Bei Kontaktallergien kommt zur roten, angeschwollenen Haut auch noch ein Nässen hinzu, Schuppen- und/oder Krustenbildung. All diese Anzeichen weisen auf eine Allergie oder Unverträglichkeit im Organismus hin. Auftreten können solche Anzeichen schon bei ganz jungen Tieren. Die zunehmende Anzahl der an Allergien und unverträglichen Stoffen erkrankten Tiere entsteht dadurch, dass der Tierorganismus immer häufiger mit künstlichen, chemisch hergestellten Stoffen konfrontiert wird. Umso länger diese Stoffe im Tierorganismus verbleiben, umso größer ist die Wahrscheinlichkeit, dass negative Begleiterscheinungen auftreten können. Der körpereigene Giftstofffilter, die Leber, ist häufig mit dem Ausfiltern dieser aufgenommenen Stoffe überfordert und so kommt es zu einer Stoffwechselentgleisung. Der Säure-Basen-Haushalt verschiebt sich in einen sauren Bereich.

Betrachtet man Unverträglichkeiten unter den genannten Aspekten, so ist es eine körperliche Reaktion am Ende einer Kette von fehlgesteuerten Stoffwechselvorgängen im Organismus des Tieres. Gerade bei der Behandlung eines Tieres mit allergischen oder unverträglichen Stoffen ist der Ansatz der Ganzheitlichkeit besonders wichtig. Es reicht in der Therapie also nicht aus, die als unverträglich ausgetesteten Stoffe für den Tierorganismus passend zu machen, es muss eine Entlastung des Gesamtorganismus erfolgen und das Säure-Basen-Verhältnis ausbalanciert werden.

21.3.8.1 Austesten von unverträglichen Stoffen

Um unverträgliche Stoffe an einem Tier auszutesten, verbinden wir das Tier mit einem Detektor und dem Rayocomp PS 10 oder dem Rayocomp PS 1000 polar. Für den Test nutzen wir wieder die Transferfrequenzen 7,50; 7,83; 8,50; 9,50 und 10,00. Die Frequenzgrundwerte eignen sich besonders gut, um die substanzeigenen Schwingungsmuster der zu testenden Stoffe auf den Organismus zu übertragen. Am einfachsten ist es, mit den Futtermitteln im Test zu beginnen. Der Tierbesitzer hat alle Futtermittel und Leckerchen mit in die Praxis gebracht, die das Tier bekommt.

Die Transferwerte findet man im Rayocomp PS 1000 polar unter dem Programmpunkt Testen, Individueller Allergentest. Im RAH findet man die Transferfrequenzen in der Analysevorbereitung unter dem Programmpunkt 00.00. Beim PS 10 kommen Sie direkt nach dem Einschalten des Gerätes zum Frequenzgrundwert 10,00. Der Polarisator steht auf der Einstellung N. Wenn der Rayotensor eine Rotation anzeigt, kann mit dem Test begonnen werden. Die Transferfrequenzen sind harmonisiert und stellen ein stabiles Feld dar.

Das mitgebrachte Futtermittel wird in den Messbecher gelegt und getestet. Ist das Futtermittel unverträglich, dann zeigt sich am Rayotensor eine lineare Bewegung. Bleibt die Rotation erhalten, kann man das Futtermittel als unbedenklich einstufen. Will man als Therapeut genauer wissen, um welche Unverträglichkeit es sich bei einer linearen Bewegung handelt, kann man auch Testsätze zum Testen einsetzen.

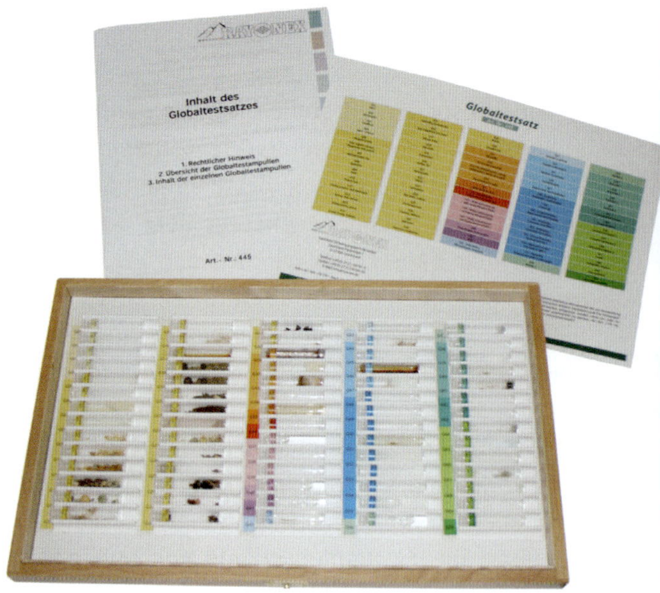

Der Globaltestsatz beschleunigt die Testung. In den 70 Raffampullen des Globaltestsatzes befinden sich über 900 verschiedene Einzelsubstanzen.

Im Globaltestsatz findet man Raffampullen, also die Zusammenstellung von mehreren Substanzen (z.B. Milchprodukte, Gräser, ...) in einer Ampulle. Hierdurch lässt sich die Testung erheblich beschleunigen. Die Substanzen in den Ampullen liegen in getrockneter Form oder in speziellen Flüssigkeiten gelöst vor. Wichtig ist hier, dass man zu Beginn des Tests diese Flüssigkeiten auf ihre Verträglichkeit hin überprüft.

Nach diesen Vortests lassen sich auf diese Art und Weise alle Stoffe, die zu einer Unverträglichkeitsreaktion im Körper führen können, testen. Bei Unverträglichkeiten durch direkten Hautkontakt hat es sich bewährt, auch Teile von Bodenbelägen und Holzschutzanstriche zu testen. Auch Öko-Produkte, die hauptsächlich mit ätherischen Ölen von Pflanzen behandelt sind, können, wenn sie sehr starke Konzentrationen enthalten, bei andauerndem Kontakt Unverträglichkeitsreaktionen hervorrufen. Da besonders Hunde gerne mit dem Bauch auf Holzfußböden liegen, kann auch ein Holzschutzmittel der Auslöser für eine Unverträglichkeitsreaktion sein.

21.3.8.2 Harmonisierung von unverträglichen Stoffen

Bei einer Harmonisierung lernt der Organismus des Tieres langsam, die substanzeigene Frequenzstruktur eines unverträglichen Stoffes zu tolerieren. Im Test haben wir mit einer linearen Bewegung am Rayotensor die Unverträglichkeit des Stoffes ausgetestet. Ziel der Therapie ist es nun, eine Harmonisierung zu bewirken. Diese Harmonisierung lässt sich über die Transferfrequenzen mit der Polarisatoreinstellung +/- herbeiführen. Der im Test als unverträglich getestete Stoff wird über die Transferfrequenzen so lange in den Tierorganismus geleitet, bis der Körper ihn toleriert und im Test mit der Polarisatoreinstellung N eine Rotation zu erkennen ist.

So eine Harmonisierung kann am Anfang 20 Minuten dauern und sie muss mehrfach wiederholt werden. Anfänglich empfiehlt es sich, zweimal pro Woche zu harmonisieren, danach verlängert man den Behandlungsabstand auf einmal pro Woche. Wichtig ist dabei, dass die Harmonisierung in ein vollständiges Behandlungskonzept eingebettet wird. Bestehende Symptome, wie zum Beispiel der Husten eines Hundes auf Grund einer Pollenallergie, können sich bei den ersten Behandlungen noch leicht verschlimmern. Im Verlauf der weiteren Harmonisierung nehmen die Symptome aber ab und verschwinden dann auch ganz.

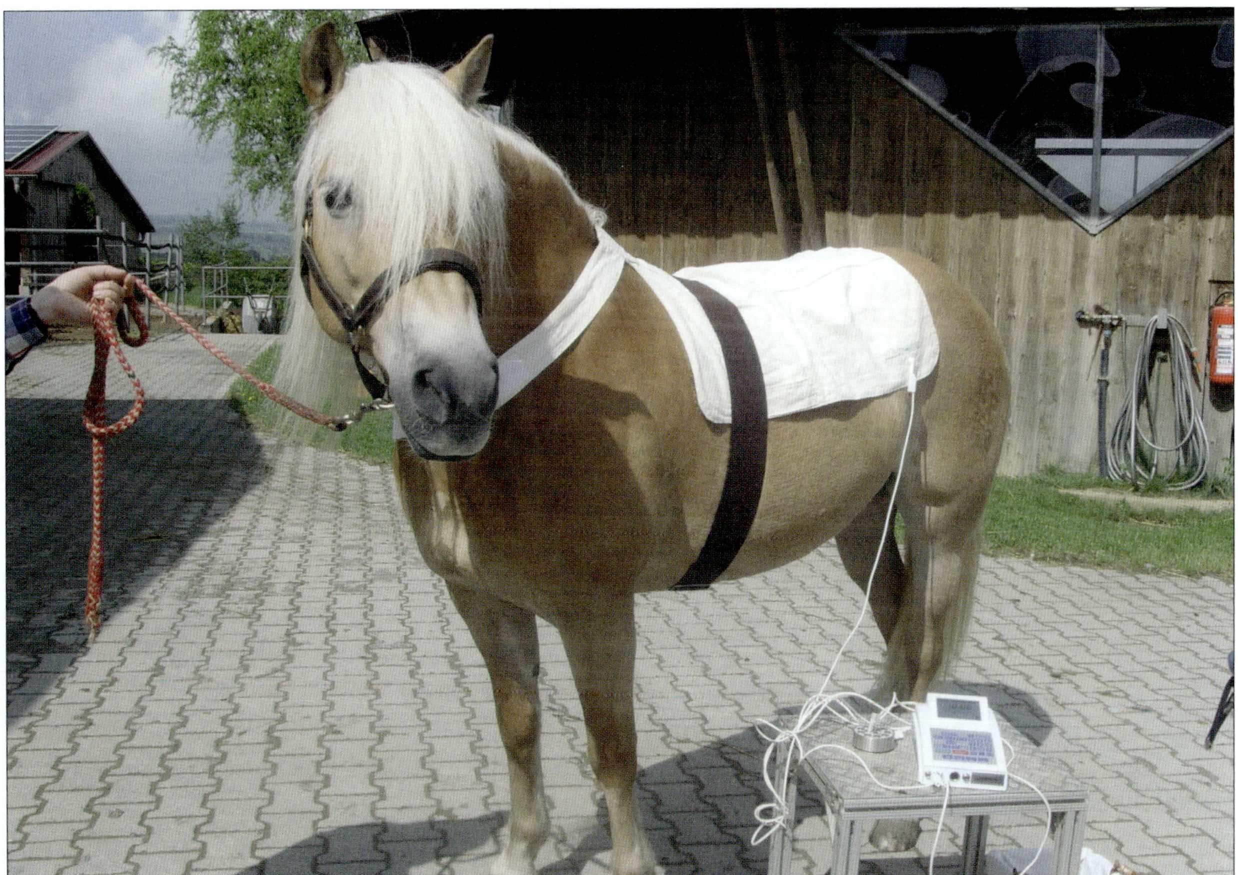

Harmonisierung von Allergenen mittels eines Rayocomp PS 10.

Der Säure-Basen-Haushalt muss ausbalanciert werden, ebenso die Leber und die Nierentätigkeit. Für eine solche Therapie bieten sich Behandlungsprogramme an. Mit der Bioresonanz nach Paul Schmidt würde man die integrierten Programme Lymphsystem, Leber und Niere wählen, arbeitet man mit dem RAH, bieten sich mehrere Varianten an, die Entgiftungsprogramme im Programmpunkt 31.50 oder das spezielle Allergieprogramm unter Programmpunkt 35.20 Allergie gesamt.

Wenn man als Therapeut konsequent das Ausscheiden von Giftstoffen aus dem Tierorganismus fördert, den Säure-Basen-Haushalt optimiert und die als unverträglich getesteten Stoffe, wie z. B. Pollen, harmonisiert, zeigen sich die größten Behandlungserfolge.

Beim Verdacht auf eine Pollenallergie gibt es noch einen kleinen Trick, der sich im Veterinärbereich sehr bewährt hat. Da besonders Hunde, Katzen und Pferde mit sehr viel unterschiedlichen Pollen konfrontiert werden, bedingt durch die Tatsache, dass Hunde und Katzen auch im Unterholz herumtollen und Pferde auch mehrere unterschiedliche Wald- und Wiesengebiete bei einem Ausritt durchqueren, sammeln sich sehr viele unterschiedliche Pollen im Fell an. Für eine Harmonisierung schneidet man einfach ein Büschel Fell vom Tierrücken ab und nimmt diese Probe sowohl zum Testen als auch zum Harmonisieren. Für das Harmonisieren von Stäuben stellt man bei Pferden Sammelbehälter im Pferdestall auf und harmonisiert so die Stäube aus der Umgebung der Tiere.

21.4 Überschwingen von Urin, Stuhl, Blut und Speichel

Im Veterinärbereich hat das Arbeiten mit Sekreten und Ausscheidungsprodukten der Tiere eine wichtige Funktion, da insbesondere Bakterien, Viren oder Parasiten dort zu finden sind. Ebenso findet man dort aufgenommene Giftstoffe. Es kann also für eine Therapie sehr hilfreich sein, mit den Sekreten des Tieres zu harmonisieren.

Ein schönes Beispiel dafür sind Katzen mit den Symptomen eines Katzenschnupfens. Unter dem so genannten Katzenschnupfen versteht man ansteckende Erkrankungen der Atemwege und der Schleimhäute, besonders bezogen auf den Kopf der Katze. Das Sekret läuft den erkrankten Tieren aus den Augen und der Nase, die Maulschleimhäute sind rot und angeschwollen, Eiterstippen sind zu erkennen, das Zahnfleisch ist entzündet, oftmals gibt es einen Nickhautvorfall.

Dieser Symptomkomplex wird durch unterschiedliche Erreger hervorgerufen. Viren (Herpes- und Caliciviren) und Bakterien (Chlamydien, Bordetellen und Mycoplasmen) sind an solchen Erkrankungen beteiligt. Oftmals gibt es auch eine Kombination aus Viren und Bakterien. Bei solchen Erkrankungen hat es sich bewährt, einen Tupfer mit dem ausgeschiedenen Sekret der Katze über die Transferwerte zu harmonisieren. Im Anschluss an die Harmonisierung wählt man ein Entgiftungsprogramm zur Unterstützung der Ausscheidung.

Ein Behandlungsschema für eine an Katzenschnupfensymptomen erkrankte Katze kann folgendermaßen aussehen:

1. Die Katze sitzt in ihrem Katzenkorb.

2. Im Katzenkorb befindet sich ein Flächendetektor, auf dem die Katze sitzt.

3. Der Detektor ist über ein Kabel mit dem Rayocomp PS 1000 polar oder dem PS 10 verbunden.

4. Die Katze bekommt ein Vorsteuerprogramm (Bioresonanz nach Paul Schmidt) oder das Vitalisierungsprogramm unter 01.00 des RAH.

5. Ein Tupfer mit Nasensekret wird in den Messbecher gelegt.

6. Die Transferfrequenzen werden eingestellt, Polarisator auf +/-. Beim RAH findet man die

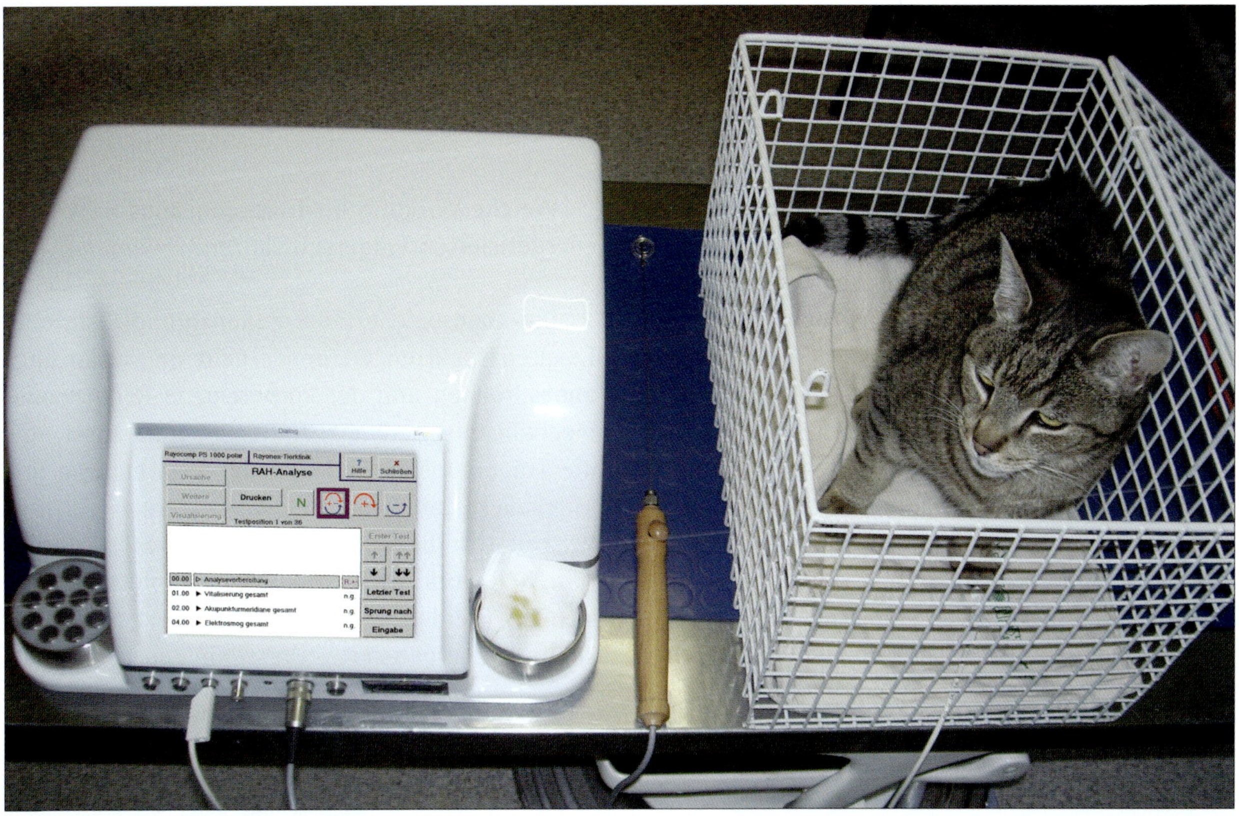

Überschwingen von Nasensekret auf eine Katze.

Transferwerte im Programmpunkt 00.00 Analysevorbereitung.

7. Wenn auf der Polarisatoreinstellung N eine Rotation am Rayotensor zu erkennen ist, ist die Harmonisierung abgeschlossen.

8. Bei der Bioresonanz nach Paul Schmidt wählt man ein Programm, das die Leber und Niere unterstützt, arbeitet man mit dem RAH, wählt man ein Entgiftungsprogramm, z.B. 31.50 Entgiftung Grundprogramm.

Nach der Behandlung bekommt der Katzenbesitzer die energetisierten Rayotabs mit nach Hause, er verabreicht dreimal täglich 5 Stück, bis zur nächsten Therapie. Am Anfang der Behandlung empfiehlt es sich, die Katze zweimal in der Woche zu behandeln, dann weitet man die Behandlungsabstände auf einmal in der Woche aus, bis die Symptome deutlich weniger werden. In gleicher Weise kann man am Tier auch mit anderen Körpersekreten therapieren, wie zum Beispiel mit Blut, Kot oder Speichel.

21.5 Energetisierung von Frequenzträgern

Mit der Bioresonanz nach Paul Schmidt und dem RAH ist ein Therapeut dazu in der Lage, Frequenzgrundwerte oder Frequenzspektren auf den Organismus des Tieres zu übertragen. Gestörte Frequenzgrundwerte können im Test gefunden und anschließend harmonisiert werden.

Speichert man die gefundenen Frequenzgrundwerte auf eine Trägersubstanz – Wasser, Milchzuckertabletten wie z.B. Rayotabs oder Globuli –, kann man den Effekt einer Bioresonanzbehandlung sehr schön verlängern und unterstützen. Wenn Frequenzgrundwerte oder Frequenzspektren auf einer

Trägersubstanz gespeichert wurden, spricht man von einer Energetisierung. Um Informationen auf eine Trägersubstanz zu übertragen, werden die entsprechenden Frequenzgrundwerte oder Frequenzspektren im Rayocomp PS 1000 polar oder im Rayocomp PS 10 eingestellt. Der Polarisator steht auf der Einstellung +/-. Die Trägersubstanz (zum Beispiel Rayotabs) wird in den Messbecher gelegt. Für die Energetisierung von Wasser kann man ein Glasbehältnis wählen. Anschließend wird jeder Frequenzgrundwert bzw. jedes RAH-Programm zwischen 30 und 80 Sekunden im Gerät eingestellt.

Danach ist der Frequenzgrundwert oder das Frequenzspektrum auf der Trägersubstanz wiederzufinden. Bei der Behandlung mit Tieren hat es sich bewährt, während einer Therapie mit Programmen gleichzeitig eine Trägersubstanz im Messbecher mitlaufen zu lassen.

Am Ende der Therapiesitzung gibt man dem Tierbesitzer die energetisierten Rayotabs mit nach Hause, mit der Anweisung, diese täglich zu verabreichen.

Welche Wirkung im Tierorganismus haben die energetisierten Trägersubstanzen?

Die abgespeicherten Frequenzgrundwerte oder Frequenzspektren werden erneut im Organismus angesprochen und der körpereigene Regulationsmechanismus aktiviert. Je nach Tierart passt man die Trägersubstanz an. Bei der Verwendung von Milchzuckertabletten bitte vorher einen Verträglichkeitstest bezüglich des Milchzuckers durchführen. Rayotabs oder Milchzuckertabletten haben sich bei Pferden und Hunden bewährt, Vögel bekommen energetisiertes Wasser in den Trinkbehälter.

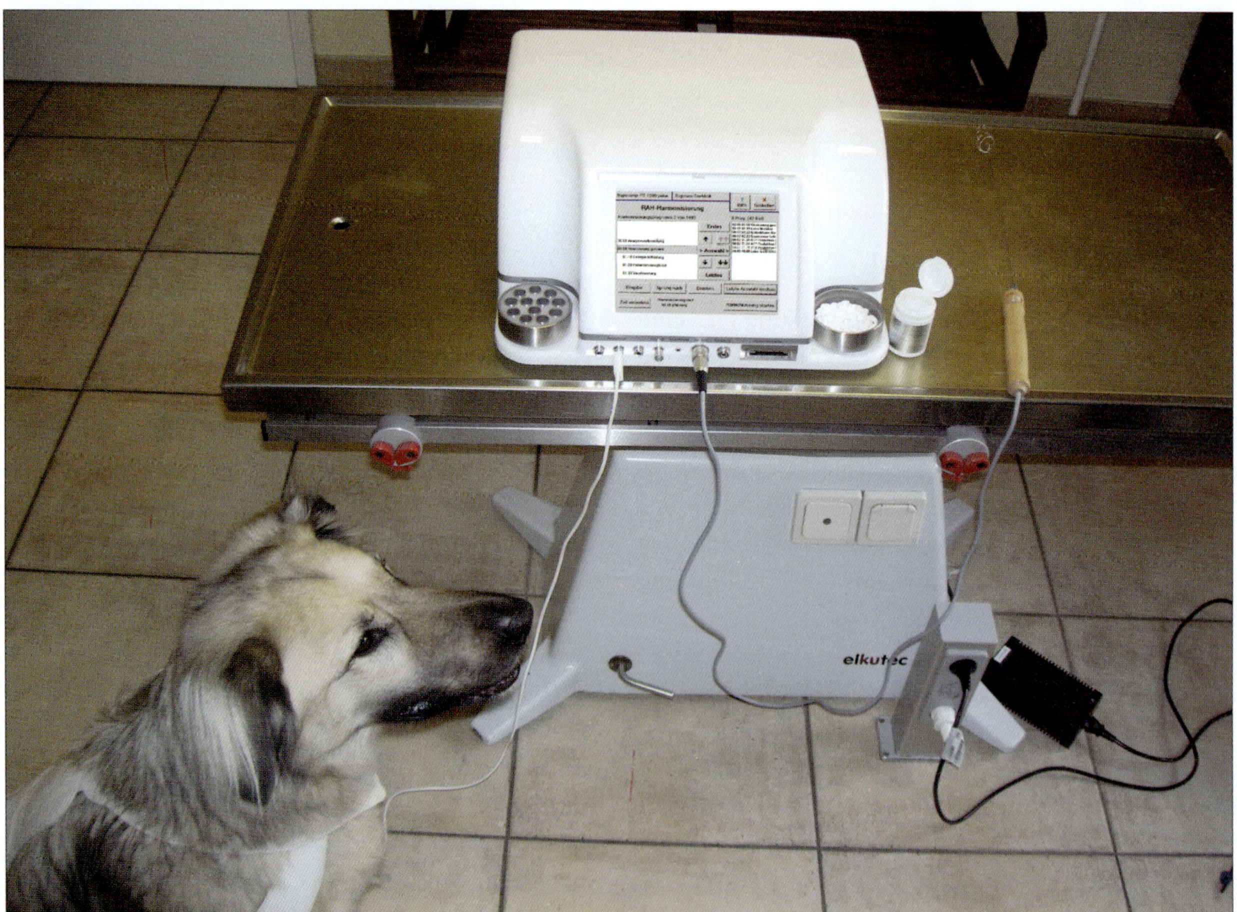

Energetisierung von Rayotabs während der Harmonisierung eines Hundes.

Kaninchen und andere Nager lassen sich auch mit energetisiertem Wasser unterstützen. Katzen können mit energetisierten Globuli oder Wasser behandelt werden.

Für den Großtierbereich kann man auch mit energetisiertem Wasser in Form von Nasensprays arbeiten. Wichtig ist es, eine Verabreichungsform zu wählen, die für die Tiere stressfrei ist, bei der aber sichergestellt wurde, dass die Informationen auch vom Tier aufgenommen werden. Ideal ist es, dreimal täglich Wasser, Rayotabs oder Globuli zu verabreichen. Ein paar Tropfen Wasser, drei Rayotabs oder fünf Globuli reichen aus, um die Informationen in den Tierorganismus zu bringen. Entscheidend für die Wirksamkeit ist nicht die Menge der Information, sondern die Häufigkeit des Informationsimpulses.

21.6 Energetische Duplikation

Wenn man davon ausgeht, dass jeder Stoff sein substanzeigenes Frequenzspektrum besitzt, dann liegt die Überlegung nahe, dass man auch Kombinationen von Wirkstoffen auf Trägersubstanzen übertragen kann.

Das charakteristische Frequenzspektrum eines Schmerzmittels kann auf einen Tierorganismus oder auf eine Trägersubstanz wie z. B. die Rayotabs übertragen werden. Häufige Nebenwirkungen, wie z. B. Magen-Darm-Beschwerden, können so umgangen werden, da nur auf der Frequenzebene gearbeitet wird und nicht eine Reaktion des Organismus auf die tatsächliche, stoffliche Belastung erfolgt.

Praktisch kann man sich das folgendermaßen vorstellen:

Einem alten Hund mit starken Problemen im Bewegungsapparat (Osteoarthrose) wird ein klassisches Schmerzmittel verordnet. Es wirkt entzündungshemmend, schmerzlindernd und fiebersenkend. Die negative Seite des Medikamentes ist die Tatsache, dass es Herz, Leber und Nieren belastet. Klassische Begleiterscheinungen sind Unverträglichkeiten im Magen-Darm-Trakt, erste Anzeichen dafür sind Durchfälle. Der Hund wiegt 25 kg und muss auf Grund seines Gewichts eine Tablette pro Tag einnehmen.

Wenn der Hund die Tablette am Morgen bekommen hat, dauert es nicht lange und er kann sich beschwerdefrei bewegen. Er trottet durch den Tag und er kann sogar hinter seinem Lieblingsspielzeug hinterherjagen. Da seine Osteoarthrose stark fortgeschritten ist, ermöglicht das Medikament ihm ein hohes Maß an Lebensqualität. Dupliziert man nun dieses Medikament energetisch auf Milchzuckertabletten, kann man beobachten, dass der Hund genau wie mit dem ursprünglichen Medikament am Morgen losläuft. Nach ca. drei Stunden legt er sich aber hin und mag nicht mehr aufstehen. Gibt man ihm dann wieder eine energetisierte Milchzuckertablette, steht er nach kurzer Zeit wieder auf und fängt an zu spielen. Die Wirkung des duplizierten Medikamentes ist also von der Wirkungsdauer nicht so lange anhaltend. Es treten keine Durchfälle auf und die Belastung des Herzens, der Leber und der Nieren fällt weg.

Solche Erfahrungen sollten jeden Therapeuten dazu bewegen, im Bereich der energetischen Duplizierung zu forschen.

Die Durchführung ist recht einfach:

Die Ursubstanz kommt in den Schutzbecher, am Bioresonanzgerät werden die Transferfrequenzen eingestellt, der Polarisator wird auf +/- eingestellt. In den Messbecher kommen die Rayotabs oder Globuli. Nach fünf Minuten ist das Frequenzspektrum der Ursubstanz auf die Globuli oder Rayotabs übertragen.

21.7 Testen und Harmonisieren von Akupunkturmeridianen

Die Behandlungsmöglichkeit der Akupunktur kommt aus der Traditionellen Chinesischen Medizin (TCM). Die Anwendung am Menschen ist sicher vielen Anwendern geläufig. Aber auch an Tieren wurde schon lange mit dieser Behandlungsform gearbeitet. Anhand von Höhlenzeichnungen, auf denen Tiere mit punktuell angesetzten Holzsplittern bzw. Nadeln abgebildet wurden, konnte man diese Vermutung aufstellen.

Auch die Traditionelle Chinesische Medizin betrachtet den Organismus eines Tieres in der Ganzheitlichkeit und Krankheiten entwickeln sich aus einem Energieungleichgewicht heraus. Die Blockade eines gestörten Meridianendpunktes bewirkt ein energetisches Problem des Meridians, der wiederum mit entsprechenden Organen in Verbindung steht. Aus der anfänglichen energetischen Störung entwickelt sich über einen fortschreitenden Zeitraum eine manifeste Krankheit.

Einsatzgebiete für die Akupunktur sind unter anderem:

Schmerztherapie, chronische Erkrankungen, Verhaltensprobleme. Ziel der Therapie ist es, die energetische Situation zu behandeln, energetische Blockaden zu lösen und wieder eine energetische Balance im Organismus zu erreichen. Ein balancierter Energiefluss fördert die Selbstheilungskräfte, wirkt durchblutungsfördernd, fördert die Freisetzung von Endorphinen, wirkt schmerzlindernd, entspannend und krampflösend.

Blockaden an den Akupunkturpunkten bewirken – so die TCM –, dass an einigen Punkten der Meridiane zu viel Energie ist, an anderen Punkten dagegen zu wenig. Dieses energetische Ungleichgewicht kann ein Therapeut ausgleichen, indem die entsprechenden Punkte durch einen Reiz (z.B. Elektro-Laserakupunktur) oder durch die Harmonisierung

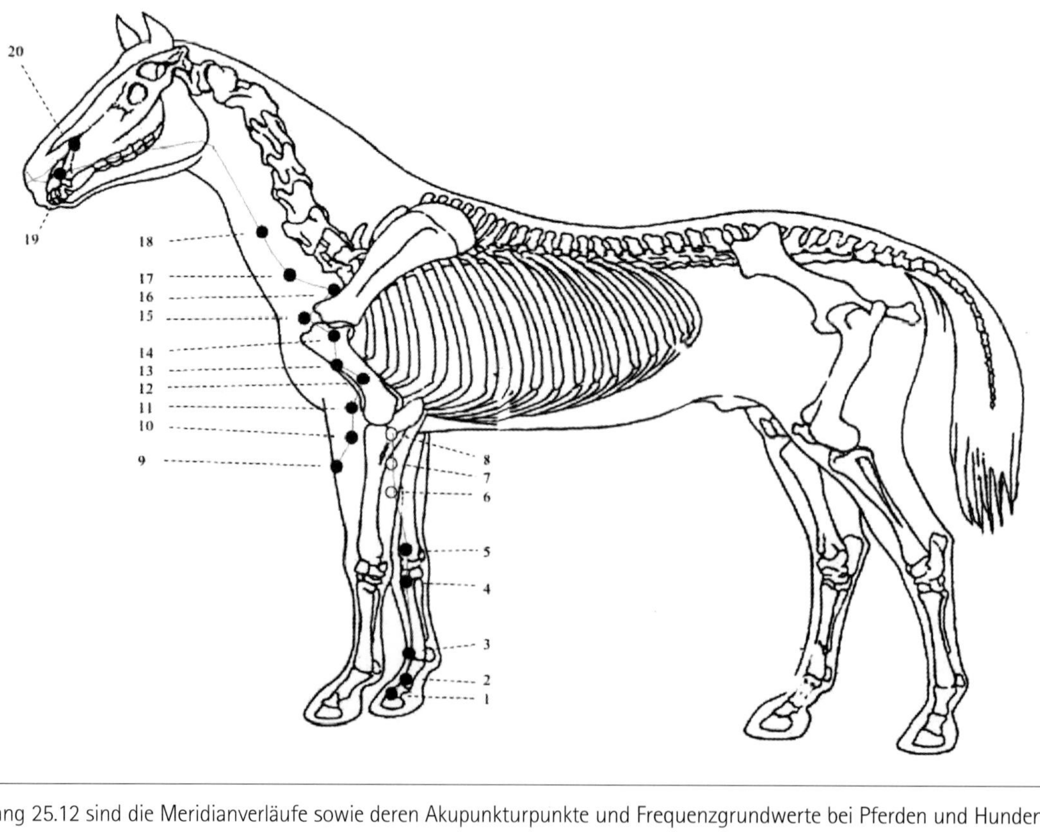

Im Anhang 25.12 sind die Meridianverläufe sowie deren Akupunkturpunkte und Frequenzgrundwerte bei Pferden und Hunden zu finden.

der gestörten Frequenzen ausgeglichen werden. Der Polarisator gibt dem Therapeuten hierbei die Auskunft, ob zu viel Energie oder zu wenig Energie am blockierten Punkt zu finden ist.

Praktisch sieht das folgendermaßen aus:

Der Therapeut hat die Möglichkeit, in einem Schnelltest die Meridianendpunkte zu überprüfen. Liegt eine Störung im Meridian vor, so kann man diese Störung schon durch die Testung der Endpunkte feststellen. Am Rayotensor zeigt sich eine lineare Bewegung. Wenn der Therapeut nicht wissen will, an welcher Stelle der Meridian gestört wurde und ob es sich um eine Über- oder Unterversorgung mit Energie handelt (man spricht von Fülle oder Leere), kann er den betroffenen Meridian auch komplett harmonisieren. Der Polarisator steht dann auf der Einstellung +/-.

Eine weitere Möglichkeit besteht in der Verwendung des Akupunkturschwingungstherapie-Programms. Nach dem Schnelltest der Meridianendpunkte geht man in das Testprogramm des vollständigen Meridians. Jetzt kann man Punkt für Punkt den Verlauf des Meridians auf Blockaden überprüfen. Dabei ist der Polarisator auf N eingestellt. Gelangt man auf einen blockierten Punkt, so kann man mit dem Polarisator testen, welche Polarität benötigt wird, um den entsprechenden blockierten Punkt wieder zu harmonisieren.

Die benötigten Polarisatoreinstellungen werden folgendermaßen zugeordnet:

Benötigt man bei einem blockierten Meridianpunkt eine + (Plus)-Polarität, um zu einer Harmonisierung zu gelangen, so hat der entsprechende Punkt zum Zeitpunkt der Testung zu wenig Energie, also eine Leere. Mit der Zugabe der + (Plus)-Polarität kommt es zu einem Ausgleich, also zu einer Harmonisierung. Benötigt man bei einem blockierten Meridianpunkt eine – (Minus)-Polarität, um zu einer Harmonisierung zu gelangen, so hat der entsprechende Punkt zum Zeitpunkt der Testung zu viel Energie, also eine Fülle. Mit der Zugabe der – (Minus)-Polarität kommt es zu einem Ausgleich, also zu einer Harmonisierung.

Der Therapeut hat die Möglichkeit, entweder das Tier über einen Flächendetektor mit dem Gerät zu verbinden oder direkt am Tier den Punkt zu überprüfen. Dafür steht ihm ein Akupunkturdetektor zur Verfügung, der im Griffbereich für den Behandler isoliert ist. Gezielt wird die entsprechende Frequenz für den Punkt am Gerät eingestellt und am Tier an der dafür vorgesehenen Stelle der Akupunkturdetektor angesetzt. Zeigt sich am Rayotensor eine lineare Bewegung, liegt eine Störung vor. Um die Störung zu harmonisieren, stellt man nun den Polarisator auf die + (Plus)-Einstellung. Zeigt sich jetzt eine Rotation, so hat man die richtige Polarität gefunden, um den Punkt zu harmonisieren. Die gestörte Frequenz bekommt so lange die + (Plus)-Unterstützung des Polarisators, bis auch auf der Einstellung N eine Rotation erhalten bleibt. Dann spricht man von einer Harmonisierung.

Arbeitet man mit dem Akupunkturprogramm 02.00 des RAH, so testet man erst, ob eine Störung in der Gesamtheit der Meridiane vorliegt. Zeigt sich im Test eine lineare Bewegung am Rayotensor, so geht man zur Testung ins Detail über und testet jeden einzelnen Meridian.

Erhält man beim Testen eine lineare Bewegung am Rayotensor, so harmonisiert man das gesamte Frequenzspektrum des Meridians mit der Polarisatoreinstellung +/-. Auf diese Weise wird sowohl + (Plus) als auch – (Minus) angeboten und der Organismus nimmt sich zum Ausbalancieren die nötige Polarität heraus.

22. Das Rayoscan

22.1 Einleitung

Es war bereits der Traum von Paul Schmidt, als er im Jahr 1975 mit seinen Überlegungen zur Bioresonanz startete: Ein Messverfahren, welches automatisch und ohne das Zutun des Therapeuten die hilfreichen und individuellen Frequenzmuster des Patienten ermittelt und diese so für eine anschließende energetische Therapie zur Verfügung stellt.

Paul Schmidt orientierte sich bei dem von ihm damals entwickelten radiästhetischen Messverfahren daran, dass durch die Messung die Körperenergetik des Patienten nicht verändert werden darf. Deshalb kam für ihn auch beispielsweise das Messverfahren der Elektroakupunktur an den Meridianendpunkten nicht in Frage, da dieses bei mehrmaligem Drücken die Meridianendpunkte traumatisieren bzw. verändern kann. Ein besonderes Problem dieser Methode ist ebenso, dass der Therapeut während der Messung den Patienten anfasst und so im direkten energetischen Austausch mit dem Patienten stehen kann – aus energetischer Sicht weder für den Patienten noch für den Therapeuten optimal.

Nun besteht die Bioresonanz nach Paul Schmidt heute aus sehr vielen verschiedenen Frequenzmustern (Stand September 2015: 1.766 verschiedene RAH-Programme), wovon jedes wichtig für den Körper sein kann. Ebenso unterscheiden sich die Frequenzspektren einer Katze, eines Hundes, eines Pferdes von dem der Menschen. Ein Akupunkteur hat wiederum andere Frequenzspektren zu untersuchen als ein Homöopath, Ernährungsberater oder ein Baubiologe. Wie können die sehr unterschiedlichen individuellen Frequenzmuster analysiert oder gescannt werden, ohne dass letztendlich der Therapeut selber testet, Teil der Testung wird und die Testung beeinflusst? Wie kann dies mit einem für Patienten nachvollziehbaren und erklärbaren System in einer für Therapeuten akzeptablen Analysezeit geschehen? Fragen über Fragen, die anfangs unüberwindbar schienen.

Ein automatisches Messsystem - und das war bereits Paul Schmidt klar – birgt große Vorteile:

- Der Einstieg in die Welt der Bioresonanz nach Paul Schmidt ist mit einem automatischen Testsystem wie dem Rayoscan für jeden Therapeuten möglich, da er nicht aufwendig ein Testverfahren erlernen muss.
- Das Zeitmanagement in der eigenen Praxis wird erheblich einfacher, da der Therapeut die Analyse delegieren kann, bzw. durch die Testung keine Zeit verliert. So hat letztendlich auch der niedergelassene Arzt mit wenig Zeit je Patient eine Chance mit der Bioresonanz nach Paul Schmidt zu arbeiten und zu helfen – sei es in der eigenen Praxis oder mit dem Rayocomp PS 10 in Heimtherapie, z. B. bei nicht mobilen Patienten.
- Während eines automatischen Messvorgangs gibt es keinen direkten energetischen Austausch – zum Wohl des Patienten und des Therapeuten.

Das neue Messsystem Rayoscan orientiert sich an der bisherig effizientesten, aber auch zeitaufwendigsten Testkombination der Bioresonanz nach Paul Schmidt. Diese besteht aktuell aus einem sogenannten Bereichswerttest und einer RAH-Testung.

In dem Bereichswerttest wird bisher mittels eines radiästhetischen Verfahrens Schritt für Schritt der gesamte Frequenzbereich der Bioresonanz nach Paul Schmidt in einer definierten Schrittweite getestet (siehe Kapitel 13 dieses Buches). Damit entsteht der sogenannte energetische Fingerabdruck des Menschen (oder des Tieres, der Pflanze,

...). Die Kombination der so gefundenen, Resonanzstellen' spiegelt den aktuellen Regulationsbedarf wider und ist eine Kombination, die genauso einzigartig ist wie der untersuchte Organismus selber.

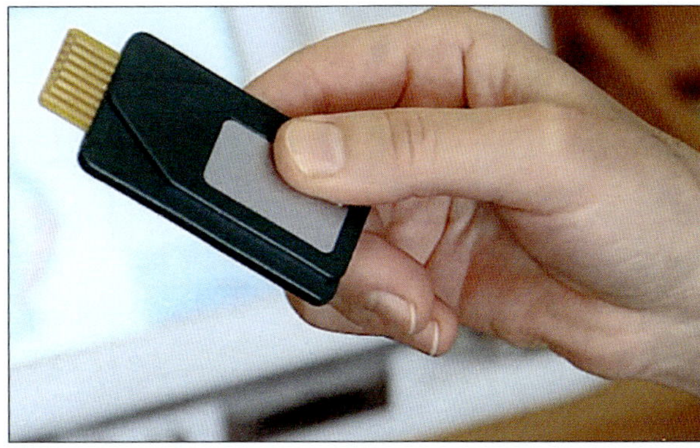
Die RAH Green Card

Mittels des RAH werden dann in einem zweiten Schritt spezielle und auch komplexe Regulationsstrukturen energetisch getestet. Die anschließende Kombination aus den individuellen Resonanzstellen aus dem Bereichswerttest und den RAH-Programmen werden auf einer RAH Green-Card oder in der Patientenhistorie des Rayocomp PS 1000 polar abgespeichert und bilden dann die Grundlage für die Harmonisierung. So kann bereits heute ein Therapeut an seinem Rayocomp PS 1000 polar die Testungen durchführen, diese auf einer RAH Green-Card speichern und dem Patienten für eine Heimtherapie mit einem portablen Rayocomp PS 10 basic mitgeben. Da diese Kombination im Moment die effizienteste Behandlungsmethode der Bioresonanz nach Paul Schmidt darstellt, sollte das Rayoscan hier ansetzen und ebenso individuelle Frequenzspektren als auch RAH-Programme automatisch ermitteln.

22.2 Die Funktionsweise des Rayoscan

Im Bioresonanzgerät Rayocomp PS 1000 polar steht das neue Rayoscan-Modul zur Verfügung. Die Rayonex Biomedical GmbH unterstützt durch den modularen Aufbau der Geräte auch die aktuellen Besitzer der Geräte. Denn auch in bestehende Rayocomp PS 1000 polar-Geräte kann das neue Rayoscan-Modul integriert werden (je nach Alter des Rayocomp PS 1000 polar entstehen unterschiedliche Kosten).

Rayonex verfolgt seit Jahren die Strategie des modularen Aufbaus. Dadurch gibt es nicht alle paar Jahre eine neue Gerätegeneration, vielmehr können durch Soft- und Hardware Updates die bestehenden Geräte mit dem jeweils gewünschten Modul aktualisiert werden. Dies wird von den Anwendern sehr geschätzt, da das Kosten senkt, das Gerät wertvoll bleibt und auch noch nach vielen Jahren eine perfekte Investition darstellt, zumal es durch die permanente Updatemöglichkeit nahezu keine Gebrauchtgeräte auf dem Markt gibt.

Mit dem Rayoscan-Modul wird in den Rayocomp PS 1000 polar ein hochwertiges „EKG-Testsystem" integriert. Das zum Patent angemeldete Verfahren basiert auf der Erkenntnis, dass ein Reiz auf den Organismus in der Summation aller Regulationsvorgänge auch als Änderung im Herzschlag (z. B. Herzrate, Intensität, graduelle Veränderungen) messbar wird.

ZIM
impulse für wachstum
Zentrales Innovationsprogramm Mittelstand

Das Entwicklungsprojekt Rayoscan wurde von dem deutschen Innovationsprogramm ZIM gefördert.

Diese Änderungen fallen sehr gering aus und erfordern in ihrer Berechnung einen immensen mathematischen Aufwand, der nur durch die Integration

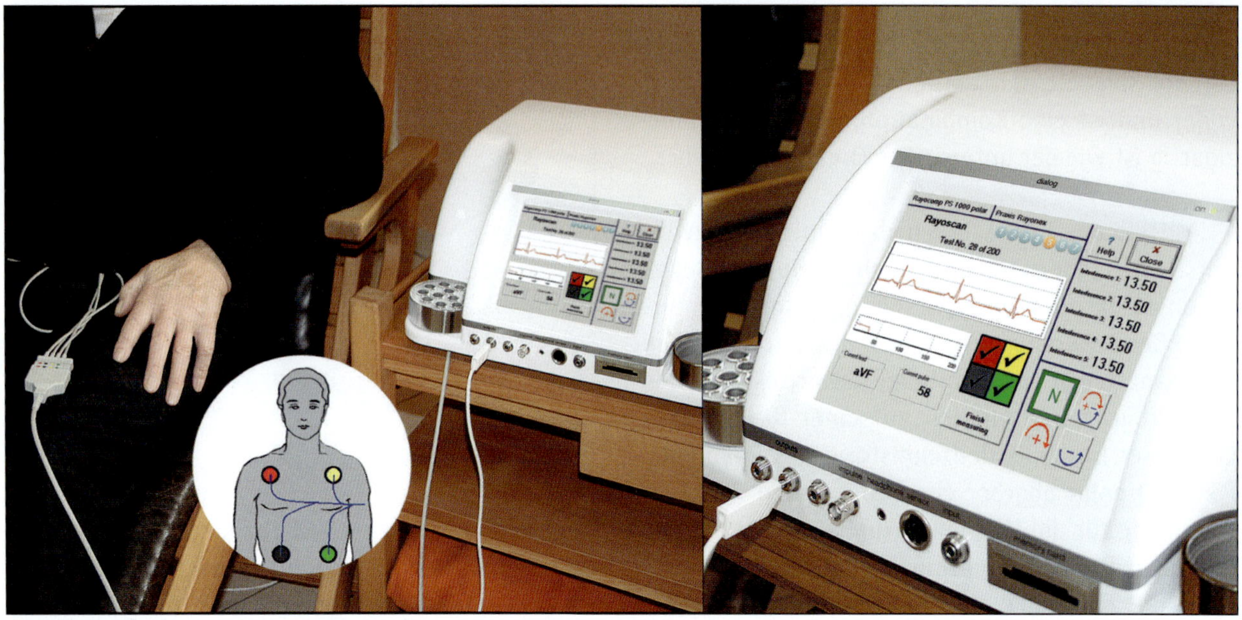

Ohne das Beisein des Therapeuten ermittelt das Rayoscan vollautomatisch in ca. 12 Minuten diejenigen Resonanzfrequenzen, die der Organismus für seine Regulation benötigt.

von Mathematikern und universitären Einrichtungen gelöst werden konnte. Da das Rayoscan-Projekt seitens der Bundesrepublik Deutschland gefördert wurde, konnte die Fertigstellung letztendlich realisiert werden.

Auch wenn das Rayoscan über die bekannten EKG-Elektroden die Signale aufnimmt, ist es dennoch kein typisches EKG-System zur Beurteilung der Herzkurve, sondern ein System, welches auf eine Stimulation (Frequenzen des Bioresonanzgerätes) hin Herzdaten erfasst, die abschließend berechnet werden. Konkret stellt der Rayocomp wie in einer Bereichswerttestung einen Frequenzwert ein und das Rayoscan speichert die Reaktionen des Herzens ab. Nach einer automatischen Vorberechnung und Bewertung der jeweiligen Herzreaktion wird ein neuer Frequenzwert auf den Organismus geprägt, usw. Nachdem das relevante Frequenzband (Dauer ca. 12 Minuten) eingestellt und die Daten erfasst wurden, beginnt der Rayocomp PS 1000 polar mit den Berechnungen und weist abschließend diejenigen Frequenzen aus, die die größten Reaktionen hervorriefen.

Mit diesen Ergebnissen kann dann sogar in einem weiteren Schritt eine energetische Referenzanalyse zu allen bislang 1.766 existierenden RAH-Programmen (von den Akupunkturmeridianen über die Physiologie bis hin zu Bachblüten und Schüssler-Salzen) berechnet werden.

Gibt man dem System vor, dass für die energetische Therapie z. B. 45 Minuten zur Verfügung

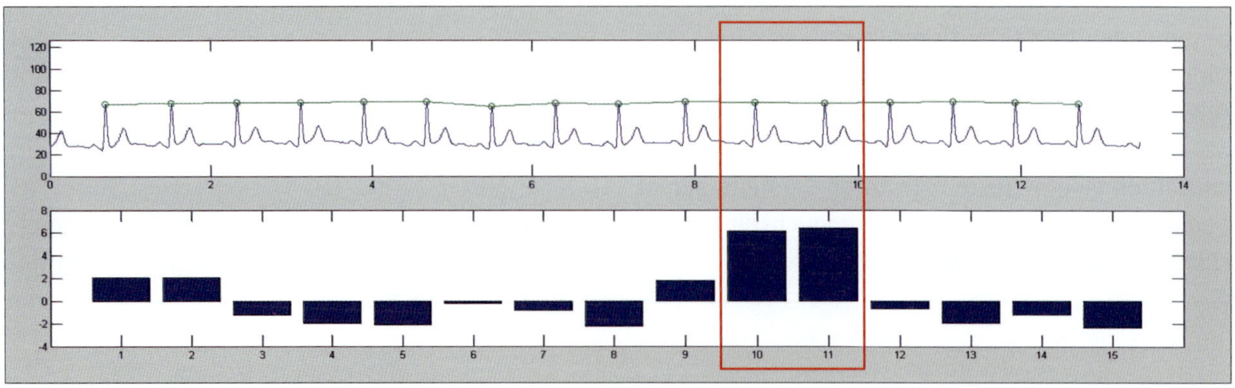

Das Rayoscan ermittelt vollautomatisch, welche Frequenzen des Bioresonanzgerätes der Organismus für eine energetische Therapie benötigt.

stehen, berechnet das System aus der Messung heraus die dazu passenden Einzelfrequenzen und daraus wiederum die am besten passenden RAH-Programme automatisch. Die Ergebnisse können auf einer RAH-Green Card oder in der Patientenhistorie abgespeichert werden. Damit wird eine direkte Therapie in der Praxis oder eine Heimtherapie mittels eines Rayocomp PS 10 basic möglich.

Trotz höchster mathematischer Komplexität in der Berechnung wurde dennoch eine extrem einfache Bedienung für den Anwender erreicht. Der Einsatz des Rayoscan ist in wenigen Stunden zu erlernen. Nicht nur der Therapeut profitiert von dem System, sondern insbesondere der Patient, der nun in kürzerer Zeit eine umfassendere Analyse seiner energetischen Situation erhält und diese therapeutisch nutzen kann.

Da energetische Regulationsdefizite aus der Erfahrung heraus früher auftreten als z. B. entgleiste Blutwerte, kann das Rayoscan auch kein typisches, schulmedizinisches Diagnosesystem sein, sondern ein Analysesystem für energetische Regulationsdefizite.

Das Ziel dieser nicht-invasiven Testmethode ist es zu beurteilen, welche Frequenzspektren den Körper stimulieren um diese für eine anschließende energetische Therapie zu nutzen.

Der große Vorteil des Rayoscan ist, dass es ohne den Therapeuten arbeitet, so dass der Therapeut wertvolle Zeit in seinem Praxisalltag gewinnt. So delegieren heute bereits Ärzte in Praxen und Krankenhäusern den Rayoscan auf ihr Personal. So wird meistens ein Rayocomp PS 1000 polar mit dem Rayoscan für die Messungen genutzt und viele Rayocomp PS 10 basic mittels der Green-Card für die Therapie (oft auch Heimtherapie). Auf diese Weise werden beispielsweise in chinesischen Krankenhäusern viele hundert Patienten pro Tag mit großem Erfolg therapiert.

22.3 Erkennen von degenerativen und entzündlichen Erkrankungen mit dem Rayoscan – erste Ergebnisse

In vielen bislang durchgeführten Messungen zeigte sich immer wieder, dass degenerative und entzündliche Krankheiten ihr eigenes Muster in Bezug auf die Resonanzfrequenzen zu haben scheinen. Die Ergebnisse weisen darauf hin, dass degenerative Erkrankungen mehr tonisierende (aufbauende) Frequenzmuster erfordern, während entzündliche Erkrankungen mehr sedierende Frequenzmuster benötigen. In den Bioresonanzgeräten nach Paul Schmidt kann über den integrierten Polarisator eine Frequenz tonisierend als auch sedierend auf den Patienten abgegeben werden.

So wurde beispielsweise ein Mann mit einem Prostatakarzinom mit dem Rayoscan gemessen (siehe Bild). Das Ergebnis ist sehr interessant: Gemäß der Rayoscan-Messung benötigt dieser Mann mehr tonisierende, aufbauende Frequenzspektren (rote Punkte) für seine energetische Therapie. Das Begleitbild wurde während einer meiner Workshops in Japan aufgenommen. Das Bild zeigt deutlich, dass viel mehr tonisierende Resonanzfrequenzen (rote Punkte) benötigt werden als sedierende Resonanzfrequenzen (blaue Punkte).

Untersucht man beispielsweise ein hyperaktives Kind benötigt es mehr sedierende Resonanzspektren.

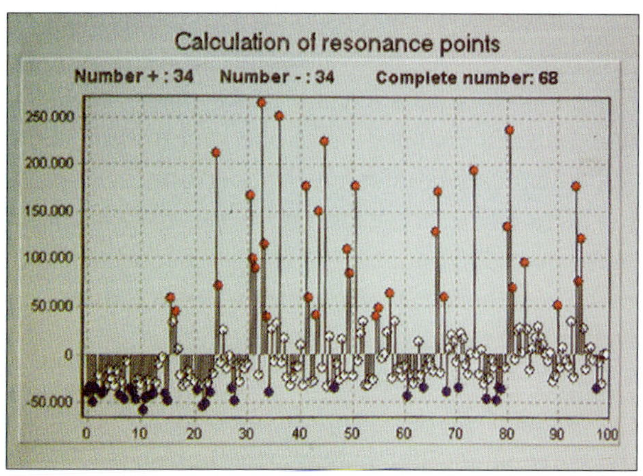

Resonanzfrequenzmessung eines älteren Mannes mit einem Prostatakarzinom.

Es wird eine spannende und zugleich zeitaufwändige Aufgabe für die Zukunft sein, mehr solcher Zusammenhänge mit dem Rayoscan herauszuarbeiten. Aber wie heißt es doch gleich: auch die längste Reise beginnt mit dem ersten Schritt.

23. Ausblick / Kritik

Wohin werden sich in Zukunft die Schwingungsmedizin und die Bioresonanz nach Paul Schmidt im Besonderen entwickeln? Bisher erschließen sich die vollen Möglichkeiten der Bioresonanz nach Paul Schmidt vorzugsweise denjenigen, die bereit sind, die Radiästhesie als Testinstrument anzunehmen. Ich erinnere mich noch sehr gut daran, wie skeptisch die Heilberufler in der Anfangszeit der Bioresonanz nach Paul Schmidt an diese Methode herangingen. Zwischenzeitlich arbeiten viele tausend Therapeuten und zigtausende Privatpersonen in aller Welt nach dieser Methode. Dennoch ist es schade, dass viele die Möglichkeiten der sanften Bioresonanz nach Paul Schmidt nicht nutzen, weil sie im Testverfahren ein Hemmnis sehen. Analysiert man die Meinungen von erfolgreichen Therapeuten der Bioresonanz nach Paul Schmidt bzw. des RAH, so will keiner mehr auf die bestehende Testmethode verzichten. Insofern muss in Zukunft ein Weg gefunden werden, das bisherige Verfahren weiter auszubauen – ein wichtiger Beitrag zur Standardisierung ist sicherlich dieses Buch – und gleichzeitig neue Wege, besonders in der Testung, zu beschreiten. Wenn man ein Verfahren wie die Bioresonanz nach Paul Schmidt zur Anerkennung führen will, so kann dies nur über bereits anerkannte Testverfahren funktionieren. Die Elektroakupunktur nach Voll, die Kinesiologie, aber auch die Radiästhesie scheiden dann aus, da ein noch nicht anerkanntes Verfahren mit einem anderen noch nicht anerkannten Verfahren nicht bewiesen werden kann. Aus diesem Grund muss eine der Hauptaufgaben der nächsten Jahre darin bestehen, ein anerkanntes Testverfahren zur Auffindung der Resonanzfrequenzen zu finden.

Ein ganz klarer Trend zeichnet sich bezüglich der Anwendung der klassischen Bioresonanz nach Paul Schmidt (Einzelfrequenzgrundwerte) und der daraus weiterentwickelten RAH (Frequenzspektren) ab. Aufgrund der Schnelligkeit, der besseren Differenzierbarkeit sowie des klareren medizinischen Aufbaus des RAH sowohl im humanen als auch im Veterinärbereich wird sich die Anwendung zur RAH hin verschieben. Die klassische Bioresonanz nach Paul Schmidt wird ihren besonderen Stellenwert im Bereichswerttest behalten und dadurch im Therapiekonzept der RAH eingebettet und unverzichtbar.

Einen besonderen Beitrag muss die Bioresonanz nach Paul Schmidt auch zukünftig bei der Ermittlung von ursächlichen Einflüssen leisten. Zu Themen wie Elektrosmog, Geopathie und dem Säure-Basen-Haushalt konnten bereits Lösungen erarbeitet werden. Die Erarbeitung weiterer ursächlicher Einflussnahmen auf den Organismus muss folgen, damit dieses Verfahren den ganzheitlichen Charakter unterstreicht und weiter ausbaut. Dies gilt insbesondere für weitere Frequenzspektren im RAH.

Aufgrund der Möglichkeit, Wirkungen und Nebenwirkungen von Präparaten, Medikamenten und Substanzen herausfinden zu können, wird ein weiterer Schwerpunkt in der Entwicklung energetisch optimierter Präparate und Nahrungsergänzungsmittel liegen.

Viele Menschen wissen überhaupt nichts von den phantastischen Möglichkeiten, die die Bioresonanz nach Paul Schmidt bieten kann. Insofern ist es zukünftig besonders wichtig, mehr Menschen über die Möglichkeiten des Verfahrens zu informieren. Herausragende Arbeit leisten hier sicherlich das Rayoncx Wiki (e-learning Portal der Paul-Schmidt-Akademie) und die Vereinigung zur Förderung der Schwingungsmedizin e.V. mit Sitz in Lennestadt (Tel.: 0700 / 87 24 94 64), die in ihrer Vereinszeitschrift regelmäßig über Neues aus der Welt der Schwingungsmedizin und der Bioresonanz nach Paul Schmidt berichtet.

Allen viel Erfolg bei der Anwendung der Bioresonanz nach Paul Schmidt. Bitte bleiben Sie gesund!

Ihr Prof. Dietmar Heimes

24. Literaturverzeichnis

Grundlagenwerke von Paul Schmidt:

Symphonie der Lebenskräfte
Paul Schmidt
Rayonex-Verlag
ISBN 3-9801304-0-1
Tel.: 02723/9156-0

Das Bio-Mosaik
Paul Schmidt
Rayonex-Verlag

Allgemeine Literaturangaben:

Allergie ganz einfach
Rüdiger Wahl
Verlag: Dustri
ISBN 3-87185-311-9

Biochemie des Menschen
Horn, Lindenmeier, Moc, Grillhösl,
Berghold, Schneider, Münster
Verlag: Thieme
ISBN 3-13-130882-6

Chemotherapie heilt Krebs
und die Erde ist eine Scheibe
Lothar Hirneise
Verlag: Sensei
ISBN 3-932576-67-5

Die Chakras
C. W. Leadbeater
Verlag: Bauer
ISBN 3-7626-0306-5

Das große Lexikon der Heilsteine,
Düfte und Kräuter
Verlag: Metusalem
ISBN 3-9804431-0-8

Die neuen Kinder
Greta Hessel
Verlag: Koch, Neff, Stuttgart
ISBN 3-908652-17-0

Der Säure-Basen-Haushalt
Friedrich F. Sander
Verlag: Hippokrates
ISBN 3-7773-1428-5

Fallstudie von Dr. Gerhard Breier
Bezugsquelle: Rayonex
Tel.: 02723/9156-0

Grundlagen der chinesischen Medizin
Giovanni Maciocia
Verlag für ganzheitliche Medizin
ISBN 3-927344-07-9

Grundlagen der Luftbefeuchtung
Iselt, Arndt
Verlag: Hüthing
ISBN 3-7880-7537-6

Grundlagen des Elektrosmogs in Bildern
Prof. Dr. Dr. András Varga
Verlag: Umwelt + Medizin, Heidelberg
ISBN 3-00-009180-7

im+puls, Ausgaben 1-12 der Zeitschrift
Vereinigung zur Förderung
der Schwingungsmedizin
Hunold-Rump-Straße 13
57368 Lennestadt
ISSN: 1439-4332
Tel.: 0700 / 87 24 94 64

Heilung ist möglich
Dr. Hulda Clark
Verlag: Bertelsmann
ISBN 3-426-87018-5

Lehrbuch der modernen
und klassischen Akupunktur
Schrecke / Wertsch
Verlag: WBV
ISBN 3-92-1988-17-9

Licht – Arbeit
Barbara Ann Brennmann
Verlag: Goldmann
ISBN 3-442-14151-6

Mit Wasser heilen
Aljoscha A. Schwarz, Ronald P. Schweppe
Verlag: Aurum
ISBN 3-591-08369-0

Original Säure-Basen-Haushalt
Dr. med. Worlitschek
Verlag: Haug
ISBN 3-8304-2040-4

Physiologie des Menschen
Schmidt, Thews, Lang
Verlag: Springer
ISBN 3-540-66733-4

Pschyrembel
Klinisches Wörterbuch, 258. Auflage
Verlag: de Gruyter
ISBN 3-11-015166-9

Sanfte Heilmethode Osteopathie
Dr. Gerhard Breier
Verlag: Südwest
ISBN 3-517-06310-X

Stress durch Strom und Strahlung
Wolfgang Maes
Vertrieb: Institut für Baubiologie
ISBN 3-923531-22-2
Telefon: 0 80 35/20 39

Wasser
Ivan Engler
Spurbuchverlag
ISBN 3-88778-227-5

Wasser Kristall Welten
Andreas Schulz
Verlag: AT
ISBN 3-85502-894-X

Wasserkristalle
Dr. Masaru Emoto
Verlag: Koha
ISBN 3-929512-20-3

Wasser- und Sauerstoffenergetisierung
Ivan Engler
Spurbuchverlag
ISBN 3-88778-235-6

Wasser & Salz
Dr. med. Barbara Hendel / Peter Ferreira
Verlag: Ina
ISBN 3-00-008233-6

Welt im Tropfen
Kröplin, Bernd
Verlag: Gutes-Buch-Verlag
ISBN 3-930683-64-6

Yin und Yang in Harmonie
Gouillot / Baurreis
Verlag: Aurum
ISBN 3-591-08426-3

Lebendiges Wasser – Quell der Gesundheit
Andrea Tichy
Quell Edition
ISBN 978-3-9812667-0-2

Besondere Empfehlung:

In dem englischsprachigen Buch von James L. Oschman: Energy Medicine, The Scientific Basis werden viele hundert wissenschaftliche Abhandlungen rund um das Thema der Schwingungsmedizin angegeben.

Es kann beispielsweise bei der Fa. Health Leads in England, Tel. 00 44 / 84 53 45 88 80, bestellt werden.

25. Anhang

Damit wichtige Unterlagen während der Arbeit mit der Bioresonanz nach Paul Schmidt schnell gefunden und umgesetzt werden können, wurde dieser Anhang dem Buch beigefügt. Sie finden in diesem Kapitel wertvolle Studienunterlagen, Auflistungen, Kopierunterlagen und Dokumentationen, die bei der Arbeit mit der Bioresonanz nach Paul Schmidt sehr hilfreich sind.

25.1 Humanmedizinische, alphabetische Tabelle der Frequenzgrundwerte

Alphabetische Auflistung / Bezeichnung	F1	F2	F3	F4	F5	F6	F7
Abführmittel	63,50						
Abszesse	86,00						
Abwehrfermente	50,00						
After	68,00						
Allergie	36,00	36,50					
Alopecia diffusa	45,00	81,50	85,00				
Anämie	70,00						
Angina pectoris	43,50	95,50					
Angina plaut vincent	71,50						
Angina tonsillaris	52,00						
Angstneurose	61,50	90,00					
Angstzustände, Unruhe	5,50						
Antikörper	20,75						
Aorta	95,00						
Appetitanregend	35,00						
Appetitlosigkeit	31,00	35,00					
Appetitregler	25,00	94,50					
Ärger, Neid	32,60						
Arterien	94,50						
Arteriosklerose	6,50	85,50					
Arthritis	64,00	78,00					
Arthrodynie	0,00						
Arthrose im Genick	64,50						
Arthrose	56,00	64,00	78,00	88,50			
Asthma bronchiale	82,00	82,50	12,50				
Atmungsorgane, z. B. Atembeschwerden	75,00						
Aufladung, allgemein	10,00						
Aufladung, biologisch	49,00						
Augen	64,00	72,50					
Augen, Grauer Star	75,00	79,00					
Augen, Grüner Star	70,00	98,50					
Augenmuskel, z. B. Schielen	88,50						
Ausdauer	25,90						
Ausgeglichenheit	16,50						
bakterielle Darmerkrankung	0,50	40,25					
Bandscheiben, z. B. -degeneration	2,50	67,00	68,50	92,00	96,00		
Basalkerne	0,00						
Bauchatmung	90,00						
Beinödeme	44,50						
Beruhigung	5,50						
Besitzergreifend	27,60						
Bettnässen	96,00						
Bewegungszentrum	45,00						
Bindegewebe	17,00	28,00	85,00	85,50			
Bindegewebsschwäche	76,00						
Blasen (Rückbildung)	18,50						
Blasengeschwulst	94,50						
Blasenmuskel	68,50						
Blutdruckregelung	48,00						
Blutfett (zuviel Cholesterin)	25,50						
Blutkörperchen rot, zu wenig	94,50						
Blutsturz	9,50						
Bluttemperatur zu niedrig	18,00						
Bluttemperatur	37,50						

Alphabetische Auflistung / Bezeichnung	F1	F2	F3	F4	F5	F6	F7
Blutverdünnung	44,50						
Brandblasen	18,00						
Brechzentrum	32,50						
Bronchialverkrampfung	60,00						
Bronchien, z. B. Bronchitis	32,50	46,00	76,50	86,00	92,00		
Brustentzündung	98,50						
Brustfell	31,50	82,50	84,50				
Brustfellentzündung	11,50						
Brustwirbelsäule (BWS)	4,00						
Calciummangel	52,00						
Cholera	16,00						
Colitis	63,00						
Cortisonblockaden	48,50						
Coxarthritis	58,50	88,50					
Coxarthrose	1,00	58,50					
Darmentzündung	96,00						
Darmgeschwür	96,00						
Darmmotorik	62,00	63,00					
Darmschleimhautstörung	61,50						
Darmverschlusslähmung / Jleus	64,50						
Daumen	45,50						
Daumengelenk	0,00						
Dehnfähigkeit der Bronchien	84,00						
Denkzentrum	47,50						
Depressionen	91,50	92,50	94,50	99,50			
Dickdarm	60,00	61,00	62,00	63,00	64,50	66,00	68,00
Dickdarmentzündung u. Dickdarmulcus	61,00	63,00	65,00				
Diuretikum	86,00						
Drüsenerneuerung	2,50						
Dünndarm	61,50	62,50	67,00				
Durchblutungsstörungen	7,00	46,00					
Durchschlafstörungen	92,00						
Egozentrismus	87,60						
Ehrgeiz	52,90						
Eierstöcke	64,00						
Eileiter	13,00	89,00					
Eileiterentzündung	58,50						
Einschlafstörungen	34,00						
Eiterpickel auf der Brust	77,00						
Eiterungen	86,00						
Ellenbogen	0,00						
Ellenbogengelenkentzündung	69,00	79,00	82,50				
Empfindungszentrum	35,00						
Emphysem	72,50						
Endokrine Drüsen	98,00						
Energieaufnahme durch Darmwände	55,50						
Entwässerung des Körpers	79,00						
Entzündungen	73,50	75,50					
Enuresis nocturna	45,50	96,00					
Epilepsie, z. B. epileptische Anfälle	12,00	33,00	33,50	37,00	90,00		
Epiphyse	2,50	7,50	96,00	0,00			
Erkältung	12,00	12,50	18,00				
Erneuerung der Nervenzellen	58,00	59,50					
Ernsthaftigkeit	42,50						
Eustachio-Röhre	27,00						
Eustachio-Röhre, Verschluss	29,00						

Alphabetische Auflistung / Bezeichnung	F1	F2	F3	F4	F5	F6	F7
Facialislähmung	91,50						
Facialisreizung	89,50						
Fettansatz	2,00						
Fettgewebe (Auflösung)	34,50						
Fettsucht	32,00	35,50					
Fibrosarkom	26,50	27,00					
Fieber	0,50						
Fingernägel-Anomalie, Wachstumsstörung	42,50	46,50					
Föhn - Störungen durch	99,50						
Fresszellenneubildung	66,50						
Frigidität, Gefühlskälte	97,00						
Fröhlichkeit	22,00						
Fußnägel-Anomalie, Wachstumsstörung	46,50						
Fußpilz	37,00	0,00					
Galle	38,00						
Galle, Steuerung	74,50						
Gallenblase	63,50						
Gallensteinauflösung	17,00	27,00	84,00	85,00	88,50	94,50	96,00
Gallensteine	66,50	90,50					
Gebärmutter	57,50	8,50					
Gebärmutterentzündung	99,50						
Gebärmuttersenkung	45,50						
Gebärmutterzyste	57,50						
Gefäßstärkung	60,50						
Gefühlskälte	27,50						
Gehirn (bessere Durchblutung)	19,50						
Gehirnatrophie	34,50						
Gehirndurchblutungsstörungen	19,50	19,75					
Gehirnschaltzellen	4,00						
Gehörgangentzündung	27,00						
Gehstörungen, z. B. nach Apoplex	45,00						
Geistesabwesenheit	65,10						
Gelenke	0,00						
Gelenkentzündung	99,00						
Gelenkrheuma	13,00	70,50	78,00	94,00			
Gelenkschm. im Knie und Handwurzel	0,00						
Geschlechtskrankheiten	53,50						
Gewebedurchblutung	85,50						
Gicht (zuviel Harnsäure)	74,00	75,50	89,50	95,50			
Glaskörpertrübung des Auges	72,50						
Gleichgewichtszentrum, Störungen	30,00	97,50					
Grippe	58,00	84,00					
Grippenosode	58,50						
Grützbeutel	37,00						
Güte	35,00						
Haarfarbenverlust	93,50	97,50					
Haarwuchs	85,00						
Haarwurzel	45,00						
Halschakra	70,00						
Halsentzündung	75,50	82,00	86,00	89,00			
Halserkrankung	82,00	86,00	89,00				
Halswirbelplatte	67,50						
Halswirbelsäule (HWS)	2,00	2,50	3,00	3,50	9,00	59,00	60,00
Halswirbelsäule (HWS), Fortsetzung	67,50						
Halszentrum	20,00						

Alphabetische Auflistung / Bezeichnung	F1	F2	F3	F4	F5	F6	F7
Hämatom	83,50						
Hämoglobin	23,70						
Hämorrhoiden	60,50	66,50	68,50	99,50			
Harnblase	64,80	68,50	87,00				
Harnblasensyndrom	84,00						
Harnleiter	86,00						
Harnröhre	88,00						
Harnsäureregulation	74,00	95,50					
Hausstauballergie	36,50						
Haut, Steuerung	4,50	6,00	51,00	57,00			
Hautallergie	35,50	36,00	36,50				
Hautalterung	30,00						
Hauterneuerung	41,50						
Hautkrankheit, degenerativ	97,00						
Hautregulation fettig / trocken	52,00						
Hautrotflecken	23,00	88,50					
Hautweißflecken	68,00	86,00					
Hautzentrum	6,00	85,00					
Heilungszentrum	12,50	18,00	23,00	28,00			
Heiserkeit	13,50	21,00					
Hepatitis C	13,00						
Hepatits B	17,00						
Herpes zoster	69,50	88,00	92,50	95,00			
Herz / Kreislauf	47,50						
Herzbeutel / Perikard	39,00						
Herzbeutelentzündung / Perikarditis	33,00						
Herzchakra	85,00						
Herzinfarkt, Mykardinfarkt	43,50	95,50					
Herzinfarktschutz	21,50						
Herzinsuffizienz	39,00	39,50					
Herzinsuffizienz, links	41,00						
Herzinsuffizienz, rechts	43,00						
Herzmuskel	39,00						
Herznebensteuerung	47,50						
Herzrhythmus	37,50	38,00	38,50				
Herzrhythmusstörung	38,00	38,50	95,00	97,00			
Herzschaltzellenimpulse	65,00						
Herzscheidewand, Septumderiation	42,00						
Herzvene	84,50						
Herzvorsteuerung	7,50	15,00	78,50	97,00			
Herzzentrum	40,00						
Heuschnupfen	83,50						
Hirntumor	90,00	95,00					
Hirsutismus	81,50						
Hitzewellen	92,50						
Hoden	4,50	14,00	51,00				
Hoffnungslosigkeit	72,40						
Hormonhaushalt, Frau	2,50						
Hormonhaushalt, Mann	3,50						
Hormonzentrale	20,50						
Hornhaut des Auges	64,50						
Hornhaut des Auges, Rückbildung	18,50						
Hörzentrum	60,00						
Hüftgelenkarthritis	58,50	88,50					
Hüftgelenke	13,00						
Hühneraugen	36,50						
Hypercholesterinämie	25,50	26,00					
Hyperhidrosis	40,00	98,50					

Alphabetische Auflistung / Bezeichnung	F1	F2	F3	F4	F5	F6	F7
Hypertonie	62,50						
Hypoglykämie	64,50						
Hypophysenhinterlappen	92,50	99,00					
Hypophysenvorderlappen	91,50	98,00					
Hypothalamus	7,50	15,00	22,50	0,00			
Hypotonie	48,50	49,00	49,50				
Immunmodulation mental und physisch	11,50	19,50	26,00	58,00	68,00	84,50	97,50
Immunmodulation, Fortsetzung	11,00	84,50	97,50				
Innere Unruhe	24,50						
Innerer Friede	23,10						
Insulin, zuviel	97,50						
Insulin, zuwenig	92,00						
Intoleranz	47,10						
Intuition	7,50						
Ischialgie	62,50	64,50	67,50	76,50			
Ischias	8,00	64,00	74,00	75,50	79,50	89,50	94,00
Kalkmangel	52,50						
Kapillaren	7,00						
Karies	57,00	59,00	87,00				
Katzenhaarallergie	70,00	77,50					
Kehlkopf	13,50						
Keimbläschen	57,00						
Keuchhusten	59,00						
KHK koronare Herzkrankheit	44,00						
Kieferentzündung	93,50						
Kiefersperre mit Bluterguss	96,50						
Kiefer-Stirnhöhle, Entzündung	74,00						
Kinderlosigkeit	98,00						
Kleinhirn - Neubildung	90,00						
Knie	0,00						
Kniearthritis	0,00						
Kniearthrose	0,00						
Knochenauflösung, z. B. Osteoporose	69,50	96,00					
Knochenbau	4,50						
Knochenerweichung	80,00	84,00	88,00	95,00	0,00		
Knochengerüst	0,00						
Knochenhautentzündung / Periostitis	58,00						
Knochenheilung	82,50	85,50					
Knochenmark	9,00	93,00					
Knochenmarkschwäche	93,00						
Knochenmarkwucherung	95,50	96,50	0,00				
Knorpelauflösung	7,50						
Knorpelbildung in Gelenken	84,50						
Konzentrationslosigkeit	80,00						
Konzentrationszentrum	21,00	80,00	80,50				
Kopfhaut, obere	85,00						
Kopfhautschuppen	85,00						
Kopfschmerzen im Stirnbereich	7,00	32,50	96,00				
Kopfschmerzen mit steifem Genick	96,50						
körperliches Wohlbefinden	8,00						
Krampfadern	46,50	84,50	85,00	94,00	99,50		
Krampfartige Anfälle	33,50						
Krampfgefühl in den Kniekehlen	35,00						
Kreativitätszentrum	57,50	99,00	0,00				
Krebsschmerzen	5,00						
Kreislauf	58,00						

Alphabetische Auflistung / Bezeichnung	F1	F2	F3	F4	F5	F6	F7
Kreislaufstabilisierung	48,00						
Kreuzbein	94,00						
Kunstzentrum	52,50						
Kurzsichtigkeit	31,50						
Lähmung	28,50	80,50	98,50				
Laryngitis	13,50	73,50					
Lebensenergie	12,50	36,00					
Lebensmut	92,50						
Lebensmut, mangelnder	77,50						
Leber	56,00	56,25					
Lebervorsteuerung	69,00	79,00					
Leberzirrhose	56,00						
Legasthenie	56,50						
Leistenbruch	76,00						
Lendenwirbel (LWS)	76,00	95,00	0,00				
Lendenwirbel	69,00						
Leukämie	16,50	55,50					
Leukopenie	84,50						
Leukose	59,50						
Leukozytose	59,50						
Limbisches Zentrum	5,00	12,50					
Lippen	97,00						
Lockenbildung	88,50						
Luftröhre	84,00						
Lunge	72,00						
Lungenblähung	72,50						
Lungenentzündung	6,50						
Lungenfibrose	7,50						
Lungenödem	72,00						
Lupus	93,00						
Lymphathischer Rachenring	33,00						
Lymphdrüsenentzündung	68,50						
Lymphe	27,00						
Lymphogranulomatose	76,50						
Lymphosarkom	25,50						
Lymphsystem	75,00	95,00					
M. Hodgin	33,50						
M. Parkinson	88,50	95,50	96,50	0,00			
Magen	20,50						
Magenausgang	73,00						
Mageneingang	49,00						
Magenenzyme	80,50						
Magenmitte	59,75						
Magenpförtner	58,25						
Magensäureregulation	59,00	74,00					
Magenschließmuskel	74,50						
Magersucht	32,00	34,00	31,50				
Magnesiummangel	45,50	54,00	64,00	99,50			
Mandelentzündung / Tonsillitis	20,50	35,00	71,50	75,50	87,00		
Mastdarm	60,50						
Mastdarmentzündung	60,50						
Mastdarmgeschwür	60,50						
Mastdarmlähmung	63,50						
Mastdarmzyste	66,50						
Melanom	24,50						
Meningitis	95,00						
Meniskus	47,50						
Meteorismus	82,50						

Alphabetische Auflistung / Bezeichnung	F1	F2	F3	F4	F5	F6	F7
Milben (auch Bekämpfung)	6,00						
Milchdrüsen weibl. Brust	3,00						
Milz	11,50						
Milzchakra	55,00						
Milzkarbunkel	11,50						
Monatsbeschwerden der Frau	42,00						
Monatszyklus	20,00	22,00	42,00	49,00	63,00		
Mondsüchtigkeit	99,00						
Motorisches System	23,50	62,00	63,00				
Mückenstiche	80,00						
Müdigkeit nach Essen	72,50						
Multiple Sklerose (MS)	23,50						
Mund	84,00						
Mundspeicheldrüse	66,50						
Musikalisches Zentrum	62,50						
Muskelaufbau	45,50	99,50					
Muskelkater	4,00	6,00	10,00	45,00	70,00	80,00	
Muskelkrampf	33,50						
Muskelschwund	45,00						
Muskelverspannung	54,00	64,00					
Muskelzucken	28,00	28,50					
Muskulatur	45,00						
Muskulaturverstärkung	45,50						
Nabelchakra	90,00						
Nackenverspannungen	64,00	70,50					
Nahrungsmittelallergie	37,50						
Narbenverheilung	18,00	28,00					
Nase	12,00	74,00					
Nasennebenhöhle	57,00	58,00					
Nebenhoden, links mit Zyste	57,50						
Nebennieren	52,75	53,00	53,50				
Nebennierenhormon	24,00						
Nebennierenunterfunktion	53,00						
Nebenschilddrüsenregulation	62,50						
Nerven rechter Arm	3,00						
Nerven	25,00	78,50					
Nerven, Adern	92,50	99,00					
Nervenregeneration	79,50	93,50					
Nervenschmerzen	60,00						
Nervenschwäche / Neurasthenie	4,50						
Nervenstärkung, Nervenaufbau	94,00						
Nervensteuerungssystem	39,50						
Nervensystem (z. B. bei MS)	51,50						
Nervenzellheilung	42,00						
Nervenzentrum	10,00	93,50					
Nervlich bedingtes Ekzem	28,00	64,00					
Nervöse Überempfindlichkeit	19,00	93,50	95,50				
Netzhaut	74,50						
Netzhaut, Steuerung	65,50						
Netzhautablösung	66,50						
Neuritis	73,50	75,50	79,50	92,50			
Neurodermitis (nervlich bed. Ekzem)	63,00						
Neurodermitis	28,00	64,00					
Nieren	54,00	54,25	54,50				
Nieren, Nierenbeckenentzündung	54,50						
Nieren, Nierensteinauflösung	52,75	53,00	53,50				
Nierenschrumpfung	54,00						
Nierensteinauflösung / -zertrümmerung	63,00						

Alphabetische Auflistung / Bezeichnung	F1	F2	F3	F4	F5	F6	F7
Nierensteine	43,00						
Nierensteine, alkalisch	54,00						
Nierensteine, sauer	86,00						
Nierenzystenauflösung	53,50						
O_2-Sättigung des Blutes	50,00	50,50					
Oberkiefervereiterung	20,00	20,50	36,50	39,00			
Ödeme	79,00						
Ohrenschmerzen	8,00						
Ohrschneckennerven	72,50						
Ohrspeicheldrüse	8,00	29,50					
Operationsnarbe, Druck	93,50						
Orgasmusschwäche, männlich	19,00						
Osteosynthese	92,00						
Otitis	98,00						
Otitis externa	27,00						
Ozonschutz	6,75						
Pankreas	26,00	52,00					
Peristaltik	23,50	63,00					
Pertusis	58,50	59,00					
Pertussinumnosode	28,50						
Phantomschmerzen	18,50	29,50	49,50				
Pharynx	71,50						
Pigmentbildung	53,50						
Pilzinfektion der Bronchien	72,00						
Pilzinfektion im Unterleib	53,50						
Plasmozytom	35,00						
Plattfüße	71,00	71,50	72,00	89,00			
Pleuritis	40,50						
Pockennosode	33,00						
Polarität, Umkehrung der	21,50						
Polyarthritis rheumatica, z. B. p.c.P.	64,00	73,50					
Polypen im Darmbereich	64,00						
Polypenrückbildung	12,50						
Potenzschwäche	4,50	14,00	15,50	19,50	55,00	55,50	57,00
Prostata	19,50						
Prostatitis	88,00						
Psoriasis	6,00	65,50	92,50				
Raucherbein	39,50	93,50	99,50				
Reizhusten	75,00	81,00					
Rheuma an Füßen	13,00						
Rheuma im Lendenbereich	94,00						
Rheuma	6,50	64,00	66,00	74,00	75,50	94,00	
Rheumaknoten	74,50						
Rippenfell	21,50	90,00					
Rippenfellentzündung	21,50	95,50					
Rückenmark	64,50						
Rückenmarkerkrankung	16,50	0,00					
Salpingitis	58,50						
Salzverlustsyndrom, -Niere	79,00						
Samenproduktion Hoden - Regeneration	9,50						
Scheitelchakra	0,00						
Schilddrüsenüberfunktion	62,00						
Schilddrüsenunterfunktion	62,00						
Schizophrenie (psychisches Problem)	93,00						
Schlafsteuerung	5,00	92,50					
Schlechter Heilungsprozess	12,50	23,00					
Schleimbeutelentzündung / Bursitis	54,50						

Alphabetische Auflistung / Bezeichnung	F1	F2	F3	F4	F5	F6	F7
Schleimhautentzündung	75,50						
Schleimtransport der Bronchien	8,00						
Schließmuskelerschlaffung im Darm	68,50						
Schließmuskelerschlaffung in Blase	68,50						
Schluckauf	10,50						
Schnarchen	28,50	80,50	83,50	98,50			
Schneidezahnentzündung	93,00						
Schnupfen	2,00	5,50	12,00	26,00	26,50	66,00	75,50
Schnupfen, Fortsetzung	81,00	94,00	95,50				
Schulterarmsyndrom	64,00	0,00					
Schultergelenk	2,00	46,00	46,50				
Schutz gegen Arteriosklerose	14,25						
Schutz vor Leukämie	36,60						
Schweißtreibend	82,50						
Schwerhörigkeit	60,50						
Schwitzen auch klimaterisch	98,50						
Seelisches Gleichgewicht	26,50	36,00					
Sehnen	66,00						
Sehnenscheidenentzündung	25,00	66,00	66,50	88,00	92,50		
Sehnenschwäche	66,00						
Sehnenzerrung	65,00	65,50					
Sehnervreizung	94,50						
Sehstörung	70,00	70,50					
Sehzentrum	70,00						
Sensitivität, Steigerung	92,50						
Sexualtrieb, Steigerung	97,00						
Sexualtriebsteuerung, Frau	2,50	38,00					
Sexualtriebsteuerung, Mann	4,50	51,00	57,00				
Sexualzentrum	55,00						
Sexuelle Erregung	32,00						
Singultus	10,50						
Sinusitis	57,00						
Solarplexus, Steuerung	15,00						
Sonnenbrand	72,50						
Speiseröhre	57,50						
Speiseröhrenknorpel	30,50						
Splitterbruch	33,00						
Sprachschwierigkeiten nach Schlaganfall	24,00	62,50					
Sprachzentrum	67,50						
Stetigkeit	43,10						
Steuerung der linken Herzkammer	41,00						
Steuerung der rechten Herzkammer	43,00						
Steuerung des Uterus	88,00						
Stimmbänderlähmung	29,00	94,50					
Stimmbänderreizung	24,00	94,50					
Stirnchakra	95,00						
Stirnhöhle	74,00						
Stirnhöhlenvereiterung	58,00						
Stirnknochen	4,00						
Stoffwechsel	46,00						
Störungen im Gehörzentrum	60,00						
Störungen im Sprachzentrum	67,50						
Stottern	62,50						
Stress	43,50	88,00					
Sucht - Entwöhnung	3,50						
Sudeksche Atrophie	82,50						
Sympaticus und Vagus	2,50	65,00	92,50	99,00			

Alphabetische Auflistung / Bezeichnung	F1	F2	F3	F4	F5	F6	F7
Sympaticusstörungen	65,00						
Tapferkeit	77,50						
Taubheitsgefühl der Zunge	87,50						
Teillähmung des Unterkörpers	98,50						
Tennisarm	66,50						
Tetanie	92,50						
Thalamus	91,00	97,00					
Thrombose	44,50	45,50					
Thymus I	79,00						
Thymus II	69,00						
Tinnitus aurum	27,00	29,00	29,50				
Tränendrüsenfunktion	11,00						
Traumzentrum	97,50						
Trigeminusnerv	10,00	30,00	87,50				
Trommelfellresektion	8,00						
Trommelfellvernarbung	29,00						
Tuba uterina	13,00	89,00					
Tubenkatarrh	29,00						
Tuberculinum, Kochnosode	5,00						
Tuberkulose	72,00						
Tubuswucherungen	8,50						
Überbein	7,50						
Überempfindlichkeit über Reizzonen	95,50						
Ulcus, ventriculi	73,00	83,00					
Unterarmsyndrom	1,50						
Unterkiefer	83,50						
Unterschenkelgeschwür / Ulcus cruris	46,00						
Urinretention	90,50						
Vagusanregung	2,50						
Vasomotorenzentrum	48,00						
vegetative Dystonie	93,50						
vegetatives Nervensystem	95,50						
Venen	94,00						
Venenentzündung am Bein	28,50						
Venenentzündung	89,00						
Venenthrombose	89,50						
Verdauungszentrum, z. B. -störung	25,00						
Verklemmung	27,50						
Verschleimung der Bronchien	24,00						
Verschleiß der Wirbelsäule	84,50						
Verschobener Wirbel	59,00						
Vertigo	89,50						
Virale Erkrankungen	15,75						
Völlegefühl	82,50						
Vorhaut, allgemein	75,00						
Wachstumsförderung	47,00						
Wachstumssteuerung	2,50						
Wärme - Kältempfinden	37,50						
Warzen	26,50	36,00	85,50	89,50			
Weisheitszahn	93,50						
Weitsichtigkeit	31,50						
Wetterfühligkeit im Oberschenkel	68,20						
Wetterfühligkeit	33,00	50,50	99,00	99,50			
Wille	84,00						
Windpockennosode	1,00						
Wirbelsäule	2,00	2,50	3,00	3,50	67,50		
Wirbelsäule, Verkrümmung	3,00						
Wundfieber	23,00						

Alphabetische Auflistung / Bezeichnung	F1	F2	F3	F4	F5	F6	F7
Wundrandentzündung	31,00						
Wurzelchakra	45,00						
Zahn, Druck im Zahnbereich	79,50						
Zahnfleischentzündung	95,50	96,00					
Zahnschmerzen (heiß-kalt)	31,00						
Zahnschmerzen	8,00						
Zahnwurzelentzündung	30,50						
Zehennägel	75,50						
Zeitzentrum	10,00						
Zellalterungsstörungen	69,00						
Zellerneuerung	22,50	93,50					
Zellerneuerung der Bronchien	96,00						
Zellerneuerung der Haut	69,50						
Zellerneuerung der Knochen	69,00						
Zellerneuerung der Organe	79,50						
Zellregeneration	97,50						
Zellulitis	7,50						
Zentrum der Erkenntnis	66,50						
Zentrum der Freude	17,50						
Zentrum der Gutmütigkeit	87,50						
Zentrum der Nächstenliebe (Egoismus)	82,50						
Zentrum der Trauer	72,50						
Zentrum des Erinnerungsvermögens	90,00						
Zentrum d. Verantwortungsbewusstseins	87,50						
Zerebralatrophie	10,00						
Zerebraldystonie	97,50						
Zervikal - Lumbalsyndrom	95,00						
Zirbeldrüse	2,50	7,50	10,00	96,00			
Zungenlähmung (evtl. nach Apoplex)	33,00	91,00					
Zwerchfell	67,50	91,00					
Zwölffingerdarmgeschwür	67,00						
Zyste am Busen	3,50						
Zyste an Hüftgelenkprothese	81,50						

25.2 Humanmedizinische, numerische Tabelle der Frequenzgrundwerte

Numerische Auflistung / Bezeichnung	F1	F2	F3	F4	F5	F6	F7
Basalkerne	0,00						
Daumengelenk	0,00						
Ellenbogen	0,00						
Gelenke	0,00						
Gelenkschmerzen im Knie und Handwurzel	0,00						
Knie	0,00						
Kniearthritis	0,00						
Kniearthrose	0,00						
Scheitelchakra	0,00						
Knochengerüst	0,00						
Arthrodynie	0,00						
Fieber	0,50						
bakterielle Darmerkrankung	0,50	40,25					
Coxarthrose	1,00	58,50					
Windpockennosode	1,00						
Unterarmsyndrom	1,50						
Fettansatz	2,00						
Halswirbelsäule (HWS)	2,00	2,50	3,00	3,50	9,00	59,00	60,00
Wirbelsäule	2,00	2,50	3,00	3,50	67,50		
Schnupfen	2,00	5,50	12,00	26,00	26,50	66,00	75,50
Schultergelenk	2,00	46,00	46,50				
Epiphyse	2,50	7,50	96,00	0,00			
Hormonhaushalt, Frau	2,50						
Vagusanregung	2,50						
Zirbeldrüse	2,50	7,50	10,00	96,00			
Wachstumssteuerung	2,50						
Bandscheiben, z. B. -degeneration	2,50	67,00	68,50	92,00	96,00		
Sympaticus und Vagus	2,50	65,00	92,50	99,00			
Sexualtriebsteuerung, Frau	2,50	38,00					
Drüsenerneuerung	2,50						
Milchdrüsen weibl. Brust	3,00						
Wirbelsäule, Verkrümmung	3,00						
Nerven rechter Arm	3,00						
Hormonhaushalt, Mann	3,50						
Sucht - Entwöhnung	3,50						
Zyste am Busen	3,50						
Brustwirbelsäule (BWS)	4,00						
Muskelkater	4,00	6,00	10,00	45,00	70,00	80,00	
Stirnknochen	4,00						
Gehirnschaltzellen	4,00						
Hoden	4,50	14,00	51,00				
Knochenbau	4,50						
Potenzschwäche	4,50	14,00	15,50	19,50	55,00	55,50	57,00
Sexualtriebsteuerung, Mann	4,50	51,00	57,00				
Nervenschwäche / Neurasthenie	4,50						
Haut, Steuerung	4,50	6,00	51,00	57,00			
Schlafsteuerung	5,00	92,50					
Krebsschmerzen	5,00						
Tuberculinum, Kochnosode	5,00						
Limbisches Zentrum	5,00	12,50					
Beruhigung	5,50						
Angstzustände, Unruhe	5,50						

Numerische Auflistung / Bezeichnung	F1	F2	F3	F4	F5	F6	F7
Psoriasis	6,00	65,50	92,50				
Milben (auch Bekämpfung)	6,00						
Hautzentrum	6,00						
Arteriosklerose	6,50	85,50					
Lungenentzündung	6,50						
Rheuma	6,50	64,00	66,00	74,00	75,50	94,00	
Ozonschutz	6,75						
Durchblutungsstörungen	7,00	46,00					
Kapillaren	7,00						
Kopfschmerzen im Stirnbereich	7,00	32,50	96,00				
Herzvorsteuerung	7,50	15,00	78,50	97,00			
Hypothalamus	7,50	15,00	22,50	0,00			
Intuition	7,50						
Knorpelauflösung	7,50						
Lungenfibrose	7,50						
Zellulitis	7,50						
Überbein	7,50						
Ischias	8,00	64,00	74,00	75,50	79,50	89,50	94,00
Ohrenschmerzen	8,00						
Ohrspeicheldrüse	8,00	29,50					
Trommelfellresektion	8,00						
Zahnschmerzen	8,00						
körperliches Wohlbefinden	8,00						
Schleimtransport der Bronchien	8,00						
Tubuswucherungen	8,50						
Knochenmark	9,00	93,00					
Blutsturz	9,50						
Samenproduktion Hoden - Regeneration	9,50						
Aufladung, allgemein	10,00						
Nervenzentrum	10,00	93,50					
Zeitzentrum	10,00						
Zerebralatrophie	10,00						
Trigeminusnerv	10,00	30,00	87,50				
Singultus	10,50						
Schluckauf	10,50						
Tränendrüsenfunktion	11,00						
Immunmodulation mental und physisch	11,50	19,50	26,00	58,00	68,00	84,50	97,50
Brustfellentzündung	11,50						
Milz	11,50						
Milzkarbunkel	11,50						
Epilepsie, z. B. epileptische Anfälle	12,00	33,00	33,50	37,00	90,00		
Erkältung	12,00	12,50	18,00				
Nase	12,00	74,00					
Heilungszentrum	12,50	18,00	23,00	28,00			
Lebensenergie	12,50	36,00					
Polypenrückbildung	12,50						
Schlechter Heilungsprozess	12,50	23,00					
Tuba uterina	13,00	89,00					
Hüftgelenke	13,00						
Gelenkrheuma	13,00	70,50	78,00	94,00			
Eileiter	13,00	89,00					
Rheuma an Füßen	13,00						
Hepatitis C	13,00						
Heiserkeit	13,50	21,00					
Laryngitis	13,50	73,50					
Kehlkopf	13,50						
Schutz gegen Arteriosklerose	14,25						
Solarplexus, Steuerung	15,00						
Virale Erkrankungen	15,75						

Numerische Auflistung / Bezeichnung	F1	F2	F3	F4	F5	F6	F7
Cholera	16,00						
Leukämie	16,50	55,50					
Rückenmarkerkrankung	16,50	0,00					
Ausgeglichenheit	16,50						
Bindegewebe	17,00	28,00	85,00	85,50			
Gallensteinauflösung	17,00	27,00	84,00	85,00	88,50	94,50	96,00
Hepatits B	17,00						
Zentrum der Freude	17,50						
Brandblasen	18,00						
Bluttemperatur zu niedrig	18,00						
Narbenverheilung	18,00	28,00					
Blasen (Rückbildung)	18,50						
Hornhaut des Auges, Rückbildung	18,50						
Phantomschmerzen	18,50	29,50	49,50				
Nervöse Überempfindlichkeit	19,00	93,50	95,50				
Orgasmusschwäche, männlich	19,00						
Gehirndurchblutungsstörungen	19,50	19,75					
Gehirn (bessere Durchblutung)	19,50						
Prostata	19,50						
Halszentrum	20,00						
Oberkiefervereiterung	20,00	20,50	36,50	39,00			
Monatszyklus	20,00	22,00	42,00	49,00	63,00		
Hormonzentrale	20,50						
Mandelentzündung / Tonsillitis	20,50	35,00	71,50	75,50	87,00		
Magen	20,50						
Antikörper	20,75						
Konzentrationszentrum	21,00	80,00	80,50				
Rippenfellentzündung	21,50	95,50					
Rippenfell	21,50	90,00					
Polarität, Umkehrung der	21,50						
Herzinfarktschutz	21,50						
Fröhlichkeit	22,00						
Zellerneuerung	22,50	93,50					
Hautrotflecken	23,00	88,50					
Wundfieber	23,00						
Innerer Friede	23,10						
Peristaltik	23,50	63,00					
Motorisches System	23,50	62,00	63,00				
Multiple Sklerose (MS)	23,50						
Hämoglobin	23,70						
Sprachschwierigkeiten nach Schlaganfall	24,00	62,50					
Stimmbänderreizung	24,00	94,50					
Nebennierenhormon	24,00						
Verschleimung der Bronchien	24,00						
Innere Unruhe	24,50						
Melanom	24,50						
Appetitregler	25,00	94,50					
Nerven	25,00	78,50					
Sehnenscheidenentzündung	25,00	66,00	66,50	88,00	92,50		
Verdauungszentrum, z. B. -störung	25,00						
Hypercholesterinämie	25,50	26,00					
Lymphosarkom	25,50						
Blutfett (zuviel Cholesterin)	25,50						
Ausdauer	25,90						
Pankreas	26,00	52,00					
Fibrosarkom	26,50	27,00					
Warzen	26,50	36,00	85,50	89,50			
Seelisches Gleichgewicht	26,50	36,00					

Numerische Auflistung / Bezeichnung	F1	F2	F3	F4	F5	F6	F7
Otitis externa	27,00						
Lymphe	27,00						
Tinnitus aurum	27,00	29,00	29,50				
Eustachio-Röhre	27,00						
Gehörgangentzündung	27,00						
Gefühlskälte	27,50						
Verklemmung	27,50						
Besitzergreifend	27,60						
Muskelzucken	28,00	28,50					
Nervlich bedingtes Ekzem	28,00	64,00					
Neurodermitis	28,00	64,00					
Lähmung	28,50	80,50	98,50				
Pertussinumnosode	28,50						
Schnarchen	28,50	80,50	83,50	98,50			
Venenentzündung am Bein	28,50						
Stimmbänderlähmung	29,00	94,50					
Trommelfellvernarbung	29,00						
Eustachio-Röhre, Verschluss	29,00						
Tubenkatarrh	29,00						
Gleichgewichtszentrum, Störungen	30,00	97,50					
Hautalterung	30,00						
Speiseröhrenknorpel	30,50						
Zahnwurzelentzündung	30,50						
Appetitlosigkeit	31,00	35,00					
Wundrandentzündung	31,00						
Zahnschmerzen (heiß-kalt)	31,00						
Kurzsichtigkeit	31,50						
Weitsichtigkeit	31,50						
Brustfell	31,50	82,50	84,50				
Fettsucht	32,00	35,50					
Magersucht	32,00	34,00	31,50				
Sexuelle Erregung	32,00						
Brechzentrum	32,50						
Bronchien, z. B. Bronchitis	32,50	46,00	76,50	86,00	92,00		
Ärger, Neid	32,60						
Pockennosode	33,00						
Splitterbruch	33,00						
Wetterfühligkeit	33,00	50,50	99,00	99,50			
Zungenlähmung (evtl. nach Apoplex)	33,00	91,00					
Herzbeutelentzündung / Perikarditis	33,00						
Lymphathischer Rachenring	33,00						
Krampfartige Anfälle	33,50						
M. Hodgin	33,50						
Muskelkrampf	33,50						
Einschlafstörungen	34,00						
Fettgewebe (Auflösung)	34,50						
Gehirnatrophie	34,50						
Empfindungszentrum	35,00						
Krampfgefühl in den Kniekehlen	35,00						
Plasmozytom	35,00						
Appetitanregend	35,00						
Güte	35,00						
Hautallergie	35,50	36,00	36,50				
Allergie	36,00	36,50					
Hühneraugen	36,50						
Hausstauballergie	36,50						
Schutz vor Leukämie	36,60						
Fußpilz	37,00	0,00					

Numerische Auflistung / Bezeichnung	F1	F2	F3	F4	F5	F6	F7
Grützbeutel	37,00						
Nahrungsmittelallergie	37,50						
Herzrhythmus	37,50	38,00	38,50				
Wärme - Kältempfinden	37,50						
Bluttemperatur	37,50						
Galle	38,00						
Herzrhythmusstörung	38,00	38,50	95,00	97,00			
Herzmuskel	39,00						
Herzinsuffizienz	39,00	39,50					
Herzbeutel / Perikard	39,00						
Raucherbein	39,50	93,50	99,50				
Nervensteuerungssystem	39,50						
Hyperhidrosis	40,00	98,50					
Herzzentrum	40,00						
Pleuritis	40,50						
Herzinsuffizienz, links	41,00						
Steuerung der linken Herzkammer	41,00						
Hauterneuerung	41,50						
Herzscheidewand, Septumderiation	42,00						
Monatsbeschwerden der Frau	42,00						
Nervenzellheilung	42,00						
Fingernägel-Anomalie, Wachstumsstörung	42,50	46,50					
Ernsthaftigkeit	42,50						
Steuerung der rechten Herzkammer	43,00						
Herzinsuffizienz, rechts	43,00						
Nierensteine	43,00						
Stetigkeit	43,10						
Angina pectoris	43,50	95,50					
Herzinfarkt, Mykardinfarkt	43,50	95,50					
Stress	43,50	88,00					
KHK koronare Herzkrankheit	44,00						
Blutverdünnung	44,50						
Thrombose	44,50	45,50					
Beinödeme	44,50						
Gehstörungen, z. B. nach Apoplex	45,00						
Alopecia diffusa	45,00	81,50	85,00				
Haarwurzel	45,00						
Muskelschwund	45,00						
Muskulatur	45,00						
Wurzelchakra	45,00						
Bewegungszentrum	45,00						
Enuresis nocturna	45,50	96,00					
Daumen	45,50						
Gebärmuttersenkung	45,50						
Muskelaufbau	45,50	99,50					
Muskulaturverstärkung	45,50						
Magnesiummangel	45,50	54,00	64,00	99,50			
Unterschenkelgeschwür / Ulcus cruris	46,00						
Stoffwechsel	46,00						
Fußnägel-Anomalie, Wachstumsstörung	46,50						
Krampfadern	46,50	84,50	85,00	94,00	99,50		
Wachstumsförderung	47,00						
Intoleranz	47,10						
Denkzentrum	47,50						
Herz / Kreislauf	47,50						
Herznebensteuerung	47,50						
Meniskus	47,50						
Kreislaufstabilisierung	48,00						

Numerische Auflistung / Bezeichnung	F1	F2	F3	F4	F5	F6	F7
Vasomotorenzentrum	48,00						
Blutdruckregelung	48,00						
Hypotonie	48,50	49,00	49,50				
Cortisonblockaden	48,50						
Mageneingang	49,00						
Aufladung, biologisch	49,00						
O_2-Sättigung des Blutes	50,00	50,50					
Abwehrfermente	50,00						
Nervensystem (z. B. bei MS)	51,50						
Angina tonsillaris	52,00						
Hautregulation fettig / trocken	52,00						
Calciummangel	52,00						
Kalkmangel	52,50						
Kunstzentrum	52,50						
Nebennieren	52,75	53,00	53,50				
Nieren, Nierensteinauflösung	52,75	53,00	53,50				
Ehrgeiz	52,90						
Nebennierenunterfunktion	53,00						
Geschlechtskrankheiten	53,50						
Nierenzystenauflösung	53,50						
Pigmentbildung	53,50						
Pilzinfektion im Unterleib	53,50						
Nierenschrumpfung	54,00						
Nierensteine, alkalisch	54,00						
Muskelverspannung	54,00	64,00					
Nieren	54,00	54,25	54,50				
Nieren, Nierenbeckenentzündung	54,50						
Schleimbeutelentzündung / Bursitis	54,50						
Milzchakra	55,00						
Sexualzentrum	55,00						
Energieaufnahme durch Darmwände	55,50						
Arthrose	56,00	64,00	78,00	88,50			
Leber	56,00	56,25					
Leberzirrhose	56,00						
Legasthenie	56,50						
Karies	57,00	59,00	87,00				
Nasennebenhöhle	57,00	58,00					
Sinusitis	57,00						
Keimbläschen	57,00						
Gebärmutterzyste	57,50						
Kreativitätszentrum	57,50	99,00	0,00				
Nebenhoden, links mit Zyste	57,50						
Speiseröhre	57,50						
Gebärmutter	57,50	8,50					
Grippe	58,00	84,00					
Kreislauf	58,00						
Stirnhöhlenvereiterung	58,00						
Knochenhautentzündung / Periostitis	58,00						
Erneuerung der Nervenzellen	58,00	59,50					
Magenpförtner	58,25						
Salpingitis	58,50						
Grippenosode	58,50						
Coxarthritis	58,50	88,50					
Pertusis	58,50	59,00					
Eileiterentzündung	58,50						
Hüftgelenkarthritis	58,50	88,50					
Magensäureregulation	59,00	74,00					
Keuchhusten	59,00						

Numerische Auflistung / Bezeichnung	F1	F2	F3	F4	F5	F6	F7
Verschobener Wirbel	59,00						
Leukose	59,50						
Leukozytose	59,50						
Magenmitte	59,75						
Dickdarm	60,00	61,00	62,00	63,00	64,50	66,00	68,00
Hörzentrum	60,00						
Störungen im Gehörzentrum	60,00						
Nervenschmerzen	60,00						
Bronchialverkrampfung	60,00						
Hämorrhoiden	60,50	66,50	68,50	99,50			
Mastdarm	60,50						
Mastdarmgeschwür	60,50						
Schwerhörigkeit	60,50						
Mastdarmentzündung	60,50						
Gefäßstärkung	60,50						
Dickdarmentzündung u. Dickdarmulcus	61,00	63,00	65,00				
Angstneurose	61,50	90,00					
Darmschleimhautstörung	61,50						
Dünndarm	61,50	62,50	67,00				
Darmmotorik	62,00	63,00					
Schilddrüsenunterfunktion	62,00						
Schilddrüsenüberfunktion	62,00						
Hypertonie	62,50						
Ischialgie	62,50	64,50	67,50	76,50			
Musikalisches Zentrum	62,50						
Nebenschilddrüsenregulation	62,50						
Stottern	62,50						
Nierensteinauflösung / -zertrümmerung	63,00						
Colitis	63,00						
Neurodermitis (nervlich bed. Ekzem)	63,00						
Abführmittel (jedoch viel angenehmer)	63,50						
Gallenblase	63,50						
Mastdarmlähmung	63,50						
Arthritis	64,00	78,00					
Augen	64,00	72,50					
Polyarthritis rheumatica, z. B. p.c.P.	64,00	73,50					
Polypen im Darmbereich	64,00						
Nackenverspannungen	64,00	70,50					
Schulterarmsyndrom	64,00	0,00					
Eierstöcke	64,00						
Arthrose im Genick	64,50						
Hypoglykämie	64,50						
Darmverschlusslähmung / Jleus	64,50						
Hornhaut des Auges	64,50						
Rückenmark	64,50						
Harnblase	64,80	68,50	87,00				
Sehnenzerrung	65,00	65,50					
Sympaticusstörungen	65,00						
Herzschaltzellenimpulse	65,00						
Geistesabwesenheit	65,10						
Netzhaut, Steuerung	65,50						
Sehnen	66,00						
Sehnenschwäche	66,00						
Gallensteine	66,50	90,50					
Netzhautablösung	66,50						
Mastdarmzyste	66,50						
Mundspeicheldrüse	66,50						
Tennisarm	66,50						

Numerische Auflistung / Bezeichnung	F1	F2	F3	F4	F5	F6	F7
Zentrum der Erkenntnis	66,50						
Fresszellenneubildung	66,50						
Zwölffingerdarmgeschwür	67,00						
Halswirbelplatte	67,50						
Sprachzentrum	67,50						
Störungen im Sprachzentrum	67,50						
Zwerchfell	67,50	91,00					
After	68,00						
Hautweißflecken	68,00	86,00					
Wetterfühligkeit im Oberschenkel	68,20						
Lymphdrüsenentzündung	68,50						
Schließmuskelerschlaffung im Darm	68,50						
Blasenmuskel	68,50						
Schließmuskelerschlaffung in Blase	68,50						
Ellenbogengelenkentzündung	69,00	79,00	82,50				
Lebervorsteuerung	69,00	79,00					
Thymus II	69,00						
Zellalterungsstörungen	69,00						
Zellerneuerung der Knochen	69,00						
Lendenwirbel	69,00						
Herpes zoster	69,50	88,00	92,50	95,00			
Knochenauflösung, z. B. Osteoporose	69,50	96,00					
Zellerneuerung der Haut	69,50						
Katzenhaarallergie	70,00	77,50					
Anämie	70,00						
Augen, Grüner Star	70,00	98,50					
Halschakra	70,00						
Sehstörung	70,00	70,50					
Sehzentrum	70,00						
Plattfüße	71,00	71,50	72,00	89,00			
Angina plaut vincent	71,50						
Pharynx	71,50						
Lunge	72,00						
Lungenödem	72,00						
Tuberkulose	72,00						
Pilzinfektion der Bronchien	72,00						
Hoffnungslosigkeit	72,40						
Glaskörpertrübung des Auges	72,50						
Emphysem	72,50						
Ohrschneckennerven	72,50						
Müdigkeit nach Essen	72,50						
Sonnenbrand	72,50						
Zentrum der Trauer	72,50						
Lungenblähung	72,50						
Magenausgang	73,00						
Ulcus, ventriculi	73,00	83,00					
Entzündungen	73,50	75,50					
Neuritis	73,50	75,50	79,50	92,50			
Harnsäureregulation	74,00	95,50					
Kiefer-Stirnhöhle, Entzündung	74,00						
Stirnhöhle	74,00						
Gicht (zuviel Harnsäure)	74,00	75,50	89,50	95,50			
Magenschließmuskel	74,50						
Netzhaut	74,50						
Rheumaknoten	74,50						
Galle, Steuerung	74,50						
Atmungsorgane, Atembeschwerden	75,00						
Lymphsystem	75,00	95,00					

Numerische Auflistung / Bezeichnung	F1	F2	F3	F4	F5	F6	F7
Reizhusten	75,00	81,00					
Vorhaut, allgemein	75,00						
Augen, Grauer Star	75,00	79,00					
Halsentzündung	75,50	82,00	86,00	89,00			
Schleimhautentzündung	75,50						
Zehennägel	75,50						
Bindegewebsschwäche	76,00						
Leistenbruch	76,00						
Lendenwirbel (LWS)	76,00	95,00	0,00				
Lymphogranulomatose	76,50						
Eiterpickel auf der Brust	77,00						
Lebensmut, mangelnder	77,50						
Tapferkeit	77,50						
Entwässerung des Körpers	79,00						
Ödeme	79,00						
Salzverlustsyndrom, -Niere	79,00						
Thymus I	79,00						
Zahn, Druck im Zahnbereich	79,50						
Zellerneuerung der Organe	79,50						
Nervenregeneration	79,50	93,50					
Knochenerweichung	80,00	84,00	88,00	95,00	0,00		
Konzentrationslosigkeit	80,00						
Mückenstiche	80,00						
Magenenzyme	80,50						
Hirsutismus	81,50						
Zyste an Hüftgelenkprothese	81,50						
Asthma bronchiale	82,00	82,50	12,50				
Halserkrankung	82,00	86,00	89,00				
Meteorismus	82,50						
Knochenheilung	82,50	85,50					
Schweißtreibend	82,50						
Sudeksche Atrophie	82,50						
Zentrum der Nächstenliebe (Egoismus)	82,50						
Völlegefühl	82,50						
Hämatom	83,50						
Heuschnupfen	83,50						
Unterkiefer	83,50						
Harnblasensyndrom	84,00						
Mund	84,00						
Wille	84,00						
Luftröhre	84,00						
Dehnfähigkeit der Bronchien	84,00						
Leukopenie	84,50						
Herzvene	84,50						
Verschleiß der Wirbelsäule	84,50						
Knorpelbildung in Gelenken	84,50						
Haarwuchs	85,00						
Hautzentrum	85,00						
Herzchakra	85,00						
Kopfhaut, obere	85,00						
Kopfhautschuppen	85,00						
Gewebedurchblutung	85,50						
Abszesse	86,00						
Eiterungen	86,00						
Harnleiter	86,00						
Diuretikum	86,00						
Nierensteine, sauer	86,00						
Taubheitsgefühl der Zunge	87,50						

Numerische Auflistung / Bezeichnung	F1	F2	F3	F4	F5	F6	F7
Zentrum der Gutmütigkeit	87,50						
Zentrum d. Verantwortungsbewusstseins	87,50						
Egozentrismus	87,60						
Harnröhre	88,00						
Steuerung des Uterus	88,00						
Prostatitis	88,00						
Augenmuskel, z. B. Schielen	88,50						
Lockenbildung	88,50						
M. Parkinson	88,50	95,50	96,50	0,00			
Venenentzündung	89,00						
Vertigo	89,50						
Venenthrombose	89,50						
Facialisreizung	89,50						
Bauchatmung	90,00						
Hirntumor	90,00	95,00					
Kleinhirn - Neubildung	90,00						
Nabelchakra	90,00						
Zentrum des Erinnerungsvermögens	90,00						
Urinretention	90,50						
Thalamus	91,00	97,00					
Depressionen	91,50	92,50	94,50	99,50			
Facialislähmung	91,50						
Hypophysenvorderlappen	91,50	98,00					
Durchschlafstörungen	92,00						
Insulin, zuwenig	92,00						
Osteosynthese	92,00						
Hitzewellen	92,50						
Hypophysenhinterlappen	92,50	99,00					
Lebensmut	92,50						
Nerven, Adern	92,50	99,00					
Tetanie	92,50						
Sensitivität, Steigerung	92,50						
Knochenmarkschwäche	93,00						
Lupus	93,00						
Schizophrenie (psychisches Problem)	93,00						
Schneidezahnentzündung	93,00						
Haarfarbenverlust	93,50	97,50					
Kieferentzündung	93,50						
Operationsnarbe, Druck	93,50						
Weisheitszahn	93,50						
vegetative Dystonie	93,50						
Kreuzbein	94,00						
Nervenstärkung, Nervenaufbau	94,00						
Rheuma im Lendenbereich	94,00						
Venen	94,00						
Arterien	94,50						
Blasengeschwulst	94,50						
Blutkörperchen rot, zu wenig	94,50						
Sehnervreizung	94,50						
Aorta	95,00						
Meningitis	95,00						
Stirnchakra	95,00						
Zervikal - Lumbalsyndrom	95,00						
Überempfindlichkeit über Reizzonen	95,50						
Zahnfleischentzündung	95,50	96,00					
Knochenmarkwucherung	95,50	96,50	0,00				
vegetatives Nervensystem	95,50						
Darmentzündung	96,00						

Numerische Auflistung / Bezeichnung	F1	F2	F3	F4	F5	F6	F7
Darmgeschwür	96,00						
Bettnässen	96,00						
Zellerneuerung der Bronchien	96,00						
Kiefersperre mit Bluterguss	96,50						
Kopfschmerzen mit steifem Genick	96,50						
Frigidität, Gefühlskälte	97,00						
Hautkrankheit, degenerativ	97,00						
Lippen	97,00						
Sexualtrieb, Steigerung	97,00						
Insulin, zuviel	97,50						
Traumzentrum	97,50						
Zellregeneration	97,50						
Zerebraldystonie	97,50						
Endokrine Drüsen	98,00						
Kinderlosigkeit	98,00						
Otitis	98,00						
Brustentzündung	98,50						
Schwitzen auch klimaterisch	98,50						
Teillähmung des Unterkörpers	98,50						
Gelenkentzündung	99,00						
Mondsüchtigkeit	99,00						
Föhn, Störungen durch	99,50						
Gebärmutterentzündung	99,50						

25.3 Check-up Liste (Humanmedizin)

Name: ____________________

Datum: ____________________

Bezeichnung	Frequenz-grundwert	Resonanzart N	+/-	+	-
Hypophysenvorderlappen:	98,00	☐	☐	☐	☐
	94,50	☐	☐	☐	☐
	91,50	☐	☐	☐	☐
Hypophysenhinterlappen:	99,00	☐	☐	☐	☐
	95,50	☐	☐	☐	☐
	92,50	☐	☐	☐	☐
Geopathie:	22,50	☐	☐	☐	☐
	93,50				
Thalamus:	97,00	☐	☐	☐	☐
	93,00	☐	☐	☐	☐
	91,00	☐	☐	☐	☐
Elektrosmog:	99,50	☐	☐	☐	☐
Abwehrschwäche:	97,50	☐	☐	☐	☐
	26,00	☐	☐	☐	☐
	84,50	☐	☐	☐	☐
	11,00	☐	☐	☐	☐
Amalgam:	94,23	☐	☐	☐	☐
Haare:	81,50	☐	☐	☐	☐
Zähne:	79,50	☐	☐	☐	☐
	30,50	☐	☐	☐	☐
Thymus I:	79,00	☐	☐	☐	☐
Thymus II:	69,00	☐	☐	☐	☐
Lymphe:	75,00	☐	☐	☐	☐
Galle:	74,50	☐	☐	☐	☐
Magen:	73,00	☐	☐	☐	☐
Lunge:	72,00	☐	☐	☐	☐
Sehzentrum:	70,00	☐	☐	☐	☐
Zwölffingerdarm:	67,00	☐	☐	☐	☐
Dünndarm:	64,50	☐	☐	☐	☐
Schilddrüse:	62,00	☐	☐	☐	☐
	62,50	☐	☐	☐	☐
Dickdarm:	61,00	☐	☐	☐	☐
Nasennebenhöhle:	58,00	☐	☐	☐	☐
	57,00	☐	☐	☐	☐
Leber:	56,00	☐	☐	☐	☐
	56,25	☐	☐	☐	☐
Nieren:	54,00	☐	☐	☐	☐
	54,25	☐	☐	☐	☐
	54,50	☐	☐	☐	☐
Bauchspeicheldrüse:	26,00	☐	☐	☐	☐
	52,00	☐	☐	☐	☐
Herzzentrum:	40,00	☐	☐	☐	☐
Nahrungsmittelallergie:	37,50	☐	☐	☐	☐
Lebensenergie:	12,50	☐	☐	☐	☐
	36,00	☐	☐	☐	☐
Nerven:	25,00	☐	☐	☐	☐
Zellbausteine:	22,50	☐	☐	☐	☐
Tonsillen:	20,50	☐	☐	☐	☐
Candidamykose:	18,50	☐	☐	☐	☐
Bindegewebe (SBH):	17,00	☐	☐	☐	☐
Milz:	11,50	☐	☐	☐	☐
Haut:	6,00	☐	☐	☐	☐
Hormonhaushalt: Frau:	2,50	☐	☐	☐	☐
Hormonhaushalt: Mann:	3,50	☐	☐	☐	☐

25.3 Check-up Liste (Pferd)

Name: ____________________

Datum: ____________________

Bezeichnung	Frequenz-grundwert	Resonanzart N	Resonanzart +/-	Resonanzart +	Resonanzart -
Hypophysenvorderlappen:	98,00	☐	☐	☐	☐
	94,50	☐	☐	☐	☐
	91,50	☐	☐	☐	☐
Hypophysenhinterlappen:	99,00	☐	☐	☐	☐
	95,50	☐	☐	☐	☐
	92,50	☐	☐	☐	☐
Hypothalamus:	15,00	☐	☐	☐	☐
Thalamus:	91,00	☐	☐	☐	☐
	97,00	☐	☐	☐	☐
	93,00	☐	☐	☐	☐
blockierte Freude:	12,54	☐	☐	☐	☐
	17,50	☐	☐	☐	☐
seelischer Stress:	1,33	☐	☐	☐	☐
	1,45	☐	☐	☐	☐
Ärger, Neid:	32,60	☐	☐	☐	☐
Zentrum der Trauer:	72,50	☐	☐	☐	☐
Limbisches Zentrum:	5,00	☐	☐	☐	☐
	12,00	☐	☐	☐	☐
Kondition / Abwehrschwäche:	26,00	☐	☐	☐	☐
Bindegewebe:	49,50	☐	☐	☐	☐
Immunsystem:	95,00	☐	☐	☐	☐
	69,00	☐	☐	☐	☐
Blutdruck:	62,00	☐	☐	☐	☐
Herz:	39,00	☐	☐	☐	☐
Herzinsuffizienz links:	41,00	☐	☐	☐	☐
Herzinsuffizienz rechts:	43,00	☐	☐	☐	☐
Leber:	55,00	☐	☐	☐	☐
	56,00	☐	☐	☐	☐
Niere:	40,00	☐	☐	☐	☐
	53,00	☐	☐	☐	☐
Blase:	49,00	☐	☐	☐	☐
	87,00	☐	☐	☐	☐
Lymphe:	27,00	☐	☐	☐	☐
Magen:	49,00	☐	☐	☐	☐
	59,75	☐	☐	☐	☐
	73,00	☐	☐	☐	☐
Bauchspeicheldrüse:	52,00	☐	☐	☐	☐
Schilddrüse:	62,00	☐	☐	☐	☐
Duodenum:	61,00	☐	☐	☐	☐
Kolon:	61,50	☐	☐	☐	☐
Darmentzündung:	63,00	☐	☐	☐	☐
Prostata:	19,50	☐	☐	☐	☐
Uterus:	57,50	☐	☐	☐	☐
Ovarien:	89,00	☐	☐	☐	☐
Allergie Heu:	68,25	☐	☐	☐	☐
Allergie Holz:	47,00	☐	☐	☐	☐
Allergie Stroh:	47,25	☐	☐	☐	☐
Zähne, oben:	39,00	☐	☐	☐	☐
Zähne, unten:	83,50	☐	☐	☐	☐
Entwässerung des Körpers:	79,00	☐	☐	☐	☐
Milben:	6,00	☐	☐	☐	☐
	59,50	☐	☐	☐	☐
Mauke:	44,50	☐	☐	☐	☐
Spat:	52,50	☐	☐	☐	☐
Hufrehe:	74,00	☐	☐	☐	☐
Dämpfigkeit:	76,00	☐	☐	☐	☐
	92,00	☐	☐	☐	☐
Kreuzverschlag:	3,50	☐	☐	☐	☐
	94,00	☐	☐	☐	☐
	95,00	☐	☐	☐	☐

25.3 Check-up Liste (Hund)

Name: ______________________

Datum: ______________________

Bezeichnung	Frequenz-grundwert	Resonanzart			
		N	+/-	+	-
Hypophysenvorderlappen:	98,00	☐	☐	☐	☐
	94,50	☐	☐	☐	☐
	91,50	☐	☐	☐	☐
Hypophysenhinterlappen:	99,00	☐	☐	☐	☐
	95,50	☐	☐	☐	☐
	92,50	☐	☐	☐	☐
Hypothalamus:	15,00	☐	☐	☐	☐
Thalamus:	91,00	☐	☐	☐	☐
	97,00	☐	☐	☐	☐
	93,00	☐	☐	☐	☐
blockierte Freude:	12,54	☐	☐	☐	☐
	17,50	☐	☐	☐	☐
seelischer Stress:	1,33	☐	☐	☐	☐
	1,45	☐	☐	☐	☐
Ärger, Neid:	32,60	☐	☐	☐	☐
Zentrum der Trauer:	72,50	☐	☐	☐	☐
Limbisches Zentrum:	5,00	☐	☐	☐	☐
	12,00	☐	☐	☐	☐
Abwehrschwäche:	26,00	☐	☐	☐	☐
Immunsystem:	11,00	☐	☐	☐	☐
Bindegewebe:	28,00	☐	☐	☐	☐
	17,00	☐	☐	☐	☐
Herz / Kreislauf:	40,00	☐	☐	☐	☐
Herz:	43,00	☐	☐	☐	☐
Herzinsuffizienz links:	41,00	☐	☐	☐	☐
Herzinsuffizienz rechts:	43,00	☐	☐	☐	☐
Leber:	56,25	☐	☐	☐	☐
	56,00	☐	☐	☐	☐
Niere:	54,00	☐	☐	☐	☐
	53,50	☐	☐	☐	☐
Blase:	86,00	☐	☐	☐	☐
	84,00	☐	☐	☐	☐
Lymphe:	27,00	☐	☐	☐	☐
Magen:	20,50	☐	☐	☐	☐
	80,50	☐	☐	☐	☐
	81,50	☐	☐	☐	☐
Bauchspeicheldrüse:	26,00	☐	☐	☐	☐
	52,00	☐	☐	☐	☐
Schilddrüse:	62,00	☐	☐	☐	☐
	62,50	☐	☐	☐	☐
Darm:	60,50	☐	☐	☐	☐
	61,50	☐	☐	☐	☐
Prostata:	19,50	☐	☐	☐	☐
Uterus:	8,50	☐	☐	☐	☐
Ovarien:	64,00	☐	☐	☐	☐
Impffolgen:	50,25	☐	☐	☐	☐
Kurzsichtigkeit / Weitsichtigkeit:	31,50	☐	☐	☐	☐
Epilepsie:	10,00	☐	☐	☐	☐
	12,00	☐	☐	☐	☐
	33,50	☐	☐	☐	☐
	37,00	☐	☐	☐	☐
	90,00	☐	☐	☐	☐
Milben:	6,00	☐	☐	☐	☐
Nahrungsmittelunverträglichkeit:	37,50	☐	☐	☐	☐
Allergie:	36,50	☐	☐	☐	☐
	36,00	☐	☐	☐	☐
	97,00	☐	☐	☐	☐
Zahnschmerzen:	31,00	☐	☐	☐	☐
	96,00	☐	☐	☐	☐
	52,50	☐	☐	☐	☐
Entwässerung des Körpers:	79,00	☐	☐	☐	☐
Rheuma:	6,50	☐	☐	☐	☐
	64,00	☐	☐	☐	☐

25.3 Check-up Liste (Katze)

Name: ______________________

Datum: ______________________

Bezeichnung	Frequenz-grundwert	Resonanzart			
		N	+/-	+	-
Hypophysenvorderlappen:	98,00	❑	❑	❑	❑
	94,50	❑	❑	❑	❑
	91,50	❑	❑	❑	❑
Hypophysenhinterlappen:	99,00	❑	❑	❑	❑
	95,50	❑	❑	❑	❑
	92,50	❑	❑	❑	❑
Hypothalamus:	15,00	❑	❑	❑	❑
Thalamus:	91,00	❑	❑	❑	❑
	97,00	❑	❑	❑	❑
	93,00	❑	❑	❑	❑
blockierte Freude:	12,54	❑	❑	❑	❑
	17,50	❑	❑	❑	❑
seelischer Stress:	1,33	❑	❑	❑	❑
	1,45	❑	❑	❑	❑
Ärger, Neid:	32,60	❑	❑	❑	❑
Zentrum der Trauer:	72,50	❑	❑	❑	❑
Limbisches Zentrum:	5,00	❑	❑	❑	❑
	12,00	❑	❑	❑	❑
Abwehrschwäche:	26,00	❑	❑	❑	❑
	58,00	❑	❑	❑	❑
Immunsystem:	95,00	❑	❑	❑	❑
	69,00	❑	❑	❑	❑
Herz:	39,00	❑	❑	❑	❑
	42,00	❑	❑	❑	❑
Leber:	56,00	❑	❑	❑	❑
	25,00	❑	❑	❑	❑
Niere:	53,50	❑	❑	❑	❑
Nierensteine:	54,25	❑	❑	❑	❑
Blasenentzündung:	84,00	❑	❑	❑	❑
	61,00	❑	❑	❑	❑
Lymphe:	27,00	❑	❑	❑	❑
Magenschleimhaut:	30,50	❑	❑	❑	❑
	49,00	❑	❑	❑	❑
	80,50	❑	❑	❑	❑
Bauchspeicheldrüse:	26,50	❑	❑	❑	❑
	7,50	❑	❑	❑	❑
Schilddrüse:	62,00	❑	❑	❑	❑
	62,50	❑	❑	❑	❑
Darmentzündung:	63,00	❑	❑	❑	❑
	64,00	❑	❑	❑	❑
	30,50	❑	❑	❑	❑
Prostata:	19,50	❑	❑	❑	❑
Uterus:	8,50	❑	❑	❑	❑
Ovarien:	64,00	❑	❑	❑	❑
Allergie:	69,00	❑	❑	❑	❑
Nahrungsmittelunverträglichkeit:	37,50	❑	❑	❑	❑
Zähne:	31,00	❑	❑	❑	❑
	96,00	❑	❑	❑	❑
Rheuma:	6,50	❑	❑	❑	❑
Milben:	6,00	❑	❑	❑	❑
	79,60	❑	❑	❑	❑
Harngrieß und Steine:	73,50	❑	❑	❑	❑
FiP:	58,50	❑	❑	❑	❑
	64,50	❑	❑	❑	❑
	74,00	❑	❑	❑	❑
FiV:	20,50	❑	❑	❑	❑
	31,00	❑	❑	❑	❑

25.4 Der humanmedizinische Frequenzgrundwerteatlas der physischen Ebene

25.4.1 Kleinhirn – Nerven – Hirnnervenbahnen

1,00	Pedunculus cerebellaris	Unterer Kleinhirnstiel
1,25	Pedunculus cerebellaris medius	Mittlerer Kleinhirnstiel
1,50	Pedunculus cerebellaris superior	Oberer Kleinhirnstiel
1,75	Stratum der granulosum	Körnerschicht der Kleinhirnrinde
2,00	Stratum moleculare	Außenschicht der Kleinhirnrinde
2,25	Stratum neuronum piriformium	Schicht der Purkinja-Zellen
2,50	Fastigium	Dach des IV. Ventrikels
2,75	Nodulus	Medialer Höcker des Wurms
3,00	Uvula	Kleinhirnwurmunterseite
3,25	Pyramis vermis	Teil des Kleinhirnwurms
3,50	Tuber vermis	Teil des Kleinhirnwurms
3,75	Folium vermis	Verbindungsblatt - linker + rechter Lobulus
4,00	Arbor vitae cerebelli	Windungen des Kleinhirnwurms
4,25	Declive	Hinterer Teil des „Oberwurm"
4,50	Culmen	Höchste Erhebung des Kleinhirnwurms
4,75	Ala lobuli centralis	Ausläufer des Lobulus centralis
5,00	Lingula cerebelli	Wurmteil des Archaeocerebellum
5,25	Metencephalon	Teil des Rautenhirns
5,50	Pons	Brücke
5,75	Sulcus bulbopontinus	Grenzfurche Brücke - Medulla oblangata
6,00	Sulcus basilaris	Mediane Rinne
6,25	Trigonum pontocerebellare	Kleinhirnbrückenwinkel
6,50	Nucleus spinalis nervi trigemini	Unterer sensibler Kern des Drillingsnerves
6,75	Nucleus motorius nervi trigemini	Motorischer Trigeminuskern
7,00	Corpus pineale - Epiphyse	Zirbeldrüse
7,25	Fornix	Faserbündel - Corpus mamillare
7,50	Lobus parietalis inferior	Scheitellappen, untere Hälfte
7,75	Gyrus occipitotemporalis lateralis	Windung am Schläfenlappen
8,00	Gyrus frantalis superior	Obere Stirnhirnwindung
8,25	Gyrus angularis	Winkelwindung - Stirnhirn
8,50	Gyrus supramarginalis	Scheitellappenwindung
8,75	Gyrus praecentralis	Vordere Zentralwindung des Stirnlappens
9,00	Gyrus frontalis medius	Mittlere Stirnhirnwindung
9,25	Lobus occipitalis	Hinterhauptlappen
9,50	Gyrus postcentralis	Hintere Zentralwindung
9,75	Pars operculatis	Stirnhirnwindung
10,00	Gyrus frontalis inferior	Untere Stirnhirnwindung
10,25	Pars triangularis	Teil der unteren Stirnhirnwindung
10,50	Lobulus parietalis superior	Obere Hälfte des Scheitellappens
10,75	Gyrus paraterminalis	Mediale Seite des Stirnlappens
11,00	Corpus callosum	„Der Balken"- quer verlaufende Faserverbindung
11,25	Gyrus parahippocampalis	Schläfenlappenbasis
11,50	Gyrus lingualis	Fortsetzung des Gyrus hippocampalis
11,75	Gyrus dentacus	Bogenförmige Windung - Hippocampus
12,00	Gyrus fasciolaris	„Bändchen" des Gyrus dentacus
12,25	Nervi anacoccygei	Hautnerven - Steißbein
12,50	Nervus perinales	Ast des Nervus pudentus
12,75	Nervus clunium	Die Gesäßhaut versorgende Nerven
13,00	Nervus dorsalis penis (clitoris)	Penis / Kitzler-Nerv
13,25	Nn. anales	Nerven des Afters
13,50	Nervus pudentus	Schamnerv

13,75	Plexus iliacus	Darmbein-Nervengeflecht
14,00	Nervus cutaneus femoris lateralis	Hautnerv zum Oberschenkel
14,25	Ramus genitalis	Nerv zum Geschlechtsorgan
14,50	Nervus genitofemoralis	Nerv zum Geschlechtsorgan
14,75	Nervus ilioinguinalis	Beckennerv (ab Plexus lumbalis)
15,00	Ramus cutaneus	Beckennerv (ab Plexus lumbalis)
15,25	Nervus obturatorius	Beckennerv (ab Plexus lumbalis)
15,50	Nervus iliohypogastricus	Beckennerv (ab Plexus lumbalis)
15,75	Nervus subcostalis	Bauchwandnerv
16,00	Nervus intercostalis	Zwischenrippennerven
16,25	Plexus testicularis (ovaricus)	Nervengeflecht zu den Hoden / Eierstöcken
16,50	Plexus renalis	Nervengeflecht auf der Nierenarterie
16,75	Plexus femoralis	Oberschenkel-Nervengeflecht
17,00	Plexus vesicalis	Nervengeflecht an der Harnblase
17,25	Plexus glandulae vesicalis	Nervengeflecht - Bläschendrüse
17,50	Nervi pelvini	Ganglion pelvinum - Plexus pudentus
17,75	Nervi cavernosi	Penis/Clitoris-Nerven
18,00	Plexus myentericus (Auerbach)	Darmnerven - Peristaltik regulierend
18,25	Plexus pelvinus	Nervengeflecht des Beckens
18,50	Plexus submucosus (Meissner)	Nervengeflecht des Verdauungskanales
18,75	Plexus uterovaginalis	Nervengeflecht - Uterus
19,00	Plexus prostaticus	Nervengeflecht - Prostata
19,25	Nervus plantaris lateralis + medialis sinistra	Fußsohlennerv, links
19,50	Ramus profundi nervi planti	Fußsohlennerv
19,75	Nervus plantaris lateralis + medialis dextra	Fußsohlennerv, rechts
20,00	Nervus cutaneus dorsalis medialis sinistra	Fußrückennerv, links
20,25	Nervus suralis sinistra	Unterschenkelnerv, links
20,50	Nervus cutaneus dorsalis medialis dextra	Fußrückennerv, rechts
20,75	Nervus suralis dextra	Unterschenkelnerv, rechts
21,00	Nervus peronaeus superficiales sinistra	Oberflächlicher Wadenbeinnerv, links
21,25	Nervus cutaneus surae lateralis sinistra	Ast des Nervus peroneus, links
21,50	Nervus peroneus superficiales dextra	Oberflächlicher Wadenbeinnerv, rechts
21,75	Nervus cutaneus surae lateralis dextra	Ast des Nervus peroneus, rechts
22,00	Nervus saphenus sinistra	Hautnerv für den Unterschenkel, links
22,25	Nervus fibularis sinistra	Wadenbeinnerv, links
22,50	Nervus saphenus dextra	Hautnerv für den Unterschenkel, rechts
22,75	Nervus fibularis dextra	Wadenbeinnerv, rechts ,
23,00	Nervus peroneus profundus sinistra	Tiefer Wadenbeinnerv, links
23,25	Nervus peroneus communis sinistra	Gemeinsamer Wadenbeinnerv, links
23,50	Nervus peroneus profundus dextra	Tiefer Wadenbeinnerv, rechts
23,75	Nervus peroneus communis dextra	Gemeinsamer Wadenbeinnerv, rechts
24,00	Nervus tibialis sinistra	Schienbeinnerv, links
24,25	Nervus ischiadicus sinistra	Ischiasnerv, links
24,50	Nervus tibialis dextra	Schienbeinnerv, rechts
24,75	Nervus ischiadicus dextra	Ischiasnerv, rechts
25,00	Nervus femoralis sinistra	Oberschenkelnerv, links
25,25	Ramus cutaneus anteriores	Oberschenkelnerv
25,50	Nervus femoralis dextra	Oberschenkelnerv, rechts
25,75	Rami cardiaci	Vagus - Plexus cardiacus
26,00	Nn. sinus carotici	zur Carotisdrüse
26,25	Nervus laryngeus recurrens	Kehlkopfnerv (mot.-sens. Ast des N. vagus)
26,50	Nervus laryngeus inferiores	Kehlkopfnerv (Ast des Nervus vagus)
26,75	Nervus laryngeus suoperiores	Kehlkopfnerv (Ast des Nervus vagus)
27,00	Nervus ethmoidalis anteriores	Ast des Nervus nasociliaris
27,25	Nervus ethmoidalis posteriores	Ast des Nervus nasaciliaris
27,50	Nervus infratrochlearis	Ast des Nervus nasociliaris
27,75	Nervus ciliares longi	Ast des Nervus nasociliaris
28,00	Nervus zygomaticofascialis	Ast des Nervus zygomaticus

28,25	Nervus zygomaticotemporalis	Ast des Nervus zygomaticus
28,50	Nervus vagus	X. Hirnnerv (Parasympathicus)
28,75	Ganglion submandibulare	Unterkieferganglion
29,00	Nervus nasociliares	Sensibler Ast des Nervus ophtalmicus
29,25	Ganglion oticum	Ohrganglion (Ohrspeicheldrüse)
29,50	Nervus supraorbitalis	Sensibler Ast des Nervus frontalis
29,75	Ganglion pterygo-palatinum	Flügelgaumenganglion (Tränendrüse)
30,00	Nervus lacrimalis	Sensibler Ast des Nervus ophtalmicus
30,25	Ganglion ciliare	Ziliarganglion
30,50	Nervus zygomaticus	Ast des Nervus infraorbitalis
30,75	Ganglion vestibulare	Gleichgewichtsganglion des VIII. Hirnnervs
31,00	Nervi pterygopalatinum	Äste des Nervus maxillaris
31,25	Ganglion spirale cochleae	Sensorisches Ganglion (Ohrschnecke)
31,50	Nervus alveolaris inferior	Ast des Nervus mandibularis
31,75	Ganglion jugulare	Ganglion superius (N. vagus)
32,00	Nervus vestibulocochlearis	VIII. Hirnnerv (Hör-u. Gleichgewichtsnerv)
32,25	Ganglion nodosum	Ganglion inferius (N. vagus)
32,50	Nervus lingualis	Zungennerv
32,75	Nervus sublingualis	Unterzungennerv
33,00	Nervus masticatorius	Ast des Unterkiefernervs
33,25	Plexus paratideus	Nervengeflecht der Ohrspeicheldrüse
33,50	Nervus meatus acusticuim externum	Ast des Nervus auriculotemporalis
33,75	Plexus caroticus internus	Karotisgeflecht
34,00	Nervus auriculotemporalis	Ast des Unterkiefernervs
34,25	Plexus tympanicus	Nervengeflecht auf der Paukenhöhlenwand
34,50	Nervus olfactorius	I. Hirnnerv (Riechnerv)
34,75	Plexus pharyngeus	Nervengeflecht des Rachens
35,00	Nervus opticus	II. Hirnnerv (Sehnerv)
35,25	Plexus dentalis superior	Nervengeflecht des Oberkiefers
35,50	Nervus infraorbitalis	Hauptast des Nervus maxillaris
35,75	Nervus palatini minor	Ast des Gaumennervs
36,00	Nervus frontalis	Stirnnerv
36,25	Nervus palatinus major	Ast des Gaumennervs
36,50	Nervus oculomotorius	II. Hirnnerv (Augenmuskelnerv)
36,75	Nervus nasopalatinus	Sensibler Ast des Nervus maxillaris
37,00	Nervus ophtalmicus	Augenhöhlennerv
37,25	Nervus alveolares superiores posterior	Alveolarnerven des Oberkiefers
37,50	Nervus maxillaris	Oberkiefernerv
37,75	Plexus dentalis inferiores	Nervengeflecht des Unterkiefers
38,00	Nervus glossopharyngeus	IX. Hirnnerv (Schlundnerv)
38,25	Nervus pterygoideus medius	Kaunerv
38,50	Nervus hypoglossus	XII. Hirnnerv (Zungennerv)
38,75	Nervus mylohyoideus	Ast des Nervus alveolaris inf.
39,00	Nervus intermedius	Geschmacksfasern des Nervus facialis
39,25	Nervus pterygoideus lateralis	Kaunerv
39,50	Nervus accessarius	XI. Hirnnerv
39,75	Nervus buccalis	Ast des Unterkiefernervs
40,00	Nervus abducens	VI. Hirnnerv (seitlicher Augenabzieher)
40,25	Nervus temporalis profundi	Ast des Nervus masticatorius
40,50	Nervus trochlearis	IV. Hirnnerv (Augenmuskel-Rollnerv)
40,75	Nervus massetericus	Ast des Nervus masticatorius
41,00	Nervus facialis	VII. Hirnnerv (Gesichtsnerv)
41,25	Nervus mentalis	Kinn-Nerv
41,50	Nervus mandibularis	Unterkiefernerv
41,75	Nervus auricularis posterior	Ast des Gesichtsnerv
42,00	Chorda tympani	Paukensaite (Ast des VII. Hirnnervs)
42,25	Nervus petrosus minor	Kleiner Felsenbeinnerv
42,50	Nervus petrosus major	Großer Felsenbeinnerv

42,75	Plexus mesentericus inferiores	Nervengeflecht des unteren Gekröses
43,00	Ganglia aortorenalia (lumbalia)	Plexus aorticus - Ganglia lumbalia
43,25	Plexus suprarenalis	Nervengeflecht zum Nebennierenmark
43,50	Plexus lumbalis	Hautnerven aus dem Lendengeflecht
43,75	Plexus entericus	Nervengeflecht in Magen-Darm-Kanal
44,00	Plexus pudentus	Nervengeflecht des kleinen Beckens
44,25	Plexus aorticus abdominalis	Nervengeflecht der Bauchaorta
44,50	Plexus sacralis	Hautnerven aus dem Kreuzbeingeflecht
44,75	Plexus hepaticus	Nervengeflecht um Leberarterie
45,00	Plexus coccygeus	Geflecht der lumbo-sacralen Nerven
45,25	Plexus lienalis	Nervengeflecht auf der Milzarterie
45,50	Plexus hypogastricus superiores	Plexus aorta abdominalis – Pl. pelvinum vor der Bauchaorta
45,75	Ganglion coeliacum sinistrum	
46,00	Plexus mesentericum superiores	Nervengeflecht des oberen Gekröses
46,25	Plexus phrenicus	Zwerchfell-Nervengeflecht
46,50	Plexus gastricus anteriores	Vorderes Nervengeflecht des Magens
46,75	Rami caeliaci	N.vagus - Ganglion coeliacum
47,00	Plexus gastricus posteriores	Hinteres Nervengeflecht des Magens
47,25	Rami bronchiales	N. vagus - Plexus pulmonalis
47,50	Rami tracheales	Ast des N. vagus
47,75	Plexus oesophagus	Nervengeflecht - Speiseröhre
48,00	Truncus vagalis posteriores	Vagus-Äste - Plexus oesophagus
48,25	Rr. gastrici posteriores	Vagus-Äste - Plexus oesophagus
48,50	Rr. gastrici anteriores	Vagus-Äste - Plexus oesophagus
48,75	Nervus splanchnicus imus	Ast vom XII. Thoracalganglion – Pl. renalis
49,00	Nervus splanchnicus minor	Kleiner Eingeweidenerv
49,25	Nervus splanchnicus major	Großer Eingeweidenerv
49,50	Ganglion splanchnicum	Eingeweide-Nervengeflecht
49,75	Nervus splanchnicus major	Großer Eingeweidenerv
50,00	Ganglion coeliacum dextrum	Solar plexus (Sonnengeflecht)
50,25	Nervus splanchnicus major	Großer Eingeweidenerv (Ggl.coeliacum – Ggl. thoracica)
50,50	Plexus pulmonalis	Sympathicusfasern des Plexus pulmonalis
50,75	Plexus pulmonalis	Sympathicusfasern des Plexus pulmonalis
51,00	Ganglion mesentericum inferius	Sympathicusfasern an den Gekröse-Schlagadern
51,25	Rami cardiaci superiores	(Vagus - Plexus cardialis)
51,50	Ganglion mesentericum superius	Sympathicusfasern an den Gekröse-Schlagadern
51,75	Rami cardiaci inferiores	Vagus - Plexus cardialis
52,00	Rami cardiaci medius	Vagus - Plexus cardialis
52,25	Nn. cardiaci thoracici (Th,2)	Plexus cardiacus - Ganglion thoracica
52,50	Plexus cardiacus superficiales	Herzgeflecht - Sympathicusfasern
52,75	Nn. cardiaci thoracici (Th,3)	Plexus cardiacus - Ganglion thoracica
53,00	Nn. cardiaci thoracici (Th,4)	Plexus cardiacus - Ganglion thoracica
53,25	Nn. cardiaci thoracici (Th,5)	Plexus cardiacus - Ganglion thoracica
53,50	Plexus cervicalis	Nervengeflecht am Hals
53,75	Nervus cardiacus cervicales inferiores	Plexus cardiacus - Ganglion stellatum
54,00	Nervus cardiacus cervicale medius	Plexus cardiacus - Ganglion cervicale medium
54,25	Nervus cardiacus cervicale superius	Plexus cardiacus - Ganglion cervicale superius
54,50	Ganglion laryngeum superius	Oberes Kehlkopf-Nervengeflecht
54,75	Nervus suboccipitalis	Sensibler Hinterhauptsnerv
55,00	Ganglion trigeminale	Nervengeflecht des Drillingsnervs
55,25	Plexus pharyngeus	Nervengeflecht des Rachens – sympathischer Teil
55,50	Nervus laryngeus superiores	Motorischer Ast des Nervus laryngeus

55,75	Nn. carotici externa	Ganglion cervicale sup. - Plexus caroticus
56,00	Rr. laryngo-pharyngei	Plexus pharyngeus - Ganglion cervicale s.
56,25	Plexus caroticus communis	Geflecht um die Arteria carotica communis
56,50	Plexus caroticus externa	Plexus caroticus - sympathische Fasern
56,75	Plexus meningea media	Plexus meningeus - sympathische Fasern
57,00	Ganglion oticum	Ganglion oticum - sympathische Fasern
57,25	Nervus caroticus interna	Ganglion cervicales superiores – sympathische Fasern
57,50	Radix sympathica	Plexus mandibulares - Ggl. submandibulares
57,75	Ganglion submandibulare	Sympathische Fasern des Ganglion submandibulares
58,00	Nervus occipitalis tertius	Hinterhauptsnerv
58,25	Nervus jugularis	Halsnerv (Sympathische Fasern)
58,50	Nervus trigeminus mot	V. Hirnnerv, motorischer Teil
58,75	Plexus tympanicus	Ohr-Nervengeflecht (Sympathische Fasern des Plexus tympanicus)
59,00	Nervus trigeminus sens	V. Hirnnerv, sensibler Teil
59,25	Nervus petrosus prof	Felsenbeinnerv (Symp.)
59,50	Nervus occipitalis major	Hinterhauptnerv
59,75	Nn. carotico - tympanici	Sympathische Fasern Plexus carotius – Plexus tympanici
60,00	Ganglion pterygopalatinum	Sympathische Fasern des Ggl. pterygopalatinum
60,25	Radix sympathica	ab Plexus caraticus int.
60,50	Ganglion ciliare	Sympathische Fasern des Ganglion ciliare
82,00	Fasciculus medialis sinistra	Mediales Längsbündel, links Oberarm / Schulter
82,25	Truncus inferius dextra	Unterer Primärstrang des Plex. brachialis, rechts
82,50	Fasciculus medialis dextra	Mediales Längsbündel, rechts Oberarm / Schulter
82,75	Fasciculus lateralis sinistra	Äußeres Längsbündel, links
83,00	Fasciculus posterior sinistra	Hinteres Längsbündel, links
83,25	Fasciculus lateralis dextra	Äußeres Längsbündel, rechts
83,50	Fasciculus posterior dextra	Hinteres Längsbündel, rechts Oberarm / Schulter
83,75	Nervus ulnaris sinistra	Ellennerv, links
84,00	Nervus radialis sinistra	Speichennervp links
84,25	Nervus ulnaris dextra	Ellennerv, rechts
84,50	Nervus radialis dextra	Speichennerv, rechts
85,00	Tractus rubro-reticulo-spinalis	Bahn des extrapyramidalen Systems
85,25	Tractus rubro-spinalis monakow	Bahn des extrapyramidalen Systems
85,50	Tractus rubro-olivaris	Zentale „Haubenbahn" (Formatio reticularis)
85,75	Tractus vestibulo-spinalis	Bahn des extrapyramidalen Systems
86,00	Tractus olivo-spinalis	Bahn des extrapyramidalen Systems
86,25	Tractus spino-olivaris	Hellwigsche Dreikantenbahn
86,50	Tractus tecto-spinalis	Bahn des extrapyramidalen Systems
86,75	Fasciculus gracilis	Innerer Teil des Hinterstrangs (Gollscher Strang)
87,00	Fasciculus cuneatus	Äußerer Teil des Hinterstrangs Burdachscher Strang
87,25	Lemniscus lateraliso	„Äußere Schleife"
87,50	Tractus spino-cerebellaris anteriores	Vordere Kleinhirn-Seitenstrangbahn
87,75	Tractus spino-cerebellaris posteriores	Hintere Kleinhirn-Seitenstrangbahn
88,00	Tractus cortico-bulbaris	Hirnrindenbahn
88,25	Tractus cerebello-olivaris	Kleinhirnbahn - Olive
88,50	Tractus cerebello-vestibularis	Kleinhirnbahn - Gleichgewichtssinn
88,75	Tractus bulbo-cerebellaris	Kleinhirnbahn
89,00	Tractus ponto-cerebellaris	Brücken-Kleinhirnbahn

89,25	Tractus vestibulo-cerebello	Ganglion vestibulare - Kleinhirnbahn
89,50	Tractus longitudinalis dorsalis	Längsbahnen Vaguskern Graue Substanz
89,75	Tractus cerebello-rubralis	Kleinhirnbahn - Nucleus ruber
90,00	Tractus nucleo-thalamus	Thalamusbahn
90,25	Tractus tecto-nuclearis	Thalamusbahn - Substantia nigra
90,50	Tractus bulbo-thalamicus	Nucleus gracilis - Thalamusbahn
90,75	Tractus spino-tectalls	Rückenmark - Obere Zweihügelbahn
91,00	Tractus spino-thalamicus	Rückenmark - Thalamusbahn
91,25	Lemniscus lateralis	Innere Schleife
91,50	Radiatio acustica	Thalamus - Obere Schleifenwindung
91,75	Radiatio acustica	Thalamus - Obere Schleifenwindung
92,00	Radiatio acustica	Thalamus - Obere Schleifenwindung
92,25	Radiatio acustica	Thalamus - Obere Schleifenwindung
92,50	Radiatio acustica	Thalamus - Obere Schleifenwindung
92,75	Radiatio acustica	Thalamus - Obere Schleifenwindung
93,00	Radiatio optica gratiolet	Thalamus - Kalkarinafurche
93,25	Radiatio optica gratiolet	Thalamus – Kalkarinafurche
93,50	Radiatio optica gratiolet	Thalamus – Kalkarinafurche
93,75	Radiatio optica gratiolet	Thalamus - Kalkarinafurche
94,00	Radiatio optica gratiolet	Thalamus - Kalkarinafurche
94,25	Tractus thalamus - corticalis	Thalamus - hintere Zentralwindung (Gyrus postcentralis)
94,50	Tractus thalamus - corticalis	Thalamus - hintere Zentralwindung
94,75	Tractus thalamus - corticalls	Thalamus - hintere Zentralwindung
95,00	Tractus thalamus - corticalis	Thalamus - hintere Zentralwindung
95,25	Tractus thalamus - corticalis	Thalamus - hintere Zentralwindung
95,50	Tractus thalamus - corticalis	Thalamus - hintere Zentralwindung
95,75	Tractus thalamus - corticalis	Thalamus - hintere Zentralwindung
96,00	Tractus thalamus - nucleus caudatus	Nervenbahn Thalamus - Schweifkern
96,25	Tractus cortico - mamillaris	Nervenbahn Uncus - Corpus mamillare
96,50	Striae longitudinales	Nervenbahn - Corpus callosum
96,75	Tractus olfactorius - ammonicus	Nervenbahn Riechstrang - Uncus
97,00	Striae olfactoria lateralis	(Am Trigonum olfactorium ausstrahlende Züge)
97,25	Fibrae cortico - tectales	(Verbindungsfasern Hirnrinde - Mittelhirndach)
97,50	Pars occipito - temporalis	Nervenbahnen Hirnrinde - Brücke
97,75	Pars occipito - temporalis	Nervenbahnen Hirnrinde - Brücke
98,00	Pars occipito - temporalis	Nervenbahnen Hirnrinde - Brücke
98,25	Pars frontalis	Nervenbahnen Hirnrinde - Brücke
98,50	Pars frontalis	Nervenbahnen Hirnrinde - Brücke
98,75	Pars frontalls	Nervenbahnen Hirnrinde - Brücke
99,00	Tractus cortico - spinalis	Pyramidenbahn - Hirnrinde (Gyrus precentralis)
99,25	Tractus cortico - spinalis	Pyramidenbahn - Hirnrinde
99,50	Tractus cortica - spinalis	Pyramidenbahn - Hirnrinde
99,75	Tractus cortico - spinalis	Pyramidenbahn – Hirnrinde

25.4.2 Haar - Haut

3,25	Medulla pili	Haarmark
3,50	Papilla pili	Haarpapille
3,75	Bulbus pili	Haarzwiebel
4,00	Cortex pili	Haarrinde
4,25	Membrana basalis pili	Glashaut des Haares
4,50	Bursa pili	Haarbalg
4,75	Vagina radicularis externa	Äußere Wurzelscheide des Haares
5,00	Cuticula pili	Oberhäutchen des Haares (Haarkutikula)
5,25	Stratum epitheliale pallidum	Henlesche Schicht
5,50	Stratum epitheliale granuliferum	Huxleysche Schicht

15,75	Corium	Lederhaut
16,00	Stratum basale	Keimschicht
16,25	Stratum corneum	Hornschicht
16,50	Epidermis	Oberhaut
16,75	Stratum lucidum	Verhornende Schicht
17,00	Stratum spinosum	Stachelzellschicht (Keimschicht)
17,75	Corpusculum lamellosum	Lamellenkörperchen (Vater-Pacinische Körperchen)
18,00	Stratum germinativum	Regenerationsschicht
18,75	Subcutis	Unterhaut-Zellgewebe
19,00	Panniculus adiposus	Fettgewebe

25.4.3 Zell-Bausteine

22,00	Cellula - Chromatin	Zelle – Erbinformation
22,25	Cellula - Caryotheca	Zelle - Kernmembran
22,50	Cellula - Plasmolemm	Zellmembran
22,75	Cellula - Reticulum endoplasmicum	Zelle - Endoplasmatisches Retikulum
23,00	Cellula - Mitochondrion	Zelle – „Fadenkorn"
23,25	Cellula - Nucleolus	Zelle - Kernkörperchen
23,50	Cellula - Nucleus	Zellkern
23,75	Cellula - Zentriolum	Zelle - Zentralkörperchen
24,00	Cellula - Complexus golgiensis	Zelle - Golgiapparat
24,25	Cellula - Ribosoma	Zelle - Ribosomen
24,50	Cellula - Lysosoma	Zelle - Lysosom (Zellkörperchen)
24,75	Cellula - Cytoplasma	Zelleib

25.4.4 Hör- und Gleichgewichtsorgan - Zunge

25,00	Saccus endolymphaticus dextra	Endolymphatischer Gang, rechts
25,25	Sacculus dextra	Kleines Vorhofsäckchen, rechts
25,50	Saccus endolymphaticus sinistra	Endolymphatischer Gang, links
25,75	Sacculus sinistra	Kleines Vorhofsäckchen, links
26,00	Cavum tympani dextra	Paukenhöhle, rechts
26,25	Basis stapedis dextra	Steigbügelbasis, rechts
26,50	Cavum tympani sinistra	Paukenhöhle, links
26,75	Basis stapedis sinistra	Steigbügelbasis, links
27,00	Malleus dextra	Hammer, rechts
27,25	Stapes dextra	Steigbügel, rechts
27,50	Malleus sinistra	Hammer, links
27,75	Stapes sinistra	Steigbügel, links
28,00	Labyrinthus dextra	Labyrinth, rechts
28,25	Organum spirale dextra	Cortisches Organ, rechts
28,50	Labyrinthus sinistra	Labyrinth, links
28,75	Organum spirale	Cortisches Organ, links
29,00	Cochlea dextra	Schnecke, rechts
29,25	Utriculus dextra	Großes Vorhofsäckchen, rechts
29,50	Cochlea sinistra	Schnecke, links
29,75	Utriculus sinistra	Großes Vorhofsäckchen, links
30,00	Membrana tympani dextra	Trommelfell, rechts
30,25	Caput mallei dextra	Hammerkopf, rechts
30,50	Membrana tympani sinistra	Trommelfell, links
30,75	Caput mallei sinistra	Hammerkopf, links
31,00	Lamina basilaris dextra	Basilarmembran, rechts

31,25	Collum mallei dextra	Hammerhals, rechts
31,50	Lamina basilaris sinistra	Basilarmembran, links
31,75	Collum mallei sinistra	Hammerhals, links
32,00	Ductus semicularis dextra	Bogengänge, rechts
32,25	Meatus acusticus externus dextra	Äußerer Gehörgang, knöcherner Teil, rechts
32,50	Ductus semicularis sinistra	Bogengänge, links
32,75	Meatus acusticus externus sinistra	Äußerer Gehörgang, knöcherner Teil, links
33,00	Meatus acusticus externus cartilagineus dextra	Äußerer Gehörgang, knorpeliger Teil, rechts
33,25	Incus dextra	Ambos, rechts
33,50	Meatus acusticus externus cartilagineus sinistra	Äußerer Gehörgang, knorpeliger Teil, links
33,75	Incus sinistra	Ambos, links
34,00	Cartilago auriculae dextra	Ohrknorpel, rechts
34,25	Concha auriculae dextra	Ohrmuschel, rechts
34,50	Cartilago auriculae sinistra	Ohrknorpel, links
34,75	Concha auriculae sinistra	Ohrmuschel, links
35,00	Folliculi linguales	Zungentonsille mit Zungenbälgen
35,25	Lingua	Zunge
35,50	Papilla filiformis	Fadenförmige Papille
35,75	Papilla vallata	Umwallte Papille (Geschmacksknospen)
36,00	Facien inferior linguae	Zungenunterfläche
36,25	Sulcus medianus linguae	Längsfurche
36,50	Palatum molle	Weicher Gaumen (Mundhöhle)

25.4.5 Riechorgan

44,50	Conchae nasalis inferiores dextra	Untere Nasenmuschel, rechts
44,75	Conchae nasalis medialis dextra	Mittlere Nasenmuschel, rechts
45,00	Conchae nasalis inferiores sinistra	Untere Nasenmuschel, links
45,25	Conchae nasalis medialis sinistra	Mittlere Nasenmuschel, rechts
45,50	Cellulae ethmoidales dextra	Siebbeinzellen, rechts
45,75	Conchae nasalis superiores dextra	Obere Nasenmuschel, rechts
46,00	Cellulae ethmoidales sinistra	Siebbeinzellen, links
46,25	Conchae nasalis superiores sinistra	Obere Nasenmuschel, links
46,50	Meatus nasi inferiores dextra	Unterer Nasengang, rechts
46,75	Sinus maxillaris dextra	Kieferhöhle, rechts
47,00	Meatus nasi inferiores sinistra	Unterer Nasengang, links
47,25	Sinus maxillaris sinistra	Kieferhöhle, links
47,50	Meatus nasi medialis dextra	Mittlerer Nasengang, rechts
47,75	Meatus nasi superiores dextra	Oberer Nasengang, rechts
48,00	Meatus nasi medialis sinistra	Mittlerer Nasengang, links
48,25	Meatus nasi superiores sinistra	Oberer Nasengang, links
48,50	Sinus frontalis dextra	Stirnbeinhöhle, rechts
48,75	Sinus sphenoidales dextra	Keilbeinhöhle, rechts
49,00	Sinus frontalis sinistra	Stirnbeinhöhle, links
49,25	Sinus sphenoidales sinistra	Keilbeinhöhle, links
49,50	Tuba auditiva dextra	Mündung der Eustachischen Röhre, rechts
49,75	Regio respiratoria dextra	Nasenschleimhaut, rechts
50,00	Tuba auditiva sinistra	Mündung der Eustachischen Röhre, links
50,25	Regio respiratoria sinistra	Nasenschleimhaut, links
50,50	Choanen dextra	Hintere Nasenlöcher, rechts
50,75	Velum palatinum	Gaumensegel
51,00	Choanen sinistra	Hintere Nasenlöcher, links

25.4.6 Kehlkopf

51,25	Petiolus	Knorpelstiel / Kehlkopfdeckel
51,50	Cartilago epiglottica	Kehlkopfdeckel
51,75	Cartilago thyroidea	Schildknorpel
52,00	Cartilagenes arytaenoideae dextra	Stellknorpel, rechts
52,25	Cartilago cricoidea	Ringknorpel
52,50	Cartilagenes arytaenoideae sinistra	Stellknorpel, links
52,75	Cavum infraglotticum	Raum unter den Stimmfalten
53,00	Musculus cricoarytaenoideus lateralis	Muskel des Stellknorpels
53,25	Musculus arytaenoideus obliquus / transversus	Stimmritzenmuskeln
53,50	Musculus cricoarytaenoideus posterius	Kehlkopfmuskel „Postikus"
53,75	Plica ventriculus	Taschenbänder
54,00	Ventriculus laryngis	Morgagnische Tasche
54,25	Plica vocalis	Stimmbänder
54,50	Ligamentum cricothyroideum	Band zwischen Ringknorpel-Schildknorpel
54,75	Capsula articularis cricoarytaenoidea	Gelenkkapsel Ringknorpel-Stellknorpel
55,00	Ligamentum cricopharyngeum	Band zwischen Ringknorpel und Rachen
55,25	Cartilago corniculata	Spitzenknorpel
55,50	Membrana thyroidea	Membran zwisch. Schildknorpel und Zungenbein

25.4.7 Sehorgan

55,75	Canalicus lacrimalis dextra	Tränenröhrchen, rechts
56,00	Glandula lacrimalis dextra	Tränendrüse, rechts
56,25	Canalicus lacrimalis sinistra	Tränenröhrchen, links
56,50	Glandula lacrimalis sinistra	Tränendrüse, links
56,75	Saccus lacrimalis dextra	Tränensack, rechts
57,00	Caruncula lacrimalis dextra	Tränenpunkt, rechts
57,25	Saccus lacrimalis sinistra	Tränensack, links
57,50	Caruncula lacrimalis sinistra	Tränenpunkt, links
57,75	Zonula ciliaris dextra	Hintere Augenkammer, rechts
58,00	Retina dextra	Netzhaut, rechts
58,25	Zonula ciliaris sinistra	Hintere Augenkammer, links
58,50	Retina sinistra	Netzhaut, links
58,75	Musculus dilator pupillae dextra	Pupillenerweiternder Muskel, rechts
59,00	Conjunctiva dextra	Bindehaut, rechts
59,25	Muskulus dilator pupillae sinistra	Pupillenerweiternder Muskel, links
59,50	Conjunctiva sinistra	Bindehaut, links
59,75	Musculus sphincter pupillae dextra	Ringmuskel der Iris, rechts
60,00	Choroidea dextra	Aderhaut, rechts
60,25	Musculus sphincter pupillae sinistra	Ringmuskel der Iris, links
60,50	Choroidea sinistra	Aderhaut, links
60,75	Pupilla dextra	Pupille, rechts
61,00	Camera anterior bulbi dextra	Vordere Augenkammer, rechts
61,25	Pupilla sinistra	Pupille, links
61,50	Camera anterior bulbi sinistra	Vordere Augenkammer, links
61,75	Cornea dextra	Hornhaut, rechts
62,00	Sclera dextra	Lederhaut - vorderer Abschnitt, rechts
62,25	Cornea sinistra	Hornhaut, links
62,50	Sclera sinistra	Lederhaut - vorderer Abschnitt, links
62,75	Sclera dextra	Lederhaut - hinterer Abschnitt, rechts
63,00	Iris dextra	Regenbogenhaut, rechts
63,25	Sclera sinistra	Lederhaut - hinterer Abschnitt, links
63,50	Iris sinistra	Regenbogenhaut, links

63,75	Corpus vitreum dextra	Glaskörper, rechts
64,00	Lens cristallina dextra	Linse, rechts
64,25	Corpus vitreum sinistra	Glaskörper, links
64,50	Lens cristallina sinistra	Linse, links
64,75	Canalis hyaloideus dextra	Kanal-Glaskörper, rechts
65,00	Anulus tendineus communis dextra	Ursprungssehne der Augenmuskeln, rechts
65,25	Canalis hyaloideus sinistra	Kanal-Glaskörper, links
65,50	Anulus tendineus communis sinistra	Ursprungssehne der Augenmuskeln, links
66,00	Musculus rectus lateralis dextra	Äußerer gerader Augenmuskel, rechts
66,25	Musculus rectus inferior dextra	Unterer gerader Augenmuskel, rechts
66,50	Musculus rectus lateralis sinistra	Äußerer gerader Augenmuskel, links
66,75	Musculus rectus inferior sinistra	Unterer gerader Augenmuskel, links
67,00	Musculus rectus superiores dextra	Oberer gerader Augenmuskel, rechts
67,25	Musculus obliquus superiores dextra	Oberer schräger Augenmuskel, rechts
67,50	Musculus rectus superiores sinistra	Oberer gerader Augenmuskel, links
67,75	Musculus obliquus superiores sinistra	Oberer schräger Augenmuskel, links
68,00	Musculus obliquus inferiores dextra	Unterer schräger Augenmuskel, rechts
68,25	Musculus rectus medialis dextra	Innerer gerader Augenmuskel, rechts
68,50	Musculus obliquus inferiores sinistra	Unterer schräger Augenmuskel, links
68,75	Musculus rectus medialis sinistra	Innerer gerader Augenmuskel, links
69,00	Fissura orbitalis inferior dextra	Unterer Augenhöhlenspalt, rechts
69,25	Fissura orbitalis superior dextra	Oberer Augenhöhlenspalt, rechts
69,50	Fissura orbitalis inferior sinistra	Unterer Augenhöhlenspalt, links
69,75	Fissura orbitalis superior sinistra	Oberer Augenhöhlenspalt, links
70,00	Excavatio disci dextra	Vertiefung der Sehnervpapille (Augenhintergrund), rechts
70,25	Discus nervi optici dextra	Sehnervenpapille, rechts
70,50	Excavatio disci sinistra	Vertiefung der Sehnervpapille (Augenhintergrund), links
70,75	Discus nervi optici sinistra	Sehnervenpapille, links
71,00	Fovea centralis dextra	„Sehgrube", rechts
71,25	Macula dextra	„Gelber Fleck" (Augenhintergrund), rechts
71,50	Fovea centralis sinistra	„Sehgrube", links
71,75	Macula sinistra	„Gelber Fleck" (Augenhintergrund), links
72,00	Radiatio optica dextra	Sehbahn, rechts
72,25	Area striata	Sehrinde
72,50	Radiatio optica sinistra	Sehbahn, links

25.4.8 Gehirn

72,75	Nucleus vagalis dorsalis	Nervus vagus-vegetative und sensible Zellgruppe
73,00	Fibrae corticorubrales	Stirnhirnfasern
73,25	Fibrae corticoreticulares	Zur Formatio reticularis ziehende Fasern
73,50	Tractus corticonuclearis	Teil der Pyramidenbahn
73,75	Radiationes thalamicae anteriores	Vordere Thalamusstrahlung
74,00	Corona radiata	Fasern der inneren Kapsel
74,25	Capsula interna	Innere Kapsel
74,50	Pars sublenticularis	Abschnitt der Capsula interna
74,75	Fibrae corticothalamicae	In den Thalamus ziehender Teil der Thalamusstrahlung
75,00	Fibrae thalamoparietalis	In die Hirnrinde ziehender Teil der Thalamusstrahlung
75,25	Radiationes thalamicae centrales	Obere Thalamusstrahlung
75,50	Crus posterius capsulae internae	Hinterer Kapselschenkel
75,75	Commissura rostralis anteriores	Vordere Kommissur
76,00	Pars retrolenticularis	Teil der inneren Kapsel
76,25	Capsula externa	Äußere Kapsel

76,50	Capsula extrema	Äußerste Kapsel
76,75	Nucleus periventricularis posterior	Hypothalamuskern (Freisetzung von Steuerhormonen für Vorderlappen)
77,00	Nucleus hypothalamicus dorsalis	Hypothalamuskern
77,25	Area hypothalamica posterior	Hypothalamus
77,50	Nucleus arcuatus	Hypothalamuskern (Steuert die Hormonabgabe des Vorderlappens)
77,75	Area hypothalamica lateralis	Hypothalamus
78,00	Nuclei tuberales	Hypothalamuskern (Steuert die Hormonabgabe des Vorderlappens)
78,25	Nuclei prae-optici medialis / lateralis	Hypothalamuskern
76,50	Nucleus hypothalamicus anterior	Hypothalamuskern (Wärmehaushalt, Drüsentätigkeit, Kreislauf)
78,75	Nuclei paraventriculares	Hypothalamuskern (Neurosekretorische Fasern zum Hypoph.-Hinterlappen)
79,00	Nuclei corporis mamillares	Hypothalamus
79,25	Nucleus hypothalamus posterior	Hypothalamuskern (Kreislauf, Peristaltik, Zuckerspiegel)
79,50	Septum pellucidum	Teil der Hippocampusformation (Limbisches System)
79,75	Crus fornicis	Teil der Hippocampusformation (Limbisches System)
80,00	Rostrum corporis callosi	Teil der Hippocampusformation (Limbisches System)
80,25	Corpus amygdaloideum	„Mandelkern" (Limbisches System)
80,50	Gyrus cinguli	Gürtelfurche (Limbisches System)
80,75	Gyrus parahippocampalis	Ammonshorn (Limbisches System)
81,00	Fimbria hippocampi	Teil des Riechzentrums der Gehirnrinde (Limbisches System)
81,25	Gyrus dentacus	Gezähnter Gyrus (Limbisches System)
81,50	Tractus olfactorius	Faserzug - Riechnerv
81,75	Glomeruli olfactorii	Riechzellen
82,00	Bulbus olfactorius	Primäres Riechzentrum
82,25	Oliva	Olive
82,50	Flocculus	Kleinhirnflocke
82,75	Ventriculus quartus	Rautenhirnkern
83,00	Nucleus solitarius	Rautenhirnkern
83,25	Nucleus ambiguus	Rautenhirnkern
83,50	Nucleus olivaris assessorius medialis	Rautenhirnkern
83,75	Nucleus reticularis lateralis	Rautenhirnkern
84,00	Tractus tegmentalis centralis	Faserzug - Rautenhirn
84,25	Nucleus olivaris caudalis	Rautenhirnkern
84,50	Tractus spinocerebellaris lateralis	Faserzug Rautenhirn
84,75	Tractus spinocerebellaris ventralis	Faserzug Rautenhirn
85,00	Nucleus nervus hypoglossus	Nervenkern des Nervus hypoglossus
85,25	Nucleus hypothalamus	Hypothalamischer Kern

25.4.9 Gehirn - Kerne und Bahnen

85,50	Nucleus hypothalamus	Hypothalamischer Kern (Zentrum für Blasen- und Geschlechtsfunktion)
85,75	Nucleus hypothalamus	Hypothalamischer Kern (Zentrum für Kreislauf und Schweißabsonderung)
86,00	Adhaesio interthalamica	Berührungsfläche beider Thalami
86,25	Nucleus hypothalamus	Hypothalamischer Kern (Zentrum des Wasserhaushaltes)
86,50	Commissura anterior	Vordere Kommissur
86,75	Nucleus hypothalamus	Zentrum für Pupillenerweiterung und Steigerung der Atemfrequenz

87,00	Corpus mamillare	Mamillarkörper
87,25	Nucleus hypothalamus	Hypothalamischer Kern (Zentrum für Wärmehaushalt)
87,50	Nucleus hypothalamus	Zentrum für Kohlehydratstoffwechsel und Hungergefühl
87,75	Frontoprontine Faserung	Vorderhauptbezogene Faserung
88,00	Okzipitopontine Faserung	Hinterhauptbezogene Faserung
88,25	Fasciculus longitudinalis medialis	Stellbündel
88,50	Fasciculus pyramidalis	Pyramidenbahn
88,75	Nucleus oculomotorius	Kern des Nervus oculomotorius
89,00	Aquae ductus cerebri	„Wasserleitung"
89,25	Lemniscus medialis	Mediale Schleife
89,50	Tractus spinothalamicus	Schmerzleitung
89,75	Substantia nigra	Schwarzer Kern
90,00	Palaeorubrum	Roter Kern - Altanteil
90,25	Neorubrum	Roter Kern - Neuanteil
90,50	Substantia grisea centralis	Zentrale Graue Substanz
90,75	Formatio reticularis	Schaltzentrum für Kreislauf, Atmung, Spannung - Erschöpfung)
91,00	Corpora quadrigemina	Vierhügelplatte - untere Hügel (Teil der Hörbahn)
91,25	Corpora quadrigemina	Vierhügelplatte - obere Hügel (Teil der Sehbahn)
91,50	Nucleus ventralis postero medialis	Thalamuskern
91,75	Nuclei mediales	Thalamuskerne
92,00	Nuclei anteriores	Thalamuskerne
92,25	Nucleus ventralis anterior	Thalamuskern (Parkinson?)
92,50	Nucleus ventralis medialis	Thalamuskern
92,75	Nucleus ventralis posterolateralis	Thalamuskern
93,00	Nucleus lateralis posterior	Thalamuskern
93,25	Nucleus ventralis lateralis	Thalamuskern
93,50	Nucleus lateralis dorsalis	Thalamuskern
93,75	Nuclcus ventrolateralis	Thalamuskern
94,00	Nucleus paracentralis	Zwischenhirnkern
94,25	Nucleus centromedianus	Zwischenhirnkern
94,50	Nucleus medialis dorsalis	Zwischenhirnkern (Hauptkern)
94,75	Nucleus centralis lateralis	Zwischenhirnkern
95,00	Nuclei vestibulares	Vier Endkerne (Vestibularer Anteil)
95,25	Nucleus abducens	Kern des Nervus abducens
95,50	Nucleus facialis	Motorischer Kern des Nervus facialis
95,75	Nucleus mesencephalicus nervi trigemini	Sensibler Mittelhirnkern des Drillingsnervs
96,00	Septum pellucidum	Seitliche Hirnkammern - Scheidewand der Vorderhörner
96,25	Corpus geniculatum mediale	Seitlicher Kniehöcker
96,50	Corpus geniculatum laterale	Seitlicher Kniehöcker
96,75	Chiasma opticum	Kreuzung der Sehnervenfasern
97,00	Nucleus supraopticus	Hypothalamus / Hypophysensystem
97,25	Nucleus paraventricularis	Hypothalamus / Hypophysensystem
97,50	Infundibulum	Hypophysenstiel (Neurohypophyse)
97,75	Hypophyse pars nervosa	Hypophysen-Hinterlappen (Neurohypophyse)
98,00	Hypophyse pars distalis	Hypophysen-Vorderlappen (Adenohypophyse)
96,25	Hypophyse pars tuberalis	Hypophysen-Trichterlappen (Adenohypophyse)
98,50	Hypophyse pars intermedia	Hypophysen-Zwischenlappen (Adenohypophyse)
98,75	Plexus choroideus ventriculi tertii	Geflecht oberhalb des Thalamus

99,00	Thalamus	Thalamus
99,25	Splenium corporis callosi	Hinteres Ende des „Balkens"
99,50	Nucleus infundibularis Hypothalamuskern	
99,75	Nucleus hypothalamus dorsomedialis	Hypothalamuskern (Steuerhormone für Hypophysen-Vorderlappen)
99,99	Nucleus hypothalamus ventromedialis	Hypothalamuskern (Steuerhormone für Hypophysen-Vorderlappen)

25.4.10 Arterien und Venen

1,00	Aa. digitales palmares communis	Gemeinsame Fingerarterien der Hohlhand, sinistra links
1,25	Aa. metacarpales dorsales sinistra	Handrückenarterien, links
1,50	Aa. digitales palmares communis dextra	Gemeinsame Fingerarterien, rechts
1,75	Aa. metacarpales dorsales dextra	Handrückenarterien, rechts
2,00	Arcus palmaris superficialis sinistra	Oberflächlicher Hohlhandbogen, links
2,25	Arcus palmaris profundus sinistra	Tiefer Hohlhandbogen, links
2,50	Arcus palmaris superficialis dextra	Oberflächlicher Hohlhandbogen, rechts
2,75	Arcus palmaris profundus dextra	Tiefer Hohlhandbogen, rechts
3,00	Arteria ulnaris sinistra	Ellen-Schlagader, links
3,25	Arteria radialis sinistra	Speichen-Schlagader, links
3,50	Arteria ulnaris dextra	Ellen-Schlagader, rechts
3,75	Arteria radialis dextra	Speichen-Schlagader, rechts
4,00	Arteria interossea posterior sinistra	Hintere Zwischenknochenarterie, links
4,25	Arteria interossea anterior sinistra	Vordere Zwischenknochenarterie, links
4,50	Arteria interossea posterior dextra	Hintere Zwischenknochenarterie, rechts
4,75	Arteria interossea anterior dextra	Vordere Zwischenknochenarterie, rechts
5,00	Arteria collateralis ulnaris superior	Obere ellenseitige Kollateralschlagader, sinistra links
5,25	Arteria collateralis medialis sinistra	Mittlere Kollateralschlagader, links
5,50	Arteria collateralis ulnaris superior dextra	Obere ellenseitige Kollateralschlagader, rechts
5,75	Arteria collateralis medialis dextra	Mittlere Kollateralschlagader, rechts
6,00	Arteria profunda brachii sinistra	Tiefe Armschlagader, links
6,25	Ramus deltoideus sinistra	Delta-Ast, links
6,50	Arteria profunda brachii dextra	Tiefe Armschlagader, rechts
6,75	Ramus deltoideus dextra	Delta-Ast, rechts
7,00	Arteria brachialis sinistra	Oberarmarterie, links
7,25	Arteria subscapulares sinistra	Unterschulterblattarterie, links
7,50	Arteria brachialis dextra	Oberarmarterie, rechts
7,75	Arteria subscapulares dextra	Unterschulterblattarterie, rechts
8,00	Arteria transversa colli sinistra	Quere Halsschlagader, links
8,25	Arteria circumflexa humeri sinistra	Arterienring des Oberarmknochens, links
8,50	Arteria transversa colli dextra	Quere Halsschlagader, rechts
8,75	Arteria circumflexa humeri dextra	Arterienring des Oberarmknochens, rechts
9,00	Arteria axillaris sinistra	Achselschlagader, links
9,25	Arteria thoracodorsalis sinistra	Brustschlagader, links
9,50	Arteria axillaris dextra	Achselschlagader, rechts
9,75	Arteria thoracodorsalis dextra	Brustschlagader, rechts
10,00	Arteria thoracoacromialis sinistra	Brust-Schultereck-Schlagader, links
10,25	Ramus acromialis sinistra	Schulterhöhenarterie, links
10,50	Arteria thoracoacromialis dextra	Brust-Schultereck-Schlagader, rechts
10,75	Ramus acromialis dextra	Schulterhöhenarterie, rechts
11,00	Arteria cervicalis profundi sinistra	Halsschlagader, links
11,25	Arteria subclavia sinistra	Schlüsselbeinarterie, links
11,50	Arteria cervicalis profundi dextra	Halsschlagader, rechts
11,75	Arteria subclavia dextra	Schlüsselbeinarterie, rechts

12,00	Arteria vertebralis sinistra	Wirbelsäulenarterie, links
12,25	Arteria thyroidea inferiores sinistra	Schilddrüsenarterie, links
12,50	Arteria vertebralis dextra	Wirbelsäulenarterie, rechts
12,75	Arteria thyroidea inferiores dextra	Schilddrüsenarterie, rechts
13,00	Rete venosum dorsale pedis sinistra	Venengeflecht - Fußrücken, links
13,25	Arcus venosus plantaris pedis sinistra	Venenbogen - Fußsohle, links
13,50	Rete venosum dorsale pedis dextra	Venengeflecht - Fußrücken, rechts
13,75	Arcus venosus plantaris pedis dextra	Venenbogen - Fußsohle, rechts
14,00	Vena tibiales posteriores sinistra	Hintere Schienbeinvene, links
14,25	Vv. tibiales anteriores sinistra	Vordere Schienbeinvenen, links
14,50	Vena tibiales posteriores dextra	Hintere Schienbeinvene, rechts
14,75	Vv. tibiales anteriores dextra	Vordere Schienbeinvene, rechts
15,00	Vena saphena magna sinistra	Große Hautvene des Beines, links
15,25	Vv. peronae sinistra	Wadenbeinvenen, links
15,50	Vena saphena magna dextra	Große Hautvene des Beines, rechts
15,75	Vv. peronae dextra	Wadenbeinvenen, rechts
16,00	Vena saphena parva sinistra	Unterschenkelvene - Rückseite, links
16,25	Vena poplitea sinistra	Kniekehlenvene, links
16,50	Vena saphena parva dextra	Unterschenkelvene - Rückseite, rechts
16,75	Vena poplitea dextra	Kniekehlenvene, rechts
17,00	Vena femoralis sinistra	Oberschenkelvene, links
17,25	Vena circumflexa femoris sinistra	Oberschenkelkranzvene, links
17,50	Vena femoralis dextra	Oberschenkelvene, rechts
17,75	Vena circumflexa femoris dextra	Oberschenkelkranzvene, rechts
18,00	Vena pudentae externa sinistra	Äußere Schamvene, links
18,25	Vv. profundae femoris sinistra	Tiefe Schenkelvene, links
18,50	Vena pudentae externa dextra	Äußere Schamvene, rechts
18,75	Vv. profundae femoris dextra	Tiefe Schenkelvene, rechts
19,00	Vena circumflexa ileum superficialis sinistra	Bauchwandvenen, links
19,25	Vena epigastrica superficialis sinistra	Bauchwandvenen, links
19,50	Vena circumflexa ileum superficialis dextra	Bauchwandvenen, rechts
19,75	Vena epigastrica superficialis dextra	Bauchwandvenen, rechts
20,00	Vena thoracoepigastricae sinistra	Brustkorb-Oberbauchwand-Venen, links
20,25	Vena iliaca externa sinistra	Äußere Beckenvene, links
20,50	Vena thoracoepigastricae dextra	Brustkorb-Oberbauch-Venen, rechts
20,75	Vene iliaca externa dextra	Äußere Beckenvene, rechts
21,00	Vena epigastrica inferior sinistra	Innere Oberbauchwand-Vene, links
21,25	Vena testicularis ovarica sinistra	Hodenvene, links
21,50	Vena epigastrica inferior dextra	Innere Oberbauchwand-Vene, rechts
21,75	Vena testicularis ovarica dextra	Hodenvene, rechts
22,25	Vena axillaris sinistra	Achselvene, links
22,75	Vena axillaris dextra	Achselvene, rechts
23,00	Vena cephalica sinistra	Speichenseitige Hautvene des Armes, links
23,25	Vena basilica sinistra	Ellenseitige Hautvene des Armes, links
23,50	Vena cephalica dextra	Speichenseitige Hautvene des Armes, rechts
23,75	Vena basilica dextra	Ellenseitige Hautvene des Armes, rechts
24,00	Rete venosum dorsale manus sinistra	Venen der Außenhand, links
24,25	Arcus venosus palmaris profundus sin.	Mittelhandvenen - Handfläche, links
24,50	Rete venosum dorsale manus dextra	Venen der Außenhand, rechts
24,75	Arcus venosus palmaris profundus de.	Mittelhandvenen, rechts
25,00	Vena radialis sinistra	Speichenvene, links
25,25	Vena mediana antebrachii sinistra	Mittlere Hautvenen des Unterarmes, links
25,50	Vena radialis dextra	Speichenvene, rechts
25,75	Vena mediana antebrachii dextra	Mittlere Hautvenen des Unterarmes, rechts
26,00	Vena ulnaris sinistra	Ellenvene, links
26,25	Vena brachealis sinistra	Oberarmvene, links
26,50	Vena ulnaris dextra	Ellenvene, rechts
26,75	Vena brachealis dextra	Oberarmvene, rechts

27,00	Vena thoracoacromialis sinistra	Brust-Schultereck-Vene, links
27,25	Vena profunda brachii sinistra	Tiefe Armvene, links
27,50	Vena thoracoacromialis dextra	Brust-Schultereck-Vene, rechts
27,75	Vena profunda brachii dextra	Tiefe Armvene, rechts
28,00	Vena circumflex scapulae sinistra	Schulterblatt-Kranz-Vene, links
28,25	Vena thoracodorsalis sinistra	Brust-Rücken-Vene, links
28,50	Vena circumflex scapulae dextra	Schulterblatt-Kranz-Vene, rechts
28,75	Vena thoracodorsalis dextra	Brust-Rücken-Vene, rechts
29,00	Vv. circumflex humeri sinistra	Oberarm-Kranz-Vene, links
29,25	Vena subscapularis sinistra	Unterschulterblatt-Vene, links
29,50	Vv. circumflex humeri dextra	Oberarm-Kranz-Vene, rechts
29,75	Vena subscapularis dextra	Unterschulterblatt-Vene, rechts
30,00	Vena thoracicalateralis sinistra	Seitliche Brustvene, links
30,25	Vena subclavia sinistra	Schlüsselbeinvene, links
30,50	Vena thoracicalateralis dextra	Seitliche Brustvene, rechts
30,75	Vena subclavia dextra	Schlüsselbeinvene, rechts
31,75	Arteria plantaris medialis sinistra	Innere Fußsohlenschlagader, links
32,00	Arteria plantaris lateralis sinistra	Äußere Fußsohlenschlagader, links
32,25	Arteria plantaris medialis dextra	Innere Fußsohlenschlagader, rechts
32,50	Arteria plantaris lateralis dextra	Äußere Fußsohlenschlagader, rechts
32,75	Arteria dorsalis pedis sinistra	Fußrückenschlagader, links
33,00	Arteria arcuata sinistra	Bogenschlagader, links
33,25	Arteria dorsalis pedis dextra	Fußrückenschlagader, rechts
33,50	Arteria arcuata dextra	Bogenschlagader, rechts
33,75	Arteria malleolaris lateralis + medialis	Arterielle Gefäßnetze über den Knöcheln
34,00	Arteria peronae sinistra	Wadenbeinschlagader, links
34,25	Arteria tibialis posteriores sinistra	Hintere Schienbeinader, links
34,50	Arteria peronaea dextra	Wadenbeinschlagader, rechts
34,75	Arteria tibialis posteriores dextra	Hintere Schienbeinader, rechts
35,00	Ramus articularis	Gelenkast der absteigenden Kniegelenkschlagader
35,25	Arteria tarsea lateralis sinistra	Äußerer Fußwurzelast, links
35,50	Arteria tibialis anteriores sinistra	Schienbeinschlagader, links
35,75	Arteria tarsea lateralis dextra	Äußerer Fußwurzelast, rechts
36,00	Arteria tibialis anteriores dextra	Schienbeinschlagader, rechts
36,25	Rete articulare genus	Gefäßnetz am Knie
36,50	Rete articulare genus	Gefäßnetz am Knie
36,75	Arteria poplitea sinistra	Kniekehlenschlagader, links
37,00	Arteria circumflexa femoris lateralis sinistra	Innere Kranzschlagader des Oberschenkels, links
37,25	Arteria poplitea dextra	Kniekehlenschlagader, rechts
37,50	Arteria circumflexa femoris lateralis dextra	Innere Kranzschlagader des Oberschenkels, rechts
37,75	Arteria profunda femoris sinistra	Tiefe Oberschenkelschlagader, links
38,00	Arteria femoralis sinistra	Oberschenkelschlagader, links
38,25	Arteria profunda femoris dextra	Tiefe Oberschenkelschlagader, rechts
38,50	Arteria femoralis dextra	Oberschenkelschlagader, rechts
38,75	Arteria circumflexa ilium profunda sin.	Tiefe Kranzschlagader der Hüfte
39,00	„Corona mortis" sinistra	„Todeskranz", links
39,25	Arteria iliaca externa sinistra	Äußere Hüftschlagader, links
39,50	„Corona mortis" dextra	„Todeskranz", rechts
39,75	Arteria iliaca externa dextra	Äußere Hüftschlagader, rechts
40,00	Arteria iliaca communis sinistra	Gemeinsame Hüftschlagader, links
40,25	Arteria iliaca interna	Innere Hüftschlagader
40,50	Arteria pudenta externa	Äußere Schamschlagader
40,75	Arteria sacralis media	Mittlere Aortafortsetzung
41,00	Arteria mesenterica inferior	Untere Gekröseschlagader
41,25	Arteria colica sinistra	Linke Dickdarmschlagader
41,50	Arteria colica media	Mittlere Dickdarmschlagader
41,75	Arteria colica dextra	Rechte Dickdarmschlagader

42,00	Aorta abdominalis	Bauchschlagader
42,25	Aa. jejunales	Leerdarmschlagadern
42,50	Arteria testicularis / ovarica	Samenschlagader
42,75	Arteria mesenterica superior	Obere Gekröseschlagader
43,00	Ramus ascendens	Dickdarmschlagader
43,25	Arteria renalis	Nierenschlagader
43,50	Arteria suprarenalis media	Nebennierenarterie
43,75	Arteria lienalis	Milzschlagader
44,00	Truncus coeliacus	Eingeweideast der Bauchaorta
44,25	Arteria hepatica communis	Gemeinsame Leberschlagader
44,50	Arteria gastroepiploica	Magen-Netz-Arterie
44,75	Arteria gastrica sinistra	Magenschlagader, links
45,00	Arteria gastroduodenalis	Magen-Zwölffingerdarm-Schlagader
45,25	Arteria hepatica communis	Leberschlagader
45,50	Arteria pancreatico duodenales superiores	Schlagader zu Bauchspeicheldrüse + Zwölffingerdarm
45,75	Arteria gastricae breves	Äste der Magenschlagader
46,00	Aorta thoracica	Brustkorbschlagader
46,25	Arteria intercostalis	Zwischenrippenraum-Schlagader
46,50	Arteria thoracica interna	Innere Brustkorbschlagader
46,75	Rr. mediastinales	Ast der inneren Brustkarbschlagader
47,00	Arteria pericardiacophrenica	Zwerchfellarterie
47,25	Rr. sternales	Brustbeinarterie
47,50	Arcus aortae	Aortenbogen
47,75	Arteria coronaria sinistra	Linke Kranzschlagader
48,00	Arteria pulmonalis	Lungenschlagader
48,25	Arteria coronaria dextra	Rechte Kranzschlagader
48,50	Arteria interventriculares anteriores	Vorderer Zwischenkammerast
48,75	Truncus brachiocephalicus	Arm-Kopf-Schlagader
49,00	Arteria thyroidea ima	Ast der Schilddrüsenarterie
49,25	Arteria thyroidea superior	Obere Schilddrüsen-Schlagader
49,50	Arteria laryngea	Kehlkopfschlagader
49,75	Ramus cricothyroideus	Ast der Schilddrüsen-Schlagader
50,00	Ramus sternocleidomeastoideus	Ast der Schilddrüsen-Schlagader
50,25	Arteria carotis communis sinistra	Linke gemeinsame Kopfschlagader
50,50	Arteria carotis interna sinistra	Innere Kopfschlagader, links
50,75	Arteria carotis communis dextra	Rechte gemeinsame Kopfschlagader
51,00	Arteria carotis interna dextra	Innere Kopfschlagader, rechts
51,25	Arteria vertebralis sinistra	Wirbelschlagader, links
51,50	Arteria spinalis anteriores	Vordere Rückenmarkarterie
51,75	Arteria vertebralis dextra	Wirbelschlagader, rechts
52,00	Arteria basilaris	Unpaare Schlagader der Schädelbasis
52,25	Arteria cerebri posterior sinistra	Hintere Großhirn-Schlagader, links
52,50	Arteria cerebri media sinistra	Mittlere Großhirn-Schlagader, links
52,75	Arteria cerebri posterior dextra	Hintere Großhirn-Schlagader, rechts
53,00	Arteria cerebri media dextra	Mittlere Großhirn-Schlagader, rechts
53,25	Arteria cerebri anteriores sinistra	Vordere Großhirn-Schlagader, links
53,50	Arteria ophtalmica sinistra	Augenhöhlen-Schlagader, links
53,75	Arteria cerebri anteriores dextra	Vordere Großhirn-Schlagader, rechts
54,00	Arteria ophtalmica dextra	Augenhöhlen-Schlagader, rechts
54,25	Aa. ciliaris anteriores sinistra	Blutgefäße zum Linsenmuskel, links
54,50	Arteria ethmoidales sinistra	Ast der Augenhöhlen-Schlagader, links
54,75	Aa. ciliaris anteriores dextra	Blutgefäße zum Linsenmuskel, rechts
55,00	Arteria ethmoidales dextra	Ast der Augenhöhlen-Schlagader, rechts
55,25	Arteria meningea anteriores sinistra	Vordere Hirnhaut-Schlagader, links
55,50	Arteria dorsalis nasi sinistra	Ast der Gesichts-Schlagader, links
55,75	Arteria meningea anteriores dextra	Vordere Hirnhaut-Schlagader, rechts
56,00	Arteria dorsalis nasi dextra	Ast der Gesichts-Schlagader, rechts
56,25	Arteria lacrimalis sinistra	Ast der Augenhöhlen-Schlagader, links
56,50	Arteria facialis sinistra	Gesichts-Schlagader, links

56,75	Arteria lacrimalis dextra	Ast der Augenhöhlen-Schlagader, rechts
57,00	Arteria facialis dextra	Gesichts-Schlagader, rechts
57,25	Arteria pharyngea sinistra	Rachenschlagader, links
57,50	Rr. sternocleidomastaidei sinistra	Brust / Schlüsselbein-Arterien, links
57,75	Arteria pharyngea dextra	Rachenschlagader, rechts
58,00	Rr. sternocleidomastoidei dextra	Brust / Schlüsselbein-Arterien, rechts
58,25	Arteria alveolaris inferiores sinistra	Unterkiefer-Schlagader, links
58,50	Arteria mentalis sinistra	Kinnschlagader, links
58,75	Arteria alveolaris inferiores dextra	Unterkiefer-Schlagader, rechts
59,00	Arteria mentalis dextra	Kinnschlagader, rechts
59,25	Arteria occipitalis sinistra	Hinterhaupt-Schlagader, links
59,50	Arteria carotis externa sinistra	Äußere Halsschlagader, links
59,75	Arteria occipitalis dextra	Hinterhaupt-Schlagader, rechts
60,00	Arteria carotis externa dextra	Äußere Halsschlagader, rechts
60,25	Arteria maxillaris sinistra	Oberkiefer-Schlagader, links
60,50	Arteria infraorbitalis sinistra	Unteraugenhöhlen-Schlagader, links
60,75	Arteria maxillaris, dextra	Oberkiefer-Schlagader, rechts
61,00	Artera infraorbitalis dextra	Unteraugenhöhlen-Schlagader, rechts
61,25	Arteria palatina descendens sinistra	Absteigende Gaumenschlagader, links
61,50	Arteria auricularis posterior sinistra	Hintere Ohrschlagader, links
61,75	Arteria palatina descendens dextra	Absteigende Gaumenschlagader, rechts
62,00	Arteria auricularis posterior dextra	Hintere Ohrschlagader, rechts
62,25	Arteria tympanica anterior sinistra	Ast der Oberkiefer-Schlagader, links
62,50	Arteria auricularis profundi sinistra	Tiefe Ohrschlagader, links
62,75	Arteria tympanica anterior dextra	Ast der Oberkiefer-Schlagader, rechts
63,00	Arteria auricularis profundi dextra	Tiefe Ohrschlagader, rechts
63,25	Arteria meningea media sinistra	Mittlere Hirnhaut-Schlagader, links
63,50	Arteria temporalis profundi, sinistra	Tiefe Schläfenschlagader, links
63,75	Arteria meningea media dextra	Mittlere Hirnhaut-Schlagader, rechts
64,00	Arteria temporalis profundi dextra	Tiefe Schläfen-Schlagader, rechts
64,25	Canalis pterygoideus sinistra	Ast der Oberkiefer-Schlagader, links
64,50	Arteria sphenopalatina sinistra	Ast der Oberkiefer-Schlagader, links
64,75	Canalis pterygoideus dextra	Ast der Oberkiefer-Schlagader, rechts
65,00	Arteria sphenopalatina dextra	Ast der Oberkiefer-Schlagader, rechts
65,25	Arteria tympanica superiores sinistra	Ast der Ohrschlagader, links
65,50	Arteria temporalis superficialis sinistra	Oberflächliche Schläfenschlagader, links
65,75	Arteria tympanica superiores dextra	Ast der Ohrschlagader, rechts
66,00	Arteria temporalis superficialis dextra	Oberflächliche Schläfenschlagader, rechts
66,25	Ramus frontalis sinistra	Ast der Schläfenschlagader, links
66,50	Ramus parietalis sinistra	Ast der Schläfenschlagader, links
66,75	Ramus frontalis dextra	Ast der Schläfenschlagader, rechts
67,00	Ramus parietalis dextra	Ast der Schläfenschlagader, rechts
67,25	Vena iliaca communis sinistra	Gemeinsame Beckenvene, links
67,50	Vena iliaca interna sinistra	Innere Beckenvene, links
67,75	Vena iliaca communis dextra	Gemeinsame Beckenvene, rechts
68,00	Vena iliaca interna dextra	Innere Beckenvene, rechts
68,25	Vena pudenta interna sinistra	Ast der inneren Beckenvene, links
68,50	Vena sacralis mediana	Beckenvene - Plexus sacralis
68,75	Vena pudenta interna dextra	Ast der inneren Beckenvene, rechts
69,00	Thymus	
69,25	Vena lumbalis ascendens sinistra	Aufsteigende Lendenvene, links
69,50	Vv. vesicalis sinistra	Venen der Harnblase, links
69,75	Vena lumbalis ascendens dextra	Aufsteigende Lendenvene, rechts
70,00	Vv. vesicalis dextra	Venen der Harnblase, rechts
70,25	Vv. sigmoideae	Ast der Gekrösevene
70,50	Vv. rectalis inferiores	Ast der inneren Gekrösevene
70,75	Vena rectalis	Ast der Gekrösevene
71,00	Vena renales sinistra	Nierenvene, links
71,25	Vena portae	Pfortader
71,50	Vena renales dextra	Nierenvene, rechts

71,75	Vena mesenterica	Gekrösevene
72,00	Vena colica mediana	Mittlere Dickdarmvene
72,25	Vena lienalis	Milzvene
72,50	Vv. hepaticae	Lebervene
72,75	Vena cava inferior	Untere Hohlvene
73,00	Vena cordis media	Mittlere Herzvene
73,25	Vena cordis magna	Große Herzvene
73,50	Vena azygos	Hintere Brustkorbvene
73,75	Vena intercostalis	Zwischenrippenvene
74,00	Vena cava superior	Obere Hohlvene
74,25	Vena brachiocephalica sinistra	Arm-Kopf-Vene, links
74,50	Vena jugularis externa sinistra	Äußere Halsvene, links
74,75	Vena brachiocephalica dextra	Arm-Kopf-Vene, rechts
75,00	Vena jugularis externa dextra	Äußere Halsvene, rechts
75,25	Vena cervicalis profundi sinistra	Tiefe Halsschlagader, links
75,50	Vena jugularis anteriores sinistra	Vordere Halsvene, links
75,75	Vena cervicalis profundi dextra	Tiefe Halsschlagader, rechts
76,00	Vena jugularis anteriores dextra	Vordere Halsvene, rechts
76,25	Vena facialis sinistra	Gesichtsvene, links
76,50	Vena thyroidea superior sinistra	Obere Schilddrüsenvene, links
76,75	Vena facialis dextra	Gesichtsvene, rechts
77,00	Vena thyroidea superior dextra	Obere Schilddrüsenvene, rechts
77,25	Vena lingualis sinistra	Ast der Halsvene, links
77,50	Vena submentalis sinistra	Unterzungenvene, links
77,75	Vena lingualis dextra	Ast der Halsvene, rechts
78,00	Vena submentalis dextra	Unterzungenvene, rechts
78,25	Vena temporalis superficialis sinistra	Ast der Gesichtsvene, links
78,50	Bulbus renae jugularis superiores sin.	Abschnitt der oberen Halsvene, links
78,75	Vena temporalis superficialis dextra	Ast der Gesichtsvene, rechts
79,00	Bulbus renae jugularis superiores de.	Abschnitt der oberen Halsvene, rechts
79,25	Vena ophtalmica sinistra	Augenhöhlenvene, links
79,50	Sinus sagittalis superioressinistra	Oberer Blutleiter der Hirnsichel, links
79,75	Vena ophtalmica dextra	Augenhöhlenvene, rechts
80,00	Sinus sagittalis superiores dextra	Oberer Blutleiter der Hirnsichel, rechts
80,25	Vena occipitalis sinistra	Hinterhauptvene, links
80,50	Sinus petrosus inferiores sinistra	Unterer Blutleiter des Felsenbeins, links
80,75	Vena occipitalis dextra	Hinterhauptvene, rechts
81,00	Sinus petrosus inferiores dextra	Unterer Blutleiter des Felsenbeins, rechts
81,25	Sinus occipitalis sinistra	Hinterhauptblutleiter, links
81,50	Sinus rectus galeni sinistra	Gerader Blutleiter, links
81,75	Sinus occipitalis dextra	Hinterhauptblutleiter, rechts
82,00	Sinus rectus galeni dextra	Gerader Blutleiter, rechts
82,25	Sinus transversus sinistra	Querer Blutleiter, links
82,50	Sinus cavernosus sinistra	Kavernöser Blutleiter, links
82,75	Sinus transversus dextra	Querer Blutleiter, rechts
83,00	Sinus cavernosus dextra	Kavernöser Blutleiter, rechts
83,25	Vena ophtalmica superior sinistra	Obere Augenhöhlenvene, links
83,50	Vena angularis sinistra	Anfangsteil der Gesichtsvene, links
83,75	Vena ophtalmica superior dextra	Obere Augenhöhlenvene, rechts
84,00	Vena angularis dextra	Anfangsteil der Gesichtsvene, rechts
84,25	Vena tympanicae sinistra	Ast der Ohrvene, links
84,50	Vena supratrochlearis sinistra	Stirnvene, links
84,75	Vena tympanicae dextra	Ast der Ohrvene, rechts
85,00	Vena supratrochlearis dextra	Stirnvene, rechts
85,25	Vena supra-orbitalis sinistra	Augenhöhlenvene, links
85,50	Vena nasales externa sinistra	Nasenvene, links
85,75	Vena supra-orbitalis dextra	Augenhöhlenvene, rechts
86,00	Vena nasales externa dextra	Nasenvene, rechts
86,25	Vena labialis superior sinistra	Oberlippenvene, links
86,50	Vena palpebrales superior sinistra	Ast der Gesichtsvene (Oberlid), links

86,75	Vena labialis superior dextra	Oberlippenvene, rechts
87,00	Vena palpebrales superior dextra	Ast der Gesichtsvene (Oberlid), rechts
87,25	Vena ophtalmica superior sinistra	Obere Augenhöhlenvene, links
87,50	Vena frontalis sinistra	Schläfenvene, links
87,75	Vena ophtalmica superior dextra	Obere Augenhöhlenvene, rechts
88,00	Vena frontalis dextra	Schläfenvene, rechts
88,25	Vena sublingualis sinistra	Tiefe Zungenvene, links
88,50	Vena labiales inferiores sinistra	Unterlippenvene, links
88,75	Vena sublingualis dextra	Tiefe Zungenvene, rechts
89,00	Vena labialis inferiores dextra	Unterlippenvene, rechts
89,25	Vena fasciae profundi sinistra	Ast der Gesichtsvene, links
89,50	Vena septi pellucidi sinistra	Hirnbasisvene, links
89,75	Vena fasciae profundi dextra	Ast der Gesichtsvene, rechts
90,00	Vena septi pellucidi dextra	Hirnbasisvene, rechts
90,25	Vena cerebri interna sinistra	Großhirnvene, links
90,50	Vena thalamostriata sinistra	Hirnbasisvene, rechts
90,75	Vena cerebri interna dextra	Großhirnvene, rechts
91,00	Vena thalamostriata dextra	Hirnbasisvene, rechts
91,25	Vena cerebri magna sinistra	Große Großhirnvene, links
91,50	Vena basalis sinistra	Schädelbasisvene, links
91,75	Vena cerebri magna dextra	Große Großhirnvene, rechts
92,00	Vena basalis dextra	Schädelbasisvene, rechts
92,25	Vena emissaria condylaris sinistra	Verbindung zwischen Blutleiter und Kopfhautvene, links
92,50	Vena emissaria mastoidea sinistra	Venöse Verbindung - Hinterhaupt, links
92,75	Vena emissaria condylaris dextra	Verbindung zwischen Blutleiter und Kopfhautvene, rechts
93,00	Vena emissaria mastoidea dextra	Venöse Verbindung - Hinterhaupt, rechts
93,25	Vena diploica occipitalis sinistra	Ast des Sinus transversus, links
93,50	Vena diploica temporales sinistra	Ast des Sinus transversus, links
93,75	Vena diploica occipitalis dextra	Ast des Sinus transversus, rechts
94,00	Vena diploica temporales dextra	Ast des Sinus transversus, rechts
94,25	Vena diploica parietales sinistra	Ast des Sinus transversus, links
94,50	Vena cerebri media profundi sinistra	Hirnvene, links
94,75	Vena diploica parietales dextra	Ast des Sinus transversus, rechts
95,00	Vena cerebri media profundi dextra	Hirnvene, rechts
95,25	Vena diploica frontalis sinistra	Schädeldachvene, links
95,50	Vena emissaria parietalis sinistra	Venöse Verbindung - Schädeldach, links
95,75	Vena diploica frontalis dextra	Schädeldachvene, rechts
96,00	Vena emissaria parietalis dextra	Venöse Verbindung - Schädeldach, rechts
96,25	Vena lacrimalis sinistra	Augenhöhlenvene, links
96,50	Vena ethmoidales posteriores sinistra	Ast der Vena ophtalmica, links
96,75	Vena lacrimalis dextra	Augenhöhlenvene, rechts
97,00	Vena ethmoidales posteriores dextra	Ast der Vena ophtalmica, rechts
97,25	Sinus sphenoparietalis sinistra	Ast des Sinus cavernosus, links
97,50	Vena emissaria occipitalis sinistra	Hinterhauptvene, links
97,75	Sinus sphenoparietalis dextra	Ast des Sinus cavernosus, rechts
98,00	Vena emissaria occipitalis dextra	Hinterhauptvene, rechts
98,25	Vena canaliculi cochleae sinistra	Ast der Drosselvene (Halsvene), links
98,50	Vena parotidei sinistra	Halsvene, links
98,75	Vena canaliculi cochleae dextra	Ast der Drosselvene (Halsvene), rechts
99,00	Vena parotidei dextra	Halsvene, rechts
99,25	Vena auriculares anteriores sinistra	Vordere Ohrvene, links
99,50	Vena meningeae media sinistra	Mittlere Hirnhautvene, links
99,75	Vena auriculares anteriores dextra	Vordere Ohrvene, rechts
99,99	Vena meningeae media dextra	Mittlere Hirnhautvene, rechts

25.4.11 Ganglien

61,00	Ganglion impar	Steißbein-Nervengeflecht
61,25	Interganglionares	Grenzstrang (Sympaticus)
61,50	Ganglia sacralia IV sinistra	Kreuzbein-Nervengeflecht IV, links
61,75	Interganglionares	Grenzstrang
62,00	Ganglia sacralia IV dextra	Kreuzbein-Nervengeflecht IV, rechts
62,25	Ganglia sacralia III sinistra	Kreuzbein-Nervengeflecht III, links
62,50	Interganglionares	Grenzstrang
62,75	Ganglia sacralia III dextra	Kreuzbein-Nervengeflecht III, rechts
63,00	Ganglia sacralia II sinistra	Kreuzbein-Nervengeflecht II, links
63,25	Interganglionares	Grenzstrang
63,50	Ganglia sacralia II dextra	Kreuzbein-Nervengeflecht II, rechts
63,75	Ganglia sacralia I sinistra	Kreuzbein-Nervengeflecht I, links
64,00	Interganglionares	Grenzstrang
64,25	Ganglia sacralia I dextra	Kreuzbein-Nervengeflecht I, rechts
64,50	Ganglia lumbalia IV sinistra	Lendenbein-Nervengeflecht IV, links
64,75	Interganglionares	Grenzstrang
65,00	Ganglia lumbalia IV dextra	Lendenbein-Nervengeflecht IV, rechts
65,25	Ganglia lumbalia III sinistra	Lendenbein-Nervengeflecht III, links
65,50	Interganglionares	Grenzstrang
65,75	Ganglia lumbalia III dextra	Lendenbein-Nervengeflecht III, rechts
66,00	Ganglia lumbalia II sinistra	Lendenbein-Nervengeflecht II, links
66,25	Interganglionares	Grenzstrang
66,50	Ganglia lumbalia II dextra	Lendenbein-Nervengeflecht II, rechts
66,75	Ganglia lumbalia I sinistra	Lendenbein-Nervengeflecht I, links
67,00	Interganglionares	Grenzstrang
67,25	Ganglia lumbalia I dextra	Lendenbein-Nervengeflecht, rechts
67,50	Ganglia thoracica XII sinistra	Brustganglion XII, links
67,75	Interganglionares	Grenzstrang
68,00	Ganglia thoracica XII dextra	Brustganglion XII, rechts
68,25	Ganglia thoracica XI sinistra	Brustganglion XI, links
68,50	Interganglionares	Grenzstrang
68,75	Ganglia thoracica XI dextra	Brustganglion XI, rechts
69,00	Ganglia thoracica X sinistra	Brustganglion X, links
69,25	Interganglionares	Grenzstrang
69,50	Ganglia thoracica X dextra	Brustganglion X, rechts
69,75	Ganglia thoracica IX sinistra	Brustganglion IX, links
70,00	Interganglionares	Grenzstrang
70,25	Ganglia thoracica IX dextra	Brustganglion IX, rechts
70,50	Ganglia thoracica VIII sinistra	Brustganglion VIII, links
70,75	Interganglionares	Grenzstrang
71,00	Ganglia thoracica VIII dextra	Brustganglion VIII, rechts
71,25	Ganglia thoracica VII sinistra	Brustganglion VII, links
71,50	Interganglionares	Grenzstrang
71,75	Ganglia thoracica VII dextra	Brustganglion VII, rechts
72,00	Ganglia thoracica VI sinistra	Brustganglion VI, links
72,25	Interganglionares	Grenzstrang
72,50	Ganglia thoracica VI dextra	Brustganglion VI, rechts
72,75	Ganglia thoracica V sinistra	Brustganglion V, links
73,00	Interganglionares	Grenzstrang
73,25	Ganglia thoracica V dextra	Brustganglion V, rechts
73,50	Ganglia thoracica IV sinistra	Brustganglion IV, links
73,75	Interganglionares	Grenzstrang
74,00	Ganglia thoracica IV dextra	Brustganglion IV, rechts
74,25	Ganglia thoracica III sinistra	Brustganglion III, links
74,50	Interganglionares	Grenzstrang
74,75	Ganglia thoracica III dextra	Brustganglion III, rechts

75,00	Ganglia thoracica II sinistra	Brustganglion II, links
75,25	Interganglionares	Grenzstrang
75,50	Ganglia thoracica II dextra	Brustganglion II, rechts
75,75	Ganglion cervico-tharacico I sinistra	Ganglion stellatum, links
76,00	Interganglionares	Grenzstrang
76,25	Ganglion cervico-thoracica I dextra	Ganglion stellatum, rechts
76,50	Ganglion cervicale inferius sinistra	Unteres Halsganglion, links
76,75	Interganglionares	Grenzstrang
77,00	Ganglion cervicale inferius dextra	Unteres Halsganglion, rechts
77,25	Ganglion cervicale medium sinistrum	Mittleres Halsganglion, links
77,50	Interganglionares	Grenzstrang
77,75	Ganglion cervicale medium dextrum	Mittleres Halsganglion, rechts
76,00	Ganglion cervicale superius sinistra	Oberes Halsganglion, links
78,25	Interganglionares	Grenzstrang
78,50	Ganglion cervicale superius dextra	Oberes Halsganglion, rechts
78,75	Nn. pectorales med. + laterales	Seitlicher + mittlerer Brustnerv
79,00	Plexus brachialls sinistra	„Armgeflecht", links
79,25	Nervus suprascapularis	Oberer Schulterblattnerv
79,50	Plexus brachialis dextra	„Armgeflecht", rechts
79,75	Nervus thoraco-dorsalis	Brust-Rückennerv
80,00	Nervus dorsalis scapulaes	Hinterer Schulterblattnerv
80,25	Nervus subscapularis	Unterschulterblattnerv
80,50	Nervus subclavius	Schlüsselbeinnerv
80,75	Truncus superius sinistra	Oberer Primärstrang des Plexus brachialis, links
81,00	Truncus medius sinistra	Mittlerer Primärstrang des Plexus brachlalis, links
81,25	Truncus superius dextra	Oberer Primärstrang des Plexus brachialis, rechts
81,50	Truncus medius dextra	Mittlerer Primärstrang des Plexus brachialis, rechts
81,75	Truncus inferius sinistra	Unterer Primärstrang des Plexus brachialis, links

25.4.12 Weibliche Geschlechtsorgane - Blase - Harnleiter

12,25	Primärfollikel	Erste Anlage eines Eibläschens
12,50	Keimepithel	Oberflächenepithel
12,75	Sekundärfollikel	Eibläschen - zweite Phase
13,00	Tertiärfollikel (Graafscher Follikel)	Eibläschen - dritte Phase
13,25	Appendix vesiculosa	Kleines Bläschen
13,50	Plicae tubariae sinistra	Schleimhautfalten, links
13,75	Plicae tubariae dextra	Schleimhautfalten, rechts
14,00	Ovarium sinistra	Eierstock, links
14,25	Tunica muscularis sinistra	Muskelschicht in der Tubenwand, links
14,50	Ovarium dextra	Eierstock, rechts
14,75	Tunica muscularis dextra	Muskelschicht in der Tubenwand, rechts
15,00	Corpus luteum	Gelbkörper
15,25	Fimbriae tubae	Fransenartige Anhängsel (Eileiter)
15,50	Fimbriae ovaricae	Fransenartige Anhängsel (Eierstock)
15,75	Mesovarium	Aufhängeband des Eierstocks
16,00	Mesometrium	Aufhängeband der Gebärmutter
16,25	Ligamentum suspensorium ovarii	Aufhängeband Eierstock / Beckenwand
16,50	Ligamentum ovarii proprium	Aufhängeband Eierstock
16,75	Ligamentum latum uteri	Das breite Mutterband
17,00	Ligamentum teres uteri	Rundes Mutterband

17,25	Vena uterovaginalis	Gebärmuttervene
17,50	Labium minus	Kleine Schamlippen
17,75	Clitoris	Kitzler
18,00	Portio vaginalis	Der in die Scheide ragende Teil des Gebärmutterhalses
18,25	Carunculae hymenales	Häutchen - Scheidenklappe
18,50	Cavitas uteri	Gebärmutterhöhle
18,75	Cervix uteri	Gebärmutterhals
19,00	Corpus uteri	Gebärmutter-Körper
19,25	Ostium uteri	Äußerer Muttermund
19,50	Canalis isthmi	Innerer Muttermund
19,75	Myometrium	Muskelschicht der Gebärmutter
20,00	Fimbria ovarica	Fransentrichter des Eileiters
20,25	Bulbi vestibuli	Vorhofschwellkörper (Venengeflechte)
20,50	Vagina	Scheide
20,75	Glandula vestibularis major	Große Vorhofdrüse (Scheidenvorhof)
21,00	Musculus ischiocaverosus	Über Klitorisschenkel gelegen
21,25	Endometrium - Tunica mucosa uteri	Schleimhaut der Gebärmutter
21,50	Excavatio rectouterina	„Douglasscher Raum"
21,75	Excavatio vesicouterina	Vordere Aushöhlung
22,00	Cellula	Körperzelle
22,25	Cellula	Körperzelle
22,50	Cellula	Körperzelle
22,75	Tuba uterina sinistra	Eileiter, links
23,00	Tuba uterina dextra	Eileiter, rechts
23,25	Musculus transversum perinei profundi	Damm-Muskel

25.4.13 Männliche Geschlechtsorgane

10,75	Spermatozoon	Samenzelle
11,00	Spermatozoon	Samenzelle
11,25	Spermatozoon	Samenzelle
11,50	Spermatozoon	Samenzelle
11,75	Spermatozoon	Samenzelle
12,00	Interstitialzellen	Leydigsche Zwischenzellen (Produzieren männl. Geschlechtshormone)
12,50	Rete testis dextra	Hodennetz, rechts
12,75	Tubulus semiferus contortus dextra	Samenbildendes Kanälchen des Hodens, rechts
13,00	Rete testis	Hodennetz
13,25	Tubulus semiferus contortus sinistra	Samenbildendes Kanälchen des Hodens, links
13,50	Parenchyma testis	Hodengewebe
13,75	Septula testis	Bindegewebige Zwischenwände des Hodens
14,00	Testis dextra	Hoden, rechts
14,25	Epididimis dextra	Nebenhoden, rechts
14,50	Testis sinistra	Hoden, links
14,75	Epididimis sinistra	Nebenhoden, links
15,00	Ductus deferens dextra	Samenleiter, rechts
15,25	Vesicula seminalis dextra	Samenbläschen, rechts
15,50	Ductus deferens sinistra	Samenleiter, links
15,75	Vesicula seminalis sinistra	Samenbläschen, links
16,00	Scrotum	Hodensack
16,25	Appendix testis	Kleines Bläschen am oberen Hodenpol
16,50	Corpus cavernosum Penis	Schwellkörper des Penis
16,75	Corpus spongiosum Penis	Harnröhrenschwellkörper
17,00	Glans Penis	Eichel
17,25	Fossa navicularis	Kahnförmige Grube der Harnröhre
17,50	Cauda epididimis dextra	Nebenhodenschweif, rechts

17,75	Praeputium	Vorhaut
18,00	Cauda epididimis sinistra	Nebenhodenschweif, links
18,25	Ampulla ductus deferendis dextra	Erweiterung des Samenleiters, rechts
18,50	Glandula bulbourethralis dextra	Schleimdrüse (Cowper-Drüse), rechts
18,75	Ampulla ductus deferendis sinistra	Erweiterung des Samenleiters, links
19,00	Glandula bulbourethralis sinistra	Schleimdrüse (Cowper-Drüse), links
19,25	Utriculus prostaticus	Kurzer Schlauch im Samenhügel der Harngänge
19,50	Prostata	Vorsteherdrüse
19,75	Ductus ejaculatorius dextra	Spritzgang, rechts
20,00	Funiculus spermaticus dextra	Samenstrang, rechts
20,25	Ductus ejaculatorius sinistra	Spritzgang, links
20,50	Funiculus spermaticus sinistra	Samenstrang, links
20,75	Musculus transversus perinei profundus	Muskel an der Peniswurzel
21,00	Musculus ischiocavernosus	Muskel an der Peniswurzel
21,25	Arteria testicularis penis	Hodenarterie
21,50	Mm. bulbospongiosi	Muskel an der Peniswurzel
21,75	Symphyse	Schambeinfuge
22,00	Cellula	Körperzelle
22,25	Cellula	Körperzelle
22,50	Cellula	Körperzelle
22,75	Cellula	Körperzelle
23,00	Cellula	Körperzelle

25.4.14 Harnorgane

23,25	Musculus sphincter urethrae inferior	Willkürlicher Schließmuskel der Harnröhre
23,50	Musculus sphincter urethrae superior	Unwillkürlicher Schließmuskel der Harnröhre
23,75	Urethra	Harnröhre
24,00	Ostium urethrae	Blasenausgang
24,25	Trigonum vesicae	Blasendreieck
24,50	Fundus vesicae	Blasengrund
24,75	Tunica muscularis	Muskelschicht der Harnblase
25,00	Plica interureterica	Schleimhaut-Querfalte
25,25	Tunica mucosa	Blasenschleimhaut
25,50	Ostium ureteris dextra	Harnleitermündung, rechts
25,75	Ostium ureteris sinistra	Harnleitermündung, links
26,00	Apex vesicae	Blasenspitze
26,25	Collum vesicae	Blasenhals
26,50	Tunica muscularis inferior - Ureter	Innere Ringmuskelschicht des Harnleiters
26,75	Tunica muscularis superior - Ureter	Äußere Ringmuskelschicht des Harnleiters
27,00	Ligamentum umbilicale medianum	Nabel-Harnblasenstrang
27,25	Musculus sphincter vesicae	Schließmuskel der Blase
27,50	Vesica urinaria	Harnblase
27,75	Ligamentum umbillicalia medialia	Reste der Nabelarterien
28,00	Musculus rectovesicalis	Blasenhalsmuskulatur
28,25	Musculus pubovesicalis	Blasenhalsmuskulatur
28,50	Musculus levator ani	Blasenhalsmuskulatur
28,75	Musculus recto-urethralis	Blasenhalsmuskulatur (männl. Harnröhre)
29,00	Urether dextra	Harnleiter, rechts
29,25	Urether sinistra	Harnleiter, links
30,00	Harnleiter-Frequenzen kontinuierlich ansteigend bis 51,50	

25.4.15 Nieren

51,75	Area cibrosa dextra	Teil der Nierenpapillen, rechts
52,00	Ren - calix minor dextra	Kleiner Nierenkelch, rechts
52,25	Ren - calix minor dextra	Großer Nierenkelch, rechts
52,50	Medulla renales dextra	Nierenmark, rechts
52,75	Area cibrosa sinistra	Teil der Nierenpapillen, links
53,00	Ren - calix minor sinistra	Kleiner Nierenkelch, links
53,25	Ren - calix major sinistra	Großer Nierenkelch, links
53,50	Medulla renales sinistra	Nierenmark, links
53,75	Cortex renales dextra	Nierenrinde, rechts
54,00	Hilum renale dextra	Ein-und Austrittsstelle für Blutgefäße, rechts
54,25	Pelvis renales dextra	Nierenbecken, rechts
54,50	Ren dextra	Niere, rechts
54,75	Cortex renales sinistra	Nierenrinde, links
55,00	Hilum renale sinistra	Ein-und Austrittstelle für Blutgefäße, links
55,25	Pelvis renales sinistra	Nierenbecken, links
55,50	Ren sinistra	Niere, links
55,75	Pyramides renales dextra	Nierenpyramiden, rechts
56,00	Tubuli renales dextra	Nierenröhrchen, rechts
56,25	Nephron dextra	Nierentubulus, rechts
56,50	Glomerolum dextrum	Nierenkörperchen, rechts
56,75	Pyramides renales sinistra	Nierenpyramide, links
57,00	Tubuli renales sinistra	Nierenröhrchen, links

25.4.16 Magen - Zwölffingerdarm - Dünndarm

57,25	Fundus ventriculi - Tunica mucosa	Magengrund - Schleimhaut
57,50	Fundus ventriculi	Magenkuppel
57,75	Ostium cardiacum	Mündung - Speiseröhre (Schleimhaut)
58,00	Corpus ventriculus	Magen-Körper (Vorderfläche)
58,25	Pylorus	Magen-Pförtner
58,50	Antrum pyloricum	Vorraum des „Pförtners"
58,75	Musculus sphincter pylori	Ringmuskelschicht - Magenausgang
59,00	Corpus ventriculus - Tunica mucosa	Magen-Schleimhaut
59,25	Ostium pyloricum	Verbindung Magen Zwölffingerdarm
59,50	Stratum circulare	Mittlere Ringmuskelschicht
59,75	Fibrae obliquae	Schrägfaserschicht - innen
60,00	Stratum longitudinale	Längsmuskelschicht - außen
60,25	Duodenum - pars ascendens	Zwölffingerdarm - ansteigender Teil
60,50	Flexura duodenojejunalis	Darmkrümmung Zwölffingerdarm Dünndarm
60,75	Duodenum - pars superior	Zwölffingerdarm - horizontaler Anfangsteil
61,00	Duodenum - pars descendens	Zwölffingerdarm - absteigender Teil
61,25	Duodenum - pars horizontalis inferior.	Zwölffingerdarm - Querdarm
61,50	Umbilicus	Nabel
61,75	Jejunum	Mittlerer Dünndarmabschnitt (Leerdarm)
62,00	Ileum	Endabschnitt des Dünndarms (Krummdarm)
62,25	Ileum	Endabschnitt des Dünndarms (Krummdarm)
62,50	Ileum	Endabschnitt des Dünndarms (Krummdarm)
62,75	Ileum	Dünndarmende vor Bauhint-Klappe

25.4.17 Dünndarm - Dickdarm

63,00	Mesenterium	Gekröse des Dünndarms
63,25	Mesenterium	Gekröse des Dünndarms
63,50	Mesenterium	Gekröse des Dünndarms
63,75	Mesenterium	Gekröse des Dünndarms
64,00	Mesenterium	Gekröse des Dünndarms
64,25	Mesenterium	Gekröse des Dünndarms
64,50	Valva iliocaecalis	Klappe Dünndarm - Dickdarm
64,75	Caecum	Anfangsteil des Dickdarms (Blinddarm)
65,00	Colon ascendens	Aufsteigender Dickdarmteil
65,25	Colon transversum dextra	Querliegender Dickdarmteil, rechts
65,50	Colon transversum sinistra	Querliegender Dickdarmteil, links
65,75	Colon descendens	Absteigender Dickdarmteil
66,00	Colon sigmoideum	Sigmaschlinge des Dickdarms
66,25	Flexura coli sinistra	Dickdarmkrümmung, links
66,50	Flexura coli dextra	Dickdarmkrümmung, rechts
66,75	Appendix vermiformis	Wurmfortsatz
67,00	Mesenterium	Gekröse des Dickdarms
67,25	Appendix epiploica	Anhängsel aus Fettgewebe
67,50	Ampulla recti	Erweiterung des Mastdarms
67,75	Rectum	Mastdarm
68,00	Musculus sphincter ani externus	Ringmuskel des After
68,25	Canalis analis	Afterkanal
68,50	Columna analis	Endabschnitt des Darmrohres

25.4.18 Gallenblase

37,00	Vesica fellea - Epithelium	Deckgewebe der Gallenblase
37,25	Tunica mucosa vesicae felleae	Gallenblasen-Schleimhaut
37,50	Vesica fellea - Corpus	Gallenblasenkörper
37,75	Vesica fellea - Collum	Gallenblasenhals
38,00	Vesica fellea - Fundus	Gallenblasenkuppel
38,25	Vesica fellea - Plica spiralis	Gallenblasenhals - schraubige Falte
38,50	Vesica fellea - Ductus cysticus	Gallenblase - Ausführungsgang
38,75	Ductus choledochus	Gallengang - Drüsengänge
39,00	Ductus choledochus	Gallengang - Bindegewebslager
39,25	Vesica fellea	Gallenblase - Schleimhautfalte
39,75	Ductus pancreaticus	Bauchspeichelgang

25.4.19 Herz

44,75	Pericardium	Herzbeutel - bindegewebiger Anteil
45,00	Epicardium	Seröser Überzug der Herzoberfläche
45,25	Venticulus dexter	Rechte Herzkammer
45,50	Ventriculus sinister	Linke Herzkammer
45,75	Endocard	Herzhaut, innen
46,00	Atrium dextrum	Rechter Vorhof
46,25	Atrium sinistrum	Linker Vorhof
46,50	Musculus papillaris post	Papillarmuskel (Klappenstellung)
46,75	Apex cordis	Herzspitze
47,00	Musculus papillaris anteriores	Reguliert die Klappenstellung
47,25	Myocardium	Herzmuskel
47,50	Trabeculae carnae	Balken aus Herzmuskulatur
47,75	Valva bicuspidalis	Bicuspidalklappe (Mitralklappe)
48,00	Valva tricuspidalis	Tricuspidalklappe

48,25	Valva trunci pulmonalis	Pulmonalklappe
48,50	Valva aortae	Aortenklappe
48,75	Fasciculus atrioventricularis	Reizleitungsfasern
49,00	Auricula atrialis dextra	Herzohr, rechts
49,25	Auricula atrialis sinistra	Herzohr, links
49,50	Fossa ovalis	Ovale Grube im Vorhofseptum
49,75	Nodus sinuatrialis	Sinusknoten - Erregungsleitungssystem
50,00	Crus dextrum / sinistrum	Reizleitungssystem, rechter und linker Schenkel
50,25	Anuli fibrosi	Herzskelett
50,50	Valva atrioventricularis dextra	Rechte Atrioventricularklappe
51,00	Valva atrioventricularis sinistra	Linke Atrioventricularklappe
51,25	Septum interventriculare	Kammerscheidewand
51,50	Nodus atrioventricularis	Aschoff-Tawarischer Knoten

25.4.20 Hormondrüsen - Rückenmark

53,00	Glandulae suprarenales dextra	Nebenniere, rechts
53,25	Glandulae suprarenales - Medulla	Nebennierenmark
53,50	Glandulae suprarenales sinistra	Nebenniere, links
53,75	Glandulae suprarenales - Capsula	Nebenniere - Organkapsel
54,00	Glandulae suprarenales - Cortex	Nebennierenrinde (Innenschicht)
54,25	Glandulae suprarenales - Zona glomerulosa	Nebennierenrinde (Außenschicht)
54,50	Glandulae suprarenales - Zona fasciculata	Nebennierenrinde (Mittelschicht)
54,75	Medulla spinalis - Substantia alba	Rückenmark - Weiße Substanz
55,00	Medulla spinalis sacralis	Rückenmark - Sacralmark
55,25	Medulla spinalis - Substantia grisea	Rückenmark - Graue Substanz
55,50	Medulla spinalis lumbusacralis	Rückenmark - Lendenmark
55,75	Medulla spinalis - Substantia grisea	Rückenmark - Graue Substanz
56,00	Medulla spinalis thoracicalis	Rückenmark - Brustmark
56,25	Medulla spinalis - Substantia grisea	Rückenmark - Graue Substanz
56,50	Medulla spinalis cervicalis	Rückenmark - Halsmark
56,75	Medulla spinalis - Substantia grisea	Rückenmark - Graue Substanz
57,00	Medulla spinalis - Arachnoidea spinalis	Rückenmark - Bindegewebssepten
57,25	Medulla spinalis - Myelin	Rückenmark - Markscheiden
57,50	Medulla spinalis – Cavitas subarachnoidalis	Rückenmark – Subarachnoidalraum
57,75	Medulla spinalis - Liquor cerebrospinalis	Gehirn / Rückenmarkflüssigkeit (Liquor)
58,00	Dura mater spinalis	Harte Rückenmarkshaut
58,25	Medulla oblangata	Verlängertes Mark

25.4.21 Lymphsystem

27,75	Nodi lymphatici poplitei	Lymphknoten - Knieregion
28,00	Nodi lymphatici poplitei	Lymphknoten - Knieregion
28,25	Nodi lymphatici inguinales profundi	Lymphknoten - Leistenbeuge
28,50	Nodi lymphatici inguinales superficiales inferiores	Lymphknoten - Leistenbeuge
28,75	Nodi lymphatici inguinales superolaterales	Lymphknoten - Leistenbeuge
29,00	Nodi lymphatici para-uterini	Lymphknoten - Uterus
29,25	Nodi lymphatici paravaginales	Lymphknoten - Vagina
29,50	Nodi lymphatici vesiculares laterales	Lymphknoten - Harnblase

29,75	Nodi lymphatici praevesicales	Lymphknoten - Harnblase
30,00	Nodi lymphatici pararectales	Lymphknoten - Rectum
30,25	Nodi lymphatici sacrales	Lymphknoten - Prostata / Cervix uteri
30,50	Nodi lymphatici glutaeales inferiores	Lymphknoten - Prostata und Harnröhre
30,75	Nodi lymphatici iliaci externi intermedii	Lymphknoten - Bauchhöhle (hinter der Arterie)
31,00	Nodus lacunaris lateralis	Lymphknoten - Bauchhöhle (Lacuna vasorum)
31,25	Nodus lacunaris medialis	Lymphknoten - Bauchhöhle (Lacuna vasorum)
31,50	Nodi lymphatici iliaci communes mediales	Lymphknoten - Beckenorgane Gefäßstrang
31,75	Nodi lymphatici iliaci communes subaortici	Lymphknoten - Beckenorgane Aortengabel
32,00	Nodi lymphatici sigmoidei	Lymphknoten - Beckenorgane Dickdarm
32,25	Nodi lymphatici rectales superiores	Lymphknoten - Beckenorgane Rectum
32,50	Nodi lymphatici paracolici	Lymphknoten - Dickdarm
32,75	Truncus lumbalis dexter / sinister	Lymphhauptäste zur Cisterna chyli
33,00	Nodi lymphatici splenici (lienales)	Lymphknoten - Milz
33,25	Nodi lymphatici pancreatico- -duodenales superiores	Lymphknoten – Bauchspeicheldrüse
33,50	Nodus foraminalis	Lymphknoten - Leber / Galle
33,75	Trunci intestinales	Lymphhauptäste zur Cisterna chyli
34,00	Nodi lymphatici lumbales (praesacrales)	Lymphknoten - Lende
34,25	Nodi lymphatici gastrici	Lymphknoten - Magenkurvatur
34,50	Nodi lymphatici phrenici inferiores	Lymphknoten - Zwerchfellunterseite
34,75	Anulus lymphaticus cardiae	Lymphatischer Ring um den Magenmund
35,00	Cisterna chyli	Sammelstelle der Lymphe des Bauchraumes
35,25	Nodi lymphatici hepatici	Lymphknoten - Leber
35,50	Nodi lymphatici pancreatici	Lymphknoten - Bauchspeicheldrüse
35,75	Nodus lymphaticus cysticus	Lymphknoten - Gallenblasenhals
36,00	Nodi lymphatici ilei	Lymphknoten - Beckenorgane
36,25	Nodi lymphatici mesenteriales	Lymphknoten - Gekröse
36,50	Nodi lymphatici coeliaci	Lymphknoten - Truncus coeliacus
36,75	Nodi lymphatici mesocolici	Lymphknoten - Dickdarmgekröse
37,00	Nodi lymphatici bronchopulmonales	Lymphknoten - Brochien / Lunge
37,25	Nodi lymphatici mediastinales anteriores superiores	Lymphknoten - Aorta / Vena cava
37,50	Nodi lymphatici mediastinales anteriores inferiores	Lymphknoten - Brustkorb
37,75	Plexus lymphaticus axillaris	Achsel-Lymphknoten
38,00	Nodi lymphatici intercostales	Lymphknoten - Zwischenrippenraum
38,25	Nodi lymphatici praevertebrales	Lymphknoten - Speiseröhre / Wirbelsäule
38,50	Nodi lymphatici paratracheales	Lymphknoten - Luftröhre
38,75	Nodi lymphatici tracheobronchiales inferiores	Lymphknoten - Luftröhre (Gabel)
39,00	Nodi lymphatici tracheobronchiales superiores	Lymphknoten - auf den Stammbronchien
39,25	Nodi lymphatici claviculares	Lymphknoten - Hals
39,50	Nodi lymphatici submentales	Lymphknoten - Hals
39,75	Nodus lymphaticus anguli	Lymphknoten - Hals
40,00	Nodi lymphatici jugulares laterales	Lymphknoten - Hals
40,25	Nodi lymphatici cervicales profundi	Lymphknoten - Hals
40,50	Nodi lymphatici cervicales superficiales	Lymphknoten - Hals
40,75	Nodi lymphatici cervicales nuchalis	Lymphknoten - Nacken
41,00	Nodus jugulodigastricus	Lymphknoten - Hals / Kinn
41,25	Nodi lymphatici retromandibulares	Lymphknoten - Hals / Kopf
41,50	Nodus nasolabialis	Lymphknoten - Nasenfalte
41,75	Nodus buccinatorius	Lymphknoten - Nähe Oberlippe
42,00	Nodi lymphatici paratidei superficiales	Lymphknoten - vor dem Ohr
42,25	Nodi lymphatici parotidei profundi	Lymphknoten - unter dem Ohr
42,50	Nodi lymphatici prae-auriculares	Lymphknoten - vor der Ohrmuschel

42,75	Nodi lymphatici infra-auriculares	Lymphknoten - hinter der Ohrmuschel
43,00	Nodi lymphatici mastoidei	Lymphknoten - auf dem Warzenfortsatz
43,25	Nodus mandibulares	Lymphknoten - Unterkiefer
43,50	Nodus intraglandulares	Lymphknoten - Parotis
43,75	Nodi lymphatici thyroidei	Lymphknoten - Schilddrüse
44,00	Nodi lymphatici praelaryngeales	Lymphknoten - Kehlkopf
44,25	Tractus lymphaticus retroauricularis	Lymphbahn des Kopfes
44,50	Tractus lymphaticus	Lymphbahn des Kopfes (mittlere)
44,75	Tractus lymphaticus temporalis	Lymphbahn des Kopfes (vordere)
45,00	Tractus lymphaticus occipitales	Lymphbahn des Hinterkopfes
45,25	Nodi lymphatici occipitales	Lymphknoten - Hinterkopf
45,50	Tractus lymphaticus frontalis	Lymphbahn - Stirn
45,75	Tractus lymphaticus orbitales anteriores	Lymphbahn - Vorderkopf / Gesicht
46,00	Nodi lymphatici intraglandulares	Lymphknoten in der Parotis
46,25	Nodi lymphatici submentales	Lymphknoten - Kinn
46,50	Nodi lymphatici superficiales	Lymphknoten – Hals
46,75	Nodi lymphatici faciales	Lymphknoten - Gesicht
47,00	Nodus lymphaticus	Lymphknoten - Markstrang
47,25	Vasa lymphatica	Lymphgefäße
47,00	Vasa lymphatica valva	Lymphgefäß - Klappe
47,25	Nodus lymphaticus capsula	Lymphknoten, Kapsel
48,00	Marginalsinus	Lymphknoten - Randsinus
48,25	Marginalsinus cortex	Lymphknoten - Rinde

25.4.22 Milz - Bauchspeicheldrüse

48,50	Lien - Parenchym	Milz - Gewebe
48,75	Lien - Fissura genitalis	Milzfurche
49,00	Lien	Lymphstrang
49,25	Lien	Milz - Marginalzone
49,50	Lien - Trabecula splenica	Milzbalken
49,75	Lien - Tunica fibrosa	Milzkapsel
50,00	Lien - Vena trabecularis	Milz - Balkenvene
50,25	Lien - Sinus	Milzsinus (Blutleiter)
50,50	Lien - Arteria trabecularis	Milz - Balkenarterie
50,75	Lien - Penicilli	Milz - Pinselarteriolen
51,00	Hilus lienis	Milz - Gefäß Eintritt / Austritt
51,25	Lien	Hülsenkapillare
51,50	Lien	Pulpavene
51,75	Lien - Pulpa rubra	Milz - Rote Pulpa
52,00	Lien - Pulpa alba	Milz - Weiße Pulpa
52,25	Lien - Follicel	Milzknötchen
52,50	Pancreas	Bauchspeicheldrüse
52,75	Pancreas	Bauchspeicheldrüse
53,00	Ductus pancreaticus accessorius	Bauchspeicheldrüse - Nebengang
53,25	Caput pancreatis	Bauchspeicheldrüse - Kopf
53,50	Pancreas - Processus uncinatus	Bauchspeicheldrüse – Hakenförmiger Fortsatz
53,75	Insula pancreatica	Bauchspeicheldrüse - Inselzellen
54,00	Corpus pancreaticus	Bauchspeicheldrüse - Körper
54,25	Cauda pancreatis	Bauchspeicheldrüse - Schwanz

25.4.23 Bauchspeicheldrüse - Leber - Speiseröhre

54,50	Ampulla hepatopancreatica	Erweiterung für Ausführungsgänge
54,75	Ductus pancreaticus	Bauchspeicheldrüse – Hauptausführungsgang
55,00	Ductus choledochus	Galleführender Gang
55,25	Hepar sinister	Linker Leberlappen
55,50	Hepar - Lobus caudatus	Geschwänzter Leberlappen
55,75	Hepar - Lobus quadratus	Viereckiger Leberlappen
56,00	Hepar dexter	Rechter Leberlappen
56,25	Oesophagus	Speiseröhre - ab Oesophagusmund (innen)
56,50	Oesophagus	Speiseröhre - ab Aortenenge (innen)
56,75	Oesophagus	Speiseröhre - ab Zwerchfellenge (innen)

25.4.24 Brustraum - Bauchraum - Zwerchfell - Brustfell - Bauchfell

57,25	Diaphragma	Zwerchfell, vorderer Abschnitt
57,50	Diaphragma	Zwerchfell
57,75	Diaphragma	Zwerchfell
58,00	Diaphragma	Zwerchfell
58,25	Diaphragma	Zwerchfell, hinterer Abschnitt
58,50	Pleura	Brustfell
58,75	Pleura	Brustfell
59,00	Pleura	Brustfell
59,25	Pleura viscerale	Lungenfell mit elastischen Fasernetzen
59,50	Pleura viscerale	Lungenfell mit elastischen Fasernetzen
59,75	Pleura	Brustfell
60,00	Pleura	Brustfell
60,25	Peritoneum parietale	Bauchfellüberzug der Bauchwand
60,50	Peritoneum parietale	Bauchfellüberzug der Bauchwand
60,75	Peritoneum parietale	Bauchfellüberzug der Bauchwand
61,00	Peritoneum parietale	Bauchfellüberzug der Bauchwand
61,25	Peritoneum parietale	Bauchfellüberzug der Bauchwand
61,50	Peritoneum parietale	Bauchfellüberzug der Bauchwand
61,75	Peritoneum viscerale	Bauchfellüberzug der Baucheingeweide
62,00	Peritoneum viscerale	Bauchfellüberzug der Baucheingeweide
62,25	Peritoneum viscerale	Bauchfellüberzug der Baucheingeweide
62,50	Peritoneum parietale	Bauchfellüberzug der Bauchwand
62,75	Retroperitoneum	Bauchfellüberzug - Hinterbauchraum
63,00	Peritoneum	Bauchfellüberzug der Bauchwand
63,25	Peritoneum	Bauchfellüberzug der Bauchwand
63,50	Retroperitoneum	Bauchfellüberzug - Hinterbauchraum
63,75	Retroperitoneum	Bauchfellüberzug - Hinterbauchraum
64,00	Retroperitoneum	Bauchfellüberzug - Hinterbauchraum
64,25	Retroperitoneum	Bauchfellüberzug - Hinterbauchraum
64,50	Mesocolon - Sigmoideum	Gekröse des S-förmigen Dickdarms
64,75	Mesocolon - Sigmoideum	Gekröse des S-förmigen Dickdarms
65,00	Peritoneum viscerale	Bauchfell
65,25	Peritoneum viscerale	Bauchfell
65,50	Peritoneum cavum	Bauchfell
65,75	Peritoneum parietale	Bauchfell

25.4.25 Speiseröhre

66,00	Oesophagus	Speiseröhre - bis „unterer Schlundschürer"
66,25	Oesophagus pars cervicalis	Speiseröhre - Ende Halsteil
66,50	Oesophagus	Speiseröhre - Aortenenge
66,75	Oesophagus	Speiseröhre
67,00	Oesophagus	Speiseröhre
67,25	Oesophagus - pars abdominalis	Speiseröhre - Zwerchfelldurchtritt

25.4.26 Lunge

67,50	Bronchus principalis dexter	Rechter Stamm des Bronchialbaumes
67,75	Bifurcatio trachea	Gabelung der Luftröhre
68,00	Bronchus principalis sinister	Linker Stamm des Bronchialbaumes
68,25	Bronchus lobaris superior dexter	Bronchialsegmente - Oberlappen, rechts
68,50	Bronchus lobaris inferior dexter	Bronchialsegmente - Oberlappen, rechts
68,75	Bronchus lobaris superior sinister	Bronchialsegmente - Oberlappen, links
69,00	Bronchus lobaris inferior sinister	Bronchialsegmente - Oberlappen, links
69,25	Segmentum mediale dextra	Lobus medius - Mittellappen, rechts
69,50	Segmentum laterale dextra	Lobus medius - Mittellappen, rechts
69,75	Segmentum mediale sinistra	Lobus medius - Mittellappen, links
70,00	Segmentum laterale sinistra	Lobus medius - Mittellappen, links
70,25	Segmentum basale laterale dextra	Lobus inferior - Unterlappen, rechts
70,50	Segmentum basale anterius dextra	Lobus medius - Mittellappen, rechts
70,75	Segmentum basale laterale sinistra	Lobus inferior - Unterlappen, links
71,00	Segmentum basale anterius sinistra	Lobus medius - Mittellappen, links
71,25	Segmentum apicale (sup.) dextra	Lobus inferior - Unterlappen, links
71,50	Segmentum anterius dextra	Lobus superior - Oberlappen, rechts
71,75	Segmentum apicale (sup.) sinistra	Lobus inferior - Unterlappen, links
72,00	Segmentum anterius sinistra	Lobus superior - Oberlappen, links
72,25	Segmentum posterius dextra	Lobus superior - Oberlappen, rechts
72,50	Segmentum apicale dextra	Lobus superior - Oberlappen, rechts
72,75	Segmentum posterius sinistra	Lobus superior - Oberlappen, links
73,00	Segmentum apicale sinistra	Lobus superior - Oberlappen, rechts

25.4.27 Das Skelett – Wirbelsäule

1,00	Vertebrae cervicales I	Halswirbel I (Atlas)
1,25	Vertebrae cervicales II	Halswirbel II
1,50	Vertebrae cervicales III	Halswirbel III
1,75	Vertebrae cervicales IV	Halswirbel IV
2,00	Vertebrae cervicales V	Halswirbel V
2,25	Vertebrae cervicales VI	Halswirbel VI
2,50	Vertebrae cervicales VII	Halswirbel VII
2,75	Vertebrae thoracicae I	Brustwirbel I
3,00	Vertebrae thoracicae II	Brustwirbel II
3,25	Vertebrae thoracicae III	Brustwirbel III
3,50	Vertebrae thoracicae IV	Brustwirbel IV
3,75	Vertebrae thoracicae V	Brustwirbel V
4,00	Vertebrae thoracicae VI	Brustwirbel VI
4,25	Vertebrae thoracicae VII	Brustwirbel VII
4,50	Vertebrae thoracicae VIII	Brustwirbel VIII
4,75	Vertebrae thoracicae IX	Brustwirbel IX
5,00	Vertebrae thoracicae X	Brustwirbel X
5,25	Vertebrae thoracicae XI	Brustwirbel XI
5,50	Vertebrae thoracicae XII	Brustwirbel XII

5,75	Vertebrae lumbales I	Lendenwirbel I
6,00	Vertebrae lumbales II	Lendenwirbel II
6,25	Vertebrae lumbales III	Lendenwirbel III
6,50	Vertebrae lumbales IV	Lendenwirbel IV
6,75	Vertebrae lumbales V	Lendenwirbel V
7,00	Os sacrale I	Kreuzbein I
7,25	Os sacrale II	Kreuzbein II
7,50	Os sacrale III	Kreuzbein III
7,75	Os sacrale IV	Kreuzbein IV
8,00	Os sacrale V	Kreuzbein V
8,25	Os coccygis	Steißbein

24.5.28 Das Skelett - Hüfte / untere Extremitäten

8,50	Os coxae sinistra	Hüftbein, links
8,75	Os coxae dextra	Hüftbein, rechts
9,00	Caput femoris sinistra	Oberschenkelkopf, links
9,25	Caput femoris dextra	Oberschenkelkopf, rechts
9,50	Os ischii sinistra	Sitzbeinhöcker, links
9,75	Os ischii dextra	Sitzbeinhöcker, rechts
10,00	Corpus ossis femoris sinistra	Schaft des Oberschenkelbeins, links
10,25	Corpus ossis femoris dextra	Schaft des Oberschenkelbeins, rechts
10,50	Condylus med. + lat. (femoris) sinistra	Gelenkknorren (Oberschenkelbein), links
10,75	Condylus med. + lat. (femoris) dextra	Gelenkknorren (Oberschenkelbein), rechts
11,00	Patella sinistra	Kniescheibe, links
11,25	Patella dextra	Kniescheibe, rechts
11,50	Condylus med. + lat. (tibiae) sinistra	Gelenkknorren (Schienbein), links
11,75	Condylus med. + lat. (tibiae) dextra	Gelenkknorren (Schienbein), rechts
12,00	Fibula sinistra	Wadenbein, links
12,25	Fibula dextra	Wadenbein, rechts
12,50	Corpus tibiae sinistra	Schienbein, links
12,75	Corpus tibiae dextra	Schienbein, rechts
13,00	Malleolus medialis sinistra	Schienbeinknöchel innen, links
13,25	Malleolus medialis dextra	Schienbeinknöchel innen, rechts
13,50	Malleolus lateralis sinistra	Schienbeinknöchel außen, links
13,75	Malleolus lateralis dextra	Schienbeinknöchel außen, rechts
14,00	Talus sinistra	Sprungbein, links
14,25	Talus dextra	Sprungbein, rechts
14,50	Os cuneiforme laterale sinistra	Äußeres Keilbein, links
14,75	Os cuneiforme laterale dextra	Äußeres Keilbein, rechts
15,00	Os cuneiforme intermedium sinistrum	Mittleres Keilbein, links
15,25	Os cuneiforme intermedium dextrum	Mittleres Keilbein, rechts
15,50	Os cuneiforme mediale sinistra	Mittleres Keilbein, links
15,75	Os cuneiforme mediale dextra	Mittleres Keilbein, rechts
16,00	Os cuboideum sinistrum	Würfelbein, links
16,25	Os cuboideum dextrum	Würfelbein, rechts

24.5.29 Das Skelett - Füße

16,50	Digitus primus pedis sinistra	Großzehe, links
16,75	Digitus primus pedis dextra	Großzehe, rechts
17,00	Os metarsale / Phalanx II sinistra	Zehenknochen II, links
17,25	Os metarsale / Phalanx II dextra	Zehenknochen II, rechts
17,50	Os metarsale / Phalanx III sinistra	Zehenknochen III, links
17,75	Os metarsale / Phalanx III dextra	Zehenknochen III, rechts
18,00	Os metarsale / Phalanx IV sinistra	Zehenknochen IV, links

18,25	Os metarsale / Phalanx IV dextra	Zehenknochen IV, rechts
18,50	Os metarsale / Phalanx V sinistra	Zehenknochen V, links
18,75	Os metarsale / Phalanx V dextra	Zehenknochen V, rechts
19,00	Os naviculare sinistra	Kahnbein, links
19,25	Os naviculare dextra	Kahnbein, rechts
19,50	Caput tali sinistra et dextra	Sprungbeinkopf, links + rechts

25.4.30 Das Skelett - Brustkorb

19,75	Processus xiphoideus	Schwertfortsatz
20,00	Sternum	Brustbein
20,25	Costa XII sinistra	Rippe XII, links
20,50	Costa XII dextra	Rippe XII, rechts
20,75	Sternum	Brustbein
21,00	Costa XI sinistra	Rippe XI, links
21,25	Costa XI dextra	Rippe XI, rechts
21,50	Sternum	Brustbein
21,75	Costa X sinistra	Rippe X, links
22,00	Costa X dextra	Rippe X, rechts
22,25	Sternum	Brustbein
22,50	Costa IX sinistra	Rippe IX, links
22,75	Costa IX dextra	Rippe IX, rechts
23,00	Sternum	Brustbein
23,25	Costa VIII sinistra	Rippe VIII, links
23,50	Costa VIII dextra	Rippe VIII, rechts
23,75	Sternum	Brustbein
24,00	Costa VII sinistra	Rippe VII, links
24,25	Costa VII dextra	Rippe VII, rechts
24,50	Sternum	Brustbein
24,75	Costa VI sinistra	Rippe VI, links
25,00	Costa VI dextra	Rippe VI, rechts
25,25	Sternum	Brustbein
25,50	Costa V sinistra	Rippe V, links
25,75	Costa V dextra	Rippe V, rechts
26,00	Sternum	Brustbein
26,25	Costa IV sinistra	Rippe IV, links
26,50	Costa IV dextra	Rippe IV, rechts
26,75	Sternum	Brustbein
27,00	Costa III sinistra	Rippe III, links
27,25	Costa III dextra	Rippe III, rechts
27,50	Sternum	Brustbein
27,75	Costa II sinistra	Rippe II, links
28,00	Costa II dextra	Rippe II, rechts
28,25	Sternum	Brustbein
28,50	Costa I sinistra	Rippe I, links
28,75	Costa I dextra	Rippe I, rechts

25.4.31 Das Skelett - Schulter und Schädel

29,00	Clavicula sinistra	Schlüsselbein, links
29,25	Clavicula dextra	Schlüsselbein, rechts
29,50	Scapula sinistra	Schulterblatt, links
29,75	Scapula dextra	Schulterblatt, rechts
30,00	Angulus sterni	Brustbeinwinkel
30,25	Manubrium sterni	Handgriff des Brustbeines
30,50	Os parietale	Scheitelbein

30,75	Os frontale	Stirnbein
31,00	Os sphenoidale	Keilbein
31,25	Os temporale	Schläfenbein
31,50	Os occipitale	Hinterhauptbein
31,75	Os zygomaticum	Jochbein
32,00	Mandibula	Unterkiefer
32,25	Maxilla	Oberkiefer
32,50	Os nasale	Nasenbein
32,75	Os lacrimale	Tränenbein
33,00	Glandula parotis	Ohrspeicheldrüse
33,25	Vomer	Pflugscharbein
33,50	Os palatinum	Knöcherner Gaumen
33,75	Arcus dentalis superior sinistra	Oberkiefer-Zahnreihenhälfte, links
34,00	Arcus dentalis inferior dextra	Unterkiefer-Zahnreihenhälfte, rechts
34,25	Arcus dentalis superior dextra	Oberkiefer-Zahnreihenhälfte, rechts
34,50	Arcus dentalis inferior sinistra	Unterkiefer-Zahnreihenhälfte, links
34,75	Processus styloideus	Griffelfortsatz

25.4.32 Das Skelett - Obere Extremitäten

35,00	Caput humeri sinistra	Oberarmkopf, links
35,25	Caput humeri dextra	Oberarmkopf, rechts
35,50	Corpus humeri sinistra	Oberarmbein, links
35,75	Corpus humeri dextra	Oberarmbein, rechts
36,00	Capitulum humeri sinistra	Köpfchen des Oberarmbeines, links
36,25	Capitulum humeri dextra	Köpfchen des Oberarmbeines, rechts
36,50	Olecranon sinistra	Ellenbogen, links
36,75	Olecranon dextra	Ellenbogen, rechts
37,00	Caput radii sinistra	Speichenkopf, links
37,25	Caput radii dextra	Speichenkopf, rechts
37,50	Trochlea sinistra	Rollgelenk, links
37,75	Trochlea dextra	Rollgelenk, rechts
38,00	Radius sinistra	Speiche, links
38,25	Radius dextra	Speiche, rechts
38,50	Ulna sinistra	Elle, links
38,75	Ulna dextra	Elle, rechts
39,00	Caput ulnae sinistra	Ellenkopf, links
39,25	Caput ulnae dextra	Ellenkopf, rechts
39,50	Processus styloideus (radii) sinistra	Griffelfortsatz (Speiche), links
39,75	Processus styloideus (radii) dextra	Griffelfortsatz (Speiche), rechts
40,00	Os lunatum sinistrum	Mondbein, links
40,25	Os lunatum dextra	Mondbein, rechts
40,50	Os scaphoideum sinistrum	Kahnbein, links
40,75	Os scaphoideum dextrum	Kahnbein, rechts
41,00	Os triquetum sinistrum	Dreieckbein, links
41,25	Os triquetum dextrum	Dreieckbein, rechts
41,50	Os capitatum sinistrum	Kopfbein, links
41,75	Os capitatum dextrum	Kopfbein, rechts
42,00	Os trapezium sinistrum	Vieleckbein, links
42,25	Os trapezium dextrum	Vieleckbein, rechts
42,50	Os hamatum sinistrum	Hakenbein, links
42,75	Os hamatum dextrum	Hakenbein, rechts
43,00	Ossa metarcarpalia I sinistra	Mittelhandknochen I, links
43,25	Ossa metarcarpalia I dextra	Mittelhandknochen I, rechts
43,50	Ossa metarcarpalia II sinistra	Mittelhandknochen II, links
43,75	Ossa metarcarpalia II dextra	Mittelhandknochen II, rechts
44,00	Ossa metarcarpalia III sinistra	Mittelhandknochen III, links
44,25	Ossa metarcarpalia III dextra	Mittelhandknochen III, rechts
44,50	Ossa metarcarpalia IV sinistra	Mittelhandknochen IV, links

44,75	Ossa metarcarpalia IV dextra	Mittelhandknochen IV, rechts
45,00	Ossa metarcarpalia V sinistra	Mittelhandknochen V, links
45,25	Ossa metarcarpalia V dextra	Mittelhandknochen V, rechts

25.4.33 Das Skelett - Die Hände

45,50	Phalanx proximalis I sinistra	Grundglied I, links
45,75	Phalanx proximalis I dextra	Grundglied I, rechts
46,00	Phalanx proximalis II sinistra	Grundglied II, links
46,25	Phalanx proximalis II dextra	Grundglied II, rechts
46,50	Phalanx proximalis III sinistra	Grundglied III, links
46,75	Phalanx proximalis III dextra	Grundglied III, rechts
47,00	Phalanx proximalis IV sinistra	Grundglied IV, links
47,25	Phalanx proximalis IV dextra	Grundglied IV, rechts
47,50	Phalanx proximalis V sinistra	Grundglied V, links
47,75	Phalanx proximalis V dextra	Grundglied V, rechts
48,00	Phalanx media II sinistra	Mittelglied II, links
48,25	Phalanx media II dextra	Mittelglied II, rechts
48,50	Phalanx media III sinistra	Mittelglied III, links
48,75	Phalanx media III dextra	Mittelglied III, rechts
49,00	Phalanx media IV sinistra	Mittelglied IV, links
49,25	Phalanx media IV dextra	Mittelglied IV, rechts
49,50	Phalanx media V sinistra	Mittelglied V, links
49,75	Phalanx media V dextra	Mittelglied V, rechts
50,00	Phalanx distalis I sinistra	Nagelglied I, links
50,25	Phalanx distalis I dextra	Nagelglied I, rechts
50,50	Phalanx distalis II sinistra	Nagelglied II, links
50,75	Phalanx distalis II dextra	Nagelglied II, rechts
51,00	Phalanx distalis III sinistra	Nagelglied III, links
51,25	Phalanx distalis III dextra	Nagelglied III, rechts
51,50	Phalanx distalis IV sinistra	Nagelglied IV, links
51,75	Phalanx distalis IV dextra	Nagelglied IV, rechts
52,00	Phalanx distalis V sinistra	Nagelglied V, links
52,25	Phalanx distalis V dextra	Nagelglied V, rechts

25.4.34 Muskulatur - Untere Extremitäten

52,50	Caput obliquum	Anzieher der Großzehe
52,75	M. flexor hallucis brevis	Kurzer Großzehenbeuger
53,00	M. abductor hallucis	Abspreizer der Großzehe
53,25	Caput transversum	Kurzer Zehenbeuger
53,50	M. abductor digiti minimi	Langer Zehenbeuger
53,75	M. flexor digiti minimi brevis	Kurzer Zehenbeuger
54,00	Mm. interossei plantares	Kurzer Zehenbeuger
54,25	M. opponens digiti minimi	Kurzer Zehenbeuger
54,50	M. extensor digitorum brevis	Langer Zehenstrecker
54,75	M. extensor hallucis brevis	Langer Zehenstrecker
55,00	MM. interossei dorsales	Kurzer Zehenstrecker
55,25	M. extensor hallucis longus	Langer Großzehenstrecker
55,50	M. extensor digitorum longus	Sehne des langen Großzehenstreckers
55,75	M. flexor digitorum longus	Sehne des langen Zehenbeugers
56,00	M. flexor hallucis longus	Langer Großzehenbeuger
56,25	Musculus peroneus tertius	Sehne des dritten Wadenbeinmuskels
56,50	M. quadratus plantae	Viereckiger Fußsohlenmuskel

56,75	Retinaculum mm. flexorum	Halteband der Beugesehnen
57,00	Vaginae tindinum / M. tibialis anterior	Sehnenscheiden
57,25	Vaginae tindinum / M. extensor hallucis longus	Sehnenscheiden / Fußrücken
57,50	Vaginae tindinum / M. extensor	Sehnenscheiden / Fußrücken
57,75	Vagina synovialis / Mm. peronaei	Sehnenscheiden / Fußrücken
58,00	Vagina synovialis / M. tibialis posterior	Sehnenscheiden / Fußrücken
58,25	Vagina synovialis / M. flexor digitorum longus	Sehnenscheiden / Fußrücken
58,50	Vagina synovialis / M. flexor hallucis longus	Sehnenscheiden / Fußrücken
58,75	Vaginae digitorum pedis	Sehnenscheiden / Fußrücken
59,00	Retinaculum mm. extensorum superius	Bänder / Fußrücken
59,25	Retinaculum mm. extensorum inferius	Bänder / Fußrücken
59,50	Retinaculum mm. peronaeorum superius	Bänder / Fußrücken
59,75	Retinaculum mm. peronaeorum inferius	Bänder / Fußrücken
60,00	Retinaculum mm. flexorum	Bänder / Fußrücken
60,25	M. extensor hallucis longus	Langer Großzehenstrecker
60,50	M. peroneus brevis	Kurzer Wadenmuskel
60,75	M. flexor digitorum longus	Langer Zehenstrecker
61,00	Musculus soleus	Schollenmuskel
61,25	Musculus gastrochemius	Zwillingswadenmuskel
61,50	M. tibialis anterior	Vorderer Schienbeinmuskel
61,75	M. extensor digitorum longus	Langer Zehenstrecker
62,00	M. peroneus longus	Langer Wadenmuskel
62,25	M. tibialis posterior	Hinterer Schienbeinmuskel
62,50	Ligamentum patellae	Kniescheibenband
62,75	M. biceps femorum (caput longum)	Zweiköpfiger Schenkelmuskel
63,00	M. semitendinosus	Halbsehnenmuskel
63,25	M. semibranosus	Plattsehnenmuskel
63,50	M. vastus medialis	Innerer Schenkelmuskel
63,75	M. adductor magnus	Großer Oberschenkelanzieher
64,00	M. rectus femoris	Gerader Schenkelmuskel
64,25	M. vastus lateralis	Seitlicher Schenkelmuskel
64,50	Musculus gracilis	Schlanker Muskel
64,75	Musculus sartorius	Schneidermuskel
65,00	Musculus pectineus	Kammuskel
65,25	Musculus iliopsoas	Innerer Schenkelbeuger
65,50	M. tensor fasciae latae	Spanner der Oberschenkelbinde
65,75	Tractus iliatibialis	Sehnenzug der Oberschenkelfascie
66,00	M. gluteus maximus	Größter Gesäßmuskel
66,25	M. gluteus medius	Mittlerer Gesäßmuskel
66,50	Mm. interossei dorsales	Rückseitige Zwischenknochenmuskeln
66,75	Retinaculum musculorum extensorum	Halteband für die Sehnen der Streckmuskulatur

25.4.35 Die Muskulatur - Obere Extremitäten - Rumpf

67,00	Musculus extensor pollicis brevis	Kurzer Daumenstrecker
67,25	M. abductor pollicis longus	Langer Daumenabzieher
67,50	M. flexor digiti minimi brevis	Kurzer Kleinfingerbeuger
67,75	M. abductor digiti minimi	Kleinfingerabzieher
68,00	M. flexor pollicis brevis	Kurzer Daumenbeuger
68,25	M. abductor pollicis brevis	Kurzer Daumenabzieher
68,50	M. flexor pollicis longus	Langer Daumenbeuger

68,75	M. flexor digitorum superficialis	Oberflächlicher Fingerbeuger
69,00	M. flexor carpi ulnaris	Ellenseitiger Handbeuger
69,25	M. extensor carpi ulnaris	Ellenseitiger Handstrecker
69,50	Musculus anconeus	Knorrenmuskel
69,75	M. extensor carpi radialis brevis	Kurzer radialer Handstrecker
70,00	M. extensor digitorum	Gemeinsamer Fingerstrecker
70,25	M. rectus abdominis	Gerader Bauchmuskel
70,50	M. obliquus externus abdominis	Äußerer schräger Bauchmuskel
70,75	M. serratus anteriar	Seitlicher Sägemuskel
71,00	M. palmaris longus	Langer Hohlhandmuskel
71,25	M. flexor carpi radialis	Radialer Handbeuger
71,50	Musculus brachioradialis	Oberarmspeichenmuskel
71,75	Fascia thoracolumbalis	Breite Rückenmuskelbinde
72,00	Musculus latissimus dorsi	Breiter Rückenmuskel
72,25	Musculus pronator teres	Runder Einwärtsdreher
72,50	Musculus brachialis	Armbeuger
72,75	Musculus biceps brachii	Zweiköpfiger Armmuskel
73,00	Musculus triceps brachii	Armstrecker
73,25	Musculus infraspinatus	Untergrätenmuskel
73,50	Musculus pectoralis major	Großer Brustmuskel
73,75	Musculus deltoideus	Deltamuskel
74,00	Musculus teres major	Großer Rundmuskel
74,25	Musculus rhomboideus major	Großer Rautenmuskel
74,50	Musculus trapezius	Kappenmuskel

25.4.36 Die Muskulatur - Hals - Kopf

74,75	Musculus serratus anteriores	Vorderer Sägemuskel
75,00	Musculus rotadores	Drehmuskeln
75,25	Sternocleidomastoideus	Kopfnicker
75,50	Semispinalis capitis	Halbdornmuskel
75,75	Musculus scalenus anteriores	Vorderer Rippenhalter
76,00	Musculus scalenus medius	Mittlerer Rippenhalter
76,25	Musculus thyrohyoideus	Schildknorpel-Zungenbeinmuskel
76,50	Musculus constrictor pharyngis inferior	Schlundschnürer
76,75	Musculus intercostales internus	Innere Zwischenrippenmuskeln
77,00	Musculus longus capitis	Langer Kopfmuskel
77,25	Musculus levator scapulae	Schulterblattheber
77,50	Musculus levator veli palatini	Hebemuskel
77,75	Musculus digigastricus	Zweibäuchiger Kiefermuskel
78,00	Musculus hyoglossus	Zungenbeinkörper
78,25	Musculus stylohyoideus	Großes Zungenbeinhorn
78,50	Musculus mylohyoideus	Unterkiefer-Zungenbeinmuskel
78,75	Musculus geniohyoideus	Kinn-Zungen-Muskel
79,00	Musculus genioglassus	Kinn-Zungen-Muskel
79,25	Musculus digastricus (venter posteriores)	Zwiebäuchiger Kiefermuskel
79,50	Musculus logissimus capitis	Langer Halsmuskel
79,75	Musculus pectoralis major	Großer Brustmuskel
80,00	Musculus omohyoideus (venter superius)	Schulter-Zungenbein-Muskel
80,25	Musculus pectoralis minor	Kleiner Brustmuskel
80,50	Musculus omohyoideus (venter inferiores)	Schulter-Zungenbeinmuskel
80,75	Musculus intercostales externus	Äußere Zwischenrippenmuskeln
81,00	Musculus scalenus posteriores	Hinterer Rippenhalter
81,25	Musculus styloglossus	Schläfenbein
81,50	Musculus rectus capitis lateralis	Gerader Kopfmuskel
81,75	Musculus splenius capitis	Kopf-Hals-Muskel
82,00	Musculus sternohyoideus	Brustbein-Zungenbeinmuskel
82,25	Musculus sternothyroideus	Brustbein-Schildknorpel-Muskel

82,50	Musculus uvulae	Zäpfchenmuskel
82,75	Musculus palatoglossus	Gaumen-Zungen-Muskel
83,00	Musculus longus colli	Langer Nackenmuskel
83,25	Musculus palatopharyngeus	Gaumen-Zungen-Muskel
83,50	Ligamentum cricopharyngeum	Faserzug Ringknorpel - Schlundschleimhaut
83,75	Musculus occipitofrontalis (venter occipitalis)	Hinterhauptmuskel
84,00	Musculus occipitofrontalis (venter frontalis)	Stirnmuskel
84,25	Musculus orbicularis oculi	Augenringmuskel
84,50	Musculus temporoparietalis	Oberer Ohrmuskel
84,75	Musculus depressor superciliii	Senker der Augenbraue
85,00	Musculus zygomaticus major	Großer Jochbeinmuskel
85,25	Musculus orbicularis oris	Ringmuskel des Mundes
85,50	Musculus buccinator	Trompetermuskel
85,75	Musculus nasalis (pars transversa)	Nasenrückenmuskel
86,00	Musculus depressor anguli oris	Dreieckiger Schlundmuskel
86,25	Musculus zygomaticus minor	Kleiner Jochbeinmuskel
86,50	Musculus masseter	Kaumuskel
86,75	Musculus nasalis (pars alaris)	Hebemuskel der Nase und Oberlippe
87,00	Musculus mentalis	Kinnmuskel

25.4.37 Die Muskulatur - Hand - Sehnen

87,25	Musculus adductor pollicis	Daumenanzieher
87,50	Musculus flexor pollicis brevis	Kurzer Daumenbeuger
87,75	Musculus abductor pollicis brevis	Kurzer Daumenabspreizer
88,00	Musculus opponens pollicis	Gegensteller des Daumens
88,25	Musculus abductor minimi	Abspreizer des kleinen Fingers
88,50	Musculus flexor digiti minimi brevis	Beuger des kleinen Fingers
88,75	Musculus opponens digiti minimi	Gegensteller des kleinen Fingers
89,00	Mm. interossei palmares II, IV, V	Hohlhandige Zwischenknollenmuskeln
89,25	M. flexor digitorum superficialis IV + V	Sehnen des oberflächlichen Fingerbeugers IV + V
89,50	M. flexor digitorum superficialis II + III	Sehnen des oberflächl. Fingerbeugers II + III
89,75	M. flexor digitorum profundus	Sehne des tiefen Fingerbeugers
90,00	M. flexor pollicis longus	Sehne des langen Daumenbeugers
90,25	M. extensor carpi radialis brevis	Kurzer speichenseitiger Handstrecker
90,50	M. extensor carpi radialis longus	Langer speichenseitiger Handstrecker
90,75	Musculus abductor pollicis longus	Langer Daumenabspreizer
91,00	Musculus extensor pollicis brevis	Kurzer Daumenstrecker
91,25	Musculus extensor pollicis longus	Langer Daumenstrecker
91,50	Musculus extensor carpi ulnaris	Ellenseitiger Handstrecker
91,75	Vagina synovialis communis musculorum flexorum	Gemeinsame Sehnenscheide der Fingerbeuger
92,00	Vagina synovialis musculi flexoris pollicis longi	Sehnenscheide des langen Daumenbeugers
92,25	Vag. synovialis tendinis musculi flexoris carpi radialis	Sehnenscheide des speichenseitigen Handbeugers
92,50	Vagina synovialis tendinum digitorum manus	Sehnenscheiden der Fingerbeuger
92,75	Retinaculum flexorum	Halteband der Beugesehnen
93,00	Connexus intertendinei	Verbindungen zwischen den Sehnen des Fingerstreckers
93,25	Musculus extensor digitorum	Fingerstrecker
93,50	Ligamentum carpi radiatum	Bänder - Handwurzelknochen
93,75	Ligamentum ulnacarpale palmare	Innenband der Hand
94,00	Ligamentum radiocarpale palmare	Bänder - Hand
94,25	Ligamentum collaterale carpi ulnare	Außenband der Hand
94,50	Ligamentum collaterale carpi radiale	Außenband der Hand

25.4.38 Die Muskulatur - Hand

94,75	Ligamentum intercarpalia palmaria	Bänder der Innenhand – Handwurzelknochen
95,00	Ligamentum pisometacarpeum palmaria	Bänder der Innenhand – Handwurzel / Mittelhandknochen
95,25	Ligamentum carpometacarpalia palmaria	Bänder der Innenhand – Handwurzel / Mittelhandknochen
95,50	Ligamentum pisohamatum	Bänder der Innenhand – Handwurzelknochen
95,75	Ligamentum metacarpalia palmaria	Bänder - Mittelhandknochen
96,00	Ligamentum metacarpalia interossea	Bänder - Mittelhandknochen
96,25	Ligamentum metacarpalia dorsalia	Bänder - Mittelhandknochen
96,50	Ligamentum carpometacarpalia dorsalia	Bänder der Außenhand – Handwurzel / Mittelhandknochen
96,75	Ligamentum intercarpalia dorsalia	Bänder der Außenhand – Handwurzelknochen
97,00	Ligamentum collateralia	Außenband der Hand
97,25	Ligamentum collateralia	Außenband der Hand
97,50	Musculus flexor digiti minimi brevis	Sehne vom Beuger des kleinen Fingers
97,75	Musculus opponens digiti minimi	Sehne vom Gegensteller des kleinen Fingers
98,00	Musculus abductor digiti minimi	Sehne vom Abspreizer des kleinen Fingers
98,25	Musculus flexor pollicis brevis	Sehne des kurzen Daumenbeugers
98,50	Musculus abductor pollicis brevis	Sehne des kurzen Daumenabspreizers
98,75	Musculus abductor pollicis longus	Sehne des langen Daumenabspreizers
99,00	Musculus lumbricales	Lumbrical-Muskeln der Innenhand
99,25	Musculus interosseus dorsalis	Zwischenknochenmuskeln der Außenhand
99,50	Vagina fibrosa digitorum manus	Bindegewebiger Sehnentunnel

25.5 Weitere Fallbeispiele zu geopathischen Belastungen bei Schulkindern

In diesem Anhangkapitel werden weitere 30 Fälle von Auswirkungen geopathischer Belastungen auf Schulkinder beschrieben, sie ergänzen damit die im Kapitel 7.3 begonnene Auflistung.

Fall Schulkind 6:	ungewöhnlich aggressives Mädchen, prügelte sich nicht nur täglich mit Mitschülern, sondern trat und schlug auch mehrmals die Lehrerin, brauchte wegen starker Denkblockaden viel zusätzliche Hilfe
nach Entstörung:	kommt nun mit allen gut aus, braucht kaum noch zusätzliche Hilfe
Fall Schulkind 7:	schwatzhaft, abgelenkt, umständlich, sehr empfindlich, weinte viel
nach Entstörung:	Symptome verschwanden
Fall Schulkind 8:	unausgeschlafen, schwatzhaft, sehr unkonzentriert, schlechte Schulleistungen trotz hoher Intelligenz
nach Entstörung:	Symptome verschwanden, erhebliche Leistungssteigerung mit Tendenz zu der Note „gut" in allen Fächern
Fall Schulkind 9:	Bettnässer, starke LRS
nach Entstörung:	kein Bettnässen mehr, Rechtschreibung besser
Fall Schulkind 10:	nässt und kotet noch mit 11 Jahren ein
nach Entstörung:	Symptome fast ganz verschwunden
Fall Schulkind 11:	Bei diesem Kind wechselten ständig Phasen interessierter Beteiligung und konzentrierter Arbeit mit Phasen großer Unkonzentriertheit, Abgelenktheit und Schwatzhaftigkeit Grund: Kinder tauschten alle 14 Tage nach dem Beziehen der Betten die Schlafplätze
nach Entstörung:	Symptome verschwanden, Leistungen mit den Noten „gut" bis „befriedigend"
Fall Schulkind 12:	Bettnässer, jahrelang ärztliche Bemühungen ohne Erfolg, LRS
nach Entstörung:	kein Bettnässen mehr, Rechtschreibung wird besser
Fall Schulkind 13:	Mädchen, ungewöhnlich aggressiv, unruhig und unkonzentriert, konnte höchstens 1 bis 2 Minuten bei einer Sache bleiben, warf dann einfach alles weg, LRS-Syndrom
nach Entstörung:	kommt nun gut mit allen aus, konnte Konzentration, Ausdauer und Leistung erheblich steigern, in Diktaten 1 bis 4 Fehler
Fall Schulkind 14:	sehr empfindlich, schwatzhaft, wenig Durchhaltevermögen, leicht unzufrieden
nach Entstörung:	Symptome verschwanden
Fall Schulkind 15:	unausgeschlafen, unkonzentriert, vergesslich, schwatzhaft, LRS
nach Entstörung:	Symptome verschwanden, gute bis befriedigende Rechtschreibung
Fall Schulkind 16:	verschlossen, wortkarg, zu langsam, keine Kontakte, brauchte viel zusätzliche Hilfe, um Aufgabenstellungen zu verstehen, LRS
nach Entstörung:	sah nach fast zweijähriger Schulzeit ihre Lehrerin zum ersten Mal an und sprach mit ihr, wurde im Unterricht munter und knüpfte viele Kontakte, Arbeitstempo normalisiert, Fehlerzahl in Diktaten 0 bis 3

Fall Schulkind 17:	verschlossen, sehr zaghaft, wenig Selbstbewusstsein, extrem anfällig für Erkältungskrankheiten
nach Entstörung:	aufgeschlossen, beteiligt sich rege am Unterricht, Selbstbewusstsein nimmt zu
Fall Schulkind 18:	stottert so sehr, dass er in eine Sprachheilschule eingeschult werden musste, wurde nach zwei Jahren von der Regelschule übernommen, stottert aber weiter so, dass man ihn kaum verstand, gute Schulleistungen
nach Entstörung:	kann ganze Sätze sprechen, ohne anzustoßen, nach einigen Wochen kein Stottern mehr
Fall Schulkind 19:	gestörtes Verhältnis zu Mitschülern, konnte sich nicht einordnen, rannte und schrie durch die Klasse wann sie wollte, merkte nicht, dass der Unterricht stattfand, trotz hoher Intelligenz lernte sie mit Mühe im 2. Schuljahr Lesen, starke LRS, Ab- und Aufgeschriebenes war kaum lesbar, wenig Selbstvertrauen
nach Entstörung:	Obwohl sie nicht wusste, dass der Bettplatz entstört wurde, kam das Kind montags mit weit ausgebreiteten Armen mit den Worten auf mich zu: „Frau Michel, ich habe geschlafen, ich habe die ganze Nacht geschlafen!" Unruhe und Unkonzentriertheit verschwanden, Kind bekam sich selbst in den Griff und lernte, seinen Äußerungsdrang zu steuern und sich in die Gemeinschaft einzuordnen, bekam guten Kontakt zu Mitschülern, Leistungen im Lesen und Rechtschreiben konnten erheblich verbessert werden, in Diktaten 6 bis 10 Fehler, Selbstbewusstsein begann zu wachsen
Fall Schulkind 20:	wurde nach 8 Schulwochen ausgeschult, weil er für Lehrer und Mitschüler untragbar war, stand dauernd vom Platz auf, schrie herum, prügelte sich und war unfähig, sich zu konzentrieren, benahm sich nach Ablauf der Zeit im Schulkindergarten in der 1. und 2. Klasse genauso weiter, verfiel auf viele Ausfälligkeiten: neue Jacke eines Mitschülers unter Sand vergraben, Jacke eines anderen Jungen in den Trichter der Jungentoilette gesteckt, andere Kinder anurinieren oder ins Gesicht spucken, war nicht ansprechbar
nach Entstörung:	Kind wurde ansprechbar, Auswüchse konnten langsam abgebaut werden, Kontakte zu Mitschülern entstanden, Unruhe verschwand, kaum noch Aggressionen, Konzentrationsfähigkeit wuchs, Schulleistungen und Beteiligung können in allen Fächern mit „gut" benotet werden
Fall Schulkind 21:	sehr empfindlich, manchmal aufsässig, schwatzhaft, wenig Selbstbewusstsein, zog sich schließlich ganz zurück
nach Entstörung:	aufgeschlossen, nicht mehr empfindlich und schwatzhaft, beteiligt sich rege am Unterricht, entwickelt guten Kontakt zu Mitschülern, Selbstbewusstsein wächst
Fall Schulkind 22:	Bettnässerin, von Unruhe getrieben, sie musste immer wieder aufstehen und durch die Klasse laufen, sie saß auf ihrem Stuhl, wippte hin und her, und schwatzte nach allen Seiten und spielte mit vielen Gegenständen; streunte tagsüber stundenlang draußen herum und war in viele Unfälle verwickelt, LRS, wegen Unruhe und Unkonzentriertheit wiederholte sie auf Anraten der Lehrer und auf Wunsch der Eltern die 1. Klasse. Verhalten änderte sich im 1. und 2. Schuljahr nicht.
nach Entstörung:	bleibt jetzt ruhig auf ihrem Platz, schwatzt nicht mehr als normal, ruft nicht mehr dazwischen, lernt zu arbeiten, Arbeiten fast alle mit der Note „gut", kein Bettnässen mehr
Fall Schulkind 23:	zu still, kontaktarm; Zitat aus dem Zeugnis: „...braucht noch viel zusätzliche Hilfe, um Aufgabenstellungen und Lerninhalte zu verstehen", LRS, Ab- und Aufschreibungen waren kaum zu identifizieren
nach Entstörung:	aufgeschlossener, kaum noch Denkblockaden, wird selbstständiger und selbstbewusster, gewinnt Kontakte, in Diktaten 1 bis 4 Fehler

Fall Schulkind 24: kam morgens in die Klasse, legte den Kopf auf den Tisch und steckte den Daumen in den Mund; baute in den ersten beiden Klassen trotz aufgelockerter Unterrichtsweise nach 1 bis 2 Stunden ab; träumte sich weg oder trat im Takt gegen Tisch- oder Stuhlbeine; hatte meist vergessen, was sie sagen wollte; lernte trotz hoher Intelligenz nur mit viel Mühe Lesen und Schreiben; LRS; Ab- und Aufschreibung waren kaum identifizierbar

nach Entstörung: übersteht heute bis 6 Unterrichtsstunden, beteiligt sich rege; verbessert ihre Leistungen, besonders im Lesen und Rechtschreiben, erheblich; es gelangen Diktate mit 0 bis 3 Fehlern, nur einmal waren es 8

Fall Schulkind 25: aggressiv und albern; Migräne; schlafwandeln mit epilepsieähnlichen Anfällen

nach Entstörung: alle Symptome verschwinden

Fall Schulkind 26: kann überhaupt nicht zuhören; wenn ich ihn aufgerufen hatte, hörte ich meistens: „Ach, was war das nochmal? Habe ich ganz vergessen!"; redete wann er wollte, lief dauernd durch die Klasse, ließ sich mehrere Male dieselbe Schwierigkeit erklären, antwortete „ach, ja", änderte aber nichts und kam kurz danach mit demselben Problem zu mir; war nach einer Minute alles leid, nahm immer neue Dinge in die Hand; Eltern gaben der Schule die Schuld, da im Kindergarten alles anders war. Bei der Entstörung des Bettplatzes erzählte sie, dass sie erst zu Beginn der Schulzeit das Bett an diesen (unterstrahlten) Platz gestellt hätten

nach Entstörung: kein Dazwischenreden mehr; läuft nicht mehr durch die Klasse; kann wesentlich besser zuhören; Ausdauer erheblich gesteigert; kann sich in der Freiarbeit 30 Minuten und länger mit einer Aufgabe beschäftigen

Fall Schulkind 27: trotz guter Intelligenz und schneller Auffassungsgabe kaum Leistung; unkonzentriert, verspielt, abwesend, außergewöhnlich aggressiv; konnte nicht zuhören; arbeitete ungewöhnlich langsam; schrieb in einer Schulstunde 3 Wörter oder 3 Zahlen. Unter seinem Kopf fanden wir eine geopathische Kreuzung

nach Entstörung: aufgeschlossen; beteiligt sich rege; arbeitet zügig und sicher; keine Aggressionen mehr; Leistungen über dem Durchschnitt

Fall Schulkind 28: erhebliche Schlafstörungen; kam morgens nicht in Gang; machte stundenlang Hausaufgaben; in der Klasse: unruhig, unkonzentriert, albern, aggressiv; rannte durch die Klasse, wann er wollte; redete dauernd dazwischen; konnte nicht zuhören; LRS-Syndrom

nach Entstörung: Mutter berichtet: Kind schläft abends schnell ein ist morgens ausgeschlafen und kann gut aufstehen, kein Herumklüngeln mehr, erledigt Hausaufgaben zügig in angemessener Zeit; in der Klasse: redet nicht mehr dazwischen; läuft nicht mehr durch die Klasse; kann zuhören und sich besser konzentrieren; keine Kaspereien und Aggressionen mehr; Fehlerzahl in Diktaten um die Hälfte reduziert

Fall Schulkind 29: erhebliche Schlafstörungen; kam jede Nacht zu den Eltern ins Bett; in der Schule: unkonzentriert; sehr empfindlich; sehr aggressiv; kam kaum mit jemandem aus; abgelenkt; sehr langsam; ein Jahr wöchentliche Therapiestunden bei Erziehungsberatung konnte nur wenig ausrichten

nach Entstörung: Bericht der Mutter: Kind schläft die ganze Nacht durch im eigenen Bett; Aggressionen und Empfindlichkeit wurden abgebaut; Arbeitstempo normalisierte sich; Leistungen steigen an

Fall Schulkind 30: Bettnässer; Kasperverhalten; unkonzentriert, aggressiv.

nach Entstörung: Verschwinden aller Symptome

Fall Schulkind 31: erhebliche Schlafstörungen; übermäßig albern; langsame und stockende Sprechweise; konnte seinen Gefühlen keinen Ausdruck geben; wurde nur versuchsweise in die Schule aufgenommen; mangelhafte Konzentration; arbeitete zu langsam; konnte nichts behalten; war auf ständige Lernhilfe angewiesen; konnte nicht am vollen Unterricht teilnehmen; mehrmals wöchentlich Sprachtherapie; starke LRS; Ab- und Aufgeschriebenes war nicht lesbar; Wiederholung der 1. Klasse wurde erwogen, später die Überweisung auf die Sonderschule für Lernbehinderte oder Körperbehinderte. Da sich keiner für seine Behinderung zuständig fühlte, wurde er weiterversetzt

nach Entstörung: ungestörter Schlaf; hält 6 Schulstunden durch; bessere Konzentrationsfähigkeit; rege Beteiligung am Unterricht; in Diktaten höchstens 8 Fehler; arbeitet selbständig; braucht kaum noch zusätzliche Lernhilfen; hat guten Kontakt zu den Mitschülern, von denen er sich früher nur absonderte; zeigt Gefühle und bringt Kritik an; folgt als ganz normaler Schüler dem Unterricht einer 3. Klasse; Leistungen teilweise über dem Durchschnitt

Fall Schulkind 32: erhebliche Schlafstörungen; sehr albern, unkonzentriert, laut, schwatzhaft, krankhaft ehrgeizig

nach Entstörung: guter Schlaf; Albernheit verschwindet; volle Konzentration; Kind entwickelte sich zu einem normalen guten Schüler

Fall Schulkind 33: sehr albern; aggressiv; häufig ganz abwesend; sehr langsam; stockendes Lesen und Sprechen; Denkblockaden; brauchte viel zusätzliche Hilfe; LRS; Leistung am unteren Durchschnitt; Kind lag 5 Jahre auf einer Kreuzung

nach Entstörung: leichteres Einschlafen, fröhlicheres Erwachen z.B. mit dem Satz: „Mama, ist das Leben schön!"; war plötzlich in der Lage, Gefühle offen und spontan zu zeigen; leichteres Begreifen und Behalten von Zusammenhängen; eine tiefe, scheinbar grundlose Traurigkeit ist völlig verschwunden (Bericht der Mutter); Albernheit verschwunden; Arbeitstempo normal bis schnell; keine Aggressionen mehr; zusätzliche Hilfe konnte total abgebaut werden; Selbstbewusstsein nimmt zu; Kind kann einen jetzt ansehen; Leistungen sind mit der Note „gut" oder besser zu bewerten

Fall Schulkind 34: sehr unkonzentriert; sehr aggressiv; sehr empfindlich; hatte oft vergessen was er sagen wollte; LRS; wurde an Krebs operiert; wegen Entwicklungsstörungen 1 Jahr später eingeschult; albern, aggressiv, unkonzentriert, sehr langsam; starke LRS; Ab- und Aufgeschriebenes war kaum lesbar

nach Entstörung: Arbeitstempo normalisierte sich; Albernheit und Aggressionen wurden abgebaut; Konzentration wächst; Fehlerzahl in Diktaten verringerte sich auf 3 bis 5 Fehler; Kind ist heute eine der „tragenden Säulen des Unterrichts"

Fall Schulkind 35: Schlafstörungen; immer im Streit mit dem Bruder zum Leidwesen der Eltern; sehr empfindlich; weinte viel; albern, aggressiv; LRS

nach Entstörung: guter Schlaf; verträgt sich besser mit dem Bruder; weint nicht mehr; Aggressivität, Empfindlichkeit und Albernheit konnten abgebaut werden; gute Rechtschreibleistungen;

Fall Schulkind 36: Auf dem Flur rannte ein Junge aus dem ersten Schuljahr auf mich zu und schrie mich an: „Du alte, dicke, fette Sau! Mach das Du hier rauskommst". Als sich die Eltern bei mir entschuldigen wollten, schlug ich vor, lieber nach dem Grund so eines Ausfalls zu suchen. Ich erzählte, dass ich viel durch ein Entstören von Wohnungen und Häusern erreicht hätte. Der Vater des Jungen erzählte sein Vater wäre auch Rutengänger gewesen und ich sollte mal zu ihnen kommen. Ich fand unter dem Bett des Jungen drei Störungen: Wasserader, Verwerfung und ein Gitternetz. In diesem Falle genügte es, das Bett um 1m nach links zu rücken. Der Junge über sprang die erste Klasse und kam in meine zweite. Sein Verhalten wurde völlig normal und wir kamen gut miteinander aus

25.6 Frequenzgrundwerte des Periodensystems (PSE) der Elemente

25.6.1 Frequenzgrundwerte des PSE nach Ordnungszahl

PSE Nr.	Element		Frequenz-grundwert	PSE Nr.	Element		Frequenz-grundwert
1	Wasserstoff	H	69,25	53	Jod	J	64,25
2	Helium	He	56,00	54	Xenon	Xe	32,25
3	Lithium	Li	40,75	55	Cäsium	Cs	46,25
4	Beryllium	Be	49,25	56	Barium	Ba	85,50
5	Bor	B	70,75	57	Lanthan	La	31,75
6	Kohlenstoff	C	83,50	58	Cer	Ce	25,25
7	Stickstoff	N	38,00	59	Praseodym	Pr	88,75
8	Sauerstoff	O	88,00	60	Neodym	Nd	24,25
9	Fluor	F	79,50	61	Promethium	Pm	61,25
10	Neon	Ne	42,25	62	Samarium	Sm	51,00
11	Natrium	Na	45,00	63	Europium	Eu	33,75
12	Magnesium	Mg	36,25	64	Gadolinium	Gd	87,25
13	Aluminium	Al	51,25	65	Terbium	Tb	58,75
14	Silicium	Si	89,00	66	Disprosium	Dy	39,75
15	Phosphor	P	41,00	67	Holmium	Ho	51,50
16	Schwefel	S	87,50	68	Erbium	Er	93,50
17	Chlor	Cl	37,75	69	Thulium	Tm	95,50
18	Argon	Ar	86,00	70	Ytterbium	Yb	97,50
19	Kalium	K	89,50	71	Lutetium	Lu	99,50
20	Calcium	Ca	43,75	72	Hafnium	Hf	23,50
21	Scandium	Sc	41,75	73	Tantal	Ta	25,50
22	Titan	Ti	39,25	74	Wolfram	W	27,50
23	Vanadium	V	36,00	75	Rhenium	Re	31,50
24	Chrom	Cr	35,00	76	Osmium	Os	73,25
25	Mangan	Mn	50,50	77	Iridium	Ir	75,25
26	Eisen	Fe	52,00	78	Platin	Pt	45,75
27	Cobalt	Co	37,00	79	Gold	Au	42,75
28	Nickel	Ni	43,25	80	Quecksilber	Hg	94,25
29	Kupfer	Cu	91,50	81	Thallium	Tl	81,50
30	Zink	Zn	47,75	82	Blei	Pb	49,00
31	Gallium	Ga	50,00	83	Bismut	Bi	45,25
32	Germanium	Ge	72,25	84	Polonium	Po	81,25
33	Arsen	As	71,25	85	Astadt	At	34,25
34	Selen	Se	21,25	86	Radon	Rn	28,00
35	Brom	Br	73,75	87	Francium	Fr	55,50
36	Krypton	Kr	48,25	88	Radium	Ra	40,00
37	Rubidium	Rb	49,75	89	Actinium	Ac	80,75
38	Strontium	Sr	33,25	90	Thorium	Th	31,00
39	Yttrium	Y	68,25	91	Protactinium	Pa	30,25
40	Zirkonium	Zr	82,00	92	Uran	U	47,25
41	Niobium	Nb	45,50	93	Neptunium	Np	47,00
42	Molybdän	Mo	85,25	94	Plutonium	Pu	66,00
43	Technetium	Tc	61,75	95	Americium	Am	72,50
44	Ruthenium	Ru	91,25	96	Curium	Cm	75,50
45	Rhodium	Rh	76,25	97	Berkelium	Bk	41,25
46	Palladium	Pd	44,00	98	Californium	Cf	57,50
47	Silber	Ag	44,50	99	Einsteinium	Es	59,50
48	Cadmium	Cd	69,75	100	Fermium	Fm	90,25
49	Indium	In	86,25	101	Mendelevium	Md	33,50
50	Zinn	Sn	72,75	102	Nobelium	No	71,50
51	Antimon	Sb	54,00	103	Lawrencium	Lr	33,00
52	Tellur	Te	23,75	104	Rutherfordium	Rf	84,00

25.6.2 Frequenzgrundwerte des PSE in alphabetischer Ordnung

PSE Nr.	Element		Frequenz-grundwert	PSE Nr.	Element		Frequenz-grundwert
89	Actinium	Ac	80,75	42	Molybdän	Mo	85,25
13	Aluminium	Al	51,25	11	Natrium	Na	45,00
95	Americium	Am	72,50	60	Neodym	Nd	24,25
51	Antimon	Sb	54,00	10	Neon	Ne	42,25
18	Argon	Ar	86,00	93	Neptunium	Np	47,00
33	Arsen	As	71,25	28	Nickel	Ni	43,25
85	Astadt	At	34,25	41	Niobium	Nb	45,50
56	Barium	Ba	85,50	102	Nobelium	No	71,50
97	Berkelium	Bk	41,25	91	Protactinium	Pa	30,25
4	Beryllium	Be	49,25	76	Osmium	Os	73,25
83	Bismut	Bi	45,25	46	Palladium	Pd	44,00
82	Blei	Pb	49,00	15	Phosphor	P	41,00
5	Bor	B	70,75	78	Platin	Pt	45,75
35	Brom	Br	73,75	94	Plutonium	Pu	66,00
48	Cadmium	Cd	69,75	84	Polonium	Po	81,25
20	Calcium	Ca	43,75	59	Praseodym	Pr	88,75
98	Californium	Cf	57,50	61	Promethium	Pm	61,25
55	Cäsium	Cs	46,25	80	Quecksilber	Hg	94,25
58	Cer	Ce	25,25	88	Radium	Ra	40,00
17	Chlor	Cl	37,75	86	Radon	Rn	28,00
24	Chrom	Cr	35,00	104	Rutherfordium	Rf	84,00
27	Cobalt	Co	37,00	75	Rhenium	Re	31,50
96	Curium	Cm	75,50	45	Rhodium	Rh	76,25
66	Disprosium	Dy	39,75	37	Rubidium	Rb	49,75
99	Einsteinium	Es	59,50	44	Ruthenium	Ru	91,25
26	Eisen	Fe	52,00	62	Samarium	Sm	51,00
68	Erbium	Er	93,50	8	Sauerstoff	O	88,00
63	Europium	Eu	33,75	21	Scandium	Sc	41,75
100	Fermium	Fm	90,25	16	Schwefel	S	87,50
9	Fluor	F	79,50	34	Selen	Se	21,25
87	Francium	Fr	55,50	47	Silber	Ag	44,50
64	Gadolinium	Gd	87,25	14	Silicium	Si	89,00
31	Gallium	Ga	50,00	7	Stickstoff	N	38,00
32	Germanium	Ge	72,25	38	Strontium	Sr	33,25
79	Gold	Au	42,75	73	Tantal	Ta	25,50
72	Hafnium	Hf	23,50	43	Technetium	Tc	61,75
2	Helium	He	56,00	52	Tellur	Te	23,75
67	Holmium	Ho	51,50	65	Terbium	Tb	58,75
49	Indium	In	86,25	81	Thallium	Tl	81,50
77	Iridium	Ir	75,25	90	Thorium	Th	31,00
53	Jod	J	64,25	69	Thulium	Tm	95,50
19	Kalium	K	89,50	22	Titan	Ti	39,25
6	Kohlenstoff	C	83,50	92	Uran	U	47,25
36	Krypton	Kr	48,25	23	Vanadium	V	36,00
29	Kupfer	Cu	91,50	1	Wasserstoff	H	69,25
57	Lanthan	La	31,75	74	Wolfram	W	27,50
103	Lawrencium	Lr	33,00	54	Xenon	Xe	32,25
3	Lithium	Li	40,75	70	Ytterbium	Yb	97,50
71	Lutetium	Lu	99,50	39	Yttrium	Y	68,25
12	Magnesium	Mg	36,25	30	Zink	Zn	47,75
25	Mangan	Mn	50,50	50	Zinn	Sn	72,75
101	Mendelevium	Md	33,50	40	Zirkonium	Zr	82,00

25.6.3 Frequenzgrundwerte des PSE in numerischer Ordnung

PSE Nr.	Element		Frequenz-grundwert	PSE Nr.	Element		Frequenz-grundwert
34	Selen	Se	21,25	13	Aluminium	Al	51,25
72	Hafnium	Hf	23,50	67	Holmium	Ho	51,50
52	Tellur	Te	23,75	26	Eisen	Fe	52,00
60	Neodym	Nd	24,25	51	Antimon	Sb	54,00
58	Cer	Ce	25,25	87	Francium	Fr	55,50
73	Tantal	Ta	25,50	2	Helium	He	56,00
74	Wolfram	W	27,50	98	Californium	Cf	57,50
86	Radon	Rn	28,00	65	Terbium	Tb	58,75
91	Protactinium	Pa	30,25	99	Einsteinium	Es	59,50
90	Thorium	Th	31,00	61	Promethium	Pm	61,25
75	Rhenium	Re	31,50	43	Technetium	Tc	61,75
57	Lanthan	La	31,75	53	Jod	J	64,25
54	Xenon	Xe	32,25	94	Plutonium	Pu	66,00
103	Lawrencium	Lr	33,00	39	Yttrium	Y	68,25
38	Strontium	Sr	33,25	1	Wasserstoff	H	69,25
101	Mendelevium	Md	33,50	48	Cadmium	Cd	69,75
63	Europium	Eu	33,75	5	Bor	B	70,75
85	Astadt	At	34,25	33	Arsen	As	71,25
24	Chrom	Cr	35,00	102	Nobelium	No	71,50
23	Vanadium	V	36,00	32	Germanium	Ge	72,25
12	Magnesium	Mg	36,25	95	Americium	Am	72,50
27	Cobalt	Co	37,00	50	Zinn	Sn	72,75
17	Chlor	Cl	37,75	76	Osmium	Os	73,25
7	Stickstoff	N	38,00	35	Brom	Br	73,75
22	Titan	Ti	39,25	77	Iridium	Ir	75,25
66	Disprosium	Dy	39,75	96	Curium	Cm	75,50
88	Radium	Ra	40,00	45	Rhodium	Rh	76,25
3	Lithium	Li	40,75	9	Fluor	F	79,50
15	Phosphor	P	41,00	89	Actinium	Ac	80,75
97	Berkelium	Bk	41,25	84	Polonium	Po	81,25
21	Scandium	Sc	41,75	81	Thallium	Tl	81,50
10	Neon	Ne	42,25	40	Zirkonium	Zr	82,00
79	Gold	Au	42,75	6	Kohlenstoff	C	83,50
28	Nickel	Ni	43,25	104	Rutherfordium	Rf	84,00
20	Calcium	Ca	43,75	42	Molybdän	Mo	85,25
46	Palladium	Pd	44,00	56	Barium	Ba	85,50
47	Silber	Ag	44,50	18	Argon	Ar	86,00
11	Natrium	Na	45,00	49	Indium	In	86,25
83	Bismut	Bi	45,25	64	Gadolinium	Gd	87,25
41	Niobium	Nb	45,50	16	Schwefel	S	87,50
78	Platin	Pt	45,75	8	Sauerstoff	O	88,00
55	Cäsium	Cs	46,25	59	Praseodym	Pr	88,75
93	Neptunium	Np	47,00	14	Silicium	Si	89,00
92	Uran	U	47,25	19	Kalium	K	89,50
30	Zink	Zn	47,75	100	Fermium	Fm	90,25
36	Krypton	Kr	48,25	44	Ruthenium	Ru	91,25
82	Blei	Pb	49,00	29	Kupfer	Cu	91,50
4	Beryllium	Be	49,25	68	Erbium	Er	93,50
37	Rubidium	Rb	49,75	80	Quecksilber	Hg	94,25
31	Gallium	Ga	50,00	69	Thulium	Tm	95,50
25	Mangan	Mn	50,50	70	Ytterbium	Yb	97,50
62	Samarium	Sm	51,00	71	Lutetium	Lu	99,50

25.7 Frequenzgrundwerte von Erregern

25.7.1 Frequenzgrundwerte von Erregern in alphabetischer Ordnung

Name des Erregers	Optimaler Frequenz-grundwert	Erregertyp	Resonanzart
Acarus siro (Mehlmilbe)	71,80	Milbe	❍N ❍+/- ❍+ ❍-
Actinomyces israelii	55,44	Bakterium	❍N ❍+/- ❍+ ❍-
Adenovirus 1.	39,30	Virus	❍N ❍+/- ❍+ ❍-
Adenovirus 2.	37,92	Virus	❍N ❍+/- ❍+ ❍-
Aflatoxin	17,72	Schimmelpilz	❍N ❍+/- ❍+ ❍-
Alpha streptococcus	37,76	Bakterium	❍N ❍+/- ❍+ ❍-
Anaplasma marginale 1.	38,72	Bakterium	❍N ❍+/- ❍+ ❍-
Anaplasma marginale 2.	41,97	Bakterium	❍N ❍+/- ❍+ ❍-
Ancylostoma brasiliense	40,04	Parasit	❍N ❍+/- ❍+ ❍-
Ancylostoma caninum	39,30	Parasit	❍N ❍+/- ❍+ ❍-
Arcyria	81,00	Schleimpilz	❍N ❍+/- ❍+ ❍-
Ascaris megalocephala	40,68	Parasit	❍N ❍+/- ❍+ ❍-
Ascarislarven	40,70	Parasit	❍N ❍+/- ❍+ ❍-
Aspergillus fumigatus	69,52	Schimmelpilz	❍N ❍+/- ❍+ ❍-
Aspergillus niger	56,94	Schimmelpilz	❍N ❍+/- ❍+ ❍-
Bacillus anthracis 1.	39,58	Bakterium	❍N ❍+/- ❍+ ❍-
Bacillus anthracis 2.	36,43	Bakterium	❍N ❍+/- ❍+ ❍-
Bacillus anthracis 3.	36,50	Bakterium	❍N ❍+/- ❍+ ❍-
Bacillus cereus	37,48	Bakterium	❍N ❍+/- ❍+ ❍-
Bacteroides fragilis 1.	32,47	Bakterium	❍N ❍+/- ❍+ ❍-
Bacteroides fragilis 2.	32,59	Bakterium	❍N ❍+/- ❍+ ❍-
Balantidium coli (Zysten)	46,09	Parasit	❍N ❍+/- ❍+ ❍-
Besnoitia (Lunge)	35,71	Parasit	❍N ❍+/- ❍+ ❍-
Beta hämolysierende Streptokokken	38,40	Bakterium	❍N ❍+/- ❍+ ❍-
Blepharisma	40,66	Parasit	❍N ❍+/- ❍+ ❍-
Bordetella pertussis	33,11	Bakterium	❍N ❍+/- ❍+ ❍-
Borna-Virus	40,53	Virus	❍N ❍+/- ❍+ ❍-
Borrelia burgdorferi	38,05	Bakterium	❍N ❍+/- ❍+ ❍-
Branhamella (Neisseria)	39,58	Bakterium	❍N ❍+/- ❍+ ❍-
Campylobacter fetus	36,80	Bakterium	❍N ❍+/- ❍+ ❍-
Candida albicans	38,63	Hefepilz	❍N ❍+/- ❍+ ❍-
Candida crusei	65,46	Hefepilz	❍N ❍+/- ❍+ ❍-
Candida dattila	69,45	Hefepilz	❍N ❍+/- ❍+ ❍-
Candida famata	85,66	Hefepilz	❍N ❍+/- ❍+ ❍-
Candida glabrata	84,32	Hefepilz	❍N ❍+/- ❍+ ❍-
Candida guilliermondii	75,44	Hefepilz	❍N ❍+/- ❍+ ❍-
Candida kefyr	55,96	Hefepilz	❍N ❍+/- ❍+ ❍-
Candida lusitaniae	44,41	Hefepilz	❍N ❍+/- ❍+ ❍-
Candida parapsilosis	55,53	Hefepilz	❍N ❍+/- ❍+ ❍-
Candida stellatoidea	50,61	Hefepilz	❍N ❍+/- ❍+ ❍-
Candida tropicalis	55,43	Hefepilz	❍N ❍+/- ❍+ ❍-

Name des Erregers	Optimaler Frequenz-grundwert	Erregertyp	Resonanzart
Candida viswanthii	54,44	Hefepilz	❍N ❍+/- ❍+ ❍-
Capillaria hepatica (Leber)	42,75	Parasit	❍N ❍+/- ❍+ ❍-
Chikungunya	28,03	Virus	❍N ❍+/- ❍+ ❍-
Chilomastix-Zysten (Ratte, 1.)	38,98	Parasit	❍N ❍+/- ❍+ ❍-
Chilomastix-Zysten (Ratte, 2.)	42,63	Parasit	❍N ❍+/- ❍+ ❍-
Chilomonas (ganze Fixierung)	39,69	Parasit	❍N ❍+/- ❍+ ❍-
Chlamydia trachomatis	38,18	Bakterium	❍N ❍+/- ❍+ ❍-
Cladosporium herbarum	53,45	Schimmelpilz	❍N ❍+/- ❍+ ❍-
Clonorchis sinensis	42,72	Parasit	❍N ❍+/- ❍+ ❍-
Clostridium acetobutylicum	38,70	Bakterium	❍N ❍+/- ❍+ ❍-
Clostridium botulinum	36,28	Bakterium	❍N ❍+/- ❍+ ❍-
Clostridium perfringens	39,62	Bakterium	❍N ❍+/- ❍+ ❍-
Clostridium septicum	36,38	Bakterium	❍N ❍+/- ❍+ ❍-
Corynebacterium diphteriae	34,20	Bakterium	❍N ❍+/- ❍+ ❍-
Corynebacterium xerosis	31,62	Bakterium	❍N ❍+/- ❍+ ❍-
Coxsackie-Virus B-1	36,33	Virus	❍N ❍+/- ❍+ ❍-
Dipylidium caninum	44,19	Bandwurm	❍N ❍+/- ❍+ ❍-
Dipylidium caninum (Scolex)	46,21	Bandwurm	❍N ❍+/- ❍+ ❍-
Dirofilaria immitis (Herzwurm)	40,97	Parasit	❍N ❍+/- ❍+ ❍-
Echinococcus granulosus 1.	44,38	Bandwurm	❍N ❍+/- ❍+ ❍-
Echinococcus granulosus 2.	45,66	Bandwurm	❍N ❍+/- ❍+ ❍-
Echinococcus multilocularis	45,71	Bandwurm	❍N ❍+/- ❍+ ❍-
Echinoporyphium recurvatum	42,12	Parasit	❍N ❍+/- ❍+ ❍-
Echinostoma revolutum	42,76	Parasit	❍N ❍+/- ❍+ ❍-
Eikanella corrodens	38,19	Bakterium	❍N ❍+/- ❍+ ❍-
Endolimax nana	43,19	Parasit	❍N ❍+/- ❍+ ❍-
Endolimax tropica	39,57	Parasit	❍N ❍+/- ❍+ ❍-
Entamoeba coli trophozoi	39,87	Parasit	❍N ❍+/- ❍+ ❍-
Entamoeba gingivalis	43,74	Parasit	❍N ❍+/- ❍+ ❍-
Entamoeba histolytica tro.	38,45	Parasit	❍N ❍+/- ❍+ ❍-
Enterobacter aerogenes	37,40	Bakterium	❍N ❍+/- ❍+ ❍-
Enterobius vermicularis	42,36	Parasit	❍N ❍+/- ❍+ ❍-
Epstein-Barr-Virus (EBV)	37,77	Virus	❍N ❍+/- ❍+ ❍-
Ergot	29,50	Pilz	❍N ❍+/- ❍+ ❍-
Erwinia amylovora	34,97	Bakterium	❍N ❍+/- ❍+ ❍-
Erwinia carotovora	37,26	Bakterium	❍N ❍+/- ❍+ ❍-
Escherichia coli 1.	35,60	Bakterium	❍N ❍+/- ❍+ ❍-
Escherichia coli 2.	39,25	Bakterium	❍N ❍+/- ❍+ ❍-
Eurytrema pancreaticum	42,13	Parasit	❍N ❍+/- ❍+ ❍-
Fasciola hepatica	42,43	Parasit	❍N ❍+/- ❍+ ❍-
Fasciola hepatica (Eier)	42,48	Parasit	❍N ❍+/- ❍+ ❍-
Fasciola hepatica (Redien)	42,41	Parasit	❍N ❍+/- ❍+ ❍-
Fasciola hepatica (Zerkarie)	42,72	Parasit	❍N ❍+/- ❍+ ❍-
Fasciola hepatica mir.	42,32	Parasit	❍N ❍+/- ❍+ ❍-
Fasciolopsis (Mirazidien)	43,13	Parasit	❍N ❍+/- ❍+ ❍-
Fasciolopsis (Redien)	43,02	Parasit	❍N ❍+/- ❍+ ❍-

Name des Erregers	Optimaler Frequenz-grundwert	Erregertyp	Resonanzart
Fasciolopsis (Zerkarien)	43,29	Parasit	❍N ❍+/- ❍+ ❍-
Fasciolopsis buski	43,14	Parasit	❍N ❍+/- ❍+ ❍-
Fasciolopsis buski (Eier)	43,14	Parasit	❍N ❍+/- ❍+ ❍-
Fischoedrius elongatus	44,25	Parasit	❍N ❍+/- ❍+ ❍-
Gardnerella vaginalis	34,03	Bakterium	❍N ❍+/- ❍+ ❍-
Gastrothylax elongatus	45,45	Parasit	❍N ❍+/- ❍+ ❍-
Geotrichum candidum	65,35	Schimmelpilz	❍N ❍+/- ❍+ ❍-
Giardia lamblia (troph.)	42,39	Parasit	❍N ❍+/- ❍+ ❍-
Griseo fulvinum	28,80	Schimmelpilz	❍N ❍+/- ❍+ ❍-
Gyrodactylus	38,03	Parasit	❍N ❍+/- ❍+ ❍-
H1N1	11,55	Virus	❍N ❍+/- ❍+ ❍-
Haemonchus contortus	39,12	Parasit	❍N ❍+/- ❍+ ❍-
Haemophilus influenzae	33,64	Bakterium	❍N ❍+/- ❍+ ❍-
Hasstile sig. tricolor (adult)	45,16	Parasit	❍N ❍+/- ❍+ ❍-
Hefepilze	11,43	Pilz	❍N ❍+/- ❍+ ❍-
Helicobacter pylori	35,46	Bakterium	❍N ❍+/- ❍+ ❍-
Hepatitis A-Virus	32,19	Virus	❍N ❍+/- ❍+ ❍-
Hepatitis B-Virus	41,77	Virus	❍N ❍+/- ❍+ ❍-
Herpes simplex 1.	29,22	Virus	❍N ❍+/- ❍+ ❍-
Herpes simplex 2.	34,56	Virus	❍N ❍+/- ❍+ ❍-
Herpes zoster	41,84	Virus	❍N ❍+/- ❍+ ❍-
Histomonas meleagridis	37,76	Parasit	❍N ❍+/- ❍+ ❍-
Histoplasma capsulatum	30,16	Pilz	❍N ❍+/- ❍+ ❍-
Humanes Papilloma Virus (HPV)	40,68	Virus	❍N ❍+/- ❍+ ❍-
Hymenolepis cysticerc.	47,99	Bandwurm	❍N ❍+/- ❍+ ❍-
Hymenolepis diminuta	46,31	Bandwurm	❍N ❍+/- ❍+ ❍-
Hypodereum conoideum	42,70	Parasit	❍N ❍+/- ❍+ ❍-
Influenza A und B Virus	31,86	Virus	❍N ❍+/- ❍+ ❍-
Jodamoeba butschlii	40,15	Parasit	❍N ❍+/- ❍+ ❍-
Jodamoeba butschlii	44,32	Parasit	❍N ❍+/- ❍+ ❍-
Kariesbakterien 1.	37,15	Bakterium	❍N ❍+/- ❍+ ❍-
Kariesbakterien 2.	32,42	Bakterium	❍N ❍+/- ❍+ ❍-
Kariesbakterien 3.	29,53	Bakterium	❍N ❍+/- ❍+ ❍-
Kariesbakterien 4.	38,58	Bakterium	❍N ❍+/- ❍+ ❍-
Klebsiella pneumoniae 1.	40,16	Bakterium	❍N ❍+/- ❍+ ❍-
Klebsiella pneumoniae 2.	41,94	Bakterium	❍N ❍+/- ❍+ ❍-
Lactobacillus acidophilus	34,89	Bakterium	❍N ❍+/- ❍+ ❍-
Leishmania brasiliensis	40,26	Parasit	❍N ❍+/- ❍+ ❍-
Leishmania donovani	40,03	Parasit	❍N ❍+/- ❍+ ❍-
Leishmania mexicana	40,20	Parasit	❍N ❍+/- ❍+ ❍-
Leishmania tropica	40,48	Parasit	❍N ❍+/- ❍+ ❍-
Leptospira interrogans	39,91	Bakterium	❍N ❍+/- ❍+ ❍-
Leucocytozoon	40,00	Parasit	❍N ❍+/- ❍+ ❍-
Loa loa	36,06	Parasit	❍N ❍+/- ❍+ ❍-
Lycogala	12,60	Schleimpilz	❍N ❍+/- ❍+ ❍-
Macracanthorhynchus	44,08	Parasit	❍N ❍+/- ❍+ ❍-

Name des Erregers	Optimaler Frequenz-grundwert	Erregertyp	Resonanzart
Malassezia furfur	76,60	Hefepilz	❍N ❍+/- ❍+ ❍-
Masern Virus	37,13	Virus	❍N ❍+/- ❍+ ❍-
Metagonimus Yokogawai	43,97	Parasit	❍N ❍+/- ❍+ ❍-
Microsporum canis	75,16	Pilz	❍N ❍+/- ❍+ ❍-
Microsporum gypseum	55,32	Pilz	❍N ❍+/- ❍+ ❍-
Moniezia (Scolex)	44,78	Bandwurm	❍N ❍+/- ❍+ ❍-
Moniezia expansa (Glied)	44,78	Bandwurm	❍N ❍+/- ❍+ ❍-
Monilia albicans	54,64	Pilz	❍N ❍+/- ❍+ ❍-
Mucor mucedo	52,41	Schimmelpilz	❍N ❍+/- ❍+ ❍-
Mucor racemosus	75,45	Schimmelpilz	❍N ❍+/- ❍+ ❍-
Multiceps serialis	45,57	Bandwurm	❍N ❍+/- ❍+ ❍-
Mumps-Virus	38,11	Virus	❍N ❍+/- ❍+ ❍-
Mycobacterium phlei	41,02	Bakterium	❍N ❍+/- ❍+ ❍-
Mycobacterium tuberculosis	43,24	Bakterium	❍N ❍+/- ❍+ ❍-
Mycoplasma 1.	32,34	Bakterium	❍N ❍+/- ❍+ ❍-
Mycoplasma 2.	34,60	Bakterium	❍N ❍+/- ❍+ ❍-
Myxosoma	41,33	Parasit	❍N ❍+/- ❍+ ❍-
Naegleria fowleri	36,06	Parasit	❍N ❍+/- ❍+ ❍-
Neisseria gonorrhoeae	33,52	Bakterium	❍N ❍+/- ❍+ ❍-
Nocardia asteroides 1.	35,52	Bakterium	❍N ❍+/- ❍+ ❍-
Nocardia asteroides 2.	36,69	Bakterium	❍N ❍+/- ❍+ ❍-
Noro-Virus	20,58	Virus	❍N ❍+/- ❍+ ❍-
Proteus mirabilis 1.	32,33	Bakterium	❍N ❍+/- ❍+ ❍-
Proteus mirabilis 2.	34,90	Bakterium	❍N ❍+/- ❍+ ❍-
Proteus vulgaris 1.	41,26	Bakterium	❍N ❍+/- ❍+ ❍-
Proteus vulgaris 2.	33,65	Bakterium	❍N ❍+/- ❍+ ❍-
Proteus vulgaris 3.	32,84	Bakterium	❍N ❍+/- ❍+ ❍-
Pseudomonas aeruginosa	33,29	Bakterium	❍N ❍+/- ❍+ ❍-
Rhino Virus	25,64	Virus	❍N ❍+/- ❍+ ❍-
Rickettsien	36,08	Bakterium	❍N ❍+/- ❍+ ❍-
Rota Viren	36,07	Virus	❍N ❍+/- ❍+ ❍-
Saccaromyces cerevisiae	53,33	Hefepilz	❍N ❍+/- ❍+ ❍-
Salmonella enteritidis	32,90	Bakterium	❍N ❍+/- ❍+ ❍-
Salmonella paratyphi	36,76	Bakterium	❍N ❍+/- ❍+ ❍-
Salmonella typhi	38,44	Bakterium	❍N ❍+/- ❍+ ❍-
Sarcocystis	45,28	Parasit	❍N ❍+/- ❍+ ❍-
Sarcoptes scabei (Krätze)	73,50	Milbe	❍N ❍+/- ❍+ ❍-
Schistosoma haematica	47,30	Parasit	❍N ❍+/- ❍+ ❍-
Schistosoma mansoni	35,30	Parasit	❍N ❍+/- ❍+ ❍-
Schmerzbakterien	10,78	Bakterium	❍N ❍+/- ❍+ ❍-
Scopulariopsis brevic.	76,22	Schimmelpilz	❍N ❍+/- ❍+ ❍-
Secale cornutum	29,50	Pilz	❍N ❍+/- ❍+ ❍-
Serratia marcescens	35,08	Bakterium	❍N ❍+/- ❍+ ❍-
Shigella dysenteriae	39,01	Bakterium	❍N ❍+/- ❍+ ❍-
Shigella flexneri	39,40	Bakterium	❍N ❍+/- ❍+ ❍-
Shigella sonnei	31,80	Bakterium	❍N ❍+/- ❍+ ❍-

Name des Erregers	Optimaler Frequenz-grundwert	Erregertyp	Resonanzart
Sphaerotilus natans	39,09	Bakterium	❍N ❍+/- ❍+ ❍-
Spirillum serpens	38,06	Bakterium	❍N ❍+/- ❍+ ❍-
Sporothrix schenkii	72,46	Pilz	❍N ❍+/- ❍+ ❍-
Staphylococcus aureus/c	37,86	Bakterium	❍N ❍+/- ❍+ ❍-
Staphylococcus aureus/s	38,10	Bakterium	❍N ❍+/- ❍+ ❍-
Stemonitis	21,10	Schleimpilz	❍N ❍+/- ❍+ ❍-
Stephanurus dentalus (Eier)	46,02	Parasit	❍N ❍+/- ❍+ ❍-
Sterigmatocystin 1.	88,00	Schimmelpilz	❍N ❍+/- ❍+ ❍-
Sterigmatocystin 2.	96,00	Schimmelpilz	❍N ❍+/- ❍+ ❍-
Sterigmatocystin 3.	13,30	Schimmelpilz	❍N ❍+/- ❍+ ❍-
Sterigmatocystin 4.	12,60	Schimmelpilz	❍N ❍+/- ❍+ ❍-
Stigeoclonium	40,98	Parasit	❍N ❍+/- ❍+ ❍-
Streptococcus lactis	38,45	Bakterium	❍N ❍+/- ❍+ ❍-
Streptococcus mitis	31,75	Bakterium	❍N ❍+/- ❍+ ❍-
Streptococcus pneumoniae	36,85	Bakterium	❍N ❍+/- ❍+ ❍-
Streptococcus pyogenes	36,79	Bakterium	❍N ❍+/- ❍+ ❍-
Streptococcus sp.	36,85	Bakterium	❍N ❍+/- ❍+ ❍-
Strongyloides (filariform)	40,02	Parasit	❍N ❍+/- ❍+ ❍-
Tabakmosaikvirus	42,84	Virus	❍N ❍+/- ❍+ ❍-
Taenia pisiformis (Cysticercus)	47,87	Bandwurm	❍N ❍+/- ❍+ ❍-
Torulopsis glabratis	76,35	Schimmelpilz	❍N ❍+/- ❍+ ❍-
Trichophyton cutaneum	54,25	Pilz	❍N ❍+/- ❍+ ❍-
Trichophyton mentagro	45,26	Pilz	❍N ❍+/- ❍+ ❍-
Trichophyton rubrum	65,31	Pilz	❍N ❍+/- ❍+ ❍-
Trichophyton terrestre	56,40	Pilz	❍N ❍+/- ❍+ ❍-
Trichosporon capitatum	76,32	Hefepilz	❍N ❍+/- ❍+ ❍-
Trichosporon cutaneum	51,45	Hefepilz	❍N ❍+/- ❍+ ❍-
Tryptophanum	53,42	Pilz	❍N ❍+/- ❍+ ❍-
Warze, Alterswarze	42,07	Warze	❍N ❍+/- ❍+ ❍-
Warze, Dellwarze	43,61	Warze	❍N ❍+/- ❍+ ❍-
Warze, Feigwarze	45,97	Warze	❍N ❍+/- ❍+ ❍-
Warze, Flachwarze	40,34	Warze	❍N ❍+/- ❍+ ❍-
Warze, Fußsohlenwarze	42,65	Warze	❍N ❍+/- ❍+ ❍-
Warze, juvenile	40,40	Warze	❍N ❍+/- ❍+ ❍-
Warze, Pinselwarze	43,94	Warze	❍N ❍+/- ❍+ ❍-
Warze, rezidivierend	40,42	Warze	❍N ❍+/- ❍+ ❍-
Warze, vulgäre	40,59	Warze	❍N ❍+/- ❍+ ❍-
Yersinia enterocolitica	27,35	Bakterium	❍N ❍+/- ❍+ ❍-
Zearalenon	10,00	Schimmelpilz	❍N ❍+/- ❍+ ❍-

25.7.2 Frequenzgrundwerte von Erregern in numerischer Ordnung

Name des Erregers	Optimaler Frequenz-grundwert	Erregertyp	Resonanzart
Zearalenon	10,00	Schimmelpilz	❍N ❍+/- ❍+ ❍-
Schmerzbakterien	10,78	Bakterium	❍N ❍+/- ❍+ ❍-
Hefepilze	11,43	Pilz	❍N ❍+/- ❍+ ❍-
H1N1	11,55	Virus	❍N ❍+/- ❍+ ❍-
Lycogala	12,60	Schleimpilz	❍N ❍+/- ❍+ ❍-
Sterigmatocystin 4.	12,60	Schimmelpilz	❍N ❍+/- ❍+ ❍-
Sterigmatocystin 3.	13,30	Schimmelpilz	❍N ❍+/- ❍+ ❍-
Aflatoxin	17,72	Schimmelpilz	❍N ❍+/- ❍+ ❍-
Noro-Virus	20,58	Virus	❍N ❍+/- ❍+ ❍-
Stemonitis	21,10	Schleimpilz	❍N ❍+/- ❍+ ❍-
Rhino Virus	25,64	Virus	❍N ❍+/- ❍+ ❍-
Yersinia enterocolitica	27,35	Bakterium	❍N ❍+/- ❍+ ❍-
Chikungunya	28,03	Virus	❍N ❍+/- ❍+ ❍-
Griseo fulvinum	28,80	Schimmelpilz	❍N ❍+/- ❍+ ❍-
Herpes simplex 1.	29,22	Virus	❍N ❍+/- ❍+ ❍-
Ergot	29,50	Pilz	❍N ❍+/- ❍+ ❍-
Secale cornutum	29,50	Pilz	❍N ❍+/- ❍+ ❍-
Kariesbakterien 3.	29,53	Bakterium	❍N ❍+/- ❍+ ❍-
Histoplasma capsulatum	30,16	Pilz	❍N ❍+/- ❍+ ❍-
Corynebacterium xerosis	31,62	Bakterium	❍N ❍+/- ❍+ ❍-
Streptococcus mitis	31,75	Bakterium	❍N ❍+/- ❍+ ❍-
Shigella sonnei	31,80	Bakterium	❍N ❍+/- ❍+ ❍-
Influenza A und B Virus	31,86	Virus	❍N ❍+/- ❍+ ❍-
Hepatitis A-Virus	32,19	Virus	❍N ❍+/- ❍+ ❍-
Proteus mirabilis 1.	32,33	Bakterium	❍N ❍+/- ❍+ ❍-
Mycoplasma 1.	32,34	Bakterium	❍N ❍+/- ❍+ ❍-
Kariesbakterien 2.	32,42	Bakterium	❍N ❍+/- ❍+ ❍-
Bacteroides fragilis 1.	32,47	Bakterium	❍N ❍+/- ❍+ ❍-
Bacteroides fragilis 2.	32,59	Bakterium	❍N ❍+/- ❍+ ❍-
Proteus vulgaris 3.	32,84	Bakterium	❍N ❍+/- ❍+ ❍-
Salmonella enteritidis	32,90	Bakterium	❍N ❍+/- ❍+ ❍-
Bordetella pertussis	33,11	Bakterium	❍N ❍+/- ❍+ ❍-
Pseudomonas aeruginosa	33,29	Bakterium	❍N ❍+/- ❍+ ❍-
Neisseria gonorrhoeae	33,52	Bakterium	❍N ❍+/- ❍+ ❍-
Haemophilus influenzae	33,64	Bakterium	❍N ❍+/- ❍+ ❍-
Proteus vulgaris 2.	33,65	Bakterium	❍N ❍+/- ❍+ ❍-
Gardnerella vaginalis	34,03	Bakterium	❍N ❍+/- ❍+ ❍-
Corynebacterium diphteriae	34,20	Bakterium	❍N ❍+/- ❍+ ❍-
Herpes simplex 2.	34,56	Virus	❍N ❍+/- ❍+ ❍-
Mycoplasma 2.	34,60	Bakterium	❍N ❍+/- ❍+ ❍-
Lactobacillus acidophilus	34,89	Bakterium	❍N ❍+/- ❍+ ❍-
Proteus mirabilis 2.	34,90	Bakterium	❍N ❍+/- ❍+ ❍-

Name des Erregers	Optimaler Frequenzgrundwert	Erregertyp	Resonanzart
Erwinia amylovora	34,97	Bakterium	❍N ❍+/- ❍+ ❍-
Serratia marcescens	35,08	Bakterium	❍N ❍+/- ❍+ ❍-
Schistosoma mansoni	35,30	Parasit	❍N ❍+/- ❍+ ❍-
Helicobacter pylori	35,46	Bakterium	❍N ❍+/- ❍+ ❍-
Nocardia asteroides 1.	35,52	Bakterium	❍N ❍+/- ❍+ ❍-
Escherichia coli 1.	35,60	Bakterium	❍N ❍+/- ❍+ ❍-
Besnoitia (Lunge)	35,71	Parasit	❍N ❍+/- ❍+ ❍-
Loa loa	36,06	Parasit	❍N ❍+/- ❍+ ❍-
Naegleria fowleri	36,06	Parasit	❍N ❍+/- ❍+ ❍-
Rota Viren	36,07	Virus	❍N ❍+/- ❍+ ❍-
Rickettsien	36,08	Bakterium	❍N ❍+/- ❍+ ❍-
Clostridium botulinum	36,28	Bakterium	❍N ❍+/- ❍+ ❍-
Coxsackie-Virus B-1	36,33	Virus	❍N ❍+/- ❍+ ❍-
Clostridium septicum	36,38	Bakterium	❍N ❍+/- ❍+ ❍-
Bacillus anthracis 2.	36,43	Bakterium	❍N ❍+/- ❍+ ❍-
Bacillus anthracis 3.	36,50	Bakterium	❍N ❍+/- ❍+ ❍-
Nocardia asteroides 2.	36,69	Bakterium	❍N ❍+/- ❍+ ❍-
Salmonella paratyphi	36,76	Bakterium	❍N ❍+/- ❍+ ❍-
Streptococcus pyogenes	36,79	Bakterium	❍N ❍+/- ❍+ ❍-
Campylobacter fetus	36,80	Bakterium	❍N ❍+/- ❍+ ❍-
Streptococcus pneumoniae	36,85	Bakterium	❍N ❍+/- ❍+ ❍-
Streptococcus sp.	36,85	Bakterium	❍N ❍+/- ❍+ ❍-
Masern Virus	37,13	Virus	❍N ❍+/- ❍+ ❍-
Kariesbakterien 1.	37,15	Bakterium	❍N ❍+/- ❍+ ❍-
Erwinia carotovora	37,26	Bakterium	❍N ❍+/- ❍+ ❍-
Enterobacter aerogenes	37,40	Bakterium	❍N ❍+/- ❍+ ❍-
Bacillus cereus	37,48	Bakterium	❍N ❍+/- ❍+ ❍-
Alpha streptococcus	37,76	Bakterium	❍N ❍+/- ❍+ ❍-
Histomonas meleagridis	37,76	Parasit	❍N ❍+/- ❍+ ❍-
Epstein-Barr-Virus (EBV)	37,77	Virus	❍N ❍+/- ❍+ ❍-
Staphylococcus aureus/c	37,86	Bakterium	❍N ❍+/- ❍+ ❍-
Adenovirus 2.	37,92	Virus	❍N ❍+/- ❍+ ❍-
Gyrodactylus	38,03	Parasit	❍N ❍+/- ❍+ ❍-
Borrelia burgdorferi	38,05	Bakterium	❍N ❍+/- ❍+ ❍-
Spirillum serpens	38,06	Bakterium	❍N ❍+/- ❍+ ❍-
Staphylococcus aureus/s	38,10	Bakterium	❍N ❍+/- ❍+ ❍-
Mumps-Virus	38,11	Virus	❍N ❍+/- ❍+ ❍-
Chlamydia trachomatis	38,18	Bakterium	❍N ❍+/- ❍+ ❍-
Eikanella corrodens	38,19	Bakterium	❍N ❍+/- ❍+ ❍-
Beta hämolysierende Streptokokken	38,40	Bakterium	❍N ❍+/- ❍+ ❍-
Salmonella typhi	38,44	Bakterium	❍N ❍+/- ❍+ ❍-
Entamoeba histolytica tro.	38,45	Parasit	❍N ❍+/- ❍+ ❍-
Streptococcus lactis	38,45	Bakterium	❍N ❍+/- ❍+ ❍-
Kariesbakterien 4.	38,58	Bakterium	❍N ❍+/- ❍+ ❍-
Candida albicans	38,63	Hefepilz	❍N ❍+/- ❍+ ❍-

Name des Erregers	Optimaler Frequenz-grundwert	Erregertyp	Resonanzart
Clostridium acetobutylicum	38,70	Bakterium	❍N ❍+/- ❍+ ❍-
Anaplasma marginale 1.	38,72	Bakterium	❍N ❍+/- ❍+ ❍-
Chilomastix-Zysten (Ratte, 1.)	38,98	Parasit	❍N ❍+/- ❍+ ❍-
Shigella dysenteriae	39,01	Bakterium	❍N ❍+/- ❍+ ❍-
Sphaerotilus natans	39,09	Bakterium	❍N ❍+/- ❍+ ❍-
Haemonchus contortus	39,12	Parasit	❍N ❍+/- ❍+ ❍-
Escherichia coli 2.	39,25	Bakterium	❍N ❍+/- ❍+ ❍-
Adenovirus 1.	39,30	Virus	❍N ❍+/- ❍+ ❍-
Ancylostoma caninum	39,30	Parasit	❍N ❍+/- ❍+ ❍-
Shigella flexneri	39,40	Bakterium	❍N ❍+/- ❍+ ❍-
Endolimax tropica	39,57	Parasit	❍N ❍+/- ❍+ ❍-
Bacillus anthracis 1.	39,58	Bakterium	❍N ❍+/- ❍+ ❍-
Branhamella (Neisseria)	39,58	Bakterium	❍N ❍+/- ❍+ ❍-
Clostridium perfringens	39,62	Bakterium	❍N ❍+/- ❍+ ❍-
Chilomonas (ganze Fixierung)	39,69	Parasit	❍N ❍+/- ❍+ ❍-
Entamoeba coli trophozoi	39,87	Parasit	❍N ❍+/- ❍+ ❍-
Leptospira interrogans	39,91	Bakterium	❍N ❍+/- ❍+ ❍-
Leucocytozoon	40,00	Parasit	❍N ❍+/- ❍+ ❍-
Strongyloides (filariform)	40,02	Parasit	❍N ❍+/- ❍+ ❍-
Leishmania donovani	40,03	Parasit	❍N ❍+/- ❍+ ❍-
Ancylostoma brasiliense	40,04	Parasit	❍N ❍+/- ❍+ ❍-
Jodamoeba butschlii	40,15	Parasit	❍N ❍+/- ❍+ ❍-
Klebsiella pneumoniae 1.	40,16	Bakterium	❍N ❍+/- ❍+ ❍-
Leishmania mexicana	40,20	Parasit	❍N ❍+/- ❍+ ❍-
Leishmania brasiliensis	40,26	Parasit	❍N ❍+/- ❍+ ❍-
Warze, Flachwarze	40,34	Warze	❍N ❍+/- ❍+ ❍-
Warze, juvenile	40,40	Warze	❍N ❍+/- ❍+ ❍-
Warze, rezidivierend	40,42	Warze	❍N ❍+/- ❍+ ❍-
Leishmania tropica	40,48	Parasit	❍N ❍+/- ❍+ ❍-
Borna-Virus	40,53	Virus	❍N ❍+/- ❍+ ❍-
Warze, vulgäre	40,59	Warze	❍N ❍+/- ❍+ ❍-
Blepharisma	40,66	Parasit	❍N ❍+/- ❍+ ❍-
Ascaris megalocephala	40,68	Parasit	❍N ❍+/- ❍+ ❍-
Humanes Papilloma Virus (HPV)	40,68	Virus	❍N ❍+/- ❍+ ❍-
Ascarislarven	40,70	Parasit	❍N ❍+/- ❍+ ❍-
Dirofilaria immitis (Herzwurm)	40,97	Parasit	❍N ❍+/- ❍+ ❍-
Stigeoclonium	40,98	Parasit	❍N ❍+/- ❍+ ❍-
Mycobacterium phlei	41,02	Bakterium	❍N ❍+/- ❍+ ❍-
Proteus vulgaris 1.	41,26	Bakterium	❍N ❍+/- ❍+ ❍-
Myxosoma	41,33	Parasit	❍N ❍+/- ❍+ ❍-
Hepatitis B-Virus	41,77	Virus	❍N ❍+/- ❍+ ❍-
Herpes zoster	41,84	Virus	❍N ❍+/- ❍+ ❍-
Klebsiella pneumoniae 2.	41,94	Bakterium	❍N ❍+/- ❍+ ❍-
Anaplasma marginale 2.	41,97	Bakterium	❍N ❍+/- ❍+ ❍-
Warze, Alterswarze	42,07	Warze	❍N ❍+/- ❍+ ❍-
Echinoporyphium recurvatum	42,12	Parasit	❍N ❍+/- ❍+ ❍-

Name des Erregers	Optimaler Frequenz-grundwert	Erregertyp	Resonanzart
Eurytrema pancreaticum	42,13	Parasit	❍N ❍+/- ❍+ ❍-
Fasciola hepatica mir.	42,32	Parasit	❍N ❍+/- ❍+ ❍-
Enterobius vermicularis	42,36	Parasit	❍N ❍+/- ❍+ ❍-
Giardia lamblia (troph.)	42,39	Parasit	❍N ❍+/- ❍+ ❍-
Fasciola hepatica (Redien)	42,41	Parasit	❍N ❍+/- ❍+ ❍-
Fasciola hepatica	42,43	Parasit	❍N ❍+/- ❍+ ❍-
Fasciola hepatica (Eier)	42,48	Parasit	❍N ❍+/- ❍+ ❍-
Chilomastix-Zysten (Ratte, 2.)	42,63	Parasit	❍N ❍+/- ❍+ ❍-
Warze, Fußsohlenwarze	42,65	Warze	❍N ❍+/- ❍+ ❍-
Hypodereum conoideum	42,70	Parasit	❍N ❍+/- ❍+ ❍-
Clonorchis sinensis	42,72	Parasit	❍N ❍+/- ❍+ ❍-
Fasciola hepatica (Zerkarie)	42,72	Parasit	❍N ❍+/- ❍+ ❍-
Capillaria hepatica (Leber)	42,75	Parasit	❍N ❍+/- ❍+ ❍-
Echinostoma revolutum	42,76	Parasit	❍N ❍+/- ❍+ ❍-
Tabakmosaikvirus	42,84	Virus	❍N ❍+/- ❍+ ❍-
Fasciolopsis (Redien)	43,02	Parasit	❍N ❍+/- ❍+ ❍-
Fasciolopsis (Mirazidien)	43,13	Parasit	❍N ❍+/- ❍+ ❍-
Fasciolopsis buski	43,14	Parasit	❍N ❍+/- ❍+ ❍-
Fasciolopsis buski (Eier)	43,14	Parasit	❍N ❍+/- ❍+ ❍-
Endolimax nana	43,19	Parasit	❍N ❍+/- ❍+ ❍-
Mycobacterium tuberculosis	43,24	Bakterium	❍N ❍+/- ❍+ ❍-
Fasciolopsis (Zerkarien)	43,29	Parasit	❍N ❍+/- ❍+ ❍-
Warze, Dellwarze	43,61	Warze	❍N ❍+/- ❍+ ❍-
Entamoeba gingivalis	43,74	Parasit	❍N ❍+/- ❍+ ❍-
Warze, Pinselwarze	43,94	Warze	❍N ❍+/- ❍+ ❍-
Metagonimus Yokogawai	43,97	Parasit	❍N ❍+/- ❍+ ❍-
Macracanthorhynchus	44,08	Parasit	❍N ❍+/- ❍+ ❍-
Dipylidium caninum	44,19	Bandwurm	❍N ❍+/- ❍+ ❍-
Fischoedrius elongatus	44,25	Parasit	❍N ❍+/- ❍+ ❍-
Jodamoeba butschlii	44,32	Parasit	❍N ❍+/- ❍+ ❍-
Echinococcus granulosus 1.	44,38	Bandwurm	❍N ❍+/- ❍+ ❍-
Candida lusitaniae	44,41	Hefepilz	❍N ❍+/- ❍+ ❍-
Moniezia (Scolex)	44,78	Bandwurm	❍N ❍+/- ❍+ ❍-
Moniezia expansa (Glied)	44,78	Bandwurm	❍N ❍+/- ❍+ ❍-
Hasstile sig. tricolor (adult)	45,16	Parasit	❍N ❍+/- ❍+ ❍-
Trichophyton mentagro	45,26	Pilz	❍N ❍+/- ❍+ ❍-
Sarcocystis	45,28	Parasit	❍N ❍+/- ❍+ ❍-
Gastrothylax elongatus	45,45	Parasit	❍N ❍+/- ❍+ ❍-
Multiceps serialis	45,57	Bandwurm	❍N ❍+/- ❍+ ❍-
Echinococcus granulosus 2.	45,66	Bandwurm	❍N ❍+/- ❍+ ❍-
Echinococcus multilocularis	45,71	Bandwurm	❍N ❍+/- ❍+ ❍-
Warze, Feigwarze	45,97	Warze	❍N ❍+/- ❍+ ❍-
Stephanurus dentalus (Eier)	46,02	Parasit	❍N ❍+/- ❍+ ❍-
Balantidium coli (Zysten)	46,09	Parasit	❍N ❍+/- ❍+ ❍-
Dipylidium caninum (Scolex)	46,21	Bandwurm	❍N ❍+/- ❍+ ❍-
Hymenolepis diminuta	46,31	Bandwurm	❍N ❍+/- ❍+ ❍-

Name des Erregers	Optimaler Frequenz-grundwert	Erregertyp	Resonanzart
Schistosoma haematica	47,30	Parasit	❍N ❍+/- ❍+ ❍-
Taenia pisiformis (Cysticercus)	47,87	Bandwurm	❍N ❍+/- ❍+ ❍-
Hymenolepis cysticerc.	47,99	Bandwurm	❍N ❍+/- ❍+ ❍-
Candida stellatoidea	50,61	Hefepilz	❍N ❍+/- ❍+ ❍-
Trichosporon cutaneum	51,45	Hefepilz	❍N ❍+/- ❍+ ❍-
Mucor mucedo	52,41	Schimmelpilz	❍N ❍+/- ❍+ ❍-
Saccaromyces cerevisiae	53,33	Hefepilz	❍N ❍+/- ❍+ ❍-
Tryptophanum	53,42	Pilz	❍N ❍+/- ❍+ ❍-
Cladosporium herbarum	53,45	Schimmelpilz	❍N ❍+/- ❍+ ❍-
Trichophyton cutaneum	54,25	Pilz	❍N ❍+/- ❍+ ❍-
Candida viswanthii	54,44	Hefepilz	❍N ❍+/- ❍+ ❍-
Monilia albicans	54,64	Pilz	❍N ❍+/- ❍+ ❍-
Microsporum gypseum	55,32	Pilz	❍N ❍+/- ❍+ ❍-
Candida tropicalis	55,43	Hefepilz	❍N ❍+/- ❍+ ❍-
Actinomyces israelii	55,44	Bakterium	❍N ❍+/- ❍+ ❍-
Candida parapsilosis	55,53	Hefepilz	❍N ❍+/- ❍+ ❍-
Candida kefyr	55,96	Hefepilz	❍N ❍+/- ❍+ ❍-
Trichophyton terrestre	56,40	Pilz	❍N ❍+/- ❍+ ❍-
Aspergillus niger	56,94	Schimmelpilz	❍N ❍+/- ❍+ ❍-
Trichophyton rubrum	65,31	Pilz	❍N ❍+/- ❍+ ❍-
Geotrichum candidum	65,35	Schimmelpilz	❍N ❍+/- ❍+ ❍-
Candida crusei	65,46	Hefepilz	❍N ❍+/- ❍+ ❍-
Candida dattila	69,45	Hefepilz	❍N ❍+/- ❍+ ❍-
Aspergillus fumigatus	69,52	Schimmelpilz	❍N ❍+/- ❍+ ❍-
Acarus siro (Mehlmilbe)	71,80	Milbe	❍N ❍+/- ❍+ ❍-
Sporothrix schenkii	72,46	Pilz	❍N ❍+/- ❍+ ❍-
Sarcoptes scabei (Krätze)	73,50	Milbe	❍N ❍+/- ❍+ ❍-
Microsporum canis	75,16	Pilz	❍N ❍+/- ❍+ ❍-
Candida guilliermondii	75,44	Hefepilz	❍N ❍+/- ❍+ ❍-
Mucor racemosus	75,45	Schimmelpilz	❍N ❍+/- ❍+ ❍-
Scopulariopsis brevic.	76,22	Schimmelpilz	❍N ❍+/- ❍+ ❍-
Trichosporon capitatum	76,32	Hefepilz	❍N ❍+/- ❍+ ❍-
Torulopsis glabratis	76,35	Schimmelpilz	❍N ❍+/- ❍+ ❍-
Malassezia furfur	76,60	Hefepilz	❍N ❍+/- ❍+ ❍-
Arcyria	81,00	Schleimpilz	❍N ❍+/- ❍+ ❍-
Candida glabrata	84,32	Hefepilz	❍N ❍+/- ❍+ ❍-
Candida famata	85,66	Hefepilz	❍N ❍+/- ❍+ ❍-
Sterigmatocystin 1.	88,00	Schimmelpilz	❍N ❍+/- ❍+ ❍-
Sterigmatocystin 2.	96,00	Schimmelpilz	❍N ❍+/- ❍+ ❍-

25.7.3 Frequenzgrundwerte von Erregern sortiert nach Erregertyp

Name des Erregers	Optimaler Frequenz-grundwert	Erregertyp	Resonanzart
Actinomyces israelii	55,44	Bakterium	❍N ❍+/- ❍+ ❍-
Alpha streptococcus	37,76	Bakterium	❍N ❍+/- ❍+ ❍-
Anaplasma marginale 1.	38,72	Bakterium	❍N ❍+/- ❍+ ❍-
Anaplasma marginale 2.	41,97	Bakterium	❍N ❍+/- ❍+ ❍-
Bacillus anthracis 1.	39,58	Bakterium	❍N ❍+/- ❍+ ❍-
Bacillus anthracis 2.	36,43	Bakterium	❍N ❍+/- ❍+ ❍-
Bacillus anthracis 3.	36,50	Bakterium	❍N ❍+/- ❍+ ❍-
Bacillus cereus	37,48	Bakterium	❍N ❍+/- ❍+ ❍-
Bacteroides fragilis 1.	32,47	Bakterium	❍N ❍+/- ❍+ ❍-
Bacteroides fragilis 2.	32,59	Bakterium	❍N ❍+/- ❍+ ❍-
Beta hämolysierende Streptokokken	38,40	Bakterium	❍N ❍+/- ❍+ ❍-
Bordetella pertussis	33,11	Bakterium	❍N ❍+/- ❍+ ❍-
Borrelia burgdorferi	38,05	Bakterium	❍N ❍+/- ❍+ ❍-
Branhamella (Neisseria)	39,58	Bakterium	❍N ❍+/- ❍+ ❍-
Campylobacter fetus	36,80	Bakterium	❍N ❍+/- ❍+ ❍-
Chlamydia trachomatis	38,18	Bakterium	❍N ❍+/- ❍+ ❍-
Clostridium acetobutylicum	38,70	Bakterium	❍N ❍+/- ❍+ ❍-
Clostridium botulinum	36,28	Bakterium	❍N ❍+/- ❍+ ❍-
Clostridium perfringens	39,62	Bakterium	❍N ❍+/- ❍+ ❍-
Clostridium septicum	36,38	Bakterium	❍N ❍+/- ❍+ ❍-
Corynebacterium diphteriae	34,20	Bakterium	❍N ❍+/- ❍+ ❍-
Corynebacterium xerosis	31,62	Bakterium	❍N ❍+/- ❍+ ❍-
Eikanella corrodens	38,19	Bakterium	❍N ❍+/- ❍+ ❍-
Enterobacter aerogenes	37,40	Bakterium	❍N ❍+/- ❍+ ❍-
Erwinia amylovora	34,97	Bakterium	❍N ❍+/- ❍+ ❍-
Erwinia carotovora	37,26	Bakterium	❍N ❍+/- ❍+ ❍-
Escherichia coli 1.	35,60	Bakterium	❍N ❍+/- ❍+ ❍-
Escherichia coli 2.	39,25	Bakterium	❍N ❍+/- ❍+ ❍-
Gardnerella vaginalis	34,03	Bakterium	❍N ❍+/- ❍+ ❍-
Haemophilus influenzae	33,64	Bakterium	❍N ❍+/- ❍+ ❍-
Helicobacter pylori	35,46	Bakterium	❍N ❍+/- ❍+ ❍-
Kariesbakterien 1.	37,15	Bakterium	❍N ❍+/- ❍+ ❍-
Kariesbakterien 2.	32,42	Bakterium	❍N ❍+/- ❍+ ❍-
Kariesbakterien 3.	29,53	Bakterium	❍N ❍+/- ❍+ ❍-
Kariesbakterien 4.	38,58	Bakterium	❍N ❍+/- ❍+ ❍-
Klebsiella pneumoniae 1.	40,16	Bakterium	❍N ❍+/- ❍+ ❍-
Klebsiella pneumoniae 2.	41,94	Bakterium	❍N ❍+/- ❍+ ❍-
Lactobacillus acidophilus	34,89	Bakterium	❍N ❍+/- ❍+ ❍-
Leptospira interrogans	39,91	Bakterium	❍N ❍+/- ❍+ ❍-
Mycobacterium phlei	41,02	Bakterium	❍N ❍+/- ❍+ ❍-
Mycobacterium tuberculosis	43,24	Bakterium	❍N ❍+/- ❍+ ❍-
Mycoplasma 1.	32,34	Bakterium	❍N ❍+/- ❍+ ❍-

Name des Erregers	Optimaler Frequenz-grundwert	Erregertyp	Resonanzart
Mycoplasma 2.	34,60	Bakterium	❍N ❍+/- ❍+ ❍-
Neisseria gonorrhoeae	33,52	Bakterium	❍N ❍+/- ❍+ ❍-
Nocardia asteroides 1.	35,52	Bakterium	❍N ❍+/- ❍+ ❍-
Nocardia asteroides 2.	36,69	Bakterium	❍N ❍+/- ❍+ ❍-
Proteus mirabilis 1.	32,33	Bakterium	❍N ❍+/- ❍+ ❍-
Proteus mirabilis 2.	34,90	Bakterium	❍N ❍+/- ❍+ ❍-
Proteus vulgaris 1.	41,26	Bakterium	❍N ❍+/- ❍+ ❍-
Proteus vulgaris 2.	33,65	Bakterium	❍N ❍+/- ❍+ ❍-
Proteus vulgaris 3.	32,84	Bakterium	❍N ❍+/- ❍+ ❍-
Pseudomonas aeruginosa	33,29	Bakterium	❍N ❍+/- ❍+ ❍-
Rickettsien	36,08	Bakterium	❍N ❍+/- ❍+ ❍-
Salmonella enteritidis	32,90	Bakterium	❍N ❍+/- ❍+ ❍-
Salmonella paratyphi	36,76	Bakterium	❍N ❍+/- ❍+ ❍-
Salmonella typhi	38,44	Bakterium	❍N ❍+/- ❍+ ❍-
Schmerzbakterien	10,78	Bakterium	❍N ❍+/- ❍+ ❍-
Serratia marcescens	35,08	Bakterium	❍N ❍+/- ❍+ ❍-
Shigella dysenteriae	39,01	Bakterium	❍N ❍+/- ❍+ ❍-
Shigella flexneri	39,40	Bakterium	❍N ❍+/- ❍+ ❍-
Shigella sonnei	31,80	Bakterium	❍N ❍+/- ❍+ ❍-
Sphaerotilus natans	39,09	Bakterium	❍N ❍+/- ❍+ ❍-
Spirillum serpens	38,06	Bakterium	❍N ❍+/- ❍+ ❍-
Staphylococcus aureus/c	37,86	Bakterium	❍N ❍+/- ❍+ ❍-
Staphylococcus aureus/s	38,10	Bakterium	❍N ❍+/- ❍+ ❍-
Streptococcus lactis	38,45	Bakterium	❍N ❍+/- ❍+ ❍-
Streptococcus mitis	31,75	Bakterium	❍N ❍+/- ❍+ ❍-
Streptococcus pneumoniae	36,85	Bakterium	❍N ❍+/- ❍+ ❍-
Streptococcus pyogenes	36,79	Bakterium	❍N ❍+/- ❍+ ❍-
Streptococcus sp.	36,85	Bakterium	❍N ❍+/- ❍+ ❍-
Yersinia enterocolitica	27,35	Bakterium	❍N ❍+/- ❍+ ❍-
Adenovirus 1.	39,30	Virus	❍N ❍+/- ❍+ ❍-
Adenovirus 2.	37,92	Virus	❍N ❍+/- ❍+ ❍-
Borna-Virus	40,53	Virus	❍N ❍+/- ❍+ ❍-
Chikungunya	28,03	Virus	❍N ❍+/- ❍+ ❍-
Coxsackie-Virus B-1	36,33	Virus	❍N ❍+/- ❍+ ❍-
Epstein-Barr-Virus (EBV)	37,77	Virus	❍N ❍+/- ❍+ ❍-
H1N1	11,55	Virus	❍N ❍+/- ❍+ ❍-
Hepatitis A-Virus	32,19	Virus	❍N ❍+/- ❍+ ❍-
Hepatitis B-Virus	41,77	Virus	❍N ❍+/- ❍+ ❍-
Herpes simplex 1.	29,22	Virus	❍N ❍+/- ❍+ ❍-
Herpes simplex 2.	34,56	Virus	❍N ❍+/- ❍+ ❍-
Herpes zoster	41,84	Virus	❍N ❍+/- ❍+ ❍-
Humanes Papilloma Virus (HPV)	40,68	Virus	❍N ❍+/- ❍+ ❍-
Influenza A und B Virus	31,86	Virus	❍N ❍+/- ❍+ ❍-
Masern Virus	37,13	Virus	❍N ❍+/- ❍+ ❍-
Mumps-Virus	38,11	Virus	❍N ❍+/- ❍+ ❍-
Noro-Virus	20,58	Virus	❍N ❍+/- ❍+ ❍-

Name des Erregers	Optimaler Frequenz-grundwert	Erregertyp	Resonanzart
Rhino Virus	25,64	Virus	❍N ❍+/- ❍+ ❍-
Rota Viren	36,07	Virus	❍N ❍+/- ❍+ ❍-
Tabakmosaikvirus	42,84	Virus	❍N ❍+/- ❍+ ❍-
Warze, Alterswarze	42,07	Warze	❍N ❍+/- ❍+ ❍-
Warze, Dellwarze	43,61	Warze	❍N ❍+/- ❍+ ❍-
Warze, Feigwarze	45,97	Warze	❍N ❍+/- ❍+ ❍-
Warze, Flachwarze	40,34	Warze	❍N ❍+/- ❍+ ❍-
Warze, Fußsohlenwarze	42,65	Warze	❍N ❍+/- ❍+ ❍-
Warze, juvenile	40,40	Warze	❍N ❍+/- ❍+ ❍-
Warze, Pinselwarze	43,94	Warze	❍N ❍+/- ❍+ ❍-
Warze, rezidivierend	40,42	Warze	❍N ❍+/- ❍+ ❍-
Warze, vulgäre	40,59	Warze	❍N ❍+/- ❍+ ❍-
Acarus siro (Mehlmilbe)	71,80	Milbe	❍N ❍+/- ❍+ ❍-
Sarcoptes scabei (Krätze)	73,50	Milbe	❍N ❍+/- ❍+ ❍-
Ancylostoma brasiliense	40,04	Parasit	❍N ❍+/- ❍+ ❍-
Ancylostoma caninum	39,30	Parasit	❍N ❍+/- ❍+ ❍-
Ascaris megalocephala	40,68	Parasit	❍N ❍+/- ❍+ ❍-
Ascarislarven	40,70	Parasit	❍N ❍+/- ❍+ ❍-
Balantidium coli (Zysten)	46,09	Parasit	❍N ❍+/- ❍+ ❍-
Besnoitia (Lunge)	35,71	Parasit	❍N ❍+/- ❍+ ❍-
Blepharisma	40,66	Parasit	❍N ❍+/- ❍+ ❍-
Capillaria hepatica (Leber)	42,75	Parasit	❍N ❍+/- ❍+ ❍-
Chilomastix-Zysten (Ratte, 1.)	38,98	Parasit	❍N ❍+/- ❍+ ❍-
Chilomastix-Zysten (Ratte, 2.)	42,63	Parasit	❍N ❍+/- ❍+ ❍-
Chilomonas (ganze Fixierung)	39,69	Parasit	❍N ❍+/- ❍+ ❍-
Clonorchis sinensis	42,72	Parasit	❍N ❍+/- ❍+ ❍-
Dirofilaria immitis (Herzwurm)	40,97	Parasit	❍N ❍+/- ❍+ ❍-
Echinoporyphium recurvatum	42,12	Parasit	❍N ❍+/- ❍+ ❍-
Echinostoma revolutum	42,76	Parasit	❍N ❍+/- ❍+ ❍-
Endolimax nana	43,19	Parasit	❍N ❍+/- ❍+ ❍-
Endolimax tropica	39,57	Parasit	❍N ❍+/- ❍+ ❍-
Entamoeba coli trophozoi	39,87	Parasit	❍N ❍+/- ❍+ ❍-
Entamoeba gingivalis	43,74	Parasit	❍N ❍+/- ❍+ ❍-
Entamoeba histolytica tro.	38,45	Parasit	❍N ❍+/- ❍+ ❍-
Enterobius vermicularis	42,36	Parasit	❍N ❍+/- ❍+ ❍-
Eurytrema pancreaticum	42,13	Parasit	❍N ❍+/- ❍+ ❍-
Fasciola hepatica	42,43	Parasit	❍N ❍+/- ❍+ ❍-
Fasciola hepatica (Eier)	42,48	Parasit	❍N ❍+/- ❍+ ❍-
Fasciola hepatica (Redien)	42,41	Parasit	❍N ❍+/- ❍+ ❍-
Fasciola hepatica (Zerkarie)	42,72	Parasit	❍N ❍+/- ❍+ ❍-
Fasciola hepatica mir.	42,32	Parasit	❍N ❍+/- ❍+ ❍-
Fasciolopsis (Mirazidien)	43,13	Parasit	❍N ❍+/- ❍+ ❍-
Fasciolopsis (Redien)	43,02	Parasit	❍N ❍+/- ❍+ ❍-
Fasciolopsis (Zerkarien)	43,29	Parasit	❍N ❍+/- ❍+ ❍-
Fasciolopsis buski	43,14	Parasit	❍N ❍+/- ❍+ ❍-
Fasciolopsis buski (Eier)	43,14	Parasit	❍N ❍+/- ❍+ ❍-

Name des Erregers	Optimaler Frequenz-grundwert	Erregertyp	Resonanzart
Fischoedrius elongatus	44,25	Parasit	❍N ❍+/- ❍+ ❍-
Gastrothylax elongatus	45,45	Parasit	❍N ❍+/- ❍+ ❍-
Giardia lamblia (troph.)	42,39	Parasit	❍N ❍+/- ❍+ ❍-
Gyrodactylus	38,03	Parasit	❍N ❍+/- ❍+ ❍-
Haemonchus contortus	39,12	Parasit	❍N ❍+/- ❍+ ❍-
Hasstile sig. tricolor (adult)	45,16	Parasit	❍N ❍+/- ❍+ ❍-
Histomonas meleagridis	37,76	Parasit	❍N ❍+/- ❍+ ❍-
Hypodereum conoideum	42,70	Parasit	❍N ❍+/- ❍+ ❍-
Jodamoeba butschlii	44,32	Parasit	❍N ❍+/- ❍+ ❍-
Jodamoeba butschlii	40,15	Parasit	❍N ❍+/- ❍+ ❍-
Leishmania brasiliensis	40,26	Parasit	❍N ❍+/- ❍+ ❍-
Leishmania donovani	40,03	Parasit	❍N ❍+/- ❍+ ❍-
Leishmania mexicana	40,20	Parasit	❍N ❍+/- ❍+ ❍-
Leishmania tropica	40,48	Parasit	❍N ❍+/- ❍+ ❍-
Leucocytozoon	40,00	Parasit	❍N ❍+/- ❍+ ❍-
Loa loa	36,06	Parasit	❍N ❍+/- ❍+ ❍-
Macracanthorhynchus	44,08	Parasit	❍N ❍+/- ❍+ ❍-
Metagonimus Yokogawai	43,97	Parasit	❍N ❍+/- ❍+ ❍-
Myxosoma	41,33	Parasit	❍N ❍+/- ❍+ ❍-
Naegleria fowleri	36,06	Parasit	❍N ❍+/- ❍+ ❍-
Sarcocystis	45,28	Parasit	❍N ❍+/- ❍+ ❍-
Schistosoma haematica	47,30	Parasit	❍N ❍+/- ❍+ ❍-
Schistosoma mansoni	35,30	Parasit	❍N ❍+/- ❍+ ❍-
Stephanurus dentalus (Eier)	46,02	Parasit	❍N ❍+/- ❍+ ❍-
Stigeoclonium	40,98	Parasit	❍N ❍+/- ❍+ ❍-
Strongyloides (filariform)	40,02	Parasit	❍N ❍+/- ❍+ ❍-
Dipylidium caninum	44,19	Bandwurm	❍N ❍+/- ❍+ ❍-
Dipylidium caninum (Scolex)	46,21	Bandwurm	❍N ❍+/- ❍+ ❍-
Echinococcus granulosus 1.	44,38	Bandwurm	❍N ❍+/- ❍+ ❍-
Echinococcus granulosus 2.	45,66	Bandwurm	❍N ❍+/- ❍+ ❍-
Echinococcus multilocularis	45,71	Bandwurm	❍N ❍+/- ❍+ ❍-
Hymenolepis cysticerc.	47,99	Bandwurm	❍N ❍+/- ❍+ ❍-
Hymenolepis diminuta	46,31	Bandwurm	❍N ❍+/- ❍+ ❍-
Moniezia (Scolex)	44,78	Bandwurm	❍N ❍+/- ❍+ ❍-
Moniezia expansa (Glied)	44,78	Bandwurm	❍N ❍+/- ❍+ ❍-
Multiceps serialis	45,57	Bandwurm	❍N ❍+/- ❍+ ❍-
Taenia pisiformis (Cysticercus)	47,87	Bandwurm	❍N ❍+/- ❍+ ❍-
Candida albicans	38,63	Hefepilz	❍N ❍+/- ❍+ ❍-
Candida crusei	65,46	Hefepilz	❍N ❍+/- ❍+ ❍-
Candida dattila	69,45	Hefepilz	❍N ❍+/- ❍+ ❍-
Candida famata	85,66	Hefepilz	❍N ❍+/- ❍+ ❍-
Candida glabrata	84,32	Hefepilz	❍N ❍+/- ❍+ ❍-
Candida guilliermondii	75,44	Hefepilz	❍N ❍+/- ❍+ ❍-
Candida kefyr	55,96	Hefepilz	❍N ❍+/- ❍+ ❍-
Candida lusitaniae	44,41	Hefepilz	❍N ❍+/- ❍+ ❍-
Candida parapsilosis	55,53	Hefepilz	❍N ❍+/- ❍+ ❍-

Name des Erregers	Optimaler Frequenz-grundwert	Erregertyp	Resonanzart
Candida stellatoidea	50,61	Hefepilz	❍N ❍+/- ❍+ ❍-
Candida tropicalis	55,43	Hefepilz	❍N ❍+/- ❍+ ❍-
Candida viswanthii	54,44	Hefepilz	❍N ❍+/- ❍+ ❍-
Malassezia furfur	76,60	Hefepilz	❍N ❍+/- ❍+ ❍-
Saccaromyces cerevisiae	53,33	Hefepilz	❍N ❍+/- ❍+ ❍-
Trichosporon capitatum	76,32	Hefepilz	❍N ❍+/- ❍+ ❍-
Trichosporon cutaneum	51,45	Hefepilz	❍N ❍+/- ❍+ ❍-
Ergot	29,50	Pilz	❍N ❍+/- ❍+ ❍-
Hefepilze	11,43	Pilz	❍N ❍+/- ❍+ ❍-
Histoplasma capsulatum	30,16	Pilz	❍N ❍+/- ❍+ ❍-
Microsporum canis	75,16	Pilz	❍N ❍+/- ❍+ ❍-
Microsporum gypseum	55,32	Pilz	❍N ❍+/- ❍+ ❍-
Monilia albicans	54,64	Pilz	❍N ❍+/- ❍+ ❍-
Secale cornutum	29,50	Pilz	❍N ❍+/- ❍+ ❍-
Sporothrix schenkii	72,46	Pilz	❍N ❍+/- ❍+ ❍-
Trichophyton cutaneum	54,25	Pilz	❍N ❍+/- ❍+ ❍-
Trichophyton mentagro	45,26	Pilz	❍N ❍+/- ❍+ ❍-
Trichophyton rubrum	65,31	Pilz	❍N ❍+/- ❍+ ❍-
Trichophyton terrestre	56,40	Pilz	❍N ❍+/- ❍+ ❍-
Tryptophanum	53,42	Pilz	❍N ❍+/- ❍+ ❍-
Aflatoxin	17,72	Schimmelpilz	❍N ❍+/- ❍+ ❍-
Aspergillus fumigatus	69,52	Schimmelpilz	❍N ❍+/- ❍+ ❍-
Aspergillus niger	56,94	Schimmelpilz	❍N ❍+/- ❍+ ❍-
Cladosporium herbarum	53,45	Schimmelpilz	❍N ❍+/- ❍+ ❍-
Geotrichum candidum	65,35	Schimmelpilz	❍N ❍+/- ❍+ ❍-
Griseo fulvinum	28,80	Schimmelpilz	❍N ❍+/- ❍+ ❍-
Mucor mucedo	52,41	Schimmelpilz	❍N ❍+/- ❍+ ❍-
Mucor racemosus	75,45	Schimmelpilz	❍N ❍+/- ❍+ ❍-
Scopulariopsis brevic.	76,22	Schimmelpilz	❍N ❍+/- ❍+ ❍-
Sterigmatocystin 1.	88,00	Schimmelpilz	❍N ❍+/- ❍+ ❍-
Sterigmatocystin 2.	96,00	Schimmelpilz	❍N ❍+/- ❍+ ❍-
Sterigmatocystin 3.	13,30	Schimmelpilz	❍N ❍+/- ❍+ ❍-
Sterigmatocystin 4.	12,60	Schimmelpilz	❍N ❍+/- ❍+ ❍-
Torulopsis glabratis	76,35	Schimmelpilz	❍N ❍+/- ❍+ ❍-
Zearalenon	10,00	Schimmelpilz	❍N ❍+/- ❍+ ❍-
Arcyria	81,00	Schleimpilz	❍N ❍+/- ❍+ ❍-
Lycogala	12,60	Schleimpilz	❍N ❍+/- ❍+ ❍-
Stemonitis	21,10	Schleimpilz	❍N ❍+/- ❍+ ❍-

25.8 Steuerpläne des menschlichen Organismus

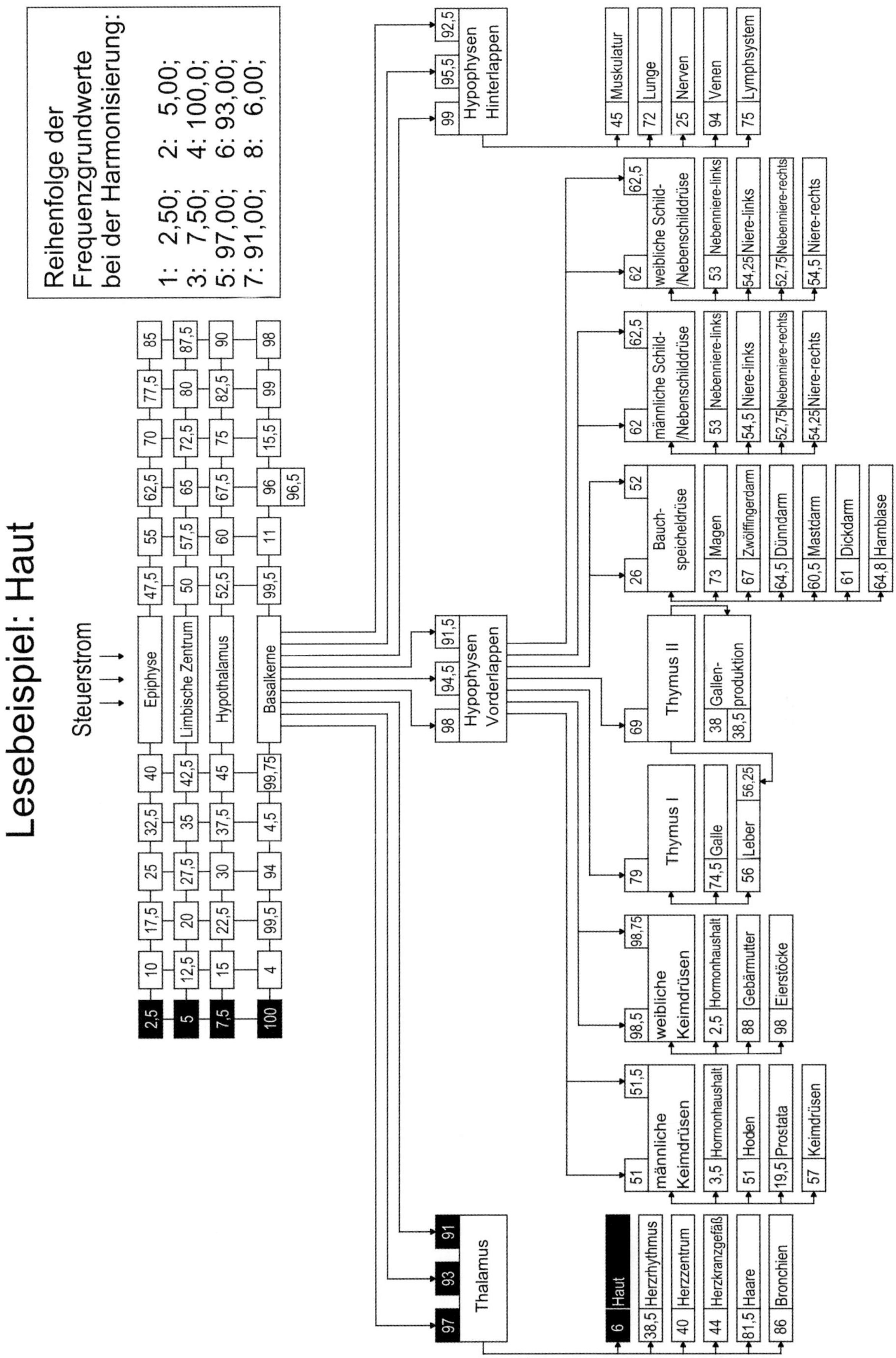

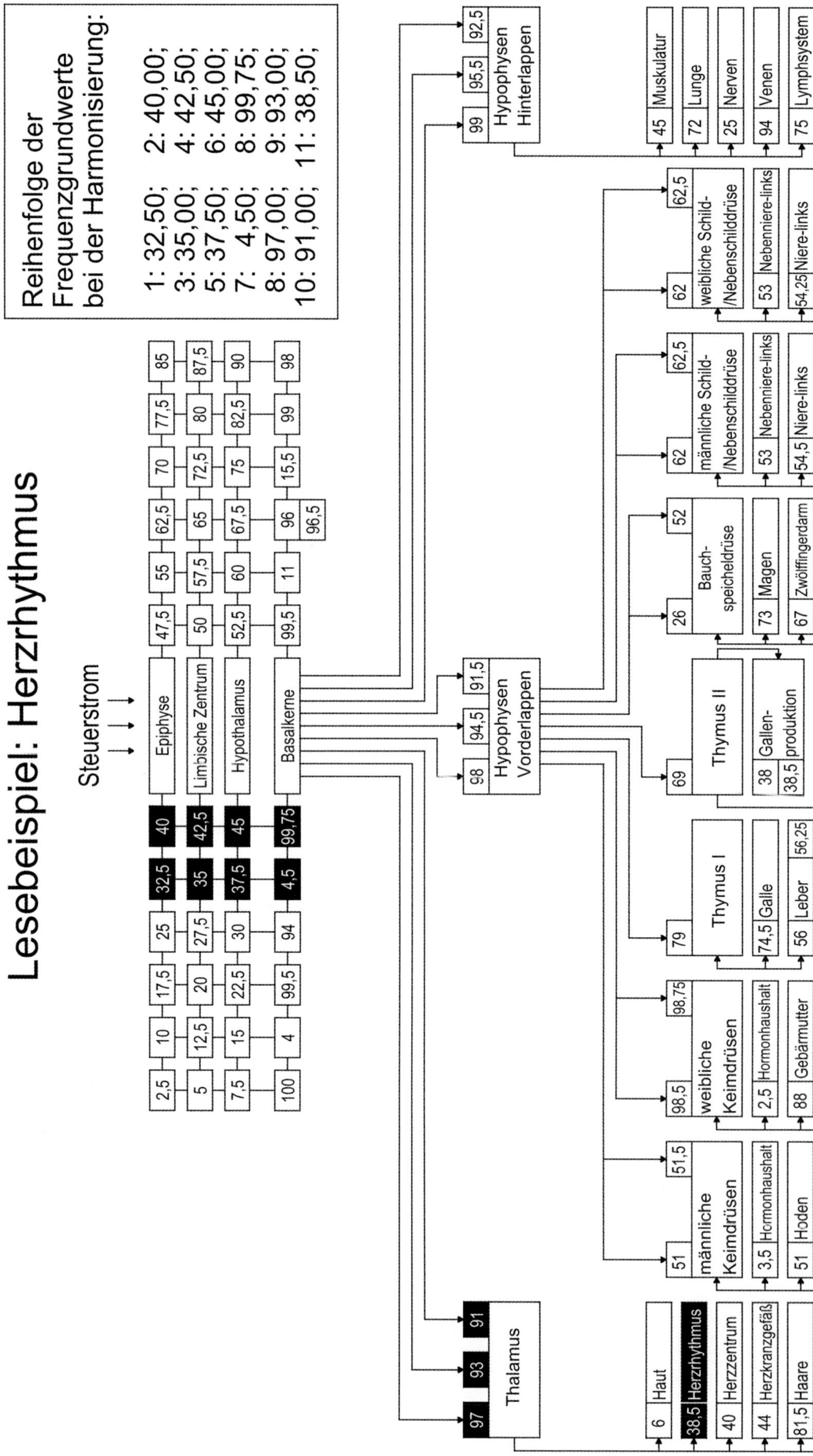
Lesebeispiel: Herzrhythmus
Steuerstrom
Reihenfolge der Frequenzgrundwerte bei der Harmonisierung:
1: 32,50; 2: 40,00;
3: 35,00; 4: 42,50;
5: 37,50; 6: 45,00;
7: 4,50; 8: 99,75;
8: 97,00; 9: 93,00;
10: 91,00; 11: 38,50;
Epiphyse
Limbische Zentrum
Hypothalamus
Basalkerne
2,5 10 17,5 25 32,5 40 47,5 55 62,5 70 77,5 85
5 12,5 20 27,5 35 42,5 50 57,5 65 72,5 80 87,5
7,5 15 22,5 30 37,5 45 52,5 60 67,5 75 82,5 90
100 4 99,5 94 4,5 99,75 99,5 11 96 96,5 15,5 99 98
Hypophysen Hinterlappen 99 95,5 92,5
45 Muskulatur
72 Lunge
25 Nerven
94 Venen
75 Lymphsystem
Hypophysen Vorderlappen 98 94,5 91,5
Thalamus 97 93 91
6 Haut
38,5 Herzrhythmus
40 Herzzentrum
44 Herzkranzgefäß
81,5 Haare
86 Bronchien
männliche Keimdrüsen 51 51,5
3,5 Hormonhaushalt
51 Hoden
19,5 Prostata
57 Keimdrüsen
weibliche Keimdrüsen 98,5 98,75
2,5 Hormonhaushalt
88 Gebärmutter
98 Eierstöcke
Thymus I 79
74,5 Galle
56 Leber 56,25
Thymus II 69
38 Gallen- 38,5 produktion
Bauch- speicheldrüse 26 52
73 Magen
67 Zwölffingerdarm
64,5 Dünndarm
60,5 Mastdarm
61 Dickdarm
64,8 Harnblase
männliche Schild- /Nebenschilddrüse 62 62,5
53 Nebenniere-links
54,5 Niere-links
52,75 Nebenniere-rechts
54,25 Niere-rechts
weibliche Schild- /Nebenschilddrüse 62 62,5
53 Nebenniere-links
54,25 Niere-links
52,75 Nebenniere-rechts
54,5 Niere-rechts

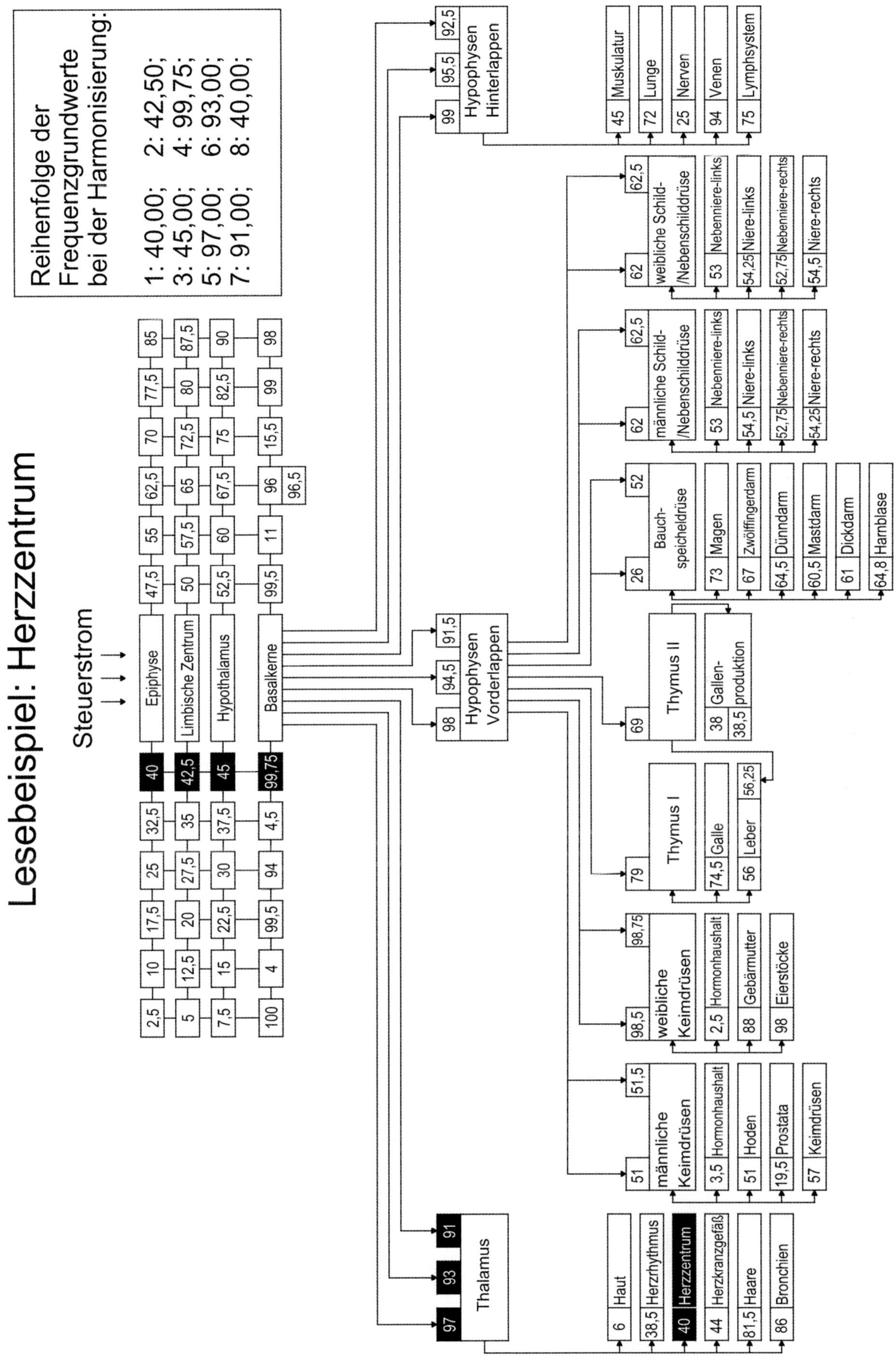
Lesebeispiel: Herzzentrum
Steuerstrom
Reihenfolge der Frequenzgrundwerte bei der Harmonisierung:
1: 40,00; 2: 42,50;
3: 45,00; 4: 99,75;
5: 97,00; 6: 93,00;
7: 91,00; 8: 40,00;
Epiphyse
2,5 10 17,5 25 32,5 40 47,5 55 62,5 70 77,5 85
Limbische Zentrum
5 12,5 20 27,5 35 42,5 50 57,5 65 72,5 80 87,5
Hypothalamus
7,5 15 22,5 30 37,5 45 52,5 60 67,5 75 82,5 90
Basalkerne
100 4 99,5 94 4,5 99,75 99,5 11 96 96,5 15,5 99 98
Hypophysen Hinterlappen 99 95,5 92,5
45 Muskulatur
72 Lunge
25 Nerven
94 Venen
75 Lymphsystem
Hypophysen Vorderlappen 98 94,5 91,5
62 weibliche Schild-/Nebenschilddrüse 62,5
53 Nebenniere-links
54,25 Niere-links
52,75 Nebenniere-rechts
54,5 Niere-rechts
62 männliche Schild-/Nebenschilddrüse 62,5
53 Nebenniere-links
54,5 Niere-links
52,75 Nebenniere-rechts
54,25 Niere-rechts
26 Bauch-speicheldrüse 52
73 Magen
67 Zwölffingerdarm
64,5 Dünndarm
60,5 Mastdarm
61 Dickdarm
64,8 Harnblase
69 Thymus II
38 38,5 Gallen-produktion
79 Thymus I
74,5 Galle
56 Leber 56,25
98,5 weibliche Keimdrüsen 98,75
2,5 Hormonhaushalt
88 Gebärmutter
98 Eierstöcke
51 männliche Keimdrüsen 51,5
3,5 Hormonhaushalt
51 Hoden
19,5 Prostata
57 Keimdrüsen
97 93 91 Thalamus
6 Haut
38,5 Herzrhythmus
40 Herzzentrum
44 Herzkranzgefäß
81,5 Haare
86 Bronchien

Lesebeispiel: Herzkranzgefäß

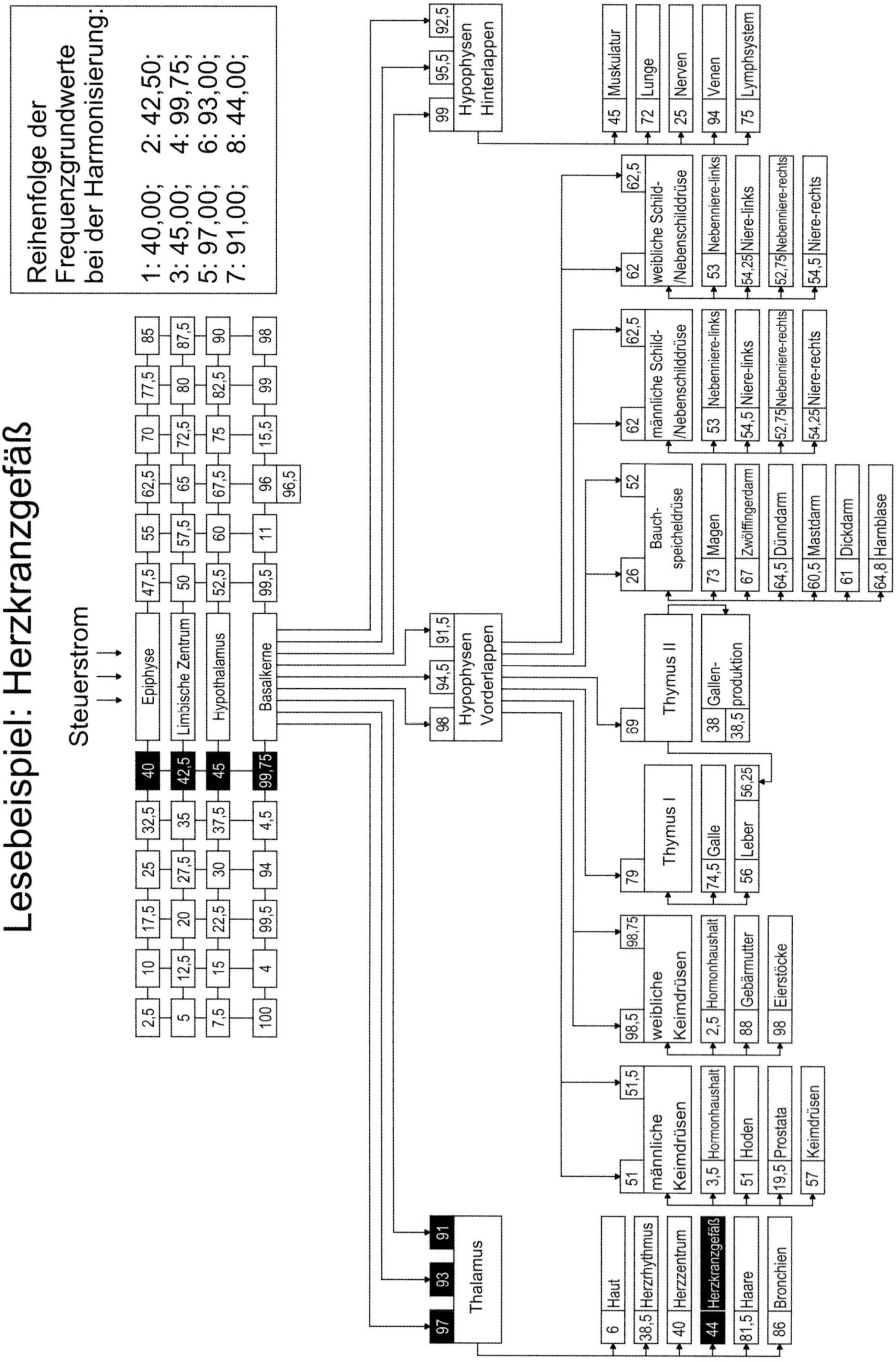

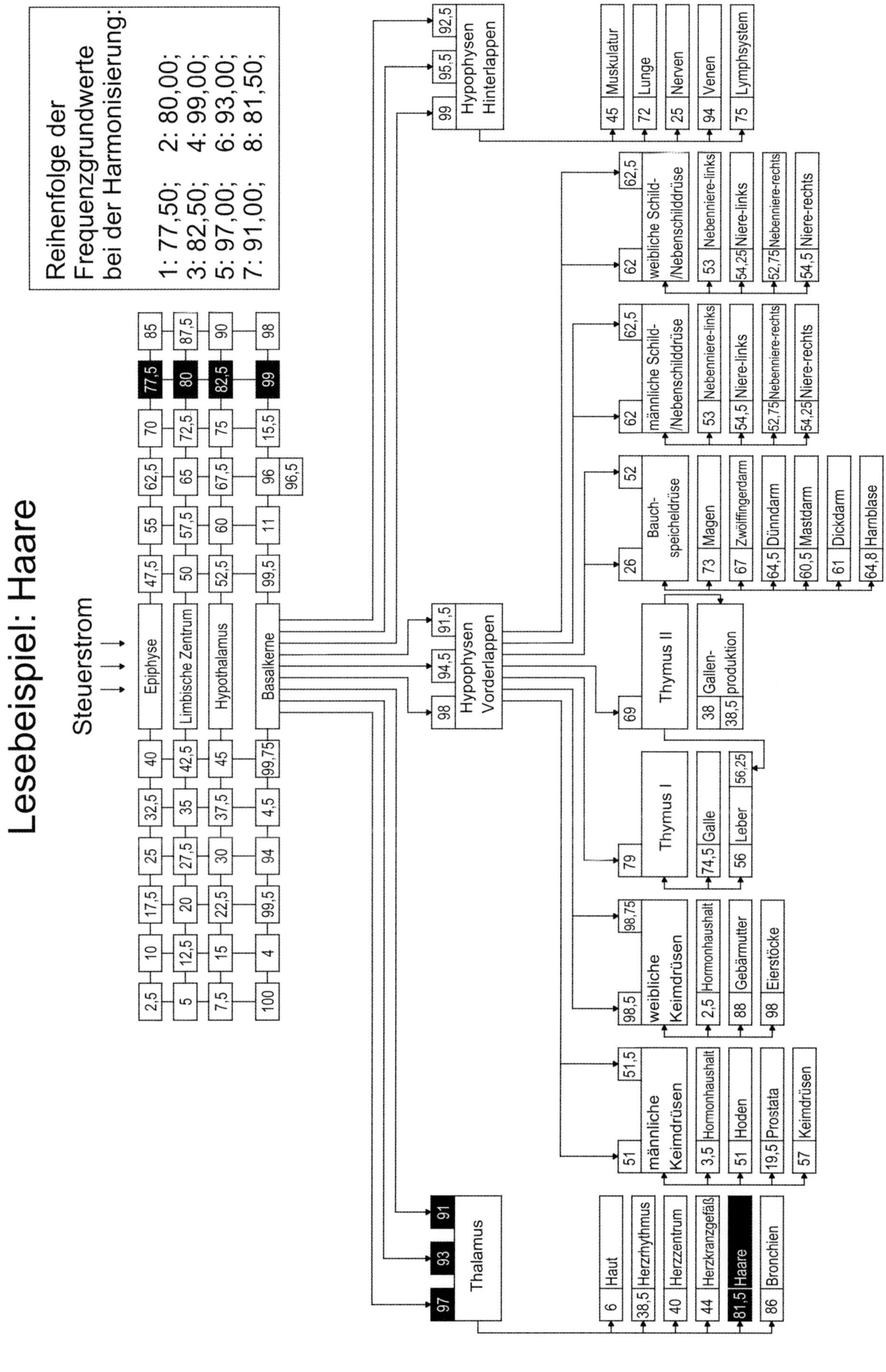
Lesebeispiel: Haare
Steuerstrom
Reihenfolge der Frequenzgrundwerte bei der Harmonisierung:
1: 77,50; 2: 80,00;
3: 82,50; 4: 99,00;
5: 97,00; 6: 93,00;
7: 91,00; 8: 81,50;
Epiphyse
Limbische Zentrum
Hypothalamus
Basalkerne
Hypophysen Vorderlappen
Hypophysen Hinterlappen
Thalamus
Muskulatur
Lunge
Nerven
Venen
Lymphsystem
weibliche Schild- /Nebenschilddrüse
männliche Schild- /Nebenschilddrüse
Nebenniere-links
Niere-links
Nebenniere-rechts
Niere-rechts
Bauch- speicheldrüse
Magen
Zwölffingerdarm
Dünndarm
Mastdarm
Dickdarm
Harnblase
Thymus II
Gallen- produktion
Thymus I
Galle
Leber
weibliche Keimdrüsen
Hormonhaushalt
Gebärmutter
Eierstöcke
männliche Keimdrüsen
Hoden
Prostata
Keimdrüsen
Haut
Herzrhythmus
Herzzentrum
Herzkranzgefäß
Haare
Bronchien

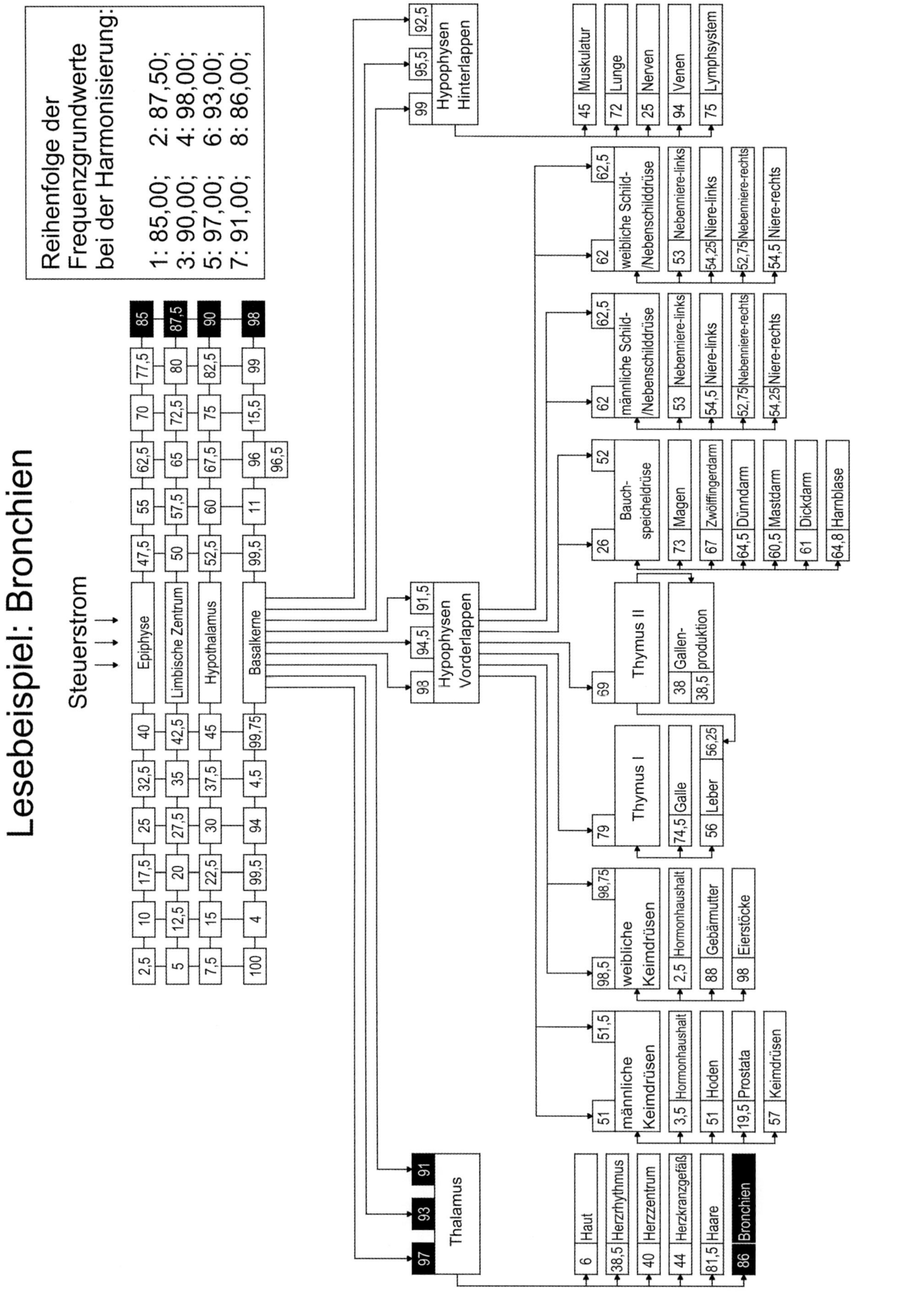
Lesebeispiel: Bronchien
Steuerstrom
Reihenfolge der Frequenzgrundwerte bei der Harmonisierung:
1: 85,00; 2: 87,50;
3: 90,00; 4: 98,00;
5: 97,00; 6: 93,00;
7: 91,00; 8: 86,00;
2,5 10 17,5 25 32,5 40 Epiphyse 47,5 55 62,5 70 77,5 85
5 12,5 20 27,5 35 42,5 Limbische Zentrum 50 57,5 65 72,5 80 87,5
7,5 15 22,5 30 37,5 45 Hypothalamus 52,5 60 67,5 75 82,5 90
100 4 99,5 94 4,5 99,75 Basalkerne 99,5 11 96 96,5 15,5 99 98
99 95,5 92,5 Hypophysen Hinterlappen
45 Muskulatur
72 Lunge
25 Nerven
94 Venen
75 Lymphsystem
93 94,5 91,5 Hypophysen Vorderlappen
97 93 91 Thalamus
6 Haut
38,5 Herzrhythmus
40 Herzzentrum
44 Herzkranzgefäß
81,5 Haare
86 Bronchien
51 51,5 männliche Keimdrüsen
3,5 Hormonhaushalt
51 Hoden
19,5 Prostata
57 Keimdrüsen
98,5 98,75 weibliche Keimdrüsen
2,5 Hormonhaushalt
88 Gebärmutter
98 Eierstöcke
79 Thymus I
74,5 Galle
56 Leber 56,25
69 Thymus II
38 38,5 Gallenproduktion
26 52 Bauchspeicheldrüse
73 Magen
67 Zwölffingerdarm
64,5 Dünndarm
60,5 Mastdarm
61 Dickdarm
64,8 Harnblase
62 62,5 männliche Schild-/Nebenschilddrüse
53 Nebenniere-links
54,5 Niere-links
52,75 Nebenniere-rechts
54,25 Niere-rechts
62 62,5 weibliche Schild-/Nebenschilddrüse
53 Nebenniere-links
54,25 Niere-links
52,75 Nebenniere-rechts
54,5 Niere-rechts

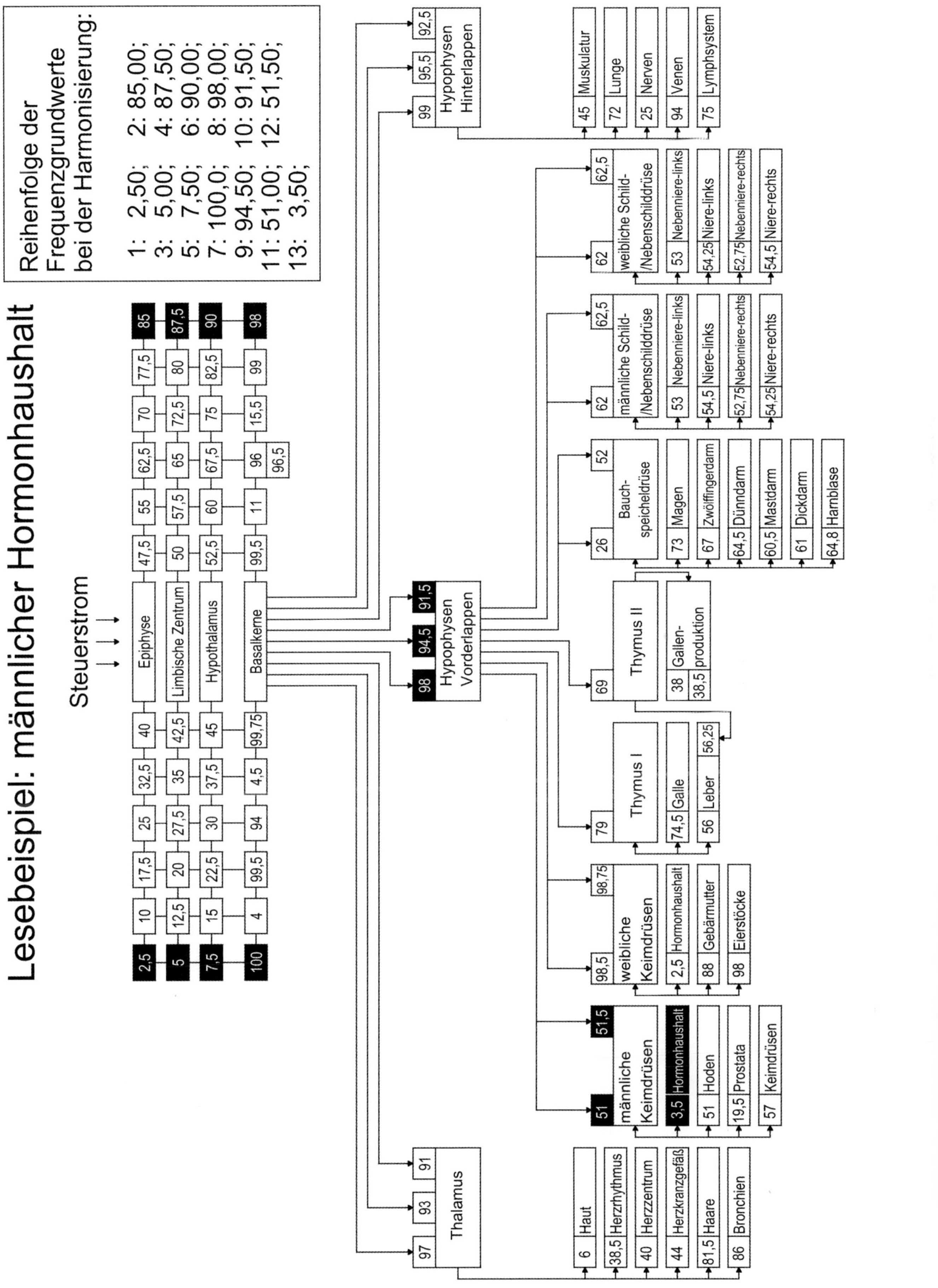
Lesebeispiel: männlicher Hormonhaushalt
Steuerstrom
Reihenfolge der Frequenzgrundwerte bei der Harmonisierung:
1: 2,50; 2: 85,00;
3: 5,00; 4: 87,50;
5: 7,50; 6: 90,00;
7: 100,0; 8: 98,00;
9: 94,50; 10: 91,50;
11: 51,00; 12: 51,50;
13: 3,50;
2,5 10 17,5 25 32,5 40 Epiphyse 47,5 55 62,5 70 77,5 85
5 12,5 20 27,5 35 42,5 Limbische Zentrum 50 57,5 65 72,5 80 87,5
7,5 15 22,5 30 37,5 45 Hypothalamus 52,5 60 67,5 75 82,5 90
100 4 99,5 94 4,5 99,75 Basalkerne 99,5 11 96 96,5 15,5 99 98
97 93 91 Thalamus
6 Haut
38,5 Herzrhythmus
40 Herzzentrum
44 Herzkranzgefäß
81,5 Haare
86 Bronchien
98 94,5 91,5 Hypophysen Vorderlappen
99 95,5 92,5 Hypophysen Hinterlappen
45 Muskulatur
72 Lunge
25 Nerven
94 Venen
75 Lymphsystem
51 51,5 männliche Keimdrüsen
3,5 Hormonhaushalt
51 Hoden
19,5 Prostata
57 Keimdrüsen
98,5 98,75 weibliche Keimdrüsen
2,5 Hormonhaushalt
88 Gebärmutter
98 Eierstöcke
79 Thymus I
74,5 Galle
56 Leber 56,25
69 Thymus II
38 38,5 Gallen-produktion
26 52 Bauch-speicheldrüse
73 Magen
67 Zwölffingerdarm
64,5 Dünndarm
60,5 Mastdarm
61 Dickdarm
64,8 Harnblase
62 62,5 männliche Schild-/Nebenschilddrüse
53 Nebenniere-links
54,5 Niere-links
52,75 Nebenniere-rechts
54,25 Niere-rechts
62 62,5 weibliche Schild-/Nebenschilddrüse
53 Nebenniere-links
54,25 Niere-links
52,75 Nebenniere-rechts
54,5 Niere-rechts

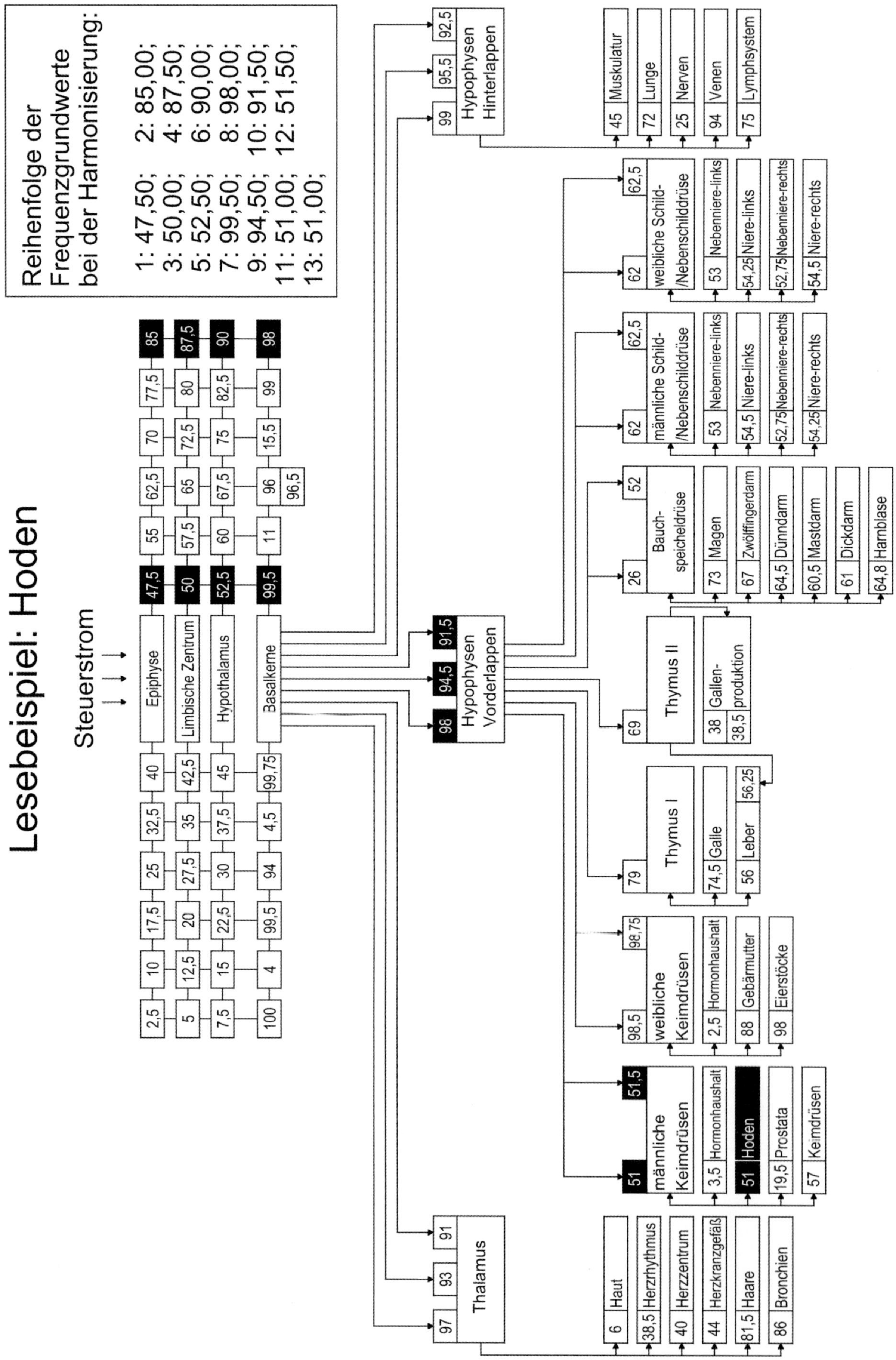

Lesebeispiel: Hoden
Steuerstrom
Reihenfolge der Frequenzgrundwerte bei der Harmonisierung:
1: 47,50; 2: 85,00;
3: 50,00; 4: 87,50;
5: 52,50; 6: 90,00;
7: 99,50; 8: 98,00;
9: 94,50; 10: 91,50;
11: 51,00; 12: 51,50;
13: 51,00;
Epiphyse
Limbische Zentrum
Hypothalamus
Basalkerne
Hypophysen Vorderlappen
Hypophysen Hinterlappen
Thalamus
männliche Keimdrüsen
weibliche Keimdrüsen
Thymus I
Thymus II
Gallen-produktion
Bauch-speicheldrüse
männliche Schild-/Nebenschilddrüse
weibliche Schild-/Nebenschilddrüse
Hormonhaushalt
Hoden
Prostata
Keimdrüsen
Gebärmutter
Eierstöcke
Galle
Leber
Magen
Zwölffingerdarm
Dünndarm
Mastdarm
Dickdarm
Harnblase
Nebenniere-links
Niere-links
Nebenniere-rechts
Niere-rechts
Muskulatur
Lunge
Nerven
Venen
Lymphsystem
Haut
Herzrhythmus
Herzzentrum
Herzkranzgefäß
Haare
Bronchien

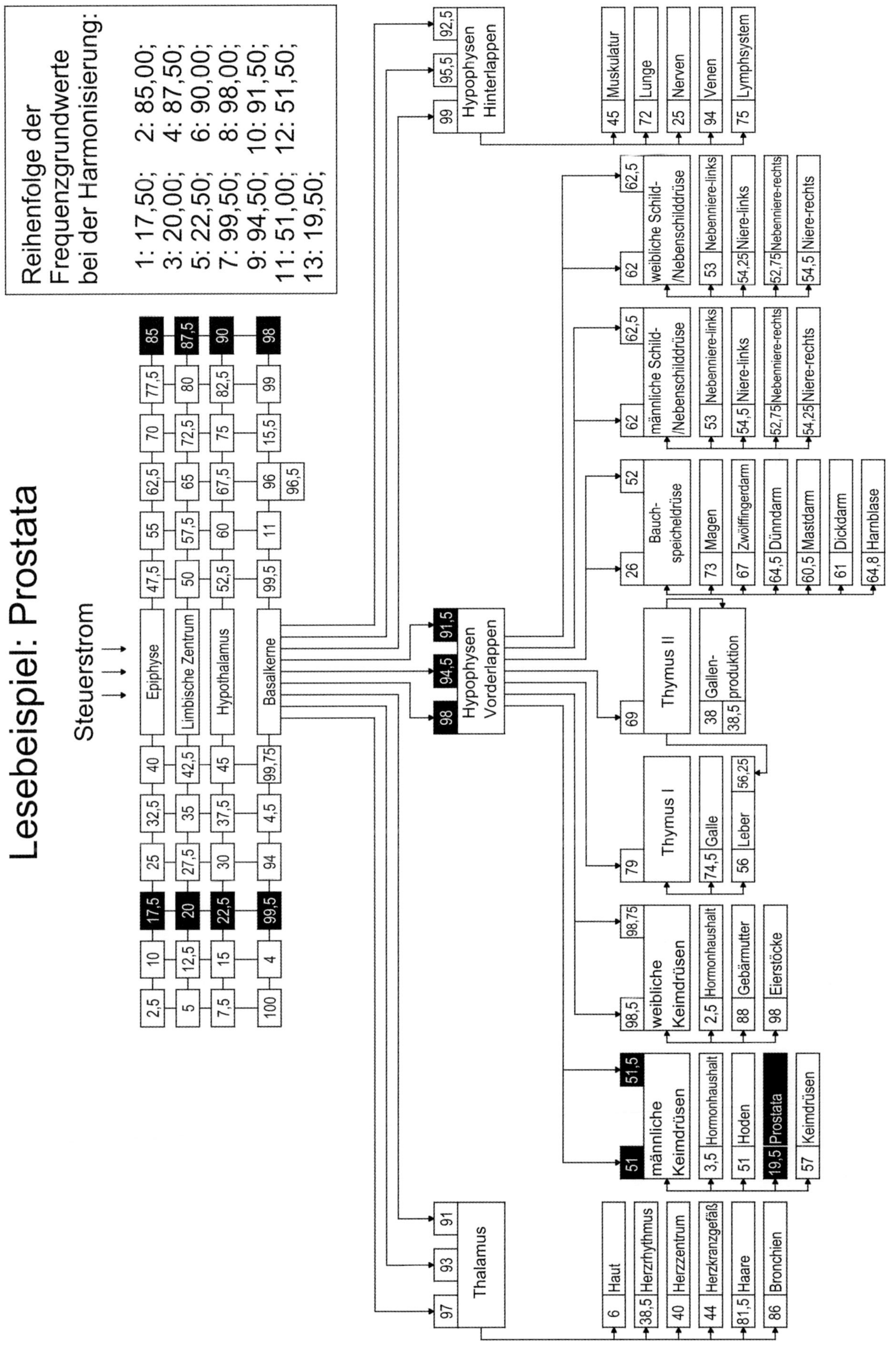
Lesebeispiel: Prostata
Steuerstrom
Reihenfolge der Frequenzgrundwerte bei der Harmonisierung:
1: 17,50; 2: 85,00;
3: 20,00; 4: 87,50;
5: 22,50; 6: 90,00;
7: 99,50; 8: 98,00;
9: 94,50; 10: 91,50;
11: 51,00; 12: 51,50;
13: 19,50;
Epiphyse
Limbische Zentrum
Hypothalamus
Basalkerne
Hypophysen Vorderlappen
Hypophysen Hinterlappen
Thalamus
männliche Keimdrüsen
weibliche Keimdrüsen
Thymus I
Thymus II
Bauch- speicheldrüse
männliche Schild- /Nebenschilddrüse
weibliche Schild- /Nebenschilddrüse
Haut
Herzrhythmus
Herzzentrum
Herzkranzgefäß
Haare
Bronchien
Hormonhaushalt
Hoden
Prostata
Keimdrüsen
Gebärmutter
Eierstöcke
Galle
Leber
Gallen- produktion
Magen
Zwölffingerdarm
Dünndarm
Mastdarm
Dickdarm
Harnblase
Nebenniere-links
Niere-links
Nebenniere-rechts
Niere-rechts
Muskulatur
Lunge
Nerven
Venen
Lymphsystem

Lesebeispiel: weiblicher Hormonhaushalt

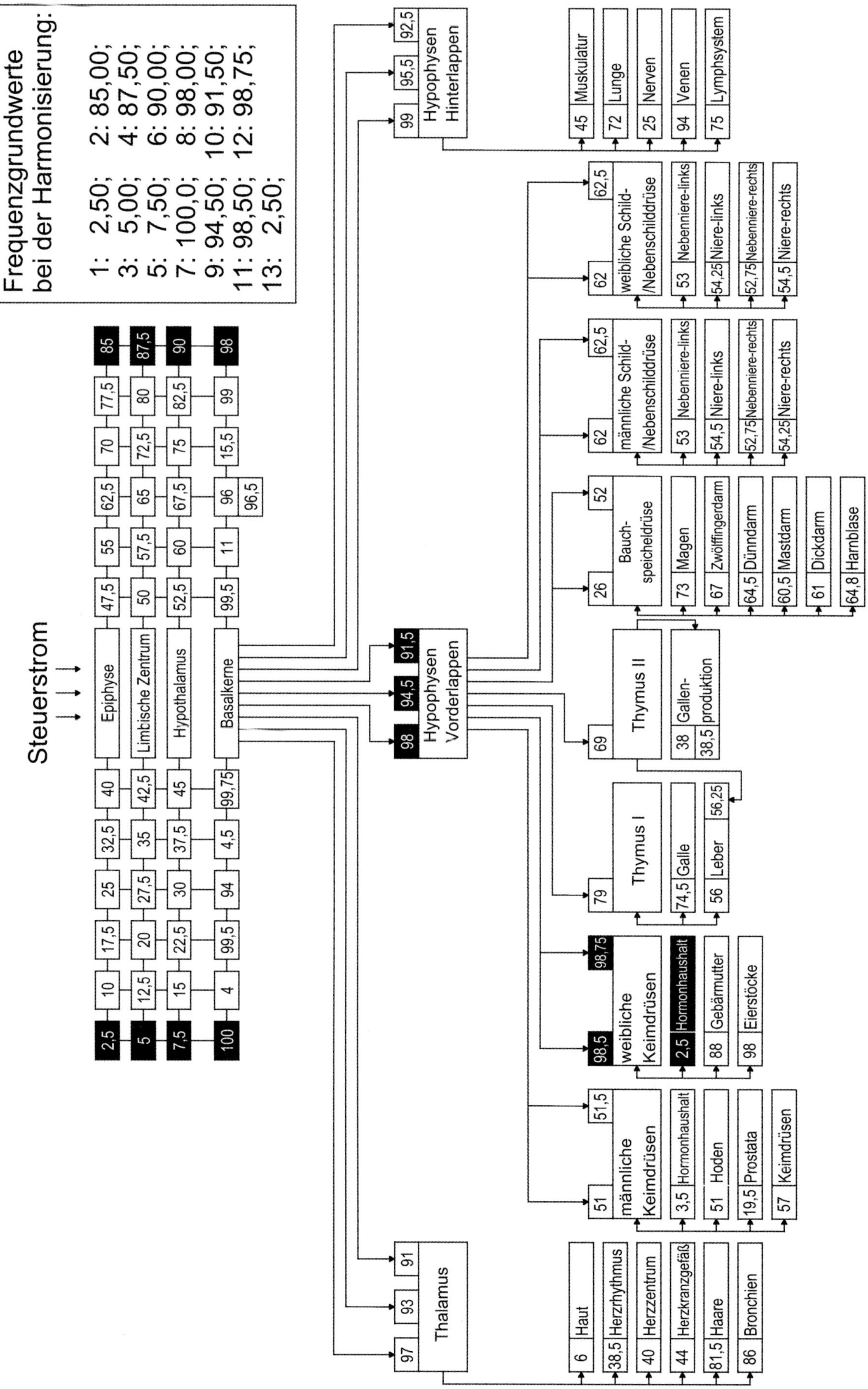

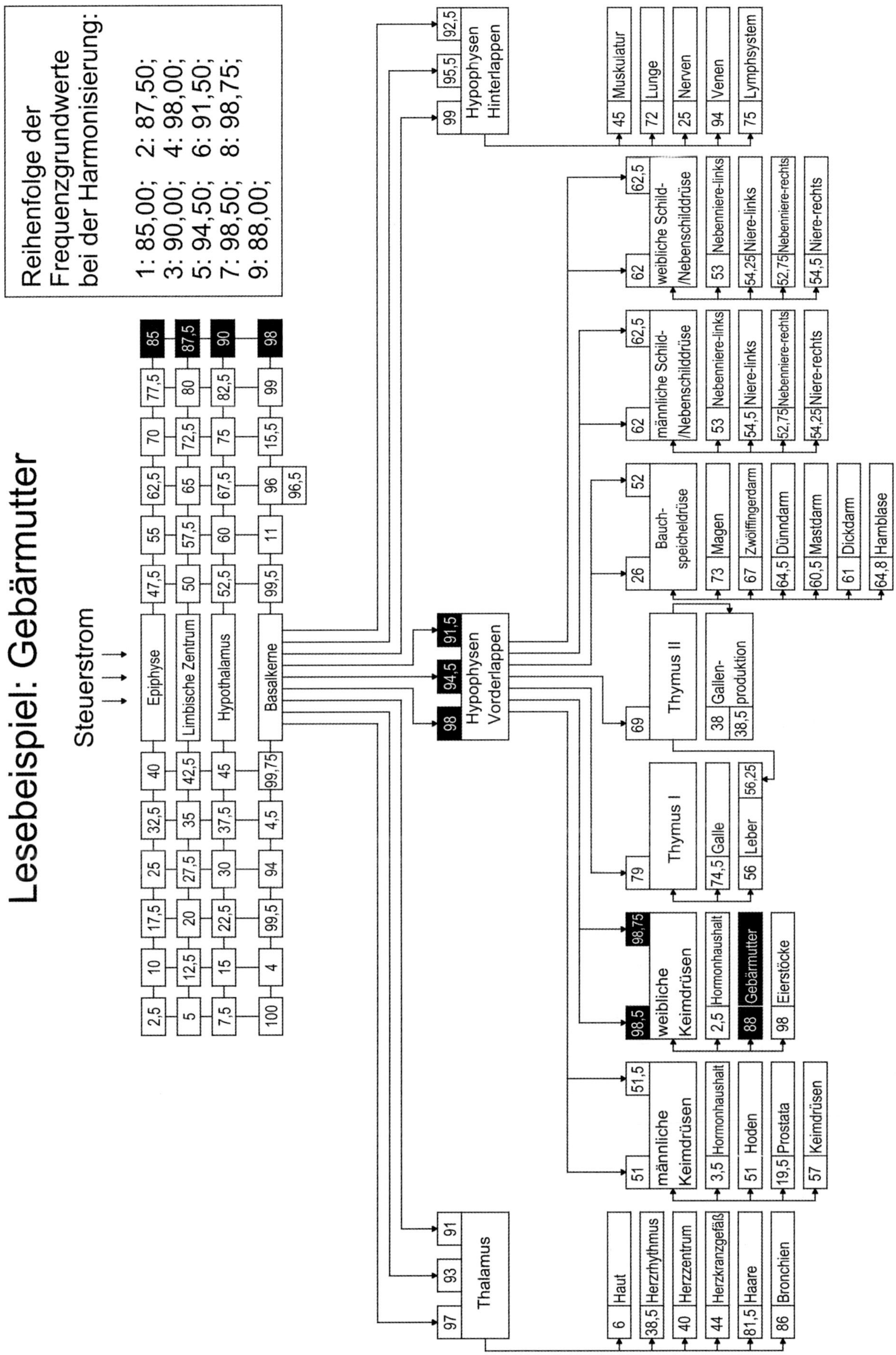

Lesebeispiel: Gebärmutter
Steuerstrom
Reihenfolge der Frequenzgrundwerte bei der Harmonisierung:
1: 85,00; 2: 87,50;
3: 90,00; 4: 98,00;
5: 94,50; 6: 91,50;
7: 98,50; 8: 98,75;
9: 88,00;
Epiphyse
Limbische Zentrum
Hypothalamus
Basalkerne
Hypophysen Vorderlappen
Hypophysen Hinterlappen
Thalamus
Haut
Herzrhythmus
Herzzentrum
Herzkranzgefäß
Haare
Bronchien
männliche Keimdrüsen
Hormonhaushalt
Hoden
Prostata
Keimdrüsen
weibliche Keimdrüsen
Gebärmutter
Eierstöcke
Thymus I
Galle
Leber
Thymus II
Gallen-produktion
Bauch-speicheldrüse
Magen
Zwölffingerdarm
Dünndarm
Mastdarm
Dickdarm
Harnblase
männliche Schild-/Nebenschilddrüse
weibliche Schild-/Nebenschilddrüse
Nebenniere-links
Niere-links
Nebenniere-rechts
Niere-rechts
Muskulatur
Lunge
Nerven
Venen
Lymphsystem

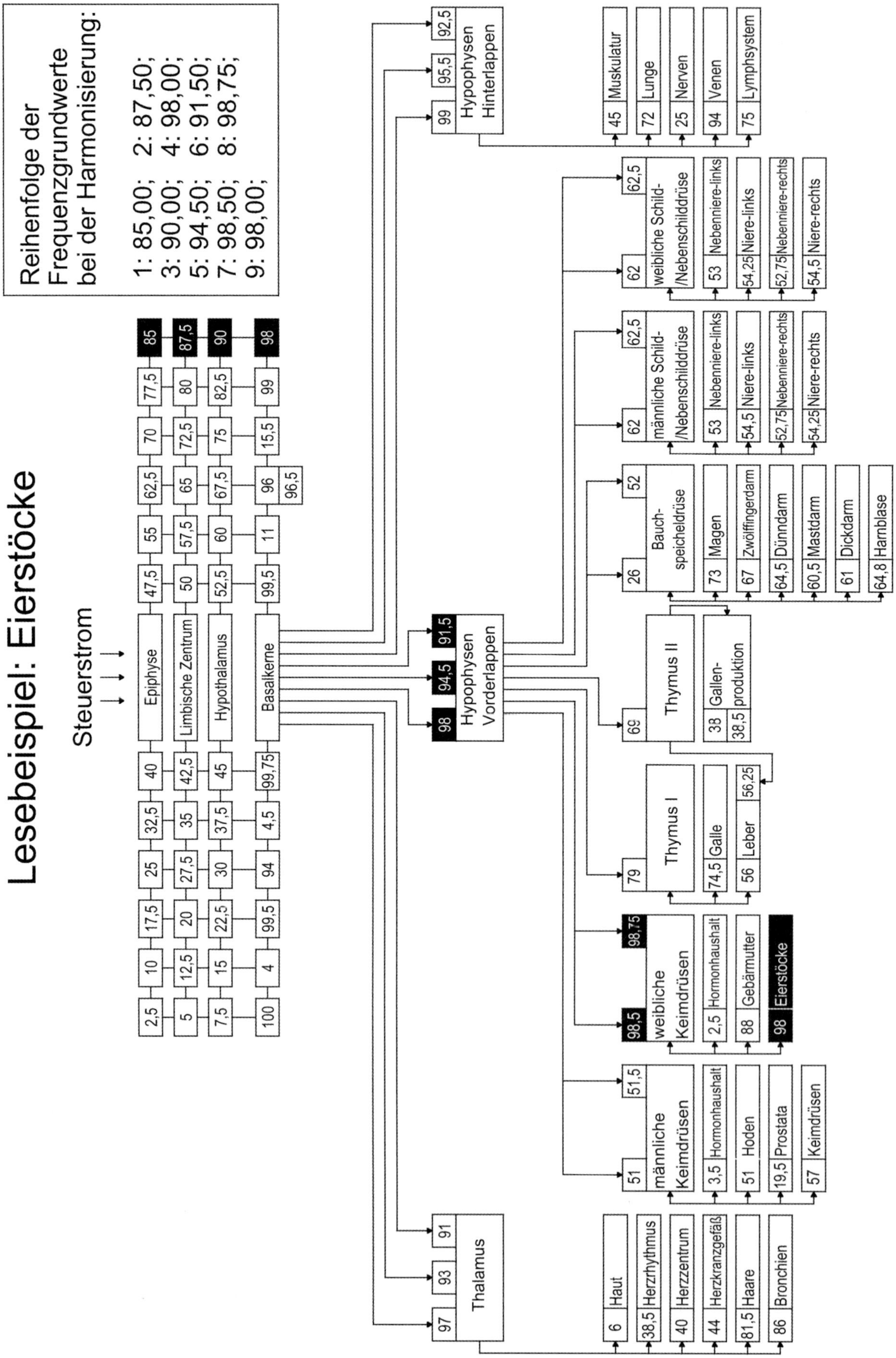
Lesebeispiel: Eierstöcke
Steuerstrom
Reihenfolge der Frequenzgrundwerte bei der Harmonisierung:
1: 85,00; 2: 87,50;
3: 90,00; 4: 98,00;
5: 94,50; 6: 91,50;
7: 98,50; 8: 98,75;
9: 98,00;
Epiphyse
Limbische Zentrum
Hypothalamus
Basalkerne
Hypophysen Vorderlappen
Hypophysen Hinterlappen
Thalamus
Muskulatur
Lunge
Nerven
Venen
Lymphsystem
Haut
Herzrhythmus
Herzzentrum
Herzkranzgefäß
Haare
Bronchien
männliche Keimdrüsen
Hormonhaushalt
Hoden
Prostata
Keimdrüsen
weibliche Keimdrüsen
Hormonhaushalt
Gebärmutter
Eierstöcke
Thymus I
Galle
Leber
Thymus II
Gallen-produktion
Bauch-speicheldrüse
Magen
Zwölffingerdarm
Dünndarm
Mastdarm
Dickdarm
Harnblase
männliche Schild-/Nebenschilddrüse
weibliche Schild-/Nebenschilddrüse
Nebenniere-links
Niere-links
Nebenniere-rechts
Niere-rechts

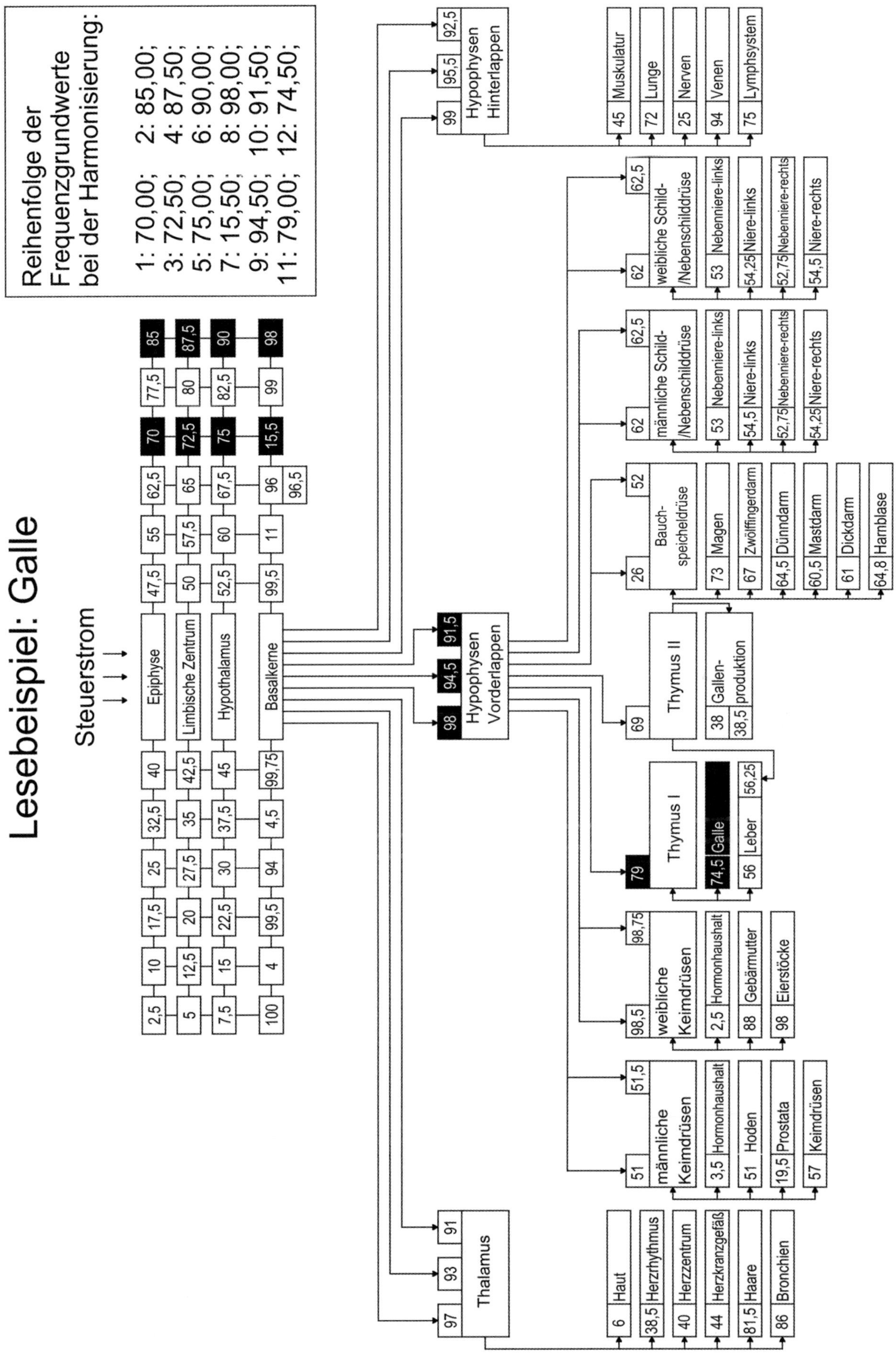
Lesebeispiel: Galle
Steuerstrom
Reihenfolge der Frequenzgrundwerte bei der Harmonisierung:
1: 70,00; 2: 85,00;
3: 72,50; 4: 87,50;
5: 75,00; 6: 90,00;
7: 15,50; 8: 98,00;
9: 94,50; 10: 91,50;
11: 79,00; 12: 74,50;
2,5 10 17,5 25 32,5 40 Epiphyse 47,5 55 62,5 70 77,5 85
5 12,5 20 27,5 35 42,5 Limbische Zentrum 50 57,5 65 72,5 80 87,5
7,5 15 22,5 30 37,5 45 Hypothalamus 52,5 60 67,5 75 82,5 90
100 4 99,5 94 4,5 99,75 Basalkerne 99,5 11 96 96,5 15,5 99 98
99 95,5 92,5 Hypophysen Hinterlappen
45 Muskulatur
72 Lunge
25 Nerven
94 Venen
75 Lymphsystem
98 94,5 91,5 Hypophysen Vorderlappen
62 62,5 weibliche Schild-/Nebenschilddrüse
53 Nebenniere-links
54,25 Niere-links
52,75 Nebenniere-rechts
54,5 Niere-rechts
62 62,5 männliche Schild-/Nebenschilddrüse
53 Nebenniere-links
54,5 Niere-links
52,75 Nebenniere-rechts
54,25 Niere-rechts
26 52 Bauchspeicheldrüse
73 Magen
67 Zwölffingerdarm
64,5 Dünndarm
60,5 Mastdarm
61 Dickdarm
64,8 Harnblase
69 Thymus II
38 38,5 Gallenproduktion
79 Thymus I
74,5 Galle
56 Leber 56,25
98,5 98,75 weibliche Keimdrüsen
2,5 Hormonhaushalt
88 Gebärmutter
98 Eierstöcke
51 51,5 männliche Keimdrüsen
3,5 Hormonhaushalt
51 Hoden
19,5 Prostata
57 Keimdrüsen
97 93 91 Thalamus
6 Haut
38,5 Herzrhythmus
40 Herzzentrum
44 Herzkranzgefäß
81,5 Haare
86 Bronchien

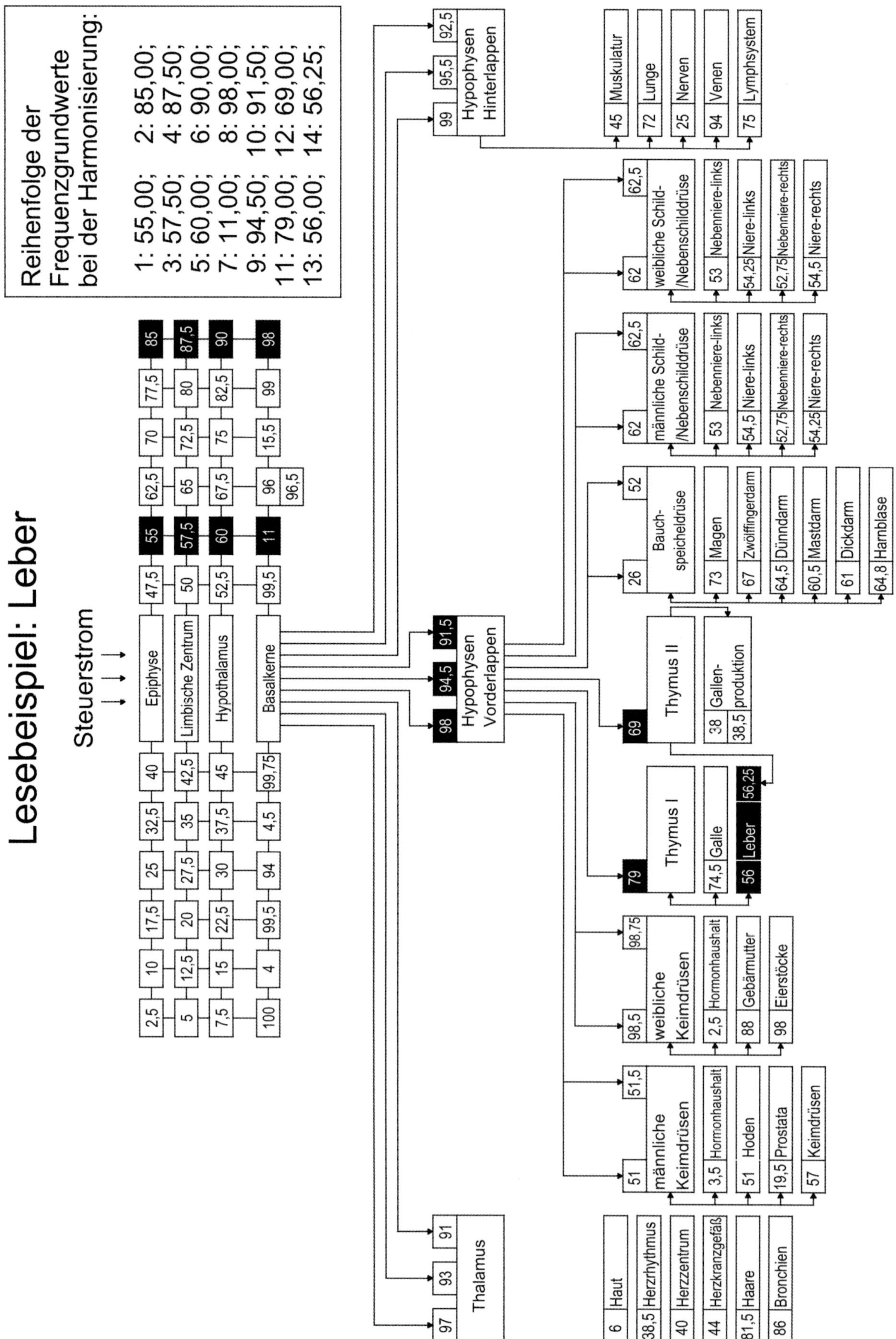
Lesebeispiel: Leber
Steuerstrom
Reihenfolge der Frequenzgrundwerte bei der Harmonisierung:
1: 55,00; 2: 85,00;
3: 57,50; 4: 87,50;
5: 60,00; 6: 90,00;
7: 11,00; 8: 98,00;
9: 94,50; 10: 91,50;
11: 79,00; 12: 69,00;
13: 56,00; 14: 56,25;
Epiphyse
Limbische Zentrum
Hypothalamus
Basalkerne
Hypophysen Vorderlappen
Hypophysen Hinterlappen
Thalamus
Thymus I
Thymus II
männliche Keimdrüsen
weibliche Keimdrüsen
Bauch-speicheldrüse
männliche Schild-/Nebenschilddrüse
weibliche Schild-/Nebenschilddrüse
Haut
Herzrhythmus
Herzzentrum
Herzkranzgefäß
Haare
Bronchien
Hormonhaushalt
Hoden
Prostata
Keimdrüsen
Gebärmutter
Eierstöcke
Galle
Leber
Gallen-produktion
Magen
Zwölffingerdarm
Dünndarm
Mastdarm
Dickdarm
Harnblase
Nebenniere-links
Niere-links
Nebenniere-rechts
Niere-rechts
Muskulatur
Lunge
Nerven
Venen
Lymphsystem

Lesebeispiel: Gallenproduktion

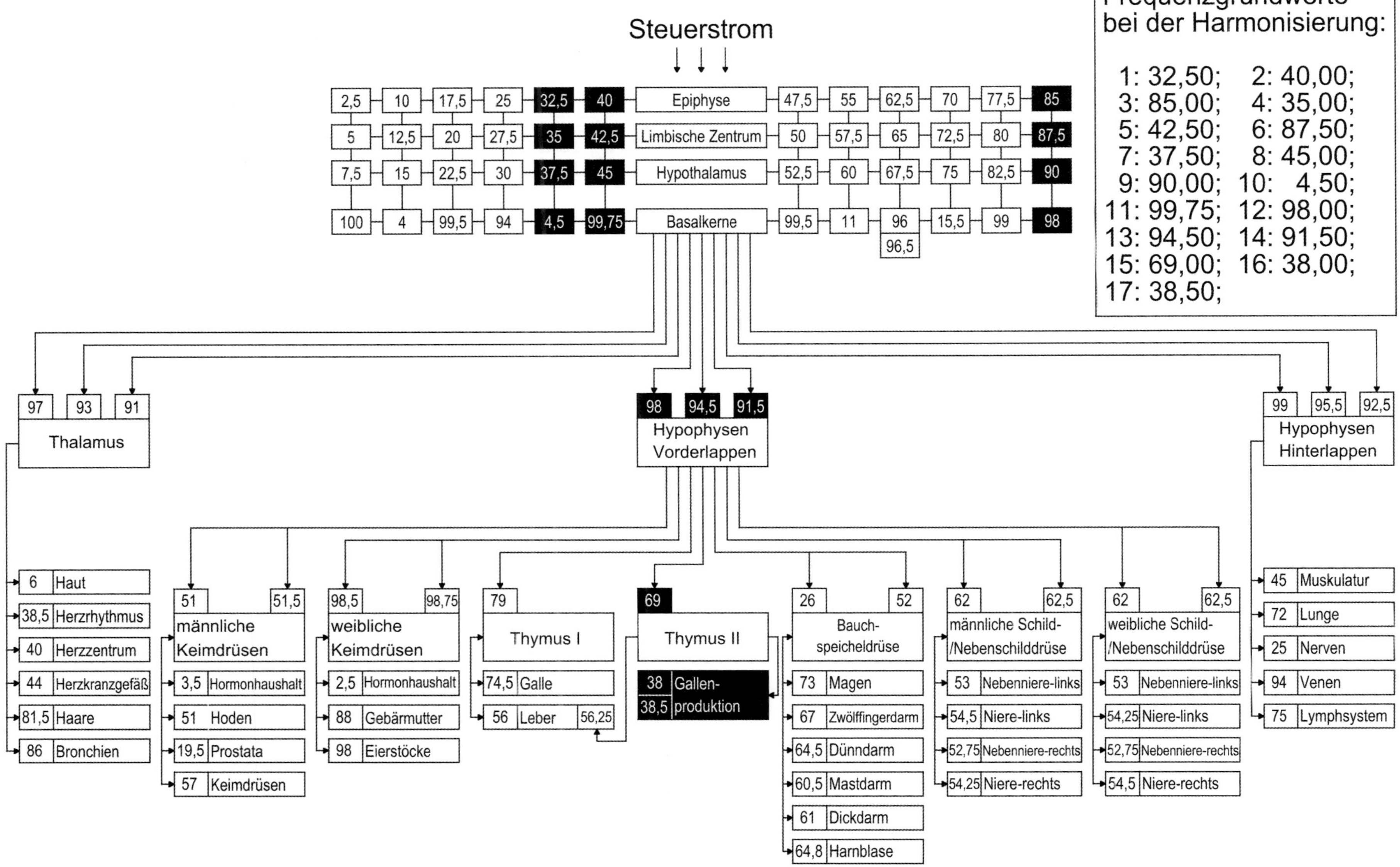

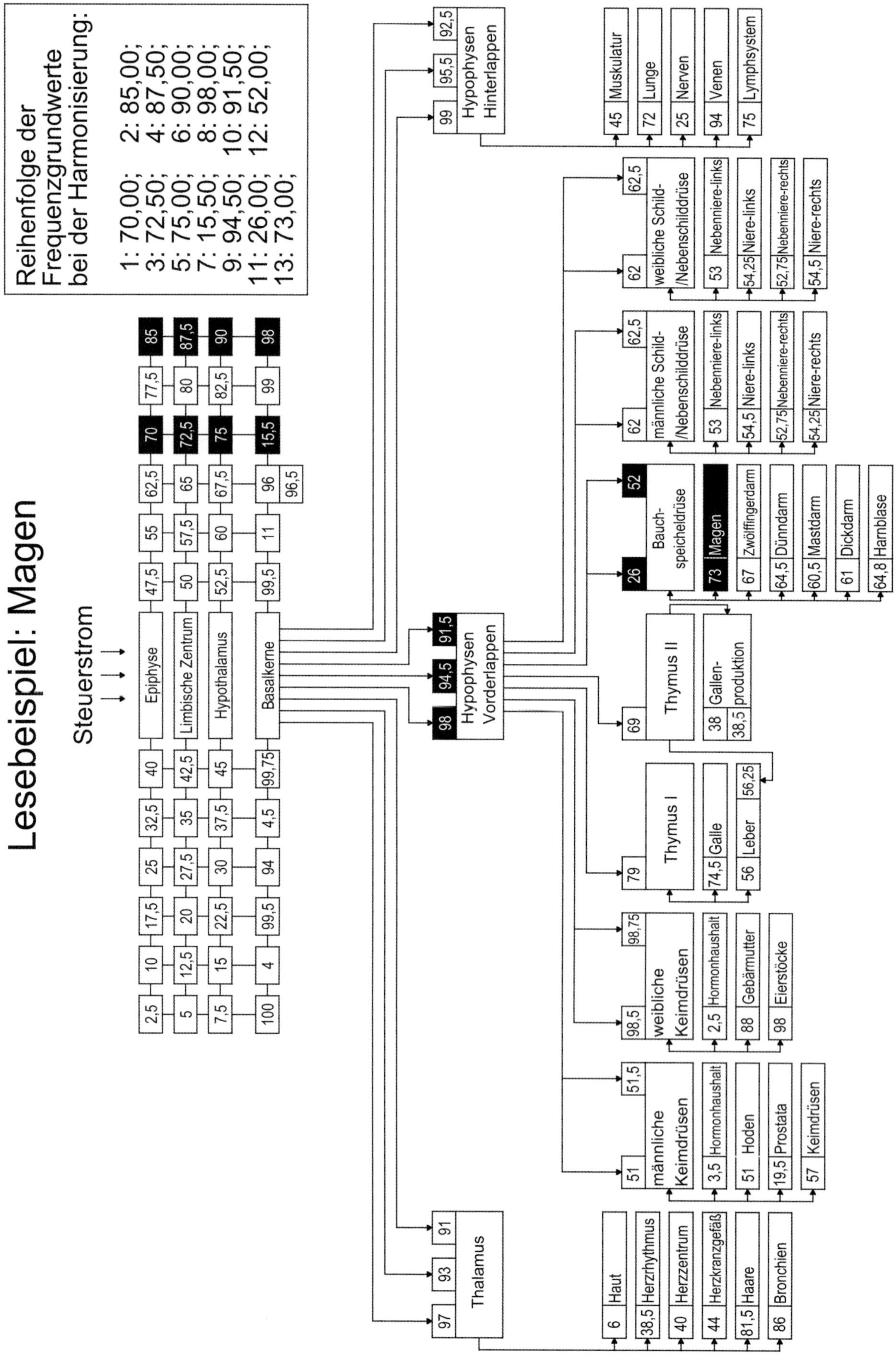
Lesebeispiel: Magen
Steuerstrom
Reihenfolge der Frequenzgrundwerte bei der Harmonisierung:
1: 70,00; 2: 85,00;
3: 72,50; 4: 87,50;
5: 75,00; 6: 90,00;
7: 15,50; 8: 98,00;
9: 94,50; 10: 91,50;
11: 26,00; 12: 52,00;
13: 73,00;
Epiphyse
Limbische Zentrum
Hypothalamus
Basalkerne
2,5 10 17,5 25 32,5 40 47,5 55 62,5 70 77,5 85
5 12,5 20 27,5 35 42,5 50 57,5 65 72,5 80 87,5
7,5 15 22,5 30 37,5 45 52,5 60 67,5 75 82,5 90
100 4 99,5 94 4,5 99,75 99,5 11 96 96,5 15,5 99 98
97 93 91 Thalamus
6 Haut
38,5 Herzrhythmus
40 Herzzentrum
44 Herzkranzgefäß
81,5 Haare
86 Bronchien
51 51,5 männliche Keimdrüsen
3,5 Hormonhaushalt
51 Hoden
19,5 Prostata
57 Keimdrüsen
98,5 98,75 weibliche Keimdrüsen
2,5 Hormonhaushalt
88 Gebärmutter
98 Eierstöcke
79 Thymus I
74,5 Galle
56 Leber 56,25
69 Thymus II
38 Gallen- 38,5 produktion
98 94,5 91,5 Hypophysen Vorderlappen
26 52 Bauch-speicheldrüse
73 Magen
67 Zwölffingerdarm
64,5 Dünndarm
60,5 Mastdarm
61 Dickdarm
64,8 Harnblase
62 62,5 männliche Schild-/Nebenschilddrüse
53 Nebenniere-links
54,5 Niere-links
52,75 Nebenniere-rechts
54,25 Niere-rechts
62 62,5 weibliche Schild-/Nebenschilddrüse
53 Nebenniere-links
54,25 Niere-links
52,75 Nebenniere-rechts
54,5 Niere-rechts
99 95,5 92,5 Hypophysen Hinterlappen
45 Muskulatur
72 Lunge
25 Nerven
94 Venen
75 Lymphsystem

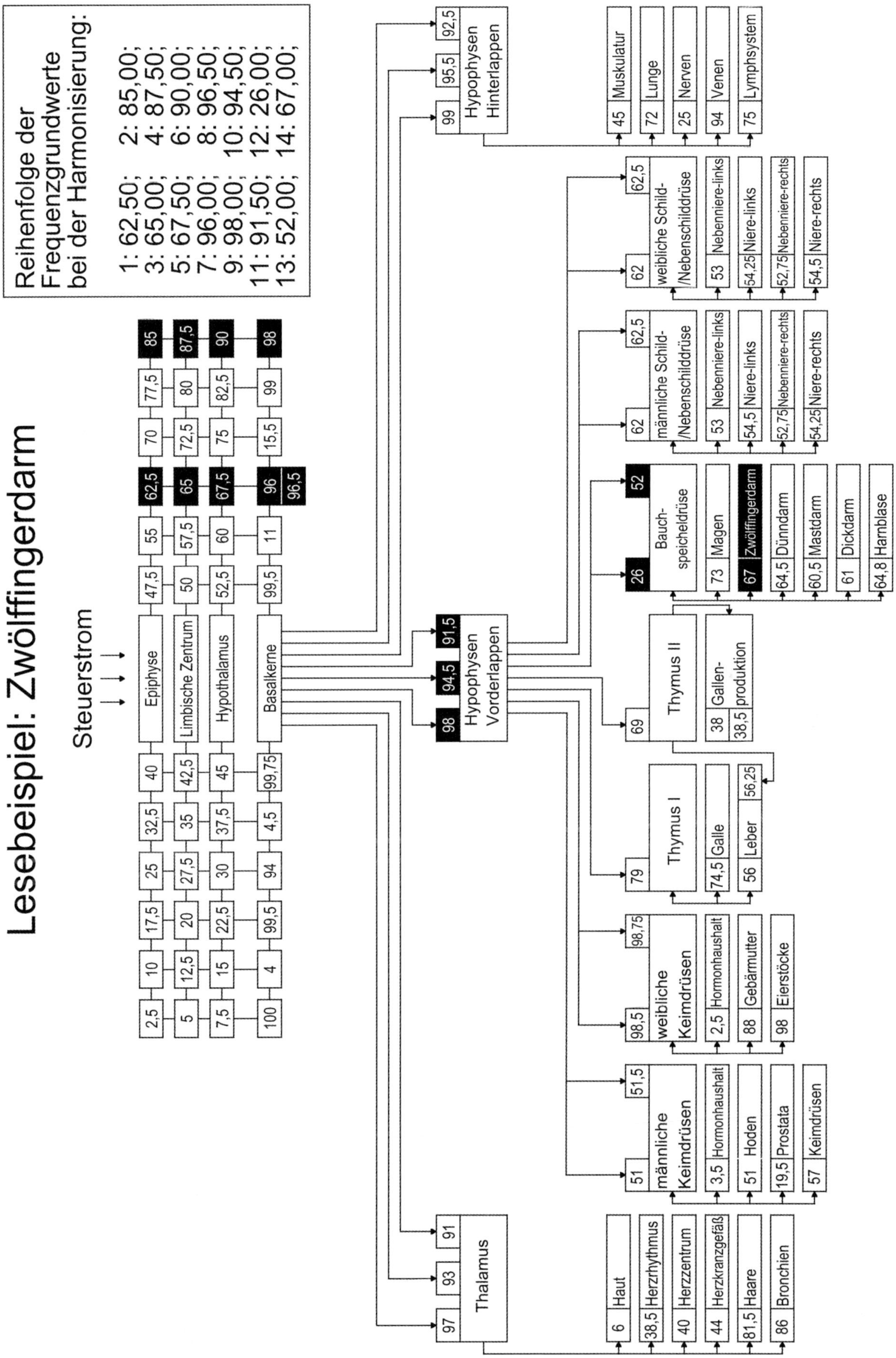

Lesebeispiel: Zwölffingerdarm
Steuerstrom
Reihenfolge der Frequenzgrundwerte bei der Harmonisierung:
1: 62,50; 2: 85,00;
3: 65,00; 4: 87,50;
5: 67,50; 6: 90,00;
7: 96,00; 8: 96,50;
9: 98,00; 10: 94,50;
11: 91,50; 12: 26,00;
13: 52,00; 14: 67,00;
Epiphyse
Limbische Zentrum
Hypothalamus
Basalkerne
2,5 10 17,5 25 32,5 40 47,5 55 62,5 70 77,5 85
5 12,5 20 27,5 35 42,5 50 57,5 65 72,5 80 87,5
7,5 15 22,5 30 37,5 45 52,5 60 67,5 75 82,5 90
100 4 99,5 94 4,5 99,75 99,5 11 96 96,5 15,5 99 98
Hypophysen Hinterlappen 99 95,5 92,5
Hypophysen Vorderlappen 98 94,5 91,5
Thalamus 97 93 91
45 Muskulatur
72 Lunge
25 Nerven
94 Venen
75 Lymphsystem
62 weibliche Schild- /Nebenschilddrüse 62,5
53 Nebenniere-links
54,25 Niere-links
52,75 Nebenniere-rechts
54,5 Niere-rechts
62 männliche Schild- /Nebenschilddrüse 62,5
53 Nebenniere-links
54,5 Niere-links
52,75 Nebenniere-rechts
54,25 Niere-rechts
26 Bauch- speicheldrüse 52
73 Magen
67 Zwölffingerdarm
64,5 Dünndarm
60,5 Mastdarm
61 Dickdarm
64,8 Harnblase
69 Thymus II
38 38,5 Gallen- produktion
79 Thymus I
74,5 Galle
56 Leber 56,25
98,5 weibliche Keimdrüsen 98,75
2,5 Hormonhaushalt
88 Gebärmutter
98 Eierstöcke
51 männliche Keimdrüsen 51,5
3,5 Hormonhaushalt
51 Hoden
19,5 Prostata
57 Keimdrüsen
6 Haut
38,5 Herzrhythmus
40 Herzzentrum
44 Herzkranzgefäß
81,5 Haare
86 Bronchien

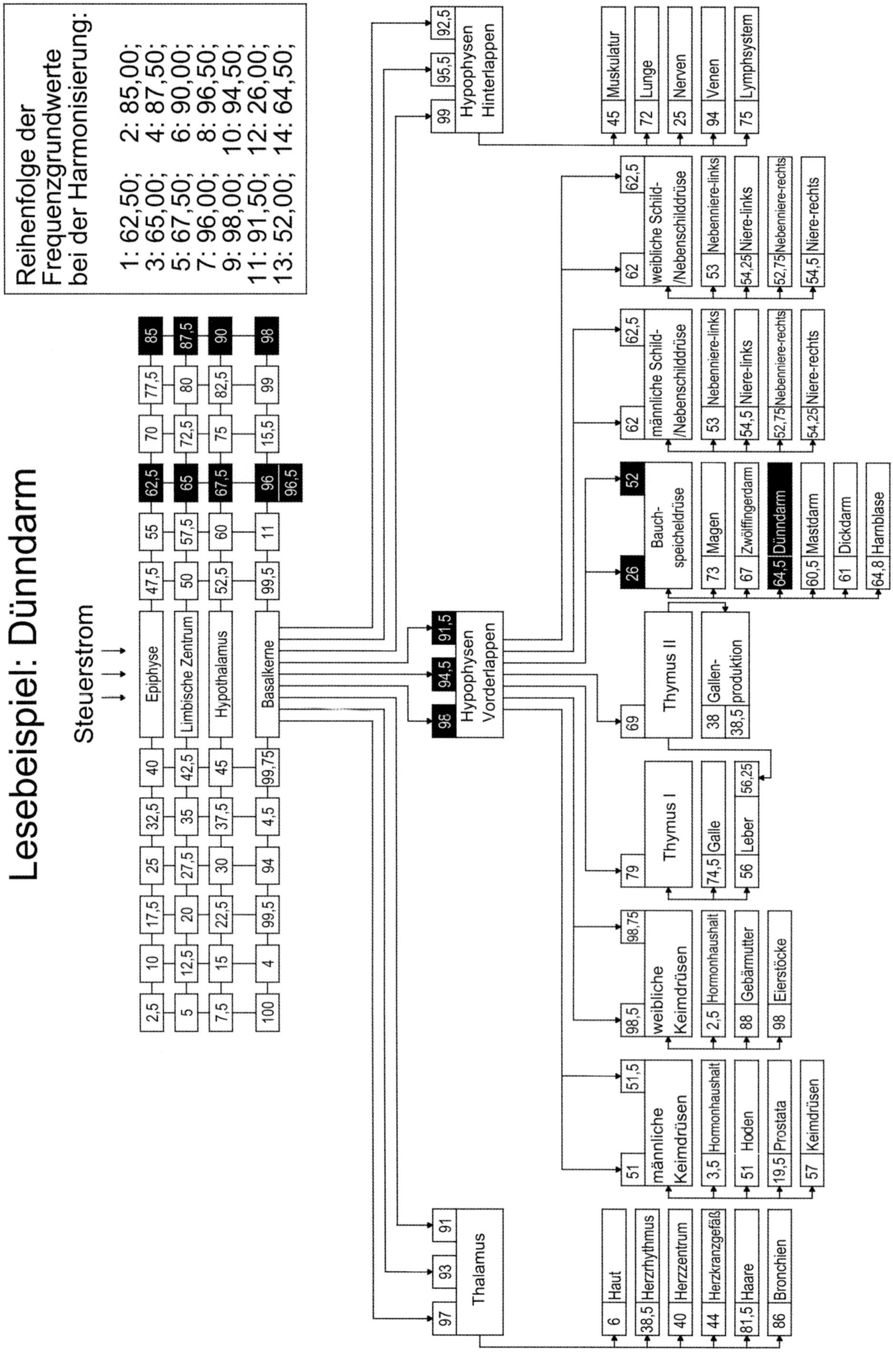
Lesebeispiel: Dünndarm
Steuerstrom
Reihenfolge der Frequenzgrundwerte bei der Harmonisierung:
1: 62,50; 2: 85,00;
3: 65,00; 4: 87,50;
5: 67,50; 6: 90,00;
7: 96,00; 8: 96,50;
9: 98,00; 10: 94,50;
11: 91,50; 12: 26,00;
13: 52,00; 14: 64,50;
Epiphyse
2,5 10 17,5 25 32,5 40 47,5 55 62,5 70 77,5 85
Limbische Zentrum
5 12,5 20 27,5 35 42,5 50 57,5 65 72,5 80 87,5
Hypothalamus
7,5 15 22,5 30 37,5 45 52,5 60 67,5 75 82,5 90
Basalkerne
100 4 99,5 94 4,5 99,75 99,5 11 96 96,5 15,5 99 98
Hypophysen Hinterlappen 99 95,5 92,5
Hypophysen Vorderlappen 98 94,5 91,5
Thalamus 97 93 91
45 Muskulatur
72 Lunge
25 Nerven
94 Venen
75 Lymphsystem
62 weibliche Schild-/Nebenschilddrüse 62,5
53 Nebenniere-links
54,25 Niere-links
52,75 Nebenniere-rechts
54,5 Niere-rechts
62 männliche Schild-/Nebenschilddrüse 62,5
53 Nebenniere-links
54,5 Niere-links
52,75 Nebenniere-rechts
54,25 Niere-rechts
26 Bauchspeicheldrüse 52
73 Magen
67 Zwölffingerdarm
64,5 Dünndarm
60,5 Mastdarm
61 Dickdarm
64,8 Harnblase
69 Thymus II
38 Gallen-
38,5 produktion
79 Thymus I
74,5 Galle
56 Leber 56,25
98,5 weibliche Keimdrüsen 98,75
2,5 Hormonhaushalt
88 Gebärmutter
98 Eierstöcke
51 männliche Keimdrüsen 51,5
3,5 Hormonhaushalt
51 Hoden
19,5 Prostata
57 Keimdrüsen
6 Haut
38,5 Herzrhythmus
40 Herzzentrum
44 Herzkranzgefäß
81,5 Haare
86 Bronchien

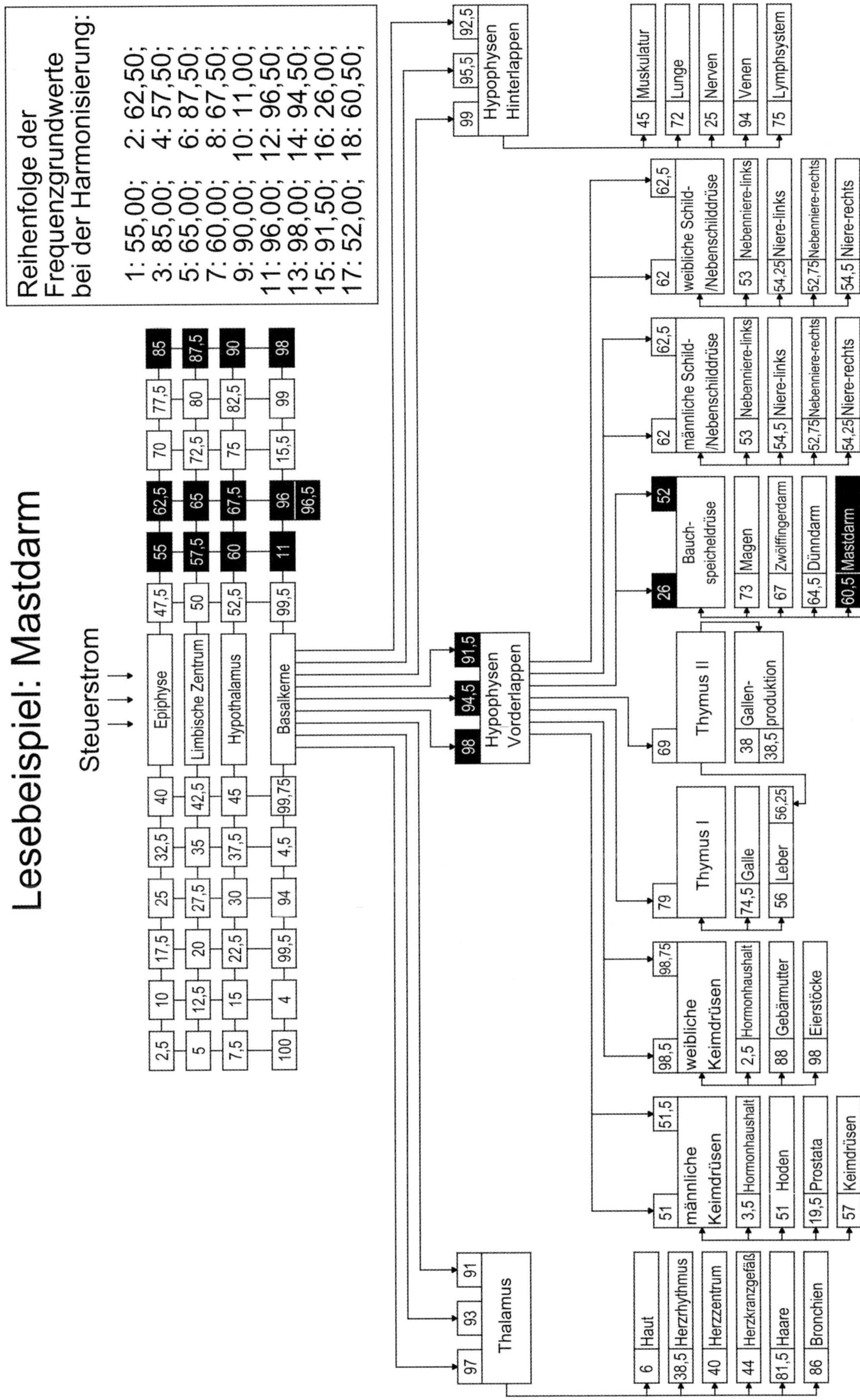
Lesebeispiel: Mastdarm
Steuerstrom
Reihenfolge der Frequenzgrundwerte bei der Harmonisierung:
1: 55,00; 2: 62,50;
3: 85,00; 4: 57,50;
5: 65,00; 6: 87,50;
7: 60,00; 8: 67,50;
9: 90,00; 10: 11,00;
11: 96,00; 12: 96,50;
13: 98,00; 14: 94,50;
15: 91,50; 16: 26,00;
17: 52,00; 18: 60,50;
Epiphyse
2,5 10 17,5 25 32,5 40 47,5 55 62,5 70 77,5 85
Limbische Zentrum
5 12,5 20 27,5 35 42,5 50 57,5 65 72,5 80 87,5
Hypothalamus
7,5 15 22,5 30 37,5 45 52,5 60 67,5 75 82,5 90
Basalkerne
100 4 99,5 94 4,5 99,75 99,5 11 96 96,5 15,5 99 98
Hypophysen Hinterlappen 99 95,5 92,5
45 Muskulatur
72 Lunge
25 Nerven
94 Venen
75 Lymphsystem
Hypophysen Vorderlappen 98 94,5 91,5
62 weibliche Schild-/Nebenschilddrüse 62,5
53 Nebenniere-links
54,25 Niere-links
52,75 Nebenniere-rechts
54,5 Niere-rechts
62 männliche Schild-/Nebenschilddrüse 62,5
53 Nebenniere-links
54,5 Niere-links
52,75 Nebenniere-rechts
54,25 Niere-rechts
26 Bauch-speicheldrüse 52
73 Magen
67 Zwölffingerdarm
64,5 Dünndarm
60,5 Mastdarm
61 Dickdarm
64,8 Harnblase
69 Thymus II
38 38,5 Gallen-produktion
79 Thymus I
74,5 Galle
56 Leber 56,25
98,5 weibliche Keimdrüsen 98,75
2,5 Hormonhaushalt
88 Gebärmutter
98 Eierstöcke
51 männliche Keimdrüsen 51,5
3,5 Hormonhaushalt
51 Hoden
19,5 Prostata
57 Keimdrüsen
Thalamus 97 93 91
6 Haut
38,5 Herzrhythmus
40 Herzzentrum
44 Herzkranzgefäß
81,5 Haare
86 Bronchien

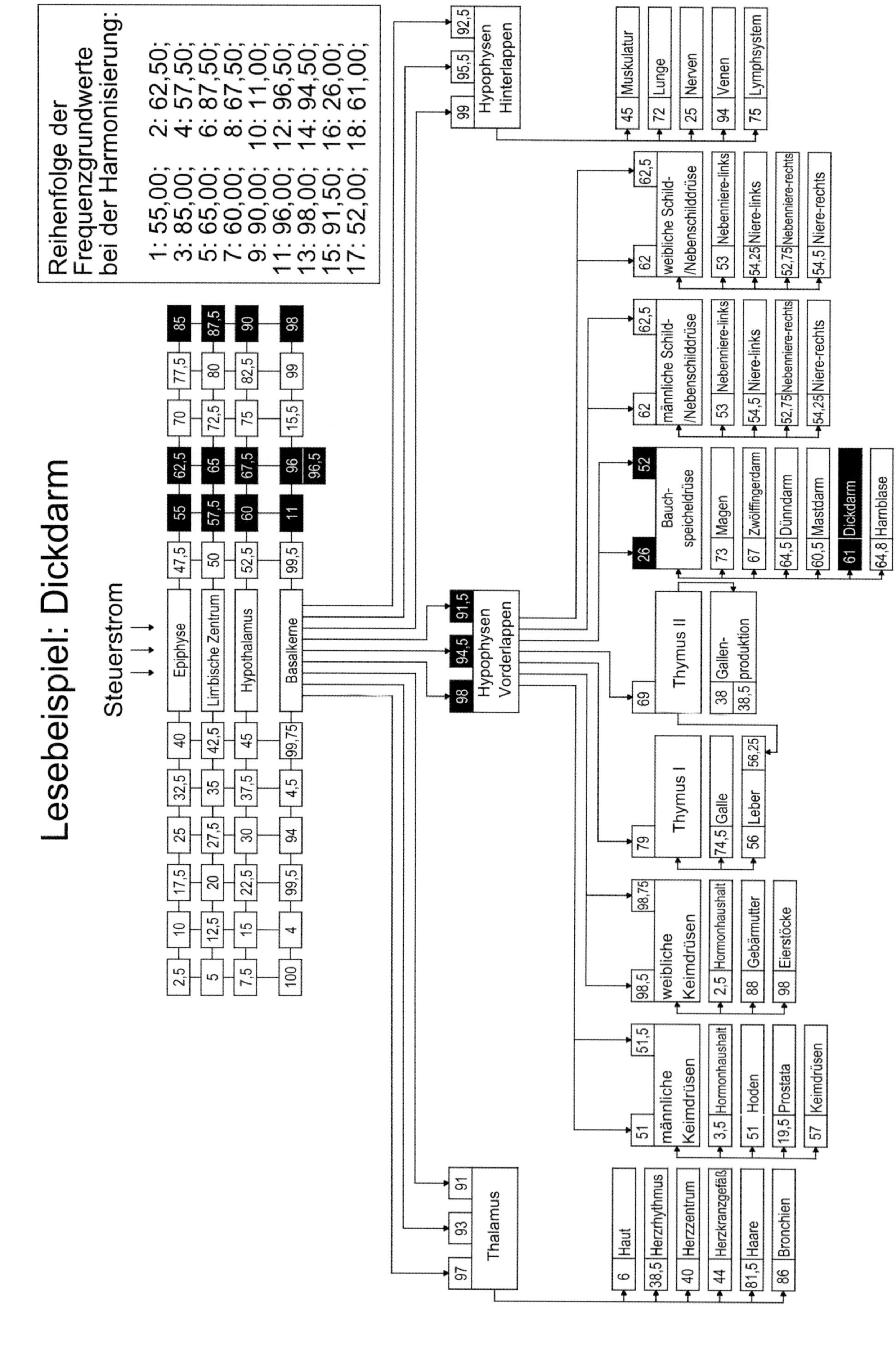
Lesebeispiel: Dickdarm
Steuerstrom
Reihenfolge der Frequenzgrundwerte bei der Harmonisierung:
1: 55,00; 2: 62,50;
3: 85,00; 4: 57,50;
5: 65,00; 6: 87,50;
7: 60,00; 8: 67,50;
9: 90,00; 10: 11,00;
11: 96,00; 12: 96,50;
13: 98,00; 14: 94,50;
15: 91,50; 16: 26,00;
17: 52,00; 18: 61,00;
Epiphyse
Limbische Zentrum
Hypothalamus
Basalkerne
Hypophysen Hinterlappen
Hypophysen Vorderlappen
Thalamus
Muskulatur
Lunge
Nerven
Venen
Lymphsystem
weibliche Schild- /Nebenschilddrüse
männliche Schild- /Nebenschilddrüse
Nebenniere-links
Niere-links
Nebenniere-rechts
Niere-rechts
Bauch- speicheldrüse
Magen
Zwölffingerdarm
Dünndarm
Mastdarm
Dickdarm
Harnblase
Thymus II
Gallen- produktion
Thymus I
Galle
Leber
weibliche Keimdrüsen
Hormonhaushalt
Gebärmutter
Eierstöcke
männliche Keimdrüsen
Hoden
Prostata
Keimdrüsen
Haut
Herzrhythmus
Herzzentrum
Herzkranzgefäß
Haare
Bronchien

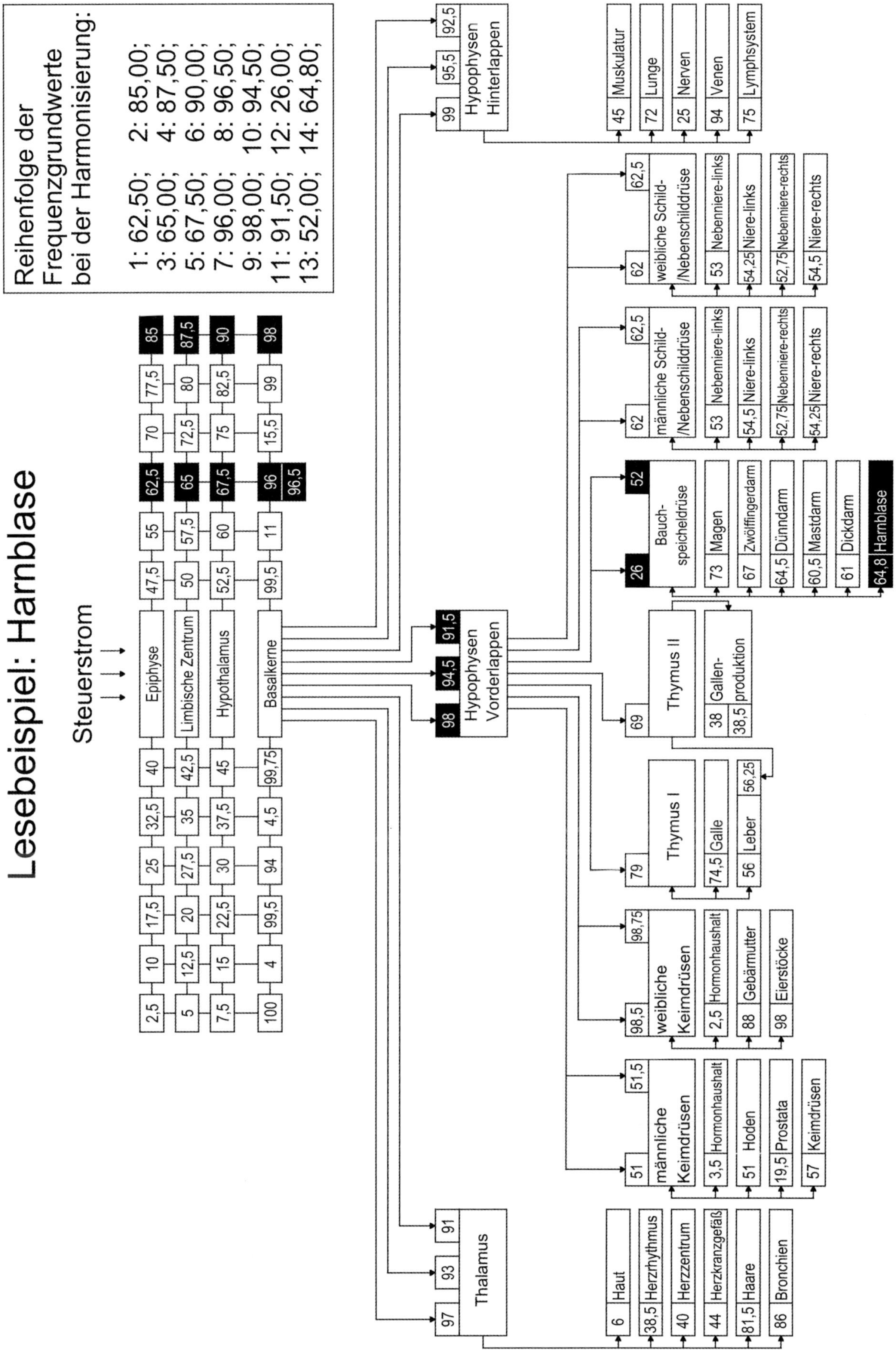

Lesebeispiel: Harnblase
Steuerstrom
Reihenfolge der Frequenzgrundwerte bei der Harmonisierung:
1: 62,50; 2: 85,00;
3: 65,00; 4: 87,50;
5: 67,50; 6: 90,00;
7: 96,00; 8: 96,50;
9: 98,00; 10: 94,50;
11: 91,50; 12: 26,00;
13: 52,00; 14: 64,80;
Epiphyse
Limbische Zentrum
Hypothalamus
Basalkerne
Hypophysen Hinterlappen
Hypophysen Vorderlappen
Thalamus
Muskulatur
Lunge
Nerven
Venen
Lymphsystem
weibliche Schild-/Nebenschilddrüse
männliche Schild-/Nebenschilddrüse
Nebenniere-links
Niere-links
Nebenniere-rechts
Niere-rechts
Bauch-speicheldrüse
Magen
Zwölffingerdarm
Dünndarm
Mastdarm
Dickdarm
Harnblase
Thymus II
Gallen-produktion
Thymus I
Galle
Leber
weibliche Keimdrüsen
Hormonhaushalt
Gebärmutter
Eierstöcke
männliche Keimdrüsen
Hoden
Prostata
Keimdrüsen
Haut
Herzrhythmus
Herzzentrum
Herzkranzgefäß
Haare
Bronchien

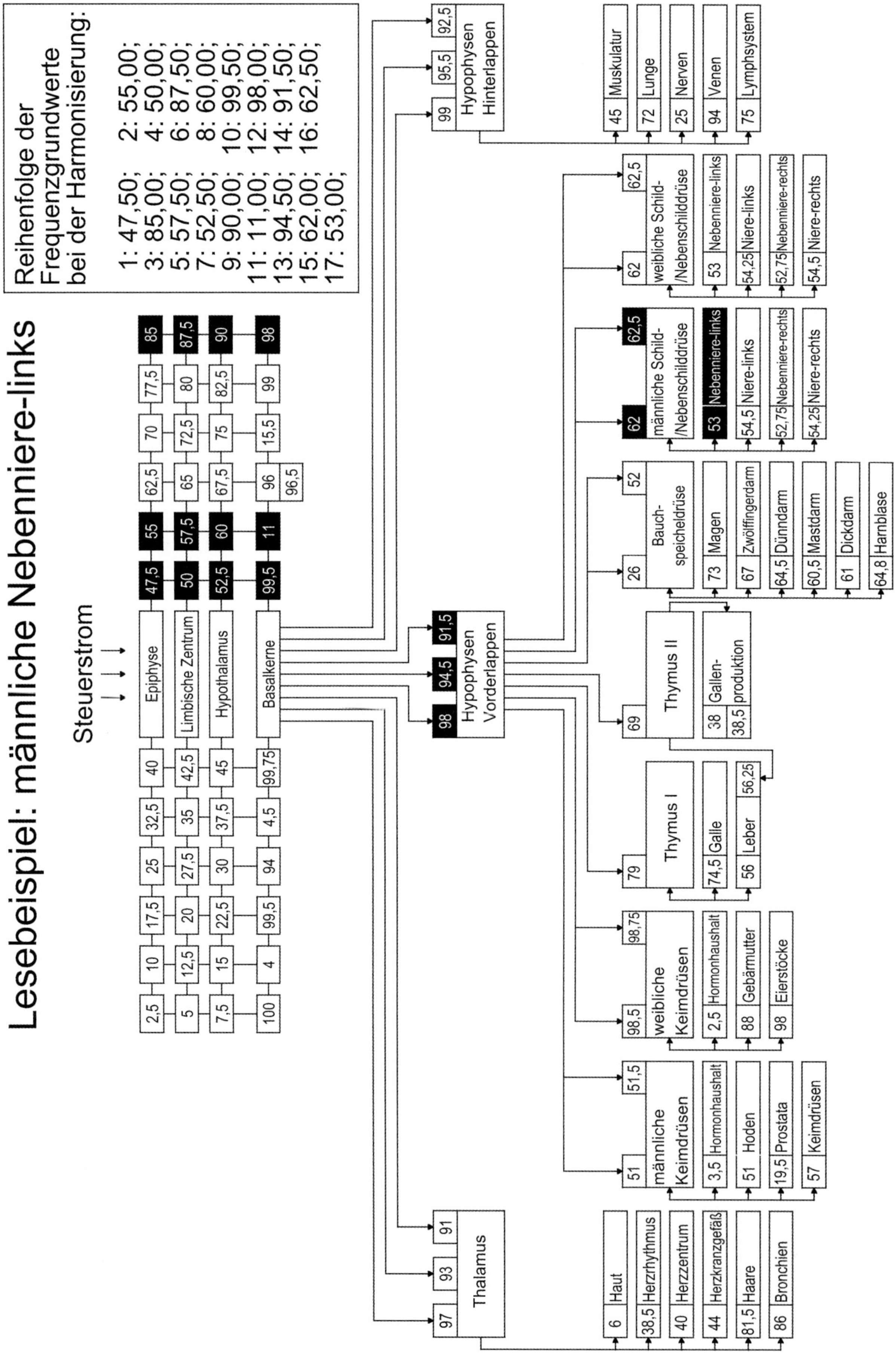
Lesebeispiel: männliche Nebenniere-links
Steuerstrom
Reihenfolge der Frequenzgrundwerte bei der Harmonisierung:
1: 47,50; 2: 55,00;
3: 85,00; 4: 50,00;
5: 57,50; 6: 87,50;
7: 52,50; 8: 60,00;
9: 90,00; 10: 99,50;
11: 11,00; 12: 98,00;
13: 94,50; 14: 91,50;
15: 62,00; 16: 62,50;
17: 53,00;
Epiphyse
Limbische Zentrum
Hypothalamus
Basalkerne
Hypophysen Vorderlappen
Hypophysen Hinterlappen
Thalamus
männliche Keimdrüsen
weibliche Keimdrüsen
Thymus I
Thymus II
Bauch-speicheldrüse
männliche Schild-/Nebenschilddrüse
weibliche Schild-/Nebenschilddrüse
Haut
Herzrhythmus
Herzzentrum
Herzkranzgefäß
Haare
Bronchien
Hormonhaushalt
Hoden
Prostata
Keimdrüsen
Gebärmutter
Eierstöcke
Galle
Leber
Gallen-produktion
Magen
Zwölffingerdarm
Dünndarm
Mastdarm
Dickdarm
Harnblase
Nebenniere-links
Niere-links
Nebenniere-rechts
Niere-rechts
Muskulatur
Lunge
Nerven
Venen
Lymphsystem

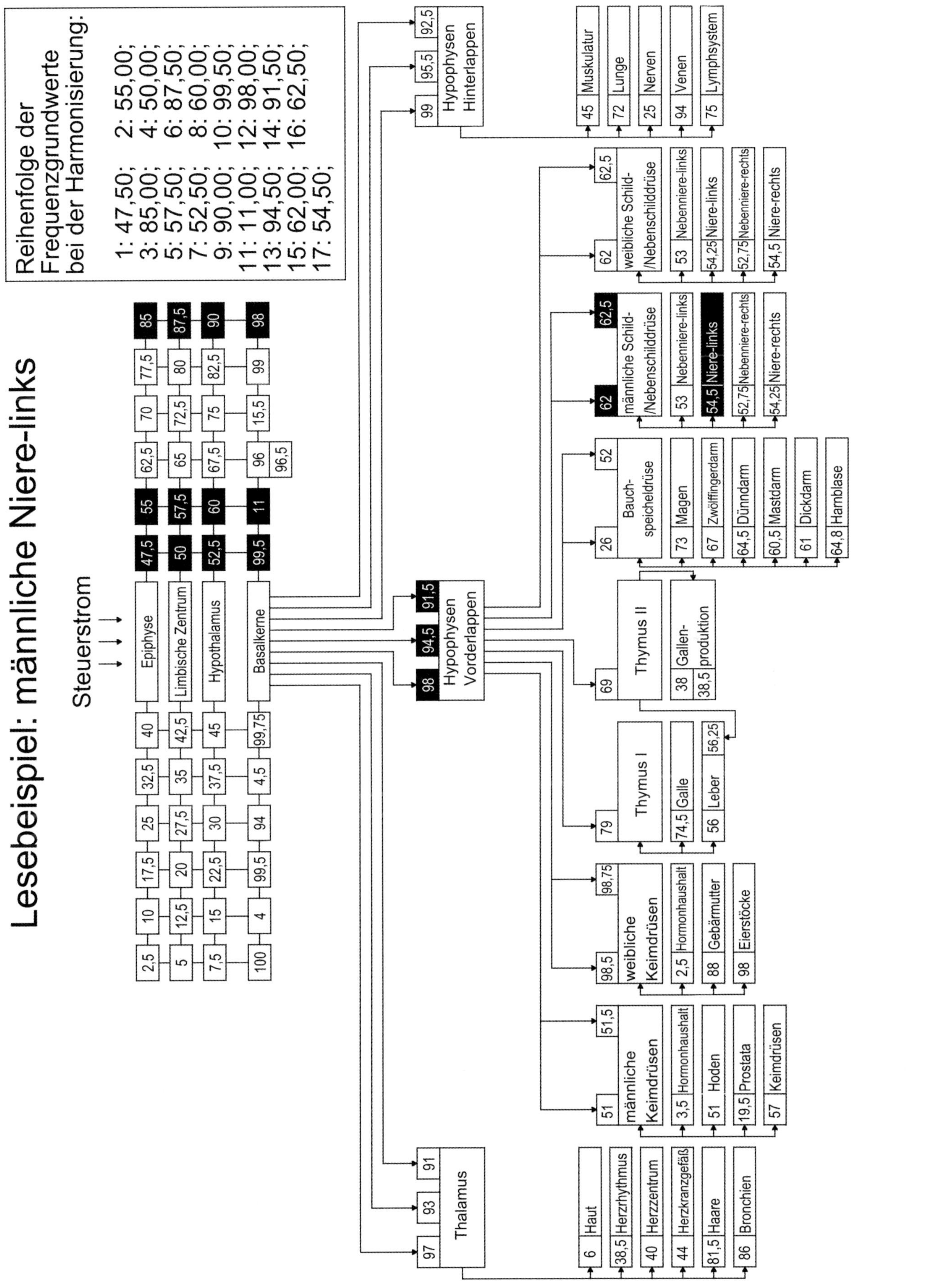
Lesebeispiel: männliche Niere-links
Steuerstrom
Reihenfolge der Frequenzgrundwerte bei der Harmonisierung:
1: 47,50; 2: 55,00;
3: 85,00; 4: 50,00;
5: 57,50; 6: 87,50;
7: 52,50; 8: 60,00;
9: 90,00; 10: 99,50;
11: 11,00; 12: 98,00;
13: 94,50; 14: 91,50;
15: 62,00; 16: 62,50;
17: 54,50;
2,5 10 17,5 25 32,5 40 Epiphyse 47,5 55 62,5 70 77,5 85
5 12,5 20 27,5 35 42,5 Limbische Zentrum 50 57,5 65 72,5 80 87,5
7,5 15 22,5 30 37,5 45 Hypothalamus 52,5 60 67,5 75 82,5 90
100 4 99,5 94 4,5 99,75 Basalkerne 99,5 11 96 96,5 15,5 99 98
97 93 91 Thalamus
6 Haut
38,5 Herzrhythmus
40 Herzzentrum
44 Herzkranzgefäß
81,5 Haare
86 Bronchien
98 94,5 91,5 Hypophysen Vorderlappen
99 95,5 92,5 Hypophysen Hinterlappen
45 Muskulatur
72 Lunge
25 Nerven
94 Venen
75 Lymphsystem
51 51,5 männliche Keimdrüsen
3,5 Hormonhaushalt
51 Hoden
19,5 Prostata
57 Keimdrüsen
98,5 98,75 weibliche Keimdrüsen
2,5 Hormonhaushalt
88 Gebärmutter
98 Eierstöcke
79 Thymus I
74,5 Galle
56 Leber 56,25
69 Thymus II
38 38,5 Gallen-produktion
26 52 Bauch-speicheldrüse
73 Magen
67 Zwölffingerdarm
64,5 Dünndarm
60,5 Mastdarm
61 Dickdarm
64,8 Harnblase
62 62,5 männliche Schild-/Nebenschilddrüse
53 Nebenniere-links
54,5 Niere-links
52,75 Nebenniere-rechts
54,25 Niere-rechts
62 62,5 weibliche Schild-/Nebenschilddrüse
53 Nebenniere-links
54,25 Niere-links
52,75 Nebenniere-rechts
54,5 Niere-rechts

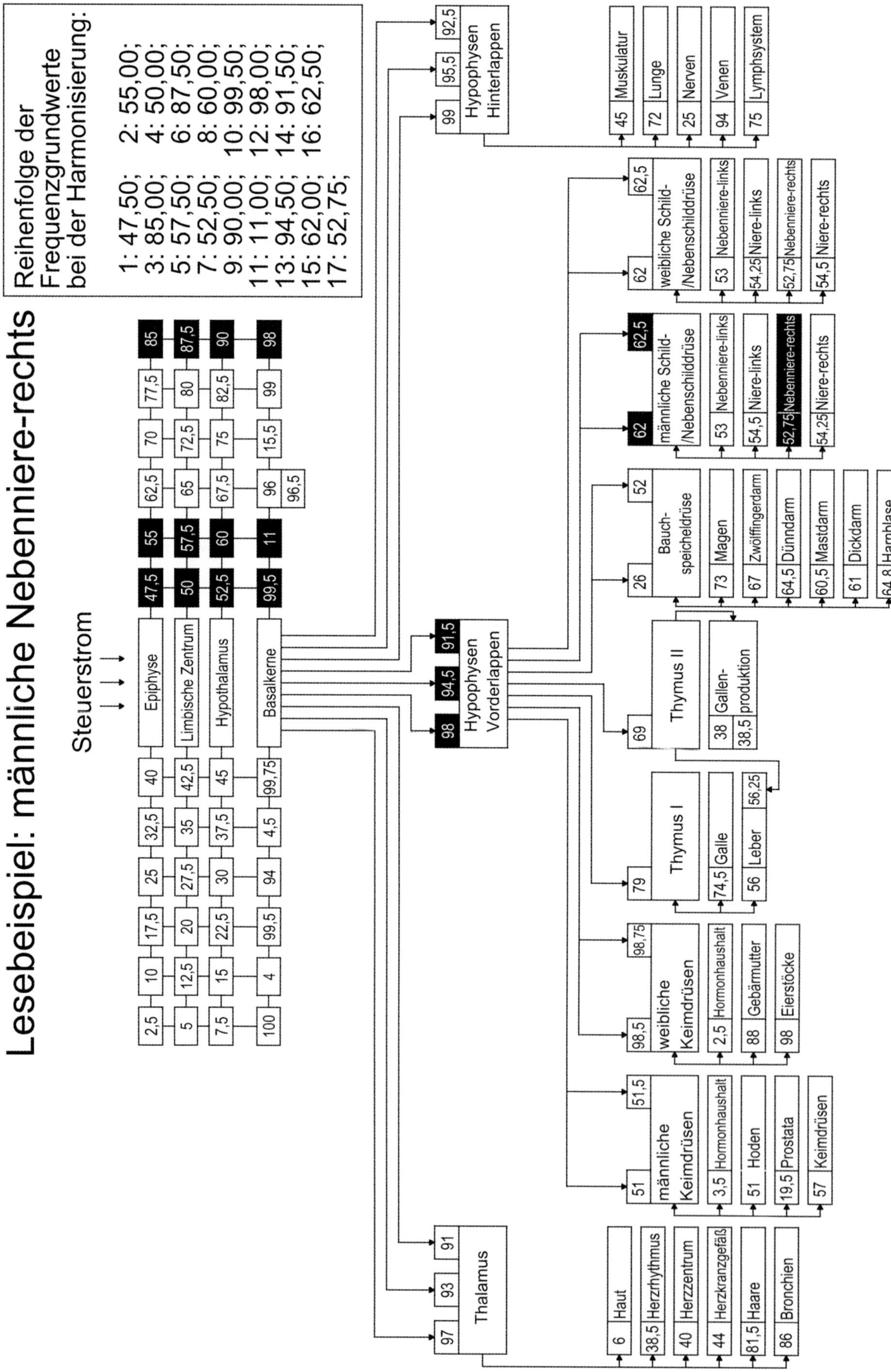
Lesebeispiel: männliche Nebenniere-rechts
Reihenfolge der Frequenzgrundwerte bei der Harmonisierung:
1: 47,50; 2: 55,00;
3: 85,00; 4: 50,00;
5: 57,50; 6: 87,50;
7: 52,50; 8: 60,00;
9: 90,00; 10: 99,50;
11: 11,00; 12: 98,00;
13: 94,50; 14: 91,50;
15: 62,00; 16: 62,50;
17: 52,75;
Steuerstrom
Epiphyse
2,5 10 17,5 25 32,5 40 47,5 55 62,5 70 77,5 85
Limbische Zentrum
5 12,5 20 27,5 35 42,5 50 57,5 65 72,5 80 87,5
Hypothalamus
7,5 15 22,5 30 37,5 45 52,5 60 67,5 75 82,5 90
Basalkerne
100 4 99,5 94 4,5 99,75 99,5 11 96 96,5 15,5 99 98
Hypophysen Vorderlappen 98 94,5 91,5
Hypophysen Hinterlappen 99 95,5 92,5
45 Muskulatur
72 Lunge
25 Nerven
94 Venen
75 Lymphsystem
Thalamus 97 93 91
6 Haut
38,5 Herzrhythmus
40 Herzzentrum
44 Herzkranzgefäß
81,5 Haare
86 Bronchien
männliche Keimdrüsen 51 51,5
3,5 Hormonhaushalt
51 Hoden
19,5 Prostata
57 Keimdrüsen
weibliche Keimdrüsen 98,5 98,75
2,5 Hormonhaushalt
88 Gebärmutter
98 Eierstöcke
Thymus I 79
74,5 Galle
56 Leber 56,25
Thymus II 69
38 Gallen-
38,5 produktion
Bauch-speicheldrüse 26 52
73 Magen
67 Zwölffingerdarm
64,5 Dünndarm
60,5 Mastdarm
61 Dickdarm
64,8 Harnblase
männliche Schild-/Nebenschilddrüse 62 62,5
53 Nebenniere-links
54,5 Niere-links
52,75 Nebenniere-rechts
54,25 Niere-rechts
weibliche Schild-/Nebenschilddrüse 62 62,5
53 Nebenniere-links
54,25 Niere-links
52,75 Nebenniere-rechts
54,5 Niere-rechts

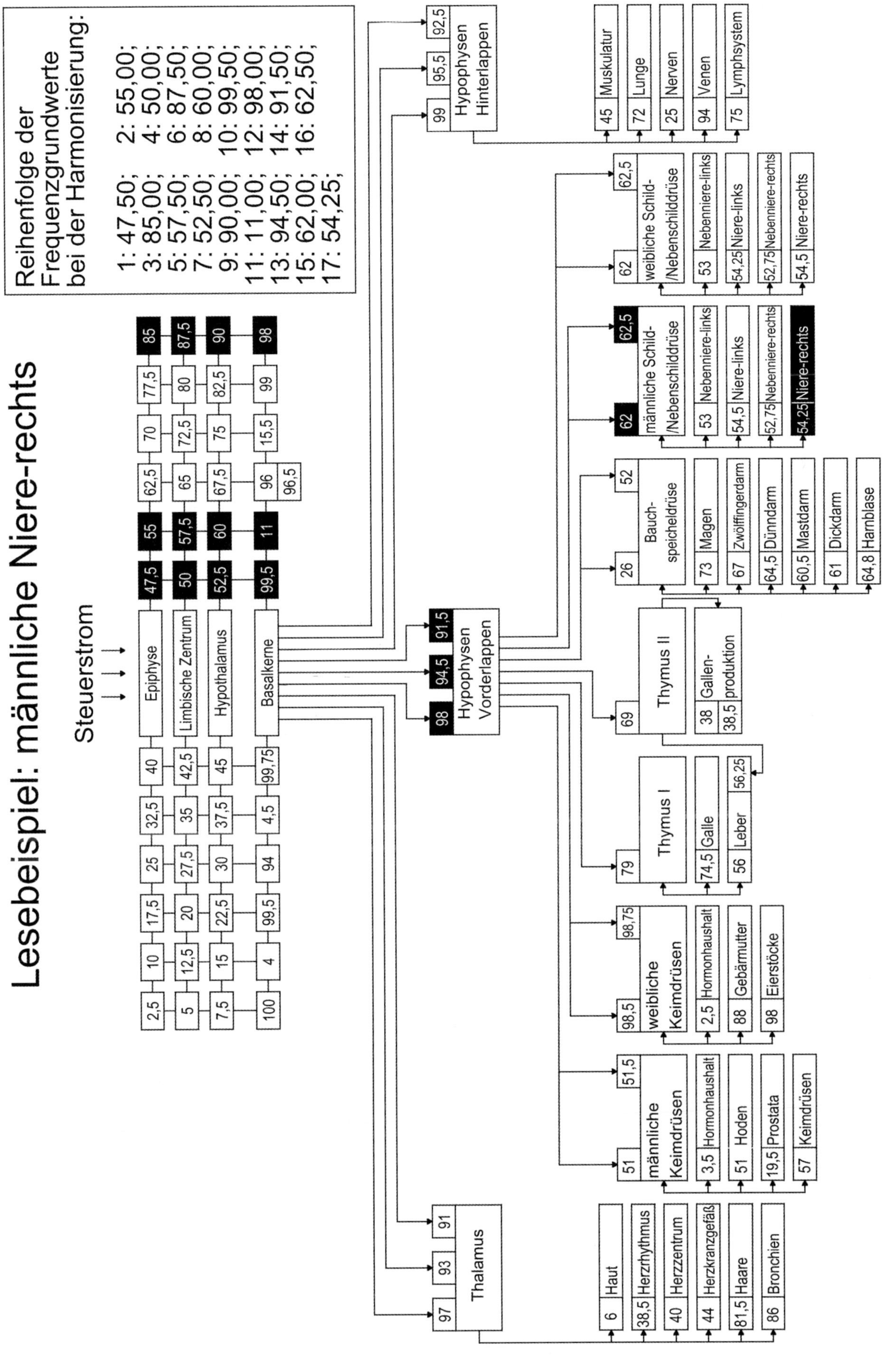
Lesebeispiel: männliche Niere-rechts
Steuerstrom
Reihenfolge der Frequenzgrundwerte bei der Harmonisierung:
1: 47,50; 2: 55,00;
3: 85,00; 4: 50,00;
5: 57,50; 6: 87,50;
7: 52,50; 8: 60,00;
9: 90,00; 10: 99,50;
11: 11,00; 12: 98,00;
13: 94,50; 14: 91,50;
15: 62,00; 16: 62,50;
17: 54,25;
Epiphyse
Limbische Zentrum
Hypothalamus
Basalkerne
Hypophysen Vorderlappen
Hypophysen Hinterlappen
Thalamus
Muskulatur
Lunge
Nerven
Venen
Lymphsystem
weibliche Schild- /Nebenschilddrüse
männliche Schild- /Nebenschilddrüse
Nebenniere-links
Niere-links
Nebenniere-rechts
Niere-rechts
Bauch- speicheldrüse
Magen
Zwölffingerdarm
Dünndarm
Mastdarm
Dickdarm
Harnblase
Thymus II
Gallen- produktion
Thymus I
Galle
Leber
weibliche Keimdrüsen
Hormonhaushalt
Gebärmutter
Eierstöcke
männliche Keimdrüsen
Hoden
Prostata
Keimdrüsen
Haut
Herzrhythmus
Herzzentrum
Herzkranzgefäß
Haare
Bronchien

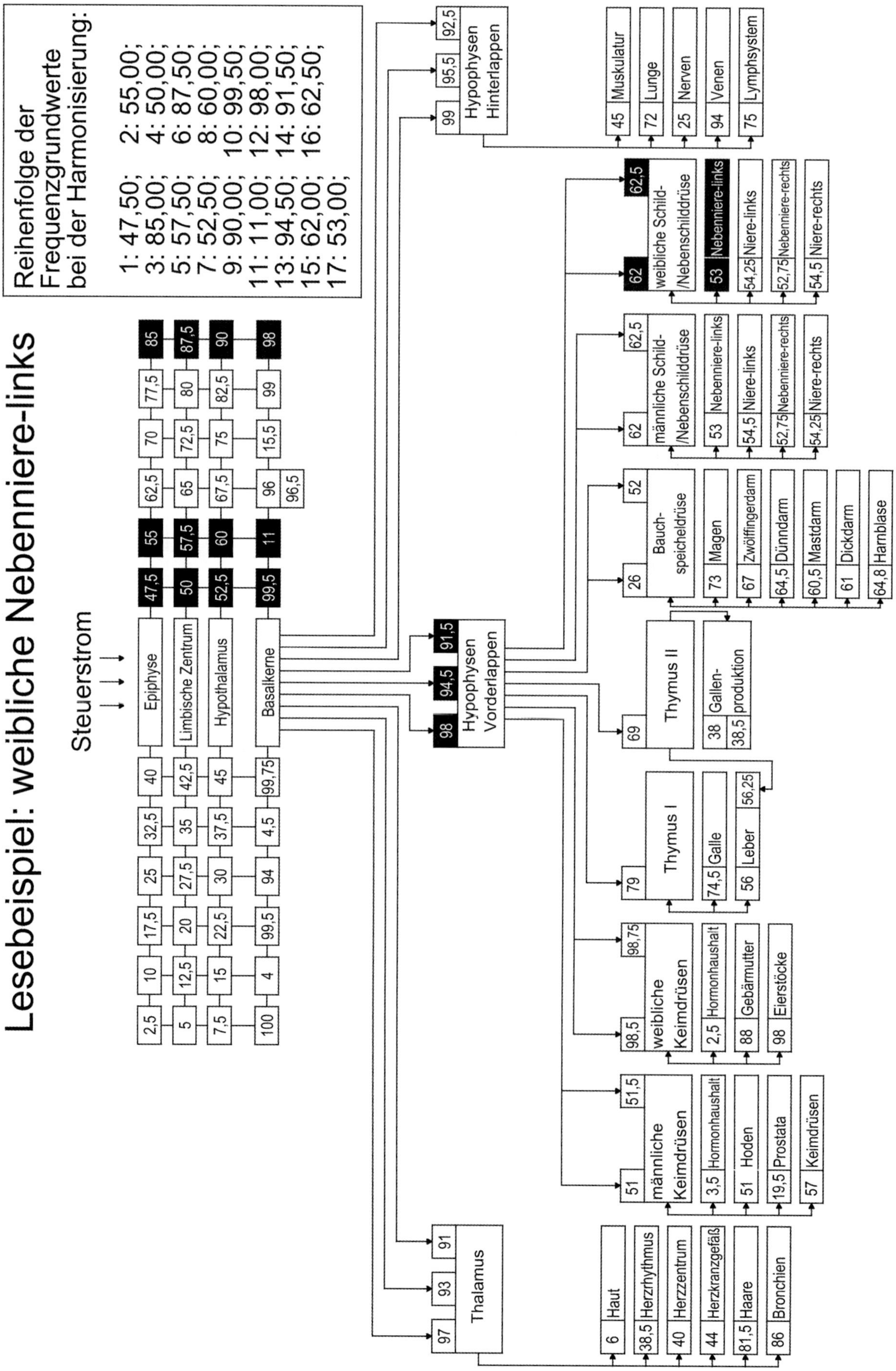

Lesebeispiel: weibliche Nebenniere-links
Steuerstrom
Reihenfolge der Frequenzgrundwerte bei der Harmonisierung:
1: 47,50; 2: 55,00;
3: 85,00; 4: 50,00;
5: 57,50; 6: 87,50;
7: 52,50; 8: 60,00;
9: 90,00; 10: 99,50;
11: 11,00; 12: 98,00;
13: 94,50; 14: 91,50;
15: 62,00; 16: 62,50;
17: 53,00;
2,5 10 17,5 25 32,5 40 Epiphyse 47,5 55 62,5 70 77,5 85
5 12,5 20 27,5 35 42,5 Limbische Zentrum 50 57,5 65 72,5 80 87,5
7,5 15 22,5 30 37,5 45 Hypothalamus 52,5 60 67,5 75 82,5 90
100 4 99,5 94 4,5 99,75 Basalkerne 99,5 11 96 96,5 15,5 99 98
99 95,5 92,5 Hypophysen Hinterlappen
45 Muskulatur
72 Lunge
25 Nerven
94 Venen
75 Lymphsystem
98 94,5 91,5 Hypophysen Vorderlappen
62 62,5 weibliche Schild- /Nebenschilddrüse
53 Nebenniere-links
54,25 Niere-links
52,75 Nebenniere-rechts
54,5 Niere-rechts
62 62,5 männliche Schild- /Nebenschilddrüse
53 Nebenniere-links
54,5 Niere-links
52,75 Nebenniere-rechts
54,25 Niere-rechts
26 52 Bauch- speicheldrüse
73 Magen
67 Zwölffingerdarm
64,5 Dünndarm
60,5 Mastdarm
61 Dickdarm
64,8 Harnblase
69 Thymus II
38 38,5 Gallen- produktion
79 Thymus I
74,5 Galle
56 56,25 Leber
98,5 98,75 weibliche Keimdrüsen
2,5 Hormonhaushalt
88 Gebärmutter
98 Eierstöcke
51 51,5 männliche Keimdrüsen
3,5 Hormonhaushalt
51 Hoden
19,5 Prostata
57 Keimdrüsen
97 93 91 Thalamus
6 Haut
38,5 Herzrhythmus
40 Herzzentrum
44 Herzkranzgefäß
81,5 Haare
86 Bronchien

Lesebeispiel: weibliche Niere-links

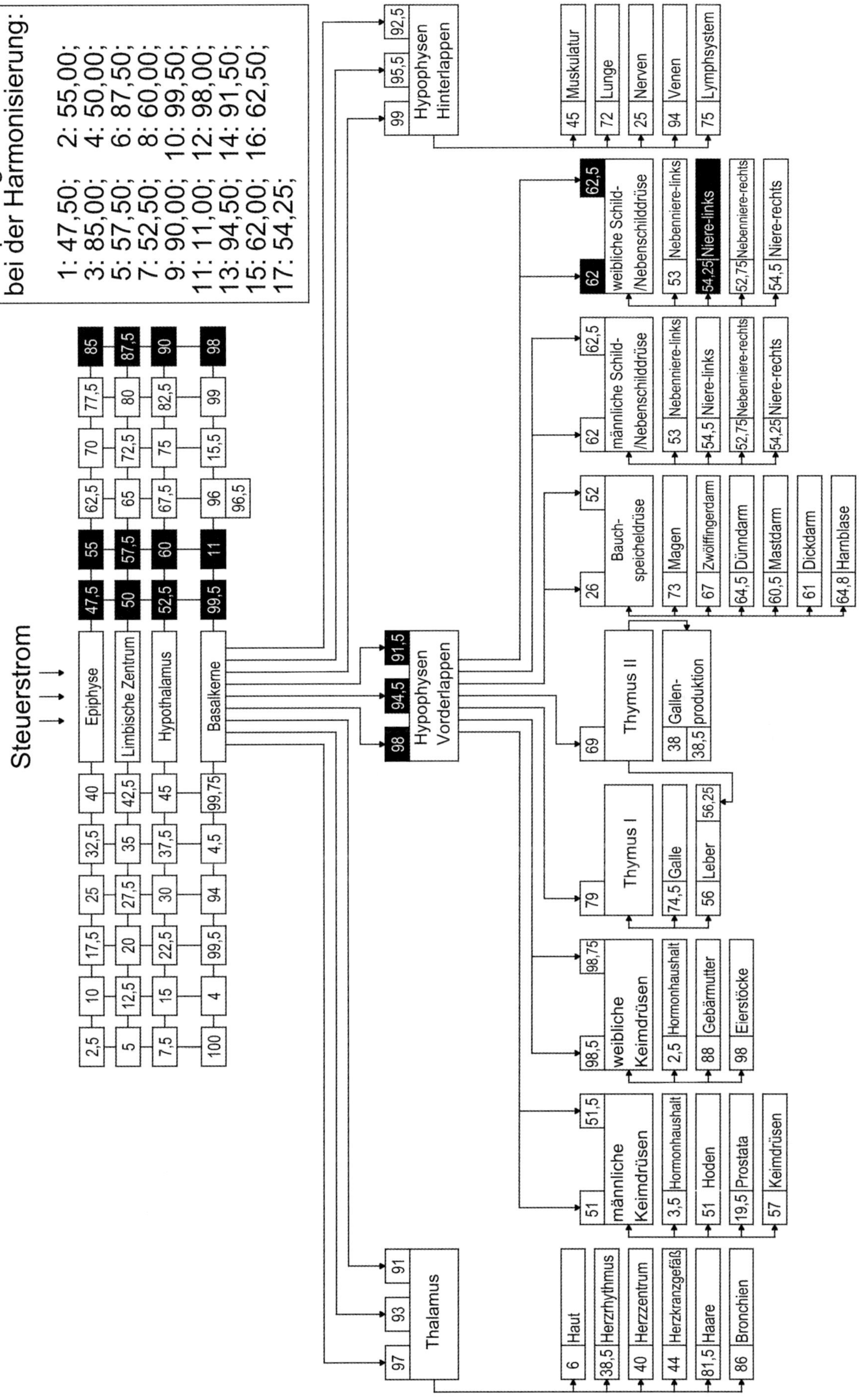

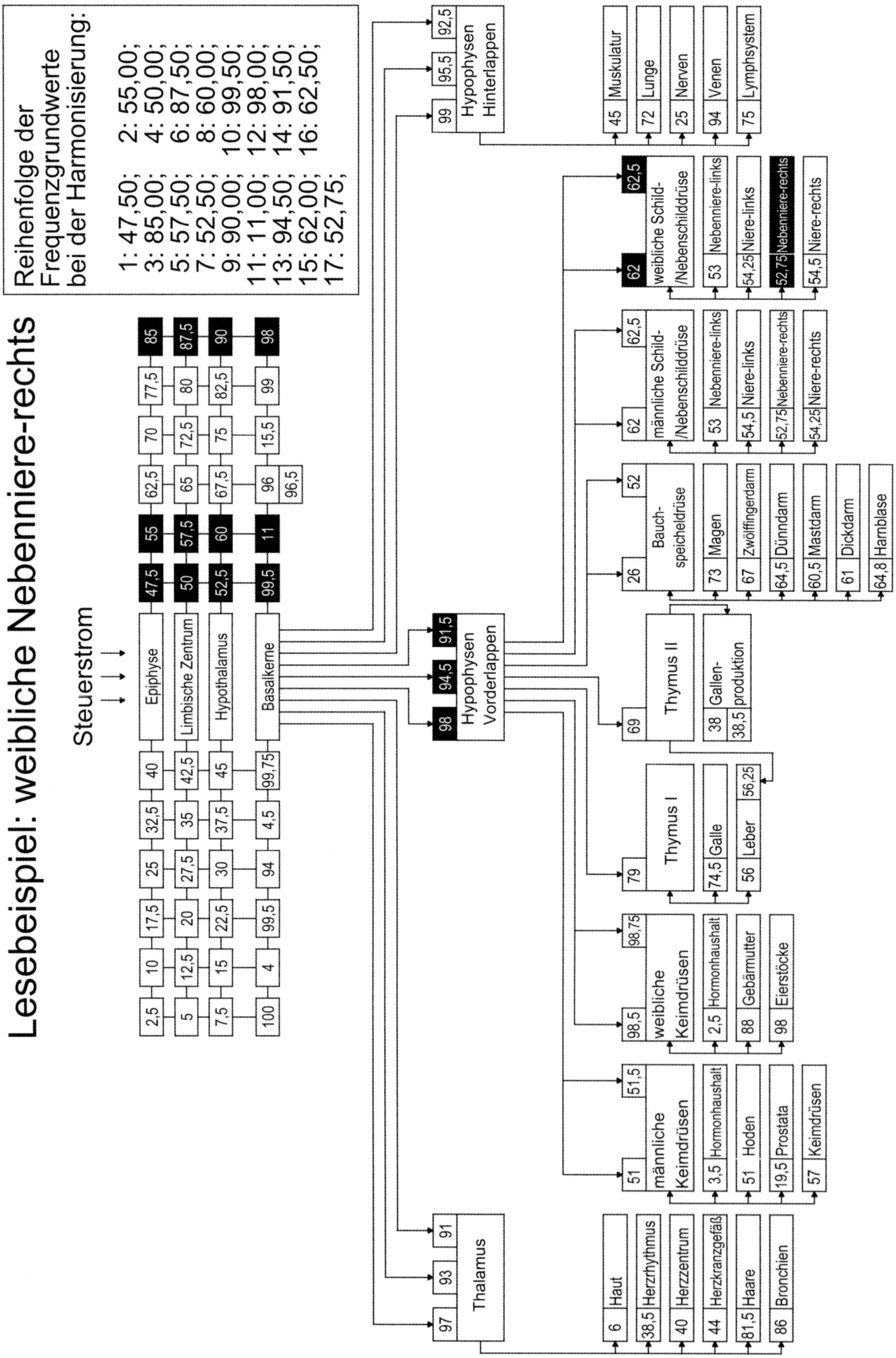
Lesebeispiel: weibliche Nebenniere-rechts
Reihenfolge der Frequenzgrundwerte bei der Harmonisierung:
1: 47,50; 2: 55,00;
3: 85,00; 4: 50,00;
5: 57,50; 6: 87,50;
7: 52,50; 8: 60,00;
9: 90,00; 10: 99,50;
11: 11,00; 12: 98,00;
13: 94,50; 14: 91,50;
15: 62,00; 16: 62,50;
17: 52,75;
Steuerstrom
Epiphyse
Limbische Zentrum
Hypothalamus
Basalkerne
Hypophysen Vorderlappen
Hypophysen Hinterlappen
Thalamus
männliche Keimdrüsen
weibliche Keimdrüsen
Thymus I
Thymus II
Bauch-speicheldrüse
männliche Schild-/Nebenschilddrüse
weibliche Schild-/Nebenschilddrüse
Muskulatur
Lunge
Nerven
Venen
Lymphsystem
Haut
Herzrhythmus
Herzzentrum
Herzkranzgefäß
Haare
Bronchien
Hormonhaushalt
Hoden
Prostata
Keimdrüsen
Gebärmutter
Eierstöcke
Galle
Leber
Gallen-produktion
Magen
Zwölffingerdarm
Dünndarm
Mastdarm
Dickdarm
Harnblase
Nebenniere-links
Niere-links
Nebenniere-rechts
Niere-rechts

Lesebeispiel: Muskulatur

Reihenfolge der Frequenzgrundwerte bei der Harmonisierung:

1: 40,00; 2: 77,50;
3: 42,50; 4: 80,00;
5: 45,00; 6: 82,50;
7: 99,75; 8: 99,00;
9: 95,50; 10: 92,50;
11: 45,00;

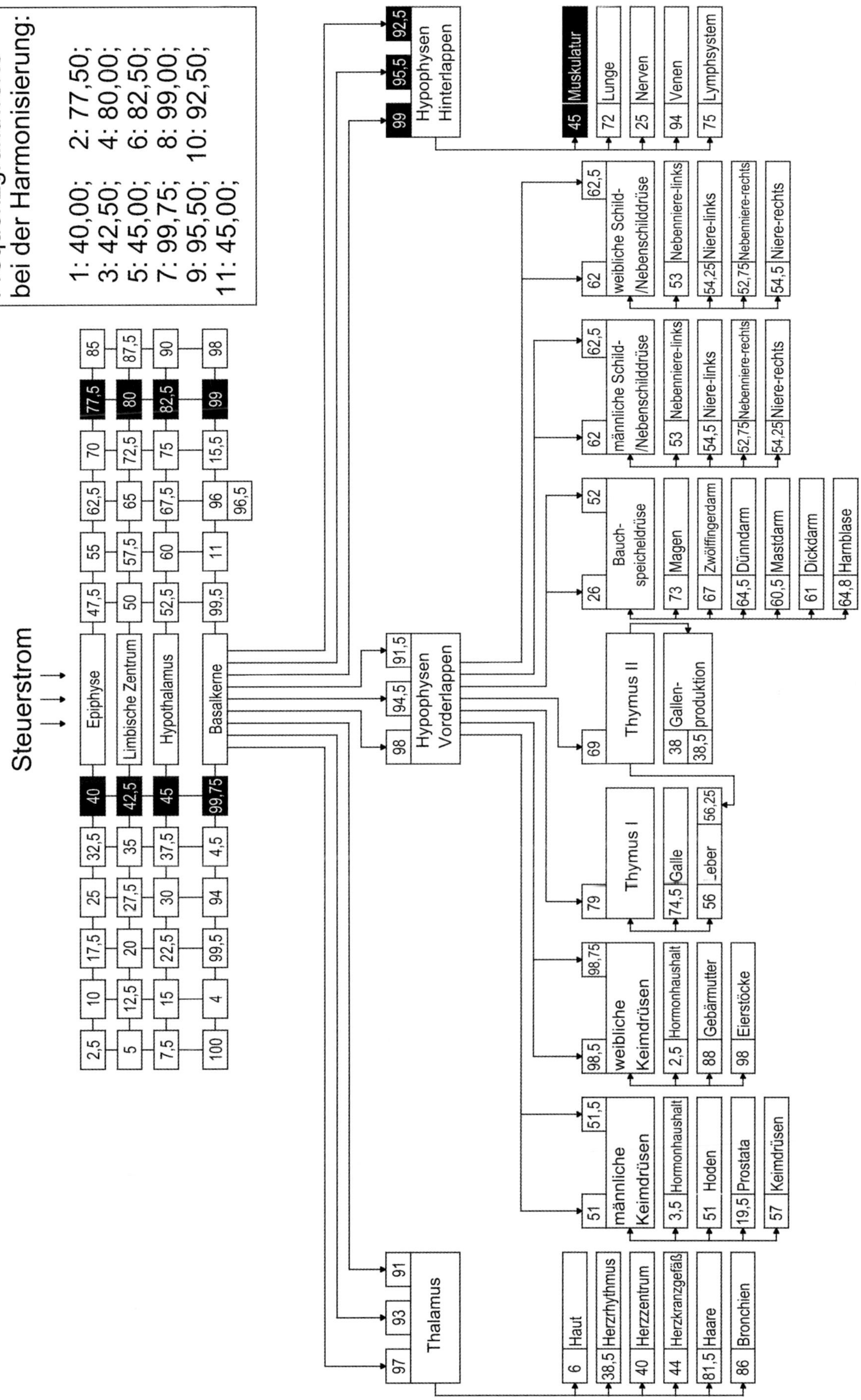

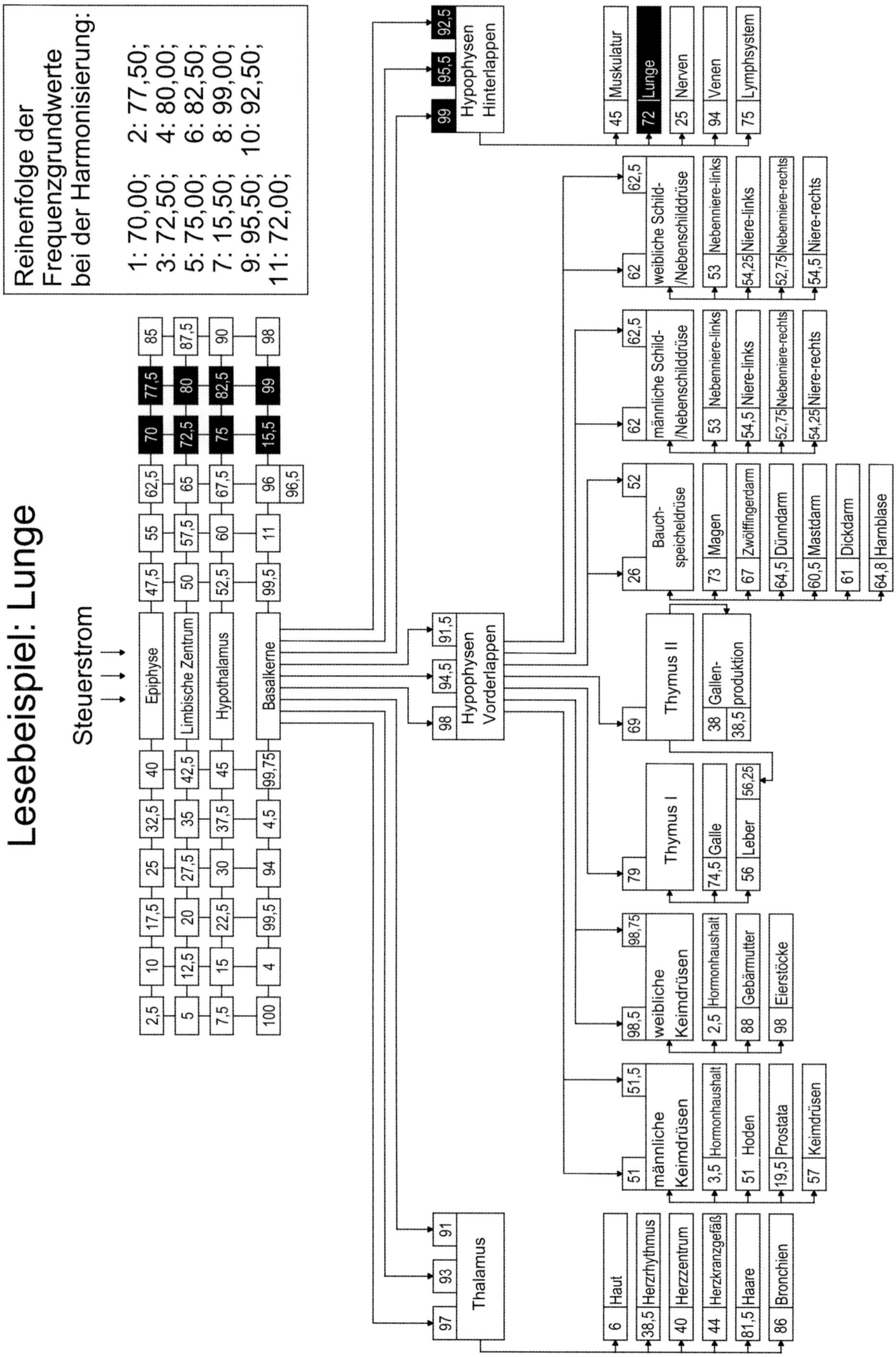
Lesebeispiel: Lunge
Steuerstrom
Reihenfolge der Frequenzgrundwerte bei der Harmonisierung:
1: 70,00; 2: 77,50;
3: 72,50; 4: 80,00;
5: 75,00; 6: 82,50;
7: 15,50; 8: 99,00;
9: 95,50; 10: 92,50;
11: 72,00;
Epiphyse
2,5 10 17,5 25 32,5 40 47,5 55 62,5 70 77,5 85
Limbische Zentrum
5 12,5 20 27,5 35 42,5 50 57,5 65 72,5 80 87,5
Hypothalamus
7,5 15 22,5 30 37,5 45 52,5 60 67,5 75 82,5 90
Basalkerne
100 4 99,5 94 4,5 99,75 99,5 11 96 96,5 15,5 99 98
Hypophysen Hinterlappen 99 95,5 92,5
Hypophysen Vorderlappen 98 94,5 91,5
Thalamus 97 93 91
45 Muskulatur
72 Lunge
25 Nerven
94 Venen
75 Lymphsystem
62 weibliche Schild- /Nebenschilddrüse 62,5
53 Nebenniere-links
54,25 Niere-links
52,75 Nebenniere-rechts
54,5 Niere-rechts
62 männliche Schild- /Nebenschilddrüse 62,5
53 Nebenniere-links
54,5 Niere-links
52,75 Nebenniere-rechts
54,25 Niere-rechts
26 Bauch- speicheldrüse 52
73 Magen
67 Zwölffingerdarm
64,5 Dünndarm
60,5 Mastdarm
61 Dickdarm
64,8 Harnblase
69 Thymus II
38 38,5 Gallen- produktion
79 Thymus I
74,5 Galle
56 Leber 56,25
98,5 weibliche Keimdrüsen 98,75
2,5 Hormonhaushalt
88 Gebärmutter
98 Eierstöcke
51 männliche Keimdrüsen 51,5
3,5 Hormonhaushalt
51 Hoden
19,5 Prostata
57 Keimdrüsen
6 Haut
38,5 Herzrhythmus
40 Herzzentrum
44 Herzkranzgefäß
81,5 Haare
86 Bronchien

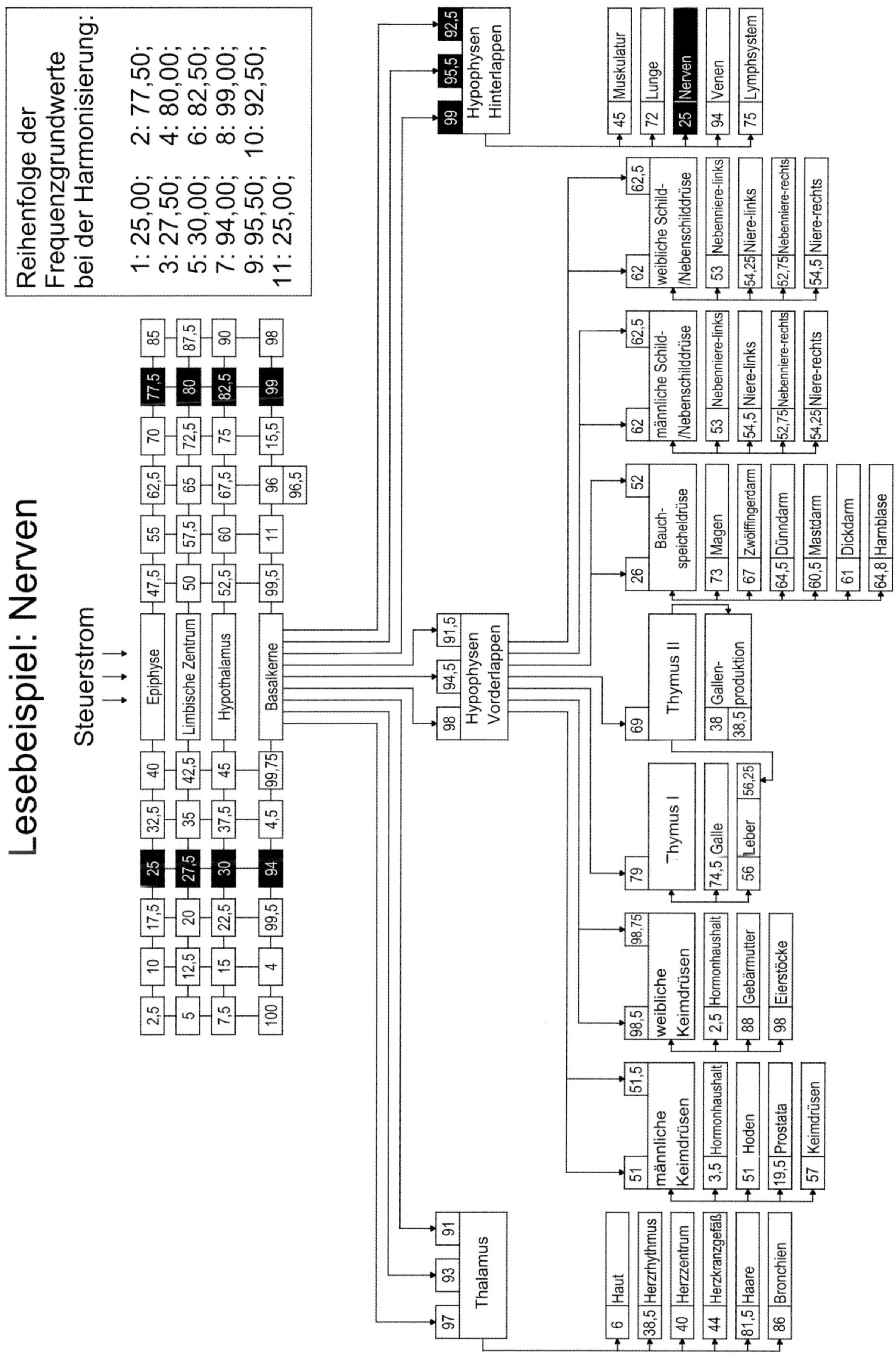
Lesebeispiel: Nerven
Steuerstrom
Reihenfolge der Frequenzgrundwerte bei der Harmonisierung:
1: 25,00; 2: 77,50;
3: 27,50; 4: 80,00;
5: 30,00; 6: 82,50;
7: 94,00; 8: 99,00;
9: 95,50; 10: 92,50;
11: 25,00;
Epiphyse
Limbische Zentrum
Hypothalamus
Basalkerne
Hypophysen Hinterlappen
Hypophysen Vorderlappen
Thalamus
Muskulatur
Lunge
Nerven
Venen
Lymphsystem
weibliche Schild- /Nebenschilddrüse
männliche Schild- /Nebenschilddrüse
Nebenniere-links
Niere-links
Nebenniere-rechts
Niere-rechts
Bauch- speicheldrüse
Magen
Zwölffingerdarm
Dünndarm
Mastdarm
Dickdarm
Harnblase
Thymus II
Gallen- produktion
Thymus I
Galle
Leber
weibliche Keimdrüsen
Hormonhaushalt
Gebärmutter
Eierstöcke
männliche Keimdrüsen
Hoden
Prostata
Keimdrüsen
Haut
Herzrhythmus
Herzzentrum
Herzkranzgefäß
Haare
Bronchien

Lesebeispiel: Venen

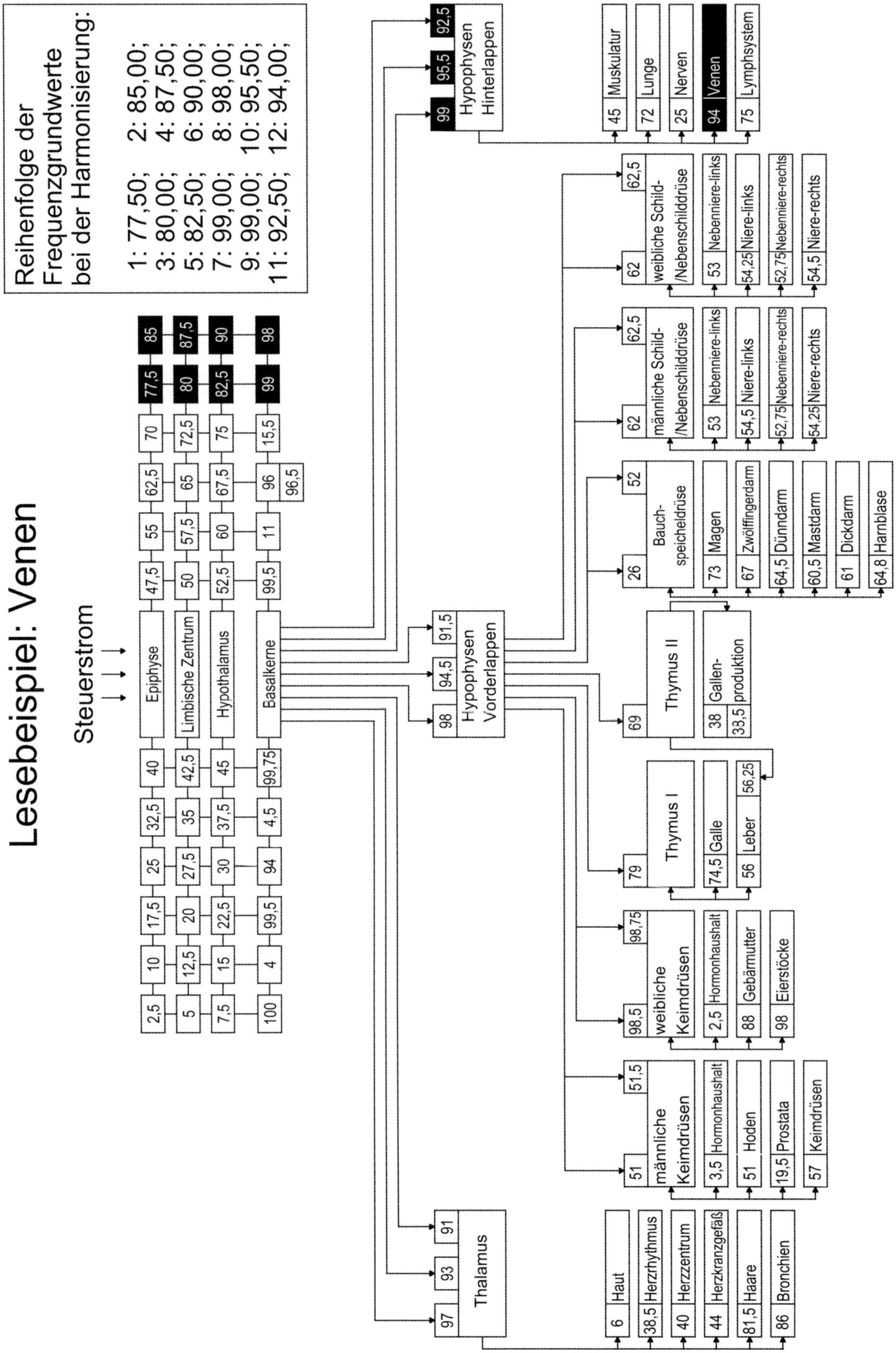

Lesebeispiel: Lymphsystem

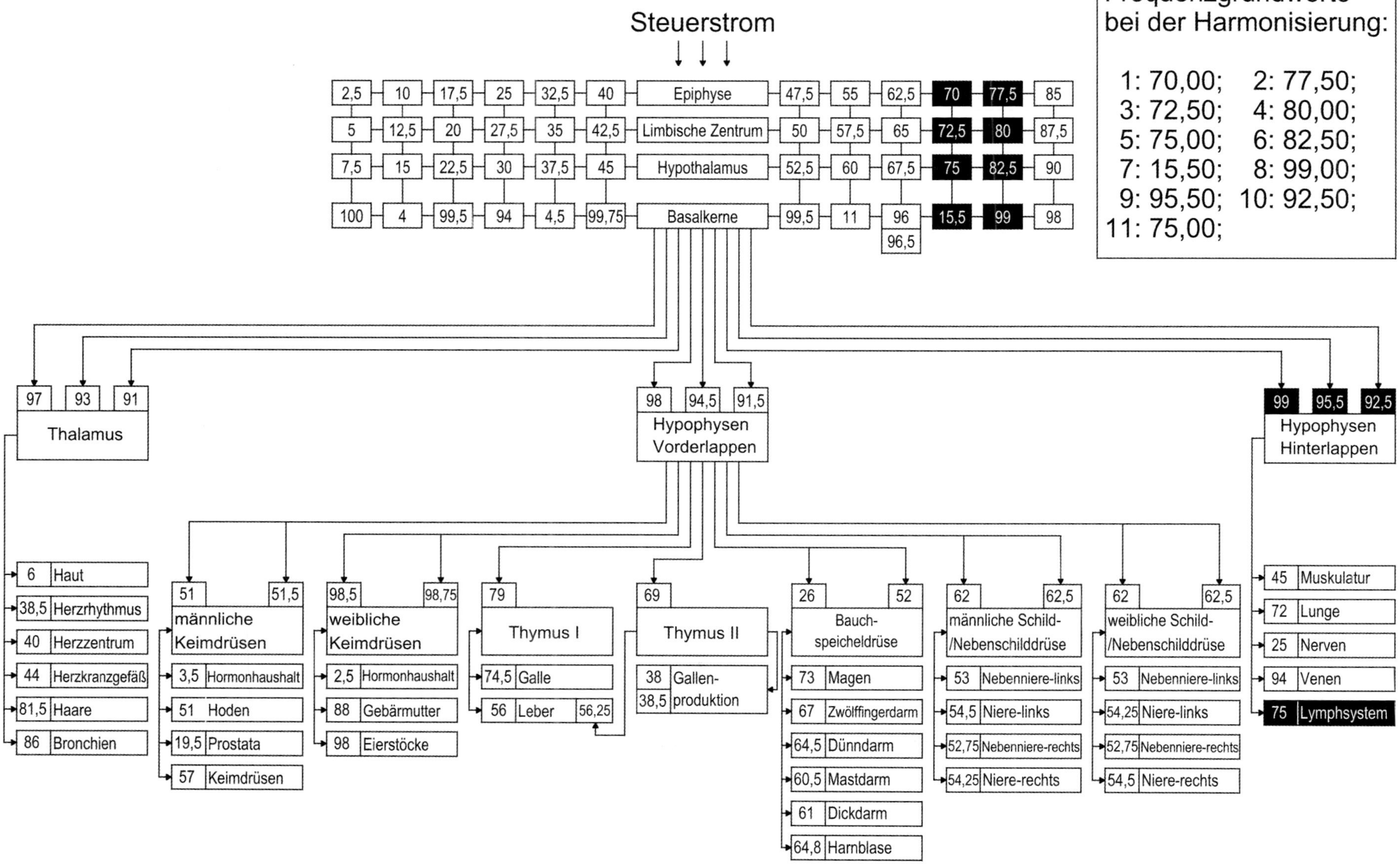

Reihenfolge der Frequenzgrundwerte bei der Harmonisierung:

1: 70,00; 2: 77,50;
3: 72,50; 4: 80,00;
5: 75,00; 6: 82,50;
7: 15,50; 8: 99,00;
9: 95,50; 10: 92,50;
11: 75,00;

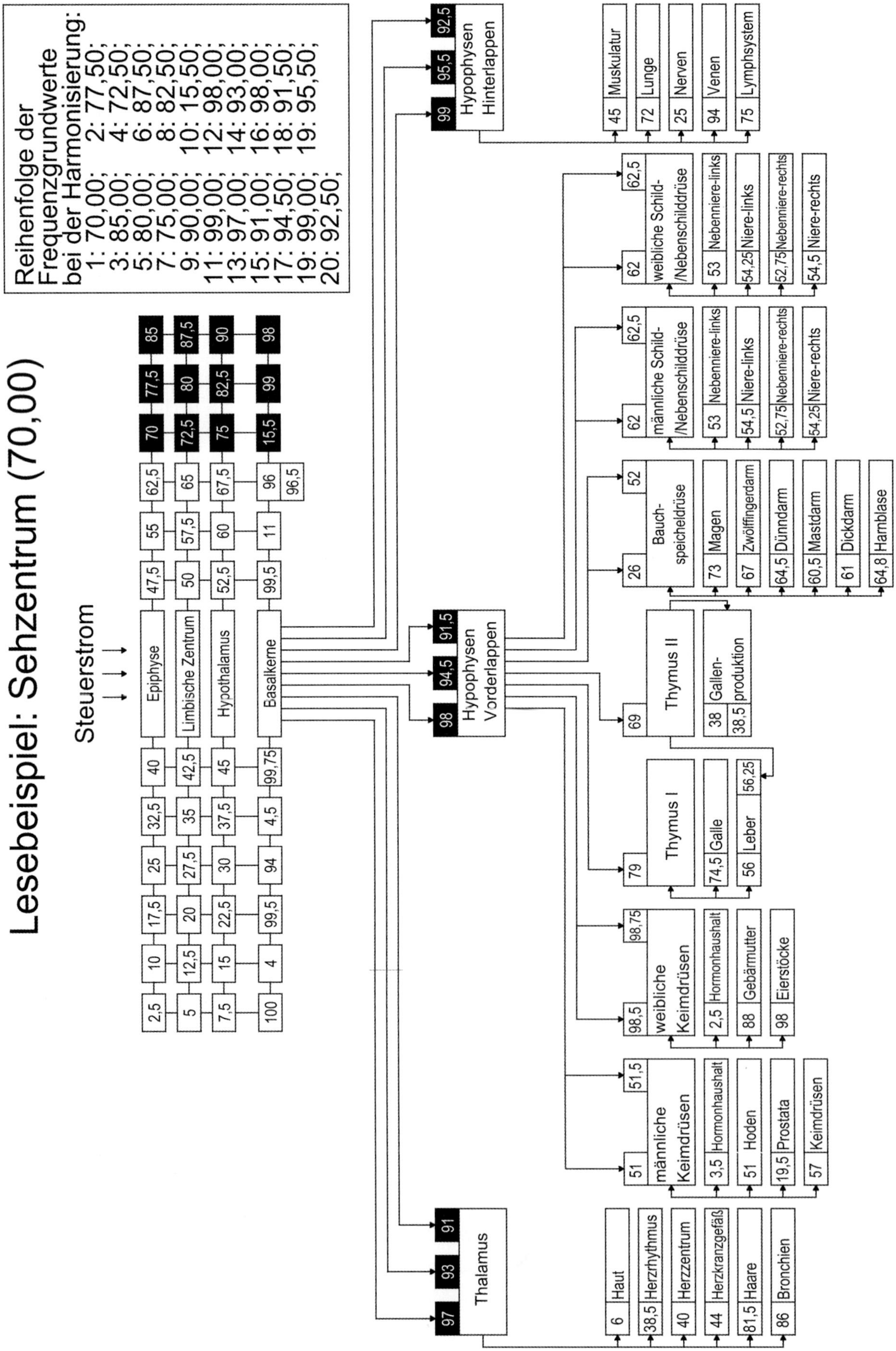
Lesebeispiel: Sehzentrum (70,00)
Steuerstrom
Reihenfolge der Frequenzgrundwerte bei der Harmonisierung:
1: 70,00; 2: 77,50;
3: 85,00; 4: 72,50;
5: 80,00; 6: 87,50;
7: 75,00; 8: 82,50;
9: 90,00; 10: 15,50;
11: 99,00; 12: 98,00;
13: 97,00; 14: 93,00;
15: 91,00; 16: 98,00;
17: 94,50; 18: 91,50;
19: 99,00; 19: 95,50;
20: 92,50;
Epiphyse 2,5 10 17,5 25 32,5 40 47,5 55 62,5 70 77,5 85
Limbische Zentrum 5 12,5 20 27,5 35 42,5 50 57,5 65 72,5 80 87,5
Hypothalamus 7,5 15 22,5 30 37,5 45 52,5 60 67,5 75 82,5 90
Basalkerne 100 4 99,5 94 4,5 99,75 99,5 11 96 96,5 15,5 99 98
Hypophysen Hinterlappen 99 95,5 92,5
45 Muskulatur
72 Lunge
25 Nerven
94 Venen
75 Lymphsystem
Hypophysen Vorderlappen 98 94,5 91,5
Thalamus 97 93 91
6 Haut
38,5 Herzrhythmus
40 Herzzentrum
44 Herzkranzgefäß
81,5 Haare
86 Bronchien
51 männliche Keimdrüsen 51,5
3,5 Hormonhaushalt
51 Hoden
19,5 Prostata
57 Keimdrüsen
98,5 weibliche Keimdrüsen 98,75
2,5 Hormonhaushalt
88 Gebärmutter
98 Eierstöcke
79 Thymus I
74,5 Galle
56 Leber 56,25
69 Thymus II
38 Gallen-
38,5 produktion
26 Bauch-speicheldrüse 52
73 Magen
67 Zwölffingerdarm
64,5 Dünndarm
60,5 Mastdarm
61 Dickdarm
64,8 Harnblase
62 männliche Schild-/Nebenschilddrüse 62,5
53 Nebenniere-links
54,5 Niere-links
52,75 Nebenniere-rechts
54,25 Niere-rechts
62 weibliche Schild-/Nebenschilddrüse 62,5
53 Nebenniere-links
54,25 Niere-links
52,75 Nebenniere-rechts
54,5 Niere-rechts

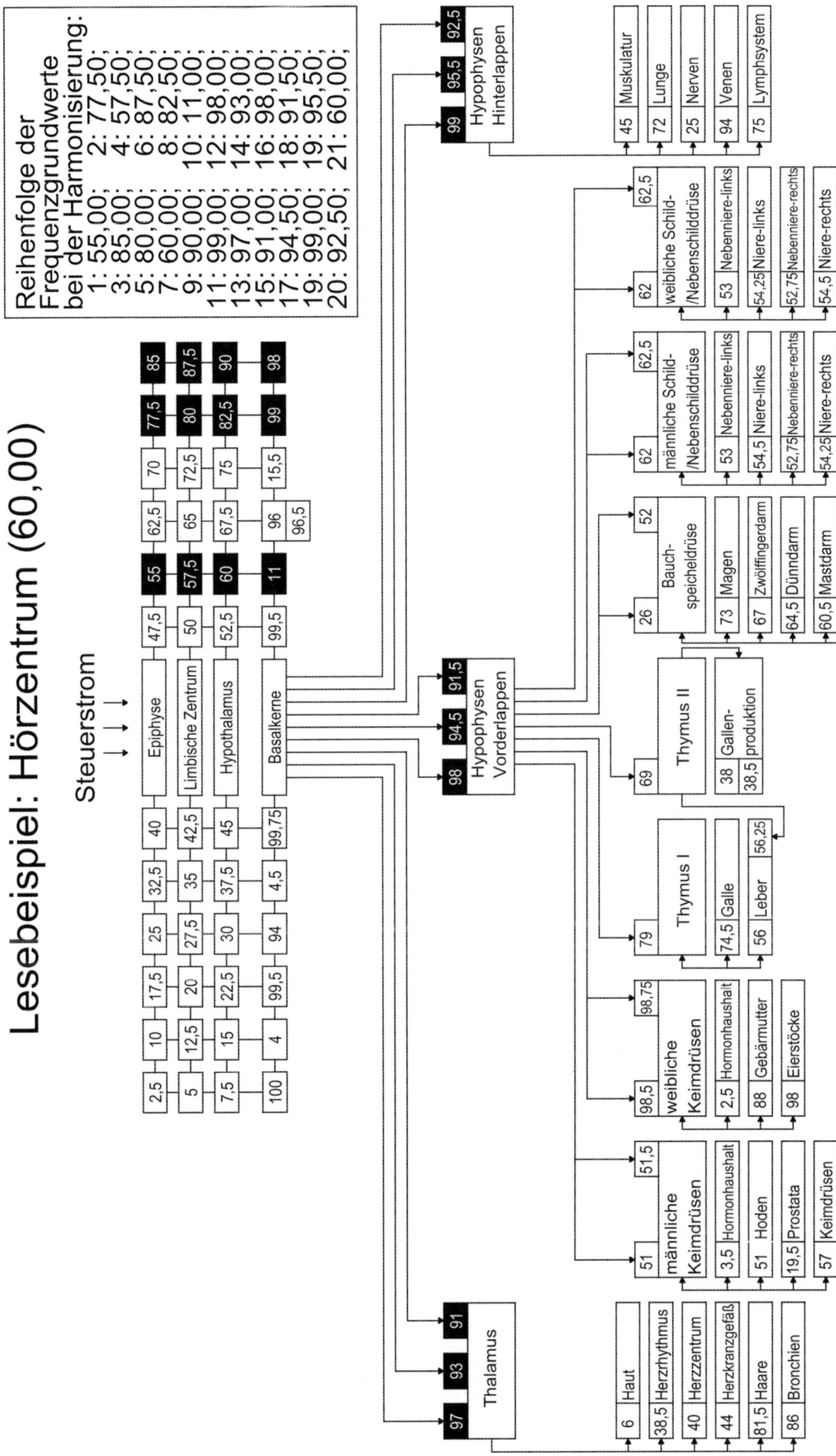
Lesebeispiel: Hörzentrum (60,00)
Steuerstrom
Reihenfolge der Frequenzgrundwerte bei der Harmonisierung:
1: 55,00; 2: 77,50;
3: 85,00; 4: 57,50;
5: 80,00; 6: 87,50;
7: 60,00; 8: 82,50;
9: 90,00; 10: 11,00;
11: 99,00; 12: 98,00;
13: 97,00; 14: 93,00;
15: 91,00; 16: 98,00;
17: 94,50; 18: 91,50;
19: 99,00; 19: 95,50;
20: 92,50; 21: 60,00;
Epiphyse
Limbische Zentrum
Hypothalamus
Basalkerne
Hypophysen Hinterlappen
Hypophysen Vorderlappen
Thalamus
Muskulatur
Lunge
Nerven
Venen
Lymphsystem
weibliche Schild-/Nebenschilddrüse
männliche Schild-/Nebenschilddrüse
Nebenniere-links
Niere-links
Nebenniere-rechts
Niere-rechts
Bauchspeicheldrüse
Magen
Zwölffingerdarm
Dünndarm
Mastdarm
Dickdarm
Harnblase
Thymus II
Gallenproduktion
Thymus I
Galle
Leber
weibliche Keimdrüsen
Hormonhaushalt
Gebärmutter
Eierstöcke
männliche Keimdrüsen
Hoden
Prostata
Keimdrüsen
Haut
Herzrhythmus
Herzzentrum
Herzkranzgefäß
Haare
Bronchien

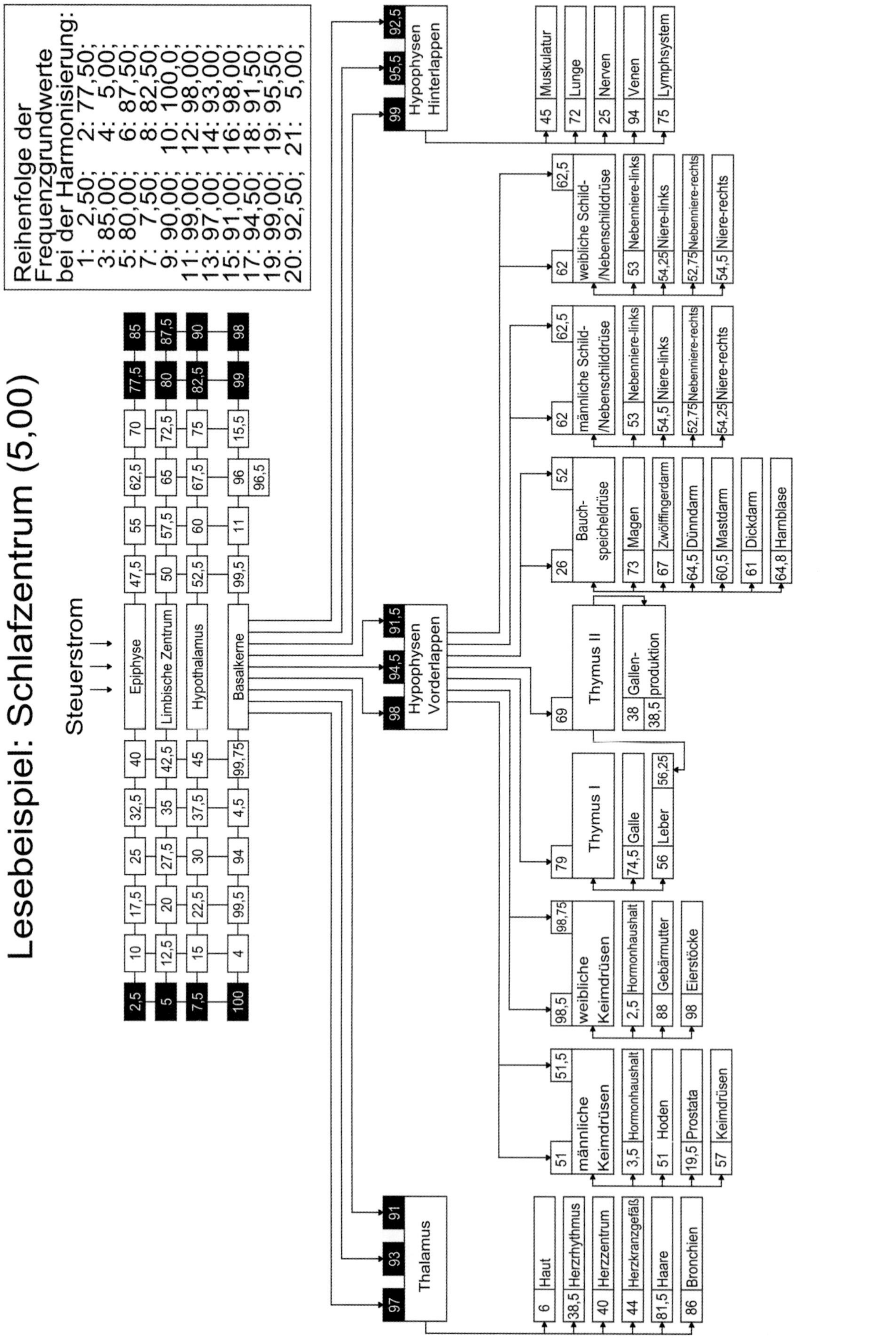
Lesebeispiel: Schlafzentrum (5,00)
Steuerstrom
Reihenfolge der Frequenzgrundwerte bei der Harmonisierung:
1: 2,50; 2: 77,50;
3: 85,00; 4: 5,00;
5: 80,00; 6: 87,50;
7: 7,50; 8: 82,50;
9: 90,00; 10: 100,0;
11: 99,00; 12: 98,00;
13: 97,00; 14: 93,00;
15: 91,00; 16: 98,00;
17: 94,50; 18: 91,50;
19: 99,00; 19: 95,50;
20: 92,50; 21: 5,00;
2,5 10 17,5 25 32,5 40 Epiphyse 47,5 55 62,5 70 77,5 85
5 12,5 20 27,5 35 42,5 Limbische Zentrum 50 57,5 65 72,5 80 87,5
7,5 15 22,5 30 37,5 45 Hypothalamus 52,5 60 67,5 75 82,5 90
100 4 99,5 94 4,5 99,75 Basalkerne 99,5 11 96 96,5 15,5 99 98
97 93 91 Thalamus
98 94,5 91,5 Hypophysen Vorderlappen
99 95,5 92,5 Hypophysen Hinterlappen
6 Haut
38,5 Herzrhythmus
40 Herzzentrum
44 Herzkranzgefäß
81,5 Haare
86 Bronchien
51 männliche Keimdrüsen 51,5
3,5 Hormonhaushalt
51 Hoden
19,5 Prostata
57 Keimdrüsen
98,5 weibliche Keimdrüsen 98,75
2,5 Hormonhaushalt
88 Gebärmutter
98 Eierstöcke
79 Thymus I
74,5 Galle
56 Leber 56,25
69 Thymus II
38 Gallen-
38,5 produktion
26 Bauch-speicheldrüse 52
73 Magen
67 Zwölffingerdarm
64,5 Dünndarm
60,5 Mastdarm
61 Dickdarm
64,8 Harnblase
62 männliche Schild-/Nebenschilddrüse 62,5
53 Nebenniere-links
54,5 Niere-links
52,75 Nebenniere-rechts
54,25 Niere-rechts
62 weibliche Schild-/Nebenschilddrüse 62,5
53 Nebenniere-links
54,25 Niere-links
52,75 Nebenniere-rechts
54,5 Niere-rechts
45 Muskulatur
72 Lunge
25 Nerven
94 Venen
75 Lymphsystem

25.9 Frequenzgrundwerte der integrierten Harmonisierungsprogramme

25.9.1 Kleinhirn

001: 77,50	002: 80,00	003: 82,50	004: 99,00	005: 85,00
006: 87,50	007: 90,00	008: 98,00	009: 97,00	010: 93,00
011: 91,00	012: 94,50	013: 91,50	014: 95,50	015: 92,50
016: 07,50	017: 00,00	018: 05,00	019: 02,50	020: 01,00
021: 01,25	022: 01,50	023: 01,75	024: 02,00	025: 02,25
026: 02,75	027: 03,00	028: 03,25	029: 03,50	030: 03,75
031: 04,00	032: 04,25	033: 04,50	034: 04,75	035: 05,25
036: 05,50	037: 05,75	038: 06,00	039: 06,25	040: 06,50
041: 06,75	042: 07,00	043: 19,00	044: 19,50	045: 19,75
046: 25,50	047: 40,00	048: 40,50	049: 46,00	050: 47,50
051: 50,00	052: 50,50	053: 52,50	054: 85,50	055: 95,00
056: 99,50	057: 21,50			

25.9.2 Nerven

001: 25,00	002: 27,50	003: 30,00	004: 94,00	005: 77,50
006: 80,00	007: 82,50	008: 99,00	009: 85,00	010: 87,50
011: 90,00	012: 98,00	013: 85,50	014: 92,50	015: 95,50
016: 00,00	017: 02,50	018: 03,00	019: 03,50	020: 04,00
021: 04,50	022: 05,00	023: 05,50	024: 07,50	025: 08,00
026: 09,50	027: 10,00	028: 10,50	029: 12,25	030: 12,50
031: 12,75	032: 13,00	033: 13,25	034: 13,50	035: 13,75
036: 14,00	037: 14,25	038: 14,50	039: 14,75	040: 15,00
041: 15,25	042: 15,50	043: 15,75	044: 16,00	045: 16,25
046: 16,50	047: 16,75	048: 17,00	049: 17,25	050: 17,50
051: 17,75	052: 18,00	053: 18,25	054: 18,50	055: 18,75
056: 19,00	057: 19,25	058: 19,50	059: 19,75	060: 20,00
061: 20,25	062: 20,50	063: 20,75	064: 21,00	065: 21,25
066: 21,50	067: 21,75	068: 22,00	069: 22,25	070: 22,50
071: 22,75	072: 23,00	073: 23,25	074: 23,50	075: 23,75
076: 24,00	077: 24,25	078: 24,50	079: 24,75	080: 25,25
081: 25,50	082: 25,75	083: 26,00	084: 26,25	085: 26,50
086: 26,75	087: 27,00	088: 27,25	089: 27,75	090: 28,00
091: 28,25	092: 28,50	093: 28,75	094: 29,00	095: 29,25
096: 29,50	097: 29,75	098: 30,25	099: 30,50	100: 30,75
101: 31,00	102: 31,25	103: 31,50	104: 31,75	105: 32,00
106: 32,25	107: 32,50	108: 32,75	109: 33,00	110: 33,25
111: 33,50	112: 33,75	113: 34,00	114: 34,25	115: 34,50
116: 34,75	117: 35,00	118: 35,25	119: 35,50	120: 35,75
121: 36,00	122: 36,25	123: 36,50	124: 36,75	125: 37,00
126: 37,25	127: 37,50	128: 37,75	129: 38,00	130: 38,25
131: 38,50	132: 38,75	133: 39,00	134: 39,25	135: 39,50
136: 39,75	137: 40,00	138: 40,25	139: 40,50	140: 40,75
141: 41,00	142: 41,25	143: 41,50	144: 41,75	145: 42,00
146: 42,25	147: 42,50	148: 42,75	149: 43,00	150: 43,25
151: 43,50	152: 43,75	153: 44,00	154: 44,25	155: 44,50
156: 44,75	157: 45,00	158: 45,25	159: 45,50	160: 45,75
161: 46,00	162: 46,25	163: 46,50	164: 46,75	165: 47,00
166: 47,25	167: 47,50	168: 47,75	169: 48,00	170: 48,25
171: 48,50	172: 48,75	173: 49,00	174: 49,25	175: 49,50
176: 49,75	177: 50,00	178: 50,25	179: 50,50	180: 50,75

181: 51,00 182: 51,25 183: 51,50 184: 51,75 185: 52,00
186: 52,25 187: 52,50 188: 52,75 189: 53,00 190: 53,25
191: 53,50 192: 53,75 193: 54,00 194: 54,25 195: 54,50
196: 54,75 197: 55,00 198: 55,25 199: 55,50 200: 55,75
201: 56,00 202: 56,25 203: 56,50 204: 56,75 205: 57,00
206: 57,25 207: 57,50 208: 57,75 209: 58,00 210: 58,25
211: 58,50 212: 58,75 213: 59,00 214: 59,25 215: 59,50
216: 59,75 217: 60,00 218: 60,25 219: 60,50 220: 60,75
221: 61,00 222: 61,25 223: 61,50 224: 61,75 225: 62,00
226: 62,25 227: 62,50 228: 62,75 229: 63,00 230: 63,25
231: 63,50 232: 63,75 233: 64,00 234: 64,25 235: 64,50
236: 64,75 237: 65,00 238: 65,25 239: 65,50 240: 65,75
241: 66,00 242: 66,25 243: 66,50 244: 66,75 245: 67,00
246: 67,25 247: 67,50 248: 67,75 249: 69,00 250: 69,50
251: 70,00 252: 73,50 253: 74,00 254: 75,50 255: 76,50
256: 78,50 257: 79,50 258: 80,50 259: 83,50 260: 88,00
261: 88,50 262: 89,50 263: 91,50 264: 92,00 265: 93,50
266: 94,50 267: 96,00 268: 96,25 269: 96,50 270: 96,75
271: 97,00 272: 97,25 273: 97,50 274: 97,75 275: 98,25
276: 98,50 277: 98,75 278: 99,25 279: 99,50 280: 99,75
281: 21,50

25.9.3 Arterien

001: 77,50 002: 80,00 003: 82,50 004: 99,00 005: 85,00
006: 87,50 007: 90,00 008: 98,00 009: 99,00 010: 95,50
011: 92,50 012: 01,00 013: 01,25 014: 01,50 015: 01,75
016: 02,00 017: 02,25 018: 02,50 019: 02,75 020: 03,00
021: 03,25 022: 03,50 023: 03,75 024: 04,00 025: 04,25
026: 04,50 027: 04,75 028: 05,00 029: 05,25 030: 05,50
031: 05,75 032: 06,00 033: 06,25 034: 06,50 035: 06,75
036: 07,00 037: 07,25 038: 07,50 039: 07,75 040: 08,00
041: 08,25 042: 08,50 043: 08,75 044: 09,00 045: 09,25
046: 09,50 047: 09,75 048: 10,00 049: 10,25 050: 10,50
051: 10,75 052: 11,00 053: 11,25 054: 11,50 055: 11,75
056: 12,00 057: 12,25 058: 12,50 059: 12,75 060: 21,00
061: 31,75 062: 32,00 063: 32,25 064: 32,50 065: 32,75
066: 33,00 067: 33,25 068: 33,50 069: 33,75 070: 34,00
071: 34,25 072: 34,50 073: 34,75 074: 35,00 075: 35,25
076: 35,50 077: 35,75 078: 36,00 079: 36,25 080: 36,50
081: 36,75 082: 37,00 083: 37,25 084: 37,50 085: 37,75
086: 38,00 087: 38,25 088: 38,50 089: 38,75 090: 39,00
091: 39,25 092: 39,50 093: 39,75 094: 40,00 095: 40,25
096: 40,50 097: 40,75 098: 41,00 099: 41,25 100: 41,50
101: 41,75 102: 42,00 103: 42,25 104: 42,50 105: 42,75
106: 43,00 107: 43,25 108: 43,50 109: 43,75 110: 44,00
111: 44,25 112: 44,50 113: 44,75 114: 45,00 115: 45,25
116: 45,50 117: 45,75 118: 46,00 119: 46,25 120: 46,50
121: 46,75 122: 47,00 123: 47,25 124: 47,50 125: 47,75
126: 48,00 127: 48,25 128: 48,50 129: 48,75 130: 49,00
131: 49,25 132: 49,50 133: 49,75 134: 50,00 135: 50,25
136: 50,50 137: 50,75 138: 51,00 139: 51,25 140: 51,50
141: 51,75 142: 52,00 143: 52,25 144: 52,50 145: 52,75
146: 53,00 147: 53,25 148: 53,50 149: 53,75 150: 54,00
151: 54,25 152: 54,50 153: 54,75 154: 55,00 155: 55,25
156: 55,50 157: 55,75 158: 56,00 159: 56,25 160: 56,50
161: 56,75 162: 57,00 163: 57,25 164: 57,50 165: 57,75
166: 58,00 167: 58,25 168: 58,50 169: 58,75 170: 59,00
171: 59,25 172: 59,50 173: 59,75 174: 60,00 175: 60,25

176: 60,50 177: 60,75 178: 61,00 179: 61,25 180: 61,50
181: 61,75 182: 62,00 183: 62,25 184: 62,50 185: 62,75
186: 63,00 187: 63,25 188: 63,50 189: 63,75 190: 64,00
191: 64,25 192: 64,50 193: 64,75 194: 65,00 195: 65,25
196: 65,50 197: 65,75 198: 66,00 199: 66,25 200: 66,50
201: 66,75 202: 67,00 203: 85,50 204: 92,00 205: 94,00
206: 94,50 207: 95,00 208: 95,50 209: 99,00 210: 21,50

25.9.4 Venen

001: 62,50 002: 65,00 003: 67,50 004: 96,00 005: 96,50
006: 85,00 007: 87,50 008: 90,00 009: 98,00 010: 77,50
011: 80,00 012: 82,50 013: 99,00 014: 95,50 015: 92,50
016: 94,00 017: 07,00 018: 10,00 019: 13,00 020: 13,25
021: 13,50 022: 13,75 023: 14,00 024: 14,25 025: 14,50
026: 14,75 027: 15,00 028: 15,25 029: 15,50 030: 15,75
031: 16,00 032: 16,25 033: 16,50 034: 16,75 035: 17,00
036: 17,25 037: 17,50 038: 17,75 039: 18,00 040: 18,25
041: 18,50 042: 18,75 043: 19,00 044: 19,25 045: 19,50
046: 19,75 047: 20,00 048: 20,25 049: 20,50 050: 20,75
051: 21,00 052: 21,25 053: 21,50 054: 21,75 055: 22,00
056: 22,25 057: 22,50 058: 22,75 059: 23,00 060: 23,25
061: 23,50 062: 23,75 063: 24,00 064: 24,25 065: 24,50
066: 24,75 067: 25,00 068: 25,25 069: 25,50 070: 25,75
071: 26,00 072: 26,25 073: 26,50 074: 26,75 075: 27,00
076: 27,25 077: 27,50 078: 27,75 079: 28,00 080: 28,25
081: 28,50 082: 28,75 083: 29,00 084: 29,25 085: 29,50
086: 29,75 087: 30,00 088: 30,25 089: 30,50 090: 30,75
091: 45,50 092: 60,50 093: 66,50 094: 67,25 095: 67,50
096: 67,75 097: 68,00 098: 68,25 099: 68,50 100: 68,75
101: 69,00 102: 69,25 103: 69,50 104: 69,75 105: 70,00
106: 70,25 107: 70,50 108: 70,75 109: 71,00 110: 71,25
111: 71,50 112: 71,75 113: 72,00 114: 72,25 115: 72,50
116: 72,75 117: 73,00 118: 73,25 119: 73,50 120: 73,75
121: 74,00 122: 74,25 123: 74,50 124: 74,75 125: 75,00
126: 75,25 127: 75,50 128: 75,75 129: 76,00 130: 76,25
131: 76,50 132: 76,75 133: 77,00 134: 77,25 135: 77,50
136: 77,75 137: 78,00 138: 78,25 139: 78,50 140: 78,75
141: 79,00 142: 79,25 143: 79,50 144: 79,75 145: 80,00
146: 80,25 147: 80,50 148: 80,75 149: 81,00 150: 81,25
151: 81,50 152: 81,75 153: 82,00 154: 82,25 155: 82,50
156: 82,75 157: 83,00 158: 83,25 159: 83,50 160: 83,75
161: 84,00 162: 84,25 163: 84,50 164: 84,75 165: 85,50
166: 85,25 167: 85,50 168: 85,75 169: 86,00 170: 86,25
171: 86,50 172: 86,75 173: 87,00 174: 87,25 175: 87,50
176: 87,75 177: 88,00 178: 88,25 179: 88,50 180: 88,75
181: 89,00 182: 89,25 183: 89,50 184: 89,75 185: 90,00
186: 90,25 187: 90,50 188: 90,75 189: 91,00 190: 91,25
191: 91,50 192: 91,75 193: 92,00 194: 92,25 195: 92,50
196: 92,75 197: 93,00 198: 93,25 199: 93,50 200: 93,75
201: 94,00 202: 94,25 203: 94,50 204: 94,75 205: 95,00
206: 95,25 207: 95,50 208: 95,75 209: 96,00 210: 96,25
211: 96,50 212: 96,75 213: 97,00 214: 97,25 215: 97,50
216: 97,75 217: 98,00 218: 98,25 219: 98,50 220: 98,75
221: 99,00 222: 99,25 223: 99,50 224: 99,75 225: 99,99
226: 21,50

25.9.5 Zellbausteine

001: 02,50	002: 05,00	003: 07,50	004: 00,00	005: 17,50
006: 20,00	007: 22,50	008: 99,50	009: 97,00	010: 93,00
011: 91,00	012: 77,50	013: 80,00	014: 82,50	015: 99,00
016: 85,00	017: 87,50	018: 90,00	019: 98,00	020: 06,00
021: 00,00	022: 02,50	023: 05,00	024: 06,00	025: 07,50
026: 17,50	027: 19,50	028: 20,00	029: 22,00	030: 22,25
031: 22,50	032: 22,75	033: 23,00	034: 23,25	035: 23,50
036: 23,75	037: 24,00	038: 24,25	039: 24,50	040: 24,75
041: 26,50	042: 30,00	043: 45,00	044: 47,00	045: 55,00
046: 58,00	047: 59,50	048: 63,00	049: 65,50	050: 66,50
051: 69,00	052: 69,50	053: 77,50	054: 79,50	055: 80,00
056: 82,50	057: 83,50	058: 85,00	059: 87,50	060: 90,00
061: 91,00	062: 93,00	063: 93,50	064: 96,00	065: 97,00
066: 97,50	067: 98,00	068: 99,00	069: 99,50	070: 21,50

25.9.6 Haar

001: 77,50	002: 80,00	003: 82,50	004: 99,00	005: 85,00
006: 87,50	007: 90,00	008: 98,00	009: 97,00	010: 93,00
011: 91,00	012: 81,50	013: 02,50	014: 05,00	015: 07,50
016: 00,00	017: 03,25	018: 03,50	019: 03,75	020: 04,00
021: 04,25	022: 04,50	023: 04,75	024: 05,25	025: 05,50
026: 06,00	027: 09,50	028: 23,00	029: 26,00	030: 26,50
031: 34,50	032: 35,50	033: 36,00	034: 36,50	035: 37,00
036: 45,00	037: 47,00	038: 50,50	039: 52,00	040: 55,00
041: 60,50	042: 61,50	043: 65,50	044: 66,50	045: 68,00
046: 69,00	047: 69,50	048: 70,50	049: 75,00	050: 77,00
051: 83,50	052: 85,50	053: 86,00	054: 88,50	055: 89,00
056: 91,50	057: 92,00	058: 93,50	059: 94,50	060: 97,50
061: 21,50				

25.9.7 Haut

001: 02,50	002: 05,00	003: 07,50	004: 00,00	005: 77,50
006: 80,00	007: 82,50	008: 99,00	009: 85,00	010: 87,50
011: 90,00	012: 98,00	013: 97,00	014: 93,00	015: 91,00
016: 06,00	017: 06,50	018: 02,50	019: 03,50	020: 08,00
021: 08,50	022: 09,50	023: 12,50	024: 15,75	025: 16,00
026: 16,25	027: 16,50	028: 16,75	029: 17,00	030: 17,75
031: 18,00	032: 18,50	033: 18,75	034: 19,00	035: 23,00
036: 26,00	037: 26,50	038: 30,00	039: 34,50	040: 35,50
041: 36,00	042: 36,50	043: 37,00	044: 41,50	045: 45,00
046: 47,00	047: 50,50	048: 51,00	049: 52,00	050: 53,50
051: 55,00	052: 60,00	053: 60,50	054: 61,50	055: 65,50
056: 66,50	057: 68,00	058: 69,50	059: 70,50	060: 71,00
061: 72,00	062: 75,00	063: 77,00	064: 81,50	065: 82,00
066: 83,50	067: 85,50	068: 86,00	069: 88,00	070: 88,50
071: 89,00	072: 89,50	073: 91,50	074: 92,00	075: 92,50
076: 93,50	077: 94,50	078: 95,50	079: 97,50	080: 21,50

25.9.8 Hör- und Gleichgewichtsorgane

001: 77,50	002: 80,00	003: 82,50	004: 99,00	005: 85,00
006: 87,50	007: 90,00	008: 98,00	009: 97,00	010: 93,00

011: 91,00 012: 94,50 013: 91,50 014: 95,50 015: 92,50
016: 25,00 017: 27,50 018: 30,00 019: 94,00 020: 32,50
021: 35,00 022: 37,50 023: 04,50 024: 02,50 025: 04,00
026: 07,00 027: 08,00 028: 10,00 029: 11,00 030: 12,50
031: 14,00 032: 15,00 033: 19,00 034: 19,50 035: 19,75
036: 25,25 037: 25,50 038: 25,75 039: 26,00 040: 26,25
041: 26,50 042: 26,75 043: 27,00 044: 27,25 045: 27,75
046: 28,00 047: 28,25 048: 28,50 049: 28,75 050: 29,00
051: 29,25 052: 29,50 053: 29,75 054: 30,25 055: 30,50
056: 30,75 057: 31,00 058: 31,25 059: 31,50 060: 31,75
061: 32,00 062: 32,25 063: 32,75 064: 33,00 065: 33,25
066: 33,50 067: 33,75 068: 34,00 069: 34,25 070: 34,50
071: 34,75 072: 44,00 073: 55,00 074: 57,50 075: 60,00
076: 60,50 077: 72,00 078: 72,50 079: 73,00 080: 77,00
081: 78,50 082: 79,50 083: 93,50 084: 95,00 085: 21,50

25.9.9 Zunge

001: 32,50 002: 35,00 003: 37,50 004: 04,50 005: 77,50
006: 80,00 007: 82,50 008: 85,00 009: 87,50 010: 90,00
011: 97,00 012: 93,00 013: 91,00 014: 98,00 015: 94,50
016: 91,50 017: 99,00 018: 99,50 019: 92,50 020: 33,00
021: 35,25 022: 35,50 023: 35,75 024: 36,00 025: 36,25
026: 36,50 027: 21,50

25.9.10 Riechorgan

001: 40,00 002: 42,50 003: 45,00 004: 99,75 005: 77,50
006: 80,00 007: 82,50 008: 85,00 009: 87,50 010: 90,00
011: 97,00 012: 93,00 013: 91,00 014: 98,00 015: 94,50
016: 91,50 017: 99,00 018: 99,50 019: 92,50 020: 04,00
021: 06,00 022: 10,50 023: 12,00 024: 20,50 025: 26,00
026: 26,50 027: 44,50 028: 44,75 029: 45,25 030: 45,50
031: 45,75 032: 46,00 033: 46,25 034: 46,50 035: 46,75
036: 47,00 037: 47,25 038: 47,50 039: 47,75 040: 48,00
041: 48,25 042: 48,50 043: 48,75 044: 49,00 045: 49,25
046: 49,50 047: 49,75 048: 50,00 049: 50,25 050: 50,50
051: 50,75 052: 51,00 053: 58,00 054: 66,00 055: 74,00
056: 75,50 057: 21,50

25.9.11 Sehorgan

001: 55,00 002: 57,50 003: 60,00 004: 11,00 005: 62,50
006: 65,00 007: 67,50 008: 96,00 009: 96,50 010: 77,50
011: 80,00 012: 82,50 013: 85,00 014: 75,00 015: 90,00
016: 97,00 017: 93,00 018: 91,00 019: 98,00 020: 94,50
021: 91,50 022: 99,00 023: 99,50 024: 92,50 025: 04,00
026: 06,00 027: 10,00 028: 12,50 029: 15,00 030: 15,50
031: 31,50 032: 41,00 033: 42,00 034: 49,00 035: 51,00
036: 55,75 037: 56,00 038: 56,25 039: 56,50 040: 56,75
041: 57,00 042: 57,25 043: 57,75 044: 58,00 045: 58,25
046: 58,50 047: 58,75 048: 59,00 049: 59,25 050: 59,50
051: 59,75 052: 60,25 053: 60,50 054: 60,75 055: 61,00
056: 61,25 057: 61,50 058: 61,75 059: 62,00 060: 62,25
061: 62,75 062: 63,00 063: 63,25 064: 63,50 065: 63,75
066: 64,00 067: 64,25 068: 64,50 069: 64,75 070: 65,25
071: 65,50 072: 65,75 073: 66,00 074: 66,25 075: 66,50

076: 66,75 077: 67,00 078: 67,25 079: 67,75 080: 68,00
081: 68,25 082: 68,50 083: 68,75 084: 69,00 085: 69,25
086: 69,50 087: 69,75 088: 70,00 089: 70,25 090: 70,50
091: 70,75 092: 71,00 093: 71,25 094: 71,50 095: 71,75
096: 72,00 097: 72,25 098: 72,50 099: 74,50 100: 75,00
101: 79,00 102: 83,00 103: 88,50 104: 95,00 105: 98,50
106: 21,50

25.9.12 Gehirn

001: 02,50 002: 05,00 003: 07,50 004: 00,00 005: 77,50
006: 80,00 007: 82,50 008: 99,00 009: 85,00 010: 87,50
011: 90,00 012: 00,00 013: 98,00 014: 97,00 015: 93,00
016: 91,00 017: 94,50 018: 91,50 019: 95,50 020: 92,50
021: 70,00 022: 72,50 023: 75,00 024: 15,50 025: 01,50
026: 04,00 027: 07,00 028: 07,25 029: 07,75 030: 08,00
031: 08,25 032: 08,50 033: 08,75 034: 09,00 035: 09,25
036: 09,50 037: 09,75 038: 10,00 039: 10,25 040: 10,50
041: 10,75 042: 11,00 043: 11,25 044: 11,50 045: 11,75
046: 12,00 047: 19,00 048: 19,50 049: 19,75 050: 25,50
051: 34,50 052: 40,00 053: 40,50 054: 46,00 055: 47,50
056: 50,00 057: 50,50 058: 52,50 059: 72,50 060: 72,75
061: 73,00 062: 73,25 063: 73,50 064: 73,75 065: 74,00
066: 74,25 067: 74,50 068: 74,75 069: 75,25 070: 75,50
071: 75,75 072: 76,00 073: 76,25 074: 76,50 075: 76,75
076: 77,00 077: 77,25 078: 77,75 079: 78,00 080: 78,25
081: 78,50 082: 78,75 083: 79,00 084: 79,25 085: 79,50
086: 79,75 087: 80,25 088: 85,50 089: 95,00 090: 99,50
091: 21,50

25.9.13 Kerne und Bahnen des Gehirns

001: 02,50 002: 05,00 003: 07,50 004: 00,00 005: 77,50
006: 80,00 007: 82,50 008: 99,00 009: 85,00 010: 87,50
011: 90,00 012: 98,00 013: 97,00 014: 93,00 015: 91,00
016: 94,50 017: 91,50 018: 95,50 019: 92,50 020: 70,00
021: 72,50 022: 75,00 023: 15,50 024: 85,50 025: 85,75
026: 86,00 027: 86,25 028: 86,50 029: 86,75 030: 87,00
031: 87,25 032: 87,75 033: 88,00 034: 88,25 035: 88,50
036: 88,75 037: 89,00 038: 89,25 039: 89,50 040: 89,75
041: 90,25 042: 90,50 043: 90,75 044: 91,25 045: 91,75
046: 92,00 047: 92,25 048: 92,75 049: 93,25 050: 93,50
051: 93,75 052: 94,00 053: 94,25 054: 94,75 055: 95,00
056: 95,25 057: 95,75 058: 96,00 059: 96,25 060: 96,50
061: 96,75 062: 97,25 063: 97,50 064: 97,75 065: 98,25
066: 98,50 067: 98,75 068: 99,25 069: 99,50 070: 99,75
071: 21,50

25.9.14 Lymphsystem

001: 70,00 002: 72,50 003: 75,00 004: 15,50 005: 77,50
006: 80,00 007: 82,50 008: 99,00 009: 85,00 010: 87,50
011: 90,00 012: 98,00 013: 95,50 014: 92,50 015: 00,50
016: 04,00 017: 08,00 018: 10,00 019: 11,00 020: 11,50
021: 12,00 022: 12,50 023: 15,00 024: 16,00 025: 17,00
026: 18,00 027: 19,00 028: 25,00 029: 25,50 030: 27,00
031: 27,25 032: 27,50 033: 27,75 034: 28,00 035: 28,25

036: 28,50 037: 28,75 038: 29,00 039: 29,25 040: 29,50
041: 29,75 042: 30,00 043: 30,25 044: 30,50 045: 30,75
046: 31,00 047: 31,25 048: 31,50 049: 31,75 050: 32,00
051: 32,25 052: 32,50 053: 32,75 054: 33,00 055: 33,25
056: 33,50 057: 33,75 058: 34,00 059: 34,25 060: 34,50
061: 34,75 062: 35,00 063: 35,25 064: 35,50 065: 35,75
066: 36,00 067: 36,25 068: 36,50 069: 36,75 070: 37,00
071: 37,25 072: 37,50 073: 37,75 074: 38,00 075: 38,25
076: 38,50 077: 38,75 078: 39,00 079: 39,25 080: 39,50
081: 39,75 082: 40,00 083: 40,25 084: 40,50 085: 40,75
086: 41,00 087: 41,25 088: 41,50 089: 41,75 090: 42,00
091: 42,25 092: 42,50 093: 42,75 094: 43,00 095: 43,25
096: 43,50 097: 43,75 098: 44,00 099: 44,25 100: 44,50
101: 44,75 102: 45,00 103: 45,25 104: 45,50 105: 45,75
106: 46,00 107: 46,25 108: 46,50 109: 46,75 110: 47,00
111: 47,25 112: 48,00 113: 48,25 114: 58,00 115: 60,00
116: 60,50 117: 63,00 118: 64,00 119: 64,50 120: 68,50
121: 76,50 122: 77,00 123: 79,00 124: 88,00 125: 88,50
126: 94,00 127: 95,00 128: 96,00 129: 21,50

25.9.15 Milz

001: 47,50 002: 50,00 003: 52,50 004: 99,50 005: 97,00
006: 93,00 007: 91,00 008: 98,00 009: 94,50 010: 91,50
011: 99,00 012: 95,50 013: 92,50 014: 77,50 015: 80,00
016: 82,50 017: 85,00 018: 87,50 019: 90,00 020: 00,50
021: 04,00 022: 08,00 023: 08,50 024: 10,00 025: 11,00
026: 11,50 027: 12,50 028: 15,00 029: 18,50 030: 48,50
031: 48,75 032: 49,00 033: 49,25 034: 49,50 035: 49,75
036: 50,25 037: 50,50 038: 50,75 039: 51,00 040: 51,25
041: 51,50 042: 51,75 043: 52,00 044: 52,25 045: 60,00
046: 60,50 047: 89,00 048: 21,50

25.9.16 Bauchspeicheldrüse

001: 25,00 002: 27,50 003: 30,00 004: 94,00 005: 47,50
006: 50,00 007: 52,50 008: 99,50 009: 77,50 010: 80,00
011: 82,50 012: 99,00 013: 85,00 014: 87,50 015: 90,00
016: 98,00 017: 94,50 018: 91,50 019: 26,00 020: 52,00
021: 00,50 022: 01,00 023: 02,00 024: 02,50 025: 03,00
026: 03,50 027: 04,00 028: 05,50 029: 06,50 030: 07,00
031: 07,50 032: 08,50 033: 09,00 034: 09,50 035: 10,50
036: 14,50 037: 23,50 038: 26,50 039: 31,50 040: 40,00
041: 41,50 042: 43,00 043: 43,50 044: 44,00 045: 44,50
046: 49,00 047: 49,50 048: 52,75 049: 53,00 050: 53,25
051: 53,50 052: 53,75 053: 54,00 054: 54,25 055: 54,50
056: 54,75 057: 55,00 058: 55,50 059: 56,00 060: 56,25
061: 57,00 062: 57,50 063: 58,50 064: 59,50 065: 59,75
066: 60,00 067: 62,00 068: 63,00 069: 63,50 070: 64,50
071: 68,00 072: 69,00 073: 69,50 074: 70,00 075: 73,00
076: 74,00 077: 74,50 078: 79,00 079: 80,50 080: 83,00
081: 84,50 082: 85,25 083: 88,00 084: 97,50 085: 21,50

25.9.17 Leber

001: 55,00 002: 57,50 003: 60,00 004: 11,00 005: 85,00
006: 87,50 007: 90,00 008: 98,00 009: 94,50 010: 91,50

011: 79,00	012: 69,00	013: 56,00	014: 56,25	015: 04,00
016: 14,50	017: 19,00	018: 36,50	019: 41,50	020: 45,50
021: 55,25	022: 55,50	023: 55,75	024: 71,50	025: 77,50
026: 83,00	027: 92,50	028: 21,50		

25.9.18 Speiseröhre

001: 55,00	002: 57,50	003: 60,00	004: 11,00	005: 62,50
006: 65,00	007: 67,50	008: 96,00	009: 96,50	010: 77,50
011: 80,00	012: 82,50	013: 99,00	014: 85,00	015: 87,50
016: 90,00	017: 98,00	018: 97,00	019: 93,00	020: 91,00
021: 94,50	022: 91,50	023: 95,50	024: 92,50	025: 00,00
026: 30,50	027: 56,25	028: 56,50	029: 56,75	030: 66,00
031: 66,25	032: 66,50	033: 66,75	034: 67,00	035: 67,25
036: 21,50				

25.9.19 Lunge

001: 70,00	002: 72,50	003: 75,00	004: 15,50	005: 77,50
006: 80,00	007: 82,50	008: 99,00	009: 85,00	010: 87,50
011: 90,00	012: 98,00	013: 95,50	014: 92,50	015: 00,00
016: 00,50	017: 01,50	018: 02,00	019: 02,50	020: 03,00
021: 03,50	022: 04,00	023: 04,50	024: 06,00	025: 06,50
026: 07,50	027: 08,00	028: 08,50	029: 09,00	030: 10,00
031: 10,50	032: 11,50	033: 12,00	034: 12,50	035: 13,00
036: 13,50	037: 17,00	038: 17,50	039: 18,00	040: 19,50
041: 20,00	042: 20,50	043: 21,00	044: 21,50	045: 22,50
046: 24,00	047: 24,50	048: 25,50	049: 26,00	050: 26,50
051: 28,50	052: 29,00	053: 30,00	054: 30,50	055: 31,50
056: 32,50	057: 35,50	058: 36,00	059: 36,50	060: 38,50
061: 40,00	062: 46,00	063: 46,50	064: 47,50	065: 48,00
066: 48,50	067: 49,00	068: 49,50	069: 50,00	070: 50,50
071: 52,00	072: 52,50	073: 53,00	074: 53,50	075: 56,00
076: 57,00	077: 57,50	078: 58,00	079: 58,50	080: 59,00
081: 60,00	082: 60,50	083: 61,50	084: 62,00	085: 62,50
086: 64,50	087: 65,50	088: 66,00	089: 66,50	090: 67,00
091: 67,50	092: 67,75	093: 68,00	094: 68,25	095: 68,50
096: 68,75	097: 69,00	098: 69,25	099: 69,50	100: 69,75
101: 70,25	102: 70,50	103: 70,75	104: 71,00	105: 71,25
106: 71,50	107: 71,75	108: 72,00	109: 72,25	110: 72,75
111: 73,00	112: 73,50	113: 74,00	114: 75,50	115: 76,50
116: 78,00	117: 79,00	118: 80,50	119: 81,00	120: 82,00
121: 83,50	122: 84,00	123: 84,50	124: 86,00	125: 86,50
126: 87,00	127: 88,50	128: 89,00	129: 91,00	130: 91,50
131: 92,00	132: 93,00	133: 93,50	134: 94,00	135: 94,50
136: 95,00	137: 96,00	138: 97,00	139: 97,50	140: 98,50
141: 99,50	142: 21,50			

25.9.20 Hormondrüsen

001: 02,50	002: 05,00	003: 07,50	004: 00,00	005: 77,50
006: 80,00	007: 82,50	008: 99,00	009: 85,00	010: 87,50
011: 90,00	012: 98,00	013: 94,50	014: 91,50	015: 51,00
016: 51,50	017: 98,50	018: 98,75	019: 03,50	020: 62,50
021: 62,00	022: 20,50	023: 53,00	024: 53,25	025: 53,50
026: 53,75	027: 54,00	028: 54,25	029: 54,50	030: 21,50

25.9.21 Rückenmark

001: 47,50 002: 50,00 003: 52,50 004: 99,50 005: 77,50
006: 80,00 007: 82,50 008: 99,00 009: 85,00 010: 87,50
011: 90,00 012: 98,00 013: 97,00 014: 93,00 015: 91,00
016: 98,00 017: 94,50 018: 91,50 019: 95,50 020: 92,50
021: 00,00 022: 02,00 023: 02,50 024: 03,00 025: 03,50
026: 04,00 027: 09,00 028: 16,50 029: 30,00 030: 33,50
031: 38,50 032: 40,00 033: 42,00 034: 47,00 035: 54,00
036: 54,75 037: 55,00 038: 55,25 039: 55,50 040: 55,75
041: 56,00 042: 56,25 043: 56,50 044: 56,75 045: 57,00
046: 57,25 047: 57,50 048: 57,75 049: 58,00 050: 58,25
051: 59,00 052: 60,00 053: 63,50 054: 64,00 055: 64,50
056: 65,50 057: 66,00 058: 66,50 059: 67,00 060: 67,50
061: 68,50 062: 69,00 063: 69,50 064: 70,50 065: 75,50
066: 76,00 067: 82,00 068: 83,50 069: 84,00 070: 84,50
071: 86,00 072: 88,50 073: 92,00 074: 95,00 075: 96,00
076: 21,50

25.9.22 Kehlkopf

001: 47,50 002: 50,00 003: 52,50 004: 99,50 005: 77,50
006: 80,00 007: 82,50 008: 99,00 009: 85,00 010: 87,50
011: 90,00 012: 98,00 013: 97,00 014: 93,00 015: 91,00
016: 98,00 017: 94,50 018: 91,50 019: 95,50 020: 92,50
021: 13,50 022: 51,25 023: 51,50 024: 51,75 025: 52,00
026: 52,25 027: 52,75 028: 53,00 029: 53,25 030: 53,50
031: 53,75 032: 54,00 033: 54,25 034: 54,50 035: 54,75
036: 55,00 037: 55,25 038: 55,50 039: 73,50 040: 21,50

25.9.23 Zwerchfell

001: 55,00 002: 57,50 003: 60,00 004: 11,00 005: 77,50
006: 80,00 007: 82,50 008: 99,00 009: 85,00 010: 87,50
011: 90,00 012: 88,00 013: 97,00 014: 93,00 015: 91,00
016: 98,00 017: 94,50 018: 91,50 019: 95,50 020: 92,50
021: 33,50 022: 54,00 023: 57,25 024: 57,75 025: 58,00
026: 58,25 027: 64,00 028: 68,00 029: 70,50 030: 79,50
031: 88,00 032: 21,50

25.9.24 Brustfell

001: 55,00 002: 57,50 003: 60,00 004: 11,00 005: 77,50
006: 80,00 007: 82,50 008: 99,00 009: 85,00 010: 87,50
011: 90,00 012: 98,00 013: 97,00 014: 93,00 015: 91,00
016: 98,00 017: 94,50 018: 91,50 019: 95,50 020: 92,50
021: 11,50 022: 31,50 023: 58,50 024: 58,75 025: 59,00
026: 59,25 027: 59,50 028: 59,75 029: 84,50 030: 21,50

25.9.25 Bauchfell

001: 55,00 002: 57,50 003: 60,00 004: 11,00 005: 77,50
006: 80,00 007: 82,50 008: 99,00 009: 85,00 010: 87,50
011: 90,00 012: 98,00 013: 97,00 014: 93,00 015: 91,00
016: 94,50 017: 91,50 018: 95,50 019: 92,50 020: 60,25

021: 60,50 022: 60,75 023: 61,00 024: 61,25 025: 61,50
026: 61,75 027: 62,00 028: 62,25 029: 62,50 030: 62,75
031: 63,00 032: 63,25 033: 63,50 034: 63,75 035: 64,00
036: 64,25 037: 64,50 038: 64,75 039: 65,00 040: 65,25
041: 65,50 042: 65,75 043: 69,00 044: 69,50 045: 21,50

25.9.26 männl. Geschlechtsorgane

001: 85,00 002: 87,50 003: 90,00 004: 98,00 005: 94,50
006: 91,50 007: 51,00 008: 51,50 009: 35,00 010: 03,50
011: 57,00 012: 19,50 013: 55,00 014: 57,50 015: 60,00
016: 11,00 017: 17,50 018: 20,00 019: 22,50 020: 99,50
021: 47,50 022: 50,00 023: 52,50 024: 99,50 025: 02,50
026: 05,00 027: 07,50 028: 00,00 029: 04,50 030: 06,00
031: 09,50 032: 10,75 033: 11,25 034: 11,50 035: 11,75
036: 12,00 037: 12,25 038: 12,50 039: 12,75 040: 13,00
041: 13,25 042: 13,50 043: 13,75 044: 14,00 045: 14,25
046: 14,50 047: 14,75 048: 15,00 049: 15,25 050: 15,50
051: 15,75 052: 16,00 053: 16,25 054: 16,50 055: 16,75
056: 17,00 057: 17,25 058: 17,75 059: 18,00 060: 18,25
061: 18,50 062: 18,75 063: 19,00 064: 19,25 065: 19,75
066: 20,25 067: 20,50 068: 20,75 069: 21,00 070: 21,25
071: 21,50 072: 21,75 073: 22,00 074: 22,25 075: 22,75
076: 23,00 077: 26,00 078: 30,00 079: 31,00 080: 37,00
081: 53,50 082: 56,50 083: 58,00 084: 65,50 085: 69,00
086: 72,00 087: 75,50 088: 79,00 089: 80,00 090: 82,00
091: 84,00 092: 88,00 093: 88,50 094: 89,50 095: 90,50
096: 92,50 097: 95,50 098: 95,00 099: 96,50 100: 97,00
101: 97,50 102: 98,50 103: 99,00 104: 21,50

25.9.27 weibl. Geschlechtsorgane

001: 85,00 002: 87,50 003: 90,00 004: 98,00 005: 94,50
006: 91,50 007: 98,50 008: 98,75 009: 35,00 010: 88,00
011: 98,00 012: 77,50 013: 80,00 014: 82,50 015: 99,00
016: 02,50 017: 05,00 018: 07,50 019: 00,00 020: 06,00
021: 08,50 022: 11,50 023: 12,25 024: 12,50 025: 12,75
026: 13,00 027: 13,25 028: 13,50 029: 13,75 030: 14,00
031: 14,25 032: 14,50 033: 14,75 034: 15,00 035: 15,25
036: 15,50 037: 15,75 038: 16,00 039: 16,25 040: 16,50
041: 16,75 042: 17,00 043: 17,25 044: 17,50 045: 17,75
046: 18,00 047: 18,25 048: 18,50 049: 18,75 050: 19,00
051: 19,25 052: 19,50 053: 19,75 054: 20,00 055: 20,25
056: 20,50 057: 20,75 058: 21,00 059: 21,25 060: 21,50
061: 21,75 062: 22,00 063: 22,25 064: 22,50 065: 22,75
066: 23,00 067: 23,25 068: 26,00 069: 32,00 070: 35,00
071: 37,00 072: 38,00 073: 40,00 074: 42,00 075: 45,00
076: 45,50 077: 49,00 078: 53,50 079: 57,00 080: 57,50
081: 58,00 082: 58,50 083: 63,00 084: 64,00 085: 65,50
086: 69,00 087: 72,00 088: 79,00 089: 79,50 090: 83,00
091: 83,50 092: 84,00 093: 89,00 094: 90,50 095: 92,00
096: 92,50 097: 95,50 098: 97,00 099: 97,50 100: 99,50
101: 21,50

25.9.28 Harnleiter

001: 85,00 002: 87,50 003: 90,00 004: 62,50 005: 65,00
006: 67,50 007: 96,00 008: 96,50 009: 85,00 010: 87,50
011: 98,00 012: 94,50 013: 91,50 014: 26,00 015: 52,00
016: 64,50 017: 00,00 018: 23,25 019: 23,50 020: 23,75
021: 24,00 022: 24,25 023: 24,50 024: 24,75 025: 25,00
026: 25,25 027: 25,50 028: 25,75 029: 26,25 030: 26,50
031: 26,75 032: 27,00 033: 27,25 034: 27,50 035: 27,75
036: 28,00 037: 28,25 038: 28,50 039: 28,75 040: 29,00
041: 29,25 042: 29,50 043: 29,75 044: 30,00 045: 30,25
046: 30,50 047: 30,75 048: 31,00 049: 31,25 050: 31,50
051: 31,75 052: 32,00 053: 32,25 054: 32,50 055: 32,75
056: 33,00 057: 33,25 058: 33,50 059: 33,75 060: 34,00
061: 34,25 062: 34,50 063: 34,75 064: 35,00 065: 35,25
066: 35,50 067: 35,75 068: 36,00 069: 36,25 070: 36,50
071: 36,75 072: 37,00 073: 37,25 074: 37,50 075: 37,75
076: 38,00 077: 38,25 078: 38,50 079: 38,75 080: 39,00
081: 39,25 082: 39,50 083: 39,75 084: 40,00 085: 40,25
086: 40,50 087: 40,75 088: 41,00 089: 41,25 090: 41,50
091: 41,75 092: 42,00 093: 42,25 094: 42,50 095: 42,75
096: 43,00 097: 43,25 098: 43,50 099: 43,75 100: 44,00
101: 44,25 102: 44,50 103: 44,75 104: 45,00 105: 45,25
106: 45,50 107: 45,75 108: 46,00 109: 46,25 110: 46,50
111: 46,75 112: 47,00 113: 47,25 114: 47,50 115: 47,75
116: 48,00 117: 48,25 118: 48,50 119: 48,75 120: 49,00
121: 49,25 122: 49,50 123: 49,75 124: 50,00 125: 50,25
126: 50,50 127: 50,75 128: 51,00 129: 51,25 130: 51,50
131: 55,00 132: 59,50 133: 60,00 134: 67,50 135: 68,00
136: 68,50 137: 69,00 138: 74,00 139: 78,00 140: 78,50
141: 80,00 142: 80,50 143: 83,00 144: 83,50 145: 84,00
146: 84,50 147: 86,00 148: 86,50 149: 87,00 150: 88,00
151: 88,50 152: 89,00 153: 89,50 154: 91,00 155: 94,00
156: 95,50 157: 98,50 158: 99,50 159: 21,50

25.9.29 Magen

001: 70,00 002: 72,50 003: 75,00 004: 15,50 005: 85,00
006: 87,50 007: 90,00 008: 98,00 009: 94,50 010: 91,50
011: 26,00 012: 52,00 013: 73,00 014: 00,00 015: 00,50
016: 01,00 017: 02,00 018: 02,50 019: 03,00 020: 03,50
021: 04,00 022: 05,50 023: 06,50 024: 07,00 025: 07,50
026: 08,50 027: 09,00 028: 09,50 029: 14,50 030: 23,50
031: 25,00 032: 26,50 033: 27,50 034: 30,00 035: 31,50
036: 64,75 037: 38,00 038: 38,50 039: 40,00 040: 41,50
041: 43,00 042: 43,50 043: 44,00 044: 44,50 045: 49,00
046: 49,50 047: 55,00 048: 55,50 049: 56,00 050: 56,25
051: 57,00 052: 57,25 053: 57,50 054: 57,75 055: 58,00
056: 58,25 057: 58,50 058: 58,75 059: 59,00 060: 59,25
061: 59,50 062: 59,75 063: 60,00 064: 62,00 065: 63,00
066: 63,50 067: 64,50 068: 68,00 069: 69,00 070: 69,50
071: 74,00 072: 74,50 073: 79,00 074: 79,50 075: 80,50
076: 82,50 077: 83,00 078: 88,00 079: 91,00 080: 94,00
081: 95,50 082: 21,50

25.9.30 Zwölffingerdarm

001: 62,50 002: 65,00 003: 67,50 004: 96,00 005: 96,50
006: 85,00 007: 87,50 008: 90,00 009: 98,00 010: 94,50
011: 91,50 012: 26,00 013: 52,00 014: 67,00 015: 60,25
016: 60,50 017: 60,75 018: 61,00 019: 61,25 020: 61,50
021: 21,50

25.9.31 Dünndarm

001: 62,50 002: 65,00 003: 67,50 004: 96,00 005: 96,50
006: 85,00 007: 87,50 008: 90,00 009: 98,00 010: 94,50
011: 91,50 012: 26,00 013: 52,00 014: 64,50 015: 00,00
016: 01,50 017: 02,00 018: 02,50 019: 04,00 020: 04,50
021: 05,50 022: 06,00 023: 07,00 024: 08,50 025: 10,00
026: 25,00 027: 32,50 028: 43,00 029: 43,50 030: 48,00
031: 49,50 032: 50,50 033: 53,00 034: 54,50 035: 55,00
036: 58,50 037: 60,00 038: 60,50 039: 61,00 040: 61,50
041: 61,75 042: 62,00 043: 62,25 044: 62,75 045: 63,00
046: 63,25 047: 63,50 048: 63,75 049: 64,00 050: 64,25
051: 66,00 052: 66,50 053: 67,00 054: 68,00 055: 68,50
056: 69,50 057: 70,00 058: 74,00 059: 79,00 060: 79,50
061: 82,00 062: 84,50 063: 87,00 064: 88,00 065: 88,50
066: 89,50 067: 98,50 068: 99,00 069: 21,50

25.9.32 Dickdarm

001: 55,00 002: 57,50 003: 60,00 004: 11,00 005: 62,50
006: 65,00 007: 67,50 008: 96,00 009: 96,50 010: 85,00
011: 87,50 012: 90,00 013: 98,00 014: 94,50 015: 91,50
016: 61,00 017: 26,00 018: 52,00 019: 00,00 020: 01,50
021: 02,00 022: 02,50 023: 04,00 024: 04,50 025: 05,50
026: 06,00 027: 07,00 028: 08,50 029: 10,00 030: 23,50
031: 25,00 032: 43,00 033: 43,50 034: 48,00 035: 49,50
036: 50,50 037: 53,00 038: 54,50 039: 58,50 040: 60,50
041: 61,50 042: 62,00 043: 63,00 044: 64,00 045: 64,50
046: 64,75 047: 65,25 048: 65,50 049: 65,75 050: 66,00
051: 66,25 052: 66,50 053: 66,75 054: 67,00 055: 67,25
056: 67,75 057: 68,00 058: 68,25 059: 68,50 060: 69,50
061: 70,00 062: 74,00 063: 79,00 064: 79,50 065: 82,00
066: 84,50 067: 87,00 068: 88,00 069: 88,50 070: 89,50
071: 96,00 072: 98,50 073: 99,00 074: 21,50

25.9.33 Gallenblase

001: 32,50 002: 35,00 003: 37,50 004: 04,50 005: 70,00
006: 72,50 007: 75,00 008: 15,50 009: 85,00 010: 87,50
011: 90,00 012: 98,00 013: 94,50 014: 91,50 015: 79,00
016: 69,00 017: 74,50 018: 38,00 019: 38,50 020: 15,00
021: 17,00 022: 27,00 023: 33,00 024: 37,00 025: 37,25
026: 37,75 027: 38,25 028: 38,75 029: 39,00 030: 39,25
031: 39,50 032: 39,75 033: 45,00 034: 53,00 035: 63,50
036: 66,00 037: 66,50 038: 68,00 039: 88,50 040: 90,50
041: 96,00 042: 21,50

25.9.34 Nieren

001: 47,50	002: 50,00	003: 52,50	004: 99,50	005: 85,00
006: 87,50	007: 90,00	008: 98,00	009: 94,50	010: 91,50
011: 62,00	012: 62,50	013: 53,00	014: 54,50	015: 52,75
016: 54,25	017: 24,00	018: 37,00	019: 51,75	020: 52,00
021: 53,25	022: 53,50	023: 53,75	024: 54,00	025: 54,75
026: 55,00	027: 55,25	028: 55,50	029: 55,75	030: 56,00
031: 56,25	032: 56,50	033: 56,75	034: 57,00	035: 63,00
036: 65,00	037: 67,50	038: 77,50	039: 86,00	040: 88,50
041: 90,50	042: 95,00	043: 96,00	044: 96,50	045: 21,50

25.9.35 Herz

001: 32,50	002: 35,00	003: 37,50	004: 04,50	005: 40,00
006: 42,50	007: 45,00	008: 99,75	009: 77,50	010: 80,00
011: 82,50	012: 99,00	013: 85,00	014: 87,50	015: 90,00
016: 98,00	017: 97,00	018: 93,00	019: 91,00	020: 38,50
021: 44,00	022: 15,00	023: 46,00	024: 78,50	025: 00,00
026: 02,50	027: 03,50	028: 04,00	029: 05,00	030: 07,00
031: 07,50	032: 09,00	033: 10,00	034: 12,50	035: 14,50
036: 19,50	037: 19,75	038: 22,50	039: 25,00	040: 25,50
041: 30,00	042: 33,00	043: 34,00	044: 34,50	045: 36,00
046: 36,50	047: 38,00	048: 39,00	049: 39,50	050: 40,50
051: 41,00	052: 41,50	053: 42,00	054: 43,00	055: 43,50
056: 44,50	057: 44,75	058: 45,25	059: 45,50	060: 45,75
061: 46,25	062: 46,50	063: 46,75	064: 47,00	065: 47,25
066: 47,50	067: 47,75	068: 48,00	069: 48,25	070: 48,50
071: 48,75	072: 49,00	073: 49,25	074: 49,50	075: 49,75
076: 50,00	077: 50,25	078: 50,50	079: 51,00	080: 51,25
081: 51,50	082: 52,50	083: 52,75	084: 53,00	085: 53,50
086: 58,00	087: 59,50	088: 62,00	089: 62,50	090: 65,00
091: 67,50	092: 84,00	093: 84,50	094: 85,50	095: 86,00
096: 88,50	097: 89,50	098: 91,50	099: 92,00	100: 92,50
101: 93,50	102: 94,50	103: 95,00	104: 95,50	105: 96,00
106: 96,50	107: 97,50	108: 98,50	109: 99,50	110: 21,50

25.9.36 Wirbelsäule

001: 02,50	002: 05,00	003: 07,50	004: 00,00	005: 77,50
006: 85,00	007: 80,00	008: 08,50	009: 82,50	010: 99,00
011: 87,50	012: 90,00	013: 98,00	014: 97,00	015: 93,00
016: 91,00	017: 98,00	018: 94,50	019: 91,50	020: 95,50
021: 92,50	022: 01,00	023: 01,25	024: 01,50	025: 01,75
026: 02,00	027: 02,25	028: 02,75	029: 03,00	030: 03,25
031: 03,50	032: 03,75	033: 04,00	034: 04,25	035: 04,50
036: 04,75	037: 05,25	038: 05,50	039: 05,75	040: 06,00
041: 06,25	042: 06,50	043: 06,75	044: 07,00	045: 07,25
046: 07,75	047: 08,00	048: 08,25	049: 08,50	050: 09,00
051: 10,00	052: 19,00	053: 19,50	054: 30,00	055: 33,50
056: 38,00	057: 38,50	058: 40,00	059: 42,00	060: 45,50
061: 47,00	062: 50,00	063: 54,00	064: 55,00	065: 56,50
066: 59,00	067: 59,50	068: 60,00	069: 63,50	070: 64,00
071: 65,50	072: 66,00	073: 66,50	074: 67,00	075: 67,50
076: 68,00	077: 68,50	078: 69,00	079: 69,50	080: 70,00
081: 70,50	082: 75,50	083: 76,00	084: 79,50	085: 81,00
086: 82,00	087: 83,50	088: 84,00	089: 84,50	090: 86,00

091: 88,50	092: 92,00	093: 94,00	094: 95,00	095: 96,00
096: 96,50	097: 97,50	098: 21,50		

25.9.37 Skelett – untere Extremitäten

001: 02,50	002: 05,00	003: 07,50	004: 00,00	005: 77,50
006: 85,00	007: 80,00	008: 82,50	009: 89,00	010: 87,50
011: 90,00	012: 98,00	013: 97,00	014: 93,00	015: 91,00
016: 94,50	017: 91,50	018: 95,50	019: 00,00	020: 92,50
021: 01,00	022: 08,50	023: 08,75	024: 09,00	025: 09,25
026: 09,50	027: 09,75	028: 10,00	029: 10,25	030: 10,50
031: 10,75	032: 11,00	033: 11,25	034: 11,50	035: 11,75
036: 12,00	037: 12,25	038: 12,50	039: 12,75	040: 13,00
041: 13,25	042: 13,50	043: 13,75	044: 14,00	045: 14,25
046: 14,50	047: 14,75	048: 15,00	049: 15,25	050: 15,50
051: 15,75	052: 16,00	053: 16,25	054: 19,00	055: 19,50
056: 23,00	057: 28,50	058: 29,00	059: 30,00	060: 40,00
061: 42,00	062: 43,50	063: 45,00	064: 52,50	065: 56,00
066: 58,50	067: 59,00	068: 64,00	069: 69,50	070: 70,00
071: 73,00	072: 78,00	073: 79,50	074: 88,50	075: 89,00
076: 76,00	077: 98,00	078: 21,50		

25.9.38 Füße

001: 10,00	002: 12,50	003: 15,00	004: 04,00	005: 77,50
006: 80,00	007: 82,50	008: 99,00	009: 85,00	010: 87,50
011: 90,00	012: 98,00	013: 97,00	014: 93,00	015: 91,00
016: 98,00	017: 94,50	018: 91,50	019: 95,50	020: 92,50
021: 00,00	022: 01,50	023: 04,50	024: 16,50	025: 16,75
026: 17,00	027: 17,25	028: 17,50	029: 17,75	030: 18,00
031: 18,25	032: 18,50	033: 18,75	034: 19,00	035: 19,25
036: 19,50	037: 19,75	038: 20,00	039: 22,50	040: 30,00
041: 32,50	042: 35,00	043: 37,00	044: 37,50	045: 38,00
046: 40,00	047: 42,50	048: 45,00	049: 45,50	050: 46,50
051: 47,00	052: 50,00	053: 55,00	054: 56,50	055: 59,50
056: 60,00	057: 64,00	058: 66,50	059: 69,00	060: 70,00
061: 70,50	062: 79,50	063: 81,00	064: 83,50	065: 89,00
066: 96,50	067: 97,50	068: 98,50	069: 99,50	070: 21,50

25.9.39 Brustkorb

001: 17,50	002: 20,00	003: 22,50	004: 99,50	005: 77,50
006: 80,00	007: 82,50	008: 99,00	009: 85,00	010: 87,50
011: 90,00	012: 98,00	013: 97,00	014: 93,00	015: 91,00
016: 98,00	017: 94,50	018: 81,50	019: 95,50	020: 92,50
021: 20,25	022: 20,50	023: 20,75	024: 21,00	025: 21,25
026: 21,50	027: 21,75	028: 22,00	029: 22,25	030: 22,75
031: 23,00	032: 23,25	033: 23,50	034: 23,75	035: 24,00
036: 24,25	037: 24,50	038: 24,75	039: 25,00	040: 25,25
041: 25,50	042: 25,75	043: 26,00	044: 26,25	045: 26,50
046: 26,75	047: 27,00	048: 27,25	049: 27,50	050: 27,75
051: 28,00	052: 28,25	053: 28,50	054: 28,75	055: 21,50

25.9.40 Schulter

001: 25,00	002: 27,50	003: 30,00	004: 94,00	005: 77,50
006: 80,00	007: 82,50	008: 99,00	009: 85,00	010: 87,50
011: 90,00	012: 98,00	013: 97,00	014: 93,00	015: 91,00
016: 98,00	017: 94,50	018: 81,50	019: 95,50	020: 92,50
021: 00,00	022: 02,00	023: 29,00	024: 29,25	025: 29,50
026: 29,75	027: 30,25	028: 46,00	029: 64,00	030: 94,00
031: 21,50				

25.9.41 Schädel

001: 25,00	002: 27,50	003: 30,00	004: 94,00	005: 77,50
006: 80,00	007: 82,50	008: 99,00	009: 85,00	010: 87,50
011: 90,00	012: 98,00	013: 97,00	014: 93,00	015: 91,00
016: 94,50	017: 91,50	018: 95,50	019: 92,50	020: 00,00
021: 30,50	022: 30,75	023: 31,00	024: 31,25	025: 31,50
026: 31,75	027: 32,00	028: 32,25	029: 32,50	030: 32,75
031: 33,00	032: 33,25	033: 33,50	034: 33,75	035: 34,00
036: 34,25	037: 34,50	038: 34,75	039: 21,50	

25.9.42 Skelett – obere Extremitäten

001: 32,50	002: 35,00	003: 37,50	004: 04,50	005: 40,00
006: 42,50	007: 45,00	008: 99,75	009: 77,50	010: 80,00
011: 82,50	012: 99,00	013: 85,00	014: 87,50	015: 90,00
016: 98,00	017: 97,00	018: 09,00	019: 93,00	020: 91,00
021: 94,50	022: 91,50	023: 99,00	024: 95,50	025: 92,50
026: 00,00	027: 01,50	028: 02,00	029: 09,00	030: 10,00
031: 19,00	032: 19,50	033: 30,00	034: 35,25	035: 35,50
036: 35,75	037: 36,00	038: 36,25	039: 36,50	040: 36,75
041: 37,00	042: 37,25	043: 37,75	044: 38,00	045: 38,25
046: 38,50	047: 38,75	048: 39,00	049: 39,25	050: 39,50
051: 39,75	052: 40,25	053: 40,50	054: 40,75	055: 41,00
056: 41,25	057: 41,50	058: 41,75	059: 42,00	060: 42,25
061: 42,75	062: 43,00	063: 43,25	064: 43,50	065: 43,75
066: 44,00	067: 44,25	068: 44,50	069: 44,75	070: 45,25
071: 45,50	072: 46,00	073: 47,00	074: 50,00	075: 55,00
076: 56,50	077: 59,50	078: 60,00	079: 64,00	080: 66,50
081: 69,00	082: 70,00	083: 79,00	084: 79,50	085: 81,00
086: 83,50	087: 96,50	088: 97,50	089: 21,50	

25.9.43 Skelett – Hände

001: 40,00	002: 42,50	003: 45,00	004: 99,75	005: 77,50
006: 80,00	007: 82,50	008: 82,75	009: 99,00	010: 85,00
011: 87,50	012: 90,00	013: 98,00	014: 97,00	015: 93,00
016: 91,00	017: 94,50	018: 91,50	019: 99,00	020: 95,50
021: 92,50	022: 00,00	023: 01,50	024: 04,50	025: 10,00
026: 17,50	027: 18,00	028: 19,00	029: 19,50	030: 20,00
031: 22,50	032: 30,00	033: 32,50	034: 35,00	035: 37,50
036: 38,00	037: 45,50	038: 45,75	039: 46,00	040: 46,25
041: 46,50	042: 46,75	043: 47,00	044: 47,25	045: 47,50
046: 47,75	047: 48,00	048: 48,25	049: 48,50	050: 48,75
051: 49,00	052: 49,25	053: 49,50	054: 49,75	055: 50,00
056: 50,25	057: 50,50	058: 50,75	059: 51,00	060: 51,25

061: 51,50	062: 51,75	063: 52,00	064: 52,25	065: 55,00
066: 56,50	067: 59,50	068: 60,00	069: 64,00	070: 66,50
071: 69,00	072: 70,00	073: 79,50	074: 81,00	075: 83,50
076: 96,50	077: 97,50	078: 98,50	079: 99,50	080: 21,50

25.9.44 Muskulatur – untere Extremitäten

001: 40,00	002: 42,50	003: 45,00	004: 99,75	005: 77,50
006: 80,00	007: 82,50	008: 99,00	009: 85,00	010: 87,50
011: 90,00	012: 98,00	013: 95,50	014: 92,50	015: 00,00
016: 63,50	017: 37,50	018: 87,50	019: 84,50	020: 50,00
021: 90,00	022: 94,00	023: 47,00	024: 47,50	025: 97,50
026: 99,00	027: 93,00	028: 32,00	029: 23,50	030: 37,00
031: 39,00	032: 49,00	033: 49,50	034: 88,00	035: 89,50
036: 71,00	037: 02,50	038: 52,50	039: 52,75	040: 53,00
041: 53,25	042: 53,50	043: 53,75	044: 54,00	045: 54,25
046: 54,50	047: 54,75	048: 55,00	049: 55,25	050: 55,50
051: 55,75	052: 56,00	053: 56,25	054: 56,50	055: 56,75
056: 57,00	057: 57,25	058: 57,50	059: 57,75	060: 58,00
061: 58,25	062: 58,50	063: 58,75	064: 59,00	065: 59,25
066: 59,50	067: 59,75	068: 60,00	069: 60,25	070: 60,50
071: 60,75	072: 61,00	073: 61,25	074: 61,50	075: 61,75
076: 62,00	077: 62,25	078: 62,50	079: 62,75	080: 63,00
081: 63,25	082: 63,75	083: 64,00	084: 64,25	085: 64,50
086: 64,75	087: 65,00	088: 65,25	089: 65,50	090: 65,75
091: 66,00	092: 66,25	093: 66,50	094: 66,75	095: 01,50
096: 02,00	097: 03,00	098: 04,00	099: 04,50	100: 05,00
101: 06,00	102: 07,00	103: 07,50	104: 08,00	105: 09,00
106: 09,50	107: 10,00	108: 11,00	109: 12,00	110: 12,50
111: 15,00	112: 18,00	113: 18,50	114: 19,00	115: 20,00
116: 23,00	117: 25,00	118: 28,00	119: 29,00	120: 29,50
121: 30,00	122: 31,00	123: 31,50	124: 32,50	125: 33,00
126: 33,50	127: 34,00	128: 34,50	129: 38,50	130: 39,50
131: 41,00	132: 42,00	133: 43,00	134: 45,50	135: 46,50
136: 48,00	137: 52,00	138: 58,00	139: 70,00	140: 70,50
141: 73,50	142: 90,50	143: 92,50	144: 95,00	145: 76,00
146: 00,00	147: 98,00	148: 21,50		

25.9.45 Muskulatur – obere Extremitäten

001: 40,00	002: 42,50	003: 45,00	004: 99,75	005: 77,50
006: 80,00	007: 82,50	008: 99,00	009: 85,00	010: 87,50
011: 90,00	012: 98,00	013: 95,50	014: 92,50	015: 45,00
016: 00,00	017: 01,50	018: 02,00	019: 03,00	020: 04,00
021: 04,50	022: 05,00	023: 06,00	024: 07,00	025: 07,50
026: 08,00	027: 09,00	028: 09,50	029: 10,00	030: 11,00
031: 12,00	032: 12,50	033: 15,00	034: 18,00	035: 18,50
036: 19,00	037: 20,00	038: 23,00	039: 25,00	040: 28,00
041: 29,00	042: 29,50	043: 30,00	044: 31,00	045: 31,50
046: 32,50	047: 33,00	048: 33,50	049: 34,00	050: 34,50
051: 38,50	052: 39,50	053: 41,00	054: 42,00	055: 43,00
056: 45,50	057: 46,50	058: 48,00	059: 52,00	060: 53,00
061: 54,00	062: 58,00	063: 58,50	064: 59,00	065: 64,00
066: 67,00	067: 67,25	068: 67,50	069: 67,75	070: 68,00
071: 68,25	072: 68,50	073: 68,75	074: 69,00	075: 69,25
076: 69,50	077: 69,75	078: 70,00	079: 70,25	080: 70,50
081: 70,75	082: 71,00	083: 71,25	084: 71,50	085: 71,75

086: 72,00 087: 72,25 088: 72,50 089: 72,75 090: 73,00
091: 73,25 092: 73,50 093: 73,75 094: 74,00 095: 74,25
096: 74,50 097: 90,50 098: 95,00 099: 21,50

25.9.46 Rumpf

001: 40,00 002: 42,50 003: 45,00 004: 99,75 005: 77,50
006: 80,00 007: 82,50 008: 99,00 009: 85,00 010: 87,50
011: 90,00 012: 98,00 013: 95,50 014: 92,50 015: 00,00
016: 01,50 017: 02,00 018: 03,00 019: 04,00 020: 04,50
021: 05,00 022: 06,00 023: 07,00 024: 07,50 025: 08,00
026: 09,00 027: 09,50 028: 10,00 029: 11,00 030: 12,00
031: 12,50 032: 15,00 033: 18,00 034: 18,50 035: 19,00
036: 20,00 037: 23,00 038: 25,00 039: 28,00 040: 29,00
041: 29,50 042: 30,00 043: 31,00 044: 31,50 045: 32,50
046: 33,00 047: 33,50 048: 34,00 049: 34,50 050: 38,50
051: 39,50 052: 41,00 053: 42,00 054: 43,00 055: 45,50
056: 46,50 057: 48,00 058: 52,00 059: 53,00 060: 54,00
061: 58,00 062: 58,50 063: 59,00 064: 64,00 065: 70,00
066: 70,25 067: 70,50 068: 70,75 069: 71,00 070: 71,25
071: 71,50 072: 71,75 073: 72,00 074: 72,25 075: 72,50
076: 72,75 077: 73,00 078: 73,25 079: 73,50 080: 73,75
081: 74,00 082: 74,25 083: 74,50 084: 74,75 085: 75,00
086: 75,25 087: 75,50 088: 75,75 089: 76,00 090: 76,25
091: 76,50 092: 76,75 093: 77,00 094: 77,25 095: 90,50
096: 95,00 097: 21,50

25.9.47 Hals

001: 40,00 002: 42,50 003: 45,00 004: 99,75 005: 77,50
006: 80,00 007: 82,50 008: 99,00 009: 85,00 010: 87,50
011: 90,00 012: 98,00 013: 95,50 014: 92,50 015: 00,00
016: 01,50 017: 02,00 018: 03,00 019: 04,00 020: 04,50
021: 05,00 022: 06,00 023: 07,00 024: 07,50 025: 08,00
026: 09,00 027: 09,50 028: 10,00 029: 11,00 030: 12,00
031: 12,50 032: 15,00 033: 18,00 034: 18,50 035: 19,00
036: 20,00 037: 23,00 038: 25,00 039: 28,00 040: 29,00
041: 29,50 042: 30,00 043: 31,00 044: 31,50 045: 32,50
046: 33,00 047: 33,50 048: 34,00 049: 34,50 050: 38,50
051: 39,50 052: 41,00 053: 42,00 054: 43,00 055: 45,50
056: 46,50 057: 48,00 058: 52,00 059: 53,00 060: 54,00
061: 58,00 062: 58,50 063: 59,00 064: 64,00 065: 70,00
066: 70,50 067: 73,50 068: 77,75 069: 78,00 070: 78,25
071: 78,50 072: 78,75 073: 79,00 074: 79,25 075: 79,50
076: 79,75 077: 80,25 078: 80,50 079: 90,50 080: 95,00
081: 21,50

25.9.48 Kopf

001: 40,00 002: 42,50 003: 45,00 004: 99,75 005: 77,50
006: 80,00 007: 82,50 008: 99,00 009: 85,00 010: 87,50
011: 90,00 012: 98,00 013: 95,50 014: 92,50 015: 00,00
016: 00,75 017: 01,50 018: 02,00 019: 03,00 020: 04,00
021: 04,50 022: 05,00 023: 06,00 024: 07,00 025: 07,50
026: 08,00 027: 09,00 028: 09,50 029: 10,00 030: 11,00
031: 12,00 032: 12,50 033: 15,00 034: 18,00 035: 18,50

036: 19,00	037: 20,00	038: 23,00	039: 25,00	040: 28,00
041: 29,00	042: 29,50	043: 30,00	044: 31,00	045: 31,50
046: 32,50	047: 33,00	048: 33,50	049: 34,00	050: 34,50
051: 38,50	052: 39,50	053: 41,00	054: 42,00	055: 43,00
056: 45,50	057: 46,50	058: 48,00	059: 52,00	060: 53,00
061: 54,00	062: 58,00	063: 58,50	064: 59,00	065: 64,00
066: 70,00	067: 70,50	068: 73,50	069: 80,75	070: 81,00
071: 81,25	072: 81,50	073: 81,75	074: 82,00	075: 82,75
076: 83,00	077: 83,25	078: 83,50	079: 83,75	080: 84,00
081: 84,25	082: 84,50	083: 84,75	084: 85,25	085: 85,50
086: 85,75	087: 86,00	088: 86,25	089: 86,50	090: 86,75
091: 87,00	092: 90,50	093: 95,50	094: 21,50	

25.9.49 Muskulatur – Hände

001: 40,00	002: 42,50	003: 45,00	004: 99,75	005: 77,50
006: 80,00	007: 82,50	008: 99,00	009: 85,00	010: 87,50
011: 90,00	012: 98,00	013: 95,50	014: 92,50	015: 00,00
016: 01,50	017: 02,00	018: 03,00	019: 04,00	020: 04,50
021: 05,00	022: 06,00	023: 07,00	024: 07,50	025: 08,00
026: 09,00	027: 09,50	028: 10,00	029: 11,00	030: 12,00
031: 12,50	032: 15,00	033: 18,00	034: 18,50	035: 19,00
036: 20,00	037: 23,00	038: 25,00	039: 28,00	040: 29,00
041: 29,50	042: 30,00	043: 31,00	044: 31,50	045: 32,50
046: 33,00	047: 33,50	048: 34,00	049: 34,50	050: 38,50
051: 39,50	052: 41,00	053: 42,00	054: 43,00	055: 45,50
056: 46,50	057: 48,00	058: 52,00	059: 53,00	060: 54,00
061: 58,00	062: 58,50	063: 59,00	064: 64,00	065: 70,00
066: 70,50	067: 73,50	068: 87,25	069: 87,75	070: 88,00
071: 88,25	072: 88,50	073: 88,75	074: 89,00	075: 89,25
076: 89,50	077: 89,75	078: 90,25	079: 90,50	080: 90,75
081: 91,00	082: 91,25	083: 91,50	084: 91,75	085: 92,00
086: 92,25	087: 92,75	088: 93,00	089: 93,25	090: 93,50
091: 93,75	092: 94,00	093: 94,25	094: 94,50	095: 94,75
096: 95,00	097: 95,25	098: 95,75	099: 96,00	100: 96,25
101: 96,50	102: 96,75	103: 97,00	104: 97,25	105: 97,50
106: 97,75	107: 98,25	108: 98,50	109: 98,75	110: 99,25
111: 99,50	112: 21,50			

25.9.50 Ganglien

001: 62,50	002: 65,00	003: 67,50	004: 96,00	005: 96,50
006: 70,00	007: 72,50	008: 75,00	009: 15,50	010: 77,50
011: 80,00	012: 82,50	013: 99,00	014: 85,00	015: 87,50
016: 90,00	017: 98,00	018: 97,00	019: 93,00	020: 91,00
021: 94,50	022: 91,50	023: 99,50	024: 95,50	025: 92,50
026: 68,00	027: 68,25	028: 68,50	029: 68,75	030: 69,00
031: 69,25	032: 69,50	033: 69,75	034: 70,25	035: 70,50
036: 70,75	037: 71,00	038: 71,25	039: 71,50	040: 71,75
041: 72,00	042: 72,25	043: 72,75	044: 73,00	045: 73,25
046: 73,50	047: 73,75	048: 74,00	049: 74,25	050: 74,50
051: 74,75	052: 75,25	053: 75,50	054: 75,75	055: 76,00
056: 76,50	057: 76,75	058: 77,00	059: 77,25	060: 77,75
061: 78,00	062: 78,25	063: 78,50	064: 78,75	065: 79,00
066: 79,25	067: 79,50	068: 79,75	069: 80,25	070: 80,50
071: 80,75	072: 81,00	073: 81,25	074: 81,50	075: 81,75
076: 21,50				

25.9.51 Vorsteuerung

001: 00,00	002: 95,00	003: 70,00	004: 85,00	005: 90,00
006: 55,00	007: 45,00	008: 64,55	009: 61,50	010: 61,55
011: 44,96	012: 62,00	013: 59,50	014: 59,80	015: 56,65
016: 56,75	017: 49,65	018: 49,75	019: 45,45	020: 43,70
021: 42,70	022: 40,30	023: 02,50	024: 05,00	025: 07,50
026: 10,00	027: 12,50	028: 15,00	029: 04,00	030: 17,50
031: 20,00	032: 22,50	033: 99,50	034: 25,00	035: 27,50
036: 30,00	037: 94,00	038: 32,50	039: 35,00	040: 37,50
041: 04,50	042: 40,00	043: 42,50	044: 99,75	045: 47,50
046: 50,00	047: 52,50	048: 99,50	049: 57,50	050: 60,00
051: 11,00	052: 62,50	053: 65,00	054: 67,50	055: 96,00
056: 96,50	057: 72,50	058: 75,00	059: 15,50	060: 77,50
061: 80,00	062: 82,50	063: 99,00	064: 87,50	065: 98,00
066: 97,00	067: 93,00	068: 91,00	069: 98,00	070: 94,50
071: 91,50	072: 99,00	073: 95,50	074: 92,50	075: 79,00
076: 69,00	077: 21,50			

25.9.52 Immunsystem

001: 00,00	002: 95,00	003: 70,00	004: 85,00	005: 90,00
006: 55,00	007: 45,00	008: 02,50	009: 05,00	010: 07,50
011: 10,00	012: 12,50	013: 15,00	014: 04,00	015: 17,50
016: 20,00	017: 22,50	018: 99,50	019: 25,00	020: 27,50
021: 30,00	022: 94,00	023: 32,50	024: 35,00	025: 37,50
026: 04,50	027: 40,00	028: 42,50	029: 99,75	030: 47,50
031: 50,00	032: 52,50	033: 99,50	034: 57,50	035: 60,00
036: 11,00	037: 62,50	038: 65,00	039: 67,50	040: 96,00
041: 96,50	042: 72,50	043: 75,00	044: 15,50	045: 77,50
046: 80,00	047: 82,50	048: 99,00	049: 87,50	050: 98,00
051: 97,00	052: 93,00	053: 91,00	054: 98,00	055: 94,50
056: 91,50	057: 99,00	058: 95,50	059: 92,50	060: 79,00
061: 69,00	062: 01,00	063: 05,50	064: 06,00	065: 06,50
066: 11,50	067: 12,00	068: 18,00	069: 19,50	070: 20,50
071: 23,00	072: 26,00	073: 26,50	074: 27,00	075: 28,00
076: 28,50	077: 29,00	078: 30,50	079: 33,00	080: 35,50
081: 36,00	082: 36,50	083: 37,00	084: 38,00	085: 43,50
086: 44,50	087: 46,00	088: 48,00	089: 49,00	090: 50,50
091: 52,00	092: 53,50	093: 56,00	094: 56,25	095: 57,00
096: 58,00	097: 58,50	098: 59,00	099: 61,00	100: 61,50
101: 62,00	102: 63,00	103: 64,00	104: 64,50	105: 66,00
106: 67,00	107: 68,00	108: 68,50	109: 69,50	110: 71,50
111: 73,50	112: 74,00	113: 75,50	114: 76,50	115: 77,00
116: 81,00	117: 84,00	118: 84,50	119: 86,00	120: 87,00
121: 88,00	122: 89,00	123: 92,00	124: 93,50	125: 97,50
126: 21,50				

25.9.53 Depressionen

001: 00,00	002: 95,00	003: 70,00	004: 85,00	005: 90,00
006: 55,00	007: 45,00	008: 02,50	009: 05,00	010: 07,50
011: 10,00	012: 12,50	013: 15,00	014: 04,00	015: 17,50
016: 20,00	017: 22,50	018: 99,50	019: 25,00	020: 27,50
021: 30,00	022: 94,00	023: 32,50	024: 35,00	025: 37,50
026: 04,50	027: 40,00	028: 42,50	029: 99,75	030: 47,50
031: 50,00	032: 52,50	033: 99,50	034: 57,50	035: 60,00

036: 11,00	037: 62,50	038: 65,00	039: 67,50	040: 96,00
041: 96,50	042: 72,50	043: 75,00	044: 15,50	045: 77,50
046: 80,00	047: 82,50	048: 99,00	049: 87,50	050: 98,00
051: 97,00	052: 93,00	053: 91,00	054: 98,00	055: 94,50
056: 91,50	057: 99,00	058: 95,50	059: 92,50	060: 79,00
061: 69,00	062: 02,00	063: 03,00	064: 03,50	065: 05,50
066: 06,00	067: 10,50	068: 11,50	069: 19,00	070: 19,50
071: 20,50	072: 21,00	073: 24,50	074: 26,00	075: 26,50
076: 28,00	077: 31,00	078: 31,50	079: 32,00	080: 34,00
081: 34,50	082: 35,50	083: 36,00	084: 36,50	085: 38,00
086: 44,50	087: 46,00	088: 47,00	089: 48,00	090: 49,00
091: 50,50	092: 51,50	093: 56,50	094: 57,00	095: 58,00
096: 59,50	097: 60,50	098: 61,50	099: 64,00	100: 65,50
101: 68,00	102: 68,50	103: 73,00	104: 73,50	105: 78,50
106: 79,50	107: 80,50	108: 81,00	109: 81,50	110: 84,00
111: 84,50	112: 88,00	113: 89,50	114: 92,00	115: 93,50
116: 97,50	117: 98,50	118: 21,50		

25.9.54 Zähne

001: 00,00	002: 95,00	003: 70,00	004: 85,00	005: 90,00
006: 55,00	007: 45,00	008: 02,50	009: 05,00	010: 07,50
011: 10,00	012: 12,50	013: 15,00	014: 04,00	015: 17,50
016: 20,00	017: 22,50	018: 99,50	019: 25,00	020: 27,50
021: 30,00	022: 94,00	023: 32,50	024: 35,00	025: 37,50
026: 04,50	027: 40,00	028: 42,50	029: 99,75	030: 47,50
031: 50,00	032: 52,50	033: 99,50	034: 57,50	035: 60,00
036: 11,00	037: 62,50	038: 65,00	039: 67,50	040: 96,00
041: 96,50	042: 72,50	043: 75,00	044: 15,50	045: 77,50
046: 80,00	047: 82,50	048: 99,00	049: 87,50	050: 98,00
051: 97,00	052: 93,00	053: 91,00	054: 98,00	055: 94,50
056: 91,50	057: 99,00	058: 95,50	059: 92,50	060: 79,00
061: 69,00	062: 08,00	063: 20,00	064: 20,50	065: 23,00
066: 27,00	067: 30,50	068: 31,00	069: 36,50	070: 39,00
071: 46,00	072: 73,50	073: 75,50	074: 79,50	075: 83,50
076: 93,50	077: 97,50	078: 21,50		

25.10 Studienergebnisse zu den Harmonisierungsprogrammen der Rayocomp-Geräte

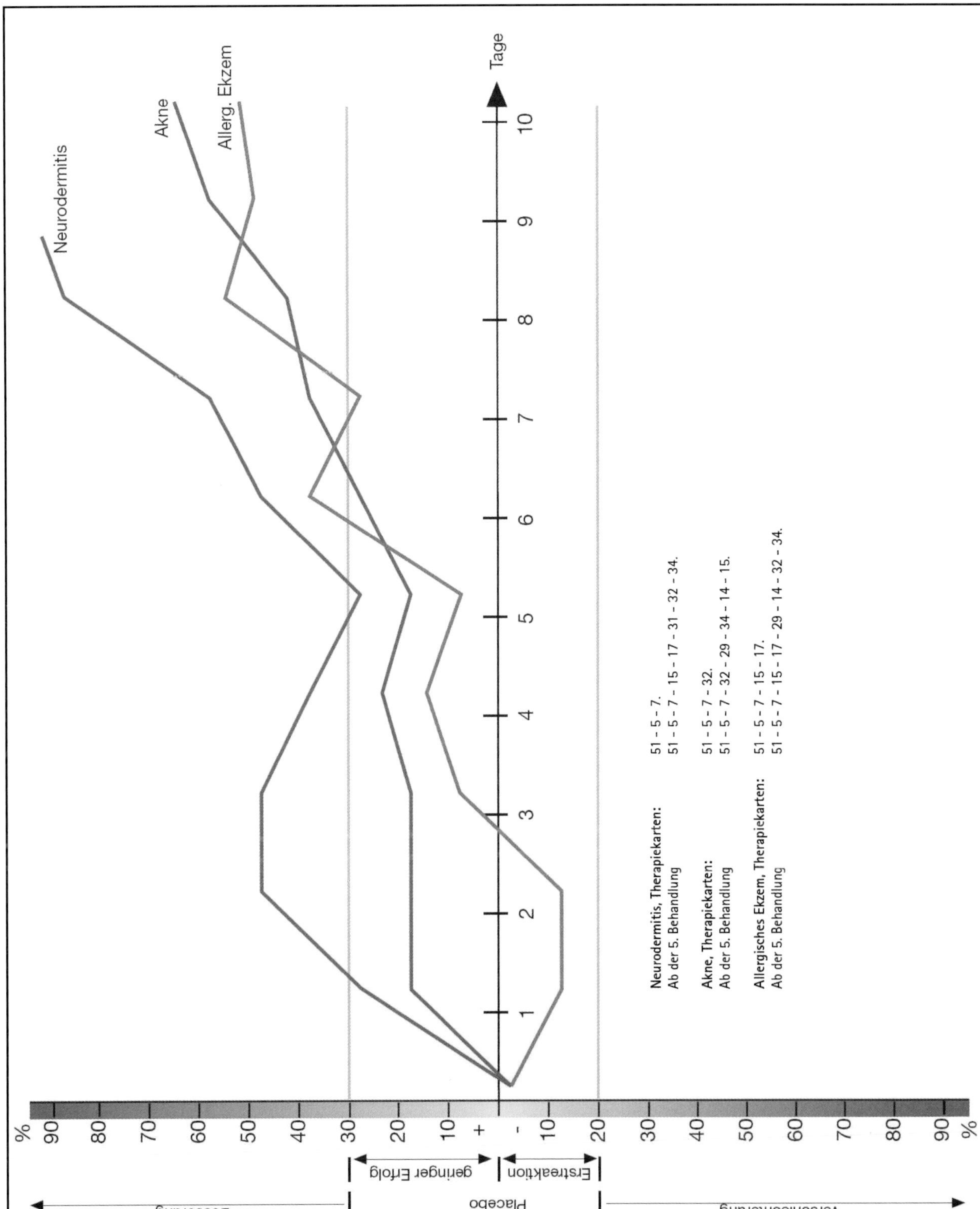

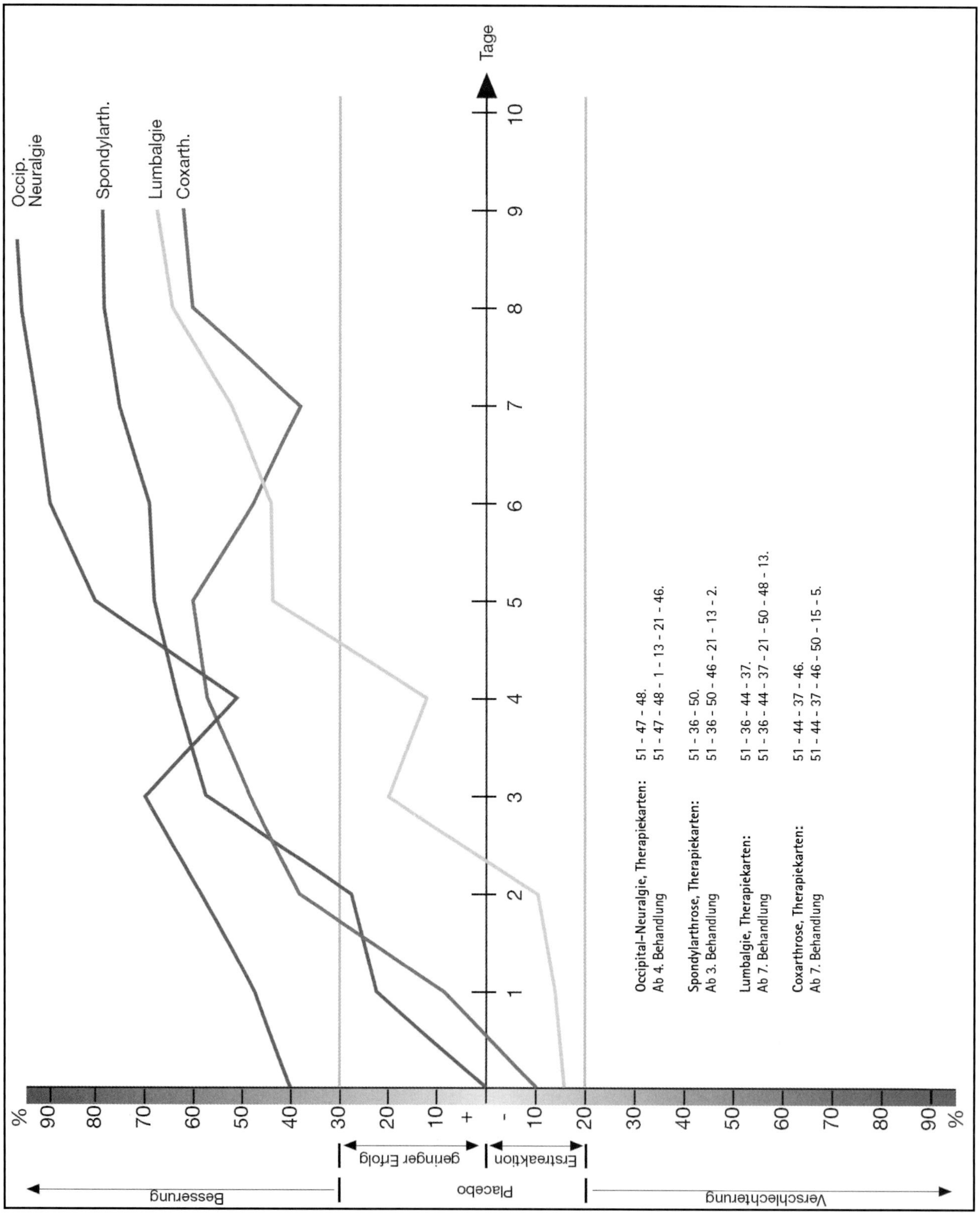
Occip. Neuralgie
Spondylarth.
Lumbalgie
Coxarth.
Tage
Besserung
Placebo
Verschlechterung
geringer Erfolg
Erstreaktion
%
Occipital-Neuralgie, Therapiekarten: 51 - 47 - 48.
Ab 4. Behandlung 51 - 47 - 48 - 1 - 13 - 21 - 46.
Spondylarthrose, Therapiekarten: 51 - 36 - 50.
Ab 3. Behandlung 51 - 36 - 50 - 46 - 21 - 13 - 2.
Lumbalgie, Therapiekarten: 51 - 36 - 44 - 37.
Ab 7. Behandlung 51 - 36 - 44 - 37 - 21 - 50 - 48 - 13.
Coxarthrose, Therapiekarten: 51 - 44 - 37 - 46.
Ab 7. Behandlung 51 - 44 - 37 - 46 - 50 - 15 - 5.

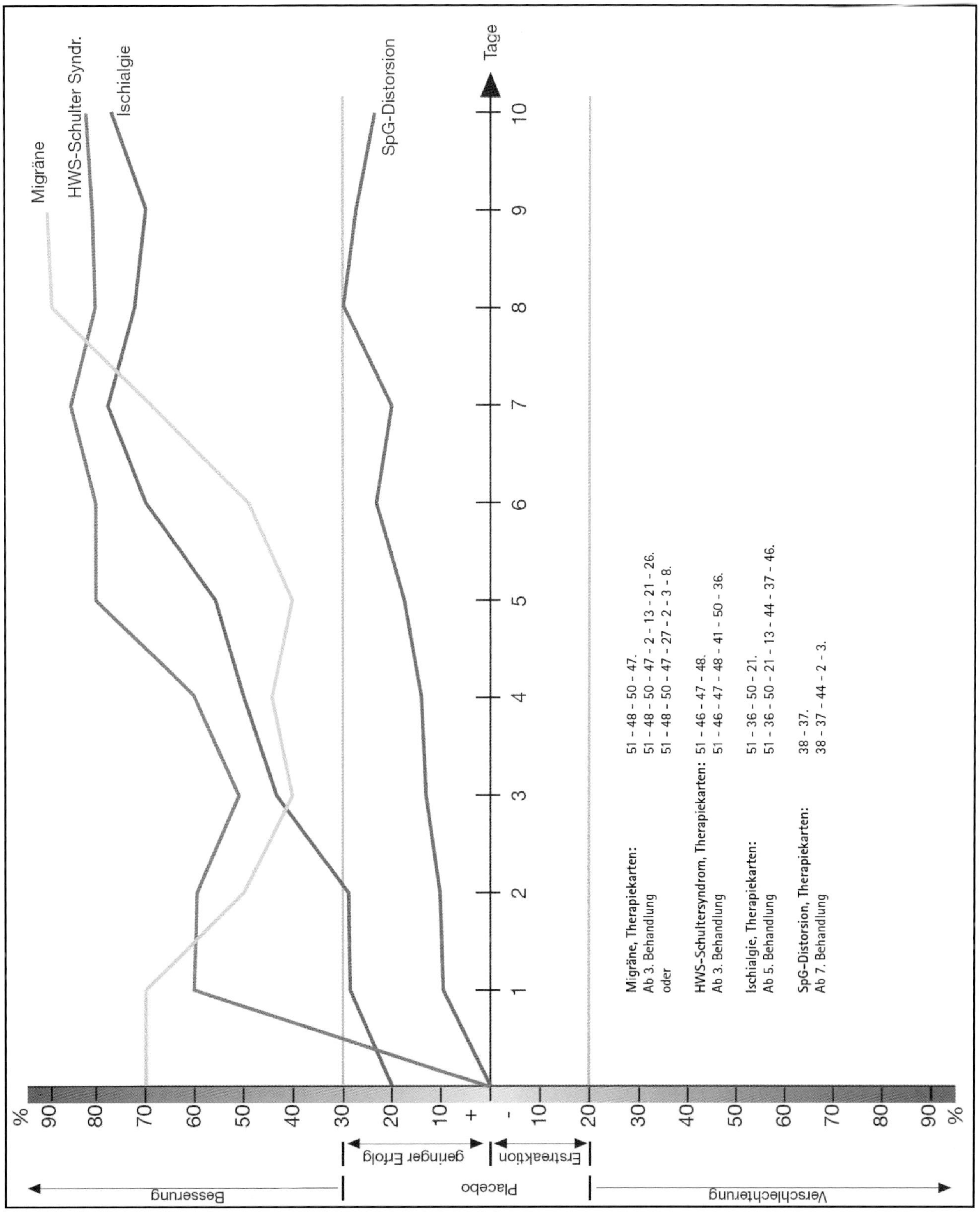
Migräne
HWS-Schulter Syndr.
Ischialgie
SpG-Distorsion
Tage
1 2 3 4 5 6 7 8 9 10
% 90 80 70 60 50 40 30 20 10 + - 10 20 30 40 50 60 70 80 90 %
Besserung
geringer Erfolg
Placebo
Erstreaktion
Verschlechterung
Migräne, Therapiekarten: 51 - 48 - 50 - 47.
Ab 3. Behandlung 51 - 48 - 50 - 47 - 2 - 13 - 21 - 26.
oder 51 - 48 - 50 - 47 - 27 - 2 - 3 - 8.
HWS-Schultersyndrom, Therapiekarten: 51 - 46 - 47 - 48.
Ab 3. Behandlung 51 - 46 - 47 - 48 - 41 - 50 - 36.
Ischialgie, Therapiekarten: 51 - 36 - 50 - 21.
Ab 5. Behandlung 51 - 36 - 50 - 21 - 13 - 44 - 37 - 46.
SpG-Distorsion, Therapiekarten: 38 - 37.
Ab 7. Behandlung 38 - 37 - 44 - 2 - 3.

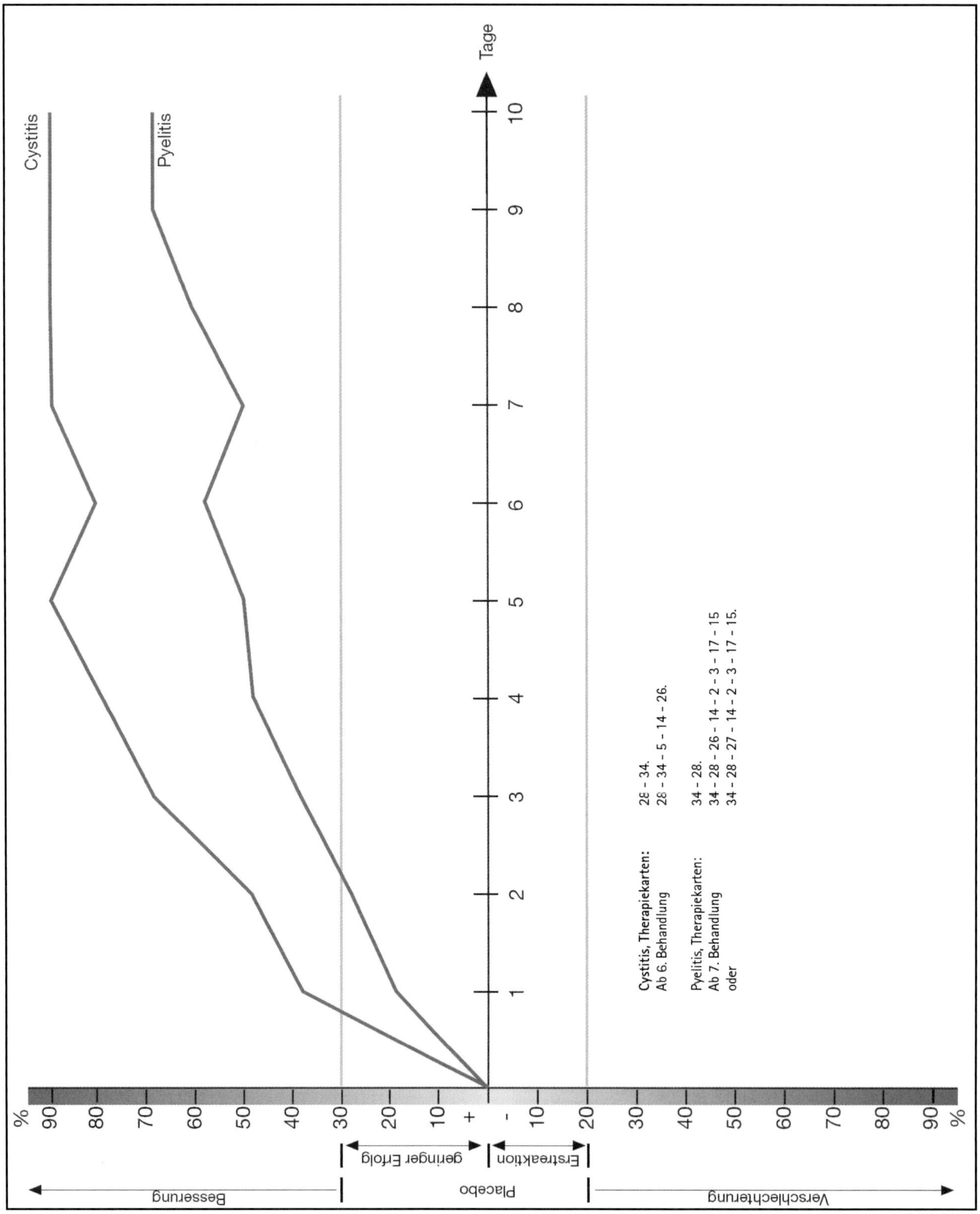

Cystitis
Pyelitis
Tage
1 2 3 4 5 6 7 8 9 10
% 90 80 70 60 50 40 30 20 10 +
- 10 20 30 40 50 60 70 80 90 %
Besserung
geringer Erfolg
Placebo
Erstreaktion
Verschlechterung
Cystitis, Therapiekarten: 28 - 34.
Ab 6. Behandlung 28 - 34 - 5 - 14 - 26.
Pyelitis, Therapiekarten: 34 - 28.
Ab 7. Behandlung 34 - 28 - 26 - 14 - 2 - 3 - 17 - 15
oder 34 - 28 - 27 - 14 - 2 - 3 - 17 - 15.

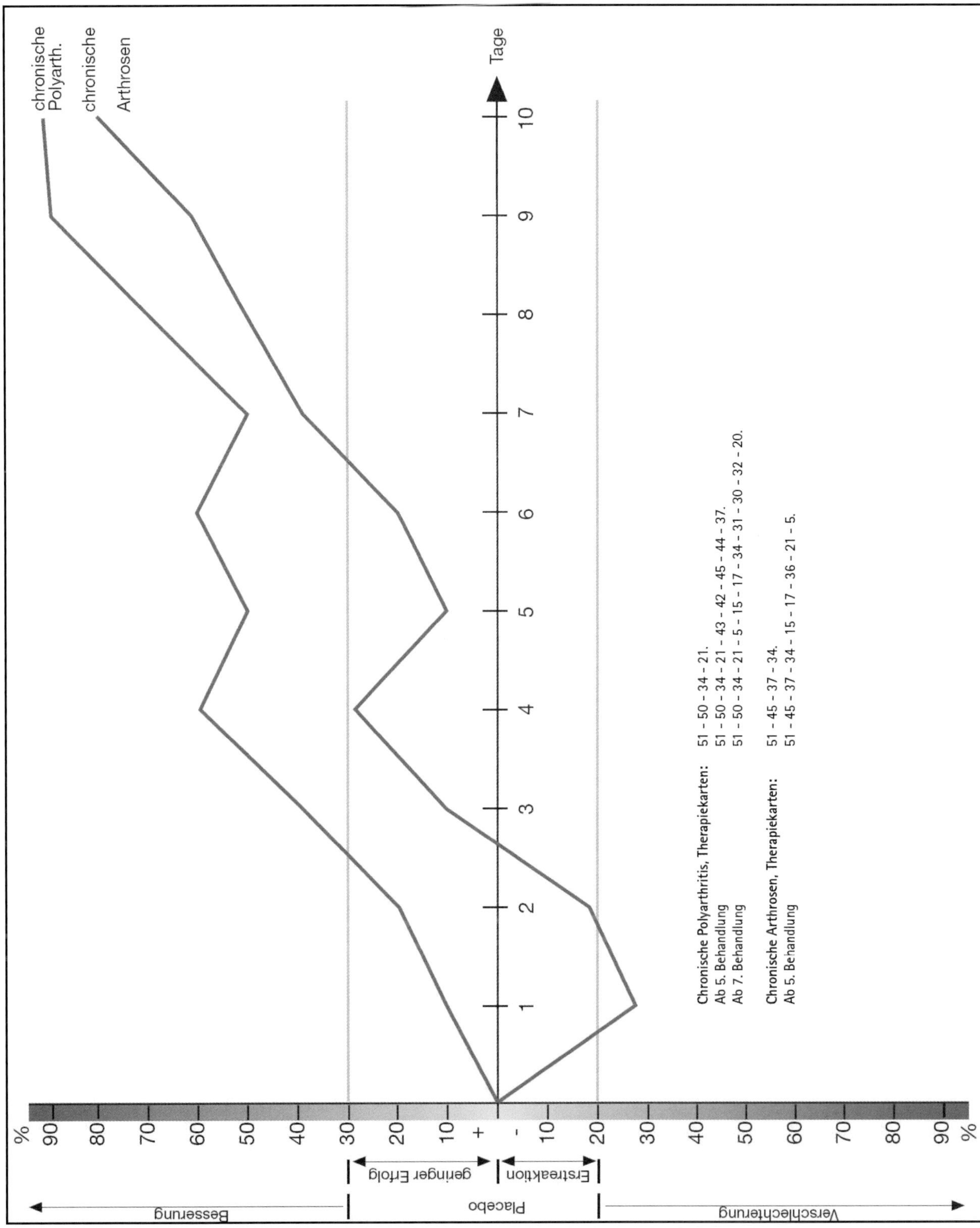
chronische Polyarth.
chronische Arthrosen
Tage
1 2 3 4 5 6 7 8 9 10
% 90 80 70 60 50 40 30 20 10 + - 10 20 30 40 50 60 70 80 90 %
Besserung
geringer Erfolg
Placebo
Erstreaktion
Verschlechterung
Chronische Polyarthritis, Therapiekarten: 51 - 50 - 34 - 21.
Ab 5. Behandlung 51 - 50 - 34 - 21 - 43 - 42 - 45 - 44 - 37.
Ab 7. Behandlung 51 - 50 - 34 - 21 - 5 - 15 - 17 - 34 - 31 - 30 - 32 - 20.
Chronische Arthrosen, Therapiekarten: 51 - 45 - 37 - 34.
Ab 5. Behandlung 51 - 45 - 37 - 34 - 15 - 17 - 36 - 21 - 5.

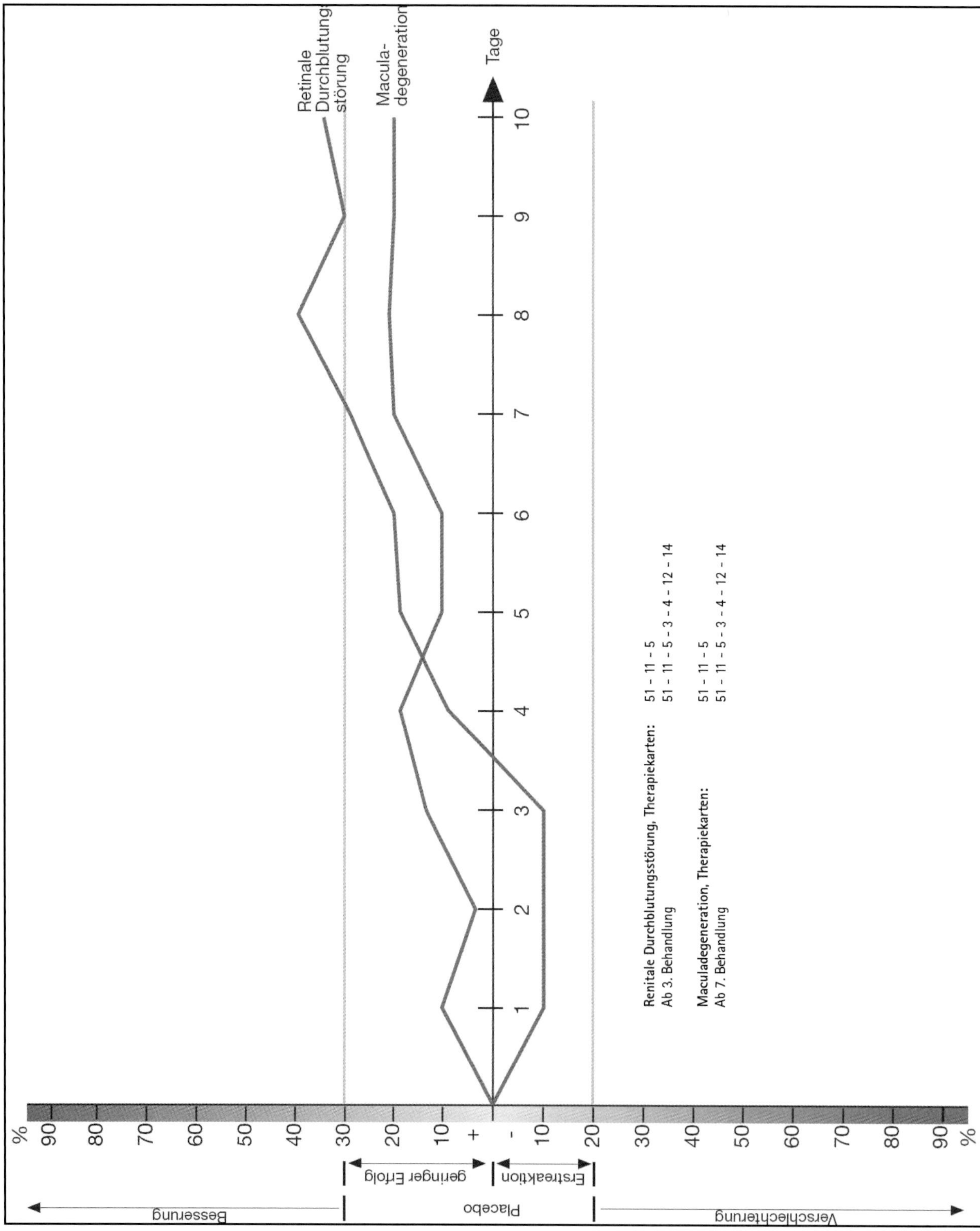
Retinale Durchblutungsstörung
Macula-degeneration
Tage
1 2 3 4 5 6 7 8 9 10
% 90 80 70 60 50 40 30 20 10 + - 10 20 30 40 50 60 70 80 90 %
Besserung
geringer Erfolg
Placebo
Erstreaktion
Verschlechterung
Renitale Durchblutungsstörung, Therapiekarten: 51 - 11 - 5
Ab 3. Behandlung 51 - 11 - 5 - 3 - 4 - 12 - 14
Maculadegeneration, Therapiekarten: 51 - 11 - 5
Ab 7. Behandlung 51 - 11 - 5 - 3 - 4 - 12 - 14

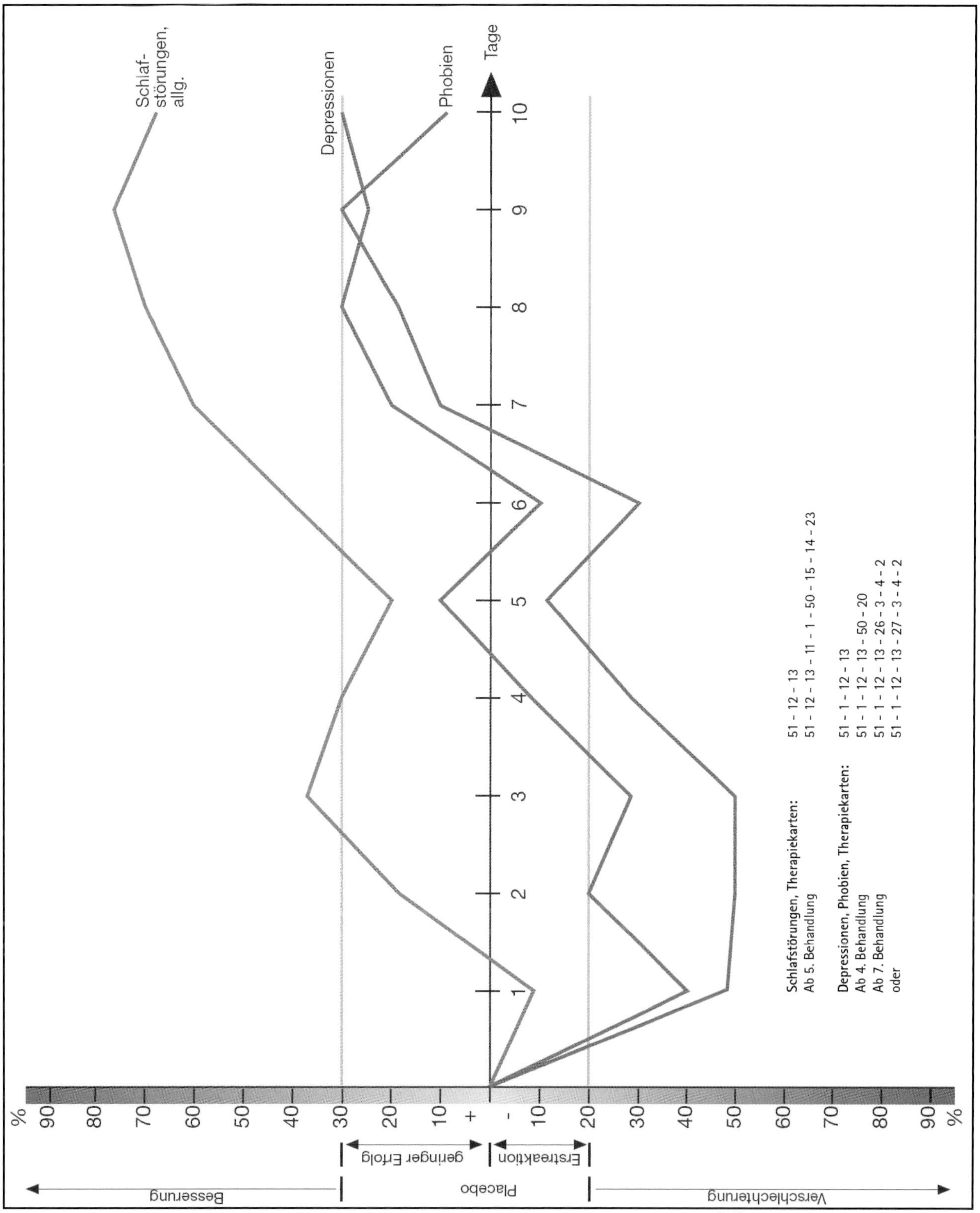
Schlaf-
störungen,
allg.
Depressionen
Phobien
Tage
1 2 3 4 5 6 7 8 9 10
% 90 80 70 60 50 40 30 20 10 + - 10 20 30 40 50 60 70 80 90 %
Besserung
geringer Erfolg
Placebo
Erstreaktion
Verschlechterung
Schlafstörungen, Therapiekarten:
Ab 5. Behandlung
51 - 12 - 13
51 - 12 - 13 - 11 - 1 - 50 - 15 - 14 - 23
Depressionen, Phobien, Therapiekarten:
Ab 4. Behandlung
Ab 7. Behandlung
oder
51 - 1 - 12 - 13
51 - 1 - 12 - 13 - 50 - 20
51 - 1 - 12 - 13 - 26 - 3 - 4 - 2
51 - 1 - 12 - 13 - 27 - 3 - 4 - 2

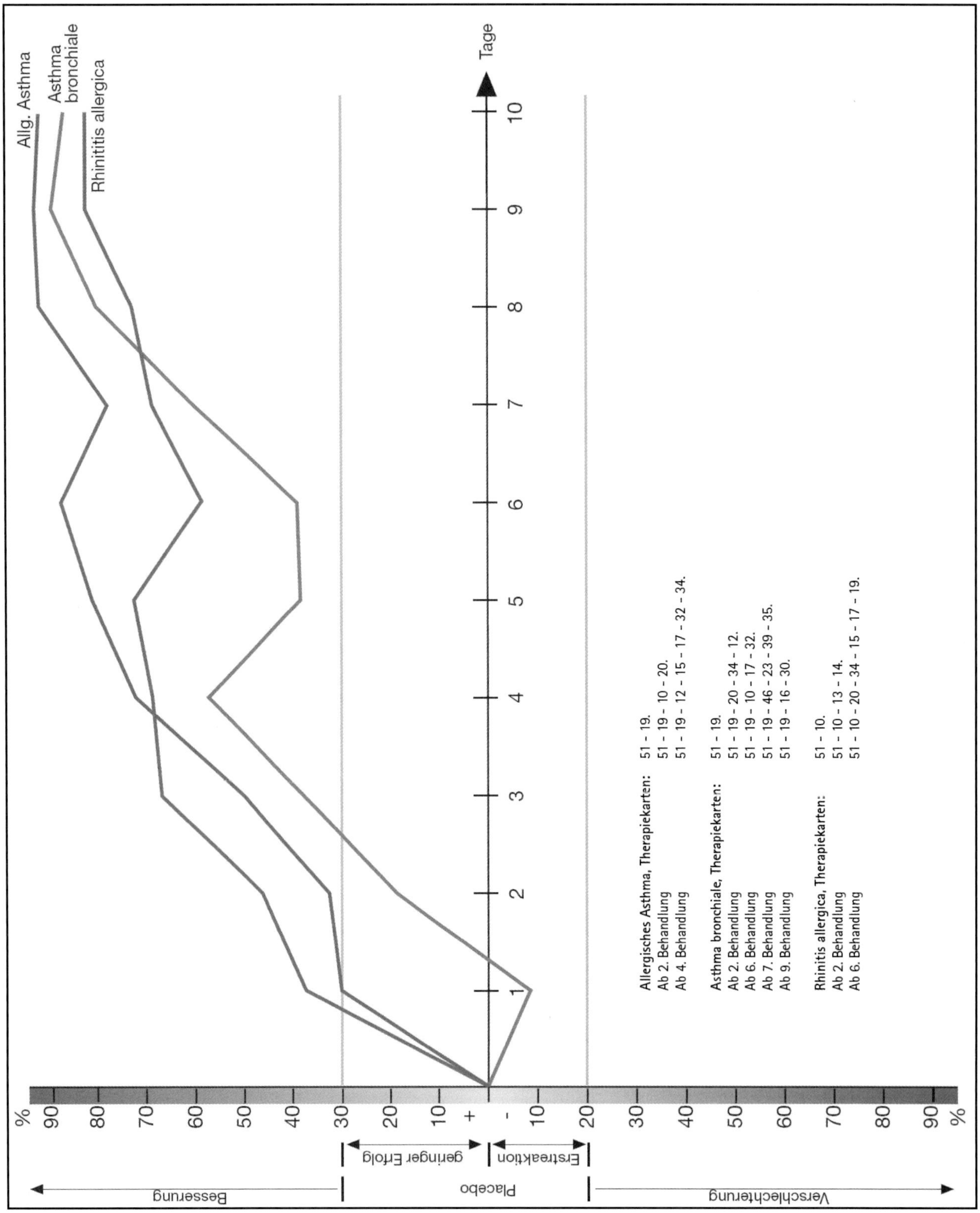
Allg. Asthma
Asthma bronchiale
Rhinititis allergica
Tage
1
2
3
4
5
6
7
8
9
10
%
90
80
70
60
50
40
30
20
10
+
-
10
20
30
40
50
60
70
80
90
%
Besserung
geringer Erfolg
Placebo
Erstreaktion
Verschlechterung
Allergisches Asthma, Therapiekarten: 51 - 19.
Ab 2. Behandlung 51 - 19 - 10 - 20.
Ab 4. Behandlung 51 - 19 - 12 - 15 - 17 - 32 - 34.
Asthma bronchiale, Therapiekarten: 51 - 19.
Ab 2. Behandlung 51 - 19 - 20 - 34 - 12.
Ab 6. Behandlung 51 - 19 - 10 - 17 - 32.
Ab 7. Behandlung 51 - 19 - 46 - 23 - 39 - 35.
Ab 9. Behandlung 51 - 19 - 16 - 30.
Rhinitis allergica, Therapiekarten: 51 - 10.
Ab 2. Behandlung 51 - 10 - 13 - 14.
Ab 6. Behandlung 51 - 10 - 20 - 34 - 15 - 17 - 19.

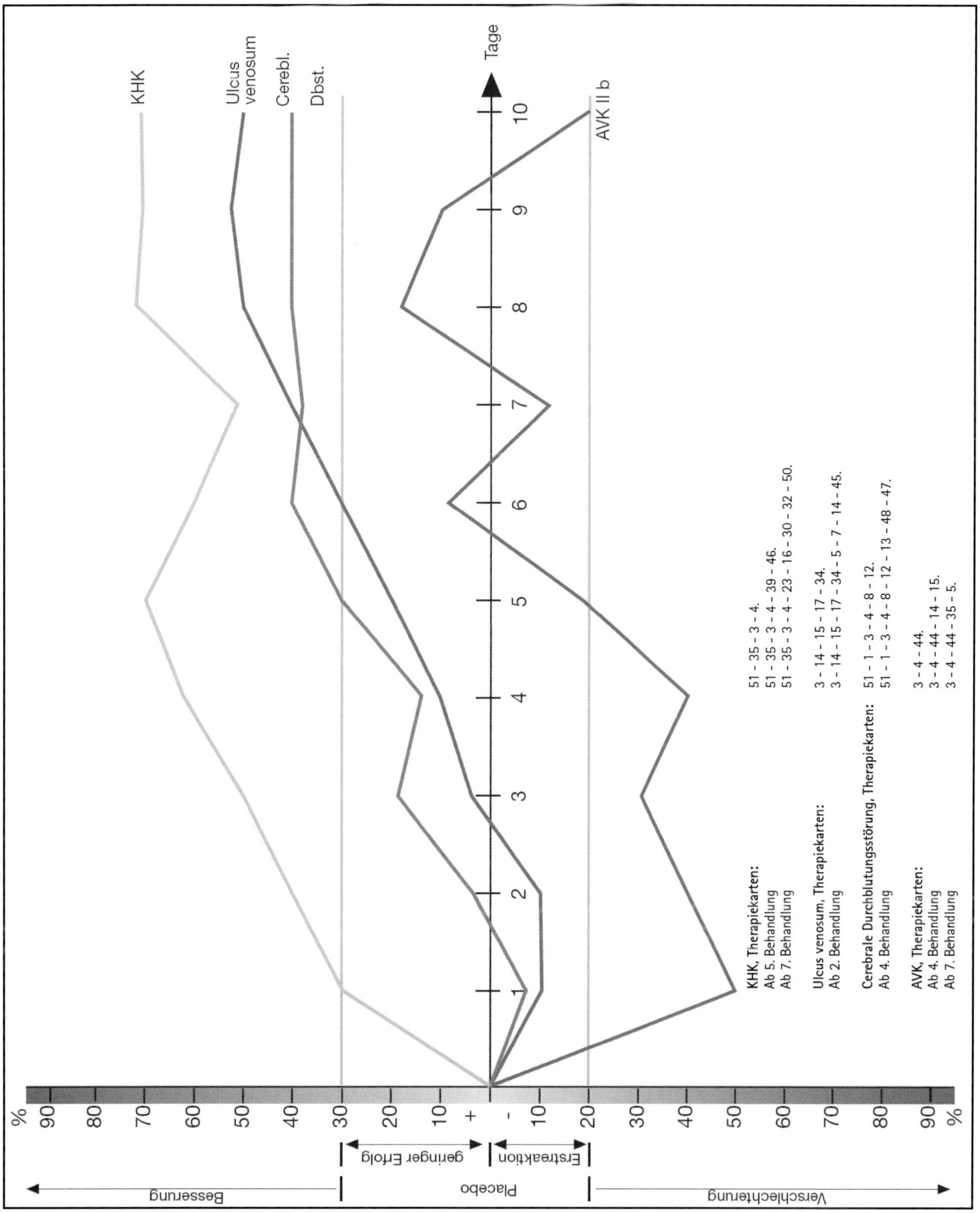
KHK
Ulcus venosum
Cerebl.
Dbst.
Tage
AVK II b
1 2 3 4 5 6 7 8 9 10
% 90 80 70 60 50 40 30 20 10 + - 10 20 30 40 50 60 70 80 90 %
Besserung
geringer Erfolg
Placebo
Erstreaktion
Verschlechterung
KHK, Therapiekarten: 51 - 35 - 3 - 4.
Ab 5. Behandlung 51 - 35 - 3 - 4 - 39 - 46.
Ab 7. Behandlung 51 - 35 - 3 - 4 - 23 - 16 - 30 - 32 - 50.
Ulcus venosum, Therapiekarten: 3 - 14 - 15 - 17 - 34.
Ab 2. Behandlung 3 - 14 - 15 - 17 - 34 - 5 - 7 - 14 - 45.
Cerebrale Durchblutungsstörung, Therapiekarten: 51 - 1 - 3 - 4 - 8 - 12.
Ab 4. Behandlung 51 - 1 - 3 - 4 - 8 - 12 - 13 - 48 - 47.
AVK, Therapiekarten: 3 - 4 - 44.
Ab 4. Behandlung 3 - 4 - 44 - 14 - 15.
Ab 7. Behandlung 3 - 4 - 44 - 35 - 5.

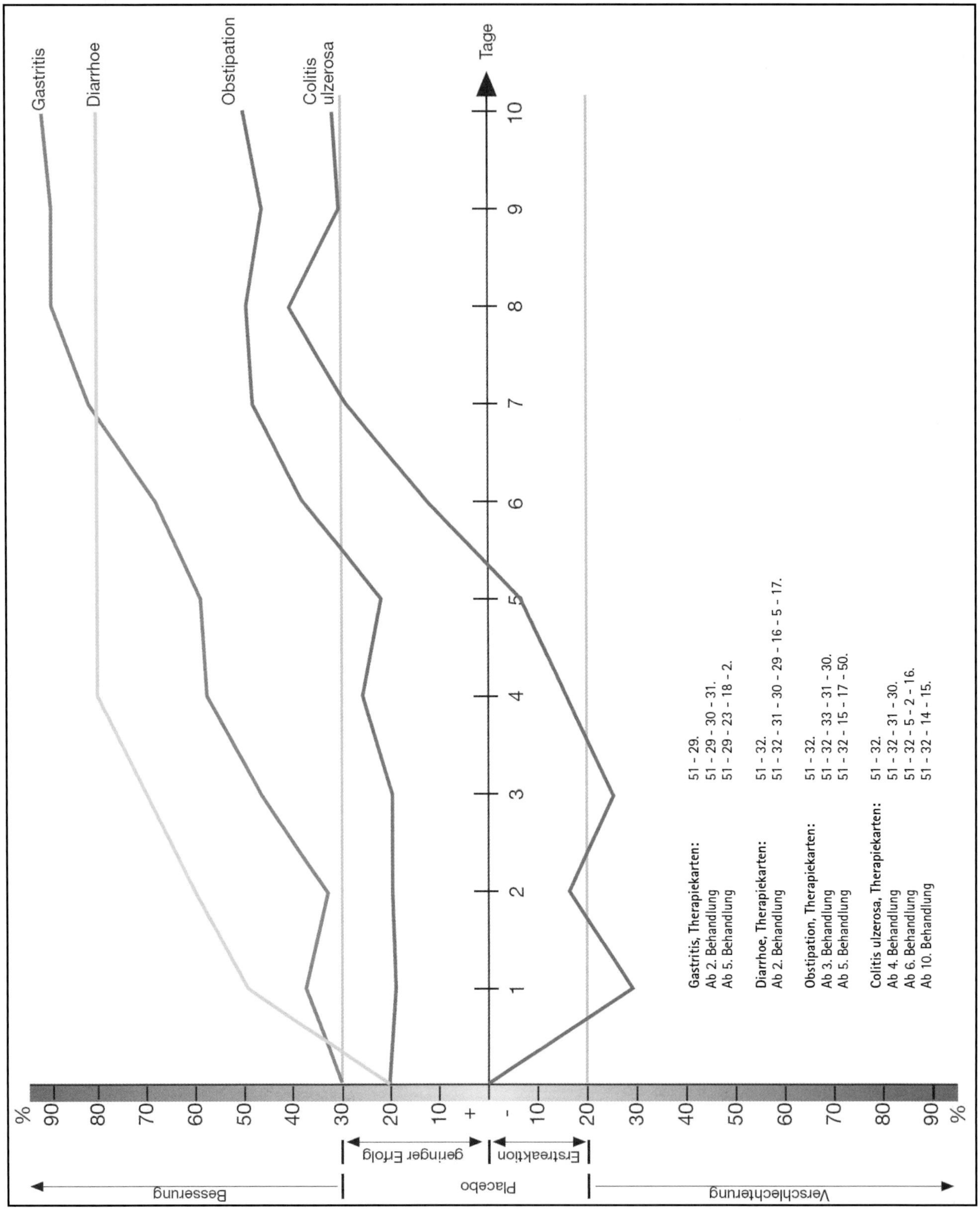
Gastritis
Diarrhoe
Obstipation
Colitis ulzerosa
Tage
1 2 3 4 5 6 7 8 9 10
% 90 80 70 60 50 40 30 20 10 + - 10 20 30 40 50 60 70 80 90 %
Besserung
geringer Erfolg
Placebo
Erstreaktion
Verschlechterung
Gastritis, Therapiekarten: 51 - 29.
Ab 2. Behandlung 51 - 29 - 30 - 31.
Ab 5. Behandlung 51 - 29 - 23 - 18 - 2.
Diarrhoe, Therapiekarten: 51 - 32.
Ab 2. Behandlung 51 - 32 - 31 - 30 - 29 - 16 - 5 - 17.
Obstipation, Therapiekarten: 51 - 32.
Ab 3. Behandlung 51 - 32 - 33 - 31 - 30.
Ab 5. Behandlung 51 - 32 - 15 - 17 - 50.
Colitis ulzerosa, Therapiekarten: 51 - 32.
Ab 4. Behandlung 51 - 32 - 31 - 30.
Ab 6. Behandlung 51 - 32 - 5 - 2 - 16.
Ab 10. Behandlung 51 - 32 - 14 - 15.

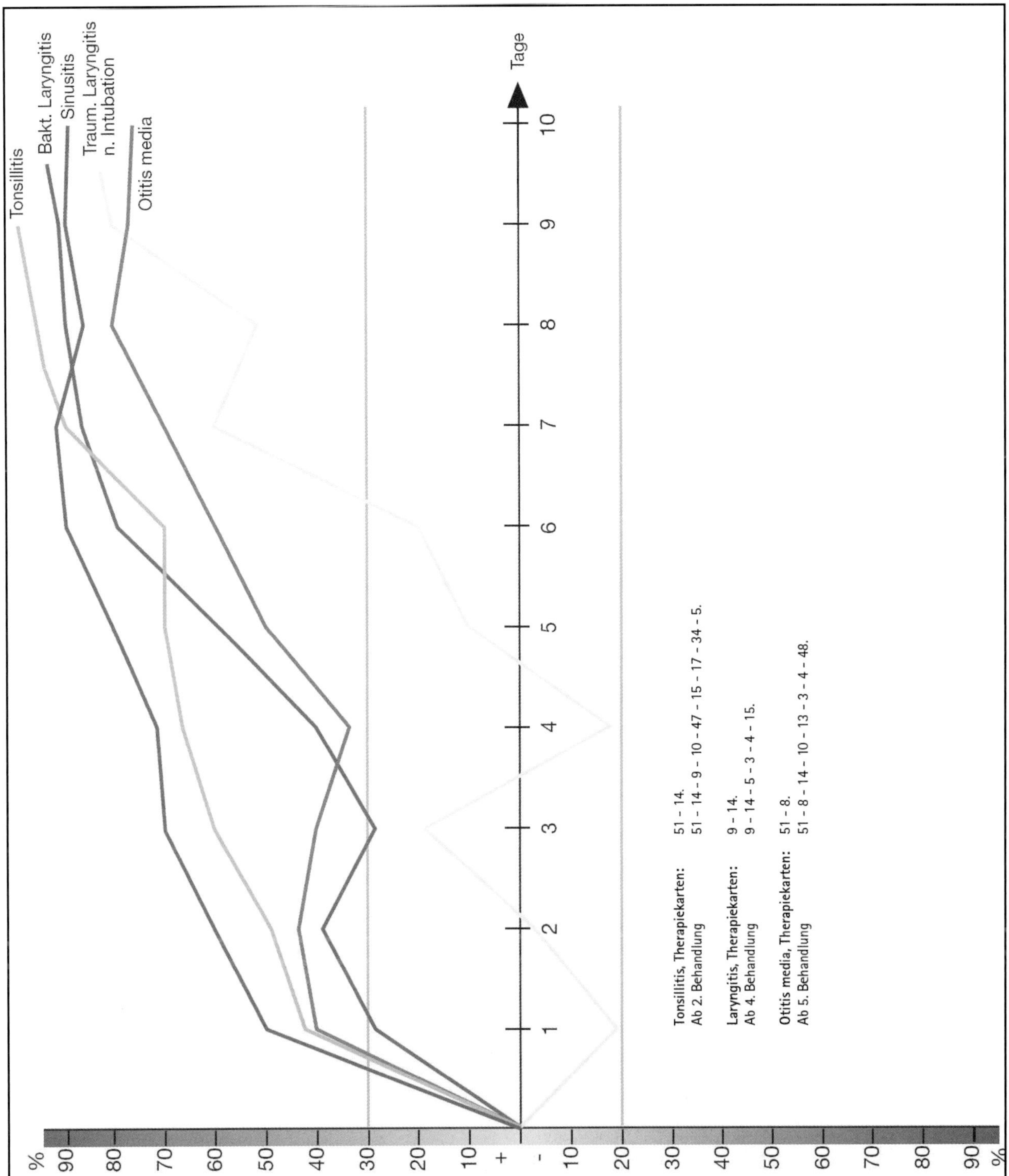
Tonsillitis
Bakt. Laryngitis
Sinusitis
Traum. Laryngitis n. Intubation
Otitis media
Tage
1 2 3 4 5 6 7 8 9 10
% 90 80 70 60 50 40 30 20 10 +
- 10 20 30 40 50 60 70 80 90 %
geringer Erfolg
Erstreaktion
Besserung
Placebo
Verschlechterung
Tonsillitis, Therapiekarten: 51 - 14.
Ab 2. Behandlung 51 - 14 - 9 - 10 - 47 - 15 - 17 - 34 - 5.
Laryngitis, Therapiekarten: 9 - 14.
Ab 4. Behandlung 9 - 14 - 5 - 3 - 4 - 15.
Otitis media, Therapiekarten: 51 - 8.
Ab 5. Behandlung 51 - 8 - 14 - 10 - 13 - 3 - 4 - 48.

25.11 Kopiervorlagen zu der Bereichswerttestung

25.11.1 Messprotokoll der Bereichswerttestung in 0,50-er Schrittweite

Zeigt sich auf der Polarisatorstellung N eine Rotation an dem Rayotensor, ist das mit dem Frequenzgrundwert verbundene Feld stabil. In diesem Fall wird nichts im Protokoll eingetragen.

Zeigt sich auf der Polarisatorstellung N eine Linearbewegung kreuzen Sie N an, wenn Sie nur wissen wollen, welche Frequenzgrundwerte gestört sind.

Liegt auf N eine Linearbewegung an dem Rayotensor vor, können Sie auf der Polarisatorstellung +/- testen ob immer noch eine Linearbewegung anliegt. Tragen Sie in diesem Fall nicht N ein, sondern +/-.

Liegt auf +/- eine Linearbewegung an, kann noch die beste Polarisationsart festgelegt werden. Ergibt sich auf + eine Rotation, kreuzen Sie + an, wenn nicht, kreuzen Sie - an. Bitte beachten Sie zur Bereichswerttestung besonders das Kapitel 13 dieses Buches.

0,50	❍N	❍+/-	❍+	❍-	16,00	❍N	❍+/-	❍+	❍-	23,00	❍N	❍+/-	❍+	❍-
1,00	❍N	❍+/-	❍+	❍-	16,50	❍N	❍+/-	❍+	❍-	23,50	❍N	❍+/-	❍+	❍-
1,50	❍N	❍+/-	❍+	❍-	17,00	❍N	❍+/-	❍+	❍-	24,00	❍N	❍+/-	❍+	❍-
2,00	❍N	❍+/-	❍+	❍-	17,50	❍N	❍+/-	❍+	❍-	24,50	❍N	❍+/-	❍+	❍-
2,50	❍N	❍+/-	❍+	❍-	18,00	❍N	❍+/-	❍+	❍-	25,00	❍N	❍+/-	❍+	❍-
3,00	❍N	❍+/-	❍+	❍-	18,50	❍N	❍+/-	❍+	❍-	25,50	❍N	❍+/-	❍+	❍-
3,50	❍N	❍+/-	❍+	❍-	19,00	❍N	❍+/-	❍+	❍-	26,00	❍N	❍+/-	❍+	❍-
4,00	❍N	❍+/-	❍+	❍-	19,50	❍N	❍+/-	❍+	❍-	26,50	❍N	❍+/-	❍+	❍-
4,50	❍N	❍+/-	❍+	❍-	20,00	❍N	❍+/-	❍+	❍-	27,00	❍N	❍+/-	❍+	❍-
5,00	❍N	❍+/-	❍+	❍-	20,50	❍N	❍+/-	❍+	❍-	27,50	❍N	❍+/-	❍+	❍-
5,50	❍N	❍+/-	❍+	❍-	21,00	❍N	❍+/-	❍+	❍-	28,00	❍N	❍+/-	❍+	❍-
6,00	❍N	❍+/-	❍+	❍-	21,50	❍N	❍+/-	❍+	❍-	28,50	❍N	❍+/-	❍+	❍-
6,50	❍N	❍+/-	❍+	❍-	22,00	❍N	❍+/-	❍+	❍-	29,00	❍N	❍+/-	❍+	❍-
7,00	❍N	❍+/-	❍+	❍-	22,50	❍N	❍+/-	❍+	❍-	29,50	❍N	❍+/-	❍+	❍-
7,50	❍N	❍+/-	❍+	❍-	23,00	❍N	❍+/-	❍+	❍-	30,00	❍N	❍+/-	❍+	❍-
8,00	❍N	❍+/-	❍+	❍-	23,50	❍N	❍+/-	❍+	❍-	30,50	❍N	❍+/-	❍+	❍-
8,50	❍N	❍+/-	❍+	❍-	24,00	❍N	❍+/-	❍+	❍-	31,00	❍N	❍+/-	❍+	❍-
9,00	❍N	❍+/-	❍+	❍-	24,50	❍N	❍+/-	❍+	❍-	31,50	❍N	❍+/-	❍+	❍-
9,50	❍N	❍+/-	❍+	❍-	25,00	❍N	❍+/-	❍+	❍-	32,00	❍N	❍+/-	❍+	❍-
10,00	❍N	❍+/-	❍+	❍-	17,00	❍N	❍+/-	❍+	❍-	32,50	❍N	❍+/-	❍+	❍-
10,50	❍N	❍+/-	❍+	❍-	17,50	❍N	❍+/-	❍+	❍-	33,00	❍N	❍+/-	❍+	❍-
11,00	❍N	❍+/-	❍+	❍-	18,00	❍N	❍+/-	❍+	❍-	33,50	❍N	❍+/-	❍+	❍-
11,50	❍N	❍+/-	❍+	❍-	18,50	❍N	❍+/-	❍+	❍-	34,00	❍N	❍+/-	❍+	❍-
12,00	❍N	❍+/-	❍+	❍-	19,00	❍N	❍+/-	❍+	❍-	34,50	❍N	❍+/-	❍+	❍-
12,50	❍N	❍+/-	❍+	❍-	19,50	❍N	❍+/-	❍+	❍-	35,00	❍N	❍+/-	❍+	❍-
13,00	❍N	❍+/-	❍+	❍-	20,00	❍N	❍+/-	❍+	❍-	35,50	❍N	❍+/-	❍+	❍-
13,50	❍N	❍+/-	❍+	❍-	20,50	❍N	❍+/-	❍+	❍-	36,00	❍N	❍+/-	❍+	❍-
14,00	❍N	❍+/-	❍+	❍-	21,00	❍N	❍+/-	❍+	❍-	36,50	❍N	❍+/-	❍+	❍-
14,50	❍N	❍+/-	❍+	❍-	21,50	❍N	❍+/-	❍+	❍-	37,00	❍N	❍+/-	❍+	❍-
15,00	❍N	❍+/-	❍+	❍-	22,00	❍N	❍+/-	❍+	❍-	37,50	❍N	❍+/-	❍+	❍-
15,50	❍N	❍+/-	❍+	❍-	22,50	❍N	❍+/-	❍+	❍-	38,00	❍N	❍+/-	❍+	❍-

38,50	❍N	❍+/-	❍+	❍-	59,50	❍N	❍+/-	❍+	❍-	80,00	❍N	❍+/-	❍+	❍-
39,00	❍N	❍+/-	❍+	❍-	60,00	❍N	❍+/-	❍+	❍-	80,50	❍N	❍+/-	❍+	❍-
39,50	❍N	❍+/-	❍+	❍-	60,50	❍N	❍+/-	❍+	❍-	81,00	❍N	❍+/-	❍+	❍-
40,00	❍N	❍+/-	❍+	❍-	61,00	❍N	❍+/-	❍+	❍-	81,50	❍N	❍+/-	❍+	❍-
40,50	❍N	❍+/-	❍+	❍-	61,50	❍N	❍+/-	❍+	❍-	82,00	❍N	❍+/-	❍+	❍-
41,00	❍N	❍+/-	❍+	❍-	62,00	❍N	❍+/-	❍+	❍-	82,50	❍N	❍+/-	❍+	❍-
41,50	❍N	❍+/-	❍+	❍-	62,50	❍N	❍+/-	❍+	❍-	83,00	❍N	❍+/-	❍+	❍-
42,00	❍N	❍+/-	❍+	❍-	63,00	❍N	❍+/-	❍+	❍-	83,50	❍N	❍+/-	❍+	❍-
42,50	❍N	❍+/-	❍+	❍-	63,50	❍N	❍+/-	❍+	❍-	84,00	❍N	❍+/-	❍+	❍-
43,00	❍N	❍+/-	❍+	❍-	64,00	❍N	❍+/-	❍+	❍-	84,50	❍N	❍+/-	❍+	❍-
43,50	❍N	❍+/-	❍+	❍-	64,50	❍N	❍+/-	❍+	❍-	85,00	❍N	❍+/-	❍+	❍-
44,00	❍N	❍+/-	❍+	❍-	65,00	❍N	❍+/-	❍+	❍-	85,50	❍N	❍+/-	❍+	❍-
44,50	❍N	❍+/-	❍+	❍-	65,50	❍N	❍+/-	❍+	❍-	86,00	❍N	❍+/-	❍+	❍-
45,00	❍N	❍+/-	❍+	❍-	66,00	❍N	❍+/-	❍+	❍-	86,50	❍N	❍+/-	❍+	❍-
45,50	❍N	❍+/-	❍+	❍-	66,50	❍N	❍+/-	❍+	❍-	87,00	❍N	❍+/-	❍+	❍-
46,00	❍N	❍+/-	❍+	❍-	67,00	❍N	❍+/-	❍+	❍-	87,50	❍N	❍+/-	❍+	❍-
46,50	❍N	❍+/-	❍+	❍-	67,50	❍N	❍+/-	❍+	❍-	88,00	❍N	❍+/-	❍+	❍-
47,00	❍N	❍+/-	❍+	❍-	68,00	❍N	❍+/-	❍+	❍-	88,50	❍N	❍+/-	❍+	❍-
47,50	❍N	❍+/-	❍+	❍-	68,50	❍N	❍+/-	❍+	❍-	89,00	❍N	❍+/-	❍+	❍-
48,00	❍N	❍+/-	❍+	❍-	69,00	❍N	❍+/-	❍+	❍-	89,50	❍N	❍+/-	❍+	❍-
48,50	❍N	❍+/-	❍+	❍-	69,50	❍N	❍+/-	❍+	❍-	90,00	❍N	❍+/-	❍+	❍-
49,00	❍N	❍+/-	❍+	❍-	70,00	❍N	❍+/-	❍+	❍-	90,50	❍N	❍+/-	❍+	❍-
49,50	❍N	❍+/-	❍+	❍-	70,50	❍N	❍+/-	❍+	❍-	91,00	❍N	❍+/-	❍+	❍-
50,00	❍N	❍+/-	❍+	❍-	71,00	❍N	❍+/-	❍+	❍-	91,50	❍N	❍+/-	❍+	❍-
50,50	❍N	❍+/-	❍+	❍-	71,50	❍N	❍+/-	❍+	❍-	92,00	❍N	❍+/-	❍+	❍-
51,00	❍N	❍+/-	❍+	❍-	72,00	❍N	❍+/-	❍+	❍-	92,50	❍N	❍+/-	❍+	❍-
51,50	❍N	❍+/-	❍+	❍-	72,50	❍N	❍+/-	❍+	❍-	93,00	❍N	❍+/-	❍+	❍-
52,00	❍N	❍+/-	❍+	❍-	73,00	❍N	❍+/-	❍+	❍-	93,50	❍N	❍+/-	❍+	❍-
52,50	❍N	❍+/-	❍+	❍-	73,50	❍N	❍+/-	❍+	❍-	94,00	❍N	❍+/-	❍+	❍-
53,00	❍N	❍+/-	❍+	❍-	74,00	❍N	❍+/-	❍+	❍-	94,50	❍N	❍+/-	❍+	❍-
53,50	❍N	❍+/-	❍+	❍-	74,50	❍N	❍+/-	❍+	❍-	95,00	❍N	❍+/-	❍+	❍-
54,00	❍N	❍+/-	❍+	❍-	75,00	❍N	❍+/-	❍+	❍-	95,50	❍N	❍+/-	❍+	❍-
54,50	❍N	❍+/-	❍+	❍-	75,50	❍N	❍+/-	❍+	❍-	96,00	❍N	❍+/-	❍+	❍-
55,00	❍N	❍+/-	❍+	❍-	76,00	❍N	❍+/-	❍+	❍-	96,50	❍N	❍+/-	❍+	❍-
55,50	❍N	❍+/-	❍+	❍-	76,50	❍N	❍+/-	❍+	❍-	97,00	❍N	❍+/-	❍+	❍-
56,00	❍N	❍+/-	❍+	❍-	77,00	❍N	❍+/-	❍+	❍-	97,50	❍N	❍+/-	❍+	❍-
56,50	❍N	❍+/-	❍+	❍-	77,50	❍N	❍+/-	❍+	❍-	98,00	❍N	❍+/-	❍+	❍-
57,00	❍N	❍+/-	❍+	❍-	78,00	❍N	❍+/-	❍+	❍-	98,50	❍N	❍+/-	❍+	❍-
57,50	❍N	❍+/-	❍+	❍-	78,50	❍N	❍+/-	❍+	❍-	99,00	❍N	❍+/-	❍+	❍-
58,00	❍N	❍+/-	❍+	❍-	79,00	❍N	❍+/-	❍+	❍-	99,50	❍N	❍+/-	❍+	❍-
58,50	❍N	❍+/-	❍+	❍-	79,50	❍N	❍+/-	❍+	❍-	100,0	❍N	❍+/-	❍+	❍-
59,00	❍N	❍+/-	❍+	❍-										

25.11.2 Messprotokoll der Bereichswerttestung in 0,25-er Schrittweite

Zeigt sich auf der Polarisatorstellung N eine Rotation an dem Rayotensor, ist das mit dem Frequenzgrundwert verbundene Feld stabil. In diesem Fall wird nichts im Protokoll eingetragen.

Zeigt sich auf der Polarisatorstellung N eine Linearbewegung kreuzen Sie N an, wenn Sie nur wissen wollen, welche Frequenzgrundwerte gestört sind.

Liegt auf N eine Linearbewegung an dem Rayotensor vor, können Sie auf der Polarisatorstellung +/- testen ob immer noch eine Linearbewegung anliegt. Tragen Sie in diesem Fall nicht N ein, sondern +/-.

Liegt auf +/- eine Linearbewegung an, kann noch die beste Polarisationsart festgelegt werden. Ergibt sich auf + eine Rotation, kreuzen Sie + an, wenn nicht, kreuzen Sie - an. Bitte beachten Sie zur Bereichswerttestung besonders das Kapitel 13 dieses Buches.

0,25	❍N	❍+/-	❍+	❍-	8,75	❍N	❍+/-	❍+	❍-	17,25	❍N	❍+/-	❍+	❍-
0,50	❍N	❍+/-	❍+	❍-	9,00	❍N	❍+/-	❍+	❍-	17,50	❍N	❍+/-	❍+	❍-
0,75	❍N	❍+/-	❍+	❍-	9,25	❍N	❍+/-	❍+	❍-	17,75	❍N	❍+/-	❍+	❍-
1,00	❍N	❍+/-	❍+	❍-	9,50	❍N	❍+/-	❍+	❍-	18,00	❍N	❍+/-	❍+	❍-
1,25	❍N	❍+/-	❍+	❍-	9,75	❍N	❍+/-	❍+	❍-	18,25	❍N	❍+/-	❍+	❍-
1,50	❍N	❍+/-	❍+	❍-	10,00	❍N	❍+/-	❍+	❍-	18,50	❍N	❍+/-	❍+	❍-
1,75	❍N	❍+/-	❍+	❍-	10,25	❍N	❍+/-	❍+	❍-	18,75	❍N	❍+/-	❍+	❍-
2,00	❍N	❍+/-	❍+	❍-	10,50	❍N	❍+/-	❍+	❍-	19,00	❍N	❍+/-	❍+	❍-
2,25	❍N	❍+/-	❍+	❍-	10,75	❍N	❍+/-	❍+	❍-	19,25	❍N	❍+/-	❍+	❍-
2,50	❍N	❍+/-	❍+	❍-	11,00	❍N	❍+/-	❍+	❍-	19,50	❍N	❍+/-	❍+	❍-
2,75	❍N	❍+/-	❍+	❍-	11,25	❍N	❍+/-	❍+	❍-	19,75	❍N	❍+/-	❍+	❍-
3,00	❍N	❍+/-	❍+	❍-	11,50	❍N	❍+/-	❍+	❍-	20,00	❍N	❍+/-	❍+	❍-
3,25	❍N	❍+/-	❍+	❍-	11,75	❍N	❍+/-	❍+	❍-	20,25	❍N	❍+/-	❍+	❍-
3,50	❍N	❍+/-	❍+	❍-	12,00	❍N	❍+/-	❍+	❍-	20,50	❍N	❍+/-	❍+	❍-
3,75	❍N	❍+/-	❍+	❍-	12,25	❍N	❍+/-	❍+	❍-	20,75	❍N	❍+/-	❍+	❍-
4,00	❍N	❍+/-	❍+	❍-	12,50	❍N	❍+/-	❍+	❍-	21,00	❍N	❍+/-	❍+	❍-
4,25	❍N	❍+/-	❍+	❍-	12,75	❍N	❍+/-	❍+	❍-	21,25	❍N	❍+/-	❍+	❍-
4,50	❍N	❍+/-	❍+	❍-	13,00	❍N	❍+/-	❍+	❍-	21,50	❍N	❍+/-	❍+	❍-
4,75	❍N	❍+/-	❍+	❍-	13,25	❍N	❍+/-	❍+	❍-	21,75	❍N	❍+/-	❍+	❍-
5,00	❍N	❍+/-	❍+	❍-	13,50	❍N	❍+/-	❍+	❍-	22,00	❍N	❍+/-	❍+	❍-
5,25	❍N	❍+/-	❍+	❍-	13,75	❍N	❍+/-	❍+	❍-	22,25	❍N	❍+/-	❍+	❍-
5,50	❍N	❍+/-	❍+	❍-	14,00	❍N	❍+/-	❍+	❍-	22,50	❍N	❍+/-	❍+	❍-
5,75	❍N	❍+/-	❍+	❍-	14,25	❍N	❍+/-	❍+	❍-	22,75	❍N	❍+/-	❍+	❍-
6,00	❍N	❍+/-	❍+	❍-	14,50	❍N	❍+/-	❍+	❍-	23,00	❍N	❍+/-	❍+	❍-
6,25	❍N	❍+/-	❍+	❍-	14,75	❍N	❍+/-	❍+	❍-	23,25	❍N	❍+/-	❍+	❍-
6,50	❍N	❍+/-	❍+	❍-	15,00	❍N	❍+/-	❍+	❍-	23,50	❍N	❍+/-	❍+	❍-
6,75	❍N	❍+/-	❍+	❍-	15,25	❍N	❍+/-	❍+	❍-	23,75	❍N	❍+/-	❍+	❍-
7,00	❍N	❍+/-	❍+	❍-	15,50	❍N	❍+/-	❍+	❍-	24,00	❍N	❍+/-	❍+	❍-
7,25	❍N	❍+/-	❍+	❍-	15,75	❍N	❍+/-	❍+	❍-	24,25	❍N	❍+/-	❍+	❍-
7,50	❍N	❍+/-	❍+	❍-	16,00	❍N	❍+/-	❍+	❍-	24,50	❍N	❍+/-	❍+	❍-
7,75	❍N	❍+/-	❍+	❍-	16,25	❍N	❍+/-	❍+	❍-	24,75	❍N	❍+/-	❍+	❍-
8,00	❍N	❍+/-	❍+	❍-	16,00	❍N	❍+/-	❍+	❍-	25,00	❍N	❍+/-	❍+	❍-
8,25	❍N	❍+/-	❍+	❍-	16,75	❍N	❍+/-	❍+	❍-	25,25	❍N	❍+/-	❍+	❍-
8,50	❍N	❍+/-	❍+	❍-	17,00	❍N	❍+/-	❍+	❍-	25,50	❍N	❍+/-	❍+	❍-

25,75	❍N	❍+/-	❍+	❍-	38,25	❍N	❍+/-	❍+	❍-	50,75	❍N	❍+/-	❍+	❍-
26,00	❍N	❍+/-	❍+	❍-	38,50	❍N	❍+/-	❍+	❍-	51,00	❍N	❍+/-	❍+	❍-
26,25	❍N	❍+/-	❍+	❍-	38,75	❍N	❍+/-	❍+	❍-	51,25	❍N	❍+/-	❍+	❍-
26,50	❍N	❍+/-	❍+	❍-	39,00	❍N	❍+/-	❍+	❍-	51,50	❍N	❍+/-	❍+	❍-
26,75	❍N	❍+/-	❍+	❍-	39,25	❍N	❍+/-	❍+	❍-	51,75	❍N	❍+/-	❍+	❍-
27,00	❍N	❍+/-	❍+	❍-	39,50	❍N	❍+/-	❍+	❍-	52,00	❍N	❍+/-	❍+	❍-
27,25	❍N	❍+/-	❍+	❍-	39,75	❍N	❍+/-	❍+	❍-	52,25	❍N	❍+/-	❍+	❍-
27,50	❍N	❍+/-	❍+	❍-	40,00	❍N	❍+/-	❍+	❍-	52,50	❍N	❍+/-	❍+	❍-
27,75	❍N	❍+/-	❍+	❍-	40,25	❍N	❍+/-	❍+	❍-	52,75	❍N	❍+/-	❍+	❍-
28,00	❍N	❍+/-	❍+	❍-	40,50	❍N	❍+/-	❍+	❍-	53,00	❍N	❍+/-	❍+	❍-
28,25	❍N	❍+/-	❍+	❍-	40,75	❍N	❍+/-	❍+	❍-	53,25	❍N	❍+/-	❍+	❍-
28,50	❍N	❍+/-	❍+	❍-	41,00	❍N	❍+/-	❍+	❍-	53,50	❍N	❍+/-	❍+	❍-
28,75	❍N	❍+/-	❍+	❍-	41,25	❍N	❍+/-	❍+	❍-	53,75	❍N	❍+/-	❍+	❍-
29,00	❍N	❍+/-	❍+	❍-	41,50	❍N	❍+/-	❍+	❍-	54,00	❍N	❍+/-	❍+	❍-
29,25	❍N	❍+/-	❍+	❍-	41,75	❍N	❍+/-	❍+	❍-	54,25	❍N	❍+/-	❍+	❍-
29,50	❍N	❍+/-	❍+	❍-	42,00	❍N	❍+/-	❍+	❍-	54,50	❍N	❍+/-	❍+	❍-
29,75	❍N	❍+/-	❍+	❍-	42,25	❍N	❍+/-	❍+	❍-	54,75	❍N	❍+/-	❍+	❍-
30,00	❍N	❍+/-	❍+	❍-	42,50	❍N	❍+/-	❍+	❍-	55,00	❍N	❍+/-	❍+	❍-
30,25	❍N	❍+/-	❍+	❍-	42,75	❍N	❍+/-	❍+	❍-	55,25	❍N	❍+/-	❍+	❍-
30,50	❍N	❍+/-	❍+	❍-	43,00	❍N	❍+/-	❍+	❍-	55,50	❍N	❍+/-	❍+	❍-
30,75	❍N	❍+/-	❍+	❍-	43,25	❍N	❍+/-	❍+	❍-	55,75	❍N	❍+/-	❍+	❍-
31,00	❍N	❍+/-	❍+	❍-	43,50	❍N	❍+/-	❍+	❍-	56,00	❍N	❍+/-	❍+	❍-
31,25	❍N	❍+/-	❍+	❍-	43,75	❍N	❍+/-	❍+	❍-	56,25	❍N	❍+/-	❍+	❍-
31,50	❍N	❍+/-	❍+	❍-	44,00	❍N	❍+/-	❍+	❍-	56,50	❍N	❍+/-	❍+	❍-
31,75	❍N	❍+/-	❍+	❍-	44,25	❍N	❍+/-	❍+	❍-	56,75	❍N	❍+/-	❍+	❍-
32,00	❍N	❍+/-	❍+	❍-	44,50	❍N	❍+/-	❍+	❍-	57,00	❍N	❍+/-	❍+	❍-
32,25	❍N	❍+/-	❍+	❍-	44,75	❍N	❍+/-	❍+	❍-	57,25	❍N	❍+/-	❍+	❍-
32,50	❍N	❍+/-	❍+	❍-	45,00	❍N	❍+/-	❍+	❍-	57,50	❍N	❍+/-	❍+	❍-
32,75	❍N	❍+/-	❍+	❍-	45,25	❍N	❍+/-	❍+	❍-	57,75	❍N	❍+/-	❍+	❍-
33,00	❍N	❍+/-	❍+	❍-	45,50	❍N	❍+/-	❍+	❍-	58,00	❍N	❍+/-	❍+	❍-
33,25	❍N	❍+/-	❍+	❍-	45,75	❍N	❍+/-	❍+	❍-	58,25	❍N	❍+/-	❍+	❍-
33,50	❍N	❍+/-	❍+	❍-	46,00	❍N	❍+/-	❍+	❍-	58,50	❍N	❍+/-	❍+	❍-
33,75	❍N	❍+/-	❍+	❍-	46,25	❍N	❍+/-	❍+	❍-	58,75	❍N	❍+/-	❍+	❍-
34,00	❍N	❍+/-	❍+	❍-	46,50	❍N	❍+/-	❍+	❍-	59,00	❍N	❍+/-	❍+	❍-
34,25	❍N	❍+/-	❍+	❍-	46,75	❍N	❍+/-	❍+	❍-	59,25	❍N	❍+/-	❍+	❍-
34,50	❍N	❍+/-	❍+	❍-	47,00	❍N	❍+/-	❍+	❍-	59,50	❍N	❍+/-	❍+	❍-
34,75	❍N	❍+/-	❍+	❍-	47,25	❍N	❍+/-	❍+	❍-	59,75	❍N	❍+/-	❍+	❍-
35,00	❍N	❍+/-	❍+	❍-	47,50	❍N	❍+/-	❍+	❍-	60,00	❍N	❍+/-	❍+	❍-
35,25	❍N	❍+/-	❍+	❍-	47,75	❍N	❍+/-	❍+	❍-	60,25	❍N	❍+/-	❍+	❍-
35,50	❍N	❍+/-	❍+	❍-	48,00	❍N	❍+/-	❍+	❍-	60,50	❍N	❍+/-	❍+	❍-
35,75	❍N	❍+/-	❍+	❍-	48,25	❍N	❍+/-	❍+	❍-	60,75	❍N	❍+/-	❍+	❍-
36,00	❍N	❍+/-	❍+	❍-	48,50	❍N	❍+/-	❍+	❍-	61,00	❍N	❍+/-	❍+	❍-
36,25	❍N	❍+/-	❍+	❍-	48,75	❍N	❍+/-	❍+	❍-	61,25	❍N	❍+/-	❍+	❍-
36,50	❍N	❍+/-	❍+	❍-	49,00	❍N	❍+/-	❍+	❍-	61,50	❍N	❍+/-	❍+	❍-
36,75	❍N	❍+/-	❍+	❍-	49,25	❍N	❍+/-	❍+	❍-	61,75	❍N	❍+/-	❍+	❍-
37,00	❍N	❍+/-	❍+	❍-	49,50	❍N	❍+/-	❍+	❍-	62,00	❍N	❍+/-	❍+	❍-
37,25	❍N	❍+/-	❍+	❍-	49,75	❍N	❍+/-	❍+	❍-	62,25	❍N	❍+/-	❍+	❍-
37,50	❍N	❍+/-	❍+	❍-	50,00	❍N	❍+/-	❍+	❍-	62,50	❍N	❍+/-	❍+	❍-
37,75	❍N	❍+/-	❍+	❍-	50,25	❍N	❍+/-	❍+	❍-	62,75	❍N	❍+/-	❍+	❍-
38,00	❍N	❍+/-	❍+	❍-	50,50	❍N	❍+/-	❍+	❍-	63,00	❍N	❍+/-	❍+	❍-

63,25	❍N	❍+/-	❍+	❍-	75,75	❍N	❍+/-	❍+	❍-	88,00	❍N	❍+/-	❍+	❍-
63,50	❍N	❍+/-	❍+	❍-	76,00	❍N	❍+/-	❍+	❍-	88,25	❍N	❍+/-	❍+	❍-
63,75	❍N	❍+/-	❍+	❍-	76,25	❍N	❍+/-	❍+	❍-	88,50	❍N	❍+/-	❍+	❍-
64,00	❍N	❍+/-	❍+	❍-	76,50	❍N	❍+/-	❍+	❍-	88,75	❍N	❍+/-	❍+	❍-
64,25	❍N	❍+/-	❍+	❍-	76,75	❍N	❍+/-	❍+	❍-	89,00	❍N	❍+/-	❍+	❍-
64,50	❍N	❍+/-	❍+	❍-	77,00	❍N	❍+/-	❍+	❍-	89,25	❍N	❍+/-	❍+	❍-
64,75	❍N	❍+/-	❍+	❍-	77,25	❍N	❍+/-	❍+	❍-	89,50	❍N	❍+/-	❍+	❍-
65,00	❍N	❍+/-	❍+	❍-	77,50	❍N	❍+/-	❍+	❍-	89,75	❍N	❍+/-	❍+	❍-
65,25	❍N	❍+/-	❍+	❍-	77,75	❍N	❍+/-	❍+	❍-	90,00	❍N	❍+/-	❍+	❍-
65,50	❍N	❍+/-	❍+	❍-	78,00	❍N	❍+/-	❍+	❍-	90,25	❍N	❍+/-	❍+	❍-
65,75	❍N	❍+/-	❍+	❍-	78,25	❍N	❍+/-	❍+	❍-	90,50	❍N	❍+/-	❍+	❍-
66,00	❍N	❍+/-	❍+	❍-	78,50	❍N	❍+/-	❍+	❍-	90,75	❍N	❍+/-	❍+	❍-
66,25	❍N	❍+/-	❍+	❍-	78,75	❍N	❍+/-	❍+	❍-	91,00	❍N	❍+/-	❍+	❍-
66,50	❍N	❍+/-	❍+	❍-	79,00	❍N	❍+/-	❍+	❍-	91,25	❍N	❍+/-	❍+	❍-
66,75	❍N	❍+/-	❍+	❍-	79,25	❍N	❍+/-	❍+	❍-	91,50	❍N	❍+/-	❍+	❍-
67,00	❍N	❍+/-	❍+	❍-	79,50	❍N	❍+/-	❍+	❍-	91,75	❍N	❍+/-	❍+	❍-
67,25	❍N	❍+/-	❍+	❍-	79,75	❍N	❍+/-	❍+	❍-	92,00	❍N	❍+/-	❍+	❍-
67,50	❍N	❍+/-	❍+	❍-	80,00	❍N	❍+/-	❍+	❍-	92,25	❍N	❍+/-	❍+	❍-
67,75	❍N	❍+/-	❍+	❍-	80,25	❍N	❍+/-	❍+	❍-	92,50	❍N	❍+/-	❍+	❍-
68,00	❍N	❍+/-	❍+	❍-	80,50	❍N	❍+/-	❍+	❍-	92,75	❍N	❍+/-	❍+	❍-
68,25	❍N	❍+/-	❍+	❍-	80,75	❍N	❍+/-	❍+	❍-	93,00	❍N	❍+/-	❍+	❍-
68,50	❍N	❍+/-	❍+	❍-	81,00	❍N	❍+/-	❍+	❍-	93,25	❍N	❍+/-	❍+	❍-
68,75	❍N	❍+/-	❍+	❍-	81,25	❍N	❍+/-	❍+	❍-	93,50	❍N	❍+/-	❍+	❍-
69,00	❍N	❍+/-	❍+	❍-	81,50	❍N	❍+/-	❍+	❍-	93,75	❍N	❍+/-	❍+	❍-
69,25	❍N	❍+/-	❍+	❍-	81,75	❍N	❍+/-	❍+	❍-	94,00	❍N	❍+/-	❍+	❍-
69,50	❍N	❍+/-	❍+	❍-	82,00	❍N	❍+/-	❍+	❍-	94,25	❍N	❍+/-	❍+	❍-
69,75	❍N	❍+/-	❍+	❍-	82,25	❍N	❍+/-	❍+	❍-	94,50	❍N	❍+/-	❍+	❍-
70,00	❍N	❍+/-	❍+	❍-	82,50	❍N	❍+/-	❍+	❍-	94,75	❍N	❍+/-	❍+	❍-
70,25	❍N	❍+/-	❍+	❍-	82,75	❍N	❍+/-	❍+	❍-	95,00	❍N	❍+/-	❍+	❍-
70,50	❍N	❍+/-	❍+	❍-	83,00	❍N	❍+/-	❍+	❍-	95,25	❍N	❍+/-	❍+	❍-
70,75	❍N	❍+/-	❍+	❍-	83,25	❍N	❍+/-	❍+	❍-	95,50	❍N	❍+/-	❍+	❍-
71,00	❍N	❍+/-	❍+	❍-	83,50	❍N	❍+/-	❍+	❍-	95,75	❍N	❍+/-	❍+	❍-
71,25	❍N	❍+/-	❍+	❍-	83,75	❍N	❍+/-	❍+	❍-	96,00	❍N	❍+/-	❍+	❍-
71,50	❍N	❍+/-	❍+	❍-	84,00	❍N	❍+/-	❍+	❍-	96,25	❍N	❍+/-	❍+	❍-
71,75	❍N	❍+/-	❍+	❍-	84,25	❍N	❍+/-	❍+	❍-	96,50	❍N	❍+/-	❍+	❍-
72,00	❍N	❍+/-	❍+	❍-	84,50	❍N	❍+/-	❍+	❍-	96,75	❍N	❍+/-	❍+	❍-
72,25	❍N	❍+/-	❍+	❍-	84,75	❍N	❍+/-	❍+	❍-	97,00	❍N	❍+/-	❍+	❍-
72,50	❍N	❍+/-	❍+	❍-	85,00	❍N	❍+/-	❍+	❍-	97,25	❍N	❍+/-	❍+	❍-
72,75	❍N	❍+/-	❍+	❍-	85,25	❍N	❍+/-	❍+	❍-	97,50	❍N	❍+/-	❍+	❍-
73,00	❍N	❍+/-	❍+	❍-	85,50	❍N	❍+/-	❍+	❍-	97,75	❍N	❍+/-	❍+	❍-
73,25	❍N	❍+/-	❍+	❍-	85,75	❍N	❍+/-	❍+	❍-	98,00	❍N	❍+/-	❍+	❍-
73,50	❍N	❍+/-	❍+	❍-	86,00	❍N	❍+/-	❍+	❍-	98,25	❍N	❍+/-	❍+	❍-
73,75	❍N	❍+/-	❍+	❍-	86,25	❍N	❍+/-	❍+	❍-	98,50	❍N	❍+/-	❍+	❍-
74,00	❍N	❍+/-	❍+	❍-	86,50	❍N	❍+/-	❍+	❍-	98,75	❍N	❍+/-	❍+	❍-
74,25	❍N	❍+/-	❍+	❍-	86,75	❍N	❍+/-	❍+	❍-	99,00	❍N	❍+/-	❍+	❍-
74,50	❍N	❍+/-	❍+	❍-	87,00	❍N	❍+/-	❍+	❍-	99,25	❍N	❍+/-	❍+	❍-
74,75	❍N	❍+/-	❍+	❍-	87,25	❍N	❍+/-	❍+	❍-	99,50	❍N	❍+/-	❍+	❍-
75,00	❍N	❍+/-	❍+	❍-	87,50	❍N	❍+/-	❍+	❍-	99,75	❍N	❍+/-	❍+	❍-
75,25	❍N	❍+/-	❍+	❍-	87,75	❍N	❍+/-	❍+	❍-	100,0	❍N	❍+/-	❍+	❍-
75,50	❍N	❍+/-	❍+	❍-										

25.12 Frequenzgrundwerte der 14 Akupunkturmeridiane

In diesem Anhangkapitel werden zu jedem Meridian links auf der Seite die Frequenzgrundwerte der Akupunktur-punkte eines jeden Meridians dargestellt. Anschließend folgen dann die grafischen Darstellungen der Meridiane mit genauer Angabe der Akupunkturpunkte.

Als erste Grafik wird jeweils der Meridianverlauf beim Menschen gezeigt. Anschließend folgen drei Meridianverläufe aus der Veterinärmedizin: zum einen beim Pferd, zum anderen beim Hund und bei der Katze.

25.12.1 Lungen-Meridian

		Frequenzgrundwert
1. Tschong Fu	Mo-Punkt	45,00
2. Yunn Men		47,00
3. Tienn Fu	„Himmelsfenster-Punkt"	49,00
4. Hap Po		52,00
5. Tche Tsre	Ho-Punkt	54,00
6. Kong Tsoe	Trsi-Punkt	57,00
7. Lie Tsiue	Lo-Punkt	60,00
8. Kino Khue	King-Punkt	62,00
9. Tae Yuann	Yu-Yunn-Punkt	65,00
10. Yu Tchi	Yong-Punkt	67,00
11. Chao Chang	Ting-Punkt	69,00

25.12.1.1 Lungen-Meridian Mensch

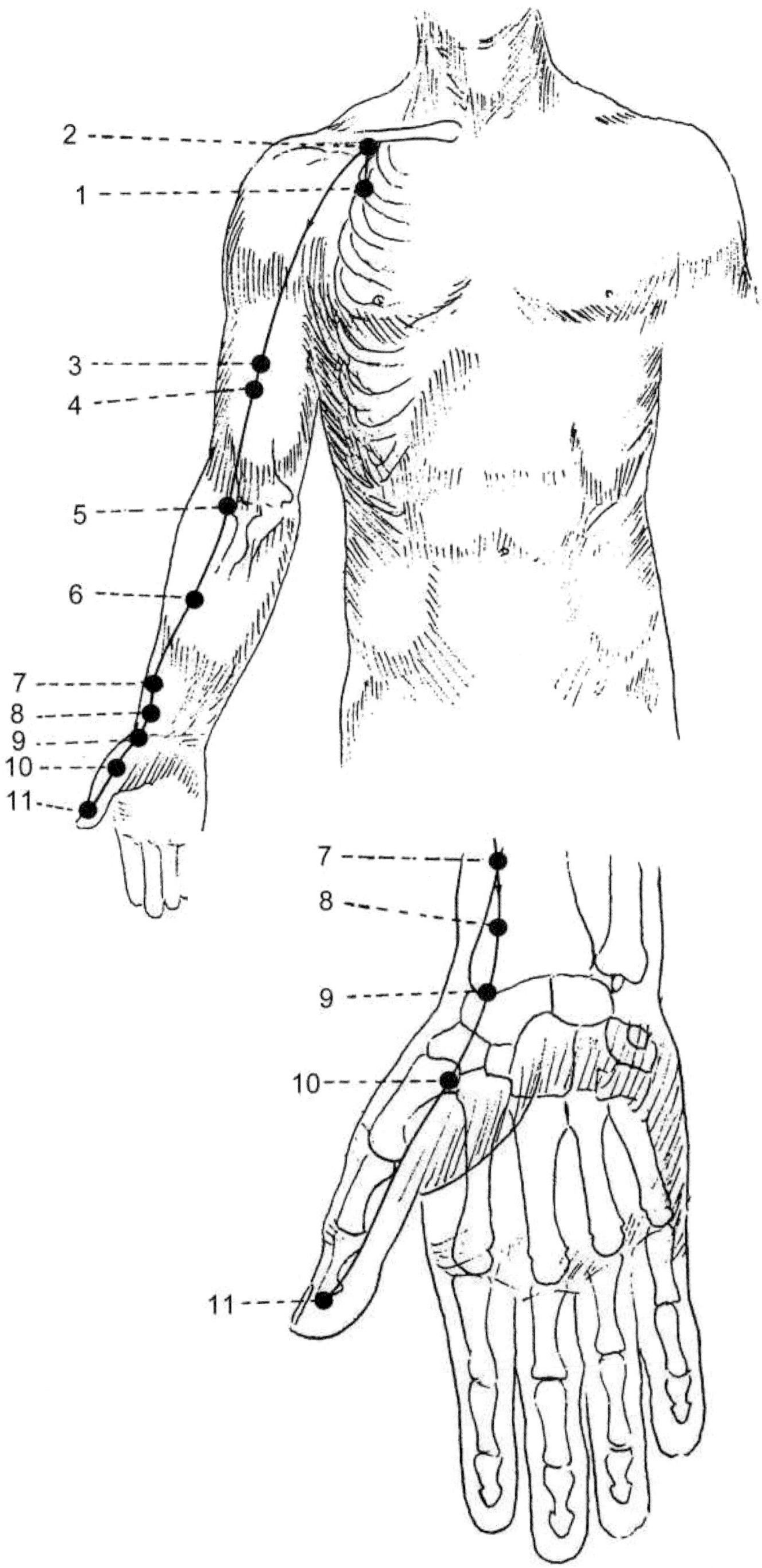

25.12.1.2 Lungen-Meridian Pferd

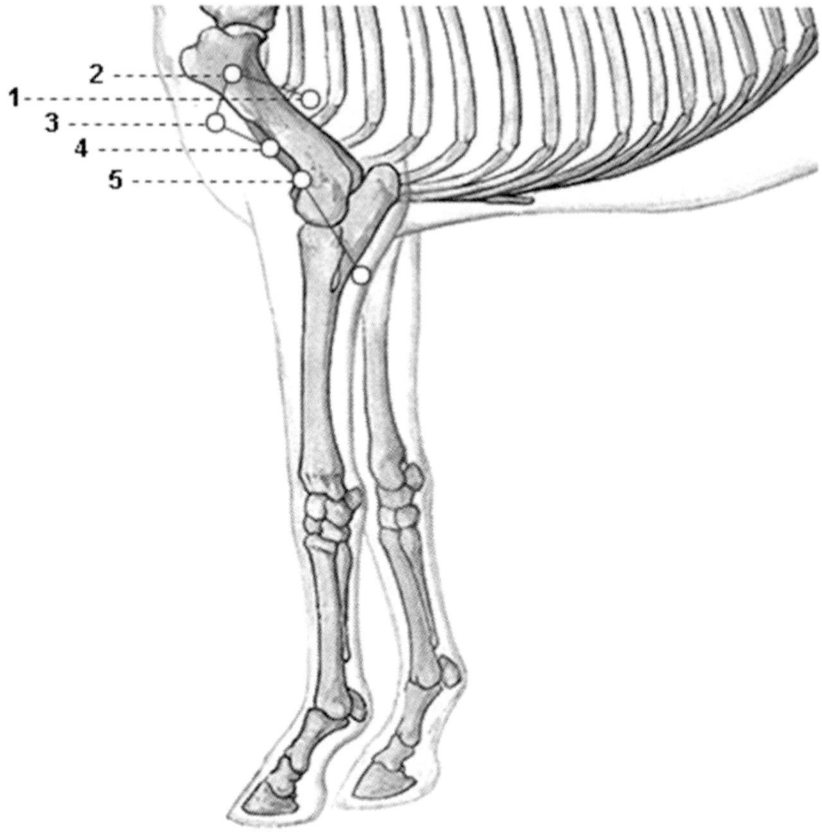

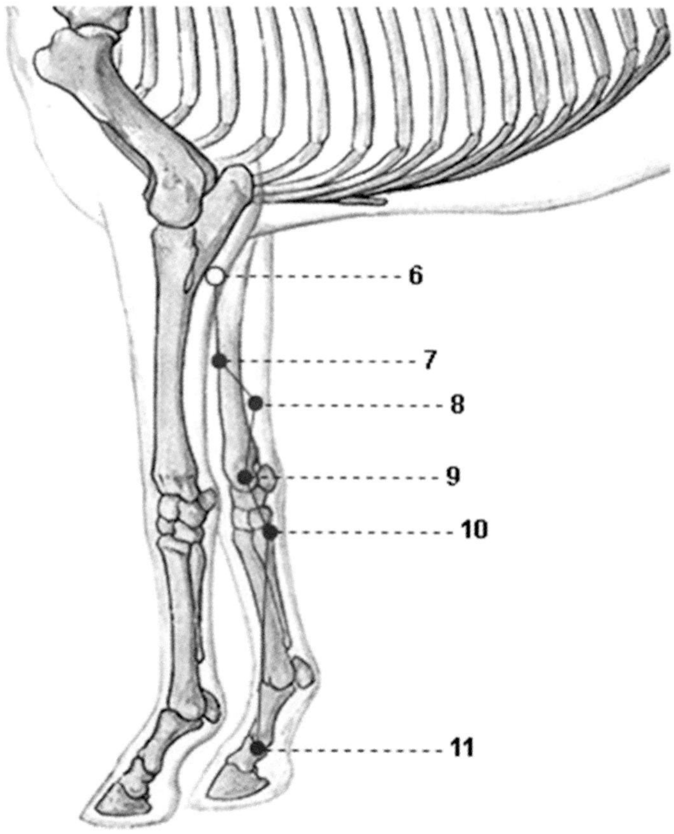

25.12.1.3 Lungen-Meridian Hund

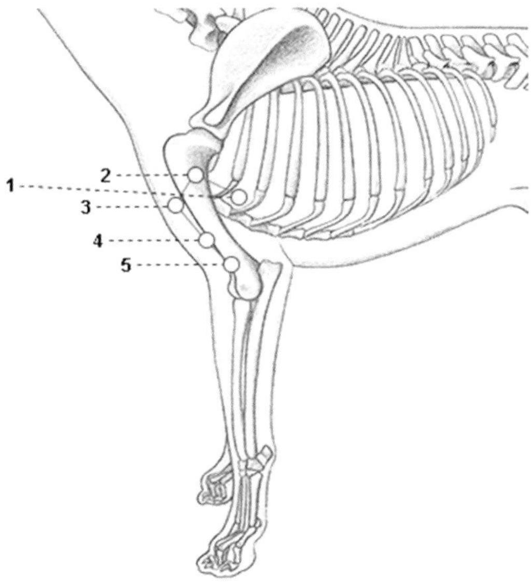

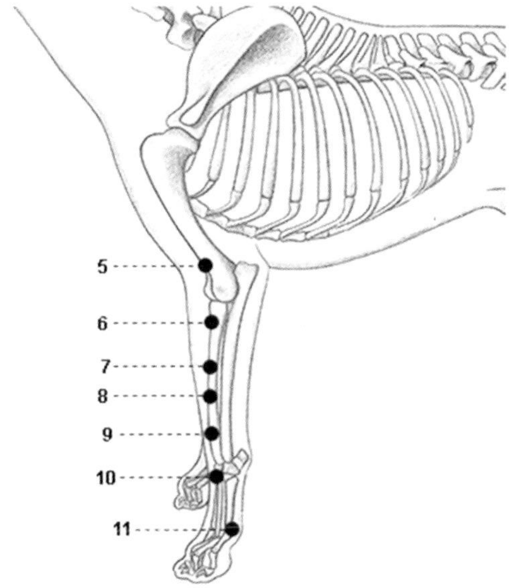

25.12.1.4 Lungen-Meridian Katze

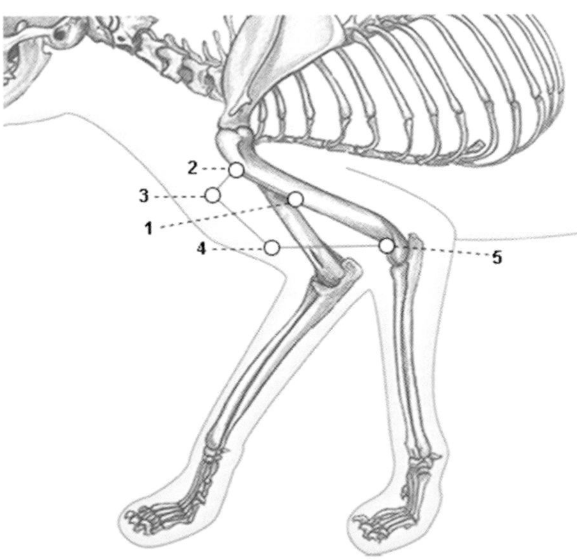

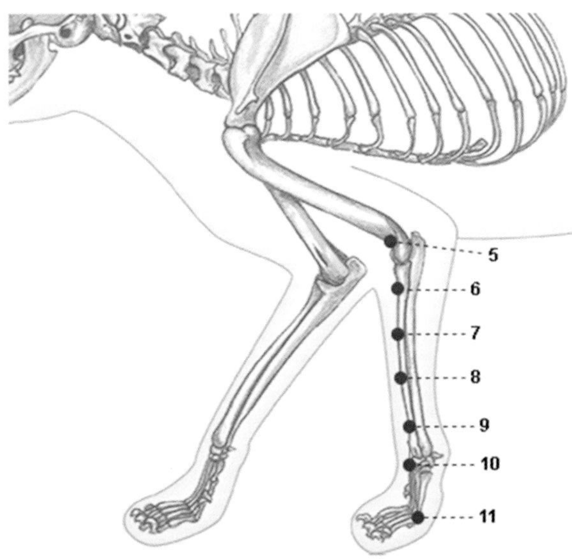

25.12.2 Dickdarm-Meridian

		Frequenzgrundwert
1. Chang Yang	Ting-Punkt	1,80
2. Eu Tsienn	Yong-Punkt (Dispersionspunkt)	3,00
3. Sann Tsienn	Yu-Punkt	4,90
4. Ro Kou	Yunn-Punkt	5,70
5. Yang Ki	King-Punkt	7,00
6. Pienn Li	Lo- Punkt	9,00
7. Yuenn Liou	Trsi- Punkt	11,00
8. Cha Lienn		13,00
9. Chang Lienn		15,00
10. Sann Li		18,00
11. Keu Tscheu	Ho-Punkt	21,00
12. Tchao Liou		23,00
13. Wou Li		26,00
14. Pi Nao		29,00
15. Kienn Yu		33,00
16. Ku Kou		36,00
17. Tienn Ting		39,00
18. Fou Tou	„Himmelsfenster"-Punkt	42,00
19. Ho Liou		44,00
20. Ying Siang		46,00

25.12.2.1 Dickdarm-Meridian Mensch

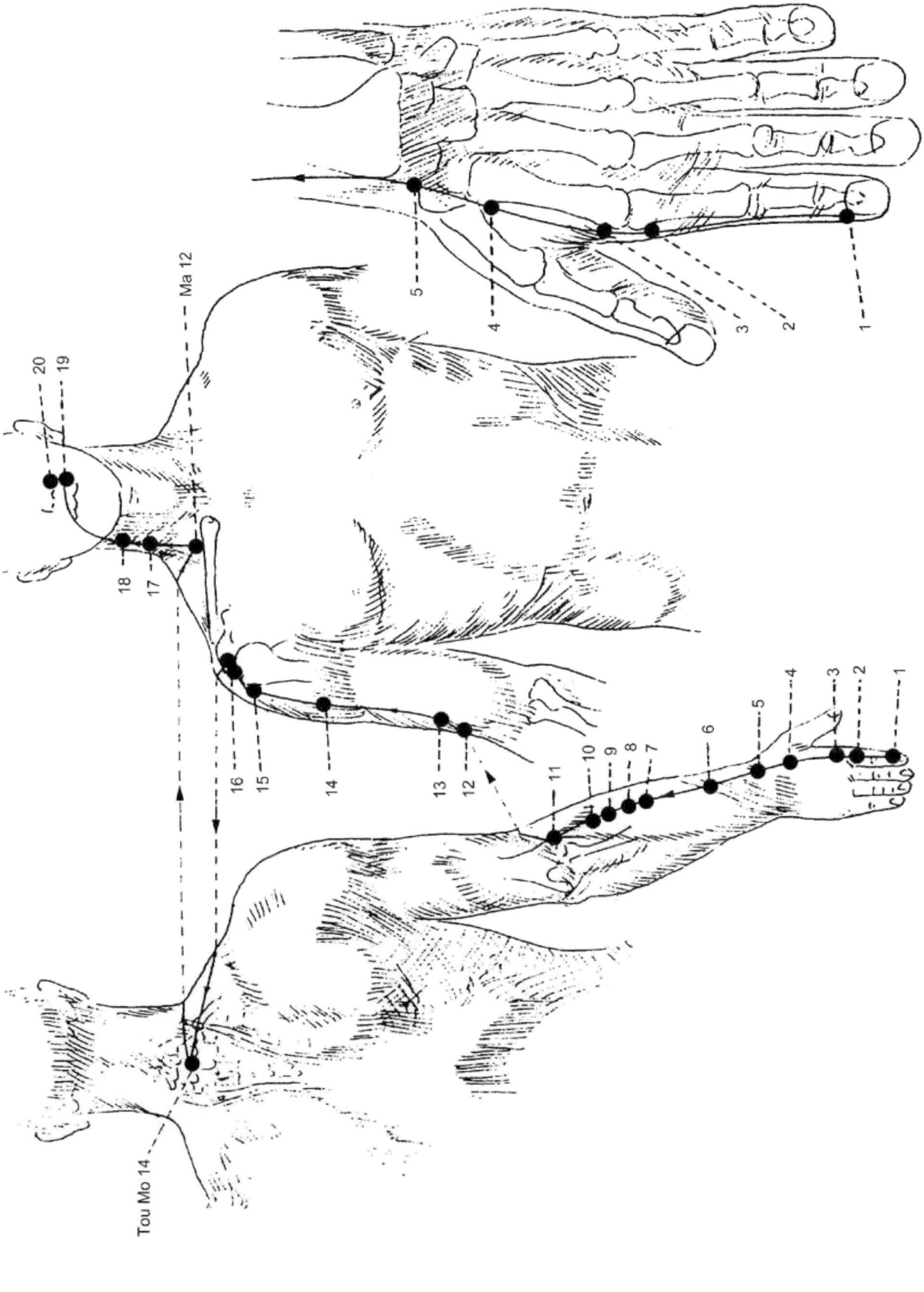

25.12.2.2 Dickdarm-Meridian Pferd

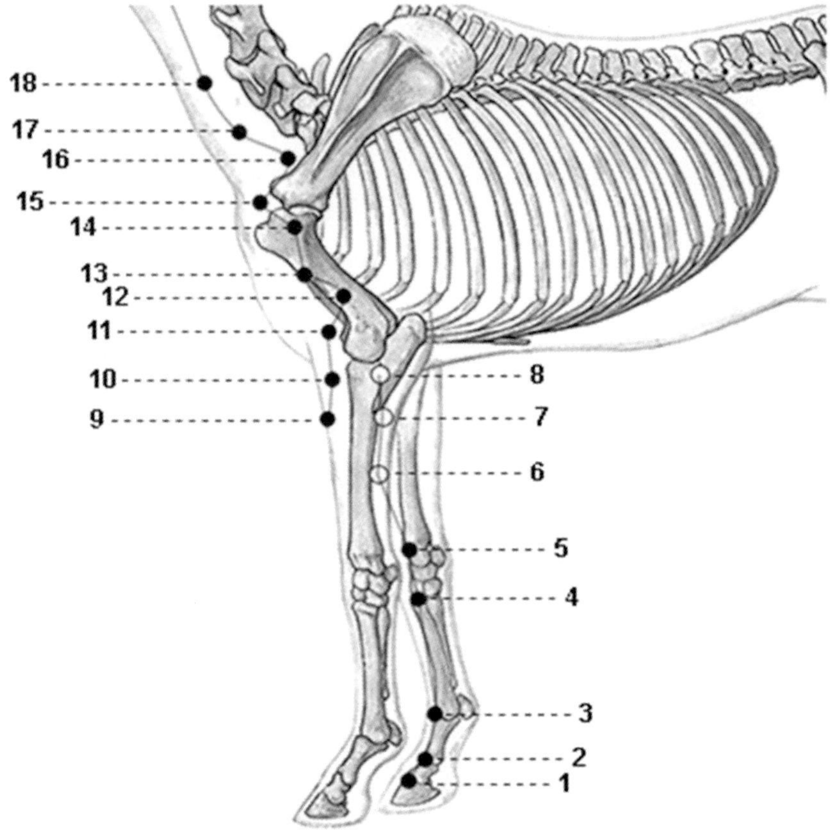

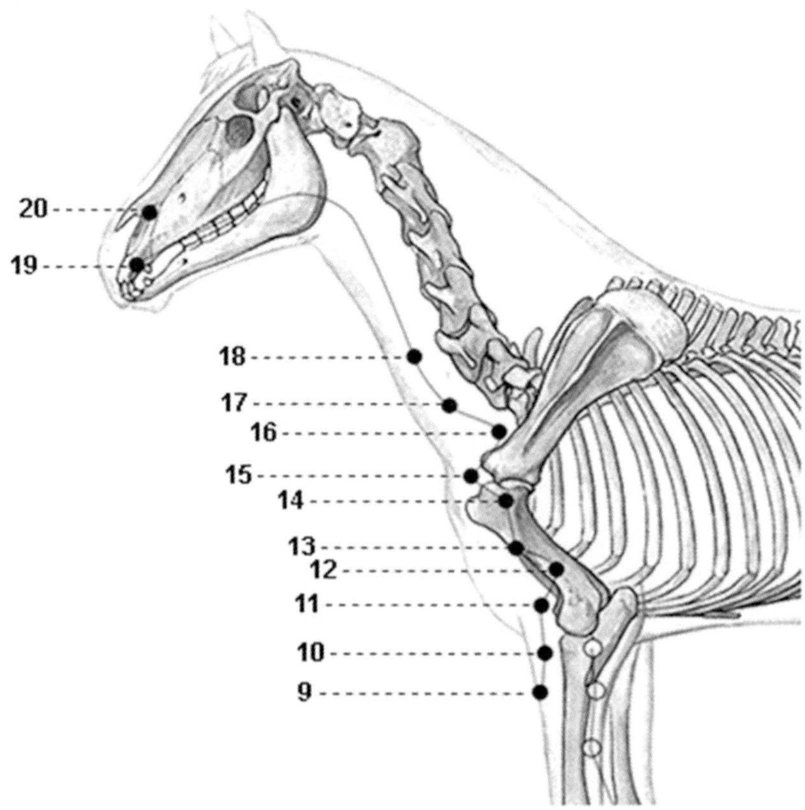

25.12.2.3 Dickdarm-Meridian Hund

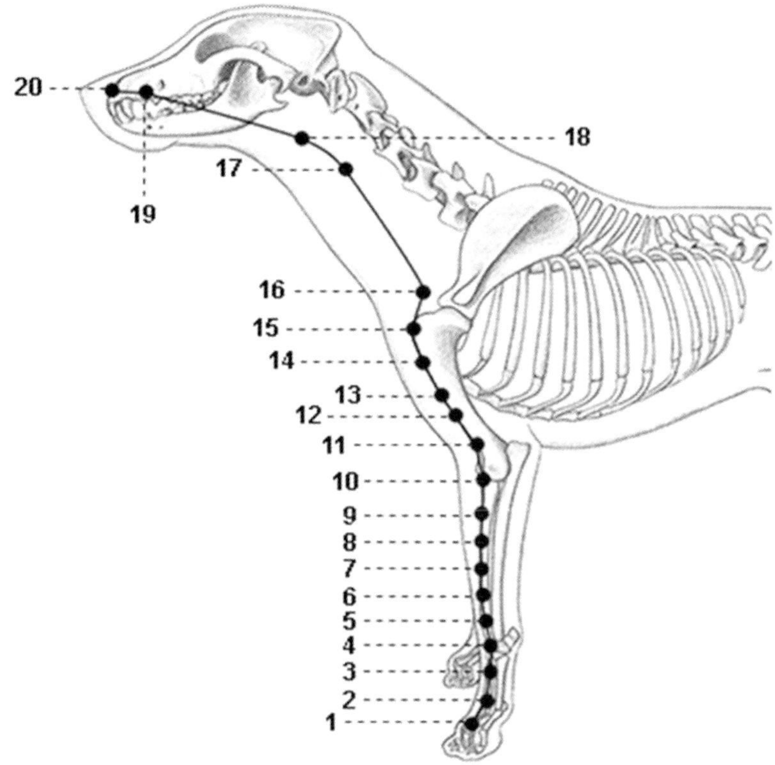

25.12.2.4 Dickdarm-Meridian Katze

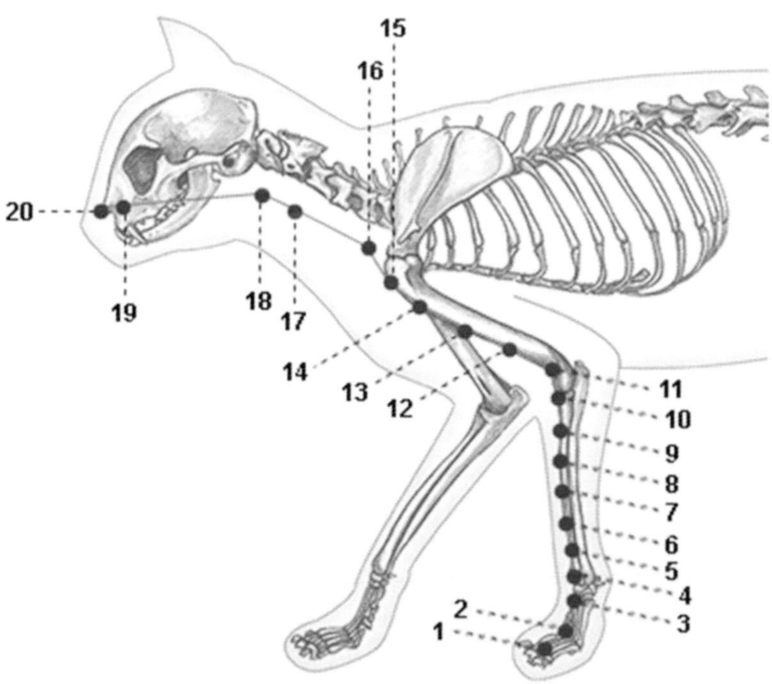

25.12.3 Magen-Meridian

		Frequenzgrundwert
1. Sing Lap = Tcheng Trsi		9,80
2. Seu Po		10,30
3. Tchu Liou		12,00
4. Ti Tchang		14,00
5. Ta Ying		16,00
6. Che Tche		18,00
7. Cha Koann		20,00
8. Treou Oe		22,00
9. Jenn Ying		24,00
10. Choe Tu		26,00
11. Trsi Se		28,00
12. Tsiue Penn		30,00
13. Trsi Hou		32,00
14. Krou Fang		34,00
15. Wou I		36,00
16. Ying Tchang		38,00
17. Jou Tchong		40,00
18. Jou Kenn		44,00
19. Pou Young		46,00
20. Sing Mann		48,00
21. Leang Menn		50,00
22. Koann Menn		52,00
23. Tai I		54,00
24. Wae Iou Menn		56,00
25. Tienn Tchrou	Mo-Punkt des Dickdarms	58,00
26. Oae Ling		60,00
27. Tae Ku		62,00
28. Che Tao		64,00
29. Tsi Lae		66,00
30. Tsri Tchrong		68,00
31. Pi Koann		70,00
32. Fou Tou		72,00
33. Yin Seu		74,00
34. Leang	Tsiou Trsi-Punkt	76,00
35. Tou Pi		78,00
36. Sann Li	Ho-Punkt des Magens	80,00
37. Ku Sing Chang Lienn	Ho-Punkt des Dickdarms	82,00
38. Thiou Khao		84,00
39. Ku Shu Cha Lienn	Ho-Punkt des Dünndarms	86,00
40. Fenn Long	Lo-Punkt	88,00
41. Tchi Ki	King-Punkt (Tonisierungspunkt)	90,00
42. Tchong Yang	Yunn-Punkt	92,00
43. Hang Kou	Yu-Punkt	94,00
44. Nei Ting	Yong-Punkt	96,00
45. Li Toe	Ting-Punkt (Dispersionspunkt)	98,00

25.12.3.1 Magen-Meridian Mensch

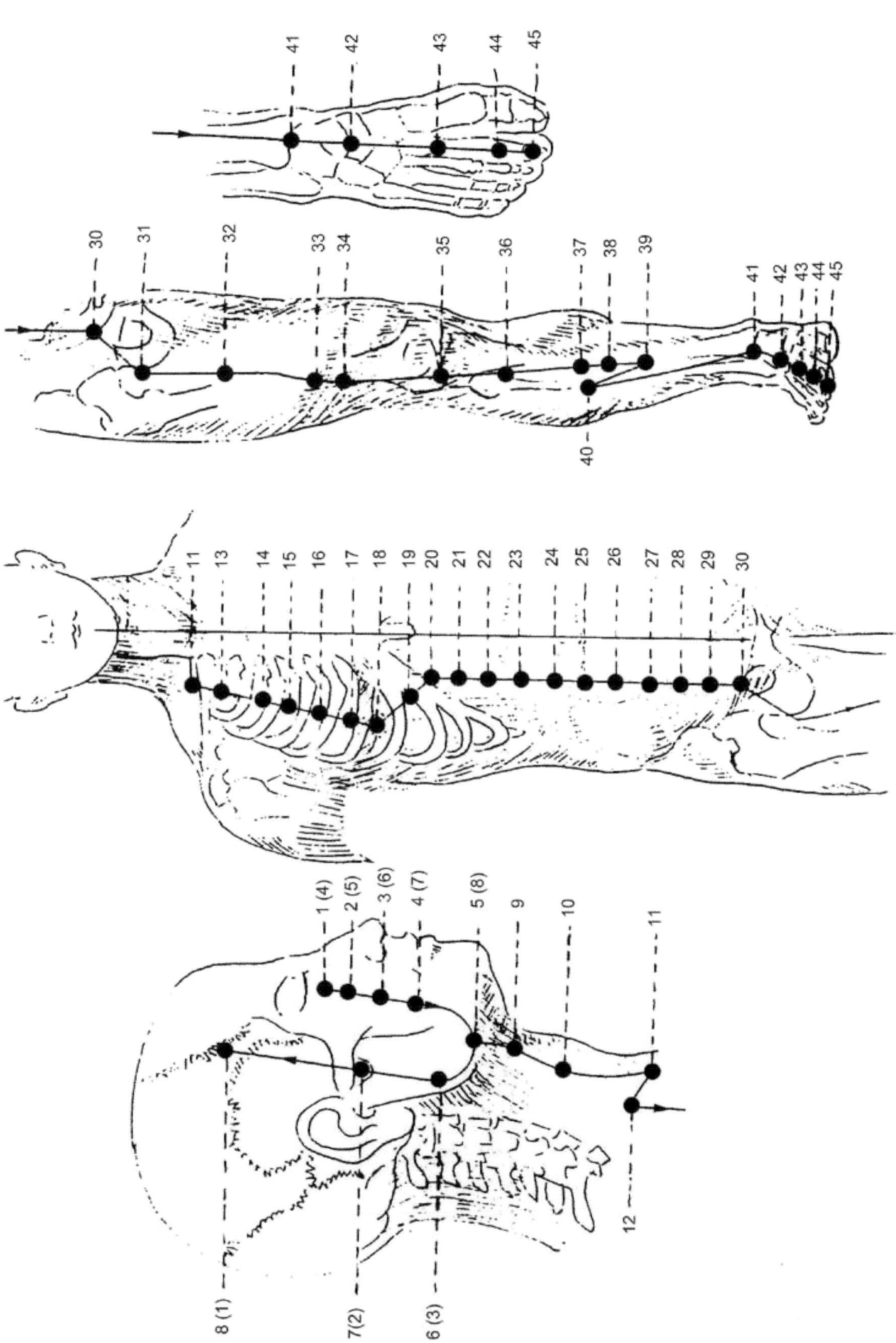

25.12.3.2 Magen-Meridian Pferd

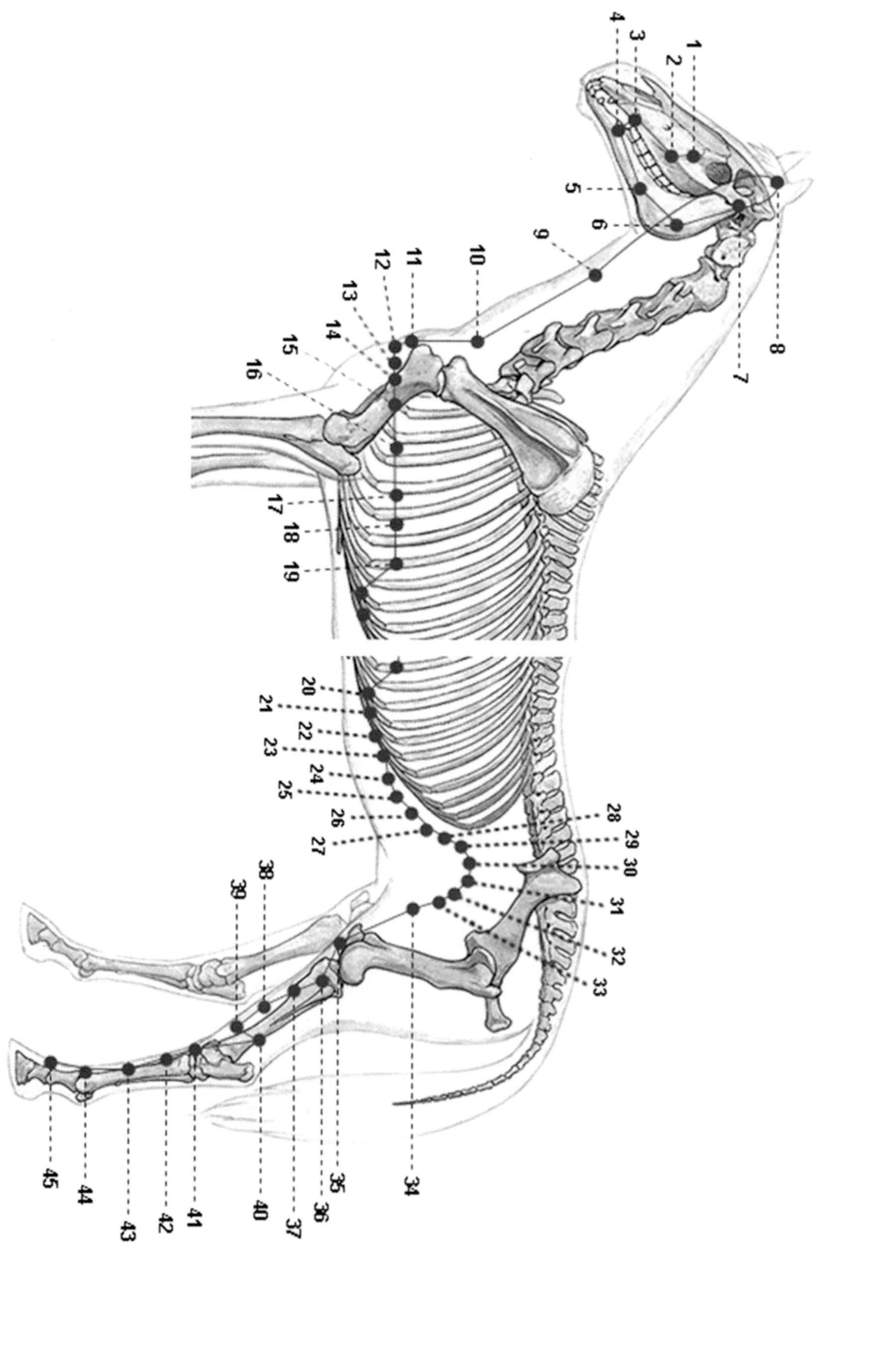

25.12.3.3 Magen-Meridian Hund

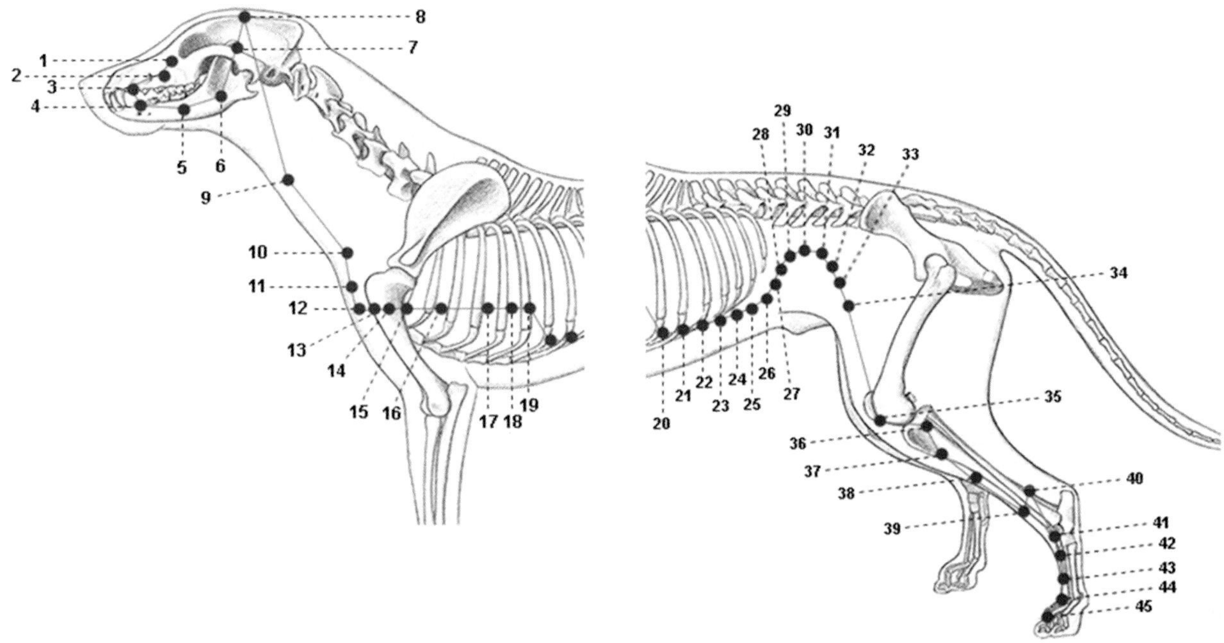

25.12.3.4 Magen-Meridian Katze

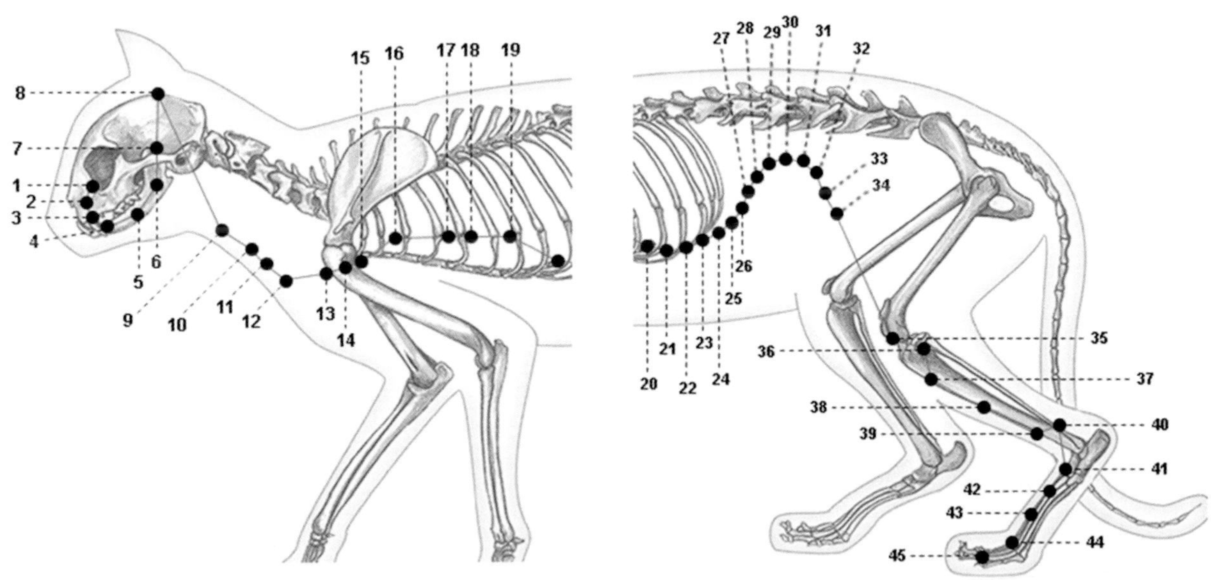

25.12.4 Milz-Meridian

		Frequenzgrundwert
1. Yin Po	Ting-Punkt	7,80
2. Tae Tou	Yong-Punkt (Tonisierungspunkt)	9,10
3. Tae Po	Yu-Yunn-Punkt	11,00
4. Kong Soun	Lo-Punkt	12,80
5. Chang Tsiou	King-Punkt (Dispersionspunkt)	14,70
6. Sann Yin Tsiao		16,20
7. Lao Kou		17,70
8. Ti Tchi	Tsri-Punkt	19,70
9. Yin Ling Tsiuann	Ho-Punkt	20,70
10. Sue Hae		22,50
11. Tsi Menn		23,90
12. Tchrong Menn		25,30
13. Fou Che		27,20
14. Fou Tchi		28,30
15. Tae Roang		30,30
16. Fou Ai		32,30
17. Tchenn Tao		34,20
18. Tienn Ki		36,20
19. Siung Siang		37,70
20. Tchao Yong		39,00
21. Tae Pao	„Großes Lo“	40,60

25.12.4.1 Milz-Meridian Mensch

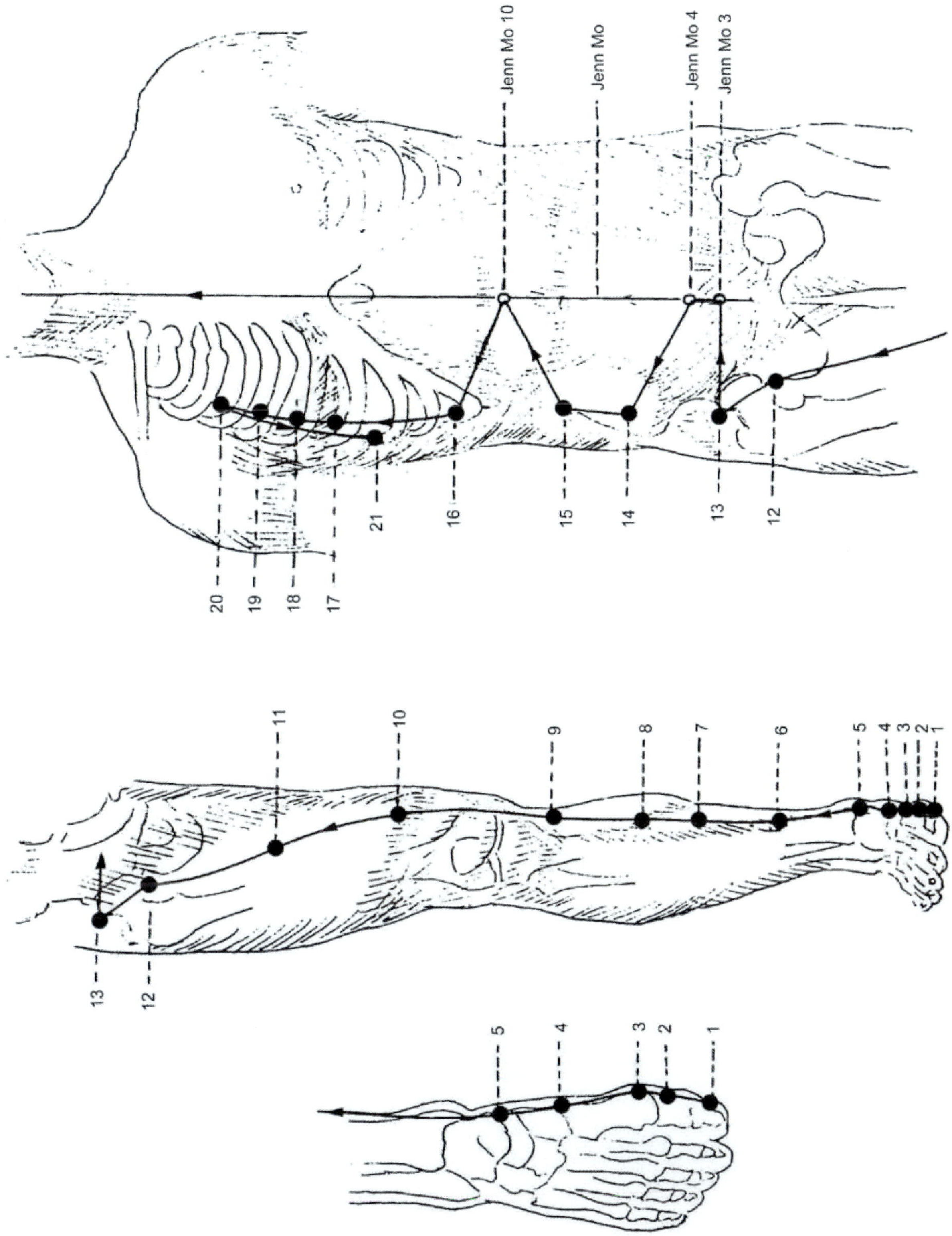

25.12.4.2 Milz-Meridian Pferd

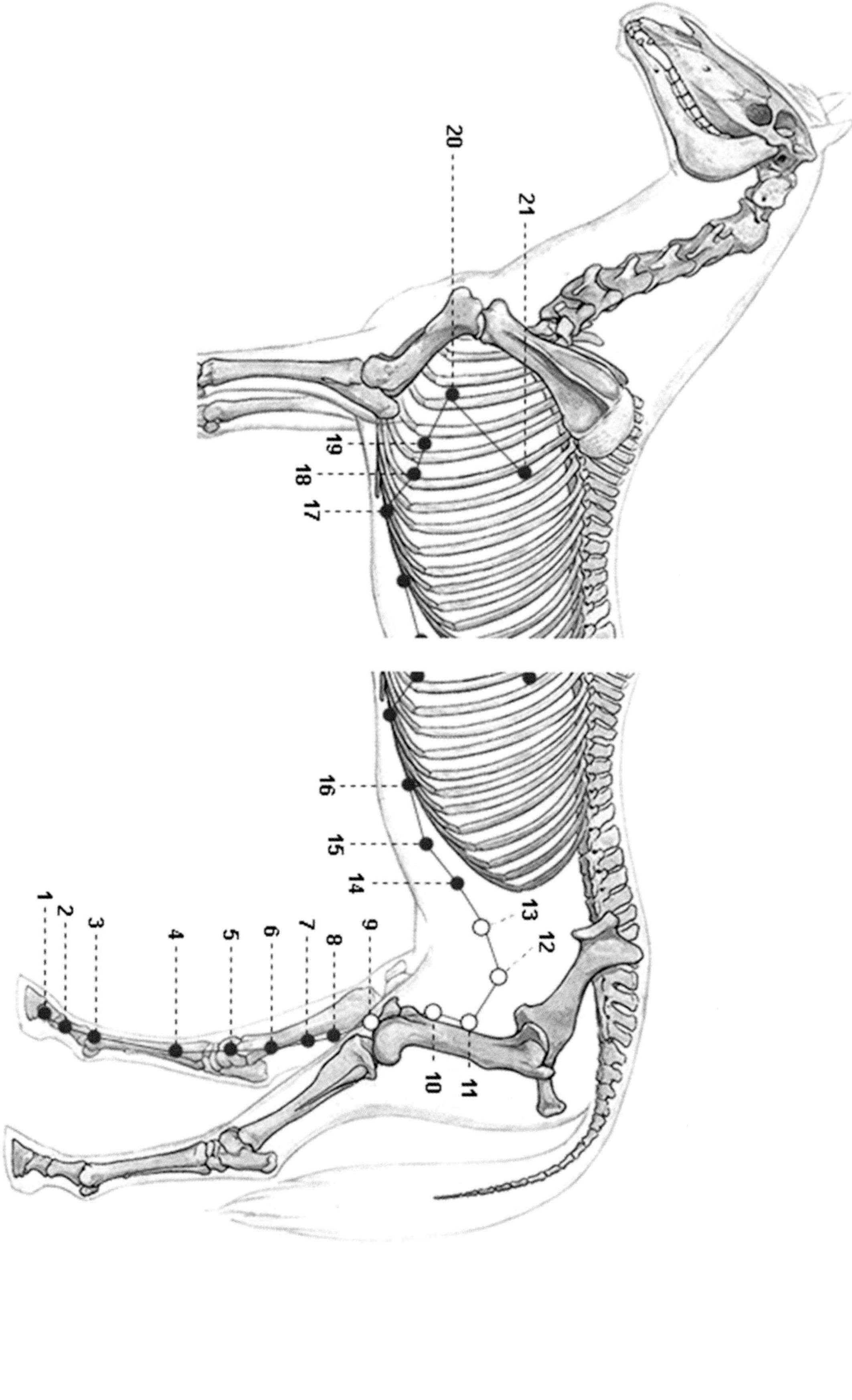

25.12.4.3 Milz-Meridian Hund

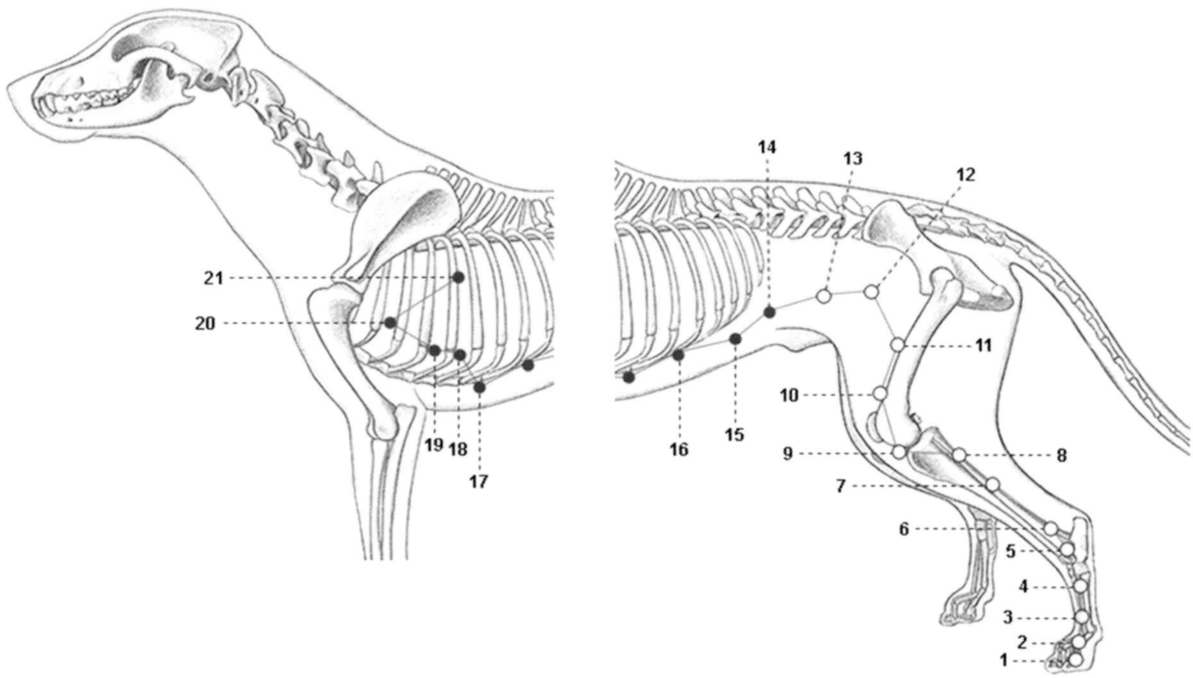

25.12.4.4 Milz-Meridian Katze

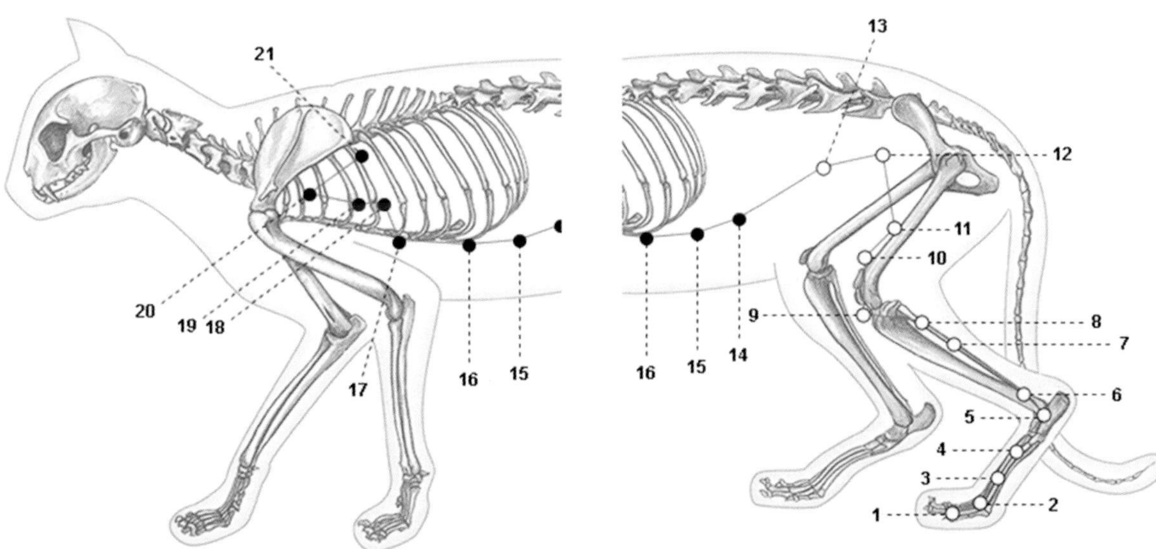

25.12.5 Herz-Meridian

		Frequenzgrundwert
1. Tchi Tsiuann		70,30
2. Tching Ling		73,20
3. Chao Hae	Ho-Punkt	75,00
4. Ling Tao	King-Punkt	77,20
5. Trong Li	Lo-Punkt	79,20
6. Yin Chi	Trsi-Punkt	81,30
7. Chenn Menn	Yu-Yunn-Punkt	82,80
8. Chao Fou	Yong-Punkt	84,80
9. Chao Trong	Ting-Punkt	86,80

25.12.5.1 Herz-Meridian Mensch

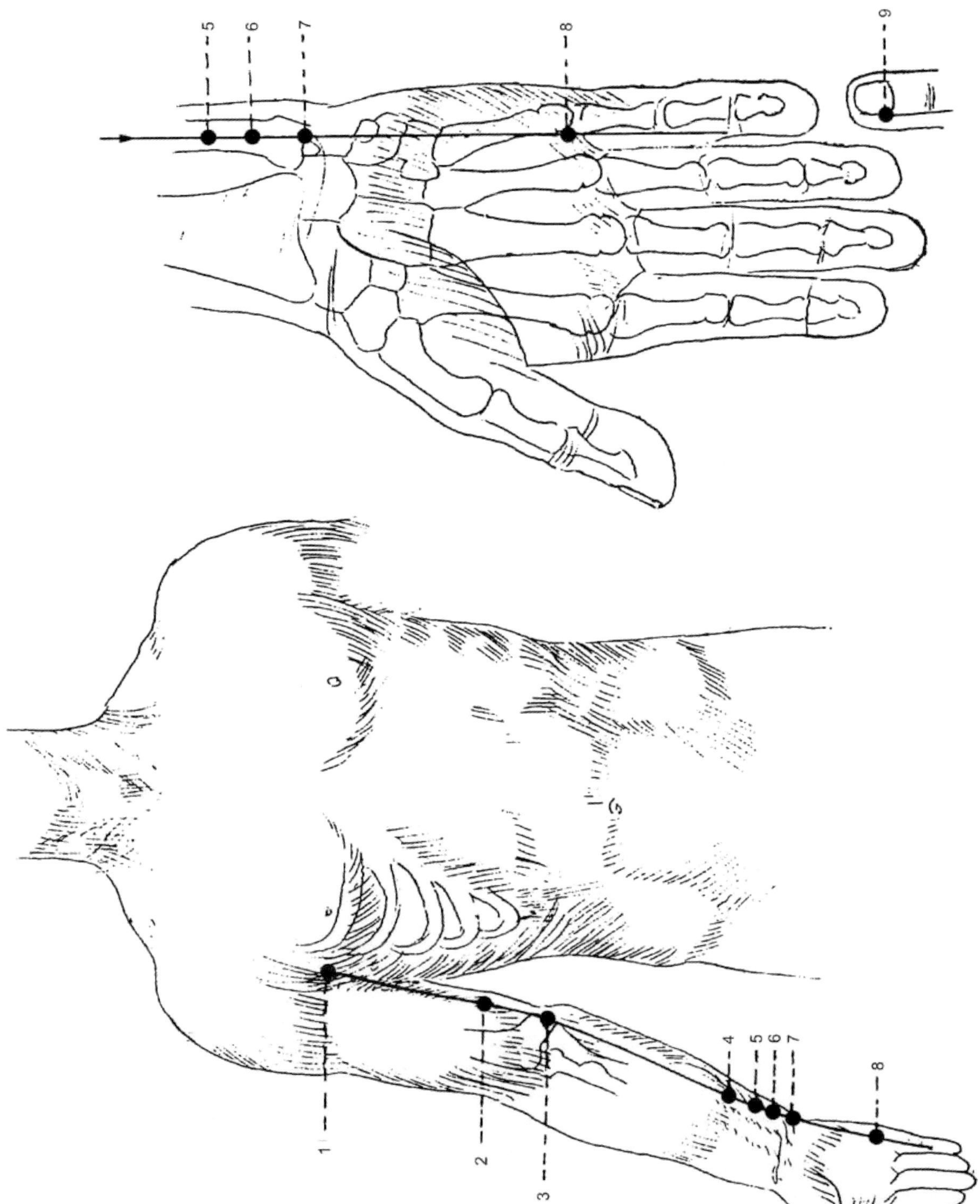

25.12.5.2 Herz-Meridian Pferd

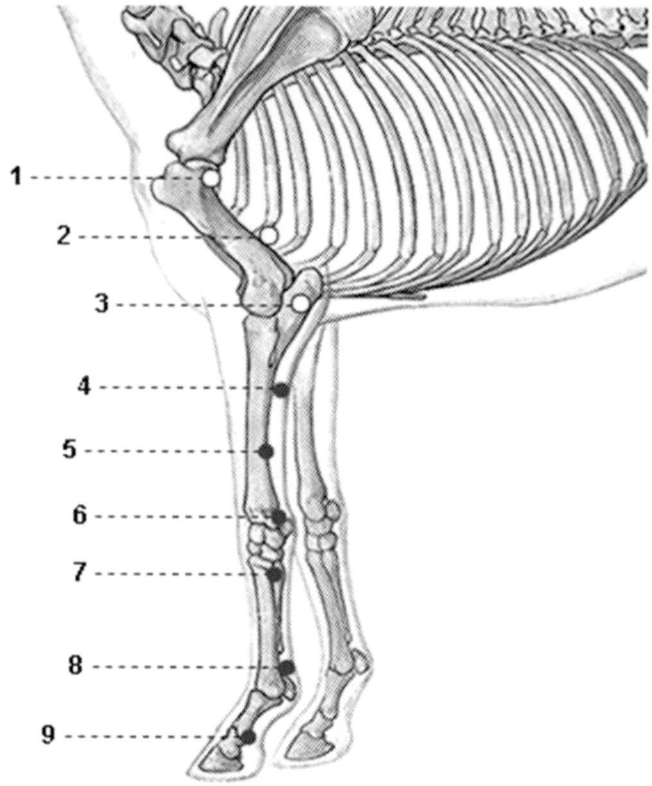

25.12.5.3 Herz-Meridian Hund

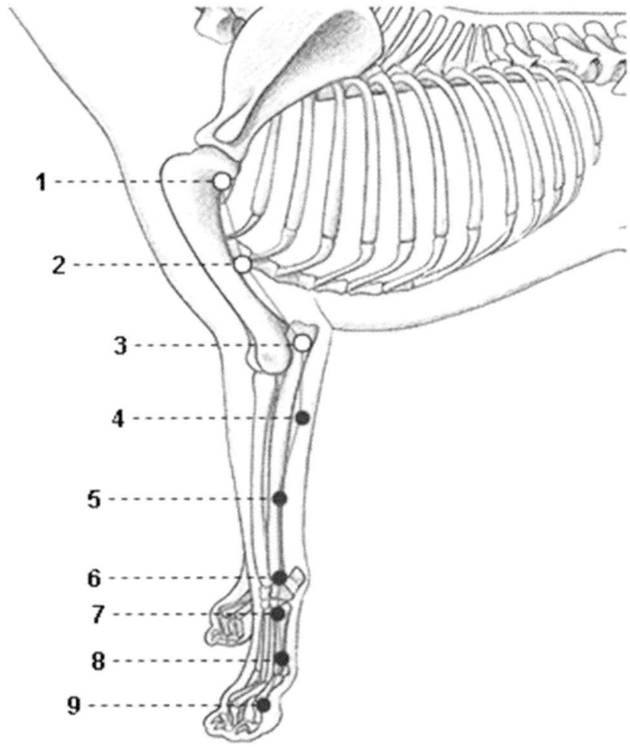

25.12.5.4 Herz-Meridian Katze

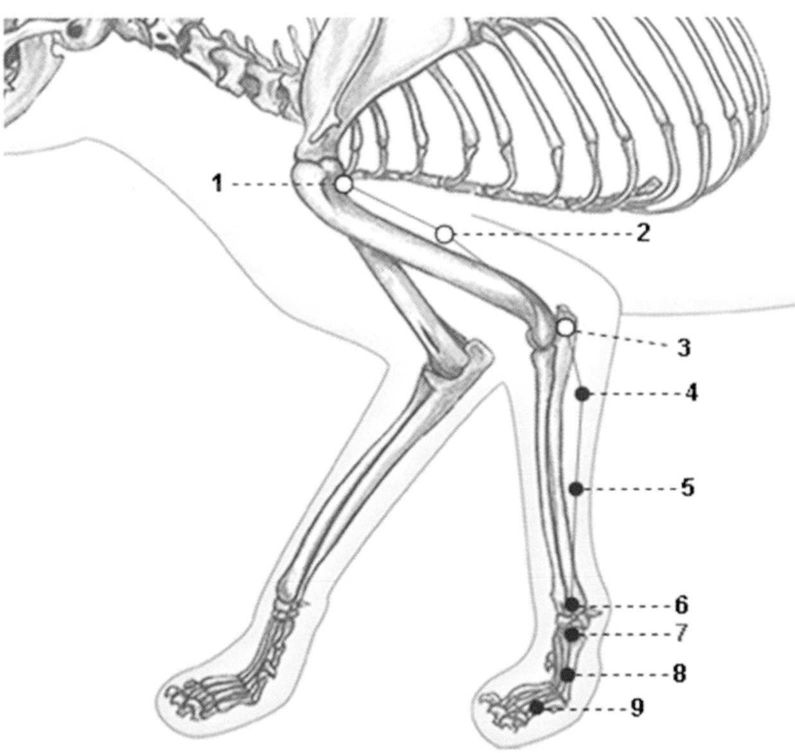

25.12.6 Dünndarm-Meridian

		Frequenzgrundwert
1. Chao Tche	Ting-Punkt	20,40
2. Tsienn Kou	Yong-Punkt	23,30
3. Hao Ki	Yu-Punkt	25,50
4. Oann Kou	Yunn-Punkt	27,80
5. Yang Kou	King-Punkt	29,90
6. Yang Lao	Tsri-Punkt	31,70
7. Tche Tcheng	Lo-Punkt	33,60
8. Siao Hae	Ho-Punkt	35,80
9. Kienn Tchenn		37,80
10. Nao Yu		39,70
11. Tienn Tchong		41,80
12. Ping Fong		43,30
13. Kou Foun		45,40
14. Kienn Oae Yu		47,30
15. Kienn Tchong Yu		49,30
16. Tienn Tchang	„Himmelsfenster"-Punkt	51,50
17. Tienn Joung	„Himmelsfenster"-Punkt	53,70
18. Koun Liou		56,40
19. Ting Kong		58,60

25.12.6.1 Dünndarm-Meridian Mensch

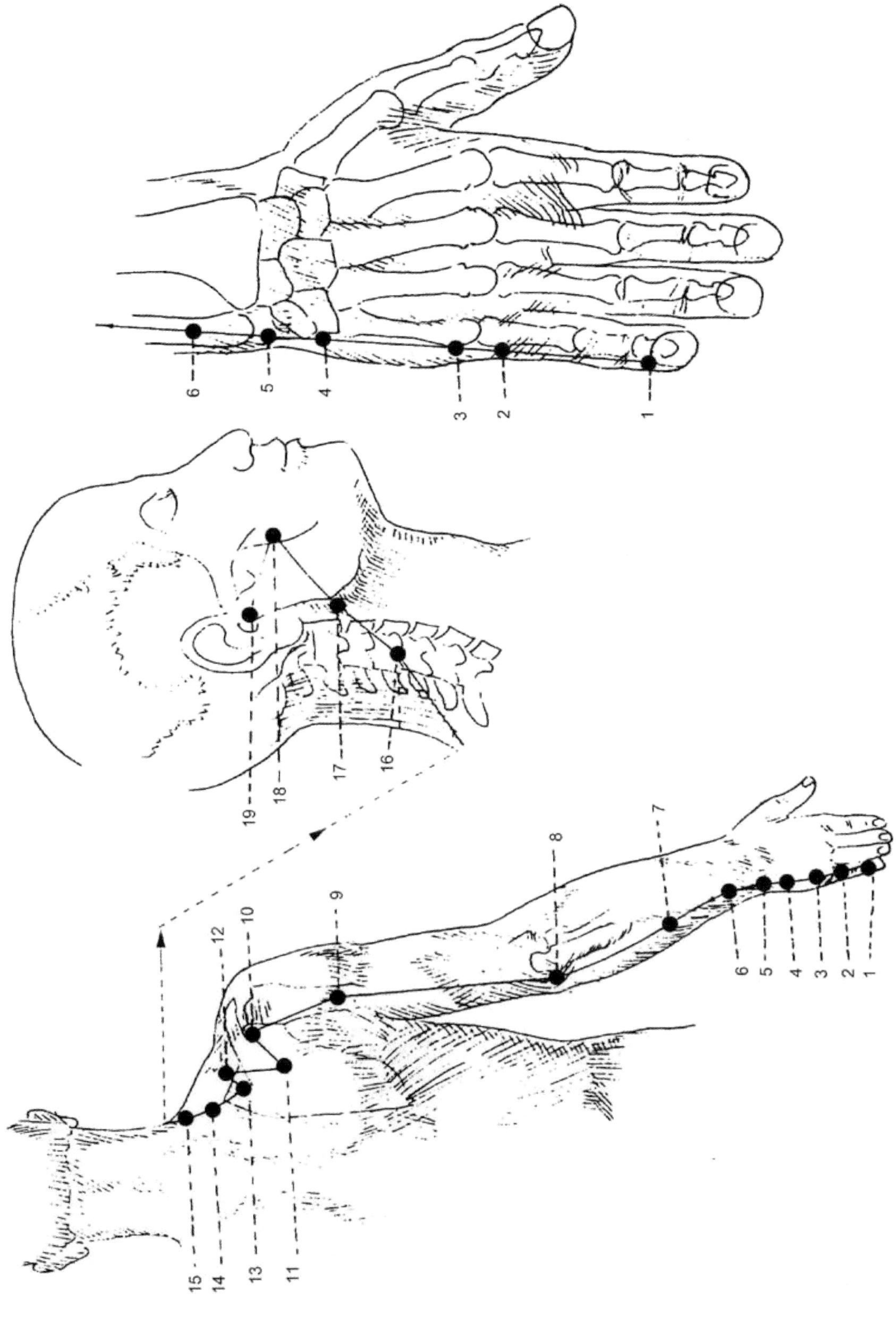

25.12.6.2 Dünndarm-Meridian Pferd

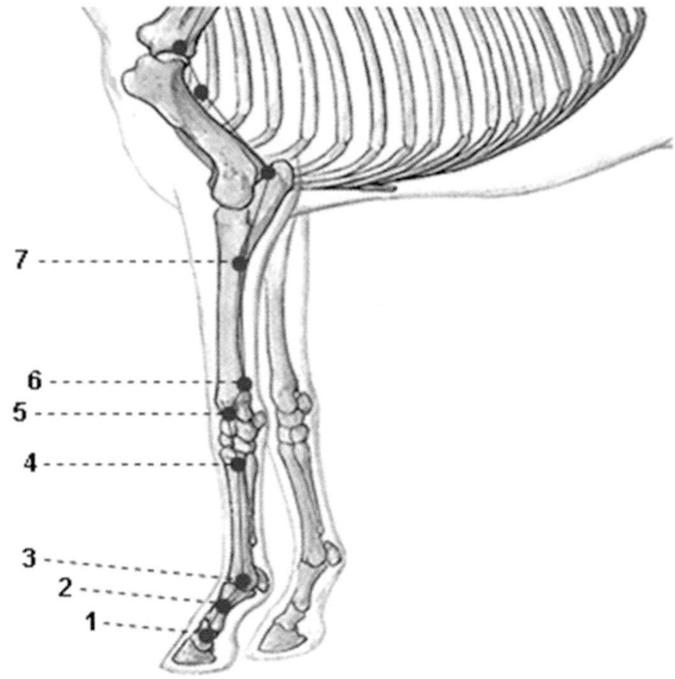

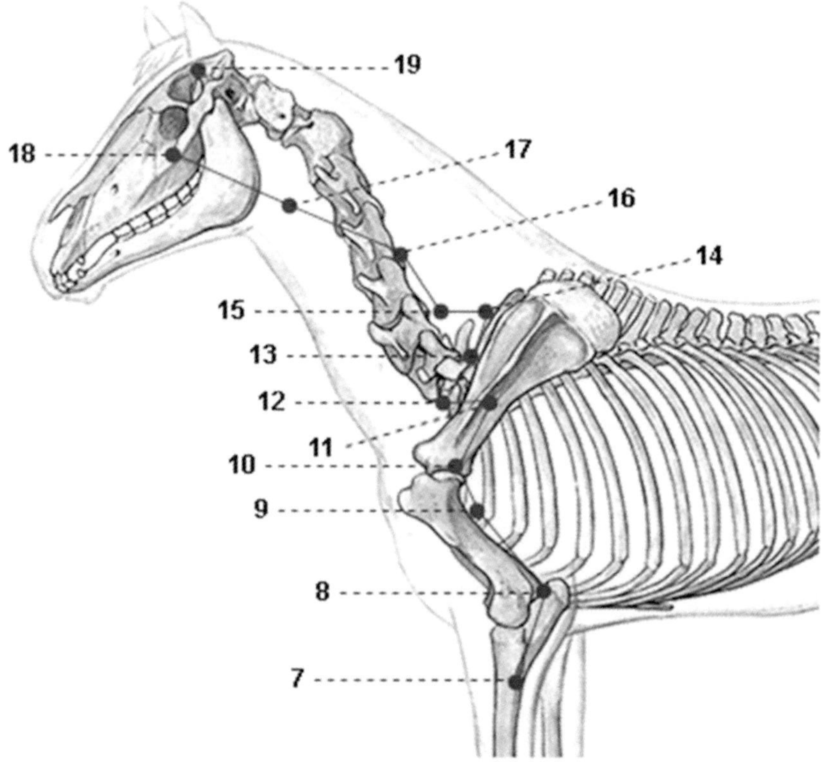

25.12.6.3 Dünndarm-Meridian Hund

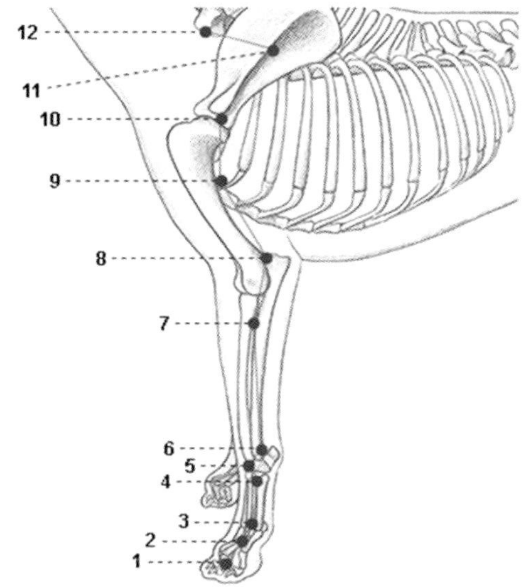

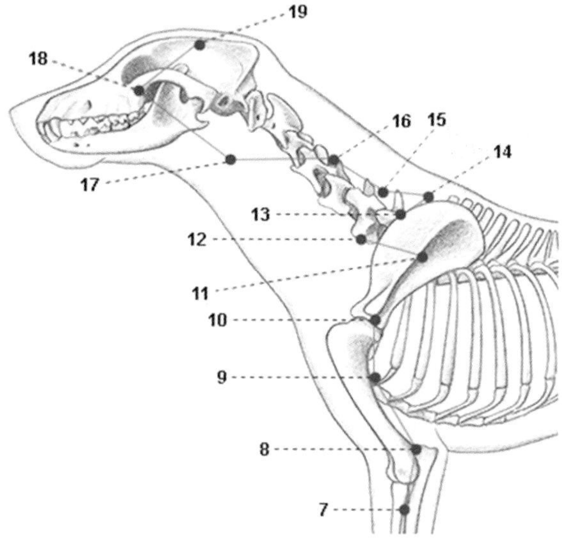

25.12.6.4 Dünndarm-Meridian Katze

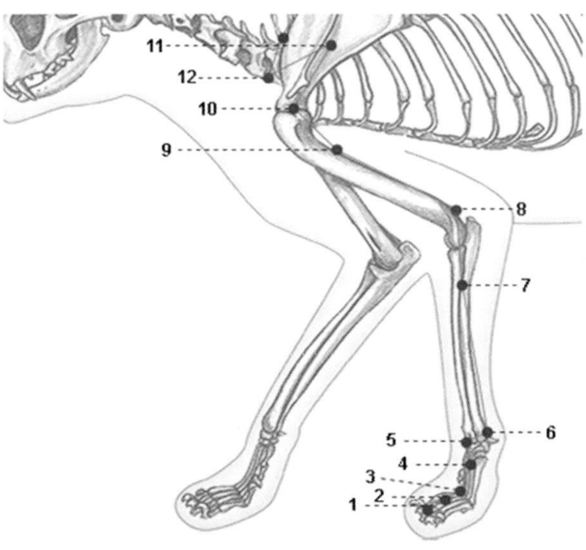

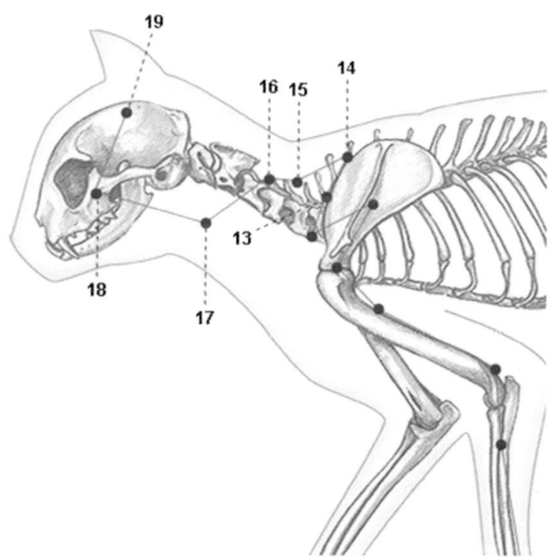

25.12.7 Blasen-Meridian

Punkt		Frequenzgrundwert
1. Tsing Ming		15,30
2. Tsroann Tchou		15,80
3. Mi Tchrong		16,40
4. Kou Tcha		16,80
5. Wou Tchou		17,20
6. Sing Koang		17,60
7. Tong Tienn		17,90
8. Loc K'heoc		18,20
9. Yu Tcham		18,50
10. Tienn Tchu	„Himmelsfenster"-Punkt	18,70
11. Ta Tchou		18,90
12. Fong Menn		19,10
13. Fei Yu	Yu-Punkt der Lungen	19,30
14. Tsiue Yin Yu	Yu-Punkt des M.d.H.	19,50
15. Sinn Yu	Yu Punkt des Herzens	19,70
16. Tou Yu	Yu-Punkt des Tou Mo	19,90
17. Ko Yu	Yu-Punkt des Zwerchfells	20,10
18. Kann Yu	Yu-Punkt der Leber	20,30
19. Tann Yu	Yu-Punkt der Gallenblase	20,50
20. Pi Yu	Yu-Punkt der Milz (Pankreas)	20,70
21. Oe Yu	Yu-Punkt des Magens	20,90
22. Sann Tsiao Yu	Yu-Punkt des Dreifach-Erwärmers	21,10
23. Chenn Yu	Yu-Punkt der Nieren	21,30
24. Trsi Hae Yu	Yu-Punkt des Jenn Mo 6	21,50
25. Ta Tchrang Yu	Yu-Punkt des Dickdarms	21,70
26. Koann Yuann Yu	Yu-Punkt des Jenn Mo 4	21,90
27. Siao Tchrang Yu	Yu-Punkt des Dünndarms	22,30
28. Prang Koang Yu	Yu-Punkt der Blase	22,50
29. Tchong Loeui Yu	Yu-Punkt der Glutealgegend	22,70
30. Po Houann Yu	Yu-Punkt des „Weißen Gürtels"	23,00
31. Chang Liou		23,30
32. Tseu Liou		23,50
33. Tchong Liou		23,70
34. Cha Liou		24,00
35. Roe Yang		24,20
36. Sing Fou		24,50
37. Yann Menn		24,80
38. Fao Keu		25,00
39. Oe Yang	Ho-Punkt des Dreifach-Erwärmers	25,20
40. Oe Tchong	Ho-Punkt der Blase	25,40
41. Fou Fenn		25,60
42. Pac Hou		25,80
43. Kao Roang Yu	Yu-Punkt des Lebenszentrums	26,00
44. Chenn Trsang		26,20
45. Hi Chi		26,50
46. Ko Koann		26,70
47. Houn Menn		27,60
48. Yang Kang		27,90
49. Hi Se		28,20
50. Oe Tsang		28,50
51. Roang Menn		28,80
52. Tchi Chi		29,00
53. Pao Roang		29,20
54. Tie Pinn		29,60
55. Ro Yang		29,90
56. Sing Tinn		30,10
57. Sing Sann		30,40
58. Fei Yang	Lo-Punkt	30,60
59. Fou Yang		30,80
60. Kroun Loun	King-Punkt	31,10
61. Pou Tsann		31,60
62. Chenn Mo		32,30
63. Tchinn Menn	Tsri-Punkt	32,80
64. Tsing Kou	Yunn-Punkt	33,30
65. Tchou Kou	Yu-Punkt (Dispersionspunkt)	33,70
66. Trong Kou	Yong-Punkt	34,10
67. Tche Yinn	Ting-Punkt	34,40

25.12.7.1 Blasen-Meridian Mensch

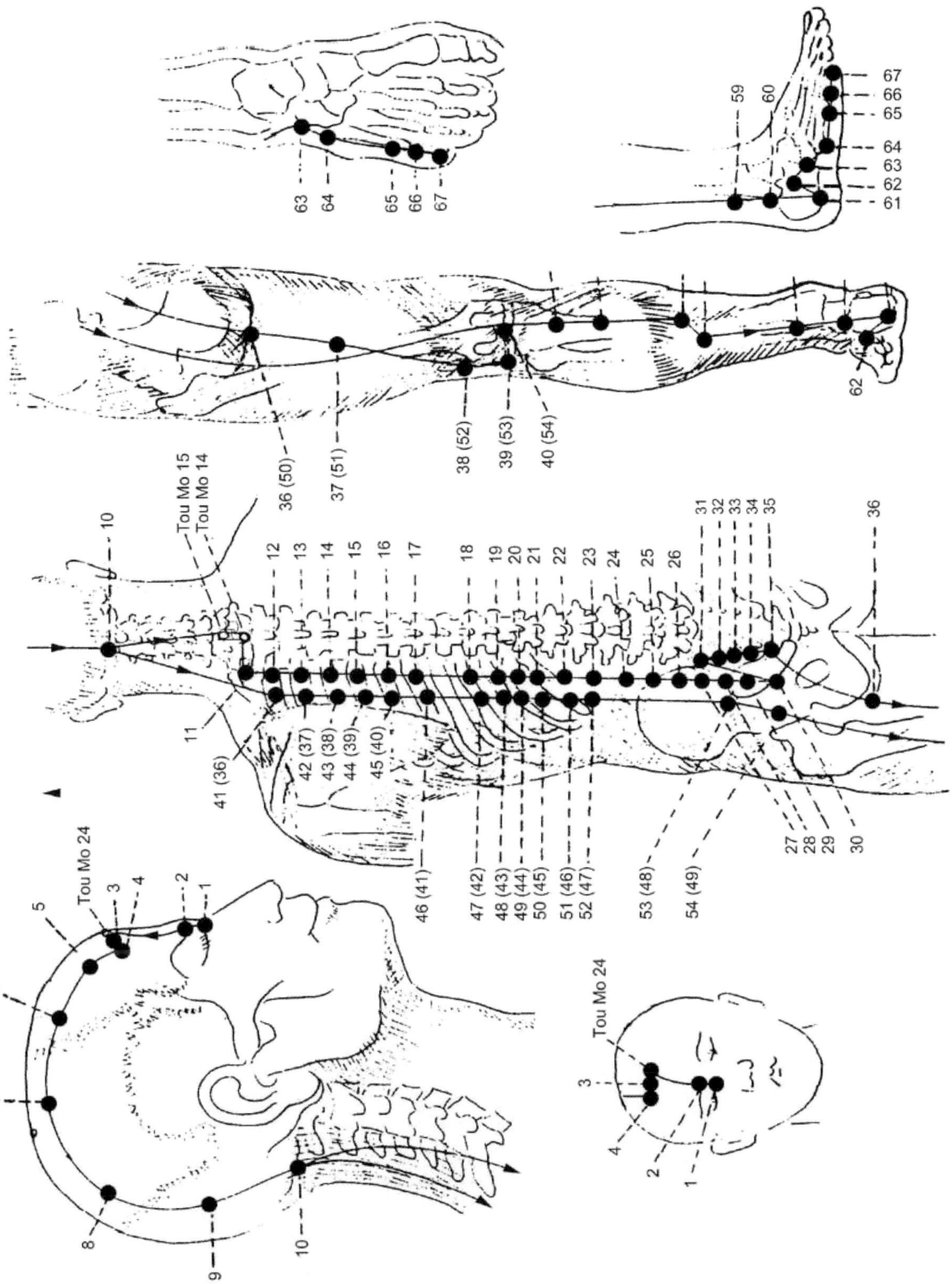

25.12.7.2 Blasen-Meridian Pferd

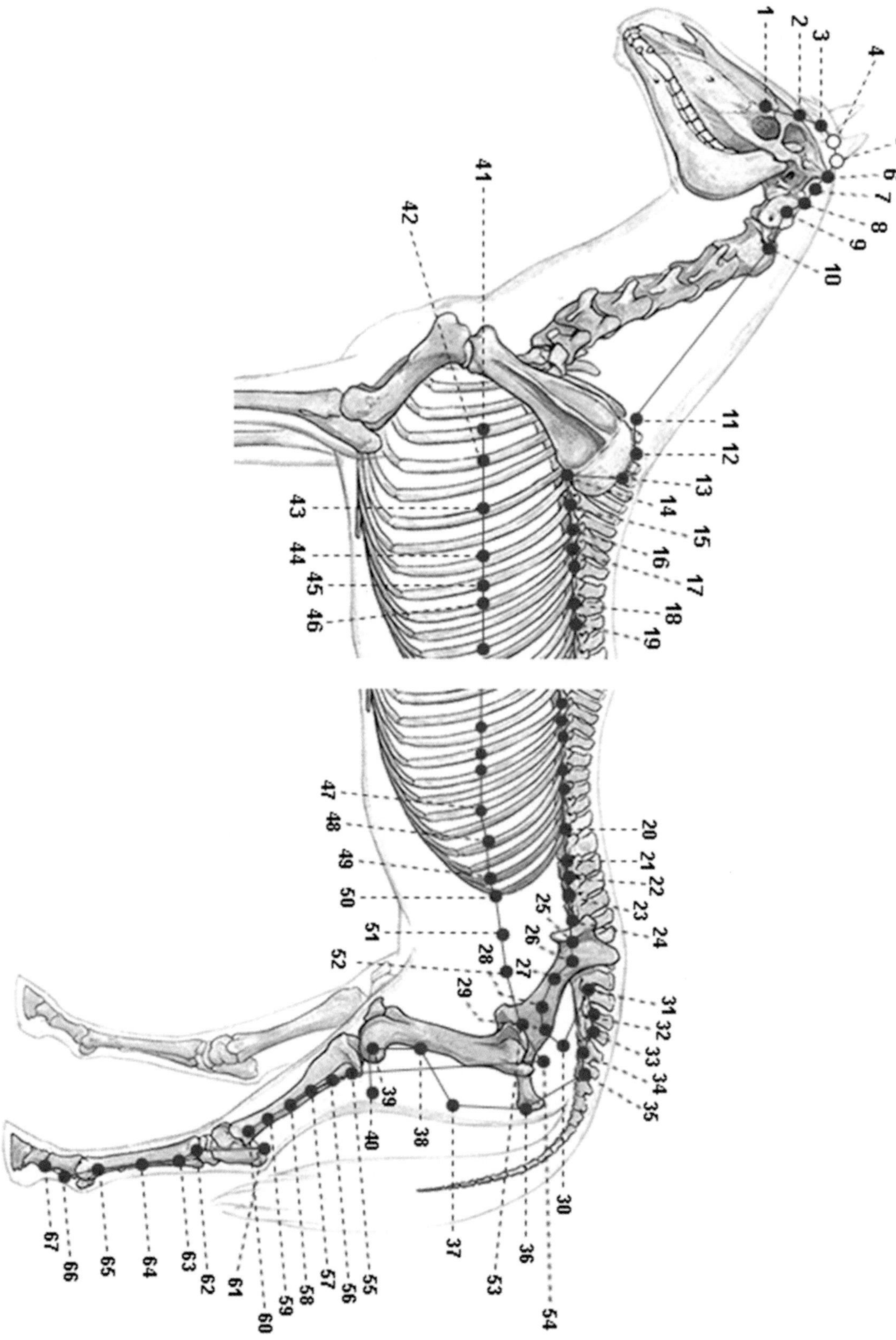

25.12.7.3 Blasen-Meridian Hund

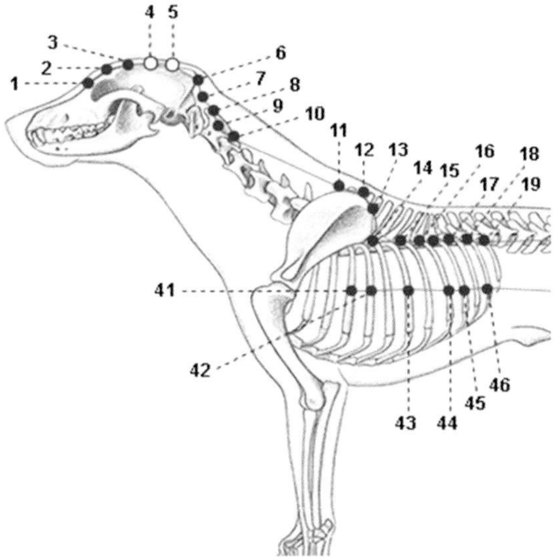

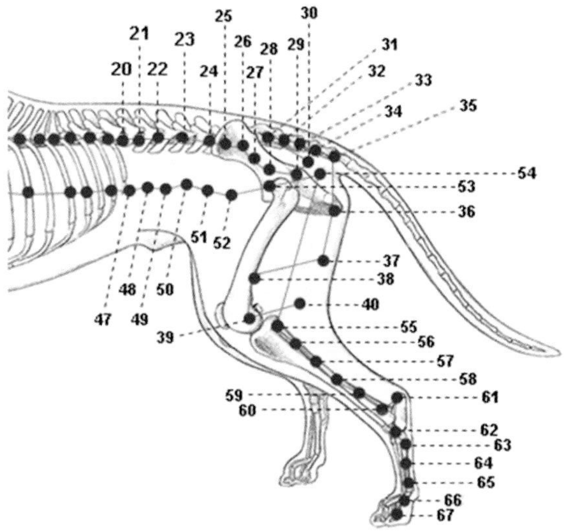

25.12.7.4 Blasen-Meridian Katze

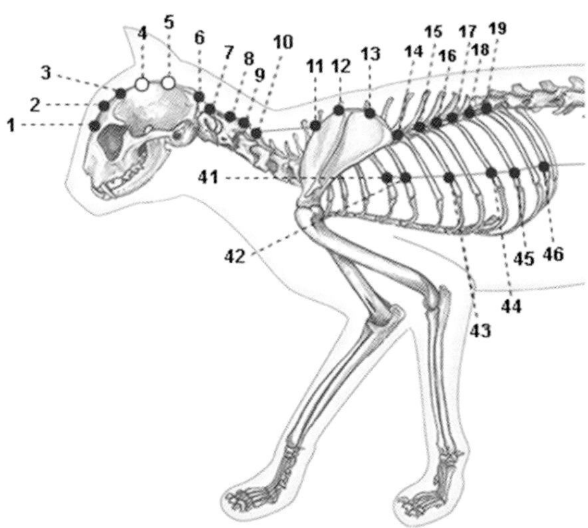

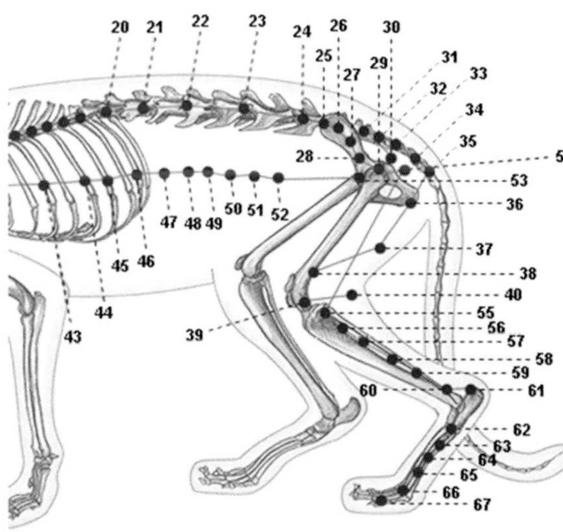

25.12.8 Nieren-Meridian

		Frequenzgrundwert
1. Yong Tsiuann	Ting-Punkt (Dispersionspunkt)	3,40
2. Jann Kou	Yong-Punkt	4,80
3. Tae Ki	Yu-Yunn-Punkt	5,90
4. Ta Tchong	Lo-Punkt	7,50
5. Choe Tsiuann	Tsri-Punkt	8,90
6. Tchao Hae		10,10
7. Fou Leou	King-Punkt (Tonisierungspunkt)	11,80
8. Tsiao Sinn		13,30
9. Tchou Penn		15,00
10. Yin Kou	Ho-Punkt	17,00
11. Roang Kou		19,00
12. Tae Ho		21,00
13. Tsri Yue		23,00
14. Seu Mann		25,00
15. Tchong Tchu		27,00
16. Roang Yu		29,00
17. Chang Ku		30,90
18. Che Koann		33,10
19. Yin Tou		35,10
20. Trong Kou		37,30
21. You Menn		39,80
22. Pou Lang		41,90
23. Chenn Fong		44,20
24. Ling Chu		46,70
25. Chenn Tchang		49,10
26. Yo Tchong		51,10
27. Yu Fou		53,20

25.12.8.1 Nieren-Meridian Mensch

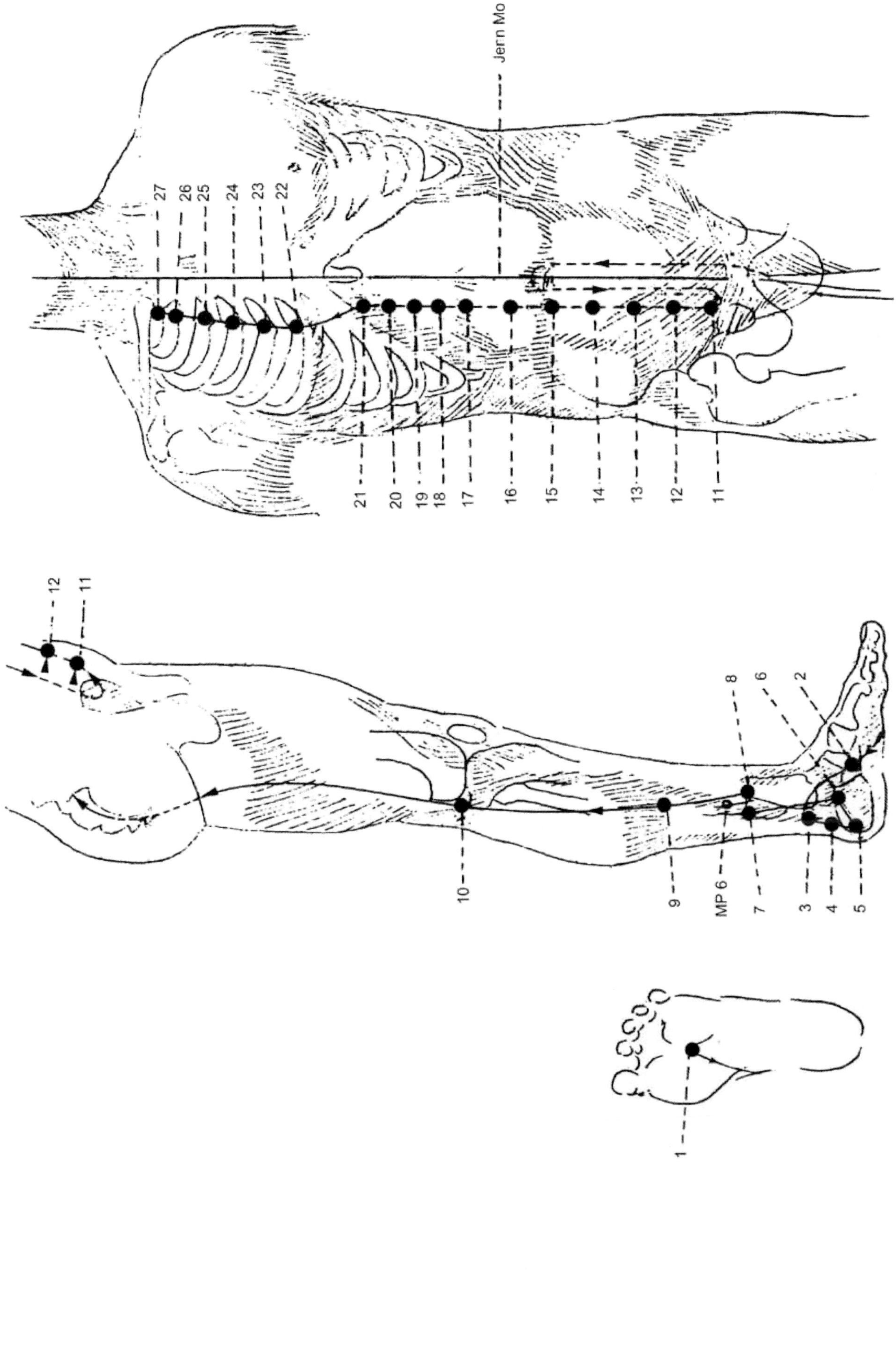

25.12.8.2 Nieren-Meridian Pferd

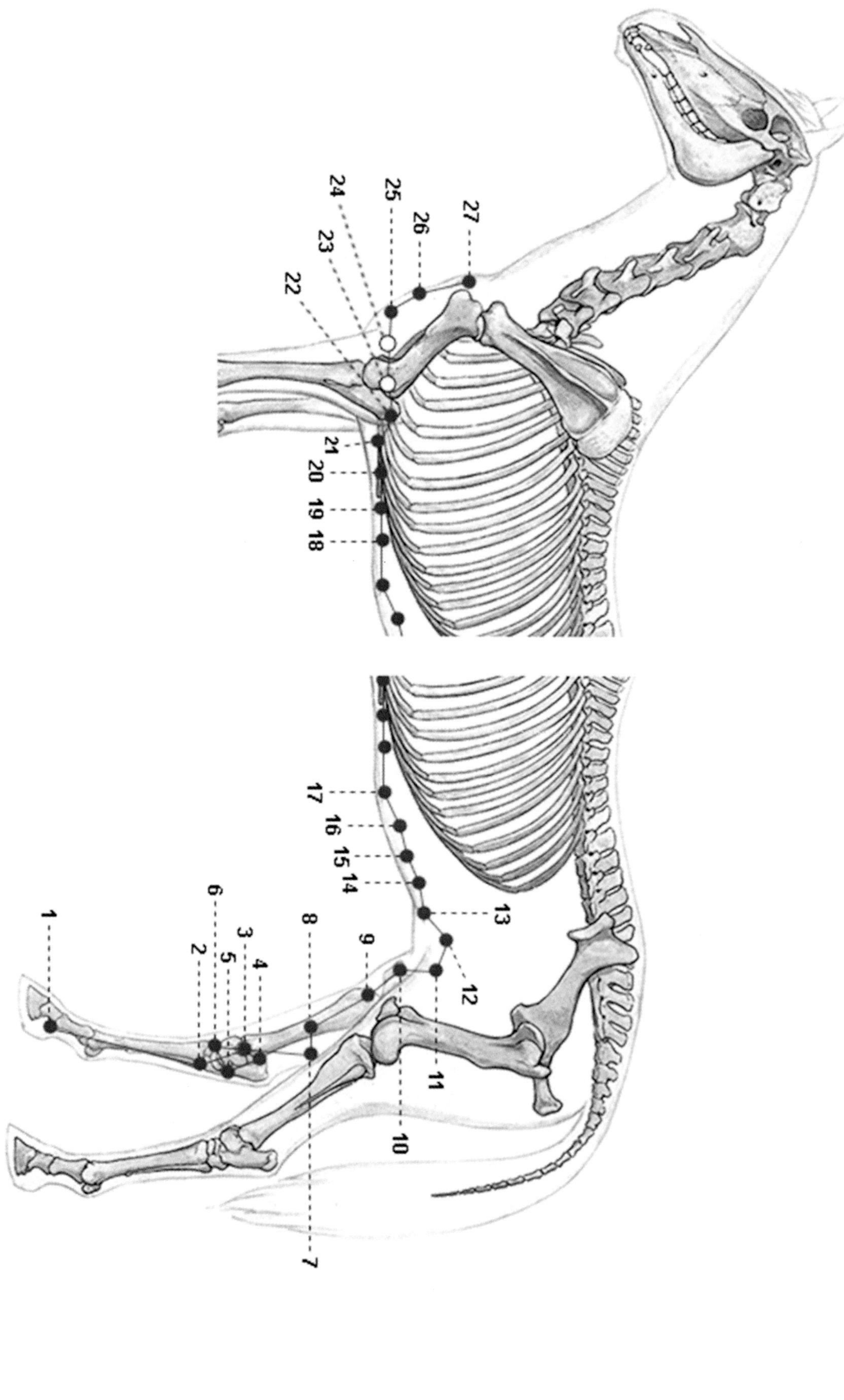

25.12.8.3 Nieren-Meridian Hund

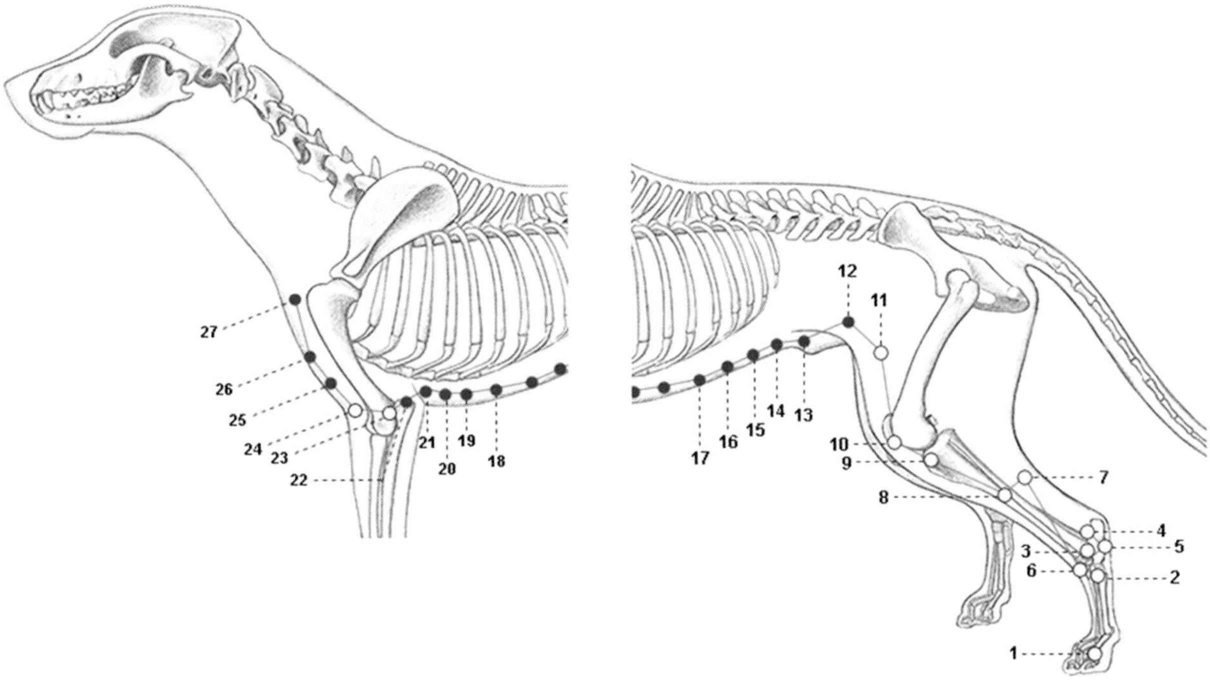

25.12.8.4 Nieren-Meridian Katze

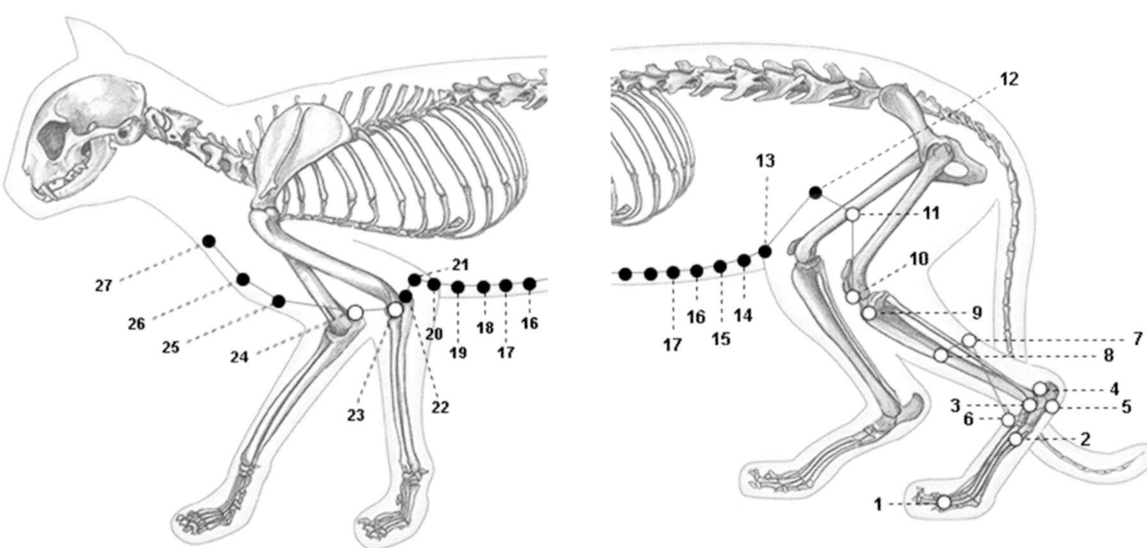

25.12.9 Leber-Meridian

		Frequenzgrundwert
1. Tae Toun	Ting-Punkt	50,20
2. Sing Tsienn	Young-Punkt	52,10
3. Tae Tchrong	Yu-Yunn-Punkt	53,90
4. Tchong Fong	King Punkt	55,60
5. Li Kao	Lo-Punkt	57,40
6. Tchong Tou	Tsri-Punkt	59,10
7. Tcheu Koann		61,00
8. Kou Tsiuann	Ho-Punkt (Tonisierungspunkt)	62,90
9. Yin Pao		64,60
10. Wou Li		66,30
11. Yin Lienn		68,10
12. TI Mo		69,80
13. Tchang Menn	Mo-Punkt der Milz	71,90
14. Tchi Menn	Mo-Punkt der Leber	73,90

25.12.9.1 Leber-Meridian Mensch

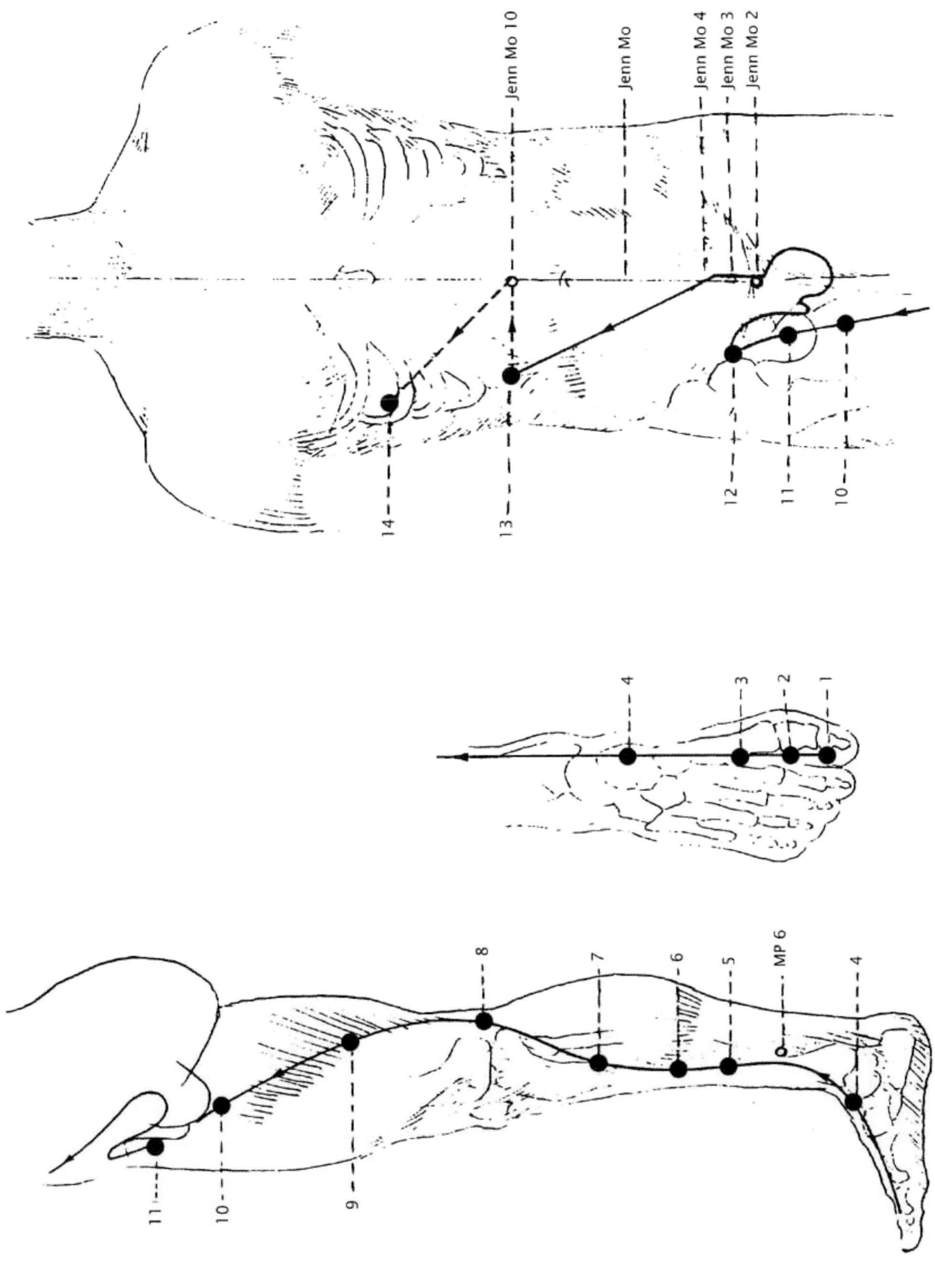

25.12.9.2 Leber-Meridian Pferd

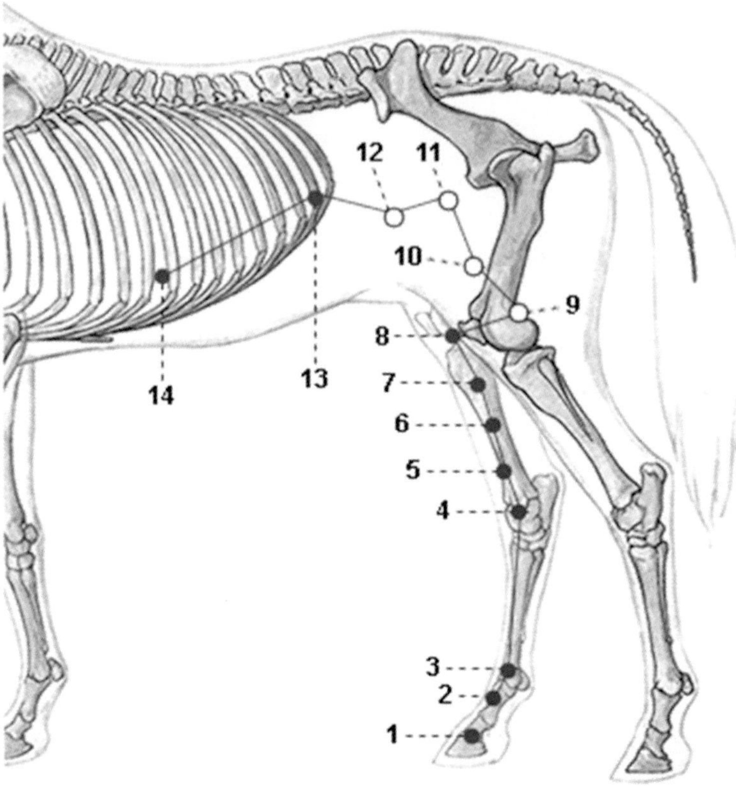

25.12.9.3 Leber-Meridian Hund

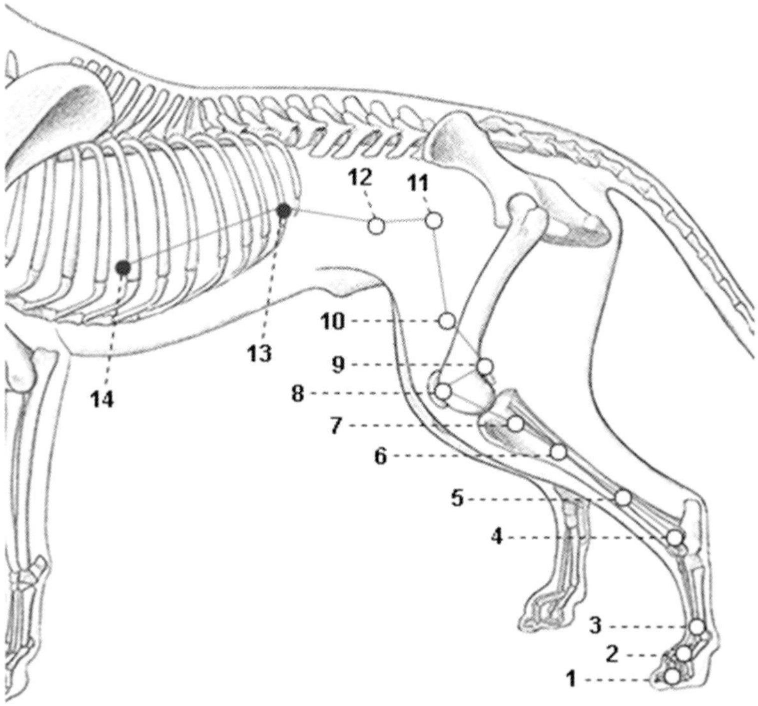

25.12.9.4 Leber-Meridian Katze

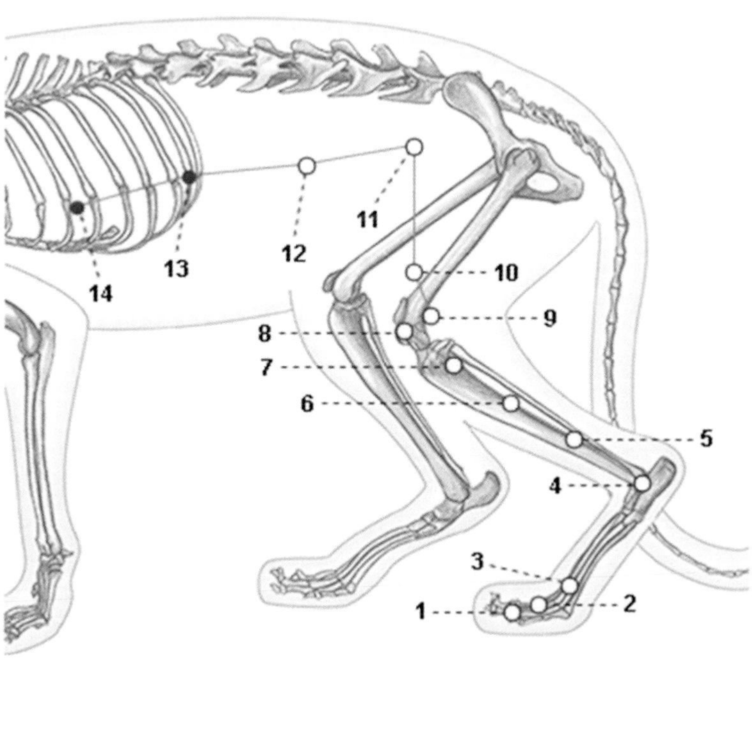

25.12.10 Herz-Kreislauf-Meridian

		Frequenzgrundwert
1. Tienn Tcheu	„Himmelsfenster"-Punkt	44,60
2. Tienn Tsiuann		45,70
3. Kou Tche	Ho-Punkt	47,30
4. Keu Menn	Tsri-Punkt	49,10
5. Tienn Seu	King-Punkt	50,60
6. Nei Koann	Lo-Punkt	52,00
7. Tae Ling	Yu-Yunn-Punkt (Dispersionspunkt)	53,80
8. Lao Kong	Yong-Punkt	55,40
9. Tchong Tchrong	Ting-Punkt (Tonisierungspunkt)	57,20

25.12.10.1 Herz-Kreislauf-Meridian Mensch

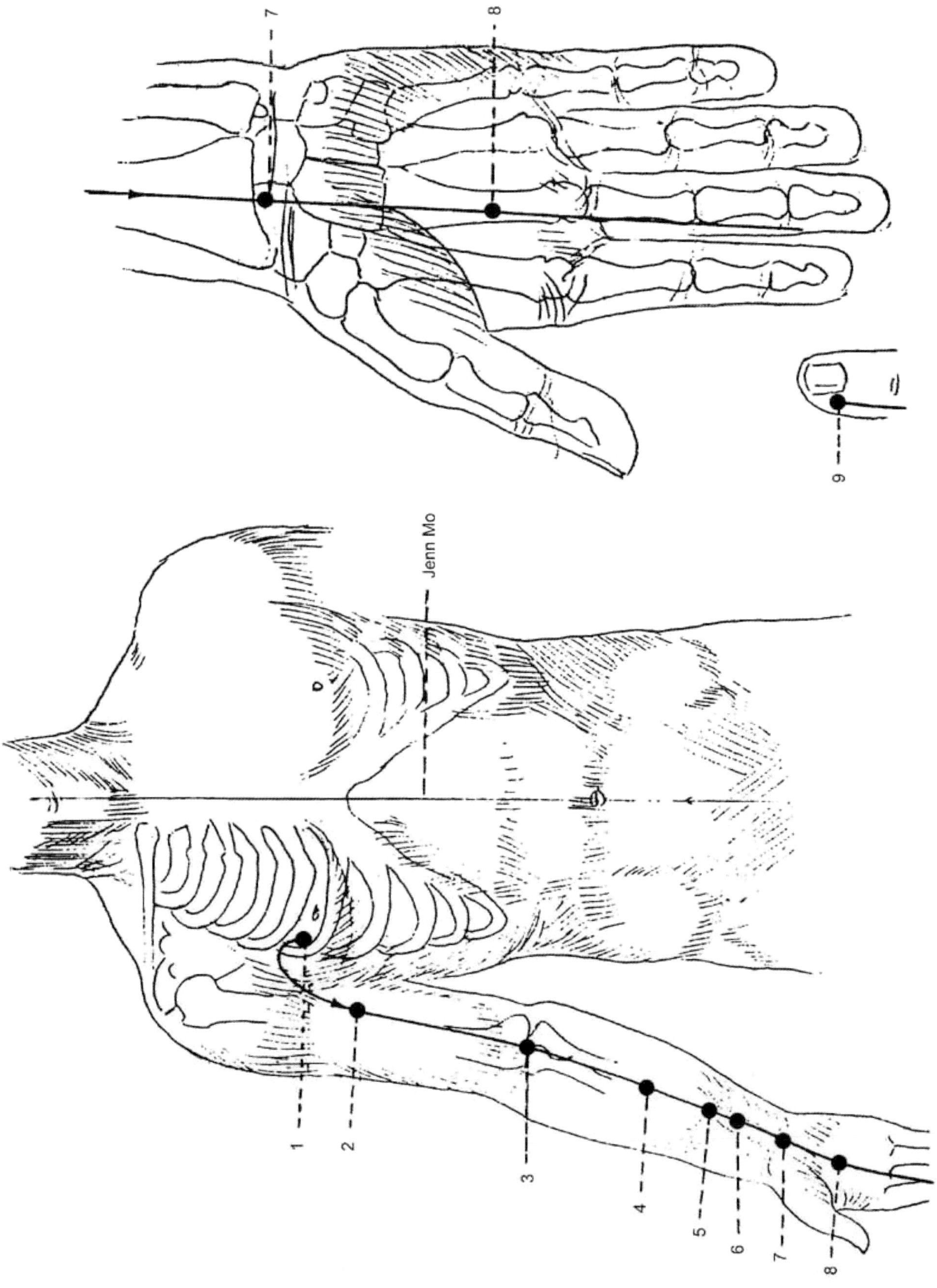

25.12.10.2 Herz-Kreislauf-Meridian Pferd

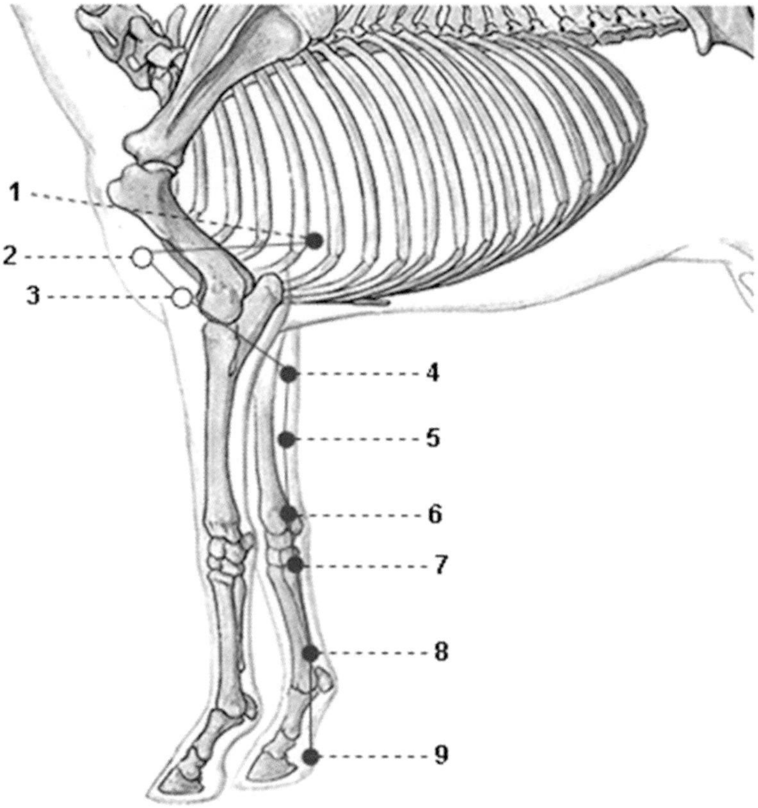

25.12.10.3 Herz-Kreislauf-Meridian Hund

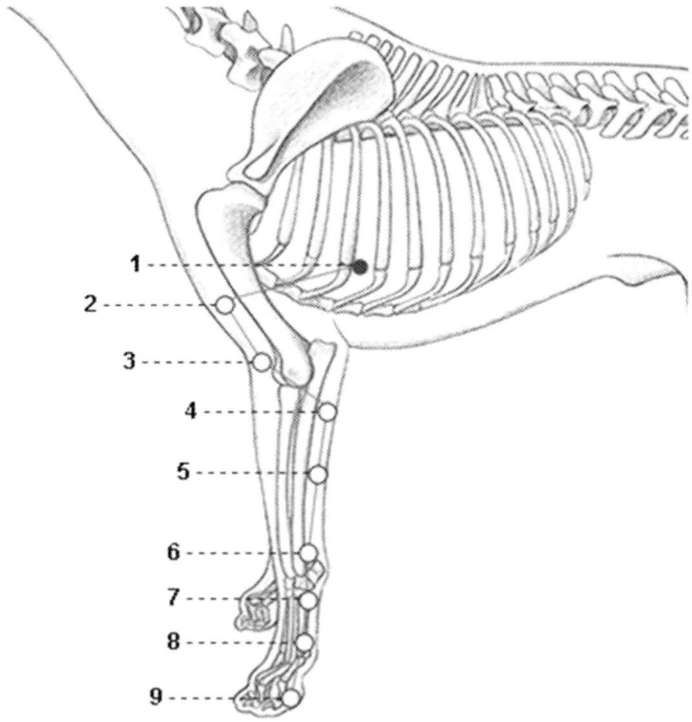

25.12.10.4 Herz-Kreislauf-Meridian Katze

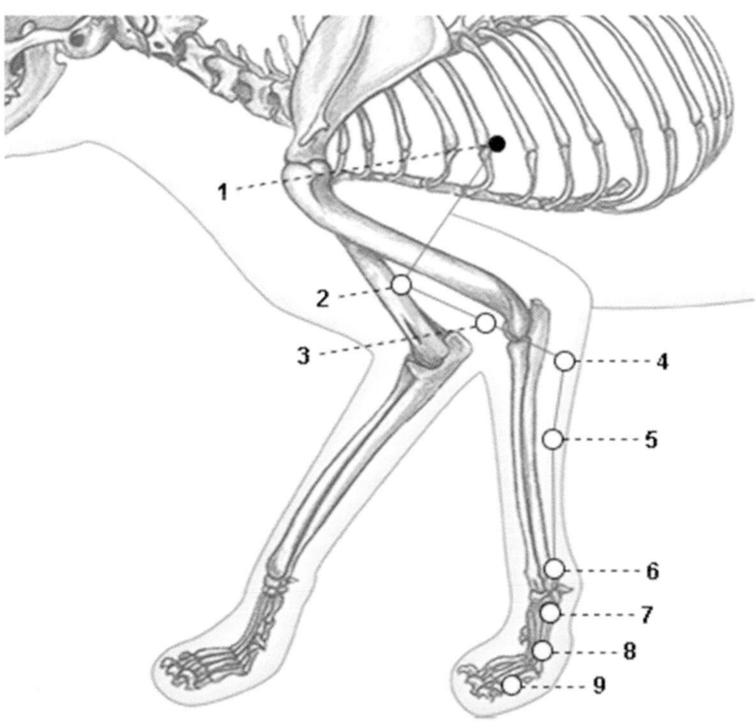

25.12.11 Meridian des Dreifach-Erwärmers

		Frequenzgrundwert
1. Koann Tchrong	Ting-Punkt	1,00
2. Ye Menn	Yong-Punkt	2,50
3. Tchong Tchou	Yu-Punkt (Tonisierungspunkt)	5,20
4. Yang Tcheu	Yunn-Punkt	8,30
5. Oae Koann	Lo-Punkt	10,60
6. Tsi Kao	King-Punkt	13,60
7. Roe Tsong	Tsri-Punkt	16,30
8. Sann Yang Lo		18,80
9. Seu Tou		21,60
10. Tienn Tsing	Ho-Punkt (Dispersionspunkt)	24,80
11. Tching Lang Yuann		27,60
12. Siao Leu		30,40
13. Nao Roe		33,70
14. Kienn Liou		36,10
15. Tienn Liou		39,00
16. Tienn Yu	„Himmelsfenster"-Punkt	41,60
17. I Fong		43,70
18. Tchi Mo		46,80
19. Lo Cheu		50,10
20. Ko Soun		53,80
21. Eu Menn		56,60
22. Roa Liou		59,80
23. Seu Tchou Rong		64,90

25.12.11.1 Meridian des Dreifach-Erwärmers Mensch

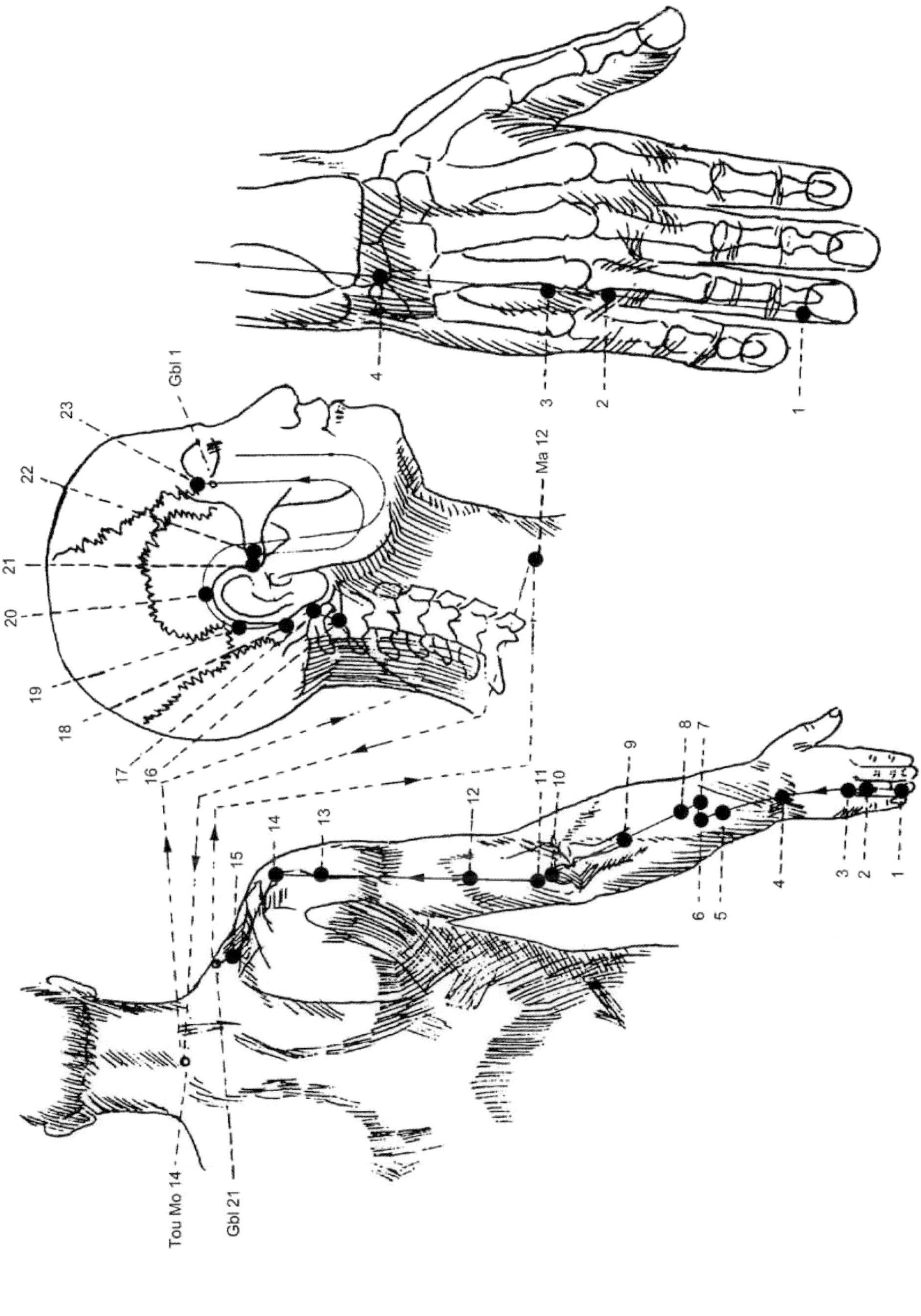

25.12.11.2 Meridian des Dreifach-Erwärmers Pferd

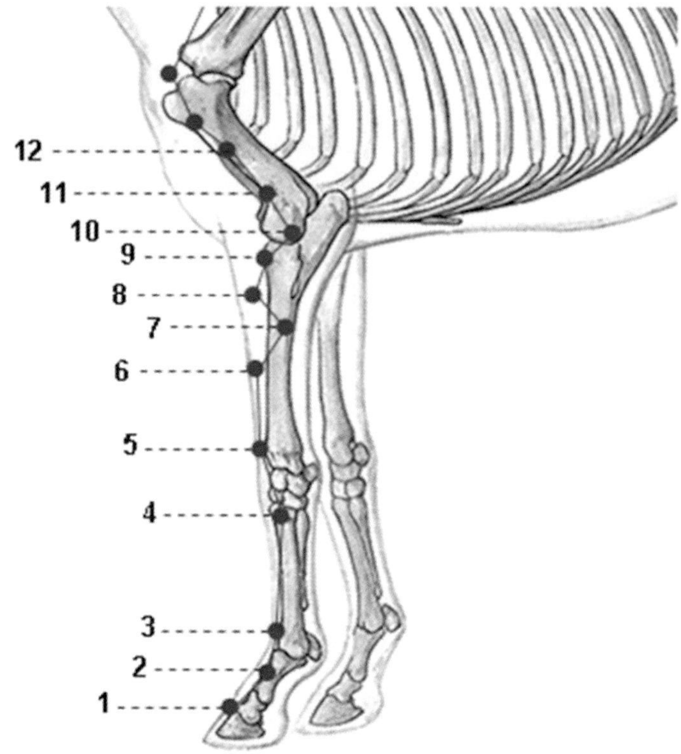

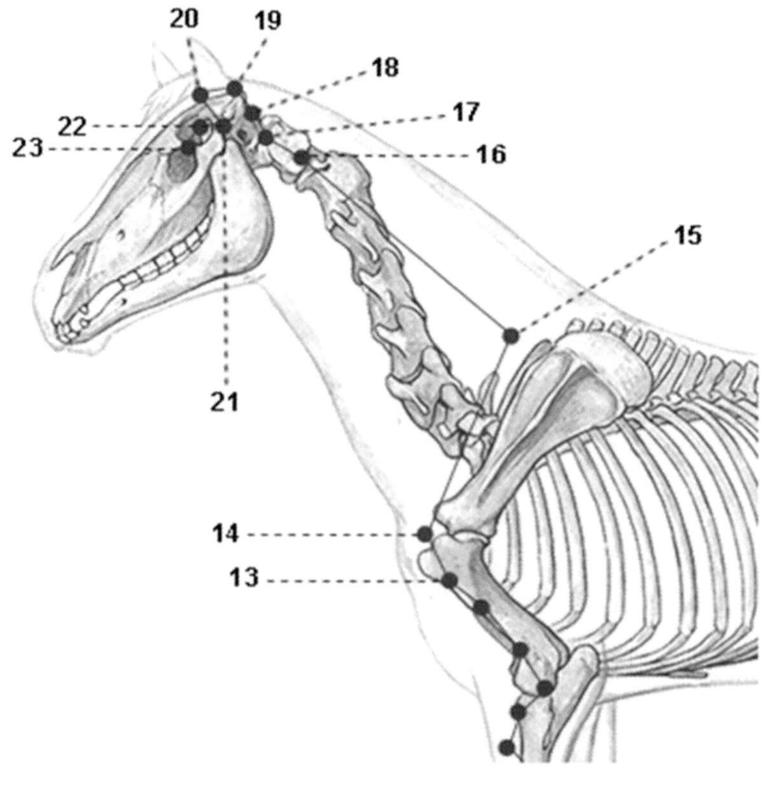

25.12.11.3 Meridian des Dreifach-Erwärmers Hund

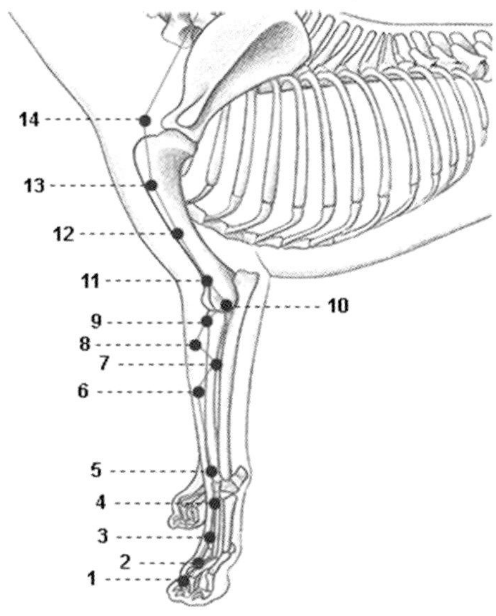

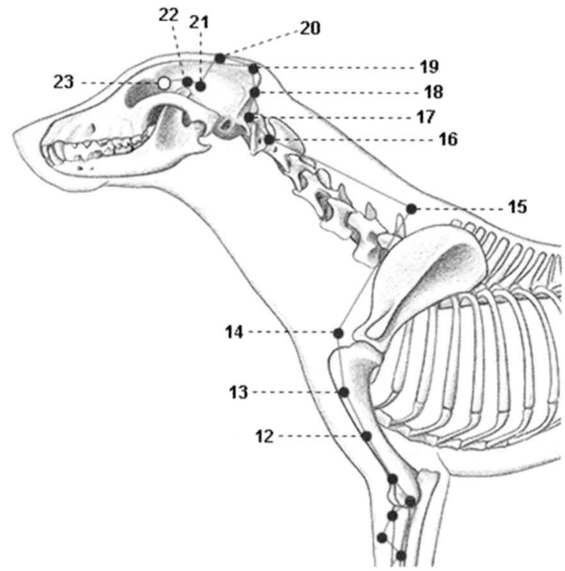

25.12.11.4 Meridian des Dreifach-Erwärmers Katze

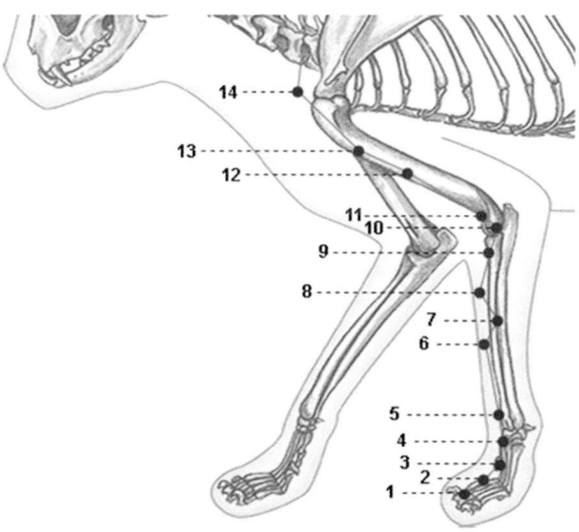

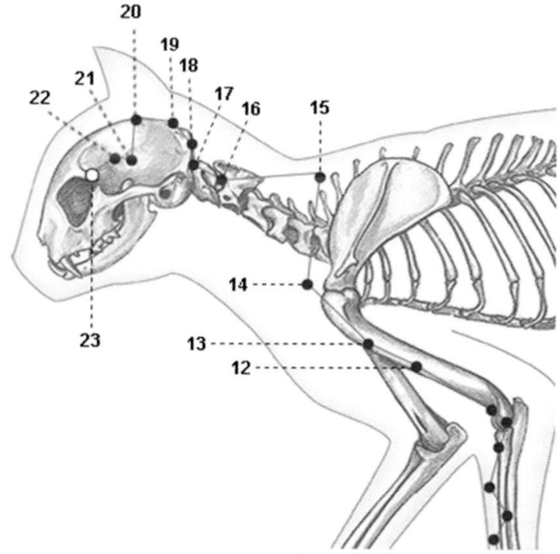

25.12.12 Gallenblasen-Meridian

		Frequenzgrundwert
1. Trong- Tseu Liou		6,40
2. Ting Roe		9,80
3. Keu Tchou Jenn		11,40
4. Ham Yen		13,00
5. Juann Lo		15,20
6. Juann Li		17,20
7. Cheu Kou		19,00
8. Tienn Tchrong		21,00
9. Fou Po		23,00
10. Tsiao Yin (Schädel)		25,00
11. Yuann Kou		27,00
12. Kou Penn		29,30
13. Pounn Chenn		31,60
14. Yang Po		33,70
15. Lamp lap (Schädel)		36,00
16. Mou Tchang		38,70
17. Tching Yong		41,10
18. Sing Ling		44,00
19. Nao Kong		47,10
20. Fong Tcheu		49,20
21. Kienn Tsing		51,30
22. Yuann Ye		53,40
23. Tchre Tsinn		55,60
24. Ji Yue	Mo-Punkt des Meridians	57,70
25. Tsing Menn		59,70
26. Tae Mo		61,80
27. Wou Chu		63,60
28. Oe Tao		65,60
29. Kou Liou		67,60
30. Roann Tiao		69,50
31. Fong Tseu		71,50
32. Tchong Tou		73,50
33. Yang Koann		75,60
34. Yang Ling Tsiuann	Ho-Punkt	77,70
35. Yang Tsiao		79,50
36. Oae lao	Tsri-Punkt	81,60
37. Koang Ming	Lo-Punkt	83,60
38. Yang Fou	King-Punkt (Dispersionspunkt)	85,50
39. Juang Tchong		87,50
40. Tsiou Chu	Yunn-Punkt	89,50
41. Lamp lap (Fuß)	Yu-Punkt	91,50
42. Ti Wou Roe		93,50
43. Kap Ki	Yong-Punkt (Tonisierungspunkt)	95,50
44. Tsiao Yin	Ting-Punkt	97,50

25.12.12.1 Gallenblasen-Meridian Mensch

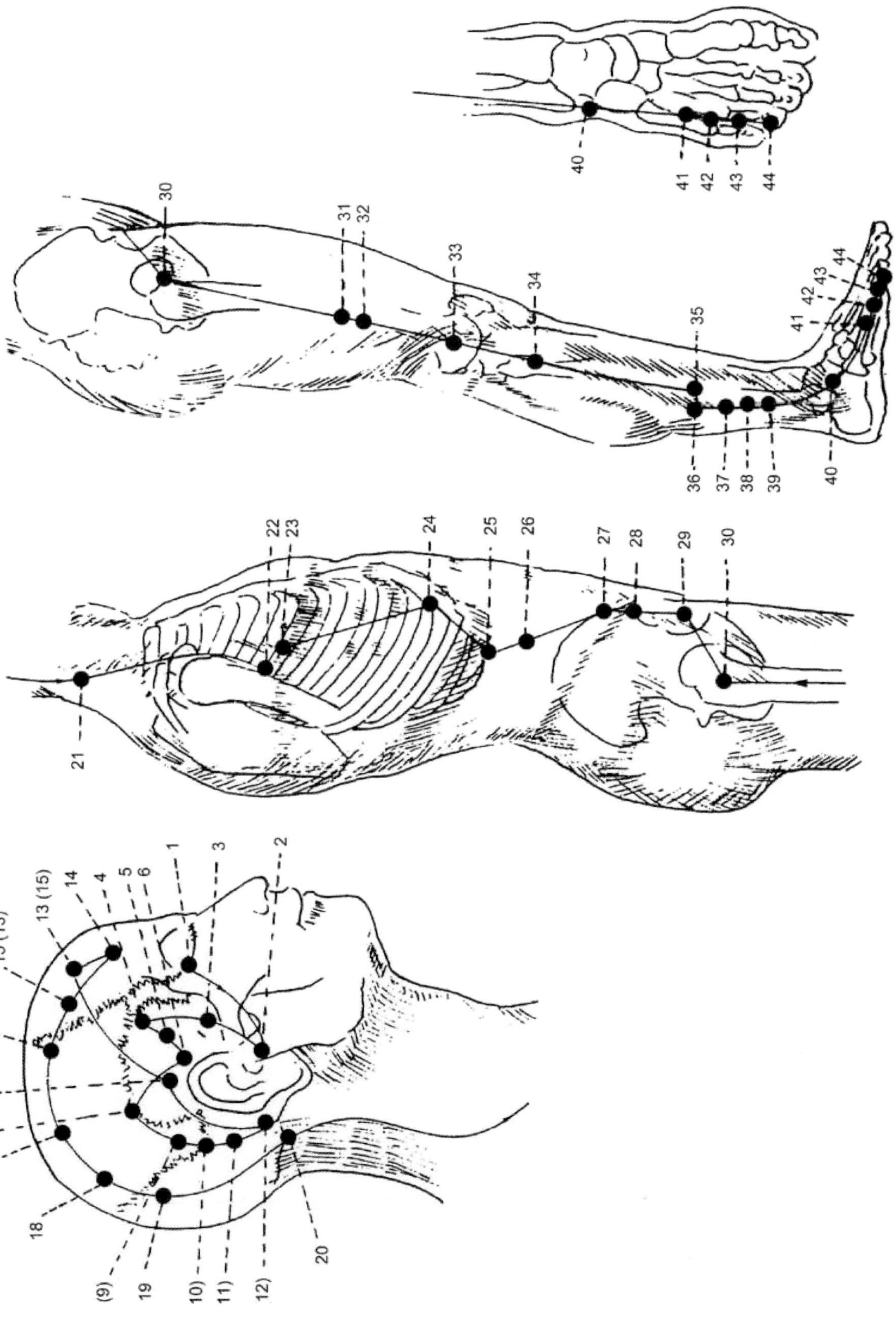

25.12.12.2 Gallenblasen-Meridian Pferd

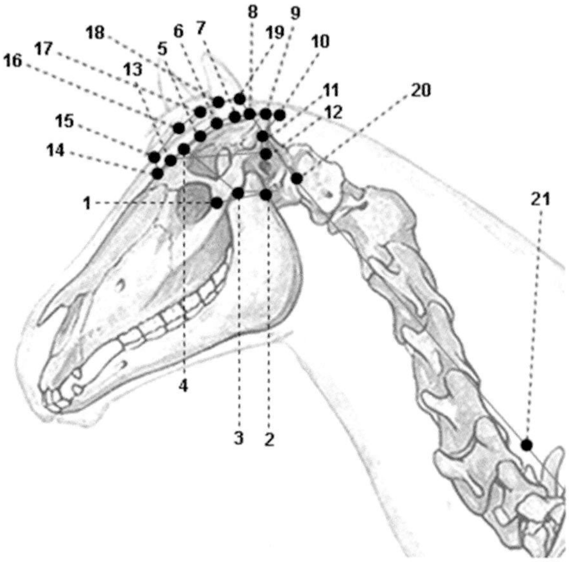

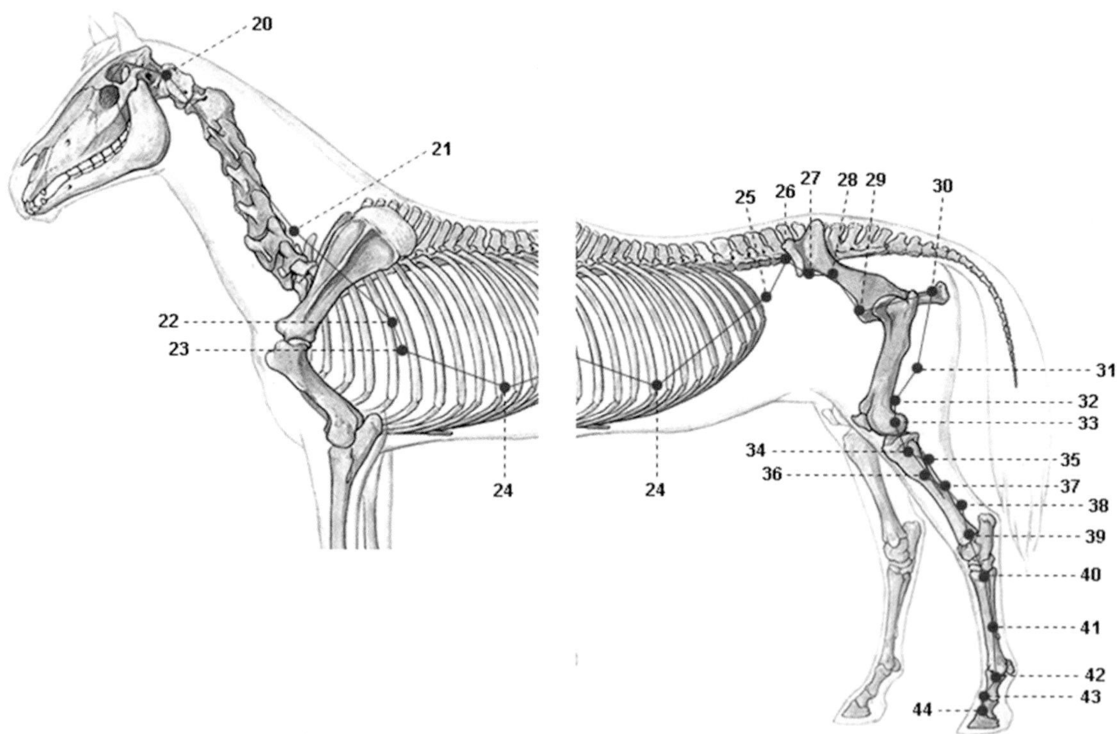

25.12.12.3 Gallenblasen-Meridian Hund

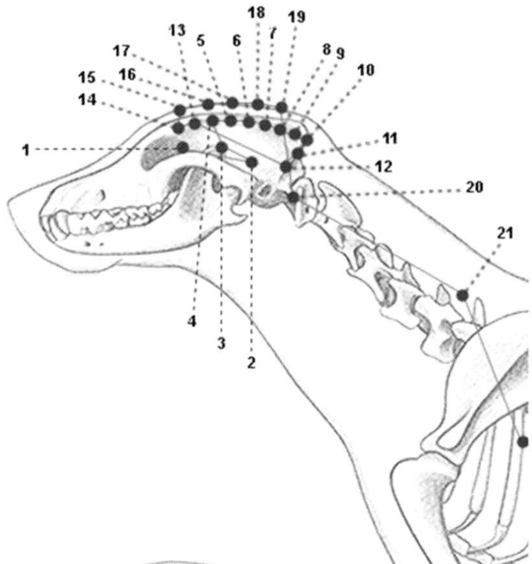

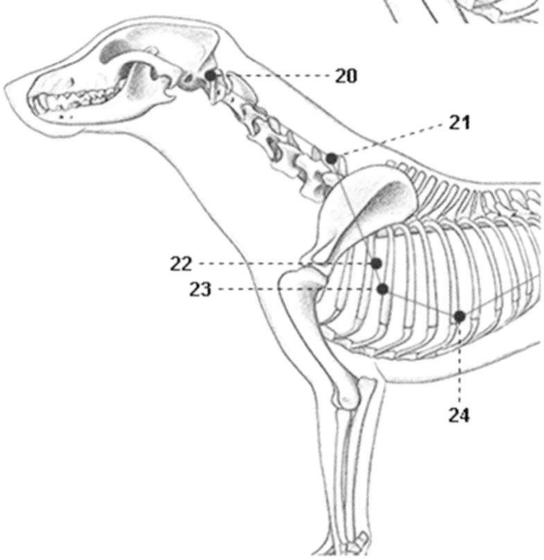

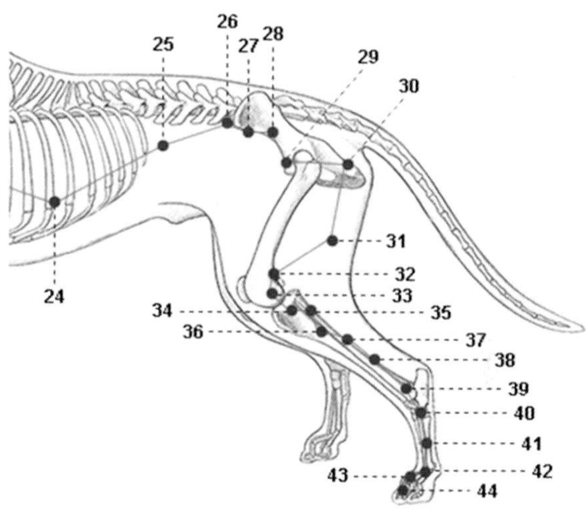

25.12.12.4 Gallenblasen-Meridian Katze

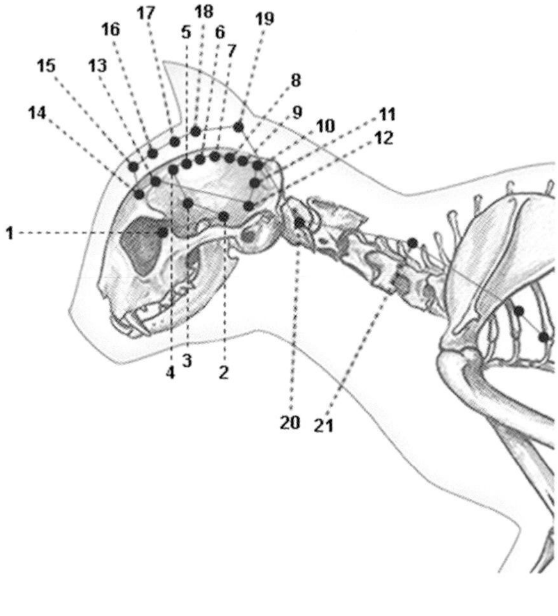

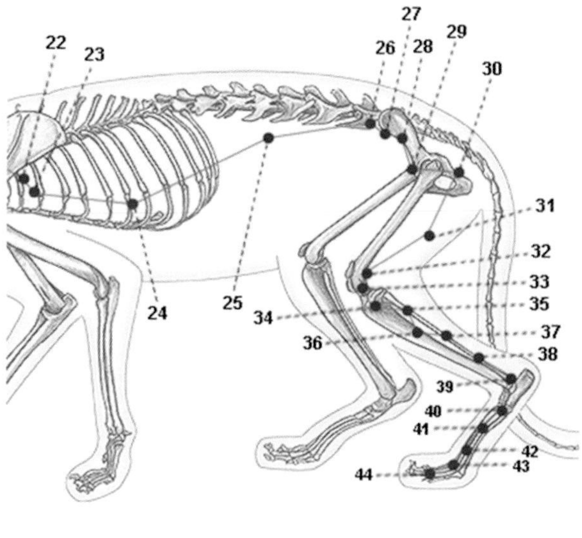

25.12.13 Gouverneur-Gefäß-Meridian

	Frequenzgrundwert
1. Tchiang Tsiang	1,90
2. Yao Yu	6,00
3. Yang Koann	10,90
4. Ming Menn	13,80
5. Juann Su	16,10
6. Tsi Tchong	18,70
7. Tchong Su	19,70
8. Tsinn Tchou	20,10
9. Tchi Yang	21,80
10. Ling Tae	22,30
11. Chenn Tao	22,80
12. Chenn Tchu	23,50
13. Thao Tao	24,10
14. Tae Toui	25,30
15. Ya Menn	33,20
16. Fong Fou	33,70
17. Nao Hou	34,20
18. Tchiang Tchenn	35,60
19. Hao Ting	37,10
20. Pae Roe	40,10
21. Tching Ting	41,50
22. Seun Roe	42,00
23. Chang Sing	44,00
24. Chenn Ting	45,90
25. So Liou	46,30
26. Choe Kao	47,50
27. Toe Toan	48,60
28. Gann Tsiao	48,80

25.12.13.1 Gouverneur-Gefäß-Meridian Mensch

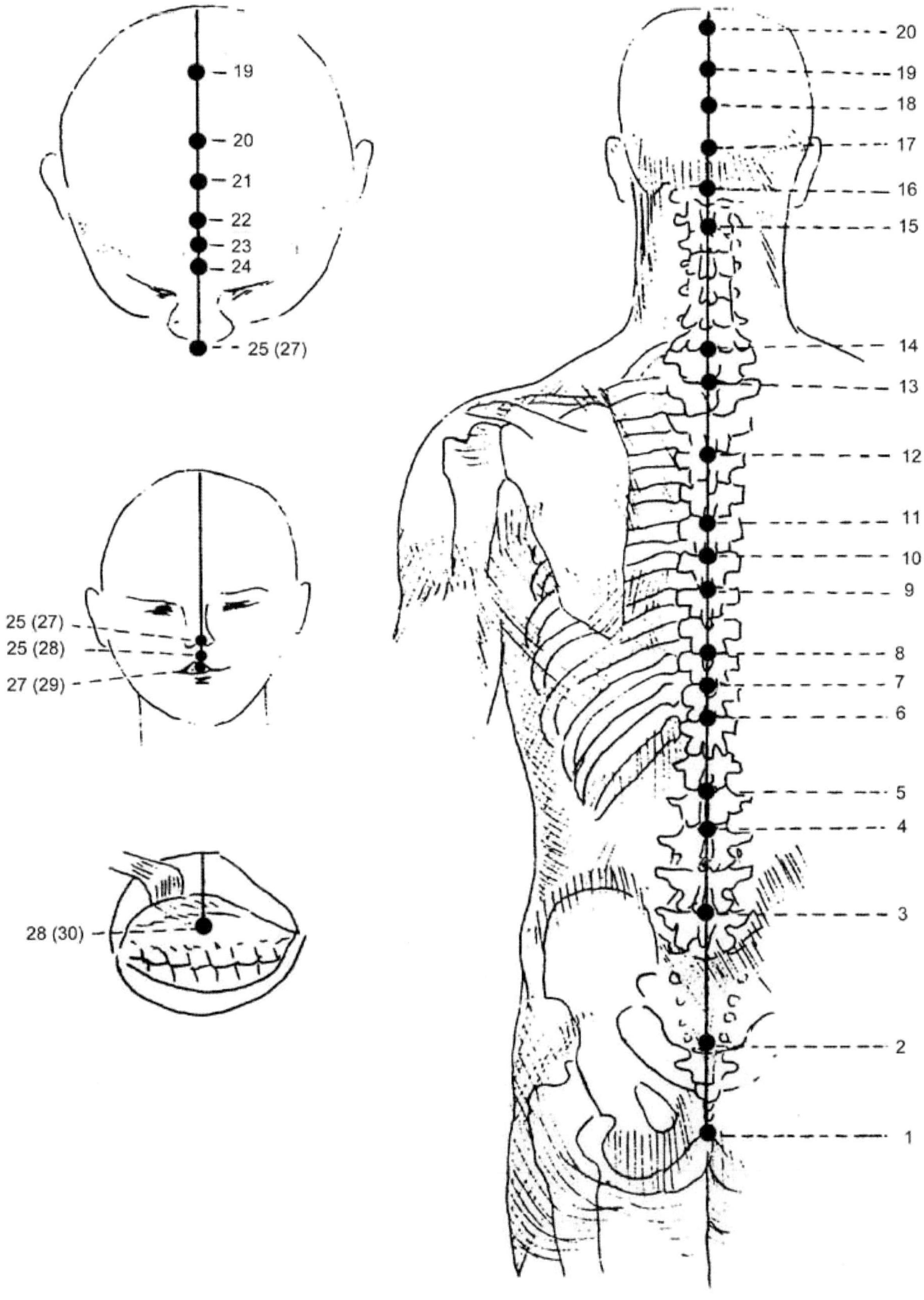

25.12.13.2 Gouverneur-Gefäß-Meridian Pferd

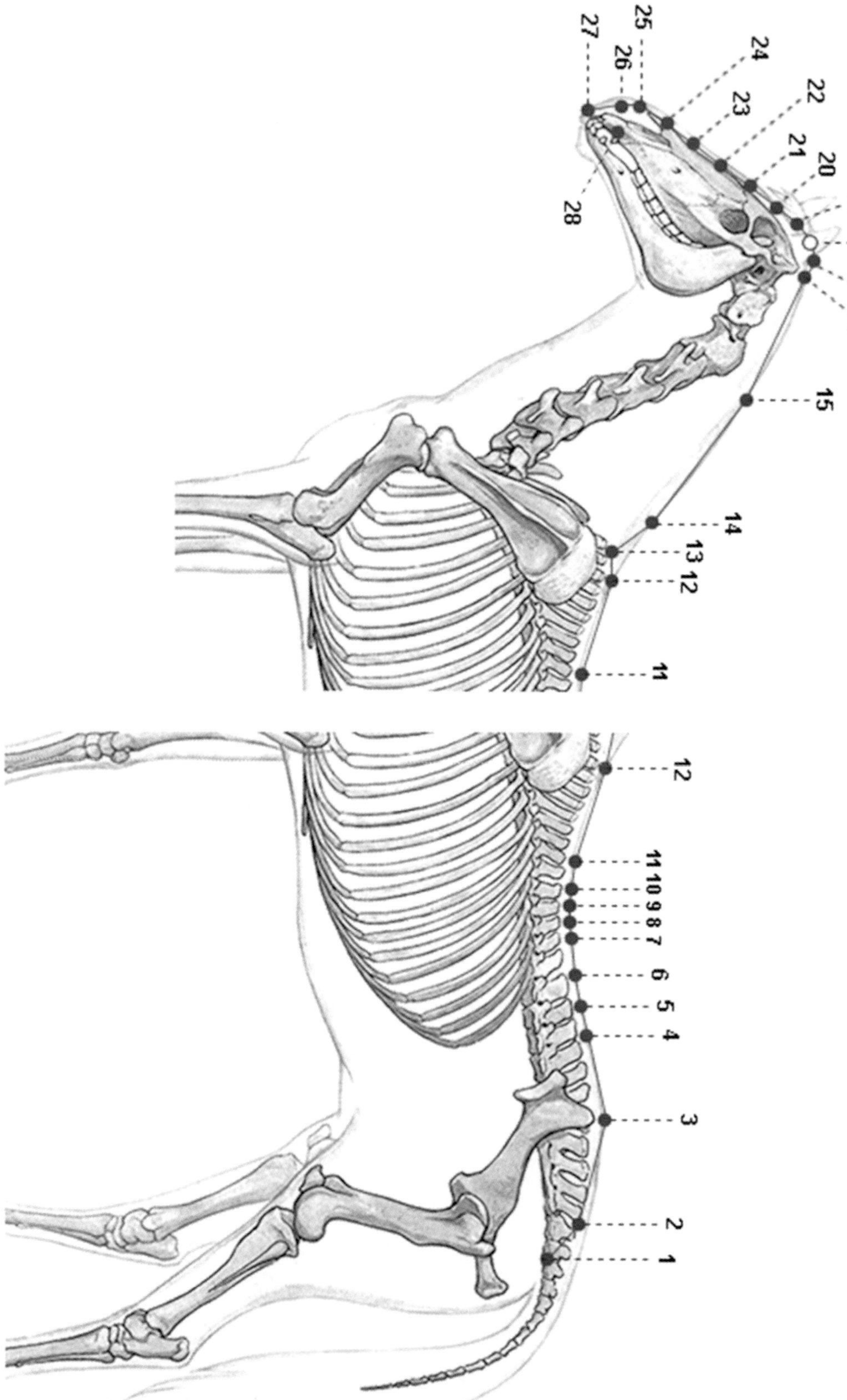

25.12.13.3 Gouverneur-Gefäß-Meridian Hund

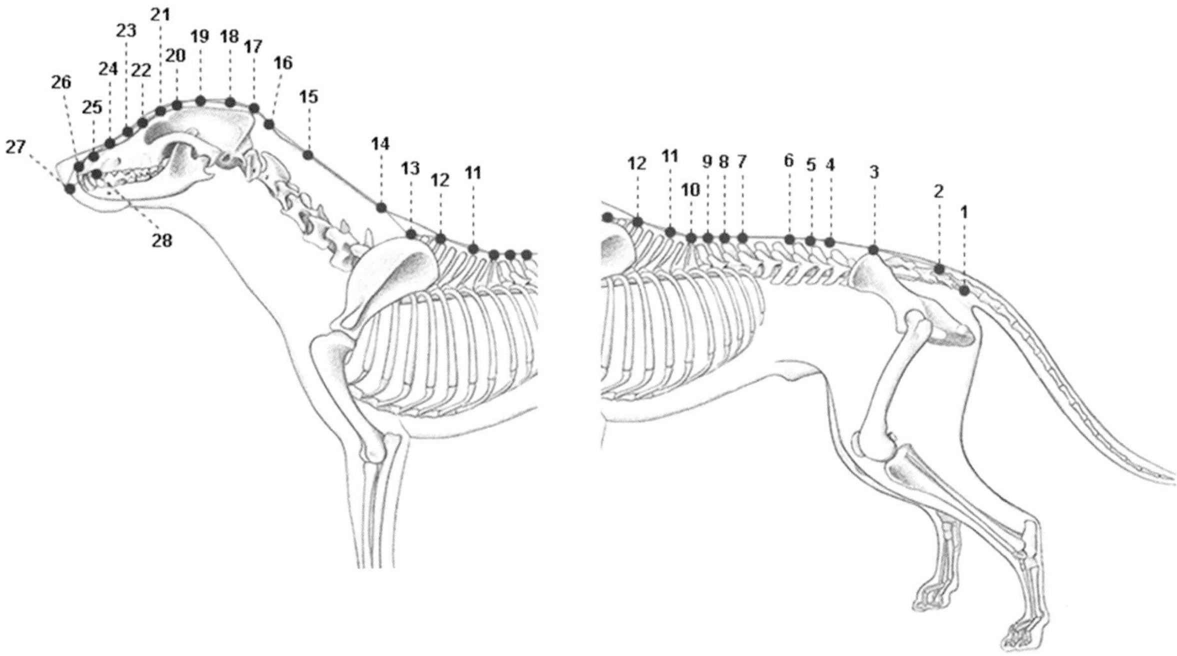

25.12.13.4 Gouverneur-Gefäß-Meridian Katze

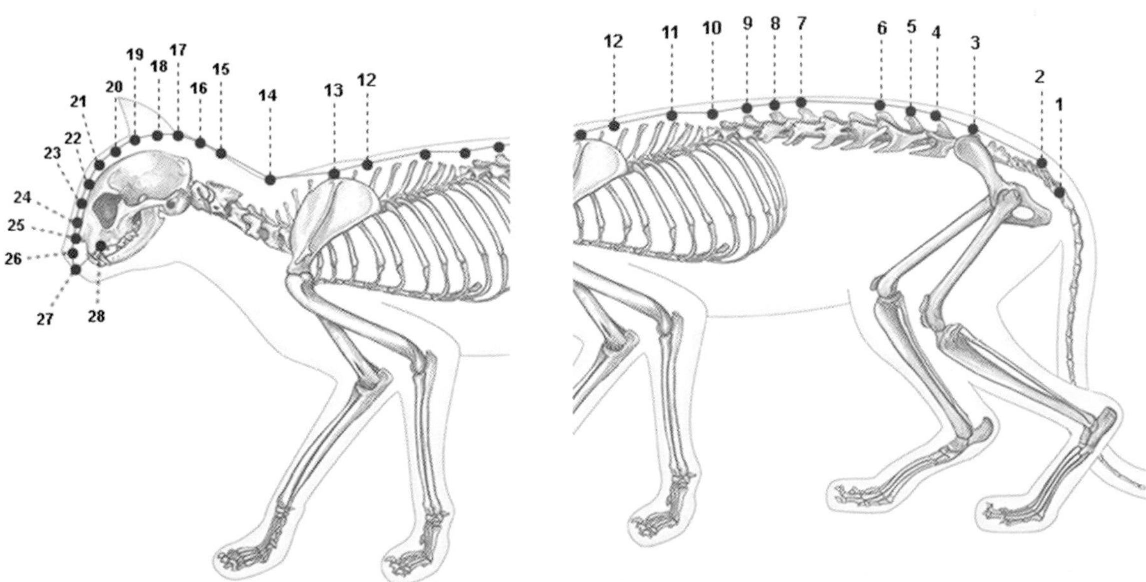

25.12.14 Konzeptions-Gefäß-Meridian

		Frequenzgrundwert
1. Roe Yinn		5,50
2. Ku Kou		6,60
3. Tchong Tsi	Mo-Punkt der Blase	7,60
4. Koann Yuann	Mo-Punkt des Dünndarms	10,20
5. Che Menn	Mo-Punkt des unt. Erwärmers	12,80
6. Trsi Hae		13,90
7. Yin Tsiao	Mo-Punkt des mittl. Erwärmers	14,20
8. Chenn Tchue		15,60
9. Choe Fenn		17,00
10. Cha luenn		18,80
11. Tsienn Li		19,40
12. Tchong luenn	Mo-Punkt des Magens	20,70
13. Chang luenn		22,80
14. Tu Chue	Mo-Punkt des Herzens	23,50
15. Tsiou Mi	Lo-Punkt des Meridians	24,50
16. Tchong Ting		25,90
17. Trann Tchong	Mo-Punkt des M.d.H.	27,40
18. Yu Trang		28,70
19. Tseu Kong		30,20
20. Houa Kai		31,60
21. Siuann Ki		32,90
22. Tienn Tou		34,20
23. Lienn Tsiuann		35,30
24. Sing Tsiang		36,50

25.12.14.1 Konzeptions-Gefäß-Meridian Mensch

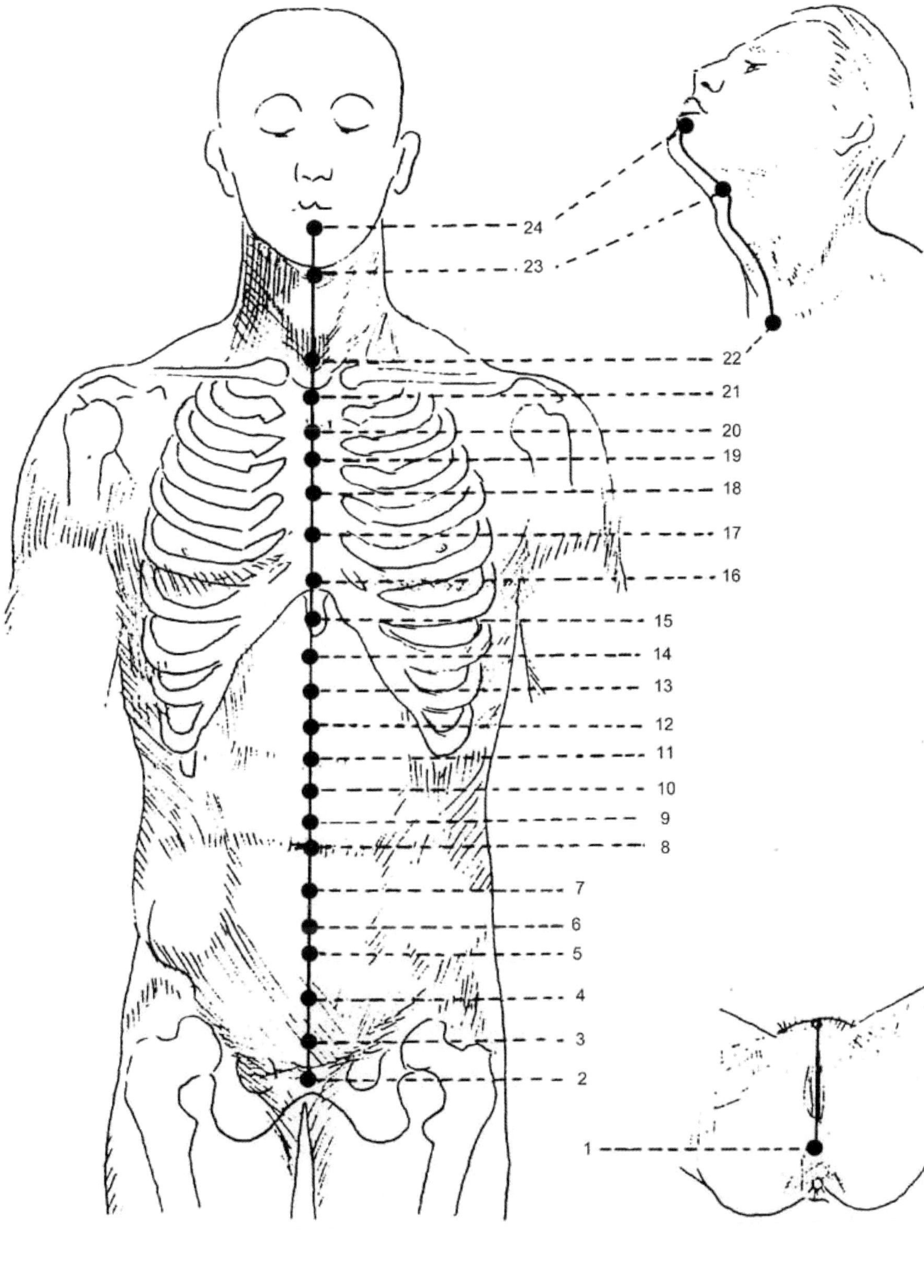

25.12.14.2 Konzeptions-Gefäß-Meridian Pferd

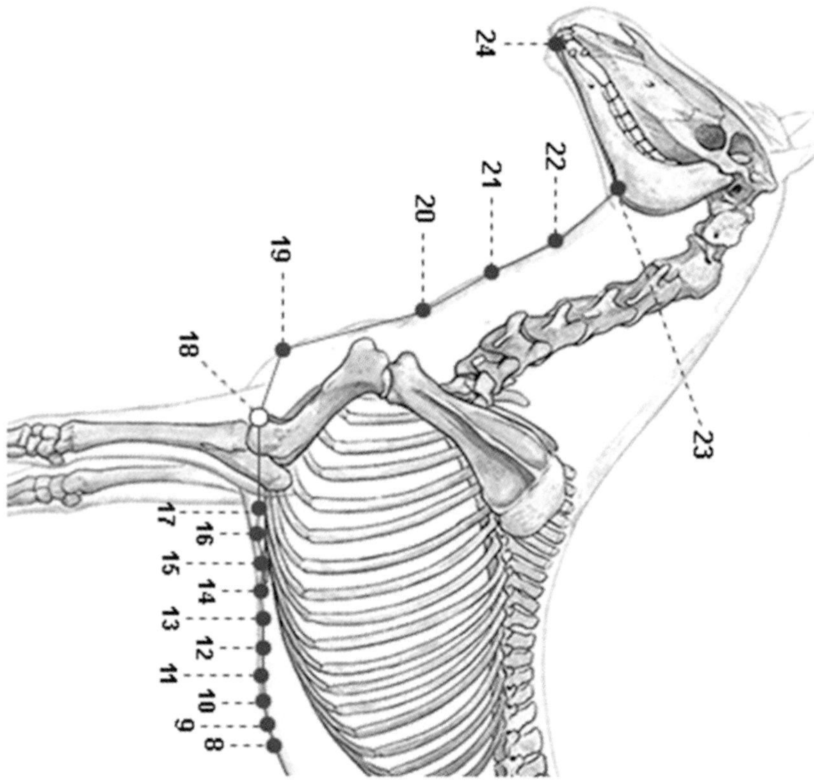

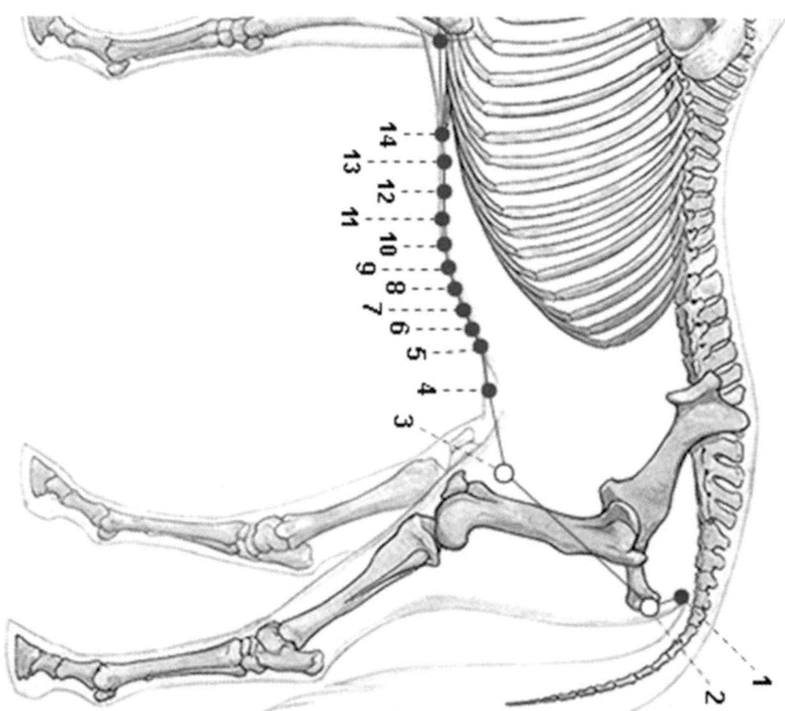

25.12.14.3 Konzeptions-Gefäß-Meridian Hund

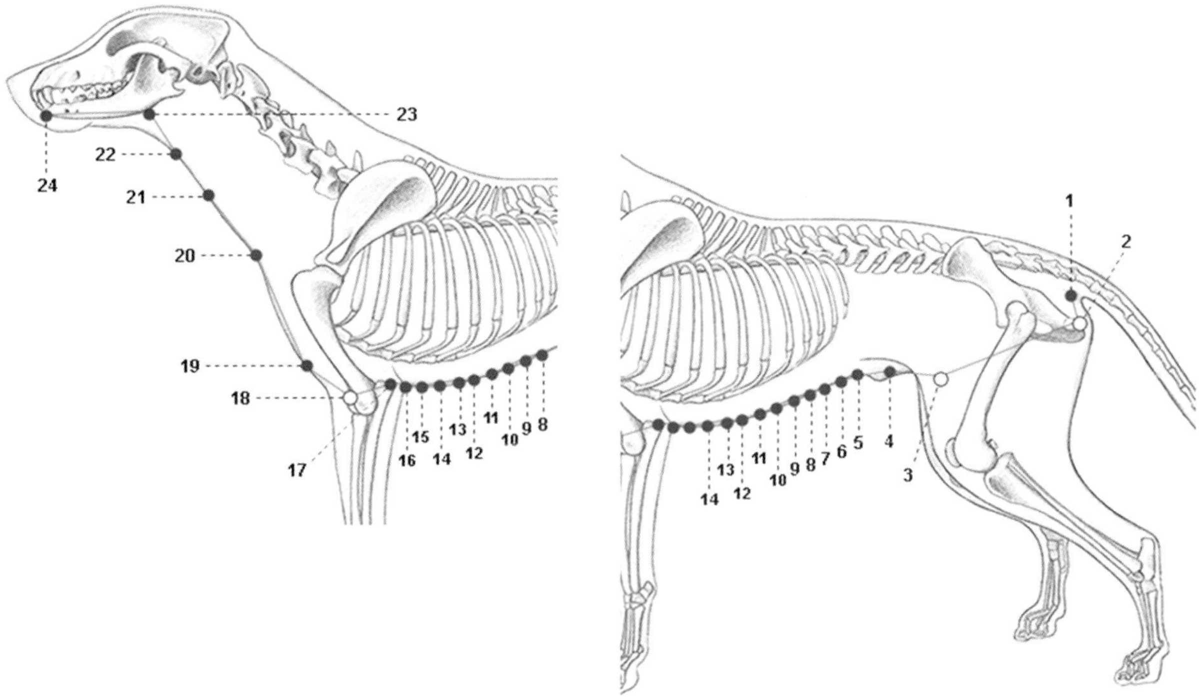

25.12.14.4 Konzeptions-Gefäß-Meridian Katze

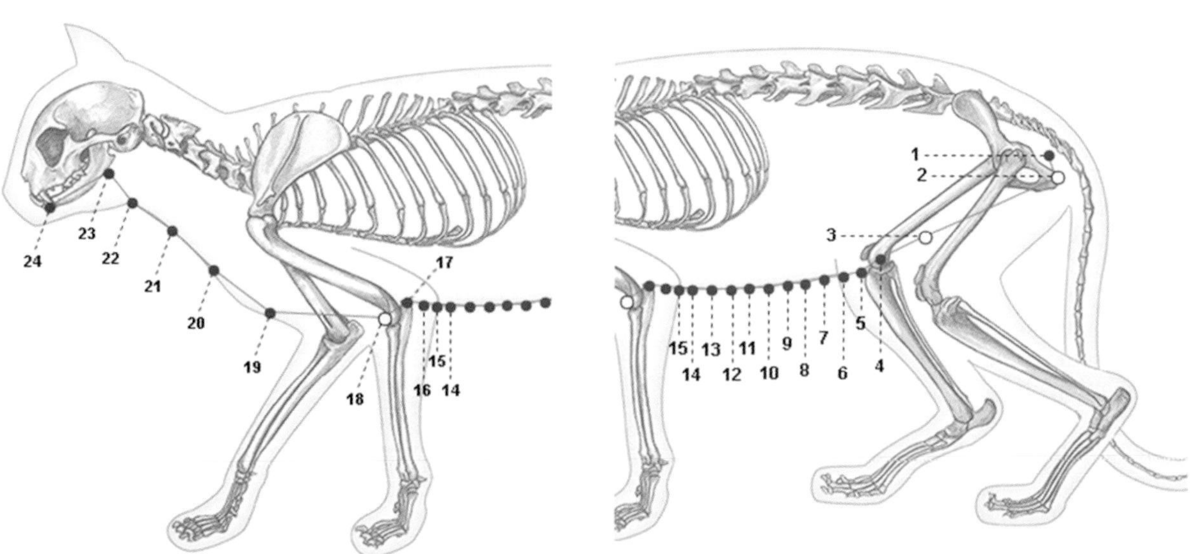

25.13 Frequenzgrundwerte für Pferde, Hunde und Katzen (nach Hußmann)

25.13.1 Alphabetische Tabelle der Frequenzgrundwerte für Pferde

Alphabetische Auflistung / Bezeichnung	F1	F2	F3	F4	F5
Aborte	44,50				
Allergie Heu	68,25				
Allergie Holz	47,00				
Allergie Stroh	47,25				
Anämie	64,00	27,00			
Arteria coronar.	46,00				
Arterien	47,50				
Arthritis	64,00				
Atlas	20,00	50,50			
Auge	29,00	64,00			
Bandwurmbefall	94,50				
Beschälseuche	68,50				
Bindegewebe	49,50				
Bindehautentzündung	81,00				
Blase	49,00	87,00			
Blasenentzündung	45,50				
Blutdruck	62,00	57,50	49,00		
Bluterguß	18,00	83,50			
Blutungen	9,25				
Bronchitis akut	32,00	46,00	92,00		
Bronchitis chron.	76,50	46,00	86,00		
Brunstlosigkeit	97,00				
Colon	61,50	62,00			
Dämpfigkeit	76,00	92,00			
Darmentzündung	63,00				
Darmkolik	37,50	43,00			
Darmverletzung	69,50	86,00	67,00		
Druse	12,00	50,00	73,50	74,00	97,00
Duodenum	61,00				
Ekzeme	6,00	31,00	75,00	76,50	
Ellenbogengelenk	4,50	52,50			
Ellenbogenhöcker	4,50	49,00			
Endocard	43,00				
Epiphysis	10,00	96,00			
Erbsenbein	4,50	61,00			
Fersenhöcker	4,50	40,00			
Fesselbein	4,50	32,00			
Fesselgelenk	4,50	28,50			
Fesselgelenkgallen	55,00				
Fesselgelenkschale	4,50	28,00			
Fesselkopf	4,50	28,25			
Fesseln	4,50				
Fohlendurchfall	77,00	43,50			
Fohlenlähme	27,00	74,00	93,00		
Gebärmutterentzündung	99,50				
Genick	91,00				
Glandula thyreoidea	62,00				
Gleichbein	4,50	95,00			
Grauer Star	79,00				
Grüner Star	98,50				
Hals	89,00				

Alphabetische Auflistung / Bezeichnung	F1	F2	F3	F4	F5
Halswirbel	67,50				
Haut	31,50	85,00			
Griffelbein	4,50	69,00			
Hautpilz	53,50				
Hepatitis	17,00				
Herz	39,00				
Herzrhytmus	37,00				
Hoden	14,00				
Huf Seitenwand	46,00				
Huf Trachtenwand	45,50				
Huf Zehenwand	47,00				
Hufbein	52,00				
Hufgelenk	49,00	0,00			
Hufgeschwür	44,50	61,00	66,50		
Huflederhautentzündung	46,00	73,50			
Hufrehe	74,00				
Hufrolle	46,00	64,00			
Hufrollenentzündung	46,00	75,50	64,00		
Hüftgelenk	13,00	69,00	4,50		
Husten	38,50				
Hypophysis	91,50				
Jejunum	70,00				
Karzinom	22,50				
Kehlkopf	13,50				
Knie	13,00				
Kniegelenk	13,00	99,00			
Kniescheibe	13,00	13,25			
Kolik	50,50	82,50	88,00		
Kondition	26,00				
Koppen	39,00				
Kreislauf	5,00	50,50	48,25		
Kreuzbein	4,50	94,00			
Kreuzverschlag	3,50	94,00	95,00		
Kriebelmückenstiche	38,00	80,00	95,00		
Kronbein	4,50				
Krongelenk	13,00	74,00			
Leber	55,00	56,00			
Lendenwirbel	76,00	95,00			
Luftröhre	20,00	84,00			
Luftwege	82,00				
Lunge	32,00	76,50	72,00		
Lungenentzündung	46,00	72,00	73,50		
Lungenkreislauf	48,25				
Lymphe	27,00				
Lymphknotenschwellung	27,00	68,50	75,00		
Magen	49,00	59,75	73,00		
Magengeschwür	60,50	63,00			
Mähnen-Schweifekzem	84,75				
Mastitis	98,50				
Mauke	44,50				
Milben	6,00	59,50			
Milz	11,00				
Motorisches System	23,50				
Muskelentzündung	27,50	45,50			
Muskelkater	10,00	45,50			
Myocard	41,00				
Nase	12,00	16,50	74,00		
Nerven	99,00				
Niere	40,00	53,00			

Alphabetische Auflistung / Bezeichnung	F1	F2	F3	F4	F5
Nierenentzündung	54,00	54,50			
Muskelzerrung	6,00	45,50	33,50		
Ödem	79,00				
Ohrfistel	8,00	31,50			
Ohrspeicheldrüse	8,00	27,00	98,00		
Otitis	8,00	98,00			
Ovaria	89,00				
Pancreas	52,00				
Pericard	42,50				
Pferdeenzephalitis	10,00	12,50	36,00	58,00	
Pferdegrippe	36,00	58,00	84,00		
Piephacke	34,00				
Pleura	90,00				
Prostata	19,50	88,00			
Pylorus	38,00	60,00			
Rektum	63,00				
Rippenfell	21,00				
Rückenstrang	75,00	91,00			
Rückenwirbel	40,25	96,00			
Rückenwirbelsäule	0,00				
Schlund	68,00				
Schmerzen	31,00	25,00			
Schnupfen	81,00				
Schulter	4,50	77,00			
Schulterblatt	4,50	77,00			
Schultergelenk	13,00	46,50			
Schulterlahmheit	65,25				
Schweißekzem	84,75				
Sehnen	66,00				
Sehnenentzündung	25,00	66,50			
Sommerekzem	36,50	97,25			
Spat	52,50				
Sprunggelenk	18,50				
Spulwurmbefall	63,25				
Stoffwechsel	47,00	47,25			
Strahl	95,50				
Strahlbein	95,50				
Strecksehne	12,50	66,00			
Tonsilla	20,50				
Überbein	4,50	56,00			
Unterarm	4,50	56,50			
Unterarmbein	1,50				
Unterschenkelknochen	4,50	56,50			
Ureter	51,00	86,00			
Uterus	57,50				
Venen	18,00				
Ventriculus	25,00				
Verhaltensstörung	10,00	19,00	24,50		
Verstauchung	33,50				
Verstopfung	63,50	89,50			
Vorderfußwurzelgelenk	18,50				
Warzen	26,50				
Weben	10,00	12,50			
Widerrist	25,50	60,00	85,00		
Wunden	23,00	28,00			
Würmer	63,25				
Zähne oben	39,00				
Zähne unten	83,50				
Zahnstein	21,75				
Zeckenbiss	57,25	82,75			

25.13.2 Numerische Tabelle der Frequenzgrundwerte für Pferde

Numerische Auflistung / Bezeichnung	F1	F2	F3	F4	F5
Rückenwirbelsäule	0,00				
Hufgelenk	0,00	49,00			
Unterarmbein	1,50				
Kreuzverschlag	3,50	94,00	95,00		
Ellenbogengelenk	4,50	52,50			
Ellenbogenhöcker	4,50	49,00			
Erbsenbein	4,50	61,00			
Fersenhöcker	4,50	40,00			
Fesselbein	4,50	32,00			
Fesselgelenk	4,50	28,50			
Fesselgelenkschale	4,50	28,00			
Fesselkopf	4,50	28,25			
Fesseln	4,50				
Gleichbein	4,50	95,00			
Griffelbein	4,50	69,00			
Kreuzbein	4,50	94,00			
Kronbein	4,50				
Schulter	4,50	77,00			
Schulterblatt	4,50	77,00			
Überbein	4,50	56,00			
Unterarm	4,50	56,50			
Unterschenkelknochen	4,50	56,50			
Hüftgelenk	4,50	13,00	69,00		
Kreislauf	5,00	50,50	48,25		
Ekzeme	6,00	31,00	75,00	76,50	
Milben	6,00	59,50			
Muskelzerrung	6,00	45,50	33,50		
Ohrfistel	8,00	31,50			
Ohrspeicheldrüse	8,00	27,00	98,00		
Otitis	8,00	98,00			
Blutungen	9,25				
Epiphysis	10,00	96,00			
Muskelkater	10,00	45,50			
Pferdeenzephalitis	10,00	12,50	36,00	58,00	
Verhaltensstörung	10,00	19,00	24,50		
Weben	10,00	12,50			
Milz	11,00				
Druse	12,00	50,00	73,50	74,00	97,00
Nase	12,00	16,50	74,00		
Pferdeenzephalitis	12,50	36,00	58,00	10,00	
Weben	12,50	10,00			
Strecksehne	12,50	66,00			
Hüftgelenk	13,00	69,00	4,50		
Knie	13,00				
Kniegelenk	13,00	99,00			
Kniescheibe	13,00	13,25			
Krongelenk	13,00	74,00			
Schultergelenk	13,00	46,50			
Kniescheibe	13,25	13,00			
Kehlkopf	13,50				
Hoden	14,00				
Nase	16,50	74,00	12,00		
Hepatitis	17,00				
Bluterguss	18,00	83,50			

Numerische Auflistung / Bezeichnung	F1	F2	F3	F4	F5
Venen	18,00				
Sprunggelenk	18,50				
Vorderfußwurzelgelenk	18,50				
Verhaltensstörung	19,00	24,50	10,00		
Prostata	19,50	88,00			
Atlas	20,00	50,50			
Luftröhre	20,00	84,00			
Tonsilla	20,50				
Rippenfell	21,00				
Zahnstein	21,75				
Karzinom	22,50				
Wunden	23,00	28,00			
Motorisches System	23,50				
Verhaltensstörung	24,50	10,00	19,00		
Sehnenentzündung	25,00	66,50			
Ventriculus	25,00				
Schmerzen	25,00	31,00			
Widerrist	25,50	60,00	85,00		
Kondition	26,00				
Warzen	26,50				
Ohrspeicheldrüse	27,00	98,00	8,00		
Fohlenlähme	27,00	74,00	93,00		
Lymphe	27,00				
Lymphknotenschwellung	27,00	68,50	75,00		
Anämie	27,00	64,00			
Muskelentzündung	27,50	45,50			
Fesselgelenkschale	28,00	4,50			
Wunden	28,00	23,00			
Fesselkopf	28,25	4,50			
Fesselgelenk	28,50	4,50			
Auge	29,00	64,00			
Ekzeme	31,00	75,00	76,50	6,00	
Schmerzen	31,00	25,00			
Ohrfistel	31,50	8,00			
Haut	31,50	85,00			
Fesselbein	32,00	4,50			
Bronchitis akut	32,00	46,00	92,00		
Lunge	32,00	76,50	72,00		
Muskelzerrung	33,50	6,00	45,50		
Verstauchung	33,50				
Piephacke	34,00				
Pferdeenzephalitis	36,00	58,00	10,00	12,50	
Pferdegrippe	36,00	58,00	84,00		
Sommerekzem	36,50	97,25			
Herzrhytmus	37,00				
Darmkolik	37,50	43,00			
Kriebelmückenstiche	38,00	80,00	95,00		
Pylorus	38,00	60,00			
Husten	38,50				
Herz	39,00				
Koppen	39,00				
Zähne oben	39,00				
Fersenhöcker	40,00	4,50			
Niere	40,00	53,00			
Rückenwirbel	40,25	96,00			
Myocard	41,00				
Pericard	42,50				
Darmkolik	43,00	37,50			

Numerische Auflistung / Bezeichnung	F1	F2	F3	F4	F5
Endocard	43,00				
Fohlendurchfall	43,50	77,00			
Aborte	44,50				
Hufgeschwür	44,50	61,00	66,50		
Mauke	44,50				
Muskelzerrung	45,50	33,50	6,00		
Muskelkater	45,50	10,00			
Muskelentzündung	45,50	27,50			
Blasenentzündung	45,50				
Huf Trachtenwand	45,50				
Arteria coronar.	46,00				
Huf Seitenwand	46,00				
Lungenentzündung	46,00	72,00	73,50		
Huflederhautentzündung	46,00	73,50			
Hufrolle	46,00	64,00			
Hufrollenentzündung	46,00	75,50	64,00		
Schultergelenk	46,50	13,00			
Allergie Holz	47,00				
Huf Zehenwand	47,00				
Stoffwechsel	47,00	47,25			
Stoffwechsel	47,25	47,00			
Allergie Stroh	47,25				
Arterien	47,50				
Kreislauf	48,25	5,00	50,50		
Lungenkreislauf	48,25				
Ellenbogenhöcker	49,00	4,50			
Blase	49,00	87,00			
Hufgelenk	49,00	0,00			
Magen	49,00	59,75	73,00		
Blutdruck	49,00	62,00	57,50		
Bindegewebe	49,50				
Druse	50,00	73,50	74,00	97,00	12,00
Kreislauf	50,50	48,25	5,00		
Atlas	50,50	20,00			
Kolik	50,50	82,50	88,00		
Ureter	51,00	86,00			
Hufbein	52,00				
Pancreas	52,00				
Ellenbogengelenk	52,50	4,50			
Spat	52,50				
Niere	53,00	40,00			
Hautpilz	53,50				
Nierenentzündung	54,00	54,50			
Nierenentzündung	54,50	54,00			
Fesselgelenkgallen	55,00				
Leber	55,00	56,00			
Überbein	56,00	4,50			
Leber	56,00	55,00			
Unterarm	56,50	4,50			
Unterschenkelknochen	56,50	4,50			
Zeckenbiss	57,25	82,75			
Uterus	57,50				
Blutdruck	57,50	49,00	62,00		
Pferdeenzephalitis	58,00	10,00	12,50	36,00	
Pferdegrippe	58,00	84,00	36,00		
Milben	59,50	6,00			
Magen	59,75	73,00	49,00		
Widerrist	60,00	85,00	25,50		
Pylorus	60,00	38,00			

Numerische Auflistung / Bezeichnung	F1	F2	F3	F4	F5
Magengeschwür	60,50	63,00			
Erbsenbein	61,00	4,50			
Hufgeschwür	61,00	66,50	44,50		
Duodenum	61,00				
Colon	61,50	62,00			
Colon	62,00	61,50			
Blutdruck	62,00	57,50	49,00		
Glandula thyreoidea	62,00				
Magengeschwür	63,00	60,50			
Darmentzündung	63,00				
Rektum	63,00				
Spulwurmbefall	63,25				
Würmer	63,25				
Verstopfung	63,50	89,50			
Auge	64,00	29,00			
Hufrolle	64,00	46,00			
Hufrollenentzündung	64,00	46,00	75,50		
Anämie	64,00	27,00			
Arthritis	64,00				
Schulterlahmheit	65,25				
Strecksehne	66,00	12,50			
Sehnen	66,00				
Sehnenentzündung	66,50	25,00			
Hufgeschwür	66,50	44,50	61,00		
Darmverletzung	67,00	69,50	86,00		
Halswirbel	67,50				
Schlund	68,00				
Allergie Heu	68,25				
Lymphknotenschwellung	68,50	75,00	27,00		
Beschälseuche	68,50				
Griffelbein	69,00	4,50			
Hüftgelenk	69,00	4,50	13,00		
Darmverletzung	69,50	86,00	67,00		
Jejunum	70,00				
Lunge	72,00	32,00	76,50		
Lungenentzündung	72,00	73,50	46,00		
Magen	73,00	49,00	59,75		
Druse	73,50	74,00	97,00	12,00	50,00
Hufl ederhautentzündung	73,50	46,00			
Lungenentzündung	73,50	72,00	46,00		
Druse	74,00	97,00	12,00	50,00	73,50
Nase	74,00	12,00	16,50		
Krongelenk	74,00	13,00			
Fohlenlähme	74,00	93,00	27,00		
Hufrehe	74,00				
Ekzeme	75,00	76,50	6,00	31,00	
Lymphknotenschwellung	75,00	27,00	68,50		
Rückenstrang	75,00	91,00			
Hufrollenentzündung	75,50	64,00	46,00		
Dämpfigkeit	76,00	92,00			
Lendenwirbel	76,00	95,00			
Ekzeme	76,50	31,00	6,00	75,00	
Lunge	76,50	72,00	32,00		
Bronchitis chron.	76,50	86,00	46,00		
Schulter	77,00	4,50			
Schulterblatt	77,00	4,50			
Fohlendurchfall	77,00	43,50			
Grauer Star	79,00				

Numerische Auflistung / Bezeichnung	F1	F2	F3	F4	F5
Ödem	79,00				
Kriebelmückenstiche	80,00	38,00	95,00		
Bindehautentzündung	81,00				
Schnupfen	81,00				
Luftwege	82,00				
Kolik	82,50	88,00	50,50		
Zeckenbiss	82,75	57,25			
Bluterguss	83,50	18,00			
Zähne unten	83,50				
Luftröhre	84,00	20,00			
Pferdegrippe	84,00	36,00	58,00		
Mähnen-Schweifekzem	84,75				
Schweifekzem	84,75				
Widerrist	85,00	25,50	60,00		
Haut	85,00	31,50			
Ureter	86,00	51,00			
Darmverletzung	86,00	67,00	69,50		
Bronchitis chron.	86,00	76,50	46,00		
Blase	87,00	49,00			
Prostata	88,00	19,50			
Kolik	88,00	50,50	82,50		
Hals	89,00				
Ovaria	89,00				
Verstopfung	89,50	63,50			
Pleura	90,00				
Rückenstrang	91,00	75,00			
Genick	91,00				
Hypophysis	91,50				
Bronchitis akut	92,00	32,00	46,00		
Dämpfigkeit	92,00	76,00			
Fohlenlähme	93,00	27,00	74,00		
Kreuzverschlag	94,00	95,00	3,50		
Kreuzbein	94,00	4,50			
Bandwurmbefall	94,50				
Kreuzverschlag	95,00	3,50	94,00		
Gleichbein	95,00	4,50			
Kriebelmückenstiche	95,00	80,00	38,00		
Lendenwirbel	95,00	76,00			
Strahl	95,50				
Strahlbein	95,50				
Epiphysis	96,00	10,00			
Rückenwirbel	96,00	40,25			
Druse	97,00	12,00	50,00	73,50	74,00
Brunstlosigkeit	97,00				
Sommerekzem	97,25	36,50			
Ohrspeicheldrüse	98,00	8,00	27,00		
Otitis	98,00	8,00			
Grüner Star	98,50				
Mastitis	98,50				
Kniegelenk	99,00	13,00			
Nerven	99,00				
Gebärmutterentzündung	99,50				

25.13.3 Alphabetische Tabelle der Frequenzgrundwerte für Hunde

Alphabetische Auflistung / Bezeichnung	F1	F2	F3	F4	F5
Abmagerung	19,50	35,00			
Abszess	86,00				
Abwehrkräfte	26,00				
Afterdrüsen	2,50	68,00			
Afterjucken	24,50	68,00			
Akne	85,00	52,00			
Allergie	36,50	36,00	97,00		
Allopezie	45,00	85,00	4,50		
Anämie	11,50	70,00	84,50		
Angina tonsil.	52,00	82,00			
Arthritis	64,00	78,00			
Augen	72,50				
Augenentzündung	78,50				
Ballenentzündung	86,00				
Bandwurm	63,25				
Bauchschmerzen	82,50				
Bindegewebe	28,00	85,00	85,50		
Bindehautentzündung	28,00	76,00			
Blase	86,00				
Blasenentzündung	64,75	86,00	87,00		
Bluterguss	83,50	18,00			
Bronchien	32,50	46,00			
Bronchitis	67,75	32,50	76,50		
Brustwirbel	67,50	94,00	75,50		
Darm	60,50				
Darmbluten	61,00	66,50	96,00		
Darmentzündung	63,00	96,00			
Durchblutung	46,00				
Durchfall	67,00	61,50			
Ekzeme	64,00				
Endocard	40,00	42,00			
Epilepsie	10,00	12,00	33,50		
Erbrechen	32,50				
Erkältung	12,50	18,00			
Fieber	0,50	73,50			
Gastritis	59,00				
Gelenke	13,75				
Gelenkentzündung	99,00	0,00			
Grauer Star	62,25	75,00	79,00		
Grüner Star	62,25	70,00	98,50		
Grützbeutel	37,00	17,00			
Haarausfall	45,00	85,00			
Haarwechsel	45,00	85,00			
Halsentzündung	18,00	82,00	86,00		
Halswirbel	67,50	94,00	75,50		
Haut	4,50	6,00	51,00		
Hautausschlag	6,00	85,00	26,50		

Alphabetische Auflistung / Bezeichnung	F1	F2	F3	F4	F5
Herz	43,00				
Herzschwäche	40,00	39,00			
Herzvorsteuerung	7,50				
Hirnhautentzündung (FSME)	95,25				
Hitze (Läufigkeit)	22,00				
Hüftgelenke	13,00	99,00	58,50		
Husten	59,00				
Hypothalamus	15,00				
Impffolgen	50,25				
Juckreiz	10,00	85,00	28,00		
Kachexie	10,00	12,50	19,50		
Karzinom	22,50				
Kehlkopf	13,50				
Knochen	4,50	82,50			
Knochenweiche	4,50	69,50	84,00		
Kolik Magen-Darm	62,00	64,50			
Kollaps	58,00				
Krämpfe	10,00	33,50			
Kreislauf	40,00	47,50			
Kreuzwirbel	67,50	94,00	75,50		
Lähmungen	28,50	98,50			
Leber	56,25				
Lebervorsteuerung	69,00				
Lefzen	97,00				
Lendenwirbel	67,50	94,00	75,50		
Lunge	72,00	72,50			
Lungenentzündung	6,50	72,00			
Lymphe	27,00	54,25			
Magen	20,50	80,50	55,50	74,00	
Magenausgang	48,50	80,50			
Magen (Cardia)	81,50				
Milchdrüsen	3,00	98,50			
Mundschleimhaut	23,50	84,00			
Muskulatur	4,00				
Myocard	40,00	43,50			
Nase	74,00				
Nasenausfluss	74,00	57,00	75,50		
Nervenentzündung	25,00	60,00	94,00		
Nierentzündung ak.	53,50	54,50			
Nierentzündung ch.	54,00	54,25	55,25		
Ohrenentzündung ak.	8,00	73,50			
Ohrenentzündung ch.	8,00				
Ohrenzwang	8,00	29,00			
Ovaria	64,00	98,00			
Pericard	40,00	33,00			
Prostata	19,50				
Räude	6,00				
Rheuma	6,50	64,00			
Rücken	67,50	94,00	75,50		
Rutenspitze	67,50	73,50			
Scheinträchtigkeit	10,00	19,00	93,50		

Alphabetische Auflistung / Bezeichnung	F1	F2	F3	F4	F5
Schnauze	84,00	66,50			
Schnupfen	12,00	26,50	27,00		
Schorf	97,00				
Schuppen	52,00				
Staupe	10,00	12,50			
Stimmbänder	24,00				
Stoffwechselstörung	46,00				
Stuttgarter Hundes.	10,00	12,50			
Teckellähme	82,50	0,00			
Temperatur	0,50				
Testes ak.	4,50	14,00			
Testes ch.	4,50				
Tetanus	10,00	23,00	31,00		
Tonsilla	21,00				
Uterusentartung	8,50	45,50			
Uterusentzündung	8,50	99,50			
Ventriculus	81,00				
Verdauungsstörung	25,00				
Vergiftung	49,00				
Verstopfung	82,50	64,50			
Vorhautkatarrh	75,00	12,50			
Warzen	36,00	89,50			
Wunden	23,00	12,50	85,00		
Zahnschmerz	31,00	96,00	52,50		
Zecken	10,00	12,50	26,50		
Zehenentzündung	46,00	75,50			
Zwingerhusten	38,50	13,50			

25.13.4 Numerische Tabelle der Frequenzgrundwerte für Hunde

Numerische Auflistung / Bezeichnung	F1	F2	F3	F4	F5
Gelenkentzündung	0,00	99,00			
Teckellähme	0,00	82,50			
Fieber	0,50	73,50			
Temperatur	0,50				
Afterdrüsen	2,50	68,00			
Milchdrüsen	3,00	98,50			
Muskulatur	4,00				
Allopezie	4,50	45,00	85,00		
Haut	4,50	6,00	51,00		
Knochen	4,50	82,50			
Knochenweiche	4,50	69,50	84,00		
Testes ak.	4,50	14,00			
Testes ch.	4,50				
Haut	6,00	51,00	4,50		
Haut	6,00	4,50	51,00		
Hautausschlag	6,00	85,00	26,50		
Räude	6,00				
Lungenentzündung	6,50	72,00			
Rheuma	6,50	64,00			
Herzvorsteuerung	7,50				
Ohrenentzündung ak.	8,00	73,50			
Ohrenentzündung ch.	8,00				
Ohrenzwang	8,00	29,00			
Uterusentartung	8,50	45,50			
Uterusentzündung	8,50	99,50			
Epilepsie	10,00	12,00	33,50		
Juckreiz	10,00	85,00	28,00		
Kachexie	10,00	12,50	19,50		
Krämpfe	10,00	33,50			
Scheinträchtigkeit	10,00	19,00	93,50		
Staupe	10,00	12,50			
Stuttgarter Hundes.	10,00	12,50			
Tetanus	10,00	23,00	31,00		
Zecken	10,00	12,50	26,50		
Anämie	11,50	70,00	84,50		
Epilepsie	12,00	10,00	33,50		
Schnupfen	12,00	26,50	27,00		
Erkältung	12,50	18,00			
Kachexie	12,50	19,50	10,00		
Kachexie	12,50	10,00	19,50		
Staupe	12,50	10,00			
Stuttgarter Hundes.	12,50	10,00			
Vorhautkatarrh	12,50	75,00			
Wunden	12,50	85,00	23,00		
Zecken	12,50	26,50	10,00		
Hüftgelenke	13,00	99,00	58,50		
Kehlkopf	13,50				

Numerische Auflistung / Bezeichnung	F1	F2	F3	F4	F5
Zwingerhusten	13,50	38,50			
Gelenke	13,75				
Testes ak.	14,00	4,50			
Hypothalamus	15,00				
Grützbeutel	17,00	37,00			
Bluterguss	18,00	83,50			
Erkältung	18,00	12,50			
Halsentzündung	18,00	82,00	86,00		
Scheinträchtigkeit	19,00	93,50	10,00		
Abmagerung	19,50	35,00			
Prostata	19,50				
Magen	20,50	80,50	74,00	55,50	
Tonsilla	21,00				
Hitze (Läufigkeit)	22,00				
Karzinom	22,50				
Tetanus	23,00	31,00	10,00		
Wunden	23,00	12,50	85,00		
Mundschleimhaut	23,50	84,00			
Stimmbänder	24,00				
Afterjucken	24,50	68,00			
Nervenentzündung	25,00	60,00	94,00		
Verdauungsstörung	25,00				
Abwehrkräfte	26,00				
Hautausschlag	26,50	6,00	85,00		
Schnupfen	26,50	27,00	12,00		
Zecken	26,50	10,00	12,50		
Lymphe	27,00	54,25			
Schnupfen	27,00	26,50	12,00		
Bindegewebe	28,00	85,00	85,50		
Bindehautentzündung	28,00	76,00			
Juckreiz	28,00	10,00	85,00		
Lähmungen	28,50	98,50			
Ohrenzwang	29,00	8,00			
Tetanus	31,00	23,00	10,00		
Zahnschmerz	31,00	96,00	52,50		
Bronchien	32,50	46,00			
Bronchitis	32,50	76,50	67,75		
Erbrechen	32,50				
Pericard	33,00	40,00			
Epilepsie	33,50	10,00	12,00		
Krämpfe	33,50	10,00			
Abmagerung	35,00	19,50			
Allergie	36,00	97,00	36,50		
Warzen	36,00	89,50			
Allergie	36,50	36,00	97,00		
Grützbeutel	37,00	17,00			
Zwingerhusten	38,50	13,50			
Herzschwäche	39,00	40,00			
Endocard	40,00	42,00			
Herzschwäche	40,00	39,00			
Kreislauf	40,00	47,50			

Numerische Auflistung / Bezeichnung	F1	F2	F3	F4	F5
Myocard	40,00	43,50			
Pericard	40,00	33,00			
Endocard	42,00	40,00			
Herz	43,00				
Myocard	43,50	40,00			
Allopezie	45,00	85,00	4,50		
Haarausfall	45,00	85,00			
Haarwechsel	45,00	85,00			
Uterusentartung	45,50	8,50			
Bronchien	46,00	32,50			
Durchblutung	46,00				
Stoffwechselstörung	46,00				
Zehenentzündung	46,00	75,50			
Kreislauf	47,50	40,00			
Magenausgang	48,50	80,50			
Vergiftung	49,00				
Impffolgen	50,25				
Akne	52,00	85,00			
Angina tonsil.	52,00	82,00			
Schuppen	52,00				
Zahnschmerz	52,50	31,00	96,00		
Nierentzündung ak.	53,50	54,50			
Nierentzündung ch.	54,00	54,25	55,25		
Lymphe	54,25	27,00			
Nierentzündung ch.	54,25	55,25	54,00		
Nierentzündung ak.	54,50	53,50			
Nierentzündung ch.	55,25	54,25	54,00		
Leber	56,25				
Nasenausfluss	57,00	75,50	74,00		
Kollaps	58,00				
Hüftgelenke	58,50	13,00	99,00		
Gastritis	59,00				
Husten	59,00				
Nervenentzündung	60,00	94,00	25,00		
Darm	60,50				
Darmbluten	61,00	66,50	96,00		
Durchfall	61,50	67,00			
Kolik Magen-Darm	62,00	64,50			
Grauer Star	62,25	75,00	79,00		
Grüner Star	62,25	70,00	98,50		
Darmentzündung	63,00	96,00			
Bandwurm	63,25				
Arthritis	64,00	78,00			
Ekzeme	64,00				
Ovaria	64,00	98,00			
Rheuma	64,00	6,50			
Kolik Magen-Darm	64,50	62,00			
Verstopfung	64,50	82,50			
Blasenentzündung	64,75	86,00	87,00		
Darmbluten	66,50	61,00	96,00		
Schnauze	66,50	84,00			

Numerische Auflistung / Bezeichnung	F1	F2	F3	F4	F5
Durchfall	67,00	61,50			
Brustwirbel	67,50	94,00	75,50		
Halswirbel	67,50	94,00	75,50		
Kreuzwirbel	67,50	94,00	75,50		
Lendenwirbel	67,50	94,00	75,50		
Rücken	67,50	94,00	75,50		
Rutenspitze	67,50	73,50			
Bronchitis	67,75	32,50	76,50		
Afterdrüsen	68,00	2,50			
Afterjucken	68,00	24,50			
Lebervorsteuerung	69,00				
Knochenweiche	69,50	84,00	4,50		
Anämie	70,00	11,50	84,50		
Grüner Star	70,00	62,25	98,50		
Lunge	72,00	72,50			
Lungenentzündung	72,00	6,50			
Augen	72,50				
Lunge	72,50	72,00			
Fieber	73,50	0,50			
Ohrenentzündung ak.	73,50	8,00			
Rutenspitze	73,50	67,50			
Magen	74,00	20,50	55,50	80,50	
Nase	74,00				
Nasenausfluss	74,00	57,00	75,50		
Grauer Star	75,00	62,25	79,00		
Vorhautkatarrh	75,00	12,50			
Brustwirbel	75,50	67,50	94,00		
Halswirbel	75,50	67,50	94,00		
Kreuzwirbel	75,50	67,50	94,00		
Lendenwirbel	75,50	67,50	94,00		
Nasenausfluss	75,50	74,00	57,00		
Rücken	75,50	67,50	94,00		
Zehenentzündung	75,50	46,00			
Bindehautentzündung	76,00	28,00			
Bronchitis	76,50	67,75	32,50		
Arthritis	78,00	64,00			
Augenentzündung	78,50				
Grauer Star	79,00	62,25	75,00		
Magen	80,50	74,00	55,50	20,50	
Magenausgang	80,50	48,50			
Ventriculus	81,00				
Magen (Cardia)	81,50				
Angina tonsil.	82,00	52,00			
Halsentzündung	82,00	18,00	86,00		
Bauchschmerzen	82,50				
Knochen	82,50	4,50			
Teckellähme	82,50	0,00			
Verstopfung	82,50	64,50			
Bluterguss	83,50	18,00			
Knochenweiche	84,00	4,50	69,50		
Mundschleimhaut	84,00	23,50			

Numerische Auflistung / Bezeichnung	F1	F2	F3	F4	F5
Schnauze	84,00	66,50			
Anämie	84,50	11,50	70,00		
Akne	85,00	52,00			
Allopezie	85,00	45,00	4,50		
Bindegewebe	85,00	85,50	28,00		
Haarausfall	85,00	45,00			
Haarwechsel	85,00	45,00			
Hautausschlag	85,00	26,50	6,00		
Juckreiz	85,00	28,00	10,00		
Wunden	85,00	23,00	12,50		
Bindegewebe	85,50	85,00	28,00		
Abszess	86,00				
Ballenentzündung	86,00				
Blase	86,00				
Blasenentzündung	86,00	87,00	64,75		
Halsentzündung	86,00	18,00	82,00		
Blasenentzündung	87,00	64,75	86,00		
Warzen	89,50	36,00			
Scheinträchtigkeit	93,50	19,00	10,00		
Brustwirbel	94,00	67,50	75,50		
Halswirbel	94,00	75,50	67,50		
Kreuzwirbel	94,00	75,50	67,50		
Lendenwirbel	94,00	75,50	67,50		
Nervenentzündung	94,00	60,00	25,00		
Rücken	94,00	75,50	67,50		
Hirnhautentzündung (FSME)	95,25				
Darmbluten	96,00	61,00	66,50		
Darmentzündung	96,00	63,00			
Zahnschmerz	96,00	52,50	31,00		
Allergie	97,00	36,50	36,00		
Lefzen	97,00				
Schorf	97,00				
Ovaria	98,00	64,00			
Grüner Star	98,50	62,25	70,00		
Lähmungen	98,50	28,50			
Milchdrüsen	98,50	3,00			
Gelenkentzündung	99,00	0,00			
Hüftgelenke	99,00	58,50	13,00		
Uterusentzündung	99,50	8,50			

25.13.5 Alphabetische Tabelle der Frequenzgrundwerte für Katzen

Alphabetische Auflistung / Bezeichnung	F1	F2	F3	F4	F5
Abmagerung	30,50				
Abszess	63,00	79,00	86,00		
Abwehrkraft	26,00	58,00			
Allergie	69,00				
Altersherz	39,50	42,00			
Analdrüsen	56,50				
Anämie	45,00				
Angst	13,00				
Atemwege	39,50				
Augen	70,00				
Augen, tränend	77,00				
Bauchfellentzündung	55,56	5,42			
Becken	4,50				
Bindehautentzündung, chronisch	79,50				
Bindehautentzündung, akut	79,00				
Blähungen	82,50				
Blasenentzündung, akut	84,00	61,00			
Blasenentzündung, chronisch	54,00	77,50			
Borrelia	10,00	12,50	29,30		
Bronchien	34,00	45,00			
Chlamydien	5,21				
Colibakterien	96,00				
Darmentzündung	63,00	64,00	30,50		
Darmkrämpfe	67,50	63,00			
Diabetes	97,50	24,00			
Dickdarm	66,00				
Dünndarm	74,00	30,50	63,00		
Durchfall	66,00	52,40			
Durchfall, blutig	66,00				
Ekzeme	57,50	64,00			
Entzündungen	30,50	75,50			
Epilepsie	10,00	12,00	31,50		
Erbrechen	32,50				
Fehlgeburt	75,20				
Fieber	20,50				
FiP	58,50	64,50	74,00		
FiV	20,50	31,00			
Flohbissallergie	88,00				
FSME	10,00	30,50	93,00		
Gebärmuttervereiterung	99,50	6,50	30,50		
Gelenke	4,50	5,50			
Gelenkentzündung	45,00	30,50			
Geschwüre	30,50	80,50			
Grauer Star	62,25	75,00			
Grippe	82,00				
Grüner Star	62,25	70,00			
Haarausfall, Haarkleid	85,00	53,00			
Harngrieß und Steine	73,50				

Alphabetische Auflistung / Bezeichnung	F1	F2	F3	F4	F5
Harnverhalten	87,00	88,00			
Haut	6,00	85,00	51,00		
Hepatitis	51,00				
Herpes	34,50	5,30			
Herz	39,00	42,00			
Herzschwäche	43,50				
Herzschwäche	39,50	42,00	44,00		
Hüfte	4,50				
Husten	2,50	33,00	59,00		
Immunsystem	95,00	69,00			
Juckreiz	45,50	81,00	10,00		
Katzenakne	69,50				
Katzenbandwurm	73,50				
Katzenschnupfen	27,00	9,50			
Katzenseuche	25,00				
Katzenstaupe	5,21				
Kehlkopfentzündung	13,50	30,50			
Knie	4,50				
Knochenbruch	45,00	69,50			
Knochenhaut	4,50				
Knochenmark	43,00	44,00			
Krämpfe	43,00				
Lahmheit	9,50				
Lähmung des Rückens	64,50	34,00			
Leber	56,00	25,00			
Leptospirose	4,85				
Leukose	17,50	19,00			
Lipom	34,50				
Lymphknoten	27,50				
Magen-Darm-Entzündung	49,00	57,00			
Magengeschwür	30,50	66,00	80,50		
Magenschleimhaut	30,50	49,00	80,50		
Mammatumor	22,50				
Metastasen	22,50	5,00			
Milben	79,60				
Milchdrüsenentzündung	30,50				
Mundschleimhaut	66,00	65,00			
Myocard	42,00	43,50			
Niere	53,50				
Nierenentzündung	54,00	30,00	5,50		
Nierensteine	54,25				
Ohr	29,00				
Ohrenentzündung	30,50	28,00	29,00		
Ohrspeicheldrüse	9,50				
Ostitis	30,50				
Pancreas	26,50	7,50			
Parodontose	30,50				
Parvovirus	25,00				
Pleuritis	30,50	33,00			
Pneumonitis	72,00	30,50			
Pseudowut	3,92	2,28			
Quetschungen	34,00				
Räudemilben	3,92	5,35			

Alphabetische Auflistung / Bezeichnung	F1	F2	F3	F4	F5
Retroviren	2,21	4,28			
Salmonellen	3,00				
Schienbein	100,00	95,00	4,50		
Sinusitis	30,50				
Spulwürmer	73,50				
Stirnhöhlenvereiterung	6,00	10,00	30,50	74,00	91,50
Stomatitis / Geschwüre	66,00	65,00			
Tetanus	4,78	4,28			
Tonsillen	30,50	18,50			
Toxoplasmose	4,21	4,43	4,42		
Trichinose	6,53				
Tumor	22,50	5,00	93,50	97,50	
Uterusvorfall	99,50	30,50			
Vergiftung	90,15	19,00			
Verstopfung	25,00	82,50			
Warzen	89,50				
Wunden	12,50	65,00			
Wurmbefall, allgemein	73,50				
Zähne	31,00	96,00			
Zehenentzündung	30,00				
Zwölffingerdarm	30,50	79,00	63,00		

25.13.6 Numerische Tabelle der Frequenzgrundwerte für Katzen

Numerische Auflistung / Bezeichnung	F1	F2	F3	F4	F5
Retroviren	2,21	4,28			
Pseudowut	2,28	3,92			
Husten	2,50	33,00	59,00		
Salmonellen	3,00				
Pseudowut	3,92	2,28			
Räudemilben	3,92	5,35			
Toxoplasmose	4,21	4,43	4,42		
Tetanus	4,28	4,78			
Retroviren	4,28	2,21			
Toxoplasmose	4,42	4,43	4,21		
Toxoplasmose	4,43	4,42	4,21		
Schienbein	4,50	95,00	100,00		
Becken	4,50				
Gelenke	4,50	5,50			
Hüfte	4,50				
Knie	4,50				
Knochenhaut	4,50				
Tetanus	4,78	4,28			
Leptospirose	4,85				
Tumor	5,00	93,50	22,50	97,50	
Metastasen	5,00	22,50			
Chlamydien	5,21				
Katzenstaupe	5,21				
Herpes	5,30	34,50			
Räudemilben	5,35	3,92			
Bauchfellentzündung	5,42	55,56			
Nierenentzündung	5,50	30,00	54,00		
Gelenke	5,50	4,50			
Nierenentzündung	5,50	30,00	54,00		
Haut	6,00	85,00	51,00		
Stirnhöhlenvereiterung	6,00	10,00	30,50	74,00	91,50
Gebärmuttervereiterung	6,50	30,50	99,50		
Trichinose	6,53				
Pancreas	7,50	26,00			
Katzenschnupfen	9,50	27,00			
Lahmheit	9,50				
Ohrspeicheldrüse	9,50				
Stirnhöhlenvereiterung	10,00	91,50	6,00	30,50	10,00
Borrelia	10,00	12,50	29,30		
Epilepsie	10,00	12,00	31,50		
FSME	10,00	30,50	93,00		
Juckreiz	10,00	45,50	81,00		
Epilepsie	12,00	10,00	31,50		
Borrelia	12,50	10,00	29,30		
Wunden	12,50	65,00			
Angst	13,00				
Kehlkopfentzündung	13,50	30,50			
Leukose	17,50	19,00			
Tonsillen	18,50	30,50			
Leukose	19,00	17,50			

Numerische Auflistung / Bezeichnung	F1	F2	F3	F4	F5
Vergiftung	19,00	90,15			
Fieber	20,50				
FiV	20,50	31,00			
Mammatumor	22,50				
Metastasen	22,50	5,00			
Tumor	22,50	5,00	93,50	97,50	
Diabetes	24,00	97,50			
Katzenseuche	25,00				
Parvovirus	25,00				
Verstopfung	25,00	82,50			
Leber	25,00	56,00			
Abwehrkraft	26,00	58,00			
Pancreas	26,50	7,50			
Katzenschnupfen	27,00	9,50			
Lymphknoten	27,50				
Ohrenentzündung	28,00	29,00	30,50		
Ohrenentzündung	29,00	28,00	30,50		
Ohr	29,00				
Borrelia	29,30	12,50	10,00		
Nierenentzündung	30,00	5,50	54,00		
Zehenentzündung	30,00				
Nierenentzündung	30,00	5,50	54,00		
Pneumonitis	30,50	72,00			
Kehlkopfentzündung	30,50	13,50			
FSME	30,50	93,00	10,00		
Abmagerung	30,50				
Entzündungen	30,50	75,50			
Geschwüre	30,50	80,50			
Magengeschwür	30,50	66,00	80,50		
Magenschleimhaut	30,50	49,00	80,50		
Milchdrüsenentzündung	30,50				
Ohrenentzündung	30,50	28,00	29,00		
Ostitis	30,50				
Parodontose	30,50				
Pleuritis	30,50	33,00			
Sinusitis	30,50				
Stirnhöhlenvereiterung	30,50	74,00	6,00	10,00	91,50
Tonsillen	30,50	18,50			
Zwölffingerdarm	30,50	79,00	63,00		
Uterusvorfall	30,50	99,50			
Gebärmuttervereiterung	30,50	6,50	99,50		
Dünndarm	30,50	74,00	63,00		
Pneumonitis	30,50				
Darmentzündung	30,50	64,00	63.00		
Gelenkentzündung	30,50	45,00			
FiV	31,00	20,50			
Zähne	31,00	96,00			
Epilepsie	31,50	10,00	12,00		
Erbrechen	32,50				
Pleuritis	33,00	30,50			
Husten	33,00	59,00	2,50		
Bronchien	34,00	45,00			

Numerische Auflistung / Bezeichnung	F1	F2	F3	F4	F5
Quetschungen	34,00				
Lähmung des Rückens	34,00	64,50			
Herpes	34,50	5,30			
Lipom	34,50				
Herz	39,00	42,00			
Altersherz	39,50	42,00			
Atemwege	39,50				
Herzschwäche	39,50	42,00	44,00		
Herz	42,00	39,00			
Myocard	42,00	43,50			
Herzschwäche	42,00	44,00	39,50		
Altersherz	42,00	39,50			
Knochenmark	43,00	44,00			
Krämpfe	43,00				
Herzschwäche	43,50				
Myocard	43,50	42,00			
Knochenmark	44,00	43,00			
Herzschwäche	44,00	42,00	39,50		
Bronchien	45,00	34,00			
Anämie	45,00				
Gelenkentzündung	45,00	30,50			
Knochenbruch	45,00	69,50			
Juckreiz	45,50	81,00	10,00		
Magenschleimhaut	49,00	80,50	30,50		
Magen-Darm-Entzündung	49,00	57,00			
Haut	51,00	85,00	6,00		
Hepatitis	51,00				
Durchfall	52,40	66,00			
Durchfall	52,40	66,00			
Haarausfall	53,00	85,00			
Niere	53,50				
Blasenentzündung, chronisch	54,00	77,50			
Nierenentzündung	54,00	30,00	5,50		
Nierensteine	54,25				
Bauchfellentzündung	55,56	5,42			
Leber	56,00	25,00			
Analdrüsen	56,50				
Magen-Darm-Entzündung	57,00	49,00			
Ekzeme	57,50	64,00			
Abwehrkraft	58,00	26,00			
FiP	58,50	64,50	74,00		
Husten	59,00	33,00	2,50		
Blasenentzündung, akut	61,00	84,00			
Grauer Star	62,25	75,00			
Grüner Star	62,25	70,00			
Zwölffingerdarm	63,00	79,00	30,50		
Abszess	63,00	79,00	86,00		
Darmentzündung	63,00	64,00	30,50		
Dünndarm	63,00	74,00	30,50		
Darmkrämpfe	63,00	67,50			
Darmentzündung	64,00	63,00	30,50		
Ekzeme	64,00	57,50			
Lähmung des Rückens	64,50	34,00			

Numerische Auflistung / Bezeichnung	F1	F2	F3	F4	F5
FiP	64,50	74,00	58,50		
Wunden	65,00	12,50			
Stomatitis / Geschwüre	65,00	66,00			
Mundschleimhaut	65,00	66,00			
Magengeschwür	66,00	80,50	30,50		
Dickdarm	66,00				
Durchfall	66,00	52,40			
Durchfall, blutig	66,00				
Mundschleimhaut	66,00	65,00			
Stomatitis/Geschwüre	66,00	65,00			
Darmkrämpfe	67,50	63,00			
Allergie	69,00				
Immunsystem	69,00	95,00			
Katzenakne	69,50				
Knochenbruch	69,50	45,00			
Grüner Star	70,00	62,25			
Augen	70,00				
Pneumonitis	72,00	30,50			
Harngrieß und Steine	73,50				
Katzenbandwurm	73,50				
Spulwürmer	73,50				
Wurmbefall, allgemein	73,50				
Stirnhöhlenvereiterung	74,00	30,50	6,00	10,00	91,50
Dünndarm	74,00	30,50	63,00		
FiP	74,00	64,50	58,50		
Grauer Star	75,00	62,25			
Fehlgeburt	75,20				
Entzündung	75,50	30,50			
Augen, tränend	77,00				
Blasenentzündung, chronisch	77,50	54,00			
Zwölffingerdarm	79,00	63,00	30,50		
Bindehautentzündung, akut	79,00				
Abszess	79,00	86,00	63,00		
Bindehautentzündung, chronisch	79,50				
Milben	79,60				
Magenschleimhaut	80,50	30,50	49,00		
Magengeschwür	80,50	66,00	30,50		
Geschwüre	80,50	30,50			
Juckreiz	81,00	10,00	45,50		
Grippe	82,00				
Verstopfung	82,50	25,00			
Blähungen	82,50				
Blasenentzündung, akut	84,00	61,00			
Haut	85,00	51,00	6,00		
Haarausfall, Haarkleid	85,00	53,00			
Abszess 86,00	79,00	63,00			
Harnverhalten	87,00	88,00			
Flohbissallergie	88,00	87,00			
Harnverhalten	88,00				
Warzen	89,50				
Vergiftung	90,15	19,00			
Stirnhöhlenvereiterung	91,50	10,00	6,00	30,50	74,00
FSME	93,00	30,50	10,00		

Numerische Auflistung / Bezeichnung	F1	F2	F3	F4	F5
Tumor	93,50	5,00	22,50	97,50	
Schienbein	95,00	4,50	100,00		
Immunsystem	95,00	69,00			
Schienbein	95,00	100,00	4,50		
Zähne	96,00	31,00			
Colibakterien	96,00				
Diabetes	97,50	24,00			
Tumor	97,50	93,50	5,00	22,50	
Gebärmuttervereiterung	99,50	6,50	30,50		
Uterusvorfall	99,50	30,50			
Schienbein	100,00	95,00	4,50		

25.14 Organbezogene Meridian- und Erregertabellen

Den folgenden Tabellen können die Korrelationen zwischen physiologischen Strukturen, den dort mittels Bioresonanz nach Paul Schmidt gefundenen Erregerstrukturen sowie den passenden Meri-dianen entnommen werden. Das Herausfinden der Erregerstrukturen basiert auf über 26.000 Messungen an Patienten und wurde von HP Karin Schußmann durchgeführt, der an dieser Stelle dafür ausdrücklich gedankt sei. Die vorliegende Tabelle kann als Kopiervorlage genutzt werden.

38.00 Kreislaufsystem Physiologie gesamt					
zugehörige Meridiane	N	+/-	zugehörige Erreger	N	+/-
02.15 Herz-Meridian			21.88 Rickettsien		
02.19 Leber-Meridian			24.51 Clonorchis sinensis		
			25.15 Chilomastix-Zysten (Ratte)		
			25.16 Chilomonas		
			25.85 Blutparasiten		
			27.10 Hefepilze gesamt		

40.00 Herz Physiologie gesamt					
zugehörige Meridiane	N	+/-	zugehörige Erreger	N	+/-
02.20 Herz-Kreislauf-Meridian			20.22 Streptococcus mitis		
			21.88 Rickettsien		
			24.22 Dirofilaria immitis (Herzwurm)		
			24.51 Clonorchis sinensis		
			25.15 Chilomastix-Zysten (Ratte)		
			25.16 Chilomonas		
			25.85 Blutparasiten		
			25.86 Pneumocystis jiroveci (carinii)		

42.00 Atemwege Physiologie gesamt					
zugehörige Meridiane	N	+/-	zugehörige Erreger	N	+/-
02.11 Lungen-Meridian			20.12 Beta hämolysierende Streptokokken		
02.12 Dickdarm-Meridian			20.19 Staphylococcus aureus		
02.14 Milz-Meridian			20.22 Streptococcus mitis		
02.17 Blasen-Meridian			20.23 Streptococcus pneumoniae		
02.21 Meridian des Dreifach-Erwärmers			20.24 Streptococcus pyogenes		
02.22 Gallenblasen-Meridian			20.44 Bazillen		
			20.49 Bordetella pertussis		
			20.67 Haemophilus influenzae		
			20.72 Legionella pneumophila		

42.00 Atemwege Physiologie gesamt					
zugehörige Meridiane	N	+/-	zugehörige Erreger	N	+/-
			20.76 Mycobacterium tuberculosis		
			21.15 Klebsiella pneumoniae		
			21.86 Chlamydia trachomatis		
			21.91 Bakterien laryndiale		
			22.11 Adenovirus		
			22.12 Cytomegalie-Virus (CMV)		
			22.13 Epstein-Barr-Virus (EBV)		
			22.15 Herpes simplex		
			22.17 Herpes zoster		
			22.67 Coxsackie-Virus B-1		
			22.68 Coxsackie-Virus B-4		
			22.80 Rhino Virus		
			23.16 Parainfluenza		
			23.33 Influenza A und B Virus		
			23.81 Viren N.N.		
			24.21 Ascaris megalocephala		
			25.86 Pneumocystis jiroveci (carinii)		
			26.12 Aspergillus niger		
			26.41 Aflatoxin		

44.00 Niere / Harnorgane Physiologie gesamt					
zugehörige Meridiane	N	+/-	zugehörige Erreger	N	+/-
02.14 Milz-Meridian			20.66 Gardnerella vaginalis		
02.17 Blasen-Meridian			21.14 Escherichia coli		
02.18 Nieren-Meridian			21.16 Proteus mirabilis		
02.22 Gallenblasen-Meridian			21.17 Proteus vulgaris		
			24.63 Schistosoma haematica		
			24.64 Schistosoma mansoni		
			24.65 Urocleidus		
			25.41 Trichomonas vaginalis		
			25.85 Blutparasiten		
			25.86 Pneumocystis jiroveci (carinii)		
			27.11 Candida albicans		

46.00 Verdauungssystem Physiologie gesamt					
zugehörige Meridiane	N	+/-	zugehörige Erreger	N	+/-
02.13 Magen-Meridian			20.22 Streptococcus mitis		
02.14 Milz-Meridian			20.69 Helicobacter pylori		

46.00 Verdauungssystem Physiologie gesamt					
zugehörige Meridiane	N	+/-	zugehörige Erreger	N	+/-
02.19 Leber-Meridian			21.11 Enterobacter aerogenes		
02.21 Meridian des Dreifach-Erwärmers			21.19 Salmonella enteritidis		
02.22 Gallenblasen-Meridian			21.20 Salmonella paratyphi		
02.24 Konzeptions-Gefäß-Meridian			21.21 Salmonella typhi		
			21.23 Shigella dysenteriae		
			21.93 Kariesbakterien		
			22.78 Noro Virus		
			23.56 Rota Viren		
			24.21 Ascaris megalocephala		
			24.23 Enterobius vermicularis		
			24.28 Oxyuren		
			24.31 Strongyloides (filariform)		
			24.54 Eurytrema pancreaticum		
			24.56 Fasciolopsis buski		
			24.58 Gastrothylax elongatus		
			24.63 Schistosoma haematica		
			24.64 Schistosoma mansoni		
			24.84 Taenia saginata		
			24.85 Taenia solium		
			25.35 Naegleria fowleri		
			27.11 Candida albicans		

48.00 Leber-Galle-Bauchspeicheldrüse Physiologie gesamt					
zugehörige Meridiane	N	+/-	zugehörige Erreger	N	+/-
02.19 Leber-Meridian			20.69 Helicobacter pylori		
02.22 Gallenblasen-Meridian			22.14 Hepatitis B-Virus		
02.23 Gouverneur-Gefäß-Meridian			22.74 Hepatitis A-Virus		
			22.75 Hepatitis C-Virus		
			24.41 Capillaria hepatica (Leber)		
			24.54 Eurytrema pancreaticum		
			24.55 Fasciola hepatica		
			24.58 Gastrothylax elongatus		
			24.81 Echinococcus granulosus		
			24.82 Echinococcus multilocularis		
			26.41 Aflatoxin		

52.00 Bewegungsapparat Physiologie gesamt					
zugehörige Meridiane	N	+/-	zugehörige Erreger	N	+/-
02.12 Dickdarm-Meridian			20.22 Streptococcus mitis		
02.16 Dünndarm-Meridian			20.76 Mycobacterium tuberculosis		
02.17 Blasen-Meridian			21.27 Yersinia enterocolitica		
02.19 Leber-Meridian			21.61 Borrelien		
02.22 Gallenblasen-Meridian			21.86 Chlamydia trachomatis		
			21.88 Rickettsien		
			21.95 Schmerzbakterien		
			21.96 Tuberkulinum burnetti		
			22.12 Cytomegalie-Virus (CMV)		
			22.13 Epstein-Barr-Virus (EBV)		
			22.15 Herpes simplex		
			22.17 Herpes zoster		
			22.64 Chikungunya		
			22.67 Coxsackie-Virus B-1		
			22.68 Coxsackie-Virus B-4		
			23.56 Rota Viren		
			23.81 Viren N.N.		
			24.32 Trichinella spiralis (Muskel)		
			24.33 Trichuris sp.		
			24.61 Paragonimus Westermani		
			24.62 Prosthogonimus macro.		
			25.85 Blutparasiten		
			25.86 Pneumocystis jiroveci (carinii)		
			26.12 Aspergillus niger		
			51.11 Prionen		

54.00 Nervensystem Physiologie gesamt					
zugehörige Meridiane	N	+/-	zugehörige Erreger	N	+/-
02.15 Herz-Meridian			20.22 Streptococcus mitis		
02.17 Blasen-Meridian			21.61 Borrelien		
02.18 Nieren-Meridian			21.88 Rickettsien		
02.19 Leber-Meridian			21.95 Schmerzbakterien		
02.20 Herz-Kreislauf-Meridian			22.12 Cytomegalie-Virus (CMV)		
			22.13 Epstein-Barr-Virus (EBV)		
			22.15 Herpes simplex		
			22.17 Herpes zoster		
			22.64 Chikungunya		

54.00 Nervensystem Physiologie gesamt					
zugehörige Meridiane	N	+/-	zugehörige Erreger	N	+/-
			22.67 Coxsackie-Virus B-1		
			22.68 Coxsackie-Virus B-4		
			23.11 Borna-Virus		
			23.56 Rota Viren		
			23.81 Viren N.N.		
			25.62 Dermatophagoides (Staubmilbe)		
			25.64 Demodex folliculorum (Haarbalgmilbe)		
			25.86 Pneumocystis jiroveci (carinii)		
			26.12 Aspergillus niger		
			26.41 Aflatoxin		

56.00 Sehorgan Physiologie gesamt					
zugehörige Meridiane	N	+/-	zugehörige Erreger	N	+/-
02.19 Leber-Meridian			20.12 Beta hämolysierende Streptokokken		
02.22 Gallenblasen-Meridian			20.19 Staphylococcus aureus		
			20.22 Streptococcus mitis		
			21.88 Rickettsien		
			22.12 Cytomegalie-Virus (CMV)		
			22.13 Epstein-Barr-Virus (EBV)		
			22.15 Herpes simplex		
			22.17 Herpes zoster		
			22.64 Chikungunya		
			22.67 Coxsackie-Virus B-1		
			22.68 Coxsackie-Virus B-4		
			25.14 Blepharisma		
			25.62 Dermatophagoides (Staubmilbe)		
			25.86 Pneumocystis jiroveci (carinii)		
			26.12 Aspergillus niger		
			27.11 Candida albicans		

58.00 Hörorgan Physiologie gesamt					
zugehörige Meridiane	N	+/-	zugehörige Erreger	N	+/-
02.16 Dünndarm-Meridian			20.12 Beta hämolysierende Streptokokken		
02.18 Nieren-Meridian			20.22 Streptococcus mitis		

58.00 Hörorgan Physiologie gesamt					
zugehörige Meridiane	N	+/-	zugehörige Erreger	N	+/-
			21.88 Rickettsien		
			22.12 Cytomegalie-Virus (CMV)		
			22.13 Epstein-Barr-Virus (EBV)		
			22.15 Herpes simplex		
			22.17 Herpes zoster		
			22.64 Chikungunya		
			23.81 Viren N.N.		
			25.62 Dermatophagoides (Staubmilbe)		
			25.86 Pneumocystis jiroveci (carinii)		
			26.12 Aspergillus niger		
			26.41 Aflatoxin		

62.00 Haut/Haare Physiologie gesamt					
zugehörige Meridiane	N	+/-	zugehörige Erreger	N	+/-
02.11 Lungen-Meridian			05.00 Geopathische Belastungen gesamt		
02.12 Dickdarm-Meridian			20.12 Beta hämolysierende Streptokokken		
02.14 Milz-Meridian			20.13 Eikenella corrodens		
02.18 Nieren-Meridian			20.19 Staphylococcus aureus		
02.19 Leber-Meridian			20.21 Streptococcus lactis		
			20.22 Streptococcus mitis		
			20.23 Streptococcus pneumoniae		
			20.24 Streptococcus pyogenes		
			20.25 Streptococcus sp.		
			20.42 Actinomyces israelii		
			20.46 Bacillus cereus		
			20.47 Bacteroides fragilis		
			20.66 Gardnerella vaginalis		
			20.70 Lactobacillus acidophilus		
			20.81 Propionibacterium acnes		
			21.12 Erwinia amylovora		
			21.13 Erwinia carotovora		
			21.16 Proteus mirabilis		
			21.17 Proteus vulgaris		
			21.22 Serratia marcescens		
			21.23 Shigella dysenteriae		

62.00 Haut/Haare Physiologie gesamt					
zugehörige Meridiane	N	+/-	zugehörige Erreger	N	+/-
			22.12 Cytomegalie-Virus (CMV)		
			22.15 Herpes simplex		
			22.17 Herpes zoster		
			22.82 Tabakmosaikvirus		
			23.70 Warzen gesamt		
			23.81 Viren N.N.		
			25.62 Dermatophagoides (Staubmilbe)		
			25.64 Demodex folliculorum (Haarbalgmilbe)		
			25.67 Ornithonyssus (Vogelmilbe)		
			25.68 Sarcoptes scabiei (Krätze)		
			25.84 Troglodytella abrasseri		
			26.05 Pilze I gesamt		
			27.05 Pilze II gesamt		

66.00 Weibliche Geschlechtsorgane Physiologie gesamt					
zugehörige Meridiane	N	+/-	zugehörige Erreger	N	+/-
02.13 Magen-Meridian			20.12 Beta hämolysierende Streptokokken		
02.14 Milz-Meridian			20.19 Staphylococcus aureus		
02.18 Nieren-Meridian			20.21 Streptococcus lactis		
02.24 Konzeptions-Gefäß-Meridian			20.22 Streptococcus mitis		
			20.23 Streptococcus pneumoniae		
			20.24 Streptococcus pyogenes		
			20.25 Streptococcus sp.		
			21.86 Chlamydia trachomatis		
			22.15 Herpes simplex		
			22.17 Herpes zoster		
			22.18 Humanes Papilloma Virus (HPV)		
			25.41 Trichomonas vaginalis		
			27.11 Candida albicans		

68.00 Männliche Geschlechtsorgane Physiologie gesamt					
zugehörige Meridiane	N	+/-	zugehörige Erreger	N	+/-
02.18 Nieren-Meridian			20.12 Beta hämolysierende Streptokokken		

68.00 Männliche Geschlechtsorgane Physiologie gesamt					
zugehörige Meridiane	N	+/-	zugehörige Erreger	N	+/-
02.19 Leber-Meridian			20.19 Staphylococcus aureus		
02.24 Konzeptions-Gefäß-Meridian			20.21 Streptococcus lactis		
			20.22 Streptococcus mitis		
			20.23 Streptococcus pneumoniae		
			20.24 Streptococcus pyogenes		
			20.25 Streptococcus sp.		
			22.15 Herpes simplex		
			22.17 Herpes zoster		
			22.18 Humanes Papilloma Virus (HPV)		
			25.41 Trichomonas vaginalis		
			27.11 Candida albicans		

76.00 Zähne Physiologie gesamt					
zugehörige Meridiane	N	+/-	zugehörige Erreger	N	+/-
02.11 Lungen-Meridian			20.22 Streptococcus mitis		
02.12 Dickdarm-Meridian			21.93 Kariesbakterien		
02.13 Magen-Meridian			22.15 Herpes simplex		
02.14 Milz-Meridian			22.17 Herpes zoster		
02.15 Herz-Meridian			24.52 Cryptocotyle lingua		
02.16 Dünndarm-Meridian			26.05 Pilze I gesamt		
02.17 Blasen-Meridian			27.05 Pilze II gesamt		
02.18 Nieren-Meridian			63.60 Lichen		
02.19 Leber-Meridian					
02.22 Gallenblasen-Meridian					

25.15 Die Programme des RAH

Die folgende Tabelle enthält die bei Drucklegung des Buches (September 2013) erhältlichen Programme des RAH (Rayonex Analyse- und Harmonisierungssystem). Ebenso kann der Tabelle entnommen werden, welches Programm in welchem Gerätemodul integriert wurde.

	PS 10 M8	PS 10 M9	PS 10 M10	PS 1000
00.00 Analysevorbereitung	•	•	•	•

	PS 10 M8	PS 10 M9	PS 10 M10	Polar
01.00 Vitalisierung gesamt	•	•	•	•
01.10 Energieaufladung		•	•	•
01.20 Polaritätsausgleich		•	•	•
01.30 Vorsteuerung		•	•	•
01.40 Chakren gesamt		•	•	•
01.41 Scheitelchakra		•	•	•
01.42 Stirnchakra		•	•	•
01.43 Halschakra		•	•	•
01.44 Herzchakra		•	•	•
01.45 Milzchakra		•	•	•
01.46 Nabelchakra		•	•	•
01.47 Wurzelchakra		•	•	•

	PS 10 M8	PS 10 M9	PS 10 M10	PS 1000
02.00 Akupunkturmeridiane gesamt	•	•	•	•
02.11 Lungen-Meridian		•	•	•
02.12 Dickdarm-Meridian		•	•	•
02.13 Magen-Meridian		•	•	•
02.14 Milz-Meridian		•	•	•
02.15 Herz-Meridian		•	•	•
02.16 Dünndarm-Meridian		•	•	•
02.17 Blasen-Meridian		•	•	•
02.18 Nieren-Meridian		•	•	•
02.19 Leber-Meridian		•	•	•
02.20 Herz-Kreislauf-Meridian		•	•	•
02.21 Meridian des Dreifach-Erwärmers		•	•	•
02.22 Gallenblasen-Meridian		•	•	•
02.23 Gouverneur-Gefäß-Meridian		•	•	•
02.24 Konzeptions-Gefäß-Meridian		•	•	•

	PS 10 M8	PS 10 M9	PS 10 M10	PS 1000
04.00 Elektrosmog gesamt	•	•	•	•
04.10 Elektrische und magnetische Wechselfelder		•	•	•

	PS 10 M8	PS 10 M9	PS 10 M10	PS 1000
04.20 Impulsmodulierte Einstrahlung gesamt		•	•	•
04.21 Mobilfunk		•	•	•
04.22 UMTS		•	•	•
04.23 DECT (Schnurlostelefon)		•	•	•
04.24 WLAN		•	•	•
04.25 Bluetooth		•	•	•
04.26 Satellitenfunk		•	•	•
04.27 Wi Max		•	•	•
04.28 LTE		•	•	•
04.30 Strahlung, Schutz		•	•	•

	PS 10 M8	PS 10 M9	PS 10 M10	PS 1000
05.00 Geopathische Belastungen gesamt	•	•	•	•
05.10 Wasseradern		•	•	•
05.20 Verwerfungen		•	•	•
05.30 Gitternetze gesamt		•	•	•
05.31 Hartmann-Gitternetz-Linie		•	•	•
05.32 Hartmann-Gitternetz-Kreuzung		•	•	•
05.33 Curry-Gitternetz-Linie		•	•	•
05.34 Curry-Gitternetz-Kreuzung		•	•	•
05.35 Benker-Gitternetz-Linie		•	•	•
05.36 Benker-Gitternetz-Kreuzung		•	•	•

	PS 10 M8	PS 10 M9	PS 10 M10	PS 1000
06.00 Säure-Basen-Haushalt gesamt	•	•	•	•
06.10 Bindegewebe		•	•	•
06.20 Bauchspeicheldrüse		•	•	•
06.30 Leber		•	•	•
06.40 Dünndarm		•	•	•

	PS 10 M8	PS 10 M9	PS 10 M10	PS 1000
07.00 Vitalstoffe gesamt	•	•	•	•
07.10 Mineralstoffe gesamt	•	•	•	•
07.11 Calcium		•	•	•
07.12 Kalium		•	•	•
07.13 Magnesium		•	•	•
07.14 Natrium		•	•	•
07.20 Spurenelemente gesamt	•	•	•	•
07.21 Eisen		•	•	•
07.22 Zink		•	•	•
07.23 Kupfer		•	•	•
07.24 Mangan		•	•	•

	PS 10 M8	PS 10 M9	PS 10 M10	PS 1000
07.25 Molybdän		•	•	•
07.26 Jod		•	•	•
07.27 Kobalt		•	•	•
07.28 Chrom		•	•	•
07.29 Selen		•	•	•
07.30 Vitamine, fettlöslich, gesamt	•	•	•	•
07.31 Vitamin A		•	•	•
07.32 Vitamin D		•	•	•
07.33 Vitamin E		•	•	•
07.34 Vitamin K		•	•	•
07.35 Vitamin K1		•	•	•
07.36 Vitamin K2		•	•	•
07.40 Vitamine, wasserlöslich, gesamt	•	•	•	•
07.41 Vitamin C		•	•	•
07.42 Vitamin B1, Thiamin		•	•	•
07.43 Vitamin B2, Riboflavin		•	•	•
07.44 Vitamin B3, Niacin		•	•	•
07.45 Vitamin B5, Panthothensäure		•	•	•
07.46 Vitamin B6, Pyridoxin		•	•	•
07.47 Vitamin B7, Biotin		•	•	•
07.48 Vitamin B9, Folsäure		•	•	•
07.49 Vitamin B12, Cobalamin		•	•	•
07.50 Vitamin B17, Laetril		•	•	•
07.60 Probiotische Bakterien gesamt	•	•	•	•
07.61 Lactobacillus rhamnosus		•	•	•
07.62 Enterrococcus faecium		•	•	•
07.63 Bifidobacterium lactis		•	•	•
07.64 Bifidobacterium longum		•	•	•
07.65 Lactococcus lactis		•	•	•
07.66 Lactobacillus sporogenes		•	•	•
07.67 Lactobacillus casei		•	•	•
07.68 Lactobacillus plantarum		•	•	•
07.69 Lactobacillus acidophilus		•	•	•
07.70 Bifidobacterium infantis		•	•	•
07.71 Lactobacillus salivarius		•	•	•
07.72 Bifidobacterium bifidum		•	•	•
07.80 Fettsäuren gesamt	•	•	•	•
07.81 Monocarbonsäuren		•	•	•
07.82 gesättigte Fettsäuren		•	•	•
07.83 einfach ungesättigte Fettsäuren		•	•	•
07.84 mehrfach ungesättigte Fettsäuren		•	•	•
07.85 essentielle Fettsäuren		•	•	•

	PS 10 M8	PS 10 M9	PS 10 M10	PS 1000
08.00 Schadstoffe gesamt	•	•	•	•
08.10 Schwermetalle gesamt		•	•	•
08.11 Palladium		•	•	•
08.12 Silber		•	•	•
08.13 Cadmium		•	•	•
08.14 Platin		•	•	•
08.15 Gold		•	•	•
08.16 Quecksilber		•	•	•
08.17 Blei		•	•	•
08.30 Spinnen- und Schlangengifte		•	•	•
08.50 Schädlingsbekämpfungsmittel gesamt	•	•	•	•
08.51 Fungizide (Pilze)		•	•	•
08.52 Herbizide (Unkraut)		•	•	•
08.53 Insektizide (Insekten)		•	•	•
08.54 Molluskizide (Schnecken)		•	•	•
08.55 Vermizide (Würmer)		•	•	•
08.56 Rodentozide (Nagetiere)		•	•	•
08.57 Akarizide (Milben)		•	•	•
08.80 Erbtoxine gesamt	•	•	•	•
08.81 Psorinum		•	•	•
08.82 Medorrhinum		•	•	•
08.83 Luesinum		•	•	•
08.84 Tuberculinum		•	•	•
08.85 Umweltgifte gesamt	•	•	•	•
08.86 Benzol		•	•	•
08.87 Benzpyren		•	•	•
08.88 DDT		•	•	•
08.89 Formaldehyd		•	•	•
08.90 Lindan		•	•	•
08.91 Pentachlorphenol (PCP)		•	•	•
08.92 Phtalate		•	•	•
08.93 Polychlorierte Biphenole (PCB)		•	•	•
08.94 Tabakgifte / Tabakrauch		•	•	•

	PS 10 M8	PS 10 M9	PS 10 M10	PS 1000
09.00 Enzyme gesamt	•	•	•	•
09.01 Enzyme, Basis gesamt		•	•	•
09.02 Enzym, Q 10		•	•	•
09.03 Enzym, Superoxid-Dismutase		•	•	•
09.04 Enzym, Bromelain		•	•	•
09.05 Enzym, Papain		•	•	•
09.07 Enzyme, Cytochrome Entgiftung gesamt		•	•	•

	PS 10 M8	PS 10 M9	PS 10 M10	PS 1000
09.08 Enzym, Cytochrom 1A2		•	•	•
09.09 Enzym, Cytochrom 2C9		•	•	•
09.10 Enzym, Cytochrom 2D6		•	•	•
09.11 Enzym, Cytochrom 3A4		•	•	•
09.12 Enzym, Cytochrome c Reduktase		•	•	•
09.13 Enzym, Cytochrom P450		•	•	•
09.14 Enzym, Cytochromoxidase		•	•	•
09.15 Enzym, Cytochrome		•	•	•
09.17 Enzyme, Herz gesamt		•	•	•
09.18 Enzym, CK Creatin-Kinase		•	•	•
09.19 Enzym, CK Creatin-Kinase MB		•	•	•
09.20 Enzym, Phosphodiesterase PDE 3a		•	•	•
09.21 Enzym, Angiotensin-Converting-Enzym		•	•	•
09.23 Enzyme, Atemwege gesamt		•	•	•
09.24 Enzym, Phosphodiesterase 4		•	•	•
09.25 Enzym, Neprilysin 1		•	•	•
09.26 Enzym, Neprilysin 2		•	•	•
09.28 Enzyme, Niere / Harnorgane gesamt		•	•	•
09.29 Enzym, Renin		•	•	•
09.30 Enzym, Kallikrein		•	•	•
09.31 Enzym, Neprilysin 1		•	•	•
09.32 Enzym, Neprilysin 2		•	•	•
09.34 Enzyme, Verdauungssystem gesamt		•	•	•
09.35 Enzym, Ptyalin (Mundhöhle)		•	•	•
09.36 Enzym, Amylase (Magen)		•	•	•
09.37 Enzym, Pepsin (Magen)		•	•	•
09.38 Enzym, Magenlipase (Magen)		•	•	•
09.39 Enzym, Peptidasen (Dünndarm)		•	•	•
09.40 Enzym, Peptidase extrazellulär (Dünndarm)		•	•	•
09.41 Enzym, Peptidase intrazellulär (Dünndarm)		•	•	•
09.42 Enzym, Disaccharidasen-Glycosidase (Dünndarm)		•	•	•
09.43 Enzym, Laktase-beta 1-Galactosidase (Dünndarm)		•	•	•
09.44 Enzym, Maltase (Dünndarm)		•	•	•
09.45 Enzym, PEPC 1 (Dünndarm)		•	•	•
09.47 Enzyme, Leber / Galle / Bauchspeicheldrüse gesamt		•	•	•

	PS 10 M8	PS 10 M9	PS 10 M10	PS 1000
09.48 Enzym, Gamma-Glutamyltransferase (Leber)		•	•	•
09.49 Enzym, Glutamat-Oxalacetat-Transaminase GOT (Leber)		•	•	•
09.50 Enzym, Glutamat-Pyrovat-Transaminase Leber GPT 1		•	•	•
09.51 Enzym, Glutamat-Pyruvat-Transaminase Leber GPT 2		•	•	•
09.52 Enzym, Alkalische Phosphatase (Galle)		•	•	•
09.53 Enzym, Pancreas: Trypsin (Bauchspeicheldrüse)		•	•	•
09.54 Enzym, Chymotrypsin (Bauchspeicheldrüse)		•	•	•
09.55 Enzym, Chymotrypsinogen (Bauchspeicheldrüse)		•	•	•
09.56 Enzym, Carboxypeptidase (Bauchspeicheldrüse)		•	•	•
09.57 Enzym, Carboxypeptidase A (Bauchspeicheldrüse)		•	•	•
09.58 Enzym, Carboxypeptidase B (Bauchspeicheldrüse)		•	•	•
09.59 Enzym, Elastase (Bauchspeicheldrüse)		•	•	•
09.60 Enzym, DNA-Ligase (Bauchspeicheldrüse)		•	•	•
09.61 Enzym, Ribonuclease (Bauchspeicheldrüse)		•	•	•
09.62 Enzym, Pankreasamylase (Bauchspeicheldrüse)		•	•	•
09.64 Enzyme, Stoffwechsel gesamt		•	•	•
09.65 Enzym, Uridyltransferase (KH)		•	•	•
09.66 Enzym, Hormonsensitive Lipase (F)		•	•	•
09.67 Enzym, Peptidyl-Arginin-Deiminase (E)		•	•	•
09.69 Enzyme, Bewegungsapparat gesamt		•	•	•
09.70 Enzym, Aldenylat-Kinase		•	•	•
09.71 Enzym, CK Creatin-Kinase allgemein		•	•	•
09.72 Enzym, CK Creatin-Kinase MM		•	•	•
09.73 Enzym, Peptidyl-Arginin-Deiminase		•	•	•
09.75 Enzyme, Nervensystem gesamt		•	•	•
09.76 Enzym, Tryptophan-Hydroxylase 1		•	•	•

	PS 10 M8	PS 10 M9	PS 10 M10	PS 1000
09.77 Enzym, Tryptophan-Hydroxylase 2		•	•	•
09.78 Enzym, Purin-Nucleosid-Phosphorylase		•	•	•
09.79 Enzym, CK Creatin-Kinase allgemein		•	•	•
09.80 Enzym, Neprilysin 1		•	•	•
09.81 Enzym, Neprilysin 2		•	•	•
09.83 Enzyme, Haut / Haare gesamt		•	•	•
09.84 Enzym, Tyrosinase (UV-Schutz)		•	•	•
09.86 Enzyme, Schilddrüsenstoffwechsel		•	•	•
09.87 Enzym, 4-Hydroxyphenylpyrovat-Dioxigenase		•	•	•
09.88 Enzym, Aldehyd-Dehydrogenase ALDH		•	•	•
09.89 Enzym, Diamino-Oxidase		•	•	•
09.90 Enzym, Dopachrom, L-Dopachrom-Isomerase		•	•	•
09.91 Enzym, Dopa-Decarboxylase		•	•	•
09.92 Enzym, Fumaryacetoacetase		•	•	•
09.93 Enzym, Homogentisat-1,2 Dioxygenase		•	•	•
09.94 Enzym, Maleylacetoacetat-Isomerase		•	•	•
09.95 Enzym, Monoamino-Oxidase		•	•	•
09.96 Enzym, Tyrosinase (UV-Schutz)		•	•	•
09.97 Enzym, alkalische Phosphatase		•	•	•

	PS 10 M8	PS 10 M9	PS 10 M10	PS 1000
20.00 Bakterien gesamt	•	•	•	•
20.05 Bakterien I gesamt	•	•	•	•
20.10 Kokken gesamt	•	•	•	•
20.11 Alpha streptococcus		•	•	•
20.12 Beta hämolysierende Streptokokken		•	•	•
20.13 Eikenella corrodens		•	•	•
20.14 Gaffkya tetragena		•	•	•
20.15 Meningokokken		•	•	•
20.16 MRSA-Multi-resistente V		•	•	•
20.17 Neisseria gonorrhoea		•	•	•
20.18 Staphylokokken		•	•	•
20.19 Staphylococcus aureus		•	•	•
20.20 Streptokokken		•	•	•
20.21 Streptococcus lactis		•	•	•
20.22 Streptococcus mitis		•	•	•

	PS 10 M8	PS 10 M9	PS 10 M10	PS 1000
20.23 Streptococcus pneumoniae		•	•	•
20.24 Streptococcus pyogenes		•	•	•
20.25 Streptococcus sp.		•	•	•
20.26 Veillonella dispar		•	•	•
20.27 Moraxella		•	•	•
20.28 Scarlatinum (Scharlach)		•	•	•
20.40 Stäbchen gesamt	•	•	•	•
20.41 Actinobacillen (suis) V		•	•	•
20.42 Actinomyces israelii		•	•	•
20.43 Arcanobacterium pyogenes		•	•	•
20.44 Bazillen		•	•	•
20.45 Bacillus anthracis V		•	•	•
20.46 Bacillus cereus		•	•	•
20.47 Bacteroides fragilis		•	•	•
20.48 Bordetella bronchiseptica V		•	•	•
20.49 Bordetella pertussis		•	•	•
20.50 Brucella abortus V		•	•	•
20.51 Brucella melitensis V		•	•	•
20.52 Brucella suis V		•	•	•
20.53 Coxiella burnetii V		•	•	•
20.54 Clostridien		•	•	•
20.55 Clostridium botulinum V		•	•	•
20.56 Clostridium feseri V		•	•	•
20.57 Clostridium perfringens		•	•	•
20.58 Clostridium septicum		•	•	•
20.59 Clostridium tetani V		•	•	•
20.60 Corynebacterium diphteriae		•	•	•
20.61 Corynebacterium xerosis		•	•	•
20.62 Cytophaga rubra		•	•	•
20.63 Erysipelotrix rhusiopathiae V		•	•	•
20.64 Eubacterium suis		•	•	•
20.65 Francisella tularensis V		•	•	•
20.66 Gardnerella vaginalis		•	•	•
20.67 Haemophilus influenzae		•	•	•
20.68 Haemophilus parasuis V		•	•	•
20.69 Helicobacter pylori		•	•	•
20.70 Lactobacillus acidophilus		•	•	•
20.71 Lawsonia intracellularis		•	•	•
20.72 Legionella pneumophila		•	•	•
20.73 Listeria monocytogenes V		•	•	•
20.74 Malleomyces mallei V		•	•	•
20.75 Mycobacterium phlei		•	•	•

	PS 10 M8	PS 10 M9	PS 10 M10	PS 1000
20.76 Mycobacterium tuberculosis		•	•	•
20.77 Nocardien V		•	•	•
20.78 Nocardia asteroides		•	•	•
20.79 Pasteurellen V		•	•	•
20.80 Pasteurella multocida V		•	•	•
20.81 Propionbacterium acnes		•	•	•
20.82 Pseudomonas aeruginosa		•	•	•
20.83 Bartonella henselae		•	•	•
20.84 Fusobakterium necrophorum V		•	•	•
20.85 Spirillum serpens		•	•	•
20.86 Sphaerotilus natans		•	•	•

	PS 10 M8	PS 10 M9	PS 10 M10	PS 1000
21.05 Bakterien II gesamt	•	•	•	•
21.10 Enterobacteriaceae gesamt	•	•	•	•
21.11 Enterobacter aerogenes		•	•	•
21.12 Erwinia amylovora		•	•	•
21.13 Erwinia carotovora		•	•	•
21.14 Escherichia coli		•	•	•
21.15 Klebsiella pneumoniae		•	•	•
21.16 Proteus mirabilis		•	•	•
21.17 Proteus vulgaris		•	•	•
21.18 Salmonellen		•	•	•
21.19 Salmonella enteritidis		•	•	•
21.20 Salmonella paratyphi		•	•	•
21.21 Salmonella typhi		•	•	•
21.22 Serratia marcescens		•	•	•
21.23 Shigella dysenteriae		•	•	•
21.24 Shigella flexneri		•	•	•
21.25 Shigella sonnei		•	•	•
21.26 Yersinien V		•	•	•
21.27 Yersinia enterocolitica		•	•	•
21.50 Mycoplasmen gesamt	•	•	•	•
21.51 Mycoplasma		•	•	•
21.52 Mycoplasma agalactiae V		•	•	•
21.53 Mycoplasma capricolum		•	•	•
21.54 Mycoplasma mycoides V		•	•	•
21.60 Spiralig, gewundene Bakterien gesamt	•	•	•	•
21.61 Borrelien		•	•	•
21.62 Brachyspira V		•	•	•
21.63 Leptospira canicola V		•	•	•
21.64 Leptospira grippotyphosa V		•	•	•

	PS 10 M8	PS 10 M9	PS 10 M10	PS 1000
21.65 Leptospira icterohaemorrhagiae		•	•	•
21.66 Leptospira interrogans		•	•	•
21.67 Leptospira pomona V		•	•	•
21.68 Leptospiren (suis) V		•	•	•
21.69 Treponema pallidum		•	•	•
21.80 Intrazelluläre Bakterien (Zellparasiten) gesamt	•	•	•	•
21.81 Anaplasma marginale		•	•	•
21.82 Chlamydien		•	•	•
21.83 Chlamydien (feline) V		•	•	•
21.84 Chlamydia ovis V		•	•	•
21.85 Chlamydia psittaci V		•	•	•
21.86 Chlamydia trachomatis		•	•	•
21.87 Cowdria ruminantium V		•	•	•
21.88 Rickettsien		•	•	•
21.90 Weitere Bakterien gesamt	•	•	•	•
21.91 Bakterien laryndiale		•	•	•
21.92 Borrelien toxin		•	•	•
21.93 Kariesbakterien		•	•	•
21.94 PIA Porcine Intestinale Adenomatose V		•	•	•
21.95 Schmerzbakterien		•	•	•
21.96 Tuberkulinum burnetti		•	•	•

	PS 10 M8	PS 10 M9	PS 10 M10	PS 1000
22.00 Viren gesamt	•	•	•	•
22.05 Viren I gesamt	•	•	•	•
22.10 Doppelstrang-DNA-Viren gesamt	•	•	•	•
22.11 Adenovirus		•	•	•
22.12 Cytomegalie-Virus (CMV)		•	•	•
22.13 Epstein-Barr-Virus (EBV)		•	•	•
22.14 Hepatitis B-Virus		•	•	•
22.15 Herpes simplex		•	•	•
22.16 Herpes simplex (feline) V		•	•	•
22.17 Herpes zoster		•	•	•
22.18 Humanes Papilloma Virus (HPV)		•	•	•
22.19 Papilloma Virus		•	•	•
22.20 Varizellen (Windpocken)		•	•	•
22.40 Einzelstrang-DNA-Viren gesamt	•	•	•	•
22.41 Panleucopenie Virus V		•	•	•
22.42 Parvoviren (suis) V		•	•	•
22.43 Porcines Circovirus V		•	•	•

	PS 10 M8	PS 10 M9	PS 10 M10	PS 1000
22.60 Einzelstrang-RNA-Viren, Positiv-Strang-RNA-Genom gesamt	•	•	•	•
22.61 AE-Virus V		•	•	•
22.62 BVD-Virus V		•	•	•
22.63 Caliciviren (feline) V		•	•	•
22.64 Chikungunya		•	•	•
22.65 Coronaviren (feline) V		•	•	•
22.66 Coronaviren (suis) V		•	•	•
22.67 Coxsackie-Virus B-1		•	•	•
22.68 Coxsackie-Virus B-4		•	•	•
22.69 EAV-Virus		•	•	•
22.70 Entenhepatitis-Virus V		•	•	•
22.71 Enteroviren		•	•	•
22.72 FHV-Viren (felines Herpes Virus) V		•	•	•
22.73 FSME		•	•	•
22.74 Hepatitis A-Virus		•	•	•
22.75 Hepatitis C-Virus		•	•	•
22.76 KSP-Virus V		•	•	•
22.77 MKS-Virus V		•	•	•
22.78 Noro Virus		•	•	•
22.79 PRRS-Viren (suis) V		•	•	•
22.80 Rhino Virus		•	•	•
22.81 SVD-Virus V		•	•	•
22.82 Tabakmosaikvirus		•	•	•
22.83 Teschen-Talfanvirus V		•	•	•
22.84 VES-Virus V		•	•	•
22.85 Hepatitis D-Virus V		•	•	•
22.86 Hepatitis E-Virus V		•	•	•
22.87 Dengue-Virus		•	•	•
22.88 Rubella (Röteln)		•	•	•
22.89 Coxsackie-Virus A-7		•	•	•

	PS 10 M8	PS 10 M9	PS 10 M10	PS 1000
23.05 Viren II gesamt	•	•	•	•
23.10 Negativ-Strang-RNA-Genom, nicht segmentiert, gesamt	•	•	•	•
23.11 Borna-Virus		•	•	•
23.12 Equine Influenza Virus V		•	•	•
23.13 Klassisches Geflügelpest Virus V		•	•	•
23.14 Masern Virus		•	•	•
23.15 Mumps Virus		•	•	•
23.16 Parainfluenza		•	•	•

	PS 10 M8	PS 10 M9	PS 10 M10	PS 1000
23.17 Porcine Influenza Virus V		•	•	•
23.18 VSI-Virus (VSV)		•	•	•
23.19 HRSV		•	•	•
23.30 Negativ-Strang-RNA-Genom, segmentiert, gesamt	•	•	•	•
23.31 H1N1		•	•	•
23.32 H5N1		•	•	•
23.33 Influenza A und B Virus		•	•	•
23.34 A/H5N1		•	•	•
23.50 Doppelstrang-RNA-Viren gesamt	•	•	•	•
23.51 BTV-Viren V		•	•	•
23.52 FCoV-Viren V		•	•	•
23.53 FeLV-Viren V		•	•	•
23.54 FIV-Viren V		•	•	•
23.55 Retroviren		•	•	•
23.56 Rota Viren		•	•	•
23.57 Rota Viren (suis) V		•	•	•
23.70 Warzen gesamt	•	•	•	•
23.71 Alterswarzen		•	•	•
23.72 Dellwarzen		•	•	•
23.73 Feigwarzen		•	•	•
23.74 Flachwarzen		•	•	•
23.75 Fußsohlenwarzen		•	•	•
23.76 Juvenile Warzen		•	•	•
23.77 Pinselwarzen		•	•	•
23.78 Vulgäre Warzen		•	•	•
23.79 Warzen N.N.- Warzen rezidivierend		•	•	•
23.80 Weitere Viren gesamt	•	•	•	•
23.81 Viren N.N.		•	•	•

	PS 10 M8	PS 10 M9	PS 10 M10	PS 1000
24.00 Parasiten gesamt	•	•	•	•
24.05 Parasiten I gesamt	•	•	•	•
24.10 Hakenwürmer gesamt	•	•	•	•
24.11 Ancylostoma brasiliense		•	•	•
24.12 Ancylostoma caninum		•	•	•
24.13 Gyrodactylus		•	•	•
24.20 Spulwürmer / Fadenwürmer / Madenwürmer gesamt	•	•	•	•
24.21 Ascaris megalocephala		•	•	•
24.22 Dirofilaria immitis (Herzwurm)		•	•	•

	PS 10 M8	PS 10 M9	PS 10 M10	PS 1000
24.23 Enterobius vermicularis		•	•	•
24.24 Haemonchus contortus		•	•	•
24.25 Loa loa		•	•	•
24.26 Macracanthorhynchus		•	•	•
24.27 Onchocerca volvulus (Tumor)		•	•	•
24.28 Oxyuren		•	•	•
24.29 Passalurus ambiguus (Kaninchenwurm)		•	•	•
24.30 Stephanurus dentalus		•	•	•
24.31 Strongyloides (filariform)		•	•	•
24.32 Trichinella spiralis (Muskel)		•	•	•
24.33 Trichuris sp.		•	•	•
24.34 Macracanthorhynchus hirudinaceus		•	•	•
24.35 Anisakis simplex		•	•	•
24.40 Haarwürmer gesamt	•	•	•	•
24.41 Capillaria hepatica (Leber)		•	•	•
24.50 Saugwürmer / Egel gesamt	•	•	•	•
24.51 Clonorchis sinensis		•	•	•
24.52 Cryptocotyle lingua		•	•	•
24.53 Echinostoma revolutum		•	•	•
24.54 Eurytrema pancreaticum		•	•	•
24.55 Fasciola hepatica		•	•	•
24.56 Fasciolopsis buski		•	•	•
24.57 Fischoedrius elongatus		•	•	•
24.58 Gastrothylax elongatus		•	•	•
24.59 Hasstile sig. tricolor		•	•	•
24.60 Metagonimus Yokogawai		•	•	•
24.61 Paragonimus Westermani		•	•	•
24.62 Prosthogonimus macro.		•	•	•
24.63 Schistosoma haematica		•	•	•
24.64 Schistosoma mansoni		•	•	•
24.65 Urocleidus		•	•	•
24.80 Bandwürmer gesamt	•	•	•	•
24.81 Echinococcus granulosus		•	•	•
24.82 Echinococcus multilocularis		•	•	•
24.83 Taenia pisiformis		•	•	•
24.84 Taenia saginata		•	•	•
24.85 Taenia solium		•	•	•
24.86 Moniezia expansa		•	•	•
24.87 Taenia serialis		•	•	•
24.88 Diphyllobothrium latum		•	•	•
24.89 Hymenolepis diminuta		•	•	•

	PS 10 M8	PS 10 M9	PS 10 M10	PS 1000
25.05 Parasiten II gesamt	•	•	•	•
25.10 Protozoen / Einzeller gesamt	•	•	•	•
25.11 Balantidien		•	•	•
25.12 Balantidium coli		•	•	•
25.13 Besnoitia (Lunge)		•	•	•
25.14 Blepharisma		•	•	•
25.15 Chilomastix-Zysten (Ratte)		•	•	•
25.16 Chilomonas		•	•	•
25.17 Kokzidien (suis) V		•	•	•
25.18 Kokzidien (canis) V		•	•	•
25.19 Dientamoeba fragilis		•	•	•
25.20 Encephalitozoon cuniculi V		•	•	•
25.21 Endolimax nana		•	•	•
25.22 Endolimax tropica		•	•	•
25.23 Entamoeba coli trophozoi		•	•	•
25.24 Entamoeba gingivalis		•	•	•
25.25 Entamoeba histolytica tro.		•	•	•
25.26 Giardia lamblia (troph.)		•	•	•
25.27 Iodamoeba bütschlii		•	•	•
25.28 Iodamoeba bütschlii tropica		•	•	•
25.29 Leishmania brasiliensis		•	•	•
25.30 Leishmania donovani		•	•	•
25.31 Leishmania mexicana		•	•	•
25.32 Leishmania tropica		•	•	•
25.33 Leucocytozoon		•	•	•
25.34 Myxobolus cerebralis		•	•	•
25.35 Naegleria fowleri		•	•	•
25.36 Plasmodium cynomolgi		•	•	•
25.37 Plasmodium falciparum		•	•	•
25.38 Plasmodium vivax		•	•	•
25.39 Sarcocystis		•	•	•
25.40 Toxoplasma gondii		•	•	•
25.41 Trichomonas vaginalis		•	•	•
25.42 Trypanosoma brucei		•	•	•
25.43 Trypanosoma cruzi (Gehirn)		•	•	•
25.44 Trypanosoma equip.		•	•	•
25.45 Trypanosoma gambiense		•	•	•
25.46 Trypanosoma lewisi		•	•	•
25.47 Trypanosoma rhodesiens		•	•	•
25.48 Kokzidien (feline) V		•	•	•
25.49 Kokzidien (bovine) V		•	•	•
25.50 Kryptosporidien V		•	•	•

	PS 10 M8	PS 10 M9	PS 10 M10	PS 1000
25.51 Isospora belli		•	•	•
25.60 Milben / Zecken / Läuse gesamt	•	•	•	•
25.61 Acarus siro (Mehlmilbe)		•	•	•
25.62 Dermatophagoides (Staubmilbe)		•	•	•
25.63 Demodex canis V		•	•	•
25.64 Demodex folliculorum (Haarbalgmilbe)		•	•	•
25.65 Neotrombicula autumnalis (Herbstgrasmilbe) V		•	•	•
25.66 Notoedres cati V		•	•	•
25.67 Ornithonyssus (Vogelmilbe)		•	•	•
25.68 Sarcoptes scabiei (Krätze)		•	•	•
25.69 Pediculidae		•	•	•
25.70 Pthirus pubis		•	•	•
25.80 Weitere Parasiten gesamt	•	•	•	•
25.81 Echinoporyphium recurvatum		•	•	•
25.82 Hypodereum conoideum		•	•	•
25.83 Stigeoclonium		•	•	•
25.84 Troglodytella abrasseri		•	•	•
25.85 Blutparasiten		•	•	•
25.86 Pneumocystis jiroveci (carinii)		•	•	•

	PS 10 M8	PS 10 M9	PS 10 M10	PS 1000
26.00 Pilze gesamt	•	•	•	•
26.05 Pilze I gesamt	•	•	•	•
26.10 Schimmelpilze gesamt	•	•	•	•
26.11 Aspergillus fumigatus		•	•	•
26.12 Aspergillus niger		•	•	•
26.13 Aspergillus ochraceus		•	•	•
26.14 Cladosporium herbarum		•	•	•
26.15 Geotrichum candidum		•	•	•
26.16 Monilia albicans		•	•	•
26.17 Mucor mucedo		•	•	•
26.18 Mucor racemosus		•	•	•
26.19 Penicillium camemberti		•	•	•
26.20 Penicillium frequentans		•	•	•
26.21 Penicillium notatum		•	•	•
26.22 Penicillium roqueforti		•	•	•
26.23 Pullularia pullulans		•	•	•
26.24 Scopulariopsis brevic.		•	•	•
26.25 Torulopsis glabratis		•	•	•
26.40 Schimmelpilzgifte gesamt	•	•	•	•

	PS 10 M8	PS 10 M9	PS 10 M10	PS 1000
26.41 Aflatoxin		•	•	•
26.42 Griseo fulvinum		•	•	•
26.43 Helminthosporium dermatoideum (Cytochalasin B)		•	•	•
26.44 Sterigmatocystin		•	•	•
26.45 Zearalenon		•	•	•

	PS 10 M8	PS 10 M9	PS 10 M10	PS 1000
27.05 Pilze II gesamt	•	•	•	•
27.10 Hefepilze gesamt	•	•	•	•
27.11 Candida albicans		•	•	•
27.12 Candida crusei		•	•	•
27.13 Candida dattila		•	•	•
27.14 Candida famata		•	•	•
27.15 Candida glabrata		•	•	•
27.16 Candida guilliermondii		•	•	•
27.17 Candida kefyr		•	•	•
27.18 Candida lusitaniae		•	•	•
27.19 Candida parapsilosis		•	•	•
27.20 Candida stellatoidea		•	•	•
27.21 Candida tropicalis		•	•	•
27.22 Candida viswanthii		•	•	•
27.23 Cryptococcus neoformans		•	•	•
27.24 Malasezien V		•	•	•
27.25 Malassezia furfur		•	•	•
27.26 Rhodotorula rubra		•	•	•
27.27 Saccaromyces cerevisiae		•	•	•
27.28 Sporothrix schenkii		•	•	•
27.29 Torulopsis glabrata		•	•	•
27.30 Trichosporon capitatum		•	•	•
27.31 Trichosporon cutaneum		•	•	•
27.50 Fadenpilze / Dermatophyten, dimorphe Pilze gesamt	•	•	•	•
27.51 Coccidioides immitis V		•	•	•
27.52 Microsporum canis		•	•	•
27.53 Microsporum gypseum		•	•	•
27.54 Trichophyton cutaneum		•	•	•
27.55 Trichophyton mentagro		•	•	•
27.56 Trichophyton rubrum		•	•	•
27.57 Trichophyton terrestre		•	•	•
27.58 Trichophyton verrucosum (Trichophytie)		•	•	•

	PS 10 M8	PS 10 M9	PS 10 M10	PS 1000
27.59 Zymonema farciminosus		•	•	•
27.60 Histoplasma		•	•	•
27.70 Schleimpilze gesamt	•	•	•	•
27.71 Arcyria		•	•	•
27.72 Lycogala		•	•	•
27.73 Stemonitis		•	•	•
27.80 Schlauchpilze gesamt	•	•	•	•
27.81 Claviceps purpurae (Secale cornutum)		•	•	•
27.82 Claviceps purpurae (Ergot)		•	•	•
27.90 Weitere Pilze gesamt	•	•	•	•
27.91 Tryptophanum		•	•	•

	PS 10 M8	PS 10 M9	PS 10 M10	PS 1000
30.00 Zelle und Gewebe, Physiologie gesamt	•	•	•	•
30.10 Zellkern		•	•	•
30.20 Zellmembran		•	•	•
30.30 Zytoplasma		•	•	•
30.40 Organellen gesamt		•	•	•
30.41 Endoplasmatisches Retikulum		•	•	•
30.42 Mitochondrien		•	•	•
30.43 Golgiapparat		•	•	•
30.44 Ribosomen		•	•	•
30.45 Lysosomen / Lysozym		•	•	•
30.65 Epithelgewebe gesamt		•	•	•
30.66 Oberflächenepithel		•	•	•
30.67 Flimmerepithel		•	•	•
30.68 Drüsenepithel		•	•	•
30.69 Sinnesepithel		•	•	•
30.70 Bindegewebe gesamt		•	•	•
30.71 Kollagenes Gewebe		•	•	•
30.72 Elastisches Gewebe		•	•	•
30.73 Fettgewebe		•	•	•
30.74 Knorpelgewebe		•	•	•
30.75 Knochengewebe		•	•	•
30.80 Nervengewebe gesamt		•	•	•
30.81 Nervenzellen		•	•	•
30.82 Astrozyten		•	•	•
30.83 Oligodendrozyten		•	•	•
30.90 Schleimhäute gesamt		•	•	•
30.91 Schleimhäute Kopf		•	•	•

	PS 10 M8	PS 10 M9	PS 10 M10	PS 1000
30.92 Schleimhäute Stamm		•	•	•
30.93 Schleimhäute Geschlechtsorgane		•	•	•

	PS 10 M8	PS 10 M9	PS 10 M10	PS 1000
31.00 Zelle und Gewebe, Pathologie (leer)				
31.10 ATP-Produktion gesamt	•	•	•	•
31.11 ATP-Produktion Lunge		•	•	•
31.12 ATP-Produktion Dickdarm		•	•	•
31.13 ATP-Produktion Magen		•	•	•
31.14 ATP-Produktion Bauchspeicheldrüse		•	•	•
31.15 ATP-Produktion Herz		•	•	•
31.16 ATP-Produktion Dünndarm		•	•	•
31.17 ATP-Produktion Harnblase		•	•	•
31.18 ATP-Produktion Prostata		•	•	•
31.19 ATP-Produktion Hoden		•	•	•
31.20 ATP-Produktion Gebärmutter		•	•	•
31.21 ATP-Produktion Gebärmutterhals		•	•	•
31.22 ATP-Produktion Eierstöcke		•	•	•
31.23 ATP-Produktion Niere		•	•	•
31.24 ATP-Produktion Thymus		•	•	•
31.25 ATP-Produktion Lymphe		•	•	•
31.26 ATP-Produktion Nebenniere		•	•	•
31.27 ATP-Produktion Gallenblase		•	•	•
31.28 ATP-Produktion Gallenwege		•	•	•
31.29 ATP-Produktion Leber		•	•	•
31.30 ATP-Produktion Milz		•	•	•
31.31 ATP-Produktion Augen		•	•	•
31.32 ATP-Produktion Nebenschilddrüse		•	•	•
31.33 ATP-Produktion Schilddrüse		•	•	•
31.34 ATP-Produktion Kleinhirn		•	•	•
31.35 ATP-Produktion Großhirn		•	•	•
31.36 ATP-Produktion Brustdrüse		•	•	•
31.37 ATP-Produktion Knochenmark		•	•	•
31.38 ATP-Produktion Haut		•	•	•
31.39 ATP-Produktion Gefäße		•	•	•
31.40 ATP-Produktion Muskeln		•	•	•
31.41 ATP-Produktion Knochen		•	•	•
31.50 Entgiftung Grundprogramm	•	•	•	•
31.51 Entgiftung Blutsystem		•	•	•
31.52 Entgiftung Lymphsystem		•	•	•
31.53 Entgiftung Azidose		•	•	•

	PS 10 M8	PS 10 M9	PS 10 M10	PS 1000
31.54 Entgiftung extrazellulär		•	•	•
31.55 Entgiftung intrazellulär		•	•	•
31.56 Entgiftung Schleimhäute		•	•	•
31.57 Entgiftung Lunge		•	•	•
31.58 Entgiftung Magen		•	•	•
31.59 Entgiftung Pankreas		•	•	•
31.60 Entgiftung Leber		•	•	•
31.61 Entgiftung Darm		•	•	•
31.62 Entgiftung Niere		•	•	•
31.63 Entgiftung Blase		•	•	•
31.64 Entgiftung Frau / frauenspezifisch		•	•	•
31.65 Entgiftung Haut		•	•	•
31.66 Entgiftung Endotoxine		•	•	•
31.67 Entgiftung Exotoxine		•	•	•
31.68 Entgiftung durch Chlorophyll a und b		•	•	•
31.70 Entartung Zellgewebe	•	•	•	•
31.80 Offene Wunden / Wundheilung	•	•	•	•
31.81 Narbenentstörung	•	•	•	•
31.82 Nachsorge nach Operationen	•	•	•	•
31.83 Dupuytrensche Kontraktur	•	•	•	•
31.84 Myome		•	•	•
31.85 Zysten		•	•	•
31.86 Fisteln		•	•	•
31.87 Ödeme	•	•	•	•

	PS 10 M8	PS 10 M9	PS 10 M10	PS 1000
32.00 Blut Physiologie gesamt	•	•	•	•
32.05 Knochenmarkstammzelle		•	•	•
32.06 Blutbildung (Hämatopoese)		•	•	•
32.07 Blutplasma		•	•	•
32.10 Erythrozyten gesamt		•	•	•
32.11 Speichereisen (Ferritin)		•	•	•
32.20 Leukozyten gesamt		•	•	•
32.21 Lymphozyten		•	•	•
32.22 Monozyten		•	•	•
32.23 Makrophagen		•	•	•
32.24 Neutrophiler Granulozyt		•	•	•
32.25 Eosinophiler Granulozyt		•	•	•
32.26 Basophiler Granulozyt		•	•	•
32.27 Phagozyten		•	•	•
32.28 T-Helfer-Zellen		•	•	•

	PS 10 M8	PS 10 M9	PS 10 M10	PS 1000
32.29 T-Supressor-Zellen		•	•	•
32.30 Thrombozyten gesamt		•	•	•
32.31 Fibrinolyse		•	•	•
32.40 Blutgerinnungssystem gesamt		•	•	•
32.41 Gerinnungsfaktor I		•	•	•
32.42 Gerinnungsfaktor II		•	•	•
32.43 Gerinnungsfaktor III		•	•	•
32.44 Gerinnungsfaktor IV		•	•	•
32.45 Gerinnungsfaktor V		•	•	•
32.46 Gerinnungsfaktor VI		•	•	•
32.47 Gerinnungsfaktor VII		•	•	•
32.48 Gerinnungsfaktor VIII		•	•	•
32.49 Gerinnungsfaktor IX		•	•	•
32.50 Gerinnungsfaktor X		•	•	•
32.51 Gerinnungsfaktor XI		•	•	•
32.52 Gerinnungsfaktor XII		•	•	•
32.53 Gerinnungsfaktor XIII		•	•	•

	PS 10 M8	PS 10 M9	PS 10 M10	PS 1000
33.00 Blut Pathologie (leer)				
33.10 Blutungsanämie	•	•	•	•
33.20 Anämien durch gestörte Erythrozytenbildung gesamt		•	•	•
33.21 Renale Anämie		•	•	•
33.22 Aplastische Anämie		•	•	•
33.23 Anämie durch das myelodysplastische Syndrom (MDS)		•	•	•
33.24 Anämie Eisenmangel		•	• T	• T
33.25 Anämie Vitamin-B12-Mangel		•	•	•
33.26 Anämie Vitamin-B6-Mangel		•	•	•
33.27 Anämie Folsäuremangel		•	•	•
33.28 Anämie Vitamin-C-Mangel		•	•	•
33.29 Anämie Proteinmangel		•	•	•
33.50 Entartung Knochenmark		•	•	•
33.55 Entzündung Knochenmark		•	•	•
33.60 Sauerstoffversorgung / Verbesserung der Utilisation	•	•	•	•
33.70 Polyglobulie		•	•	•

	PS 10 M8	PS 10 M9	PS 10 M10	PS 1000
34.00 Immunsystem Physiologie gesamt	•	•	•	•
34.10 Interleukine		•	•	•
34.20 Zytokine		•	•	•
34.30 Lymphokine		•	•	•

	PS 10 M8	PS 10 M9	PS 10 M10	PS 1000
35.00 Immunsystem Pathologie (leer)				
35.10 Steigerung der Abwehrleistung, Grundprogramm	•	•	•	•
35.11 Steigerung unspezifische Abwehr	•	•	•	•
35.12 Steigerung spezifische Abwehr	•	•	•	•
35.13 Phagozytose	•	•	•	•
35.20 Allergie gesamt	•	•	• T	• T
35.21 Typ-I-Allergie		•	•	•
35.22 Typ-II-Allergie		•	•	•
35.23 Typ-III-Allergie		•	•	•
35.24 Typ-IV-Allergie		•	•	•
35.30 Fruktose-Intoleranz		•	•	•

	PS 10 M8	PS 10 M9	PS 10 M10	PS 1000
36.00 Lymphatisches System Physiologie gesamt	•	•	•	•
36.10 Lymphbahnen		•	•	•
36.20 Lymphknoten		•	•	•
36.40 Tonsillen		•	•	•
36.50 Thymus		•	•	•
36.60 Milz		•	•	•
36.70 Peyersche Plaques		•	•	•
36.80 Appendix vermiformis		•	•	•

	PS 10 M8	PS 10 M9	PS 10 M10	PS 1000
37.00 Lymphsystem Pathologie (leer)				
37.10 Lymphgefäßentzündung		•	•	•
37.11 Lymphgefäßdegeneration		•	•	•
37.12 Lymphknotenentzündung, -schwellung		•	•	•
37.13 Lymphabfluss-Störung		•	•	•
37.14 Tonsillitis, akut	•	•	• T	• T
37.15 Lymphödem	•	•	•	•
37.30 Milz-Organfunktionsstärkung	•	•	•	•
37.40 Thymus-Organfunktionsstärkung	•	•	•	•
37.50 Appendizitis		•	•	•
37.60 Entgiftung symptombezogen gesamt	•	•	•	•
37.61 Entgiftung Rheumagifte		•	•	•

	PS 10 M8	PS 10 M9	PS 10 M10	PS 1000
37.62 Entgiftung Impfschäden		•	•	•
37.70 Entgiftung Metalle gesamt	•	•	•	•
37.71 Entgiftung Palladium		•	•	•
37.72 Entgiftung Cadmium		•	•	•
37.73 Entgiftung Quecksilber		•	•	•
37.74 Entgiftung Platin		•	•	•
37.75 Entgiftung Kupfer		•	•	•
37.76 Entgiftung Nickel		•	•	•
37.77 Entgiftung Blei		•	•	•

	PS 10 M8	PS 10 M9	PS 10 M10	PS 1000
38.00 Kreislaufsystem Physiologie gesamt	•	•	•	•
38.10 Arterien		•	•	•
38.40 Blutdruckrezeptoren der A. carotis		•	•	•
38.50 Venen		•	•	•
38.80 Kapillaren (feinste Haargefäße)		•	•	•

	PS 10 M8	PS 10 M9	PS 10 M10	PS 1000
39.00 Kreislaufsystem Pathologie (leer)				
39.10 Durchblutungsstörung arteriell	•	•	•	•
39.15 Arteriosklerose		•	•	•
39.20 Durchblutungsstörung venös (Varikosis)	•	•	•	•
39.30 Blutgefäßentzündung		•	•	•
39.40 Blutgefäßdegeneration		•	•	•
39.50 Blutdruckregulationsstörungen		•	•	•
39.60 Bluthochdruck (Hypertonie)		•	• T	• T
39.65 Renale Hypertonie		•	•	•
39.70 Blutunterdruck (Hypotonie)		•	•	•

	PS 10 M8	PS 10 M9	PS 10 M10	PS 1000
40.00 Herz Physiologie gesamt	•	•	•	•
40.10 Herzschichten gesamt		•	•	•
40.11 Pericard		•	•	•
40.12 Epicard		•	•	•
40.13 Myocard		•	•	•
40.14 Endocard		•	•	•
40.20 Herzinnenräume gesamt		•	•	•
40.21 Rechter Vorhof		•	•	•
40.22 Rechte Kammer		•	•	•
40.23 Linker Vorhof		•	•	•
40.24 Linke Kammer		•	•	•
40.30 Herzklappen gesamt		•	•	•

	PS 10 M8	PS 10 M9	PS 10 M10	PS 1000
40.31 Tricuspidalklappe		•	•	•
40.32 Pulmonalklappe		•	•	•
40.33 Mitralklappe		•	•	•
40.34 Aortenklappe		•	•	•
40.40 Reizleitungssystem gesamt		•	•	•
40.41 Sinusknoten		•	•	•
40.42 AV-Knoten		•	•	•
40.43 Reizleitungssystem		•	•	•
40.44 His Bündel		•	•	•
40.50 Kammerscheidewand		•	•	•
40.60 Herzspitze		•	•	•

	PS 10 M8	PS 10 M9	PS 10 M10	PS 1000
41.00 Herz Pathologie (leer)				
41.10 Herzmuskelstärkung		•	•	•
41.11 Herzleistungsstärkung	•	•	•	•
41.20 Linksherzinsuffizienz		•	•	•
41.30 Rechtsherzinsuffizienz		•	•	•
41.40 Angina pectoris		•	•	•
41.50 Psychogene Herzstörung		•	•	•

	PS 10 M8	PS 10 M9	PS 10 M10	PS 1000
42.00 Atemwege Physiologie gesamt	•	•	•	•
42.10 Nase / Riechorgan gesamt		•	•	•
42.11 Nasenmuschel		•	•	•
42.12 Obere Nasengänge		•	•	•
42.13 Mittlere Nasengänge		•	•	•
42.14 Untere Nasengänge		•	•	•
42.15 Nasenschleimhaut		•	•	•
42.16 Riechnerv		•	•	•
42.17 Choanen		•	•	•
42.20 Nasennebenhöhlen gesamt		•	•	•
42.21 Stirnhöhlen		•	•	•
42.22 Keilbeinhöhlen		•	•	•
42.23 Siebbeinzellen		•	•	•
42.24 Kieferhöhlen		•	•	•
42.30 Rachen		•	•	•
42.40 Kehlkopf gesamt		•	•	•
42.41 Kehldeckel		•	•	•
42.42 Schildknorpel		•	•	•
42.43 Ringknorpel		•	•	•
42.44 Stimmbänder		•	•	•

	PS 10 M8	PS 10 M9	PS 10 M10	PS 1000
42.50 Luftröhre		•	•	•
42.60 Bronchien gesamt		•	•	•
42.61 Hauptbronchien		•	•	•
42.62 Lappenbronchien		•	•	•
42.63 Segmentbronchien		•	•	•
42.70 Lunge gesamt		•	•	•
42.71 Alveolen (Lungenbläschen)		•	•	•
42.80 Brustfell gesamt		•	•	•
42.81 Lungenfell (Pleura viszeralis)		•	•	•
42.82 Rippenfell (Pleura parietalis)		•	•	•

	PS 10 M8	PS 10 M9	PS 10 M10	PS 1000
43.00 Atemwege Pathologie (leer)				
43.10 Husten, akut	•	•	•	•
43.11 Rhinitis, akut (Schnupfen)	•	•	•	•
43.12 Nasenpolypen		•	•	•
43.13 Bronchitis, akut	•	•	• T	• T
43.14 Bronchitis, chronisch		•	• T	• T
43.15 Sinusitis, akut	•	•	• T	• T
43.16 Sinusitis, chronisch		•	• T	• T
43.17 Pharyngitis		•	•	•
43.18 Laryngitis		•	•	•
43.20 Asthma bronchiale		•	• T	• T
43.30 Verschleimung		•	•	•
43.40 Pleuritis sicca / exsudativa		•	•	•
43.50 Pneumonie, bakterielle		•	•	•
43.51 Pneumonie, atypische		•	•	•

	PS 10 M8	PS 10 M9	PS 10 M10	PS 1000
44.00 Niere / Harnorgane Physiologie gesamt	•	•	•	•
44.10 Niere gesamt		•	•	•
44.11 Nierenbecken		•	•	•
44.12 Nierenkelche		•	•	•
44.13 Nierenpapillen		•	•	•
44.14 Nierenmark		•	•	•
44.15 Nierenrinde		•	•	•
44.16 Nierenhilum		•	•	•
44.17 Nierenkörperchen		•	•	•
44.20 Harnorgane gesamt		•	•	•
44.21 Harnleiter		•	•	•
44.22 Harnblase		•	•	•
44.23 Harnröhre		•	•	•
44.24 Schließmuskeln		•	•	•

	PS 10 M8	PS 10 M9	PS 10 M10	PS 1000
45.00 Niere / Harnorgane Pathologie (leer)				
45.05 Niereninsuffizienz		•	•	•
45.10 Glomerulonephritis		•	•	•
45.11 Membranöse Glomerulonephritis		•	•	•
45.12 Tubulointerstitielle Glomerulonephritis		•	•	•
45.15 Nephrotisches Syndrom (Eiweißverlustniere)		•	•	•
45.16 Glomerulopathie		•	•	•
45.20 Nierenarterienstenose		•	•	•
45.25 Nephrolithiasis (Nierensteine)		•	•	•
45.30 Pyelonephritis (Nierenbecken- und Nierenentzündung)		•	•	•
45.35 Zystitis (Harnblasenentzündung)		•	• T	• T
45.40 Urethritis (Harnröhrenentzündung)		•	•	•
45.45 diabetische Nephropathie (diabetische Glomerulosklerose)		•	•	•
45.50 Diabetes renalis		•	•	•
45.80 Förderung der Diurese (Entwässerung)	•	•	•	•

	PS 10 M8	PS 10 M9	PS 10 M10	PS 1000
46.00 Verdauungssystem Physiologie gesamt	•	•	•	•
46.10 Mundhöhle / Zunge gesamt		•	•	•
46.11 Mundhöhle		•	•	•
46.12 Zunge		•	•	•
46.13 Speicheldrüsen		•	•	•
46.14 Ohrspeicheldrüse		•	•	•
46.15 Unterkieferspeicheldrüse		•	•	•
46.16 Unterzungenspeicheldrüse		•	•	•
46.20 Speiseröhre		•	•	•
46.30 Magen gesamt		•	•	•
46.31 Magendrüsen		•	•	•
46.32 Cardia		•	•	•
46.33 Korpus		•	•	•
46.34 Fundus		•	•	•
46.35 Sphincter pylori		•	•	•
46.38 Bauchfell (Peritoneum)		•	•	•
46.40 Dünndarm gesamt		•	•	•
46.41 Zwölffingerdarm (Duodenum)		•	•	•
46.42 Leerdarm (Jejunum)		•	•	•
46.43 Krummdarm (Ileum)		•	•	•
46.44 Darmzotten		•	•	•
46.50 Dickdarm gesamt		•	•	•
46.51 Blinddarm (Caecum)		•	•	•

	PS 10 M8	PS 10 M9	PS 10 M10	PS 1000
46.52 Wurmfortsatz (Appendix vermiformis)		•	•	•
46.53 Aufsteigender Dickdarm		•	•	•
46.54 Querverlaufender Dickdarm		•	•	•
46.55 Absteigender Dickdarm		•	•	•
46.56 S-förmiger Dickdarm		•	•	•
46.59 Darmflora		•	•	•
46.60 Mastdarm (Rectum)		•	•	•
46.70 After (Anus)		•	•	•

	PS 10 M8	PS 10 M9	PS 10 M10	PS 1000
47.00 Verdauungssystem Pathologie (leer)				
47.10 Ösophagitis		•	•	•
47.20 Gastritis, akut	•	•	• T	• T
47.30 Gastritis, chronisch	•	•	• T	• T
47.31 Gastritis Typ A		•	•	•
47.32 Gastritis Typ B		•	•	•
47.33 Gastritis Typ C		•	•	•
47.40 Ulcus ventriculi	•	•	•	•
47.45 Ulcus duodeni		•	•	•
47.50 Morbus Crohn		•	• T	• T
47.60 Colitis ulcerosa		•	• T	• T
47.70 Colon irritabile (Reizdarmsyndrom)		•	•	•
47.80 Darmpolypen		•	•	•

	PS 10 M8	PS 10 M9	PS 10 M10	PS 1000
48.00 Leber-Galle-Bauchspeicheldrüse Physiologie gesamt	•	•	•	•
48.10 Leber gesamt		•	•	•
48.11 Rechter Leberlappen		•	•	•
48.12 Linker Leberlappen		•	•	•
48.13 Kleine Leberlappen		•	•	•
48.14 Hepatozyten (Leberzellen)		•	•	•
48.15 Lebersinusoide		•	•	•
48.16 Kupffersche Sternzellen		•	•	•
48.20 Galle gesamt		•	•	•
48.21 Gallenblase		•	•	•
48.22 Gallengänge		•	•	•
48.30 Bauchspeicheldrüse gesamt		•	•	•
48.31 Kopf der Bauchspeicheldrüse		•	•	•
48.32 Körper der Bauchspeicheldrüse		•	•	•

	PS 10 M8	PS 10 M9	PS 10 M10	PS 1000
48.33 Schwanz der Bauchspeicheldrüse		•	•	•
48.34 Bauchspeichelgang		•	•	•
48.35 Inselzellen		•	•	•

	PS 10 M8	PS 10 M9	PS 10 M10	PS 1000
49.00 Leber-Galle-Bauchspeicheldrüse Pathologie (leer)				
49.10 Leberentzündung		•	•	•
49.15 Leberdegeneration		•	•	•
49.30 Gallensaftbildungsstörung		•	•	•
49.34 Gallensaftabflussstörung		•	•	•
49.37 Gallenblasen- Gallengangsentzündung		•	•	•
49.38 Gallensteine		•	•	•
49.50 Bauchspeicheldrüse, exokrine Funktionsstörung		•	•	•

	PS 10 M8	PS 10 M9	PS 10 M9	PS 1000
50.00 Stoffwechsel Physiologie gesamt	•	•	•	•
50.10 Eiweißstoffwechsel		•	•	•
50.20 Kohlenhydratstoffwechsel		•	•	•
50.30 Fettstoffwechsel		•	•	•

	PS 10 M8	PS 10 M9	PS 10 M10	PS 1000
51.00 Stoffwechsel Pathologie (leer)				
51.10 Eiweißstoffwechselstörung	•	•	•	•
51.11 Prionen	•	•	•	•
51.20 Kohlenhydratstoffwechselstörung	•	•	•	•
51.30 Fettstoffwechselstörung	•	•	•	•
51.40 Diabetes mellitus		•	• T	• T
51.50 Gicht		•	• T	• T

	PS 10 M8	PS 10 M9	PS 10 M10	PS 1000
52.00 Bewegungsapparat Physiologie gesamt	•	•	•	•
52.05 Knochenzellen gesamt		•	•	•
52.06 Knochenmarkzellen		•	•	•
52.07 Osteoblasten		•	•	•
52.08 Osteozyten		•	•	•
52.09 Osteoklasten		•	•	•
52.10 Skelett gesamt		•	•	•
52.11 Skelett Schädel		•	•	•
52.12 Skelett Schulter		•	•	•
52.13 Skelett Obere Extremitäten		•	•	•
52.14 Skelett Hände		•	•	•

	PS 10 M8	PS 10 M9	PS 10 M10	PS 1000
52.15 Skelett Brustkorb		•	•	•
52.16 Skelett Hüfte / Untere Extremitäten		•	•	•
52.17 Skelett Füße		•	•	•
52.20 Muskulatur gesamt		•	•	•
52.21 Muskulatur / Bänder / Kopf / Gesicht / Hals		•	•	•
52.22 Muskulatur / Bänder / Schulter / Obere Extremitäten / Rumpf		•	•	•
52.23 Zwerchfell		•	•	•
52.24 Muskulatur / Bänder / Hand		•	•	•
52.25 Muskulatur / Bänder / Gesäß / Untere Extremitäten		•	•	•
52.26 Sehnen		•	•	•
52.27 Sehnenscheiden		•	•	•
52.28 Beckenbodenmuskulatur / Damm		•	•	•
52.30 Wirbelsäule gesamt		•	•	•
52.31 Halswirbelsäule (C1 - C7)		•	•	•
52.32 Brustwirbelsäule (Th1 - Th12)		•	•	•
52.33 Lendenwirbelsäule (L1 - L5)		•	•	•
52.34 Kreuzbein / Steißbein		•	•	•
52.40 Bandscheiben gesamt		•	•	•
52.41 Bandscheiben der Halswirbelsäule (C1 - C7/Th1)		•	•	•
52.42 Bandscheiben der Brustwirbelsäule (Th1/Th2 - Th12/L1)		•	•	•
52.43 Bandscheiben der Lendenwirbelsäule (L1/L2 - L5)		•	•	•
52.50 Schleimbeutel (Knie)		•	•	•
52.60 Gelenk gesamt		•	•	•
52.61 Gelenkkapsel		•	•	•
52.62 Synovia (Gelenkschmiere)		•	•	•
52.63 Knochenhaut		•	•	•
52.64 Knorpelhaut		•	•	•
52.65 Menisken		•	•	•
52.66 Knorpelbildung		•	•	•

	PS 10 M8	PS 10 M9	PS 10 M10	PS 1000
53.00 Bewegungsapparat Pathologie (leer)				
53.11 Knochenverletzung/ -bruch	•	•	•	•
53.12 Knochenentzündung		•	•	•
53.21 Verstauchung (Distorsion)	•	•	•	•
53.22 Prellung / Bluterguss	•	•	•	•

	PS 10 M8	PS 10 M9	PS 10 M10	PS 1000
53.23 Muskelverspannung	•	•	•	•
53.24 Muskelverletzung / Faserriss		•	•	•
53.25 Muskelentzündung		•	•	•
53.26 Bandverletzung	•	•	•	•
53.27 Bänderdehnung	•	•	•	•
53.28 Bandentzündung / Sehnenscheidenentzündung	•	•	•	•
53.29 Leistenbruch		•	•	•
53.30 ALS / Muskelschwund		•	•	•
53.31 Karpaltunnel-Syndrom	•	•	•	•
53.41 Wirbelsäule (WS) Schmerzen / Verspannung	•	•	•	•
53.42 WS Bandscheibendegeneration		•	•	•
53.51 Gelenkverletzung		•	•	•
53.52 Gelenkentzündung (Arthritis)	•	•	• T	• T
53.53 Gelenkdegeneration (Arthrose)		•	•	•
53.54 Hyaluronsäuredefizit		•	•	•
53.61 Schleimbeutelverletzung		•	•	•
53.62 Schleimbeutelentzündung		•	•	•
53.70 Rückenschmerzen gesamt	•	•	•	•
53.71 Rückenschmerzen HWS		•	•	•
53.72 Rückenschmerzen BWS		•	•	•
53.73 Rückenschmerzen LWS		•	•	•
53.80 Osteoporose	•	•	•	•
53.81 Osteomalazie / Rachitis		•	•	•
53.82 Ischialgie	•	•	•	•
53.83 Lumbago (Hexenschuss)	•	•	•	•
53.84 Fibromyalgie		•	• T	• T

	PS 10 M8	PS 10 M9	PS 10 M10	PS 1000
54.00 Nervensystem Physiologie gesamt	•	•	•	•
54.10 Zentralnervensystem gesamt	•	•	•	•
54.11 Gehirn, Gehirnhäute, Hirnrinde, Kerne		•	•	•
54.12 Zwischenhirn, Mittelhirn		•	•	•
54.13 Großhirnlappen, Balken, Kleinhirn, Brücke		•	•	•
54.14 Pyramidales und extrapyramidales System		•	•	•
54.15 Medulla oblongata, Atemzentrum, Kreislaufzentrum, Brechzentrum		•	•	•
54.16 Rückenmark		•	•	•
54.17 Blut-Liquor-Schranke		•	•	•

	PS 10 M8	PS 10 M9	PS 10 M10	PS 1000
54.18 Liquor-Hirn-Schranke		•	•	•
54.19 Liquor (Gehirnwasser)		•	•	•
54.20 Peripheres Nervensystem gesamt	•	•	•	•
54.21 I. Hirnnerv (N. olfactorius)		•	•	•
54.22 II. Hirnnerv (N. opticus)		•	•	•
54.23 III. Hirnnerv (N. oculomotorius)		•	•	•
54.24 IV. Hirnnerv (N. trochlearis)		•	•	•
54.25 V. Hirnnerv (N. trigeminus)		•	•	•
54.26 VI. Hirnnerv (N. abducens)		•	•	•
54.27 VII. Hirnnerv (N. facialis)		•	•	•
54.28 VIII. Hirnnerv (N. vestibulocochlearis)		•	•	•
54.29 IX. Hirnnerv (N. glossopharyngeus)		•	•	•
54.30 X. Hirnnerv (N. vagus)		•	•	•
54.31 XI. Hirnnerv (N. accessorius)		•	•	•
54.32 XII. Hirnnerv (N. hypoglossus)		•	•	•
54.35 Nervenganglien	•	•	•	•
54.36 Ischiasnerv (N.ischiadicus)		•	•	•
54.50 Vegetatives Nervensystem		•	•	•
54.60 Psychosomatische Steuerung		•	•	•

	PS 10 M8	PS 10 M9	PS 10 M10	PS 1000
55.00 Nervensystem Pathologie (leer)				
55.10 Einschlafstörung (21h-23h) – häufig Hormonstörungen	•	•	•	•
55.20 Durchschlafstörung Zeit 1 (23h-01h vorzeitiges Erwachen)	•	•	•	•
55.21 Durchschlafstörung Zeit 2 (01h-03h vorzeitiges Erwachen)	•	•	•	•
55.22 Durchschlafstörung Zeit 3 (03h-05h vorzeitiges Erwachen)	•	•	•	•
55.30 Morbus Alzheimer		•	• T	• T
55.31 Morbus Parkinson		•	• T	• T
55.40 Neuritis		•	•	•
55.41 Neuralgien		•	•	•
55.42 Nervendegeneration		•	•	•
55.43 Multiple Sklerose		•	•	•
55.44 RLS (Restless-Legs-Syndrom)		•	•	•
55.45 ADS / ADHS		•	•	•
55.46 ALS / Muskelschwund		•	•	•
55.50 Gehirnerschütterung	•	•	•	•
55.55 Kopfschmerzen	•	•	•	•
55.60 Migräne	•	•	• T	• T

	PS 10 M8	PS 10 M9	PS 10 M10	PS 1000
56.00 Sehorgan Physiologie gesamt	•	•	•	•
56.10 Tränendrüse, Tränenröhrchen gesamt		•	•	•
56.11 Tränendrüse		•	•	•
56.12 Tränenkanälchen		•	•	•
56.13 Tränenpunkt		•	•	•
56.14 Tränensack		•	•	•
56.20 Augenkammern gesamt		•	•	•
56.21 vordere Augenkammer		•	•	•
56.22 hintere Augenkammer		•	•	•
56.30 Häute gesamt		•	•	•
56.31 Bindehaut		•	•	•
56.32 Hornhaut		•	•	•
56.33 Regenbogenhaut		•	•	•
56.34 Netzhaut		•	•	•
56.35 Aderhaut		•	•	•
56.36 Lederhaut		•	•	•
56.40 Linse, Pupille, Glaskörper gesamt		•	•	•
56.41 Linse		•	•	•
56.42 Pupille		•	•	•
56.43 Glaskörper		•	•	•
56.50 Augenmuskulatur, -Nerv, -Höhle		•	•	•
56.60 Sehnerven gesamt		•	•	•
56.61 Sehnerv		•	•	•
56.62 Gelber Fleck		•	•	•
56.63 Blinder Fleck		•	•	•

	PS 10 M8	PS 10 M9	PS 10 M10	PS 1000
57.00 Sehorgan Pathologie (leer)				
57.10 Netzhautablösung		•	•	•
57.20 Grauer Star		•	•	•
57.30 Grüner Star		•	•	•
57.40 Maculadegeneration feucht		•	• T	• T
57.41 Maculadegeneration trocken		•	• T	• T
57.50 Gerstenkorn	•	•	•	•
57.51 Hagelkorn	•	•	•	•
57.52 Augenbindehautentzündung (Konjunktivitis)	•	•	• T	• T

	PS 10 M8	PS 10 M9	PS 10 M10	PS 1000
58.00 Hörorgan / Gleichgewichtsorgan Physiologie gesamt	•	•	•	•
58.10 Ohrmuschel gesamt		•	•	•
58.11 Ohrmuschel		•	•	•
58.12 Ohrknorpel		•	•	•

	PS 10 M8	PS 10 M9	PS 10 M10	PS 1000
58.20 Äußeres Ohr gesamt		•	•	•
58.21 Knorpeliger Teil		•	•	•
58.22 Knöcherner Teil		•	•	•
58.23 Ohrenschmalzdrüsen		•	•	•
58.30 Mittelohr gesamt		•	•	•
58.31 Trommelfell		•	•	•
58.32 Hammer		•	•	•
58.33 Amboss		•	•	•
58.34 Steigbügel / Ovales Fenster		•	•	•
58.35 Paukenhöhle / Eustachische Röhre		•	•	•
58.40 Innenohr gesamt		•	•	•
58.41 Bogengänge		•	•	•
58.42 Schnecke		•	•	•
58.43 Hör- und Gleichgewichtsnerv (VIII.)		•	•	•

	PS 10 M8	PS 10 M9	PS 10 M10	PS 1000
59.00 Hörorgan / Gleichgewichtsorgan Pathologie (leer)				
59.10 Tinnitus	•	•	• T	• T
59.20 Otitis externa		•	•	•
59.21 Otitis media, akut (Mittelohrentzündung)	•	•	• T	• T
59.30 Morbus Menière		•	•	•
59.40 Hörsturz		•	•	•

	PS 10 M8	PS 10 M9	PS 10 M10	PS 1000
62.00 Haut / Haare Physiologie gesamt	•	•	•	•
62.10 Haut gesamt		•	•	•
62.11 Oberhaut		•	•	•
62.12 Lederhaut		•	•	•
62.13 Unterhaut		•	•	•
62.14 Fettgewebe		•	•	•
62.15 Melanozyten (Melaninbildende Zellen)		•	•	•
62.16 Keratinozyten		•	•	•
62.20 Hautdrüsen gesamt		•	•	•
62.21 Talgdrüse		•	•	•
62.22 Schweißdrüse		•	•	•
62.50 Haare		•	•	•
62.60 Nägel gesamt		•	•	•
62.61 Nagelbildung Grundstruktur		•	•	•

	PS 10 M8	PS 10 M9	PS 10 M10	PS 1000
63.00 Haut / Haare Pathologie (leer)				
63.10 Schuppenflechte (Psoriasis)		•	• T	• T
63.20 Neurodermitis	•	•	• T	• T
63.30 Kontaktekzem (allergisch)		•	•	•
63.40 Urtikaria		•	•	•
63.50 Hautmykosen		•	•	•
63.60 Lichen		•	•	•
63.61 Mycosis fungoides		•	•	•
63.70 Depigmentierung der Haut		•	•	•
63.80 Schwarze Haarzunge		•	•	•

	PS 10 M8	PS 10 M9	PS 10 M10	PS 1000
64.00 Hormonsystem Physiologie gesamt	•	•	•	•
64.05 Zirbeldrüse (Epiphyse) gesamt		•	•	•
64.06 Hormon Melatonin		•	•	•
64.10 Hypothalamus gesamt		•	•	•
64.11 Schlaf-Wach-Zentrum		•	•	•
64.12 Wärmeregulationszentrum		•	•	•
64.13 Hormon Oxytozin		•	•	•
64.14 Antidiuretisches Hormon (ADH)		•	•	•
64.15 Gonadotropin-Releasing-Hormon		•	•	•
64.20 Hypophyse gesamt		•	•	•
64.21 ACTH (aus Hypophysenvorderlappen)		•	•	•
64.22 STH (aus Hypophysenvorderlappen)		•	•	•
64.23 Melanotropin (MSH)		•	•	•
64.24 Follikelstimulierendes Hormon (FSH)		•	•	•
64.25 Luteinisierendes Hormon (LH)		•	•	•
64.27 Histamin		•	•	•
64.28 Dopamin		•	•	•
64.29 Serotonin		•	•	•
64.30 Schilddrüse		•	•	•
64.31 TSH		•	•	•
64.32 fT3		•	•	•
64.33 fT4		•	•	•
64.34 Calcitonin		•	•	•
64.35 Nebenschilddrüse		•	•	•
64.36 Parathormon		•	•	•
64.40 Thymus		•	•	•
64.50 Nebennierenmark		•	•	•
64.55 Nebennierenrinde		•	•	•
64.60 Niere		•	•	•

	PS 10 M8	PS 10 M9	PS 10 M10	PS 1000
64.61 Renin		•	•	•
64.62 Angiotensin I		•	•	•
64.63 Angiotensin II		•	•	•
64.64 Aldosteron		•	•	•
64.65 Erythropoetin (Nierenhormon)		•	•	•
64.70 Bauchspeicheldrüse		•	•	•
64.80 Eierstöcke gesamt		•	•	•
64.81 Östrogene		•	•	•
64.82 Progesteron / Gestagene		•	•	•
64.85 Hoden gesamt		•	•	•
64.86 Testosteron		•	•	•

	PS 10 M8	PS 10 M9	PS 10 M10	PS 1000
65.00 Hormonsystem Pathologie (leer)				
65.10 Weiblicher Hormonhaushalt Grundregulation	•	•	•	•
65.20 Männlicher Hormonhaushalt Grundregulation	•	•	•	•
65.30 Hypothalamus		•	•	•
65.31 Hypophyse Vorderlappen		•	•	•
65.32 Hypophyse Hinterlappen		•	•	•
65.33 Schilddrüsenüberfunktion		•	• T	• T
65.34 Schilddrüsenunterfunktion		•	• T	• T
65.35 Nebenschilddrüsenüberfunktion		•	•	•
65.36 Nebenschilddrüsenunterfunktion		•	•	•
65.37 Nebennierenrindenüberfunktion		•	•	•
65.38 Nebennierenrindenunterfunktion		•	•	•
65.39 Nebennierenmarküberfunktion		•	•	•
65.40 Nebennierenmarkunterfunktion		•	•	•
65.45 Prämenstruelles Syndrom (PMS)	•	•	•	•
65.50 Menstruationsprogramme gesamt	•	•	•	•
65.51 Amenorrhoe		•	•	•
65.52 Oligomenorrhoe		•	•	•
65.53 Polymenorrhoe		•	•	•
65.54 Hypermenorrhoe		•	•	•
65.55 Hypomenorrhoe		•	•	•
65.56 Metrorrhagie		•	•	•
65.60 Wechseljahrsbeschwerden	•	•	• T	• T
65.61 Gonaden weiblich Endokrine Funktionsstörung		•	•	•
65.62 Gonaden weiblich Exokrine Funktionsstörung		•	•	•

	PS 10 M8	PS 10 M9	PS 10 M10	PS 1000
65.65 Gonaden männlich Endokrine unktionsstörung		•	•	•
65.66 Gonaden männlich Exokrine Funktionsstörung		•	•	•

	PS 10 M8	PS 10 M9	PS 10 M10	PS 1000
66.00 Weibliche Geschlechtsorgane Physiologie gesamt	•	•	•	•
66.10 Äußere weibliche Geschlechtsorgane gesamt		•	•	•
66.11 Große Schamlippen		•	•	•
66.12 Klitoris		•	•	•
66.13 Kleine Schamlippen		•	•	•
66.14 Bartholin-Drüsen		•	•	•
66.15 Brustdrüsen mit Brustwarzen		•	•	•
66.16 Milchdrüsengewebe		•	•	•
66.17 Milchgänge		•	•	•
66.18 Prolaktin		•	•	•
66.19 Kolostrum		•	•	•
66.30 Innere weibliche Geschlechtsorgane gesamt		•	•	•
66.31 Eierstöcke		•	•	•
66.32 Eileiter		•	•	•
66.33 Gebärmutter		•	•	•
66.34 Plazenta-Schranke		•	•	•
66.35 Fruchtwasser		•	•	•
66.36 Scheide		•	•	•

	PS 10 M8	PS 10 M9	PS 10 M10	PS 1000
67.00 Weibliche Geschlechtsorgane Pathologie (leer)				
67.10 Eileiterentzündung	•	•	•	•
67.20 Eierstockentzündung	•	•	•	•
67.30 Endometriose		•	• T	• T
67.40 Mastitis		•	•	•
67.50 Vaginitis		•	•	•

	PS 10 M8	PS 10 M9	PS 10 M10	PS 1000
68.00 Männliche Geschlechtsorgane Physiologie gesamt	•	•	•	•
68.10 Äußere männliche Geschlechtsorgane gesamt		•	•	•
68.11 Hodensack (Skrotum)		•	•	•
68.12 Penis		•	•	•
68.20 Innere männliche Geschlechtsorgane gesamt		•	•	•
68.21 Hoden		•	•	•
68.22 Nebenhoden		•	•	•

	PS 10 M8	PS 10 M9	PS 10 M10	PS 1000
68.23 Samenleiter		•	•	•
68.24 Samenblase		•	•	•
68.25 Cowper-Drüse		•	•	•
68.26 Prostata		•	•	•
68.27 Harnsamenröhre		•	•	•

	PS 10 M8	PS 10 M9	PS 10 M10	PS 1000
69.00 Männliche Geschlechtsorgane Pathologie (leer)				
69.10 Prostata, Funktionsstörung		•	•	•
69.20 Potenzsteigerung		•	•	•
69.30 Prostatitis	•	•	•	•

	PS 10 M8	PS 10 M9	PS 10 M10	PS 1000
70.00 Ursachenorientierte Systemtherapie (leer)				
70.10 Nervensystem	•	•	•	•
70.11 Haar- und Kopfhaut	•	•	•	•
70.12 Augensystem	•	•	•	•
70.13 Zunge, Mundhöhle, Speicheldrüsen	•	•	•	•
70.14 Zähne, Kiefer, Mund	•	•	•	•
70.15 Hör- Gleichgewichtsorgan	•	•	•	•
70.16 Obere Atemwege	•	•	•	•
70.17 Lungensystem	•	•	•	•
70.18 Herz	•	•	•	•
70.19 Verdauungsorgane	•	•	•	•
70.20 Leber, Galle, Pankreas	•	•	•	•
70.21 Nieren, Harnleiter	•	•	•	•
70.22 Weibliche Organe	•	•	•	•
70.23 Männliche Organe	•	•	•	•
70.24 Hautsystem	•	•	•	•
70.25 Arterien- und Venensystem	•	•	•	•
70.26 Muskulatur I	•	•	•	•
70.27 Muskulatur II	•	•	•	•
70.28 Skelett I	•	•	•	•
70.29 Skelett II	•	•	•	•
70.40 Borreliose, Rickettsiose	•	•	•	•
70.41 Helicobacter pylori- Infekt	•	•	•	•
70.42 Pfeiffer'sches Drüsenfieber akut	•	•	•	•
70.43 Pfeiffer'sches Drüsenfieber chronisch	•	•	•	•
70.44 Zytomegalie chronisch	•	•	•	•
70.45 Migräne, Kopfschmerzen, Schlafstörungen, Psych. Dysbalance, Erregerbezogen	•	•	•	•
70.46 Grippe	•	•	•	•

	PS 10 M8	PS 10 M9	PS 10 M10	PS 1000
70.47 Blutdrucksenkung	•	•	•	•
70.48 Erkrankung des Blutsystems	•	•	•	•
70.49 Allergie, obere Atemwege	•	•	•	•
70.50 Hautallergie	•	•	•	•
70.51 Knochenbruch, geschlossen	•	•	•	•
70.52 Knochenbruch, offen	•	•	•	•
70.53 Erkrankung Brustgewebe / Milchdrüsen	•	•	•	•
70.54 Schilddrüse / Nebenschilddrüse	•	•	•	•
70.55 Dengue-Fieber	•	•	•	•
70.56 Immunmodulation	•	•	•	•
70.57 Zellstrukturveränderungen	•	•	•	•

	PS 10 M8	PS 10 M9	PS 10 M10	PS 1000
71.00 Schmerz (leer)				
71.11 Schmerzrezeptoren		•	•	•
71.50 Schmerzlinderung	•	•	•	•

	PS 10 M8	PS 10 M9	PS 10 M10	PS 1000
72.00 Psyche	•	•	•	•
72.05 Psyche, Stärkung		•	•	•
72.10 Depression	•	•	•	•
72.11 Depressive Episode		•	•	•
72.12 Rezidivierende depressive Störungen		•	•	•
72.13 Anhaltende affektive Störungen		•	•	•
72.14 Zyklothymia		•	•	•
72.15 Dysthymia		•	•	•
72.16 Anpassungsstörungen		•	•	•
72.17 Phobien		•	•	•
72.18 Panik-Attacke		•	•	•

	PS 10 M8	PS 10 M9	PS 10 M10	PS 1000
75.00 Stress	•	•	•	•
75.10 Stressreduktion	•	•	•	•
75.15 Gewichtsreduktion	•	•	•	•
75.16 Raucherentwöhnung	•	•	•	•
75.17 Suchtentwöhnung	•	•	•	•
75.18 Wetterfühligkeit / Sferics	•	•	•	•
75.19 Lernprogramm / Konzentrationssteigerung	•	•	•	•
75.20 Seelischer Stress	•	•	•	•

	PS 10 M8	PS 10 M9	PS 10 M10	PS 1000
76.00 Zähne Physiologie gesamt	•	•	•	•
76.10 Zähne Oberkiefer (Erwachsener) gesamt	•	•	•	•
76.11 Zahn 11		•	•	•
76.12 Zahn 12		•	•	•
76.13 Zahn 13		•	•	•
76.14 Zahn 14		•	•	•
76.15 Zahn 15		•	•	•
76.16 Zahn 16		•	•	•
76.17 Zahn 17		•	•	•
76.18 Zahn 18		•	•	•
76.21 Zahn 21		•	•	•
76.22 Zahn 22		•	•	•
76.23 Zahn 23		•	•	•
76.24 Zahn 24		•	•	•
76.25 Zahn 25		•	•	•
76.26 Zahn 26		•	•	•
76.27 Zahn 27		•	•	•
76.28 Zahn 28		•	•	•
76.30 Zähne Unterkiefer (Erwachsener) gesamt	•	•	•	•
76.31 Zahn 31		•	•	•
76.32 Zahn 32		•	•	•
76.33 Zahn 33		•	•	•
76.34 Zahn 34		•	•	•
76.35 Zahn 35		•	•	•
76.36 Zahn 36		•	•	•
76.37 Zahn 37		•	•	•
76.38 Zahn 38		•	•	•
76.41 Zahn 41		•	•	•
76.42 Zahn 42		•	•	•
76.43 Zahn 43		•	•	•
76.44 Zahn 44		•	•	•
76.45 Zahn 45		•	•	•
76.46 Zahn 46		•	•	•
76.47 Zahn 47		•	•	•
76.48 Zahn 48		•	•	•
76.50 Milchzähne Oberkiefer (Kind) gesamt	•	•	•	•
76.51 Milchzahn 51		•	•	•
76.52 Milchzahn 52		•	•	•
76.53 Milchzahn 53		•	•	•
76.54 Milchzahn 54		•	•	•

	PS 10 M8	PS 10 M9	PS 10 M10	PS 1000
76.55 Milchzahn 55		•	•	•
76.61 Milchzahn 61		•	•	•
76.62 Milchzahn 62		•	•	•
76.63 Milchzahn 63		•	•	•
76.64 Milchzahn 64		•	•	•
76.65 Milchzahn 65		•	•	•
76.70 Milchzähne Unterkiefer (Kind) gesamt	•	•	•	•
76.71 Milchzahn 71		•	•	•
76.72 Milchzahn 72		•	•	•
76.73 Milchzahn 73		•	•	•
76.74 Milchzahn 74		•	•	•
76.75 Milchzahn 75		•	•	•
76.81 Milchzahn 81		•	•	•
76.82 Milchzahn 82		•	•	•
76.83 Milchzahn 83		•	•	•
76.84 Milchzahn 84		•	•	•
76.85 Milchzahn 85		•	•	•

	PS 10 M8	PS 10 M9	PS 10 M10	PS 1000
77.00 Zähne Pathologie (leer)				
77.05 Kieferzyste		•	•	•
77.10 Zahnschmerzen	•	•	•	•
77.11 Zahnschmerzen akut	•	•	•	•
77.15 Parodontitis		•	•	•
77.20 Parodontose		•	•	•
77.25 Zahnfleischentzündung		•	•	•
77.30 Zahngranulome		•	•	•
77.35 Zahnkaries (Prophylaxe)		•	•	•
77.40 Zahnungsprobleme (Milchzahngebiss)	•	•	•	•

Hinweis: Die RAH-Programme des C-Moduls (Cell-Modul) sind nur über ein zusätzliches RAH-Modul in den Rayocomp-Geräten nutzbar.

	PS 10 M12	PS 1000 RAH C-Modul
79.00 C-Modul, Blut / Lymphsystem gesamt	•	•
79.01 C-01	•	•
79.02 C-02	•	•
79.03 C-03	•	•
79.04 C-04	•	•
79.05 C-05	•	•
79.06 C-06	•	•
79.07 C-07	•	•
79.08 C-08	•	•
79.09 C-09	•	•
79.10 C-10	•	•
79.11 C-11	•	•
79.12 C-12	•	•
79.13 C-Modul, Atemwege gesamt	•	•
79.14 C-14	•	•
79.15 C-15	•	•
79.16 C-16	•	•
79.17 C-17	•	•
79.18 C-18	•	•
79.19 C-19	•	•
79.20 C-Modul, Niere / Harnorgane gesamt	•	•
79.21 C-21	•	•
79.22 C-22	•	•
79.23 C-23	•	•
79.24 C-24	•	•
79.25 C-25	•	•
79.26 C-26	•	•
79.27 C-Modul, Verdauungssystem gesamt	•	•
79.28 C-28	•	•
79.29 C-29	•	•
79.30 C-30	•	•
79.31 C-31	•	•
79.32 C-32	•	•
79.33 C-33	•	•
79.34 C-34	•	•
79.35 C-35	•	•

	PS 10 M12	PS 1000 RAH C-Modul
79.36 C-36	•	•
79.37 C-37	•	•
79.38 C-38	•	•
79.39 C-Modul, Leber / Galle / Bauchspeicheldrüse gesamt	•	•
79.40 C-40	•	•
79.41 C-41	•	•
79.42 C-42	•	•
79.43 C-43	•	•
79.44 C-44	•	•
79.45 C-45	•	•
79.46 C-46	•	•
79.47 C-Modul, Bewegungsapparat gesamt	•	•
79.48 C-48	•	•
79.49 C-49	•	•
79.50 C-50	•	•
79.51 C-51	•	•
79.52 C-Modul, Nervensystem gesamt	•	•
79.53 C-53	•	•
79.54 C-54	•	•
79.55 C-55	•	•
79.56 C-56	•	•
79.57 C-57	•	•
79.58 C-58	•	•
79.59 C-59	•	•
79.60 C-60	•	•
79.61 C-61	•	•
79.62 C-62	•	•
79.63 C-63	•	•
79.64 C-Modul, Sehorgan gesamt	•	•
79.65 C-65	•	•
79.66 C-66	•	•
79.67 C-67	•	•
79.68 C-Modul, Haut gesamt	•	•
79.69 C-69	•	•
79.70 C-70	•	•
79.71 C-71	•	•
79.72 C-72	•	•
79.73 C-Modul, Hormonsystem gesamt	•	•
79.74 C-74	•	•

	PS 10 M12	PS 1000 RAH C-Modul
79.75 C-75	•	•
79.76 C-76	•	•
79.77 C-77	•	•
79.78 C-Modul, weibliche Geschlechtsorgane gesamt	•	•
79.79 C-79	•	•
79.80 C-80	•	•
79.81 C-81	•	•
79.82 C-82	•	•
79.83 C-83	•	•
79.84 C-84	•	•
79.85 C-85	•	•
79.86 C-86	•	•
79.87 C-87	•	•
79.88 C-88	•	•
79.89 C-89	•	•
79.90 C-Modul, männliche Geschlechtsorgane gesamt	•	•
79.91 C-91	•	•
79.92 C-92	•	•
79.93 C-93	•	•
79.94 C-94	•	•
79.95 C-Modul, diverse	•	•
79.96 C-96	•	•
79.97 C-97	•	•
79.98 C-98	•	•
79.99 C-99	•	•

	PS 10 M8	PS 10 M9	PS 10 M10	PS 1000
81.00 Bachblüten gesamt	•	•	•	•
81.01 Agrimony		•	•	•
81.02 Aspen		•	•	•
81.03 Beech		•	•	•
81.04 Centaury		•	•	•
81.05 Cerato		•	•	•
81.06 Cherry Plum		•	•	•
81.07 Chestnut Bud		•	•	•
81.08 Chicory		•	•	•
81.09 Clematis		•	•	•
81.10 Crab Apple		•	•	•
81.11 Elm		•	•	•

	PS 10 M8	PS 10 M9	PS 10 M10	PS 1000
81.12 Gentian		•	•	•
81.13 Gorse		•	•	•
81.14 Heather		•	•	•
81.15 Holly		•	•	•
81.16 Honeysuckle		•	•	•
81.17 Hornbeam		•	•	•
81.18 Impatiens		•	•	•
81.19 Larch		•	•	•
81.20 Mimulus		•	•	•
81.21 Mustard		•	•	•
81.22 Oak		•	•	•
81.23 Olive		•	•	•
81.24 Pine		•	•	•
81.25 Red Chestnut		•	•	•
81.26 Rock Rose		•	•	•
81.27 Rock Water		•	•	•
81.28 Scleranthus		•	•	•
81.29 Star of Bethlehem		•	•	•
81.30 Sweet Chestnut		•	•	•
81.31 Vervain		•	•	•
81.32 Vine		•	•	•
81.33 Walnut		•	•	•
81.34 Water Violet		•	•	•
81.35 White Chestnut		•	•	•
81.36 Wild Oat		•	•	•
81.37 Wild Rose		•	•	•
81.38 Willow		•	•	•

	PS 10 M8	PS 10 M9	PS 10 M10	PS 1000
82.00 Schüssler-Salze gesamt	•	•	•	•
82.01 Calcium fluoratum		•	•	•
82.02 Calcium phosphoricum		•	•	•
82.03 Ferrum phosphoricum		•	•	•
82.04 Kalium chloratum		•	•	•
82.05 Kalium phosphoricum		•	•	•
82.06 Kalium sulfuricum		•	•	•
82.07 Magnesium phosphoricum		•	•	•
82.08 Natrium chloratum		•	•	•
82.09 Natrium phosphoricum		•	•	•
82.10 Natrium sulfuricum		•	•	•
82.11 Silicea		•	•	•
82.12 Calcium sulfuricum		•	•	•

	PS 10 M8	PS 10 M9	PS 10 M10	PS 1000
82.13 Kalium arsenicosum		•	•	•
82.14 Kalium bromatum		•	•	•
82.15 Kalium jodatum		•	•	•
82.16 Lithium chloratum		•	•	•
82.17 Manganum sulfuricum		•	•	•
82.18 Calcium sulfuratum		•	•	•
82.19 Cuprum arsenicosum		•	•	•
82.20 Kalium Aluminium sulfuricum		•	•	•
82.21 Zinkum chloratum		•	•	•
82.22 Calcium carbonicum		•	•	•
82.23 Natrium bicarbonicum		•	•	•
82.24 Arsenicum jodatum		•	•	•
82.25 Aurum chloratum natronatum		•	•	•
82.26 Selenium		•	•	•
82.27 Kalium bichromicum		•	•	•

	PS 10 M8	PS 10 M9	PS 10 M10	PS 1000
83.00 Resistenzgene nach Dr. Hamada gesamt	•	•	•	•
83.10 Resistenzgene, Gruppen gesamt		•	•	•
83.11 Resistenzgene Gruppe I		•	•	•
83.12 Resistenzgene Gruppe II		•	•	•
83.13 Resistenzgene Gruppe III		•	•	•
83.14 Resistenzgene Gruppe IV		•	•	•
83.15 Resistenzgene Gruppe V		•	•	•
83.16 Resistenzgene Gruppe VI		•	•	•
83.17 Resistenzgene Gruppe VII		•	•	•
83.18 Resistenzgene Gruppe VIII		•	•	•
83.19 Resistenzgene Gruppe IX		•	•	•
83.20 Resistenzgene Gruppe X		•	•	•
83.25 Sexualfunktionen gesamt		•	•	•
83.26 Libido		•	•	•
83.27 Sexual Energie		•	•	•
83.28 Sexual Stimulation, Großhirnrinde		•	•	•
83.30 Männliche Fortpflanzung und Störfelder gesamt		•	•	•
83.31 Morgenerektion		•	•	•
83.32 Erektion		•	•	•
83.33 Dauerhafte Erektion ohne Abschwächung		•	•	•
83.34 Erektionszentren (Gehirn, Kreuzbein)		•	•	•
83.35 Erektionsauslösung		•	•	•
83.36 Stimulation der Eichel		•	•	•

	PS 10 M8	PS 10 M9	PS 10 M10	PS 1000
83.37 Prostatitis		•	•	•
83.38 Spermienproduktion		•	•	•
83.39 Ischiocavernosus Muskel		•	•	•
83.40 Erektionsnerven		•	•	•
83.41 Erektile Dysfunktion A-1		•	•	•
83.42 Erektile Dysfunktion A-2		•	•	•
83.43 Erektile Dysfunktion A-3		•	•	•
83.44 Erektile Dysfunktion A-4		•	•	•
83.45 Erektile Dysfunktion A-5		•	•	•
83.46 Erektile Dysfunktion A-6		•	•	•
83.47 Erektile Dysfunktion A-7		•	•	•
83.48 Erektile Dysfunktion B-1		•	•	•
83.49 Erektile Dysfunktion B-2		•	•	•
83.50 Erektile Dysfunktion B-3		•	•	•
83.51 Erektile Dysfunktion B-4		•	•	•
83.52 Erektile Dysfunktion B-5		•	•	•
83.53 Erektile Dysfunktion B-6		•	•	•
83.54 Erektile Dysfunktion B-7		•	•	•
83.55 Erektile Dysfunktion B-8		•	•	•
83.56 Erektile Dysfunktion B-9		•	•	•
83.57 Erektile Dysfunktion B-10		•	•	•
83.58 Erektile Dysfunktion C-1		•	•	•
83.60 Weibliche Fortpflanzung und Störfelder gesamt		•	•	•
83.61 Mastitis und Brustwarzenentzündung		•	•	•
83.62 Vaginitis		•	•	•
83.63 Zervizitis		•	•	•
83.64 Endometritis		•	•	•
83.65 Metritis		•	•	•
83.66 Ovariumdysfunktion		•	•	•
83.67 Funktionelle Regulation der uterinen Arterie		•	•	•
83.68 Dysmenorrhoe		•	•	•
83.70 Hormone gesamt		•	•	•
83.71 Testosteron		•	•	•
83.72 Dehydroepiandrosteron		•	•	•
83.76 Progesteron		•	•	•
83.77 Estradiol		•	•	•
83.80 Neurotransmitter gesamt		•	•	•
83.81 Serotonin-Dopamin Antagonist		•	•	•
83.82 Serotonin		•	•	•

	PS 10 M8	PS 10 M9	PS 10 M10	PS 1000
83.83 Dopamin		•	•	•
83.85 Endokrine Störfelder gesamt		•	•	•
83.86 Oktylphenol		•	•	•
83.87 Bisphenol A		•	•	•
83.88 Nonylphenol		•	•	•
83.95 Ausleitung der endokrinen Störfelder gesamt		•	•	•
83.96 Aktivierung endokriner Störfelder		•	•	•
83.97 Genitale Dysfunktionen		•	•	•
83.98 Ausleitung endokriner Störfelder		•	•	•

	PS 10 M8	PS 10 M9	PS 10 M10	PS 1000
85.00 Periodensystem der Elemente (PSE) gesamt	•	•	•	•
85.01 Wasserstoff (H)		•	•	•
85.02 Helium (He)		•	•	•
85.03 Lithium (Li)		•	•	•
85.04 Beryllium (Be)		•	•	•
85.05 Bor (B)		•	•	•
85.06 Kohlenstoff (C)		•	•	•
85.07 Stickstoff (N)		•	•	•
85.08 Sauerstoff (O)		•	•	•
85.09 Fluor (F)		•	•	•
85.10 Neon (Ne)		•	•	•
85.11 Natrium (Na)		•	•	•
85.12 Magnesium (Mg)		•	•	•
85.13 Aluminium (Al)		•	•	•
85.14 Silicium (Si)		•	•	•
85.15 Phosphor (P)		•	•	•
85.16 Schwefel (S)		•	•	•
85.17 Chlor (Cl)		•	•	•
85.18 Argon (Ar)		•	•	•
85.19 Kalium (K)		•	•	•
85.20 Calcium (Ca)		•	•	•
85.21 Scandium (Sc)		•	•	•
85.22 Titan (Ti)		•	•	•
85.23 Vanadium (V)		•	•	•
85.24 Chrom (Cr)		•	•	•
85.25 Mangan (Mn)		•	•	•
85.26 Eisen (Fe)		•	•	•
85.27 Cobalt (Co)		•	•	•
85.28 Nickel (Ni)		•	•	•

	PS 10 M8	PS 10 M9	PS 10 M10	PS 1000
85.29 Kupfer (Cu)		•	•	•
85.30 Zink (Zn)		•	•	•
85.31 Gallium (Ga)		•	•	•
85.32 Germanium (Ge)		•	•	•
85.33 Arsen (As)		•	•	•
85.34 Selen (Se)		•	•	•
85.35 Brom (Br)		•	•	•
85.36 Krypton (Kr)		•	•	•
85.37 Rubidium (Rb)		•	•	•
85.38 Strontium (Sr)		•	•	•
85.39 Yttrium (Y)		•	•	•
85.40 Zirkonium (Zr)		•	•	•
85.41 Niobium (Nb)		•	•	•
85.42 Molybdän (Mo)		•	•	•
85.43 Technetium (Tc)		•	•	•
85.44 Ruthenium (Ru)		•	•	•
85.45 Rhodium (Rh)		•	•	•
85.46 Palladium (Pd)		•	•	•
85.47 Silber (Ag)		•	•	•
85.48 Cadmium (Cd)		•	•	•
85.49 Indium (In)		•	•	•
85.50 Zinn (Sn)		•	•	•
85.51 Antimon (Sb)		•	•	•
85.52 Tellur (Te)		•	•	•
85.53 Jod (J)		•	•	•
85.54 Xenon (Xe)		•	•	•
85.55 Cäsium (Cs)		•	•	•
85.56 Barium (Ba)		•	•	•
85.57 Lanthan (La)		•	•	•
85.58 Cer (Ce)		•	•	•
85.59 Praseodym (Pr)		•	•	•
85.60 Neodym (Nd)		•	•	•
85.61 Promethium (Pm)		•	•	•
85.62 Samarium (Sm)		•	•	•
85.63 Europium (Eu)		•	•	•
85.64 Gadolinium (Gd)		•	•	•
85.65 Terbium (Tb)		•	•	•
85.66 Dysprosium (Dy)		•	•	•
85.67 Holmium (Ho)		•	•	•
85.68 Erbium (Er)		•	•	•
85.69 Thulium (Tm)		•	•	•
85.70 Ytterbium (Yb)		•	•	•

	PS 10 M8	PS 10 M9	PS 10 M10	PS 1000
85.71 Lutetium (Lu)		•	•	•
85.72 Hafnium (Hf)		•	•	•
85.73 Tantal (Ta)		•	•	•
85.74 Wolfram (W)		•	•	•
85.75 Rhenium (Re)		•	•	•
85.76 Osmium (Os)		•	•	•
85.77 Iridium (Ir)		•	•	•
85.78 Platin (Pt)		•	•	•
85.79 Gold (Au)		•	•	•
85.80 Quecksilber (Hg)		•	•	•
85.81 Thallium (Tl)		•	•	•
85.82 Blei (Pb)		•	•	•
85.83 Bismut (Bi)		•	•	•
85.84 Polonium (Po)		•	•	•
85.85 Astat (At)		•	•	•
85.86 Radon (Rn)		•	•	•
85.87 Francium (Fr)		•	•	•
85.88 Radium (Ra)		•	•	•
85.89 Actinium (Ac)		•	•	•
85.90 Thorium (Th)		•	•	•
85.91 Protactinium (Pa)		•	•	•
85.92 Uran (U)		•	•	•
85.93 Neptunium (Np)		•	•	•
85.94 Plutonium (Pu)		•	•	•
85.95 Americium (Am)		•	•	•
85.96 Curium (Cm)		•	•	•
85.97 Berkelium (Bk)		•	•	•
85.98 Californium (Cf)		•	•	•
85.99 Einsteinium (Es)		•	•	•
86.00 Fermium (Fm)		•	•	•
86.01 Mendelevium (Md)		•	•	•
86.02 Nobelium (No)		•	•	•
86.03 Lawrencium (Lr)		•	•	•
86.04 Rutherfordium (Rf)		•	•	•

26. Dank

Mit einem herzlichen Dankeschön möchte ich mich bei den Personen bedanken, die zur Fertigstellung meines Buches in deutscher, englischer, holländischer, japanischer und französischer Sprache beigetragen haben:

- Bei THP Adolf Hußmann für die Bereitstellung der Frequenzgrundwerte für Pferde und Hunde und Katzen.
- Bei HP Beate Manderla für die entscheidende Mitwirkung im Kapitel 18 zum Thema Akupunkturschwingungstherapie.
- Bei Dr. Gerhard Breier für die zur Verfügung gestellten Studien zum Rayocomp PS 1000.
- Bei Gudrun Bunkenburg für die entscheidende Mitwirkung im Kapitel 21 zum Thema: Die Bioresonanz nach Paul Schmidt im Veterinärbereich.
- Bei HP Karin Schußmann und Herrn Dr. Schußmann für die Anfertigung von Studienmaterial speziell im Bereich Schmerz und erregerbezogener Erkrankungen.
- Bei den Experten der RAH-Expertenrunde und deren Beiträge im Kapitel 20.
- Für die Erstellung und Korrektur der englischen Übersetzung bei John und Joan Flynn, John und Christine Doyle, Dr. Axel Roose, Dr. Elisabeth Roose und Edward Bush.
- Für die Erstellung und Korrektur der niederländischen Übersetzung bei Marie-Lou Hoving und Fre Roushop.
- Für die Erstellung und Korrektur der französischen Übersetzung durch Gaby Harms. Ganz besonderer Dank gilt Frau Harms auch für ihre aufwändige Korrektur der vierten deutschen Fassung dieses Buches.
- Für die Erstellung und Korrektur der japanischen Übersetzung bei Michio Norose und Dr. Winfried Simon.
- Bei Wieslaw Ludwa für die Fertigstellung der Anhangkapitel.
- Bei Caroline Wilhelm für die Anfertigung der Bilder sowie für die Grafikunterstützung und den Satz der deutschen, englischen und französischen Version des Buches.

27. Eigene Notizen